Thirteenth Edition
第 13 版

McCracken's
REMOVABLE PARTIAL
PROSTHODONTICS

McCracken
可摘局部义齿修复学

原　著　[美] 艾兰 B. 卡尔（Alan B. Carr）
　　　　大卫 T. 布朗（David T. Brown）
主　译　郝　亮　罗　云　王　敏

中国科学技术出版社
·北　京·

图书在版编目（CIP）数据

McCracken 可摘局部义齿修复学：第 13 版 /（美）艾兰 B. 卡尔著；郝亮主译 . —北京：中国科学技术出版社，2022.3

书名原文：McCracken's Removable Partial Prosthodontics

ISBN 978-7-5046-8939-9

Ⅰ．① M… Ⅱ．①艾… ②郝… Ⅲ．①镶牙 Ⅳ．① R781.05

中国版本图书馆 CIP 数据核字（2020）第 265403 号

策划编辑	张建平
责任编辑	张建平
装帧设计	华图文轩
责任校对	吕传新　张晓莉
责任印制	马宇晨

出　　版	中国科学技术出版社
发　　行	中国科学技术出版社有限公司发行部
地　　址	北京市海淀区中关村南大街 16 号
邮　　编	100081
发行电话	010-62173865
传　　真	010-62173081
网　　址	http://www.cspbooks.com.cn

开　　本	889mm×1194mm　1/16
字　　数	648 千字
印　　张	25.5
版　　次	2022 年 3 月第 1 版
印　　次	2022 年 3 月第 1 次印刷
印　　刷	北京瑞禾彩色印刷有限公司
书　　号	ISBN 978-7-5046-8939-9 / R・2782
定　　价	299.00 元

（凡购买本社图书，如有缺页、倒页、脱页者，本社发行部负责调换）

# ELSEVIER

Elsevier (Singapore) Pte Ltd.
3 Killiney Road, #08-01 Winsland House I, Singapore 239519
Tel: (65) 6349-0200; Fax: (65) 6733-1817

McCRACKEN'S REMOVABLE PARTIAL PROSTHODONTICS, 13/E
Copyright © 2016 by Elsevier, Inc. All rights reserved.
ISBN 978-0-323-33990-2

This translation of McCracken's Removable Prosthodontics, 13/E by Alan B. Carr and David T. Brown was undertaken by China Science and Technology Press and is published by arrangement with Elsevier (Singapore) Pte Ltd.

McCracken's Removable Prosthodontics, 13/E by Alan B. Carr and David T. Brown 由中国科学技术出版社进行翻译，并根据中国科学技术出版社与爱思唯尔（新加坡）私人有限公司的协议约定出版。

《McCracken 可摘局部义齿修复学》（第 13 版）（郝 亮 罗 云 王 敏 主译）
ISBN 978-7-5046-8939-9

Copyright © 2021 by Elsevier (Singapore) Pte Ltd. and China Science and Technology Press.
All rights reserved. No part of this publication may be reproduced or transmitted in any form or by any means, electronic or mechanical, including photocopying, recording, or any information storage and retrieval system, without permission in writing from Elsevier (Singapore) Pte Ltd, and China Science and Technology Press.

注 意

本译本由 Elsevier (Singapore) Pte Ltd. 和中国科学技术出版社完成。相关从业及研究人员必须凭借其自身经验和知识对文中描述的信息数据、方法策略、搭配组合、实验操作进行评估和使用。由于医学科学发展迅速，临床诊断和给药剂量尤其需要经过独立验证。在法律允许的最大范围内，爱思唯尔、译文的原文作者、原文编辑及原文内容供者均不对译文或因产品责任、疏忽或其他操作造成的人身及（或）财产伤害及（或）损失承担责任，亦不对由于使用文中提到的方法、产品、说明或思想而导致的人身及（或）财产伤害及（或）损失承担责任。

Printed in China by China Science and Technology Press under special arrangement with Elsevier (Singapore) Pte Ltd. This edition is authorized for sale in the People's Republic of China only, excluding Hong Kong SAR, Macau SAR and Taiwan. Unauthorized export of this edition is a violation of the contract.

著作权合同登记号：01-2021-6054

译者名单

主　译　郝　亮　罗　云　王　敏
副主译　田　也　李津乐　岳　源　刘　莉
译　者　谭靓彧　李广悦　刘　杰　杨　梨　任　杰
　　　　　白丛佳　卫　韡　张曦萌　邓仕兵　霍静怡
　　　　　丁晗东　詹维晟　薛丽丽　郭艳玲　杨　沁
　　　　　肖　俏　赵　巍　黄　敏　单　沁　陈　骏
　　　　　尹无为　谢　芸　王佳佳　黄　皓　潘唯一
　　　　　肖丽娟　陆秋语　李传述　刘　飞　肖力源
　　　　　肖　逊　孙　娟　张　静　杨　晶

致　谢

我们要向通过各种方式对本书编写做出贡献的学者表示崇高的谢意。我们要感谢参与编写种植章节的 Tom Salinas 博士，以及参与编写牙周治疗章节的 Vanchit John 博士。同时我们要感谢为本书提供临床图片的学者：Ned van Roekel 博士，James Taylor 博士，Miguel Alfaro 博士和 Carl Andres 博士。我们还要感谢提供大量帮助的技师团队：Joe Bly 先生，Albert Evans 先生和 Rick Lee 先生。最后我们要由衷感谢 Melanie Budihas 女士和 Barbara Jarjoura 女士在本书的文书工作上提供的巨大支持。

艾兰 B. 卡尔

大卫 T. 布朗

作者介绍

艾兰 B. 卡尔（Alan B. Carr）博士，Mayo 牙科专委会、口腔修复专委顾问以及 Mayo 口腔临床医学院教授。Carr 博士在 Mayo 医学中心进行了口腔修复专业的学习。完成学业后在马奎特大学任助教，随后在俄亥俄州立大学担任教授，并在詹姆斯肿瘤医院担任颌面修复外科主任。2000 年回到 Mayo 医学中心。Carr 博士为美国修复协会的认证会员。之后他在空军服役并获得南密西西比大学和密西西比大学以及 Mayo 大学的医学学位。他还是众多专业组织的成员，包括颌面外科修复学院，美国大学修复学专业以及美国牙医学会。他还获得了一系列国内外教授专家称号。在临床方面，他主要致力于对患者进行修复和重建丧失的口腔功能。他的研究领域主要包括实现患者管理的最佳方式方法，对临床工作采用特定量表进行评价分析，以及口腔健康对整体健康和状态的影响。

大卫 T. 布朗（David T. Brown）博士，印第安纳大学牙医学院修复学科主席，修复学教授。Brown 博士以优异成绩毕业于俄亥俄州立大学牙医学院，之后在 Mayo 医学中心接受了修复学专科培训。他从 1986 年开始在印第安纳大学任全职讲师，讲授博士前预科课程以及口腔修复学研究生课程。Brown 博士获得了美国牙科修复学医师协会的认证。他是多个专业杂志的评论员，多个牙医师和牙科修复学组织的成员，最近他还担任了口腔修复学会的执行委员会委员。Brown 博士仍然参与口腔修复科的临床医疗工作。

前 言

针对"研究的目的是什么？"这一问题，最近的《柳叶刀》社论指出，由于理想的研究目的与实际现实之间缺乏一致性，重新定义研究目的至关重要（Horton R: Editorial: what is the purpose of medical research? *Lancet* 381:347, 2013.）。Ian Chalmers 提出了一个明确目的，即"帮助患者和他们的临床医生"（Chalmers I, Glasziou P: Avoidable waste in the production and reporting of research evidence, *Lancet* 374: 86-89, 2009.）。他认为研究中的浪费，85%可以归咎于以下几个根本原因：选择错误的问题，进行不必要的操作或设计不良的研究，未及时发布或根本没有发布以及有偏见或无法使用的研究报告。

每次出版商要求更新时，本专著的编辑都会考虑相关的问题。"教科书的目的是什么？"随着技术影响学习者的行为进而影响学习策略，这一问题变得越来越重要。正如 Chalmers 和 Glasziou 所言，我们相信教科书的目的是通过帮助为患者提供服务的人进而帮助患者。教科书可以在职业的各个阶段帮助提供服务的人。

对于初学者来说，教科书为这些即将成为临床医生的人提供了多样化获取信息的帮助。在此阶段中，要吸引学习者的注意力，提供可在初次实践时就有用的内容对老师来说是一个挑战，这就要求课本增加实质性内容，而不是言之无物。对于临床医生，一本教科书应该提供有用的临床决策及其实践；特别是对于成熟的医疗服务提供者而言，当临床挑战变得更加复杂的时候，这一点显得更为重要。随着临床经验积累，临床医生在应用基本专业知识时，教科书可以作为长久的参考，从而可以更深入地理解和实践。

笔者们还认识到，作为口腔保健的提供者，我们是不断变化的医疗环境的一部分。显然，我们对整体健康和社会福祉的贡献将成为美国医疗保健价值讨论中越来越重要的部分，该讨论源于人们认识到美国的医疗保健成本和质量并不统一。当前从"医疗数量"过渡而来的"医疗质量"将重点放在患者的需求和愿望、有益的结果以及成本控制上。以修复牙齿的方法解决失牙问题即符合这一转变。失牙的处理必须视为终身过程。病人"生命历程"中的每项决定都会极大地影响后续的护理，因此也会影响做出的决策。重要的是要认识到，各个决策带来的影响是不相同的。

因此，我们认为，如果与其他选择相比，可摘局部义齿修复带来较高的合并症风险，而患者自身情况又不允许其他选择，那么选择种植体植入联合活动义齿修复通常可以减少这种不利影响。但是，当前的种植体应用必须考虑到未来完全用种植体支持义齿的潜力。在上一版中，用植体解决可摘局部义齿不稳定的问题是值得肯定的。这一观点不仅没有改变，而且在本版中我们还将更加强调，并帮助患者了解种植体对功能稳定性的好处。

如果有适应证并且患者有能力负担的话，通常最好用植体来支撑所需更换的牙齿。如果患者不能接受完全由种植体支持的修复体，也不应使他或她不考虑种植，因为严格把握适应证、规范操作的植体联合可摘局部义齿修复的方式会让患者受益。此外，植体不仅可用于可摘局部义齿，还可以在将来选择完全由种植体支持式义齿时发挥作用。

在第 10 章"可摘局部义齿设计原则"中，我们尝试解决不断由教师提出的问题，即可摘局部义齿的设计是学习者的主要障碍。在第 10 章中，我们为主要的牙齿缺失分类添加了基本的设计策略，希望通过基本原理来提供系统的方法以帮助应对这一难题。

关于本书

此版本新增的内容

- 更新了种植相关部件在可摘局部义齿中的应用
  - 包括种植体对义齿设计、义齿维护以及义齿功能上的影响
- 为各类常见的牙齿缺损类型提供了可摘局部义齿设计方案
  - 旨在为读者进一步理解和应用可摘局部义齿建立基础
  - 强调需要对天然牙进行必要的调改
    - 此过程的标准化会大大提高医生和技师的工作效率

本书亮点

- 大部分参考文献都附注在附录 B，以供快速简便的查阅
- 各种理念和技术均有讲解，以利于选择适用的技术应用于个体案例，以及技术的联合应用
- 每个章节逻辑上分为以下 3 个部分
  - 第一部分：总体概念 / 治疗计划
  - 第二部分：临床操作以及技工操作
  - 第三部分：维护

译 序

进入 21 世纪后，随着口腔医学迅速发展，国内口腔专著的出版成倍甚至十几倍地迅速增长，是新中国成立以来最为兴旺的时期。不过在这些口腔医学专著中，精品还是很少。因此，引进翻译国外口腔医学著作精品，仍然是不可缺少的补充。最新版（第 13 版）McCracken's Removable Partial Prosthodontics 一书是口腔修复学专业中的一本精品教科书。

本书在国外被牙科学院广泛使用，1960 年出版后，至今已连续修订 13 版，经久不衰，深受口腔专业人员喜爱。本书主编们在美国知名的牙科学院任教多年，有丰富的临床和教学经验。著作中不仅有他们自己的宝贵经验，还有全球千篇以上的文献资料。这些文献集百家之精华，从 20 世纪 20 年代直到本书出版前跨度长达百年。本书图文并茂，内容全面、新颖、实用，有关可摘局部义齿的专业内容几乎全部收集无遗，有理论知识也有临床实践。从如何检查患者，确定分类，做出诊断，进行治疗计划、设计，到技工制作；由技工制作的原理以及应用这些原理如何去制成义齿，其操作程序及步骤具体而易学；还包括临床后的处理、义齿修理、随访以及失败原因分析和告诫，甚至包括医生如何和患者交流，怎样去取得患者的配合来达到修复治疗的好效果，非常贴近临床实际。

一本好的外文图书，必须要有好的译者。本书译者团队有扎实的学历背景和外语水平，有丰富的临床、教学经验和写作能力。译文忠实于原著，文字流畅易读，是值得推荐的一本好书。愿广大口腔修复工作者能喜欢本书，开卷有益。

郝 亮 罗 云 王 敏
2021 年 4 月

目 录

第 1 章 牙列缺损的流行病学、生理学和术语 ··· 001
　一、牙缺失和年龄 ·· 001
　二、牙缺失的后果 ·· 004
　　（一）解剖学方面 ·· 004
　　（二）生理学方面 ·· 004
　三、修复体的功能性修复 ·· 004
　　（一）咀嚼 ··· 005
　　（二）磨切食物 ··· 005
　四、可摘局部义齿应用现状 ·· 006
　五、可摘局部义齿的需求 ·· 006

第 2 章 局部牙缺失处理的考虑：从患者角度出发的缺牙修复 ······························· 008
　一、随时间推移的缺牙管理 ·· 008
　　（一）从患者角度出发的缺牙修复 ··· 008
　　（二）共同制订治疗计划 ·· 009
　二、牙支持式修复体 ·· 009
　三、牙-黏膜混合支持式义齿 ·· 010
　四、局部义齿修复的各个阶段 ··· 012
　　（一）诊断和患者口腔健康教育 ·· 012
　　（二）确定治疗计划、义齿设计、序列治疗和口腔预备 ······································ 013
　　（三）为远中游离端义齿基托提供支持 ·· 013
　　（四）建立和验证𬌗关系和排牙 ·· 014
　　（五）义齿初戴 ··· 015
　　（六）定期复诊 ··· 015
　五、卡环固位局部义齿修复失败的原因 ··· 015

第 3 章　牙列缺损的分类 ··· 017
　一、对分类方法的要求 ··· 017
　二、Kennedy 分类法 ··· 017
　三、应用 Kennedy 分类法的 Applegate 法则 ··· 018

第 4 章　可摘局部义齿的生物力学 ··· 022
　一、生物力学和可摘局部义齿设计方案 ··· 022
　二、生物力学考虑 ··· 023
　三、种植体对可摘局部义齿移位的影响 ··· 023
　四、简单机械原理 ··· 023
　五、可摘局部义齿可能发生的移位 ··· 025

第 5 章　大、小连接体 ··· 030
　一、大连接体控制义齿动度的作用 ··· 030
　　（一）位置 ··· 030
　　（二）下颌大连接体 ··· 033
　　（三）上颌大连接体 ··· 039
　二、小连接体 ··· 046
　　（一）功能 ··· 046
　　（二）形态和位置 ··· 047
　　（三）组织止点 ··· 048
　三、终止线 ··· 049
　四、组织对金属覆盖物的反应 ··· 051
　五、大连接体回顾总结 ··· 052
　　（一）下颌舌杆 ··· 052
　　（二）下颌舌板 ··· 052
　　（三）下颌舌下杆 ··· 052
　　（四）带连续杆（舌隆突杆）的下颌舌杆 ··· 052
　　（五）下颌连续杆（舌隆突杆） ··· 053
　　（六）下颌唇杆 ··· 053
　　（七）单个宽腭带 ··· 053
　　（八）单腭板 ··· 054
　　（九）前后联合宽腭带 ··· 054
　　（十）全腭板 ··· 054

（十一）U 形腭板 ··· 054

第 6 章　支托和支托凹 ···056

　一、支托在控制修复体移位方面的作用 ·· 056

　二、𬌗支托和支托凹的形态 ··· 057

　三、延伸𬌗支托 ·· 058

　四、邻间𬌗支托凹 ··· 059

　五、冠内𬌗支托 ·· 059

　六、种植体作为支托 ··· 061

　七、对支托的支持 ·· 061

　八、尖牙和切牙上的舌支托 ·· 063

　九、切支托和切支托凹 ··· 065

第 7 章　直接固位体 ···067

　一、直接固位体在控制修复体移位中的作用 ··· 067

　二、卡环设计的基本原则 ·· 067

　　对抗臂的功能 ·· 068

　三、直接固位体的种类 ··· 069

　四、选择卡环设计的标准 ·· 070

　五、卡环的种类 ··· 071

　　（一）适应功能性移位的卡环 ··· 071

　　（二）不能移位的卡环 ··· 080

　六、种植体作为直接固位体 ·· 082

　七、牙体外形与卡环固位分析 ··· 083

　八、固位力的大小 ·· 084

　　（一）颈部收缩角的大小和进入深度 ··· 086

　　（二）卡环臂的长度 ··· 088

　　（三）卡环臂的直径 ··· 088

　　（四）卡环臂的横截面形态 ·· 088

　　（五）卡环臂的材料 ··· 089

　　（六）固位力的相对均衡性 ·· 089

　　（七）稳定——对抗铸造卡环臂 ·· 089

　九、其他类型的固位体 ··· 090

　　结合冠内支托的舌侧固位 ·· 090

　十、冠内附着体 ··· 090

第8章 间接固位体 · 094

 一、间接固位体在稳定义齿方面的作用 · 094
 二、间接固位体发挥作用的影响因素 · 095
 三、间接固位体的辅助作用 · 095
 四、间接固位体的类型 · 097
  （一）辅助𬌗支托 · 097
  （二）尖牙支托 · 097
  （三）𬌗支托向尖牙的延伸 · 098
  （四）舌隆突杆（连续杆）及舌板 · 098
  （五）亚类缺隙 · 098
  （六）腭皱支持 · 099

第9章 义齿基托的设计 · 100

 一、义齿基托在控制义齿运动中的功能 · 100
  （一）牙支持式局部义齿基托 · 100
  （二）远中游离端缺失局部义齿基托 · 100
 二、义齿基托的连接方式 · 102
 三、联合种植体的义齿基托 · 103
 四、理想的义齿基托材料 · 104
 五、金属基托的优点 · 104
  （一）外形精确、恒定 · 104
  （二）较好的组织相容性 · 105
  （三）温度传导性 · 106
  （四）重量和体积 · 106
 六、人工牙的连接方式 · 106
  （一）用丙烯酸树脂连接的瓷牙和丙烯酸树脂牙 · 106
  （二）直接粘固于金属基托上的管状瓷牙或树脂牙及牙面 · 107
  （三）直接在金属基托上固化的丙烯酸树脂牙 · 108
  （四）金属人工牙 · 109
  （五）化学粘结 · 109
 七、重衬 · 110
 八、应力中断器（应力平衡器） · 112

第10章 可摘局部义齿设计原则 · 113

 一、修复体支持方式的差别及其对设计的影响 · 113

- 二、可摘局部义齿两种主要类型的区别 ············ 113
  - (一) 支持方式不同 ············ 114
  - (二) 印模技术 ············ 114
  - (三) 卡环设计的区别 ············ 115
- 三、局部义齿设计的基本要素 ············ 116
- 四、局部义齿各组成部分的设计 ············ 117
  - (一) 基牙支持 ············ 118
  - (二) 牙槽嵴支持 ············ 118
  - (三) 大、小连接体 ············ 120
  - (四) 牙支持式局部义齿的直接固位体 ············ 120
  - (五) 远中游离端局部义齿的直接固位体 ············ 121
  - (六) 稳定部件 ············ 121
  - (七) 导平面 ············ 121
  - (八) 间接固位体 ············ 122
- 五、种植体对设计的影响 ············ 123
- 六、系统方法设计实例 ············ 123
  - (一) 可摘局部义齿对牙体预备的要求 ············ 123
  - (二) 种植要求注意事项 ············ 123
  - (三) Kennedy 第Ⅱ类可摘局部义齿 ············ 124
  - (四) Kennedy 第Ⅲ类可摘局部义齿 ············ 125
  - (五) Kennedy 第Ⅰ类双侧远中游离端局部义齿 ············ 126
- 七、影响设计的其他因素 ············ 126
  - (一) 用夹板杆为义齿提供支持 ············ 126
  - (二) 卡式冠内附着体 ············ 127
  - (三) 覆盖基牙为义齿基托提供支持 ············ 127
  - (四) 采用分体式部件获得支持作用 ············ 128

第 11 章　模型观测 ············ 129

- 一、牙科模型观测仪简介 ············ 129
- 二、观测仪的作用 ············ 130
  - (一) 观测诊断模型 ············ 130
  - (二) 蜡型修整 ············ 133
  - (三) 烤瓷冠的观测 ············ 134
  - (四) 冠内固位体 (冠内附着体) 的放置 ············ 134
  - (五) 冠内支托凹的放置 ············ 134

（六）铸造修复体的研磨 ·· 135
　　（七）工作模型观测 ·· 135
三、决定就位道的因素 ·· 135
　　（一）导平面 ·· 135
　　（二）固位区 ·· 136
　　（三）干扰 ··· 136
　　（四）美观 ··· 136
四、诊断模型观测的步骤 ·· 136
　　（一）导平面 ·· 136
　　（二）固位区 ·· 138
　　（三）干扰 ··· 138
　　（四）美观 ··· 139
五、最终就位道的确立 ·· 140
六、模型与观测仪的位置关系记录 ·· 141
七、工作模型观测 ··· 142
八、固位倒凹的测量 ·· 142
九、工作模型填倒凹 ·· 143
十、工作模型缓冲 ··· 144
十一、平行填倒凹、成形填倒凹、随意填倒凹和缓冲 ·· 146

第12章　可摘局部义齿中种植体的应用 ··· 148

一、修复体间的生理区别 ·· 148
二、解剖结构和生理功能的恢复 ··· 149
三、策略性的植入种植体增加可摘局部义齿的稳定并改善患者的适应性 ···························· 149
四、种植体对义齿移位的控制作用 ·· 150
　　（一）支持还是固位 ··· 150
　　（二）Kennedy 第Ⅰ类和第Ⅱ类牙弓的解剖学问题 ·· 150
　　（三）种植体与全冠优点的对比 ··· 150
　　（四）牙齿缺失和种植体使用的策略性考虑 ··· 150
　　（五）使用种植体作为支持和（或）固位基牙 ·· 151
　　（六）咬合对种植体位置和种植体基牙设计的影响 ··· 151
五、治疗计划 ·· 151
　　（一）导线的考虑：天然牙和种植体的就位道 ·· 151
　　（二）解剖因素和对颌因素对种植体位置的影响 ··· 151
　　（三）种植体与天然牙相邻时对卡环组的要求 ·· 151

六、临床病例 ··· 151

　　七、总结 ··· 151

第13章　诊断与治疗计划 ··· 156

　　一、治疗的目的和独特性 ··· 156

　　　（一）医患交流 ··· 156

　　　（二）决策分享 ··· 157

　　　（三）修复治疗的目的 ··· 157

　　二、口腔检查 ··· 157

　　三、诊断模型 ··· 161

　　　（一）诊断模型的作用 ··· 162

　　　（二）诊断模型上𬌗架 ··· 163

　　　（三）按眶耳平面将上颌模型上𬌗架的步骤 ···································· 164

　　　（四）诊断模型的𬌗关系记录 ·· 167

　　　（五）记录正中关系位的材料与方法 ·· 168

　　四、诊断发现 ··· 169

　　五、对检查结果的解读 ··· 170

　　　（一）X线检查的解读 ··· 170

　　　（二）对牙周情况的考虑 ·· 173

　　　（三）龋活动性 ··· 174

　　　（四）修复基础评价——牙齿和剩余牙槽嵴 ···································· 174

　　　（五）外科准备 ··· 174

　　　（六）咬合因素分析 ··· 176

　　　（七）固定修复 ··· 176

　　　（八）正畸治疗 ··· 176

　　　（九）选择下颌大连接体 ·· 176

　　　（十）余留牙改形 ·· 176

　　六、感染控制 ··· 177

　　七、鉴别诊断：固定义齿或可摘局部义齿 ·· 178

　　　（一）固定修复的适应证 ·· 179

　　　（二）可摘局部义齿的适应证 ·· 181

　　八、全口义齿和局部义齿的选择 ·· 183

　　九、可摘局部义齿铸造支架用合金的选择 ·· 185

　　　（一）金合金与钴铬合金物理特性比较 ··· 185

　　　（二）弯制金属丝：选择和质量控制 ·· 186

十、总结 187

第14章 可摘局部义齿的口腔准备 188

一、牙列缺损患者修复前的口腔内外科处理 188
 （一）拔牙 188
 （二）阻生牙 189
 （三）错位牙 189
 （四）囊肿和牙源性肿瘤 189
 （五）骨尖和骨隆突 189
 （六）增生组织 190
 （七）肌肉附着和系带 190
 （八）骨嵴和刃状牙槽嵴 191
 （九）息肉、乳突状瘤和创伤性血管瘤 191
 （十）过度角化症、增殖性红斑和溃疡 191
 （十一）颌面部畸形 191
 （十二）牙种植体 191
 （十三）牙槽嵴增高术 191

二、牙周准备 193
 （一）牙周治疗的目标 194
 （二）牙周诊断和治疗计划 195
 （三）疾病初步控制治疗（第一阶段） 195
 （四）牙周手术（第二阶段） 198
 （五）复诊维护（第三阶段） 199
 （六）牙周治疗的优点 200

三、优化义齿的适应性和功能性 200
 （一）病损组织的调整 200
 （二）组织调整材料的使用 201
 （三）基牙修复 201
 （四）蜡型制作 202
 （五）预备𬌗支托凹 203

第15章 基牙预备 206

一、基牙的分类 206
二、健康釉质或有充填物的基牙预备步骤 207
三、保护性修复体的基牙预备 207

四、冠修复基牙的牙体预备 207
　　　　（一）基牙冠上的切削基台 209
　　　　（二）火花蚀刻 212
　　　　（三）支持卡环臂的饰面冠 212
　　五、联合使用基牙 213
　　六、孤立牙作为基牙 213
　　七、前牙缺失 215
　　八、旧可摘局部义齿磨损时暂时冠的制作 216
　　　　暂时冠的粘固 216
　　九、制作与现有义齿固位体相适应的修复体 217

第16章　可摘局部义齿印模材料和取模过程方法 219

　　一、弹性印模材料 219
　　　　（一）可逆性水胶体 219
　　　　（二）不可逆性水胶体 219
　　　　（三）硫醇橡胶印模材料 220
　　　　（四）聚醚橡胶印模材料 220
　　　　（五）硅橡胶印模材料 220
　　二、非弹性印模材料 221
　　　　（一）石膏印模材料 221
　　　　（二）金属氧化物糊剂 221
　　三、热塑性印模材料 221
　　　　（一）印模膏 221
　　　　（二）印模蜡及天然树脂 222
　　四、牙列缺损的印模方法 222
　　　　（一）水胶体印模操作中的重要注意事项 223
　　　　（二）制取水胶体印模的步骤 223
　　　　（三）水胶体印模石膏灌注步骤 224
　　　　（四）导致模型不准确和（或）易损坏的可能因素 225
　　五、个别托盘 226
　　　　制作丙烯酸树脂个别托盘技术 226

第17章　远中游离缺失义齿基托的支持 231

　　一、远中游离缺失的可摘局部义齿修复 231
　　二、影响远中游离端基托支持的因素 231

- (一) 剩余牙槽嵴的形态和质量 ······ 232
- (二) 义齿基托在剩余牙槽嵴上的伸展范围 ······ 232
- (三) 印模记录的类型和准确性 ······ 233
- (四) 义齿基托的适合度 ······ 234
- (五) 可摘局部义齿支架的设计 ······ 235
- (六) 总咬合负载 ······ 235

三、解剖式印模 ······ 236

四、获得远中游离端基托功能性支持的方法 ······ 236
- (一) 选择性压力印模法 ······ 236
- (二) 支架适合性 ······ 237
- (三) 功能性印模法 ······ 241

第18章 可摘局部义齿的殆关系 ······ 242

一、可摘局部义齿理想的咬合接触关系 ······ 242

二、建立咬殆关系的方法 ······ 244
- (一) 模型直接对合 ······ 245
- (二) 利用余留后牙进行咬合记录 ······ 245
- (三) 在记录基托上用蜡堤确定殆关系 ······ 246
- (四) 完全用蜡堤确定颌位关系 ······ 248
- (五) 根据咬合运动轨迹确定咬合关系 ······ 248

三、人工后牙的材料 ······ 250
  根据咬合导板排牙 ······ 250

四、下颌可摘局部义齿与上颌半口义齿间颌位关系的建立 ······ 251

第19章 技工室操作 ······ 253

一、复制硬石膏模型 ······ 253
- (一) 复制材料和型盒 ······ 253
- (二) 复制步骤 ······ 254

二、制作可摘局部义齿支架蜡型 ······ 254
- (一) 制作下颌 Kennedy 第 II 类可摘局部义齿支架的蜡型 ······ 255
- (二) 焊接锻丝固位臂 ······ 255
- (三) 制作金属基托蜡型 ······ 256

三、插铸道、包埋、焙烧、铸造和精修完成可摘局部义齿支架 ······ 261
- (一) 插铸道 ······ 261
- (二) 带铸道蜡型的包埋 ······ 262

　　　　　（三）焙烧 263
　　　　　（四）铸造 264
　　　　　（五）分离铸件与包埋材 264
　　　　　（六）打磨和抛光 264
　　四、制作记录基托 265
　　　　撒涂法制作丙烯酸树脂记录基托的方法 267
　　五、制作𬌗堤 268
　　六、依照功能性咬合记录制作石膏导板 270
　　七、依照对颌模型或咬合导板排列后牙 271
　　　　（一）后牙形态 271
　　　　（二）按照咬合面排牙 272
　　八、前牙类型 272
　　九、制作可摘局部义齿丙烯酸树脂基托蜡型和包埋 272
　　　　（一）制作可摘局部义齿基托蜡型 272
　　　　（二）包埋可摘局部义齿 274
　　十、义齿的热处理 276
　　十一、根据咬合导板重新上𬌗架和校正咬合 278
　　　　　重新上𬌗架的注意事项 279
　　十二、抛光义齿 279
　　　　（一）义齿的边缘 280
　　　　（二）磨光面 280

第 20 章　可摘局部义齿的制作设计单 282

　　一、制作设计单 282
　　　　（一）内容 282
　　　　（二）功能 282
　　　　（三）特点 282
　　二、制作设计单的指导作用 282
　　三、制作设计单的法律意义 286
　　四、制作设计单的责任确定 286

第 21 章　可摘局部义齿的初戴、调整和维护 288

　　一、义齿基托组织面的调改 288
　　二、义齿支架的𬌗干扰 290
　　三、调𬌗使天然牙和人工牙列达到𬌗平衡 290

四、对患者的指导 293
五、随访 294

第 22 章 可摘局部义齿的重衬和更换基托 296

一、牙支持式和牙 – 种植体支持式可摘局部义齿的重衬 296
二、远中游离端义齿基托的重衬 298
三、重衬后可摘局部义齿重建咬合的方法 299

第 23 章 可摘局部义齿的修理和添加 301

一、卡环臂折断 301
二、𬌗支托折断 302
三、其他部件的变形或破损——大、小连接体 302
四、不涉及修复体支持或固位作用的一个或多个牙缺失 303
五、基牙缺失后需要替换和制作新的直接固位体 304
六、其他类型的修理 304
七、焊接修理 305

第 24 章 暂时性可摘局部义齿 307

一、美观 307
二、间隙保持 307
三、重建咬合关系 307
四、调整牙齿和剩余牙槽嵴 309
五、治疗期间的临时修复 309
六、训练患者以适应戴用修复体 309
七、戴入时的临床操作 309

第 25 章 颌面修复中可摘局部义齿的设计 312

一、颌面修复学 312
    颌面修复的分类 312
二、获得性牙列和颌面缺损修复的治疗时机 313
    （一）术前和术中处理 313
    （二）过渡性治疗 314
    （三）潜在的并发症 316
    （四）缺损和口腔卫生 318
    （五）永久性治疗 318

三、口内修复体的设计 ·· 319
四、修复治疗前的外科处理 ·· 319
　　（一）上颌骨缺损 ·· 319
　　（二）下颌骨缺损 ·· 321
　　（三）下颌骨重建——骨移植 ································ 323
五、上颌修复体 ·· 324
　　（一）阻塞器 ··· 324
　　（二）发音辅助器 ·· 325
　　（三）腭提升器 ·· 327
　　（四）腭扩张器 ·· 327
六、下颌修复体 ·· 327
　　（一）下颌骨切除术的进展 ··································· 327
　　（二）Ⅰ型切除 ··· 328
　　（三）Ⅱ型切除 ··· 328
　　（四）Ⅲ型切除 ··· 330
　　（五）Ⅳ型切除 ··· 330
　　（六）Ⅴ型切除 ··· 331
　　（七）下颌翼状导板 ··· 331
七、下颌骨切除患者的颌位关系记录 ····························· 333
八、总结 ··· 333

附录A　词汇表 ··· 334

附录B　选读材料 ··· 337

第 1 章

牙列缺损的流行病学、生理学和术语

　　本书旨在阐述临床医生在以可摘局部义齿的形式为牙列缺损患者提供舒适可用的牙列替代方案时，应该掌握的临床知识。可摘局部义齿是口腔修复学的组成部分之一。口腔修复学是牙科学的分支，是指采用人工替代物修复患者天然牙和（或）替代缺失牙和颅面组织缺损，从而恢复和维持患者的口颌系统功能、舒适、美观和健康的牙科学分支。

　　目前对于牙列缺损的修复可考虑采用多种不同的修复方式（图1-1），每一种修复方式都需要利用余留牙、口腔支持软组织和（或）种植体，因而都要求口腔医生正确应用相关知识，进行辩证思考，以深思熟虑的设计取得符合患者需求与意愿的最佳修复效果。不论采用何种修复方式来满足患者的需要，修复体作为整体设计的一部分，都应满足达到下述基本目标：①最大可能地消除口腔疾病；②保护余留牙的健康和相互关系，以及口腔及口周组织结构的健康，这将有利于可摘局部义齿的设计；③恢复其舒适、美观的口腔功能，且不影响患者的发音。可摘局部义齿的正确使用和维护，对于保护口腔健康也是必要的。为了便于理解可摘局部义齿修复学的重要性，本章对牙缺失及其后果、修复体的功能性修复以及使用和效果逐一进行讲解。

　　熟悉并且掌握修复学中有关可摘局部义齿的专业术语是很有必要的。图1-2和图1-3中提供了有关上下颌支架的专业术语，附录表A中也提供了大量修复学术语。除此之外，更多的专业术语可以查阅《口腔修复学词汇表》。还能够从修复学和牙科学的专业词典中查找到，如《Mosby牙科字典》（第3版）。

一、牙缺失和年龄

　　尽管口腔预防护理工作在不断进步，但毫无疑问的是，牙缺失与年龄增加相关。有文献报道，由于口腔中一些牙存留时间较其他牙长，因而随年龄增加，牙缺失呈现出不同的特点。有学者提出牙缺失存在牙弓间的差异，上颌牙缺失通常早于下颌牙。还有学者提出牙缺失存在着牙弓内的差异，后牙早于前牙。这些结论可能与口腔中牙齿的龋病易感性的差异有关，如表1-1所示。通常口腔内最后余留的牙齿是下前牙，尤其是下颌尖牙，常见上颌牙列缺失而下颌前牙余留的情况。

　　既然牙缺失与年龄相关，那么这种相关性在目前和今后的牙科治疗中会有什么影响呢？需要修复缺失牙是患者的普遍需求，而患者总是希望这种情况能尽晚发生。人口统计显示，目前美国65岁及以上人口占总人口的13%。到2030年这一百分比将会翻一倍，这与全球人口老龄化的趋势一致。这些老龄人的健康状况预期将会得到改

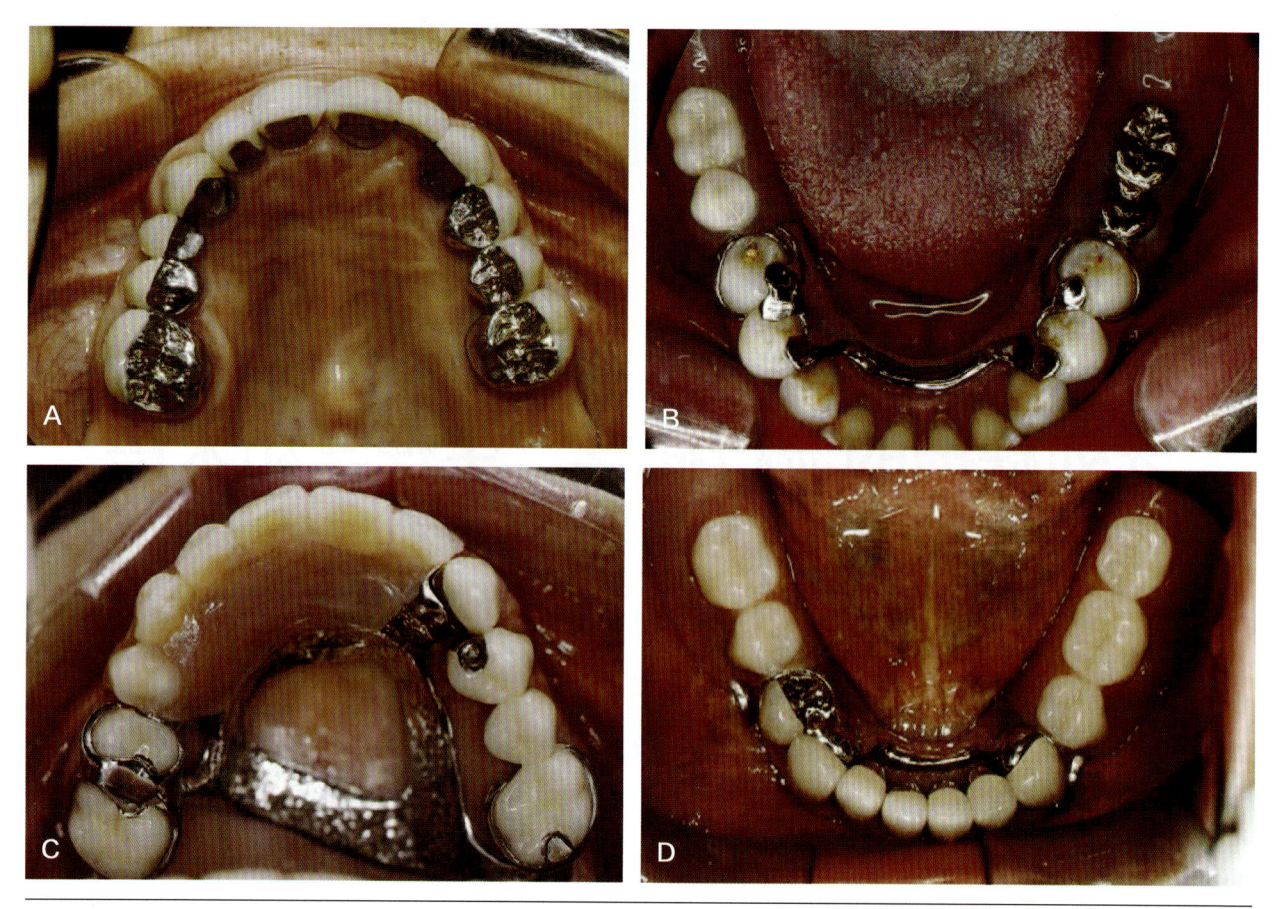

图 1-1　A. 修复前牙（左上侧切牙）、后牙（右上第一前磨牙，左上第二前磨牙）缺失的固定义齿，以缺隙两端的牙齿作为基牙；B. 卡环固位的可摘局部义齿修复缺失的后牙，以邻近缺隙的牙作为基牙；C. 牙支持式可摘局部义齿修复前后缺牙，缺隙两端的基牙为修复体提供支持、固位和稳定；D. 下颌双侧游离端基托设计的可摘局部义齿修复缺失的前磨牙和磨牙，由基牙和剩余牙槽嵴共同提供支持、固位和稳定

表 1-1　龋风险评估

风险类型	牙　位	龋易感性
高风险	下颌 6 和 7	下颌第一、二磨牙
	上颌 6 和 7	上颌第一、二磨牙
	下颌 5	下颌第二前磨牙
	上颌 1、2、4、5	下颌中切牙、侧切牙、第一、二前磨牙
低风险	上颌 3 和下颌 4	上颌尖牙、下颌第一前磨牙
	下颌 1、2、3	下颌中切牙、侧切牙、尖牙

资料来源：Klein H, Palmer CE. Studies on dental caries：Ⅻ. Comparison of the caries susceptibility of the various morphological types of permanent teeth. J Dent Res 20:203-216, 1941.

* 如果失牙与龋活性高度相关，龋风险可以代表失牙风险

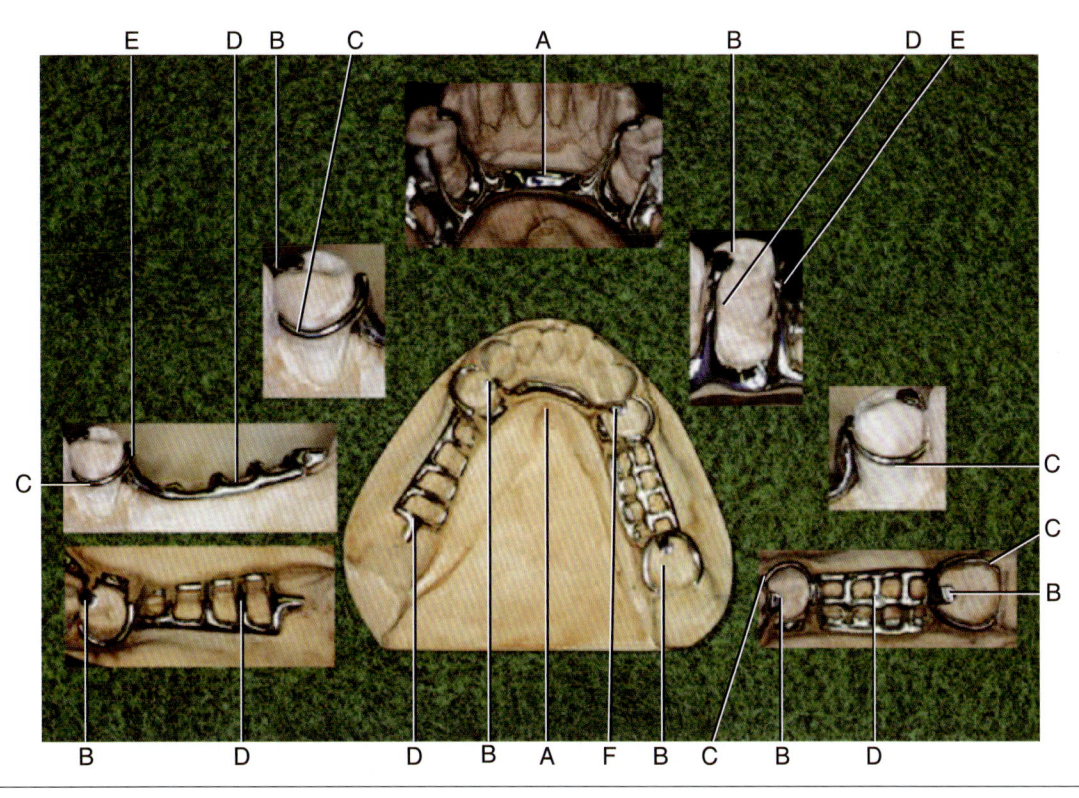

第 1 章 牙列缺损的流行病学、生理学和术语

图 1-2 Kennedy Ⅱ类 1 亚类（见第 3 章）牙列缺损设计的下颌支架。支架的各个组成部件均用字母标明，后续章节将详述其功能、制作和用法。A. 大连接体；B. 支托；C. 直接固位体；D. 小连接体；E. 导平面；F. 间接固位体

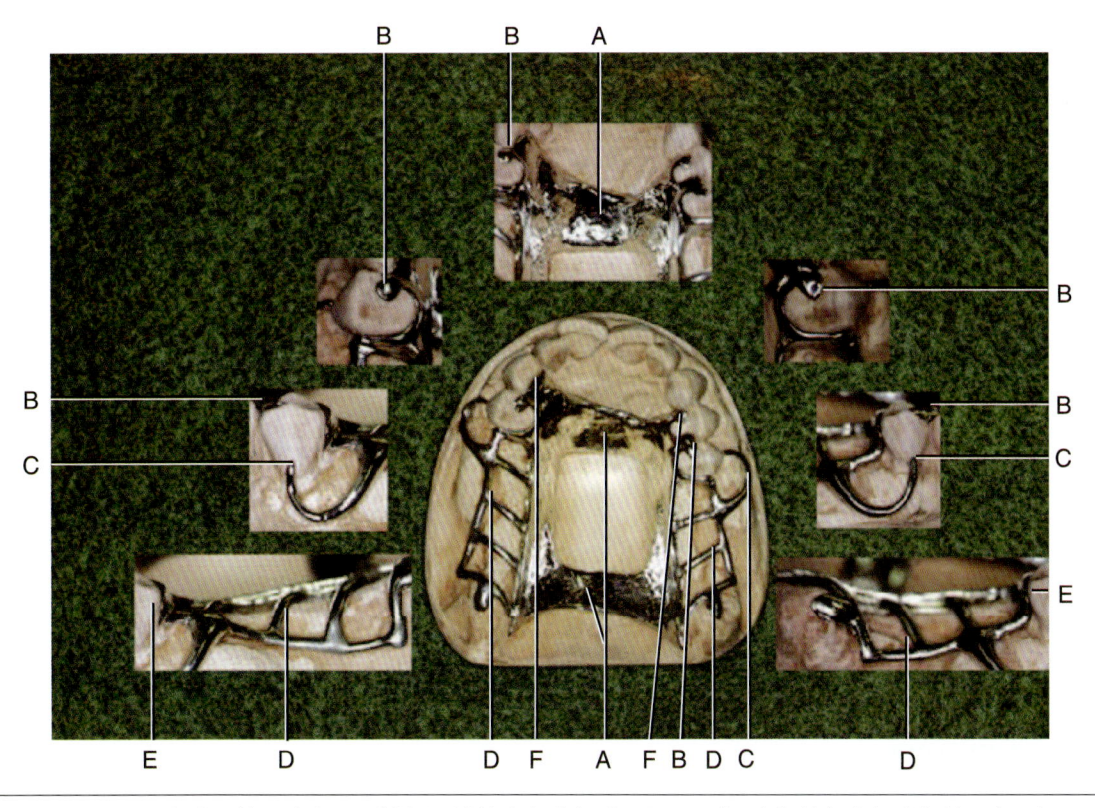

图 1-3 Kennedy Ⅰ类（见第 3 章）牙列缺损设计的上颌支架（同图 1-2）。支架的各个组成部件用字母标明。A. 大连接体；B. 支托；C. 直接固位体；D. 小连接体；E. 导平面；F. 间接固位体

善，对这些人群的健康护理策略是致力于维持他们充满活力、丰富多彩的生活。口腔健康护理将得到更多的关注，并且将成为整体健康护理的一个重要组成部分。

牙缺失的形式与年龄也存在相关性。据报道，美国成人牙缺失者所占比例在逐渐减少，尽管在不同国家这一数字差异很大，但据报道需要得到口腔治疗的无牙颌患者的绝对数量实际上在增加。与本书相关的是，有分析表明，部分牙列缺损患者的修复需求也将增加。对这种现象的一个解释是62%在婴儿潮时期及这之后出生的美国人均受益于饮用氟化水。这一举措的结果是降低了龋源性失牙的易感性。此外，目前的评估显示，患者牙齿保留的数量和时间都有所增加，65～74岁年龄段的老年人中牙列缺损的比例是71.5%（平均余留牙18.9颗）。有学者提出牙列缺损更多发生于上颌牙弓，最常缺失的牙是第一、第二磨牙。

二、牙缺失的后果

（一）解剖学方面

随着牙齿的缺失，剩余牙槽嵴不再受到功能刺激，因此，除非植入种植体，否则剩余牙槽嵴骨量（包括高度和宽度）将逐渐丧失。牙槽嵴骨量的丧失并非在所有牙缺失患者都是可预测的，因为研究显示，解剖结构的改变在不同患者组个体间差异很大。总的来说，下颌骨的牙槽骨吸收较上颌骨快，后牙区较前牙区吸收明显，这就造成牙槽骨吸收后下颌牙弓宽而上颌牙弓窄的后果。无论是对种植体支持的修复体还是对可摘局部义齿而言，解剖结构的改变对修复体的制作都提出了挑战。口腔黏膜组织会伴随牙槽骨吸收而改变。角化程度较差的口腔黏膜将代替牙槽骨表面原来的附着龈，因此更容易受到创伤。

（二）生理学方面

在考虑处理牙缺失的时候，我们需要替代改变的是什么呢？其中既包括具体解剖形态的咀嚼工具，也有口腔神经肌肉系统处理食物的能力。研究表明，口腔的感知反馈系统可感知多种来源的刺激，并引导下颌在咀嚼过程中进行运动。最敏感的传入器来自牙周机械刺激感受器（PMRs），它能完整并精确控制各种运动，除此之外，牙龈、牙周膜、牙槽骨和颞下颌关节复合体也可以作为传入器。

咀嚼运动作为一个学习性行为也有其基础的运动模式，这些都来源于神经中枢的控制。在其经典的功能运动中，这种模式化的运动是根据食物和需求，由不同的口腔感觉传入器根据各种食物和味道的信息进行调节控制。随着高精度的牙周机械刺激感受器协调作用的丧失，导致外周接收器在口腔黏膜组织中的引导功能不精确，从而产生各种变异的咀嚼功能运动，而替代缺失牙齿的修复体有可能会导致功能障碍。

牙缺失对美观的影响往往更明显，比功能丧失更能引起患者的关注。在当今社会中，前牙的缺失通常被认为将对社交功能带来显著影响。随着牙缺失和剩余牙槽嵴的丧失，唇部支持作用的丧失和（或）垂直距离降低导致的面部高度降低，从而改变面部特征及面貌。维持正常的外表和在一定程度上恢复面部外貌的美观是一项具有挑战性的工作，也是决定各种修复治疗成败的一个主要因素。

三、修复体的功能性修复

具有完整牙列的不同个体其咀嚼功能的强弱是有差别的。牙缺失患者往往会在咀嚼功能已经下降到自己不能忍受的程度才会引起注意而求治。患者对咀嚼功能下降接受到什么程度因人而异，缺失牙数目越多，这种差异越大。这常常使得口腔医生感到困惑，因为对牙缺失类型相同的患者提供采用同样的修复治疗，患者的满意度却并不相同。

认识和理解具有完整牙列的个体和义齿修复患者之间的差异，能帮助口腔医师确定切实可行的治疗目标并与患者更好地沟通交流。对口腔功能尤其是咀嚼功能进行回顾，有助于口腔医师更好地理解一些与可摘局部义齿功能影响相关的问题。

（一）咀嚼

尽管咀嚼在功能上被视为一个独立的动作，但其实质是吞咽动作前的进食序列动作中的一个组成部分，而不是孤立的。咀嚼和吞咽这两个动作既不同又协调，它们之间有交互作用，对咀嚼过程完成的判断启动了吞咽动作。尽管咀嚼、吞咽序列动作是显而易见的，但咀嚼、吞咽功能之间的交互作用尚未被深入理解，而这对于在可摘局部义齿修复中修复体的使用可能具有重要作用。

咀嚼包括了两个独立但又协调同步的动作：①磨碎食物；②舌体与颊部软组织对食物的分选过程，以挑选出较大的食物块送到牙齿𬌗面进一步磨碎。最初的磨碎食物阶段也涉及分选食物的过程，如哪些食物块要放到牙齿之间进一步磨碎，以及需要磨碎到什么程度。食物块的大小、形状以及质地为每个咀嚼动作的构成方式和运动幅度的确定提供了感觉信号输入。在高效的咀嚼运动中较大的食物块较之细碎的食物块能更快地被磨碎。因此咀嚼过程受到磨碎食物的生理能力和感觉神经对其的监控作用的影响。

（二）磨切食物

牙齿或义齿都具有将食物磨切到一定大小以便于吞咽的作用。磨切食物的指标可以用咀嚼效率（masticatory efficiency）表示，即在给定时间内将食物磨切到一定大小的能力。研究显示咀嚼效率与咬合接触的牙齿数目密切相关，这表明与接触牙齿相关的食块分选的变异性。对咀嚼效率的测试显示，咬合接触牙齿数目近似的个体之间咀嚼效率差异很大，牙缺失数目越多的个体之间差异越大。

咬合接触面积与咀嚼效率高度相关，由于磨牙咬合接触面积较大，因此磨牙缺失将对咀嚼效率影响更大。这可以从磨牙缺失患者吞咽食物前需咀嚼次数更多，平均食物块尺寸更大反映出来。

个体吞咽食物块的时机是衡量咀嚼能力高低的另一个指标，叫作吞咽阈值（swallowing threshold）。咀嚼能力高者及牙齿咬合接触面大者，在吞咽阈值的食物团块磨切更细，反之，咀嚼能力低者在吞咽阈值的食物团块较大。

上述客观测量结果显示在有牙个体中磨牙的咬合接触对于咀嚼功能是有益的，这与临床中的一些患者的主观反映情况相矛盾，一些患者仅有前磨牙的𬌗接触却并未感到明显的咀嚼功能障碍，这一"短牙弓"（shortened dental arch）概念强调了在修复设计中决定考虑是否修复缺失磨牙时，应同时考虑患者对功能性折中方案及其益处的看法。当后牙缺失导致余留牙齿位置不稳定，如向远中或唇侧移位，就要仔细考虑后牙的修复，这种情况下就不能单纯遵循"短牙弓"概念。

研究报道义齿提供的咀嚼功能通常弱于完整的天然牙列。由天然牙或种植体支持的固定义齿的咀嚼功能接近于天然牙列；牙支持式可摘义齿的咀嚼功能次之，再次之是牙－黏膜混合支持式可摘义齿；而完全由黏膜支持的可摘义齿咀嚼功能最弱。

患者口腔功能的客观和主观评价结果通常不一致。研究显示对咀嚼能力的主观评价常常高于客观功能检查结果，主观标准对于评价全口义齿修复患者修复效果可能更合适。有文献报道可摘局部义齿修复患者感觉戴义齿较不戴义齿收效甚微。不过，这一结果可能与许多因素有关，如缺乏咬合关系的维持，可摘局部义齿修复患者不易保证随访，以及不同患者对义齿反应上的内在差异等。

对吞咽开始时机的监控能力，也会影响磨切食物。如前所述，咀嚼过程中食物块的大小、形状以及质地都被机体监控以调整下颌运动，从而更有效地磨切食物。这可以从有牙列个体咀嚼试验中反映出来，在进食悬浮在酸奶中的不同大小、浓度的食物块时，受试者反映随食物块的大小、浓度增加，吞咽前所需咀嚼时间延长了（即吞咽阈值增加了）。这一结果提示口腔黏膜在感知食物性状以利有效咀嚼中具有极为重要的作用。可摘局部义齿对口腔黏膜在咀嚼运动中感知食物性状方面的能力有何影响尚不清楚。

四、可摘局部义齿应用现状

理解了牙缺失与年龄的关系、牙缺失的后果以及采用可摘局部义齿修复口腔功能的能力，那么可摘局部义齿应用的现状以及临床效果如何呢？最新研究估计，15～74岁人群中戴义齿的百分比为21.4%。其中55～64岁年龄段中可摘局部义齿使用率为22.2%，这个年龄段在所有被调查中人群中使用可摘局部义齿率是最高的。研究结果认为，55岁以上年龄的人群中可摘局部义齿的使用率甚至更高。

该研究的分析为我们提供了一些有用的信息。下颌牙列缺损患者不佩戴义齿的比率（19.4%）比上颌牙列缺损患者不佩戴义齿的比率（2.2%）高6倍，这从侧面反映了下颌义齿在临床应用中的难点。表1-2中显示了该研究调查患者中义齿种类的分布情况。该研究从义齿的完整性、人工后牙过度磨耗、使用暂时性重衬材料以及组织调节剂或义齿粘附剂、稳定性、固位力5个方面对义齿的质量进行评价。如表1-3所示，义齿缺乏稳定性是最常见的问题。在上颌义齿中，义齿缺乏稳定性的发生率是缺乏固位力发生率的7倍。而下颌义齿中，义齿缺乏稳定性的发生率是缺乏固位力发生率的1.8倍。另一个研究中显示，𬌗支托的形式、义齿基托伸展范围、应力分布情况以及义齿支架适合性被认为是可摘局部义齿中最常见的失误之处。义齿这些方面的情况好坏与其功能稳定性直接相关。而功能稳定性是评价义齿好坏的一个重要指标，同时这也是使用种植修复的最大优点。

五、可摘局部义齿的需求

以上提供的信息对我们来说意味着什么呢？它们意味着许多重要的方面值得我们考虑。牙列缺损患者的治疗需求将增加。可摘局部义齿在过去就已经被广泛使用，随着老年群体保留牙数的增加，会有更多牙列缺损部分缺牙的情况存在，因此预计今后可摘局部义齿仍将继续被广泛使用。一些患者在面临完全由种植体支持的义齿和可摘局部义齿修复的选择时，由于不能选择种植修复治疗的原因，也促进了可摘局部义齿的广泛应用。这类患者需要了解有策略地放置种植体对于可摘

表1-2 义齿种类分布

义齿种类	分　布	分　布*
可摘局部义齿	RPD/RPD 9.0%	RPD/-15.3%, -/RPD 4.5%
全口义齿	CU/CL 3.8%	CU/-20.7%
复合	CU/RPD 11.5%	RPD/CL 0.3%

CL. 下颌全口义齿；CU. 上颌全口义齿；RPD. 可摘局部义齿
* 天然牙列用"-"表示

表1-3 可摘局部义齿质量评估

	缺乏稳定性	缺乏完整性	缺乏固位	重衬/粘附剂	过度磨耗
上颌RPD	43.9%	24.3%	6.2%	3.9%	21.6%
下颌RPD	38.2%	13.2%	21.2%	21.6%	7.1%

RPD. 可摘局部义齿

局部义齿使用效果所带来的益处。同时，在提供种植体时也应当考虑到有效放置，以有利于后期固定式种植义齿的修复。

最后，上述研究结果提示，口腔医生应竭尽全力掌握如何最大限度地提供和维持义齿良好的稳定性，因为缺乏稳定性是可摘局部义齿使用中最常见的问题。因此，本书将对基本诊断原则、口腔准备、义齿设计、义齿制作、戴牙和义齿维护等方面的知识进行强化，以促进读者对可摘局部义齿修复治疗的正确理解。

参考文献

[1] The glossary of prosthodontic terms, ed 8. From The Journal of Prosthetic Dentistry 94 (1) :10-92, 2005.

[2] Mosby's dental dictionary, ed 3, St Louis, 2013, Mosby/Elsevier.

第2章

局部牙缺失处理的考虑：从患者角度出发的缺牙修复

一、随时间推移的缺牙管理

对缺失的牙齿是直接修复还是维持现状？不同修复方式之间的差异是否重要？对于那些想要知道现在和将来能够获得什么修复效果的患者来说，弄清他们之间的区别是非常有意义的，这可以帮助患者了解选用不同的修复体会带来不同的远期效果。

（一）从患者角度出发的缺牙修复

当机体的自然状态被打破后，牙齿缺失成了一种长期存在的状态。从这个角度来说，它就像是一种慢性疾病，如高血压和糖尿病，这两种疾病都是不可逆的，并且需要随时间推移的监控护理以保证机体对治疗产生正确的反应。缺失牙的修复体也同样必须得到随时间推移的管理以确保适宜的治疗效果。

这种长期管理需要我们关注随时间推移而变化的需求。这种需求可以是可预期的，也可以是不可预期的。可预期的结果常与常规的临床进程相伴，是由于任何一种修复方式都与牙齿－软组织存在反应有关。这种生理性的变化很大程度上与修复体的种类选择有关。此外，还有一些其他可预期的需求，如修复体的老化、与预期寿命相关的再次治疗时间等。不可预知的需求可能是与临床操作有关的因素（如组织的损伤，原材料设计的缺陷或修复体的设计），或是医师不能控制的因素（如机能的紊乱或意外的创伤）。

以上内容对医生思考如何教育患者及时开始在他们的余生中管理牙齿缺失是非常有帮助的。从这个角度来讲，在制定当前治疗计划时进行长远考虑，可以提高未来治疗计划的选择空间。

通常，医师是按照这种典型的程序跟患者讲解缺失牙的修复方式：种植支持式修复体，固定义齿，最后才是可摘局部义齿。当医师在提到可摘局部义齿时，很少会像介绍前两者一样地讲解它的细节，因为患者通常会认为可摘局部义齿与天然牙区别很大，不是自己想要的修复方式。一种修复体的优点在考虑是否选择该修复体时是非常重要的，并且正因为可摘局部义齿和天然牙或其他修复体区别较大，征求并确认患者的意见就显得尤为重要。另外，当患者想选择种植修复，但不满足适应证时，建议患者采取策略性的种植以提高可摘局部义齿的修复效果是十分必要的。

未进行过缺牙修复的患者，具有天然牙的使用经验，因此应该以此为背景来描述修复体的预期使用效果。医生提供给患者参考的修复方案通常是建立在多个因素的基础之上，包括了以下几个方面：医生认为自己很清楚什么才是对患者最好的治疗方法，医生的临床治疗决策可能没有包含活动义齿部分，医生对于活动义齿没有很好的治疗经验因此没有信心去选择它们，或者是没有符合活动义齿治疗的资源。

尽管有以上重要因素的影响，在医生与患者的方案讨论中还是必须包括可摘局部义齿，以确定可摘局部义齿的可行性以及对于患者是否为最佳选择。医师需要在与患者沟通的过程中了解他们的期望，并权衡清楚他们从不同修复方法中获益的程度。

（二）共同制订治疗计划

当患者得知自己口腔健康状况的相关信息时，包括疾病或功能上的缺陷，或者两者皆有，这时他们需要关注什么？为了达到更好的口腔健康状况，他们需要认识到与菌斑控制相关的行为因素，只有活动性的疾病得到控制，未来的健康才能够有保障。在缺牙修复治疗时，针对个体情况进行综合权衡是很有必要的。共同制订治疗计划可以让患者充分了解修复治疗的利弊，并确保患者的心理导向在最终的决策上扮演重要角色。

一般来说患者参与决策的意愿强度有个体差异，因此医生在主动询问的过程中要鼓励他们参与讨论。这在具有多种修复方式选择的时候非常重要，特别是其中包含潜在花费较高，维护要求较高的情况。

当患者希望参与讨论和选择时，为他们提供专业且充足的相关信息是医师的职责所在，患者可以利用这些信息在不同的治疗方式中进行选择。相关专业知识最好是医生自己在实践中获取的经验，这些信息才足够有效并具有针对性。充足的信息量可以准确地描述出在整体治疗方案中哪些方面更为重要。最后医师还要引导患者思考各类修复体种类之间主要的区别。

怎样去解释他们之间的主要区别？医师应该全面地描述修复治疗对患者的影响，其中包含了多个方面的预后状况。这些预后包含了技术方面、生理方面、美学方面、不同的维护要求、现在及以后的花费甚至于机体功能方面的预期状况，这些内容可以体现出所选的修复体在多大程度上能模拟天然的牙齿。

当缺牙修复是从患者角度考虑的时候，不难发现修复的主要目的是替代缺失牙齿以满足日常生活中功能和社交的需求。当考虑各类修复体能在多大程度上满足患者的特殊需求时，有必要先弄清患者原有的天然牙列的特征。这种状况下他们原本的天然牙列可以作为"金标准"使用，医师力求用修复体复制患者原有的天然牙列。尽管受限于现存口腔条件的限制，修复体通常无法轻易地完全恢复到天然牙列的状态，全面考虑各类修复体的长处及缺陷（与"金标准"相对地）也有助于确定预期效果。

本书的焦点放在了患者牙列缺损的一种修复方式上，而非牙列缺失。理论上，这类修复体能够提供与天然牙列相似的功能和舒适度。为了达到这种理想状态，修复体在咀嚼时的稳定是首先需要考虑的，因而医生要尽最大努力保证这种稳定性。例如后牙缺失患者，修复时由于缺牙区牙槽嵴压缩导致义齿不稳定，因此考虑采用远中种植体来支持缺失的后牙区域（远中游离端）可以提高功能稳定性。

如果这类修复体在日常谈话、微笑或是大笑时会显露，它们的外观就应该在佩戴后与周围组织协调统一。总的来说，缺失牙的修复体应综合具备与天然牙相似的多个方面的特征：社交上能接受的外观，行使功能时的舒适度和稳定性，以及在使用寿命期限内合理的维护费用。

二、牙支持式修复体

对牙列缺损患者而言，可选择的修复方式包括天然牙支持的固定义齿、可摘局部义齿以及种植体支持固定义齿。用这些修复方法修复和维持上述天然牙特征的效果在很大程度上取决于缺失牙的数量和缺牙区的位置。牙列缺损的主要分类（见第3章）包括①缺牙间隙前后均有牙齿（牙支持式）和②缺牙间隙前或后一端有牙齿（牙－黏膜混合支持式）这两大类。对于前者，上述几种修复方法均可选择（当然并不都适用于每一临床病例），而对于远中游离端牙列缺损则只能选择可摘局部义齿和种植支持式义齿（由于悬臂梁作用的限制）。

可摘局部义齿采用基牙和支持组织为修复体提供稳定、支持和固位，可以有多种不同的设计方式。在修复缺牙间隙前后均有牙齿的牙列缺损时，可摘局部义齿在某些方面与固定义齿相似，义齿完全由天然牙提供支持，抵抗殆力。由于采用天然牙提供支持，因此修复体在行使功能时不应发生移位。在这种情况下，可摘局部义齿支架与基牙之间的界面或邻接关系应设计成有利于基牙支持的形式——类似于固定义齿中固位体与预备基牙之间的关系。这包括了设计垂直向支持（支托预备）和移位限制角（导平面）。另一方面，采用可摘局部义齿修复前后均有基牙的牙列缺损，当基牙预备恰当时，义齿在功能负荷下的稳定性应像固定义齿一样可以得到良好的控制。由于可摘局部义齿的卡环不像固定义齿的固位体那样完全包绕基牙，因此卡环必须设计成环绕基牙轴向1/2周以上，以保证义齿在水平向咀嚼载荷下不发生移位。应该明确地认识到，仔细设计和针对天然牙的外形修改是很有必要的，可以确保牙支持式可摘局部义齿的位移控制和功能稳定性。固定义齿与可摘局部义齿在修复体－基牙界面上的相似性，强调了确保可摘局部义齿稳定性所必需的牙体外形修改原则。随着时间的推移天然牙支持的可摘局部义齿能像固定义齿一样保持良好的支持作用。第14章详细讲解了如何通过修改天然牙外形或观测牙冠外形线来达到这一目的。

三、牙－黏膜混合支持式义齿

对于不能利用缺牙间隙双侧天然牙提供支持的可摘局部义齿（远中游离缺失可摘局部义齿），必须利用剩余牙槽嵴来辅助达到修复体的功能稳定性。当选择牙－黏膜混合支持式可摘局部义齿来修复牙列缺损时，修复体必须设计成可以允许义齿基托在行使功能时有一定程度的移位，而移位的程度取决于剩余牙槽嵴黏膜情况。不同患者的黏膜可移动的程度不同，但对于健康的剩余牙槽嵴黏膜（咀嚼黏膜）而言，黏膜可移动范围为1~3mm。因此，与牙支持式义齿不同，牙－黏膜混合支持式义齿中天然牙外形的修整必须满足双重目标，既要保持义齿支架与天然牙有良好的接触关系以确保义齿的功能稳定性，又要允许义齿远中游离基托能有预期的垂直向和水平向移位。这里引入了修复体的预期移位（anticipate movement）的概念，也表明了临床医生在修复体设计中对于正确控制移位的必要性。此外，由于在牙－黏膜混合支持式可摘局部义齿中支持组织会随时间的推移发生变化，因此为了充分控制义齿的移位，必须仔细随访患者，以维持义齿良好的支持并确保其最佳的功能。

卡环固位的局部义齿是最常见的可摘局部义齿（图2-1）。它能为绝大多数需要局部义齿修复的患者提供有利于生理健康的治疗。尽管卡环固位局部义齿存在缺点，但制作成本低、制作周期短等优点将使它继续得到广泛应用。卡环固位局部义齿可能有如下缺点：

（1）常由于不正确的基牙预备、卡环设计和（或）远中游离端基托下方组织支持的丧失，导致基牙负荷过重。

（2）卡环可能影响美观，尤其当其未考虑美观问题而将卡环放在可以看到的牙表面时。

（3）基牙上卡环或支架其他部分覆盖的部位可能发生龋坏，尤其当患者未能有效地保持修复体和基牙的清洁卫生时。

尽管有着上述缺点，当缺牙间隙太大而不能采用固定修复，或需要取得跨牙弓的稳定性和使受力均匀广泛地分布在基牙和支持组织上时，可摘局部义齿仍可能是最适合的修复方式。当然，

第 2 章　局部牙缺失处理的考虑：从患者角度出发的缺牙修复

在条件适合的情况下，我们还是应该首先考虑采用固定义齿修复。

冠内附着体固位的可摘局部义齿可以消除卡环的一些缺点，但却带来了另外的问题——其中之一是它费用相对较高，这对很大一部分需要可摘局部义齿修复的患者而言较为难以接受。但是，在基牙排列较好、牙周组织健康、骨支持足够、临床牙冠足够长、牙髓形态不影响牙体预备，而且患者经济条件允许的情况下，出于美观的考虑，冠内附着体义齿无疑是合适的选择。在这种情况下需要仔细地衡量是选择牙附着体还是选择种植附着体（见第 12 章）。

在大多数情况下，如果冠外卡环固位局部义齿能合理设计，那么冠内附着体义齿唯一的优点就是美观，因为无论采用冠内还是冠外固位体，在应用时都需采取基牙保护和稳定装置。但是，如果经济条件允许，美观可能成为使用冠内附着体的决定性因素，尤其是当基牙因为其他原因需要冠修复的时候。

冠内附着体的不正确使用可能会导致游离端义齿基牙受到过大的扭力，尤其是在下颌。不推荐在游离端局部义齿中采用铰链或其他应力中断

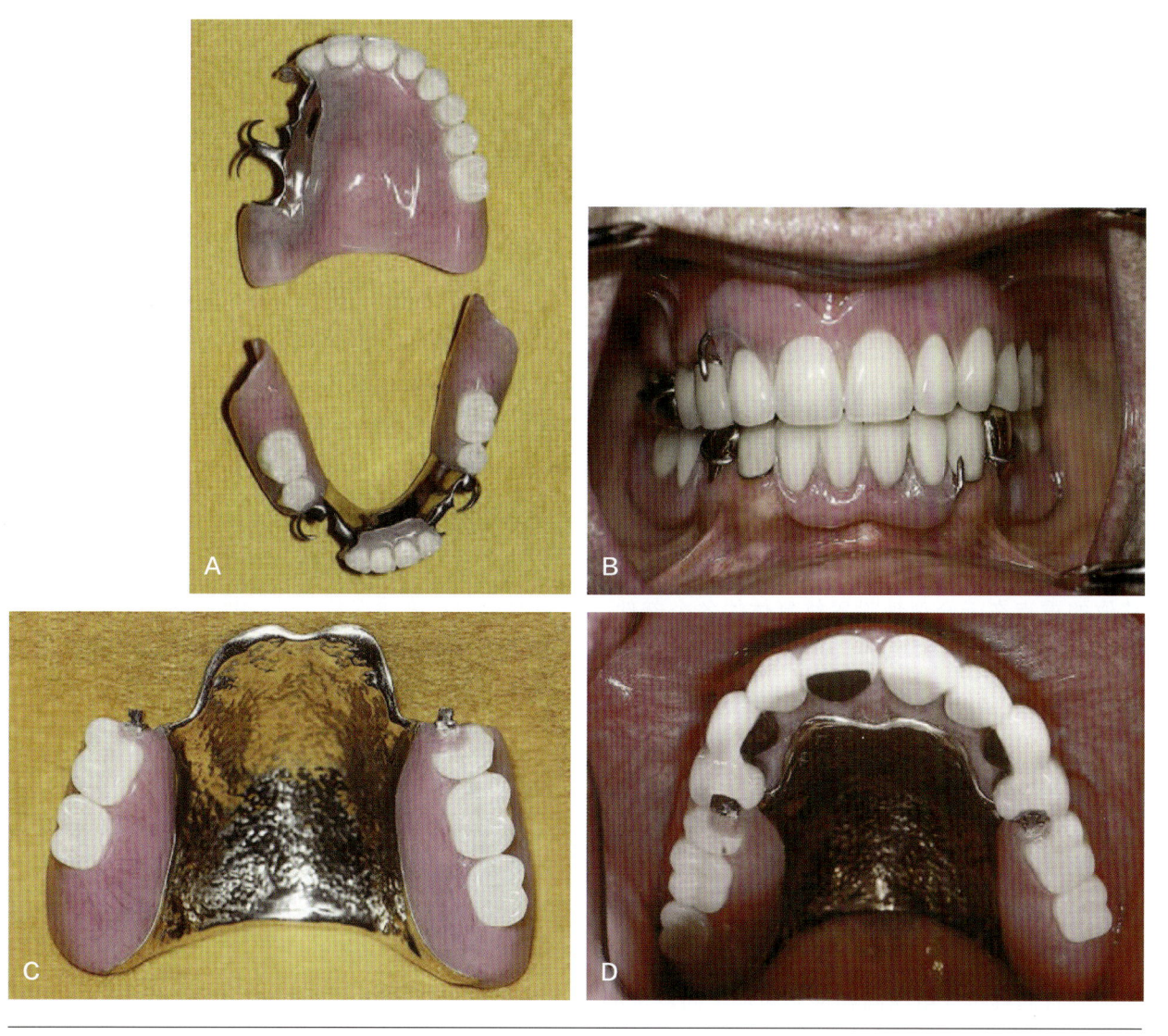

图 2-1　A. 上下颌卡环固位的可摘局部义齿，卡环均为基牙上的冠外固位体；B. 图 A 中修复体在咬合状态下的口内观；C. 采用冠内固位体和全腭板的上颌义齿，可见人工牙近中侧的附着体的阳极部分，及就位于基牙的冠内附着体的阴极部分；D. 冠内附着体义齿就位于患者口内，注意附着体阳极部分与阴极部分之间的精密吻合

形式。这并不是因为它们无效，而是因为经常被过度使用。比如，在下牙弓中采用具有应力中断设计的远中游离局部义齿，并不能提供义齿跨牙弓的稳定性，反而会因水平侧向力和扭力使缺牙区牙槽嵴受到过大的损伤。在这种情况下刚性设计应为首选设计，一些类型的冠外卡环固位体仍然是最合理和最常用的，而且它们仍将继续得到使用，直到更为广泛接受的新型固位体出现为止。

正如第1章中所述，可摘局部义齿最常见的问题是不稳定。健康的天然牙在行使功能时不会发生移位，因此，我们应尽力采用各种办法使修复体达到并保持尽可能强的稳定性。我们应如何确保修复体的功能稳定性呢？要回答这个问题，首先要理解可摘局部义齿在功能状态下会发生一定程度的移位（因为它不像固定义齿一样粘固在基牙上）。应该采取措施来保证修复体与牙（和支持组织）必要的适合性，以尽可能地控制可摘局部义齿在功能状态下的移位。这就要求在修复治疗中正确地预备天然牙，确保义齿支架与牙和支持组织密合，双颌天然牙和人工牙之间都要有均匀的咬合关系，同时采用软组织和天然牙为义齿提供和维持最佳的支持作用。也需要策略性地使用种植体来控制远中游离端移位。

在第4章中我们将了解到，控制修复体预期移位的重点在于合理地设置修复体的各个部件，与天然牙或支持组织接触、吻合，又允许修复体有一定程度的移位和能被取出。在修复体不同类型的移位中，有没有哪些位移是更重要的，而需要特别注意控制的呢？我们都知道需要采取措施以对抗修复体脱离牙齿和支持组织的移位，以防止修复体从口腔中脱落，然而，损害最大的力量来源于咀嚼运动（以及有些患者的副功能运动）中牙列功能性闭合时所产生的力。因此，控制修复体垂直向移位（组织向移位）和水平向移位的复合运动最为关键，而这对于牙体预备（支托凹和间接固位体的预备）和支架的适合性也是一种检验。

四、局部义齿修复的各个阶段

局部义齿的修复治疗可以分为6个阶段：第一阶段是做出恰当的诊断，确定可摘局部义齿的适应证，并引导患者思考可摘局部义齿修复后的长远预期；第二阶段包括确定治疗计划、局部义齿支架设计、序列治疗和口腔准备；第三阶段是为远中游离端义齿基托提供足够的支持；第四阶段是建立和验证和谐的𬌗关系，以及人工牙与对颌牙及余留天然牙的关系；第五阶段是义齿初戴，包括义齿基托外形和组织面的调整、调𬌗以及指导患者如何维护口腔组织和修复体；第六阶段也是最后一个阶段是医师对患者的随访，通过定期复诊来检查和评价口腔组织对修复体的反应和患者对修复体的接受程度。以下是对各阶段的概述，更详细的内容将在本书的相关章节中进行讨论。

（一）诊断和患者口腔健康教育

在《Mosby牙科词典》中对"患者口腔健康教育"（patient education）一词的解释是"向患者讲解有关口腔健康的问题，以获得患者的知情同意、配合和高度依从性的过程"。

口腔医生和患者对于一副可摘局部义齿的最终成功承担着共同的责任。不向患者解释就主观假定患者已经了解可摘局部义齿的优劣的做法是一种愚行。如果不接受正确的指导，患者不可能知道如何通过正确地使用和维护义齿、维护口腔卫生来确保义齿修复的成功。

如果患者没有正确的保持口腔卫生或者不重视定期复诊的意义，那么即使是最精心设计制作、符合生理要求的可摘局部义齿，也只能获得有限的成功。没有患者在口腔卫生维护和定期检查上的配合，就不能达到口腔修复治疗的主要目的之一——保护口腔组织。

对患者的健康教育应从最初接触患者就开始，并且贯穿于整个修复治疗过程。当与患者讨论治疗计划和预后时，对患者的教育步骤就显得尤为重要。在正式的治疗措施实施之前，必须让患者清楚地意识到，他自己对整个治疗的成败也肩负有重要的责任。患者通常不可能记住口头讲述的所有口腔指导的内容，因此，还应给予书面建议，以此加固记忆。

（二）确定治疗计划、义齿设计、序列治疗和口腔预备

在开始制订治疗计划和设计前，需要全面了解患者的健康史和牙科治疗史。全面的口腔检查包括对以下项目实施临床和X线两方面检查：①龋病；②现有修复体的状况；③牙周状况；④余留牙（特别是基牙）和剩余牙槽嵴对以前负载的反应；⑤余留牙的活力。此外，还要通过临床视诊和诊断模型上𬌗架，仔细检查𬌗平面、牙弓形态和余留牙的𬌗关系。在完成了全面的诊断性检查并确定采用可摘局部义齿修复后，制订序列修复治疗计划，并根据可获得的支持情况完成相适应的义齿设计。

模型观测仪（图2-2）对于任何一个进行可摘局部义齿修复治疗的牙科诊室都是必不可少的。它是进行诊断、指导牙体预备和检查口腔预备正确与否所必备的仪器。对于口腔医生而言，它不应再从医疗设备中被遗漏，它就像牙科诊断中的X线设备、口镜和探针以及牙周探针一样必不可少。

目前已有多种价格适中的模型观测仪，完全可以完成局部义齿设计所需的诊断工作。很多诊所由于没有模型观测仪，或者觉得自己经验不足，或者根本对此没有兴趣，而把这一至关重要的诊断步骤委托给商业性的牙科技工室完成。这使得牙科技师取代了口腔医生行使诊断的职责。而任何基于技师诊断而进行的临床治疗，其结果最后都要由医师负责。这就像完全依靠技师来读X线片并下诊断一样，毫无意义。

在治疗计划确定后，就可以进行预定的一系列口腔准备工作，在此过程中头脑里应保持明确的目标。必须再次检查治疗计划，以确保正确地安排可摘局部义齿设计所需的口腔预备工作步骤。

按照正确步骤进行的口腔预备工作应以为局部可摘义齿提供足够的支持、稳定、固位和协调的𬌗关系的目标为导向。不按照预定的治疗步骤进行冠修复或缺牙修复，可能会导致对治疗计划之外的牙齿进行修复，或需要重做修复体，甚至会严重影响可摘局部义齿的修复效果。诊断模型可以辅助口腔预备工作，通过将局部义齿的设计画在诊断模型上，并用彩色铅笔标记出须做的口腔预备，可以指导完成调𬌗、基牙修复以及基牙外形修改等工作。

（三）为远中游离端义齿基托提供支持

局部义齿修复治疗的第三阶段是为远中游离端基托提供足够的支持。因此，这一阶段不适用于牙支持式可摘局部义齿。后者完全依靠支托将𬌗力传至基牙获得支持。

然而，对于游离缺失义齿而言，与牙槽嵴解

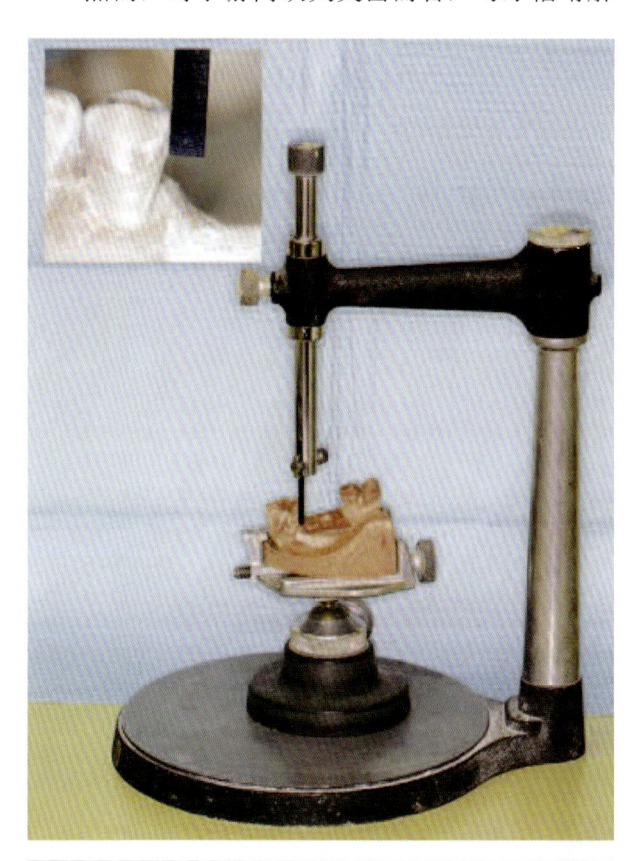

图2-2 模型观测仪有助于可摘局部义齿的设计。它可以在石膏模型上确定基牙及其他口腔组织有无平行关系（放大图显示了平行的导平面）。观测仪的使用见后续章节

剖形态密合的义齿基托并不能在𬌗力作用下提供足够的支持（图2-3）。这种基托既没有最大的边缘延伸，也不能提供精确的边缘形态。因此，我们需要采用一些修正的印模方法，这可能需要多种手段辅助完成，以满足对游离端局部义齿基托提供足够支持的要求。

该印模方法中最重要的是主承托区的某些软组织形态需要在一定的压力下记录取得，使得据此制作的义齿基托能与功能状态下的牙槽嵴形态相适应。这样就为义齿提供了支持并使这种支持作用能维持尽量长的时间。这个要求使得游离端局部义齿具有独特性，在于基托下支持组织和基牙获得的支持要尽量相当或协调。

全口义齿是完全由黏膜支持的，在功能状态下义齿可以整体向黏膜方向下沉。与此不同的是，局部义齿基托的任何不可避免的移位都只能是转动，如果是向黏膜方向移位，将对基牙造成不良的扭力，并使人工牙失去咬合接触功能。因此，必须尽力为远中游离端基托提供最大的支持，以减小基牙所受扭力。

通常，没有一种一次印模法能在充分记录牙齿及其相邻组织结构的解剖形态的同时，又能记录下缺牙区牙槽嵴的功能形态。我们应采取一种能够记录组织在受力状态下或对义齿其他部分起到支持作用时形态的印模方法（图2-3），其实现方法将在第16章中讨论。

（四）建立和验证𬌗关系和排牙

无论是牙支持式义齿还是远中游离缺失局部义齿，记录和验证𬌗关系以及排牙都是义齿制作中非常重要的步骤。对于牙支持式局部义齿，牙槽嵴的形态没有在牙-黏膜混合支持式修复体中重要，因为前者牙槽嵴不起支持作用。但对于远中游离端义齿，颌位关系记录只能在义齿基托获得了最佳的支持以后进行。这就需要制作能提供与最终完成的义齿相同支持作用的基托。因此，应在义齿支架制作完成返回给医师并进行了检查和调改，保证支架与基牙及对颌牙的适合性之后，保证取得了正确的印模后，才能确定最终颌位关系。在记录最终颌位关系时，应采用新制作的树

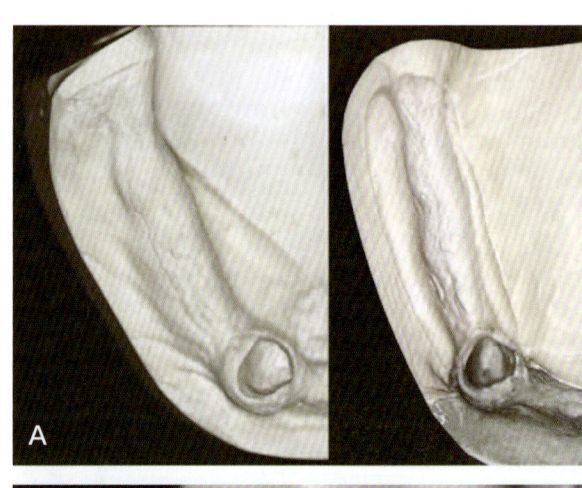

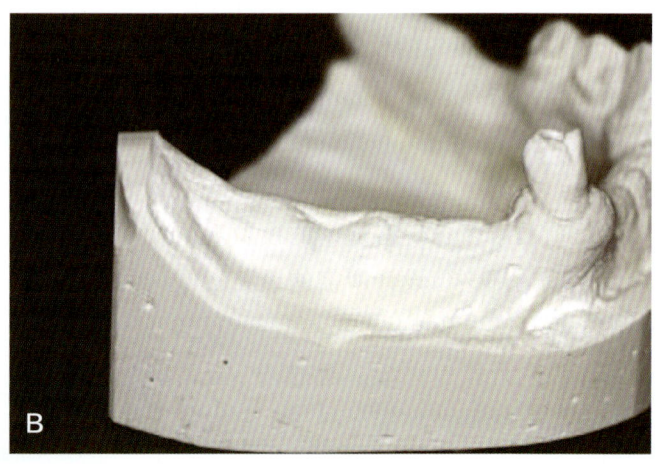

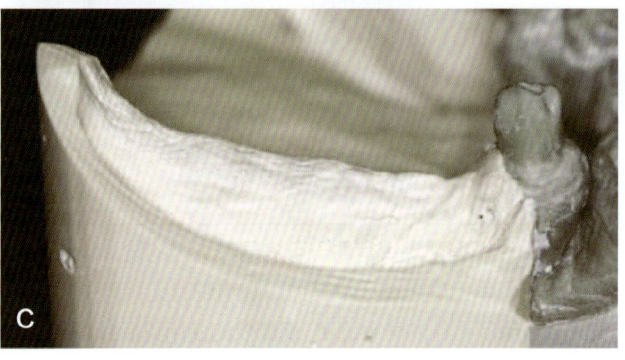

图2-3 A. 初印模灌注的石膏模型𬌗面观，显示了牙槽嵴的解剖形态（左），和同一牙槽嵴取二次印模得到的功能形态或称支持形态（右）。该二次印模通过选择性地在下颌后牙区剩余牙槽嵴的主承托区——颊棚区施加一定压力取得；B. 牙槽嵴解剖形态颊面观；C. 牙槽嵴功能形态或支持形态颊面观。注意牙槽嵴的支持形态清楚地勾勒出了义齿基托可以伸展的范围，尤其当黏膜动度较大时与牙槽嵴的解剖形态区别更明显

脂基托或者经过修改的旧基托来记录。

可摘局部义齿𬌗关系的各种记录方法将在第18章中详细介绍。

（五）义齿初戴

修复治疗的第五阶段是在将义齿交给患者时进行的。在义齿制作过程中，义齿的𬌗关系不可避免会有一些微小的变化，因此在初戴时患者佩戴义齿离开前，不仅必须调整义齿达到协调的𬌗关系，此外还需修整义齿基托使其与承托区完全相匹配。必须确保患者能理解医师提供的有关护理义齿和保护口腔健康的建议，同时也应理解义齿在调改期和使用期可能出现的问题（基于共同制订治疗计划时的讨论结果）。有关治疗方面的内容将在第21章中详细探讨。

（六）定期复诊

对牙列缺损患者而言，义齿初戴和调改完成并不意味着治疗过程的结束。患者定期复诊接受检查，对于早期发现口腔组织结构的变化，从而采取相应的措施以维护口腔健康具有非常重要的意义。复诊检查内容包括口腔组织的健康状况、对修复体的反应、修复体的情况、患者对修复体的接受程度以及患者对口腔卫生的维护情况。对于大多数患者而言，复诊时间间隔6个月较为适宜，但对某些患者则需要更频繁地复诊检查。在第21章中对此第六阶段的治疗有详细的介绍。

五、卡环固位局部义齿修复失败的原因

采用上述方法进行卡环固位局部义齿修复的经验表明，该修复方法具有许多优点并且将继续得到应用。卡环固位臂外露影响美观的问题可以通过使用锻丝弯制卡环来改善。正确设计的卡环固位局部义齿的禁忌证极少。卡环固位局部义齿修复中几乎所有的失败原因都可归为缺乏足够口腔准备、义齿设计和制作以及对患者指导的不足。如下所列：

1. 诊断和治疗计划
（1）诊断不准确。
（2）在制订治疗计划中，未使用模型观测仪或使用不当。

2. 口腔准备工作
（1）口腔准备工作的顺序安排不当。
（2）口腔准备不充分，通常由于义齿设计的计划不足或口腔准备未正确完成所致。
（3）在取印模前，口腔支持组织未恢复到最佳的健康状态。
（4）硬、软组织制取印模不当。

3. 支架设计
（1）支托的位置和尺寸不正确。
（2）大、小连接体刚性不足或放置的位置不正确。
（3）不正确的卡环设计。
（4）铸造卡环弹性过小，覆盖牙齿面积过宽，未考虑美观问题。

4. 技工室制作过程
（1）制备工作模型中的问题：a.制取印模不精确；b.灌注模型时操作不当；c.印模材料和石膏不匹配。
（2）没有给技师提供详细的设计和实现设计所需的必要信息。
（3）技师未遵循设计和书面说明制作义齿。

5. 义齿基托的支持
（1）基托覆盖面积不够。
（2）未记录承托区组织的支持形态。

6. 𬌗关系
（1）未建立协调的𬌗关系。
（2）人工牙材料与对颌牙表面的材质不能相适应。

7. 医患关系
（1）医生未向患者提供足够的牙科保健知识，包括修复体的维护和使用的相关细节。
（2）医生未向患者提供定期复诊的机会。
（3）患者未进行严格的口腔保健和定期的复诊。

设计和制作中均没有出现上述不足的卡环固

位可摘局部义齿，可以行使良好的功能和取得良好的美观效果，持久耐用，并且不损伤支持组织。这种修复体的优点在于：①价格合理，适用于绝大多数患者；②修复体在较长时期内保持舒适而有效，能够提供足够的支持，并能维持咬合关系；③可保持基牙健康，避免发生龋病和牙周疾病；④可保持已修复的义齿承托区健康组织的持久健康；⑤它让局部义齿可以成为最终的修复体而不仅仅是一种过渡性的修复方式。

如此制作的可摘局部义齿，有利于实现口腔修复学中促进口腔健康，修复牙列缺损，并最终消除人们对全口义齿的需要的目标。

第 3 章

牙列缺损的分类

尽管近年来的报道显示在过去几十年里牙齿缺失发生率持续下降，而牙齿缺失类型的多样性仍保持不变。综合考虑各种牙齿缺失的组合中哪些类型最常见，并将各种牙齿缺失的情况进行分类，对于制定牙列缺损患者的修复治疗方案极有助益。

近期有学者提出了一种建立在诊断标准基础上的新的牙列缺损分类方法。分类系统的目标是根据治疗的复杂性来分类，以此帮助确定治疗方案。治疗复杂性取决于 4 个主要的诊断内容：缺牙区的位置和范围、基牙状况、咬合特点、剩余牙槽嵴的特征。该分类系统和相对其他常用分类法的优势尚有待验证。Kennedy 分类法可能是目前使用最广泛的牙列缺损分类法。为了简化问题、推广一种分类方法的使用，也为了便于充分交流，本书将一律采用 Kennedy 分类法。读者也可通过选读附录 B 中的参考文献内容了解其他分类方法。

虽然上述分类法实际上是描述牙列缺损情况，但修复某类牙列缺损的可摘局部义齿也称作某类义齿。例如，我们常说Ⅲ类或Ⅰ类可摘局部义齿。将其称为"Ⅱ类局部义齿"比称为"修复Ⅱ类牙列缺损的局部义齿"更简洁明了。

多种牙列缺损的分类方法已经被提出并使用，这些方法之间的差异导致了一些混淆和分歧，即采用哪种分类法能描述所有的牙列缺损情况。

最为大家熟悉的分类法是由 Kennedy、Cummer 和 Bailyn 最初提出。Beckett、Godfrey、Swenson、Friedman、Wilson、Skinner、Applegate、Avant、Miller 以及另外一些学者也提出了诸多分类方法。很明显我们应该尝试将所有分类法的最佳特征结合起来，从而构成一种通用的分类法并予以采用。

一、对分类方法的要求

牙列缺损的分类应满足以下要求：
（1）直观反映牙列缺损的类型。
（2）易于区分牙支持式与牙-黏膜混合支持式可摘局部义齿。
（3）便于普遍接受。

二、Kennedy 分类法

Kennedy 分类法最初由 Edward Kennedy 博士于 1925 年提出。它在对牙列缺损进行分类的同时，提出了相应情况下的义齿设计原则（图 3-1）。

Kennedy 将所有的牙列缺损分类成 4 个基本类型。决定基本类型的缺牙区以外的缺牙间隙被作为亚类缺隙（图 3-2）。

Kennedy 分类如下：
Ⅰ类：位于天然牙后方的双侧缺牙区；
Ⅱ类：位于天然牙后方的单侧缺牙区；
Ⅲ类：缺隙前后都有天然牙的单侧缺牙区；

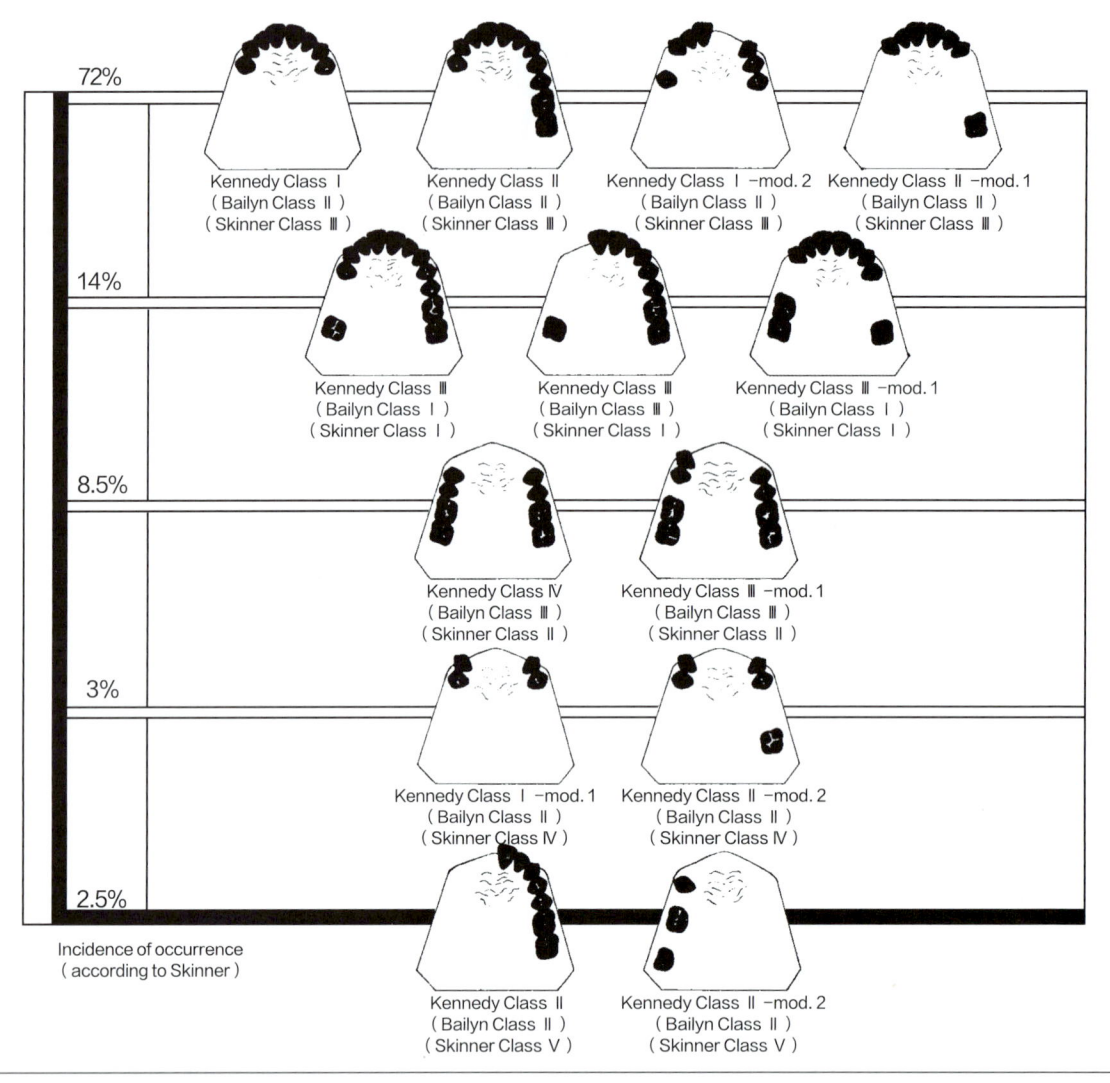

图 3-1　针对牙列缺损的 Kennedy 分类举例

Ⅳ类：位于天然牙前方单一的但是双侧（跨中线）的缺牙区。

Kennedy 分类法的一个主要优点是能直观反映牙列缺损情况，易于辨识牙支持式与牙-黏膜混合支持式可摘局部义齿的差异。学用该分类法后很容易将牙列缺损形态与义齿的基本设计联系起来。该分类法为解决可摘局部义齿的设计问题提供了具有合乎逻辑性的方法，使可摘局部义齿设计的合理原则得以应用，因此可以说是一种合理的分类方法。但是，我们不应该刻板地只使用一个分类系统，也不要让它限制设计理念。

另外，有计划地在牙槽骨内植入种植体可以为游离基托提供支持（其支持作用类似于天然基牙），在未来的分类法（Kennedy Ii/i 类，ⅡiIii类，Ⅳi 类，等等）中将种植体位点纳入考虑可能更有助于我们的理解、沟通和设计。

三、应用 Kennedy 分类法的 Applegate 法则

如果没有一定的使用规则，Kennedy 分类法将很难适用于所有的牙列缺损情况。Applegate 提出了应用 Kennedy 分类法的八条法则（表 3-1）。

初学者可能不明白，为什么 Kennedy Ⅰ类缺损有两个缺牙区，而Ⅱ类只有一个，这是由设计原则决定的。Kennedy 分类中把Ⅱ类单侧游离端牙列缺损放在了Ⅰ类双侧游离端牙列缺损和颌Ⅲ

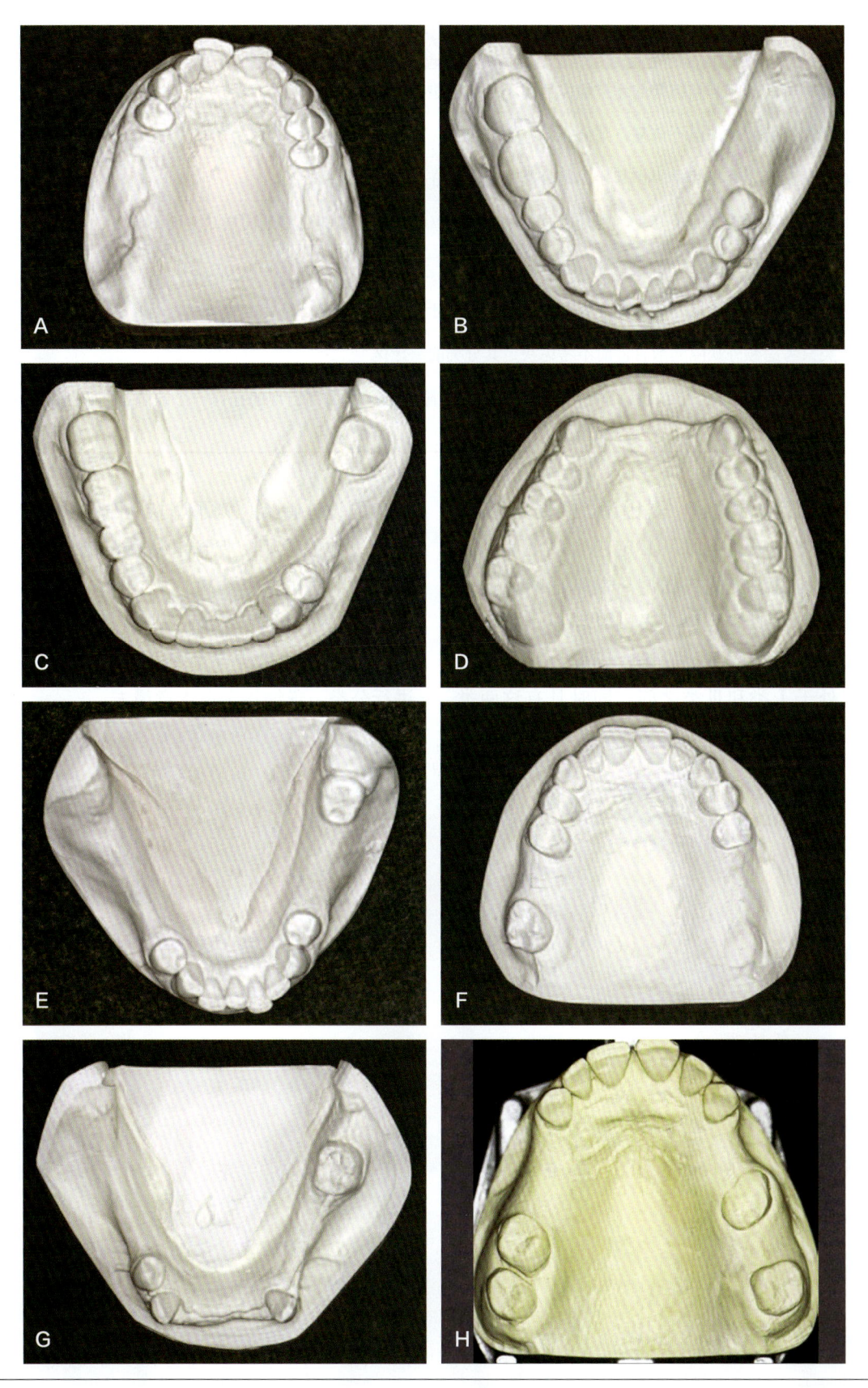

图 3-2 Kennedy 分类及其亚类举例。A. Ⅰ类上颌牙弓；B. Ⅱ类下颌牙弓；C. Ⅲ类下颌牙弓；D. Ⅳ类上颌牙弓；E. Ⅱ类，1亚类下颌牙弓；F. Ⅱ类，1亚类上颌牙弓；G. Ⅱ类，2亚类下颌牙弓；H. Ⅲ类，2亚类上颌牙弓

表 3-1　Kennedy 分类法的应用法则
法则 1. 应该在可能影响分类结果的牙拔除以后而不是之前进行分类
法则 2. 如果第三磨牙缺失但不修复，则分类时不考虑在内
法则 3. 如果第三磨牙存在并将用作基牙，则分类时应考虑在内
法则 4. 如果第二磨牙缺失而不修复，则分类时不考虑在内（比如，对颌第二磨牙同样缺失而不修复者）
法则 5. 最靠后部的缺牙区决定分类
法则 6. 决定分类的缺牙区以外的缺隙称为亚类，亚类按缺牙区的数目命名
法则 7. 亚类只考虑额外缺隙的数目，而不考虑决定其分类的缺牙区
法则 8. Ⅳ类牙列缺损没有亚类（除了跨中线的单一双侧缺隙以外、其后部出现的任何一个缺隙都将改变缺损的分类，见法则 5）

类牙支持式牙列缺损之间，是因为Ⅱ类局部义齿、特别是有牙支持式亚类时，必定包含以上两种类型的特点。其组织支持式的游离端基托的设计与Ⅰ类局部义齿相似，而经常又同时存在一个可行牙支持式义齿设计的Ⅲ类缺隙，因此，Ⅱ类局部义齿正好处于Ⅰ类和Ⅲ类之间，同时具有这两类义齿的设计特点。为了坚持在分类的基础上进行义齿设计的原则，保留 Kennedy 的原始分类可以使其应用简化。

图 3-3 提供了一个检测自己分类能力的机会，回顾各种分类的特点对图中所举的牙列缺损例子进行分类。详细答案在本章最末。

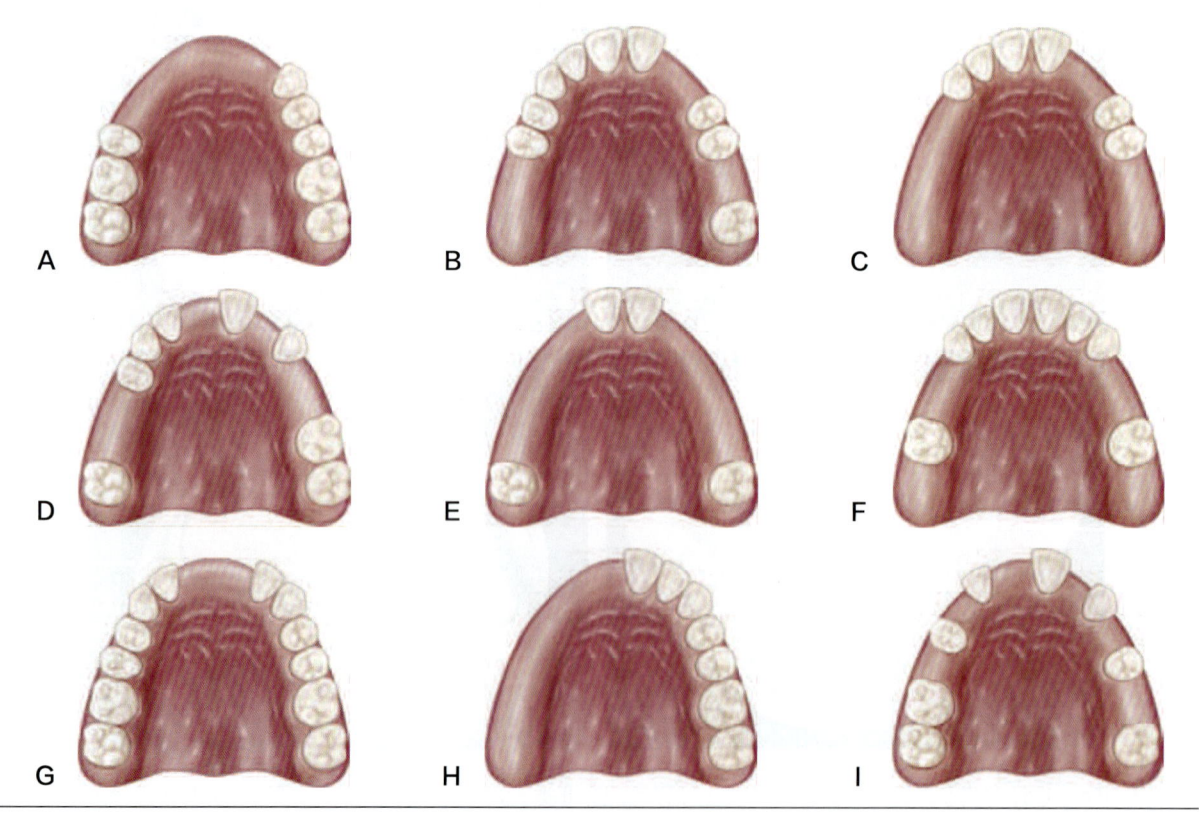

图 3-3　请为以上 9 种牙列缺损进行分类（答案在本章最末）

参考文献

[1] McGarry TJ, Nimmo A, Skiba JF, et al. Classification system for partial edentulism, J Prosthodont, 2002, 11（3）:181–193, 2002.

图 3-3 答案

A. Ⅳ类
B. Ⅱ类，2 亚类
C. Ⅰ类，1 亚类
D. Ⅲ类，3 亚类
E. Ⅲ类，1 亚类
F. Ⅲ类，1 亚类
G. Ⅳ类
H. Ⅱ类
I. Ⅲ类，5 亚类

第4章

可摘局部义齿的生物力学

如第1章所述，口腔医生的目标是通过尽可能地增加义齿稳定性来为患者提供实用、具有良好功能的可摘局部义齿。由于可摘局部义齿并不是牢固地固定在基牙上，因此如何控制义齿在功能负荷下可能发生的移位对于义齿稳定性和患者的适应性至关重要。修复体在功能负荷下发生移位的结果是会对与修复体接触的牙和组织施加应力。重要的是牙和组织中的应力不能超过其生理耐受水平，即应力大小不能导致机体组织发生破坏性和创伤性后果。在工程力学术语中，修复体在组织中产生的应力等于施加在牙和（或）组织与修复体的接触区域的力。这一应力作用在支持组织中产生应变，导致牙和组织发生载荷移位。可以从生物力学的角度来理解这些机械现象在每个患者独特的生物环境中是如何起作用的。在设计可摘局部义齿时，为了使修复体得到和维持良好的稳定性，必须考虑到与不同口腔状况特征相关的生物力学基本原理。此外，为了从这种最适宜的生物力学原则中持续受益，需要良好的口腔卫生和正确的修复体维护方法。

一、生物力学和可摘局部义齿设计方案

可摘局部义齿的设计旨在口腔内可摘戴，正因如此，它不能固定在牙或组织上，这使得其在咀嚼等功能负荷下会发生一定程度的移位。在临床上口腔医生应认识到可摘局部义齿在功能负荷下可能发生的移位，从而通过合理地设计义齿的各组成部分，以便有效地控制这些移位，这对于可摘局部义齿修复治疗非常重要。对于刚进入可摘局部义齿修复治疗领域的牙科医师来说，如何合理设计可摘局部义齿并不容易，一个有助于培养设计思维的方法是通过制订设计方案进行练习。

可摘局部义齿的设计类似于传统工程学中经典、多层面的设计问题，其特征是开放性和弱构性。开放性（open ending）指问题通常不止一个解决方案，弱构性（ill structured）指问题的解决方案不是标准数学公式条理化运算的结果。设计的过程是一系列解决问题的步骤，包括确认需求，确定问题，设定设计目标，寻找背景信息和数据，制订设计原则，设计和评估可供选择的解决方案，以及提供最终的解决方案（即决策制订和解决方案沟通）（表4-1）。

应该考虑每一个患者的特定口腔情况来合理地制定设计方案。然而，对同一个病例可能有多个可选择的设计方案，对这些方案各自的优劣进行感官上的评估似乎是牙医感到最困惑的事情。

以下关于生物力学的内容有助于理解可摘局部义齿可能发生的移位，而且后续几章将分别介绍如何设计义齿的各个组成部分，从而控制义齿的移位。

表 4-1 可摘局部义齿设计过程

需求：
修复缺失牙

确定问题：
提供稳定的可摘义齿

目标：
将义齿功能负荷下的移位控制在牙-组织生理承受范围内

背景信息：
牙殆力，组织"载荷-移位"特性和可能发生的移动，适用于患者特定口腔情况特征的生物力学原理，可摘局部义齿用于控制义齿移位的各个组成部分

设计方案的选择应用：
基于以前的经验，从学校和书本中学来的原则和概念，以及适用的临床研究结果

二、生物力学考虑

可摘局部义齿的支持结构（基牙和剩余牙槽嵴）是承受外力的生物组织。这些支持结构是否能抵抗所受外力取决于：①需抵抗哪些类型的外力；②这些力的持续时间和强度如何；③牙、种植体和（或）黏膜抵抗这些外力的能力如何；④材料的使用对牙-组织的抗力性有何影响；⑤抗力性是否随时间变化。

考虑口腔中的固有力是至关重要的，包括力的方向、持续时间、频率和大小。为可摘局部义齿提供支持的最终都是骨组织（例如牙槽骨通过牙周韧带和黏膜下的剩余牙槽嵴支持活动义齿）。如果可以减小具有潜在破坏性的作用力，就不会超出支持组织的生理耐受能力，组织则不会发生病变。合理的设计可以使义齿功能状态下产生的作用力很大程度上得到分散和传导，使其影响减弱。合理的设计是指在保证协调的殆关系的条件下正确选择和放置义齿的各部件。

毫无疑问，可摘局部义齿设计必须考虑力学和生物学因素。大多数口腔医生也能够应用简单的力学原理设计可摘局部义齿。比如，用螺丝刀比用硬币更容易撬开颜料罐的盖子。力臂越长，越省力，这是杠杆原理的简单应用。同样的道理，游离端义齿的杠杆作用会放大作用于末端基牙的

殆力，这是非常不利的。在这样的案例中运用种植体能够降低甚至可能抵消这种力的放大效果。

三、种植体对可摘局部义齿移位的影响

类似于考虑在可摘局部义齿设计中如何最佳地利用单颗牙控制义齿的移位，种植体的应该可以使移位控制的收益最大。尽管种植体的作用涵盖了义齿设计的3个原则：支持、稳定和固位，但咀嚼运动加强了主要的功能需求，因此，种植体最大的益处是通过增强支持来抵抗不稳定。在Kennedy Ⅰ类或Ⅱ类缺损，或是其他任何大跨度的亚类缺隙中，种植体的使用可以减小绕轴旋转，这是非常值得考虑的。

四、简单机械原理

掌握可摘局部义齿设计中的简单机械原理，有助于保护口腔生理结构。如果不掌握这些，可摘局部义齿有可能事与愿违地被设计为一个破坏性的工具。

机械可以分成两大类：简单的和复杂的。而复杂机械是由一些简单机械组合而成。6种简单机械分别是杠杆、楔子、螺丝、轮轴、滑轮和斜面（图4-1）。可摘局部义齿设计中应避免出现杠杆、楔子和斜面这些简单的机械力。

杠杆最简单的形式是一根在其长轴某个部位被支撑起来的刚性杆。支撑点可以在杠杆之下或之上。杠杆上的支撑点称为支点（fulcrum），杠杆可以绕支点转动（图4-2，图6-6）。

图4-3显示的是可摘局部义齿游离端基托受力时的旋转运动。它会因为基牙和牙槽嵴上覆盖的软组织的支持特点的不同，而沿三个解剖平面旋转。虽然义齿的实际移位可能很小，但基牙也会受到杠杆力的作用，这对基牙非常有害，特别是忽视义齿维护的时候。杠杆作用包括三种类型：一类、二类和三类杠杆（图4-2）。图4-4所示的是杠杆系统对力的放大作用。

悬臂梁只有单端支持，属一类杠杆（图4-5），应该避免这种设计（图4-6）。种植体的应用是修复缺失牙的一个选择，可以避免悬臂的发生。图4-7和4-8中所示为其他杠杆式设计，以及为避免或减小破坏性作用的义齿设计改良建议。解决这种潜在杠杆作用的最有效的方法是在杠杆的非支持端放置一个刚性的支抗因素以防止移动。这正是种植体用于可摘局部义齿中的最大优点，因此，在远中游离端的支持力严重不足时，更应考虑使用种植体。

牙齿显然更能承受垂直向力，而不是非垂直向力、扭力或水平向力。这一特性可以在临床上观察到，这显然是合理的，因为相对于抵抗非垂直力的作用，当牙齿抵抗垂直向力作用时，会有更多的牙周膜纤维被激活（图4-9）。

另外，当游离端基托上附着的人工牙受力时，远中游离端可摘局部义齿也会旋转。因为可以假定这种旋转主要产生非垂直向力，因此，固位和稳定部件与基牙水平旋转轴的位置关系就变得尤为重要。当非垂直向力作用位置越接近于基牙水

杠杆　　　　　　　　　楔子　　　　　　　　　斜面

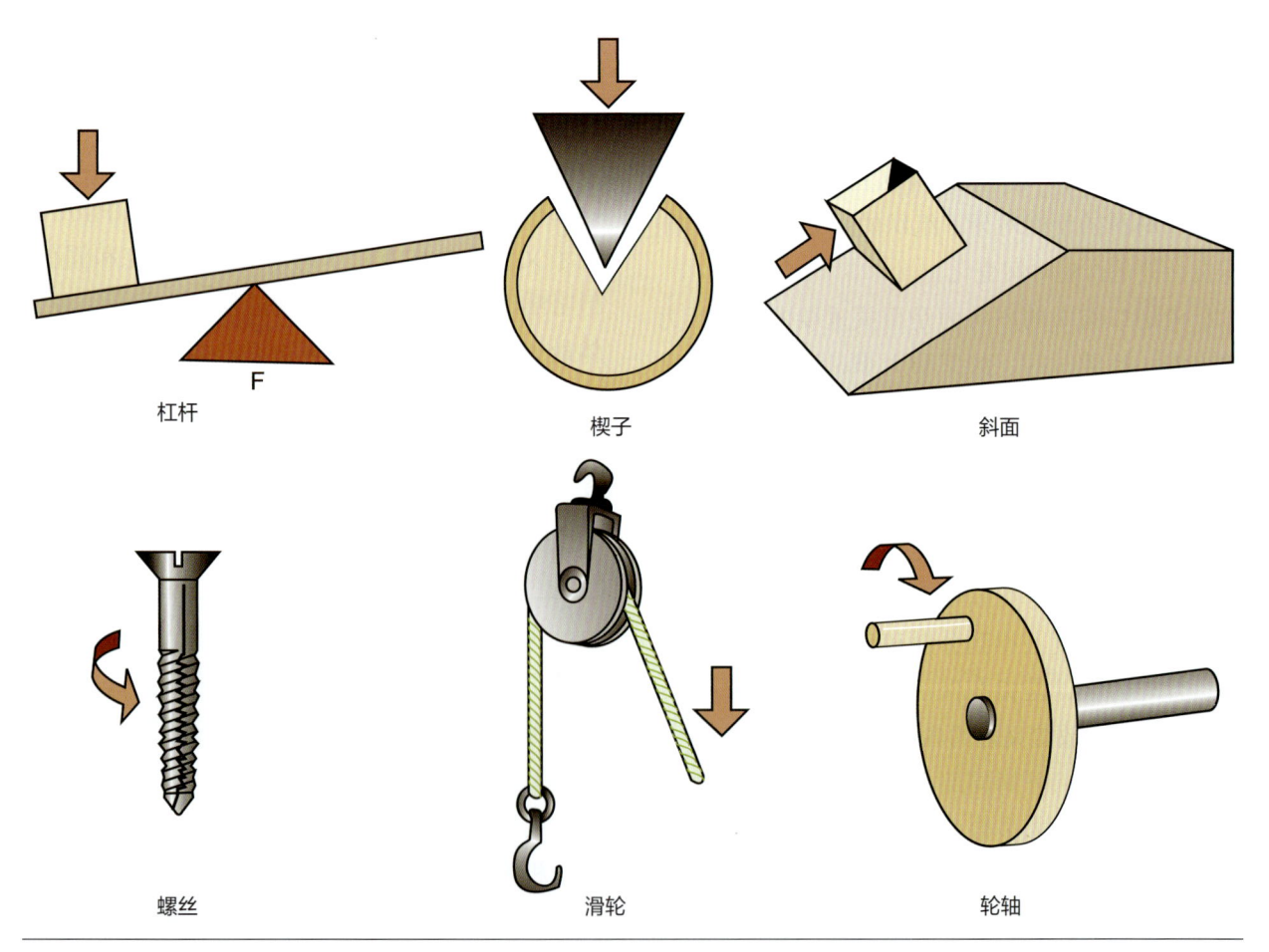

螺丝　　　　　　　　　滑轮　　　　　　　　　轮轴

图4-1 6种简单机械：杠杆、楔子、斜面、螺丝、滑轮和轮轴。支点、楔子和斜面在可摘局部义齿设计中需加以注意，因为如果控制不当将产生严重危害。F为支点

平旋转轴时，基牙对其耐受能力越强（图4-10）。所以，必须调整基牙的轴面外形，使卡环的放置位置更接近基牙水平旋转轴（图4-11）。

五、可摘局部义齿可能发生的移位

假定直接固位体的功能是减小义齿的垂直向移位，当单侧或双侧游离端基托朝向或离开牙槽嵴移位或水平向绕牙槽嵴旋转时，义齿也会沿某些旋转轴发生旋转运动。不幸的是，这些可能的运动不是罕见或单独发生的，而是动态的，且同时发生。牙-黏膜混合支持式义齿因为是由远中游离端支持组织与基牙共同分担功能负荷，义齿

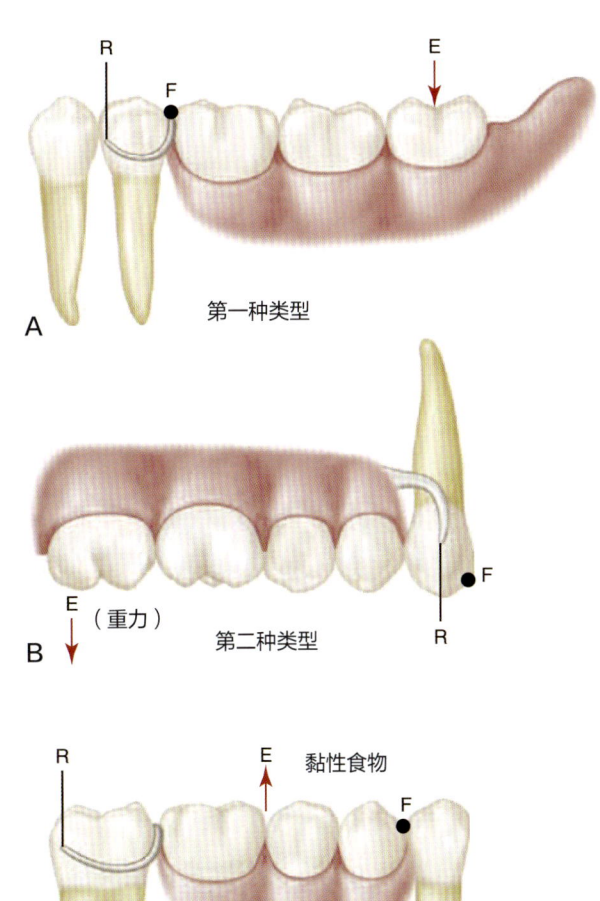

图4-2 A~C为杠杆的3种类型。分类的根据是支点的位置（F）、阻力（R）以及动力的方向（E）。在口腔领域，动力E为𬌗力或重力；支点F可以为牙齿表面比如𬌗支托；R是直接固位体和导平面提供的阻力

的移位可能性最大。游离端基托向牙槽嵴组织的移位与支持组织的质量、基托的密合程度和伸展范围以及功能负荷的大小成比例。分析义齿在口内可能发生的绕不同轴的旋转移位，有助于更好地理解如何设计可摘局部义齿各组成部分来控制义齿的移位。

第一种移位是围绕穿过末端基牙的轴发生的旋转。运动轴通过𬌗支托，或者通过位于主要基牙外形高点𬌗方或切方的直接固位体的其他刚性部分（图4-6，图4-7）。这个轴又叫支点线（fulcrum line），是游离端基托在𬌗力作用下向支持组织方向转动的旋转中心。当义齿受到垂直向脱位力作用使游离端基托向𬌗方移动时，转动轴可能转移到更靠近前段的基牙的外形高点的𬌗方或切端的义齿部件上。义齿的脱位力包括咀嚼食物时的黏着力，基托边缘组织的移动和上颌义齿的重力。假如直接固位体功能良好，前部的支持部件不脱位，义齿就会出现旋转而不会整体脱位。剩余牙槽嵴可以抵抗基托的组织向移动，并与支持组织的质量、基托的密合程度和𬌗力的大小成比例。末端基牙上的卡环固位臂，以及位于末端基牙前方、具有稳定作用的小连接体和与其相连的支托所起的间接固位作用，可以抵抗基托的𬌗向运动。间接固位体应放置在距游离端基托尽量远的地方，以提供最强的抵抗游离端基托翘起的杠杆作用。

第二种移位是当游离端基托绕剩余牙槽嵴旋转时义齿沿纵轴的旋转（图4-3）。这种移位主要受到刚性的、具有抗扭转作用的大、小连接体的抵抗。如果连接体是非刚性的，或者在游离端基托和大连接体之间存在应力中断装置，这种沿纵轴的旋转会向牙槽嵴的侧面施加过度的压力，或者造成基托的水平移位。

第三种移位是沿接近牙弓中心的假想的垂直轴发生的旋转（图4-4）。这种移动发生在功能状态下义齿受到斜向或水平向𬌗力的时候。这种移位受到义齿的稳定部件的抵抗，比如卡环对抗臂和与牙齿轴面接触的小连接体。无论义齿设计采用何种支持方式和何种类型的直接固位体，这些

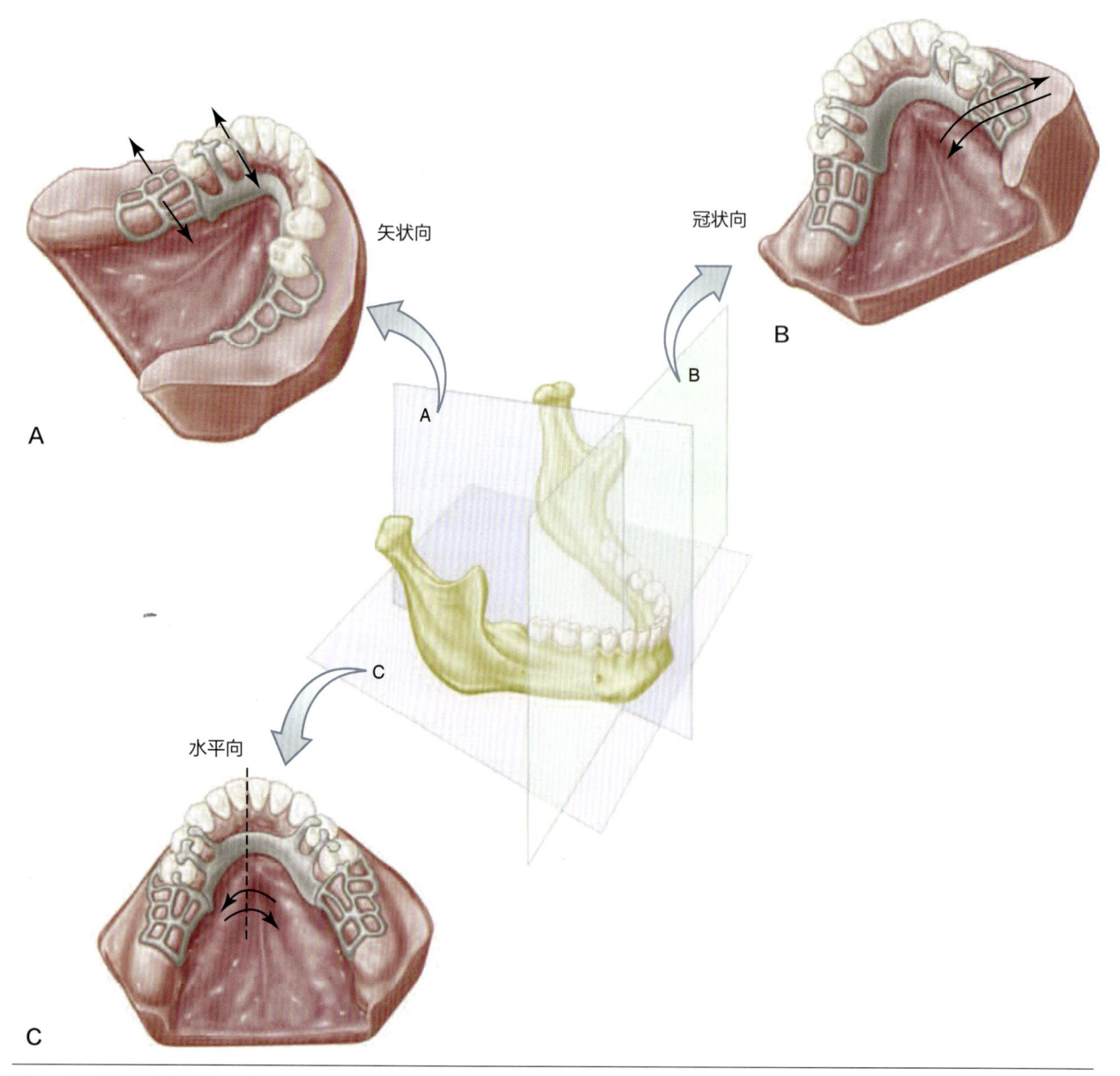

图 4-3 游离缺失可摘局部义齿基托受力时，由于基牙牙周膜和覆盖在剩余牙槽嵴上的软组织的弹性不同，义齿会发生旋转。义齿的旋转是多方向综合发生的，而不是单一方向的。游离端可摘局部义齿可能发生的 3 种移位是：A. 义齿基托朝向或脱离剩余牙槽嵴支持组织，发生垂直向移位时，义齿以末端基牙连线为支点线发生旋转；B. 沿剩余牙槽嵴形成的长轴发生旋转；C. 沿靠近牙弓中心处的垂直轴发生旋转

稳定部件都是必不可少的。位于牙弓一侧的稳定部件可以抵抗施加于对侧的水平力。当然，只有采用刚性连接体设计时才能发挥这种作用。

水平向力在一定程度上总是存在的，因为无论是在咀嚼中，还是在磨牙、紧咬牙和其他不良习惯中，都有侧向力的发生。𬌗平面异常、牙齿排列位置异常和颌位关系异常会使水平向力增大。建立与对颌牙协调的𬌗关系，在非正中咬合时无侧方干扰，可以减小侧向力。因此可摘局部义齿的水平向动度取决于侧向力的大小和义齿稳定部件的效果。

对于牙支持式可摘局部义齿，防止基托向牙槽嵴方向移位主要是靠基牙上的𬌗支托，一定程度上也靠义齿支架上位于外形高点𬌗方的刚性部分。防止𬌗向脱位要靠位于缺牙间隙两端基牙上的直接固位体和刚性小连接体。因此，牙支持式

第 4 章　可摘局部义齿的生物力学　027

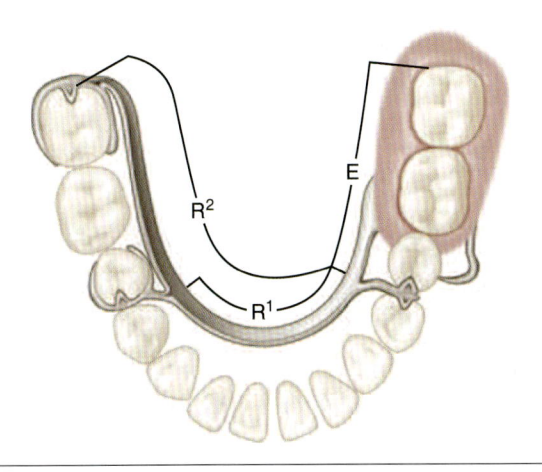

图 4-4　杠杆上从支点 F（见图 4-7）到阻力作用点 R 的部分称为阻力臂，从支点到动力作用点 E 的部分称为动力臂。当动力臂长于阻力臂时，机械效益有利于动力臂，与两臂长度差成正比。也就是说，如果动力臂是阻力臂的 2 倍，动力臂 25 磅（11.34kg）的力量可以平衡阻力臂 50 磅（22.68kg）的力量，反之亦然。这可以帮助解释跨牙弓稳定性，当阻力臂加长时（将牙弓对侧的卡环置于第二磨牙 R^2 而不是第二前磨牙 R^1）能更有效地对抗动力臂

义齿可以防止上述 3 种运动中的第一种。第二种沿纵轴的移位可通过基牙上直接固位体的刚性部分和大连接体的抗扭转能力来防止。牙支持式义齿由于后端有基牙，因而这种移位非常小。而任何局部义齿都可能有第三种移位，因此在义齿设计时必须采用稳定部件以防止其水平移位。

局部义齿的运动是三维的，𬌗支托只能提供𬌗向支持，抵抗义齿组织向移位。义齿向其他方向的移位，应该由义齿其他部件来抵抗而非𬌗支托。如果𬌗支托具有稳定作用，会直接对基牙产生扭力。由于游离端义齿可以绕 3 个不同方向的轴移位，𬌗支托不能有陡峭的垂直臂或固位鸠尾。如果𬌗支托设计成不能自由移动，那么就会有水平力和扭力通过𬌗支托作用于基牙。

牙支持式义齿只会产生较明显的水平向运动，并受到义齿位于基牙轴面上的稳定部件的抵抗。因此在牙支持式义齿中能够使用冠内支托（intracoronal rest）。冠内支托不仅可以提供咬合支持，而且还有显著的水平稳定作用。

与此不同的是，所有为第Ⅰ类和第Ⅱ类牙

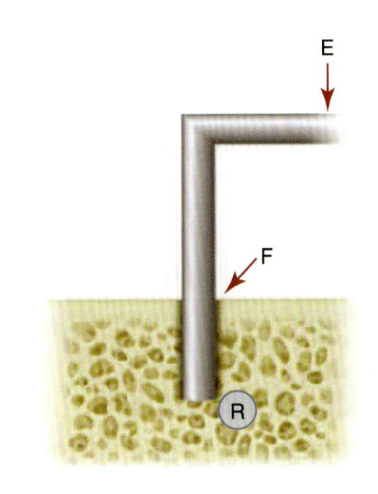

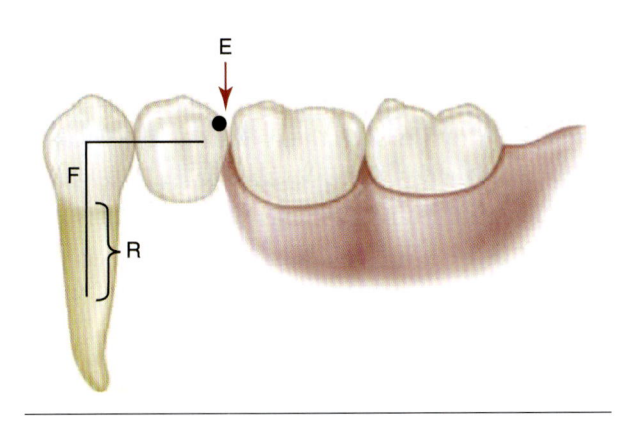

图 4-5　悬臂梁可以描述为一条仅在一端支撑的刚性梁，当力量作用于非支撑端时（本图中为单端桥桥体上放置的支托）产生一类杠杆作用。如图所示，机械效益有利于动力臂

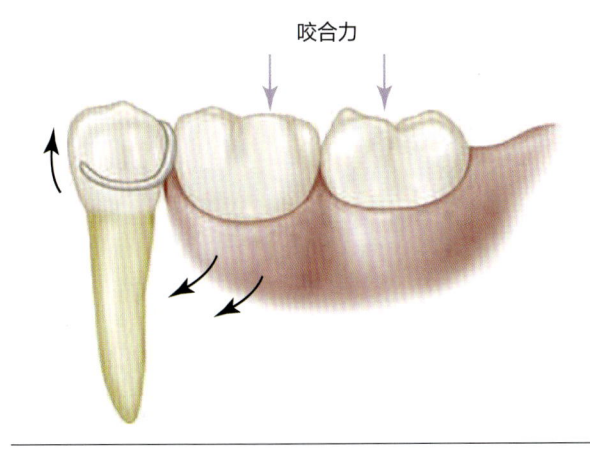

图 4-6　游离缺失可摘局部义齿的常用设计。直接固位体的铸造圆环形卡环臂进入基牙近中颊侧倒凹，通过远中𬌗支托支持。如果与基牙牢固连接，这就可以被看作是一种悬臂梁设计。如果游离基牙下的支持组织允许其过度向龈方垂直运动，则会对基牙产生有害的一类杠杆作用力

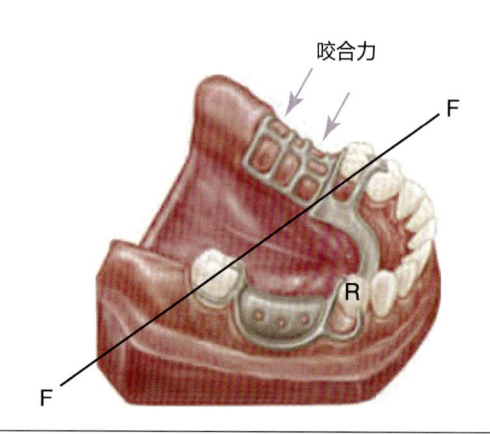

图 4-7 第Ⅱ类1亚类的可摘局部义齿支架设计中也存在潜在的一类杠杆作用，如图4-6中所示。如果采用铸造圆环形卡环固位臂进入右侧第一前磨牙近中颊侧倒凹，作用在义齿基托上的𬌗力会使前磨牙产生向上、向后移动的作用力，导致前磨牙与尖牙脱离接触。此时，游离基托下的组织支持对减小卡环的杠杆作用非常重要。图中右侧第一前磨牙固位体的设计可以在义齿基托旋转时产生向前的作用力，以保持牙齿的邻接关系。其他第一前磨牙直接固位体的设计包括采用锥形锻丝卡环固位臂进入近中颊侧倒凹，或只存在颊侧稳定臂位于外形高点以上不进入倒凹

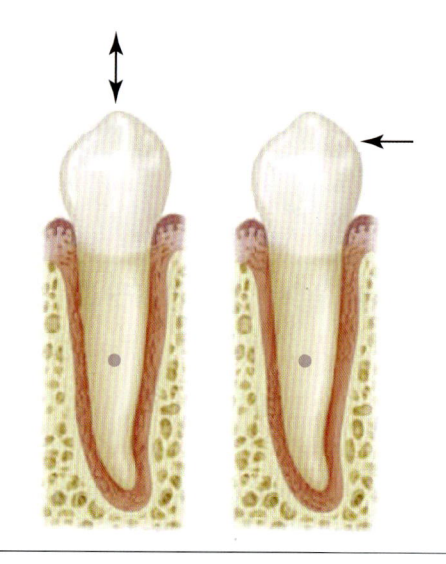

图 4-9 垂直向力作用下激活的牙周膜纤维多于水平向（非垂直）力作用时。水平旋转轴位于牙根的某个位置

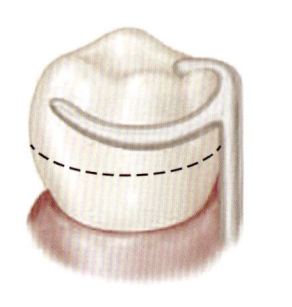

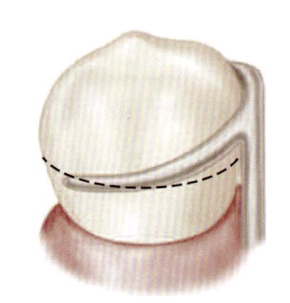

图 4-10 卡环臂位置越靠近𬌗面/切端，对基牙产生的侧向力就越大

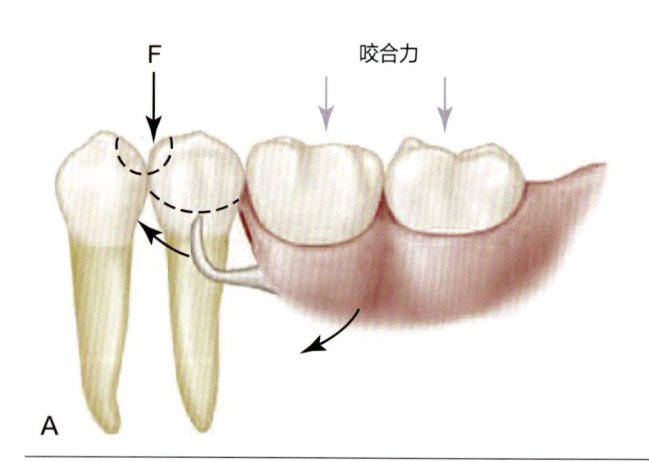

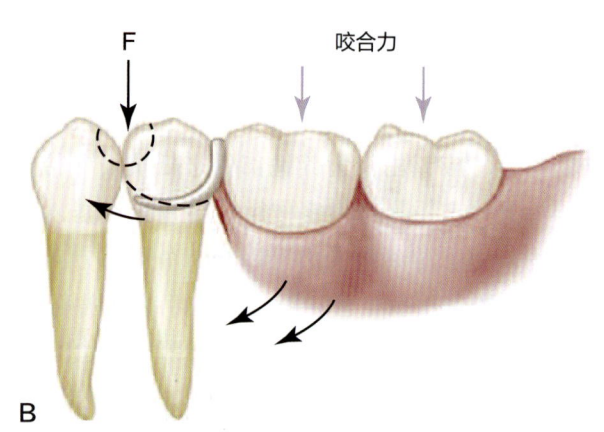

图 4-8 游离端可摘局部义齿的近中支托的概念。卡环运动与远端游离基托的功能性位移有关，近中支托的主要目的是改变支点的位置从而改变卡环的移位方向，去除对基牙的有害作用。A. 采用杆形固位臂、小连接体接触前磨牙远中面的导平面（远中邻面板）和近中𬌗支托，以减小义齿龈向旋转时的悬臂梁或一类杠杆作用力；B. 采用锥形锻丝卡环固位臂、远中邻面板和近中𬌗支托。可用于基牙远中颊侧无倒凹，或者因为存在组织倒凹不能放置杆形固位臂的情况。此种设计比采用铸造半圆形卡环固位臂对牙周膜的损伤小。同样，游离基托下支持组织是减小卡环臂杠杆作用的关键因素。注意：支点位置会因为小连接体邻面板与导平面接触的量而改变

第 4 章 可摘局部义齿的生物力学

列缺损设计的局部义齿都有一个或者两个游离端基托，它既不完全由基牙支持，也不完全依靠基牙固位。缺牙较多、不能获得足够基牙支持的第Ⅲ类或第Ⅳ类局部义齿也应归为上一类型。上述第Ⅲ类或第Ⅳ类局部义齿部分支持力来自缺牙区牙槽嵴，因此属于牙和缺牙区牙槽嵴混合支持式义齿。

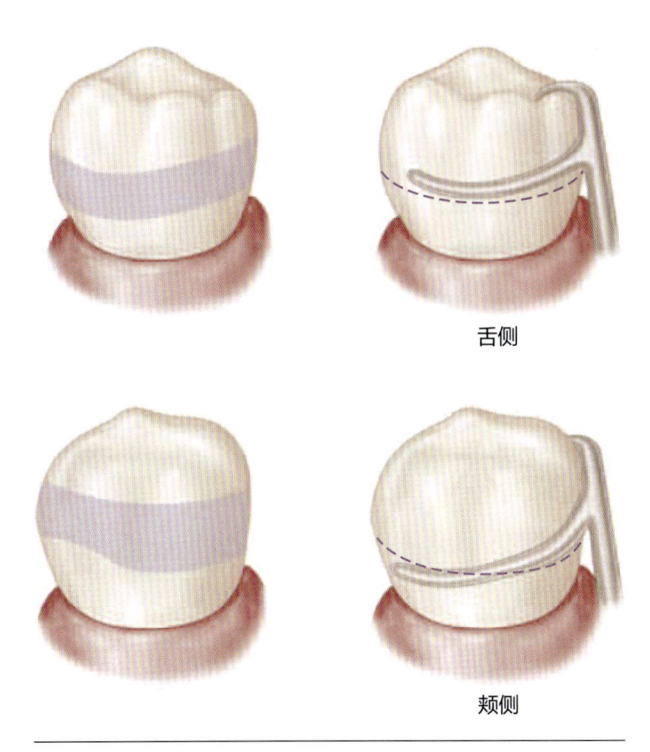

舌侧

颊侧

图 4-11 对基牙外形的调整（如图中的阴影部分），使得卡环的固位臂和对抗臂的位置更为有利（镜像观）

第 5 章

大、小连接体

可摘局部义齿要想发挥出良好的临床功能必须要求其各组成部件之间形成理想的连接。这正是大连接体最为重要的功能。

典型的可摘局部义齿的组成如图 5-1 所示。

（1）大连接体；
（2）小连接体；
（3）支托；
（4）直接固位体；
（5）稳定或对抗结构（卡环组的组成部分）；
（6）间接固位体（如果义齿有游离端基托）；
（7）支持单个或多个人工牙的基托（图 5-1）。

当使用可摘修复体时，需要伸展到牙弓双侧。这样可以将修复体功能状态下所受𬌗力通过基托传递到整个牙弓内的支持牙和组织上，以获得最佳的稳定性。这种跨牙弓的牙齿接触，由于离开𬌗力作用点有一定距离，可以使修复体获得最佳的抗力性。这种效应在采用刚性大连接体时最明显，其将修复体各组成部件连接起来，将修复体所受力传递到牙弓的特定区域。

大连接体的主要功能包括连接修复体各主要部件、传递外力至选定区域的牙和组织以及减小牙齿所受扭力。正确设计的刚性大连接体能有效分散𬌗力，减小组织负荷，并且有效地控制修复体的移位。

杠杆原理与大连接体有关。刚性大连接体通过对抗性的杠杆作用限制修复体的移位。这一现象叫作跨牙弓稳定性（cross-arch stability）。跨牙弓稳定性在修复体存在较大的位移可能时（如游离端义齿）显得尤为重要。

本章将按功能、位置和设计规范对大、小连接体分别叙述。其他部件将在相应章节讲述。

一、大连接体控制义齿动度的作用

大连接体（major connector）是可摘局部义齿中连接牙弓两侧的义齿部分的结构。局部义齿的其他部分全部直接或间接地与其相连。它还提供跨牙弓稳定性，以抵抗义齿功能负荷下的移位。

大连接体可比作汽车的支架或建筑的地基。局部义齿的其他部分通过大连接体连接成一个有效的整体。如果大连接体是有弹性的，则义齿各部分的作用不能有效发挥，这将损伤口腔支持组织并可能影响患者的舒适感。大连接体缺乏刚性可以通过基牙牙周、牙槽嵴和连接体下方组织的创伤反映出来。口腔医生必须保证正确设计和制作大连接体。

（一）位置

大连接体应按下列原则设计和放置：①避让可动组织；②避免压迫牙龈组织；③摘戴时避开软硬组织突起；④大连接体下方应在其下沉后可

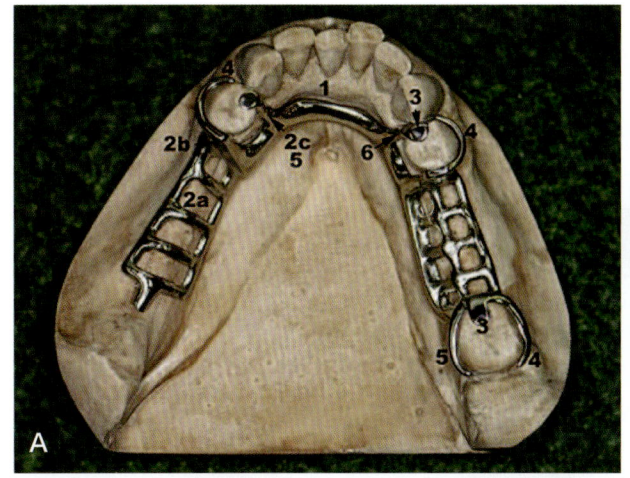

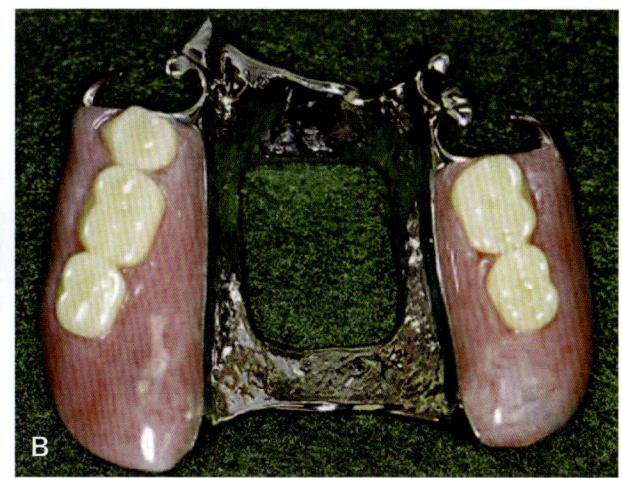

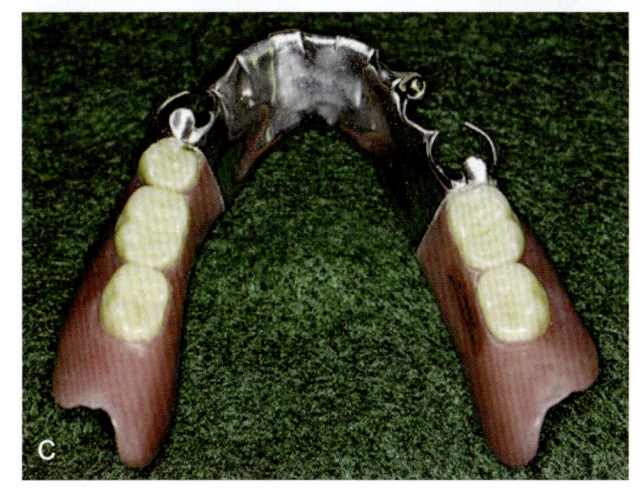

图 5-1 A.下颌可摘局部义齿支架的组成部件：1.舌杆大连接体；2a.连接塑料基托的小连接体；2b.邻面板小连接体，卡环的组成部分；2c.连接𬌗托与大连接体的小连接体；3.𬌗支托；4.直接固位体的卡环臂，卡环的组成部分；5.卡环的稳定或对抗作用部分（包括小连接体）；6.间接固位体，包括小连接体和𬌗支托。B.有塑料基托和人工后牙的上颌可摘局部义齿，基托通过与2a相似的梯形小连接体与金属支架相连。C.有塑料基托和人工后牙的下颌双侧远中游离端可摘局部义齿

能产生干扰的部位做缓冲，如不能通过手术去除的隆突或隆起的上腭中缝等部位；⑤大连接体应正确放置和（或）缓冲以防止因游离端义齿行使功能时发生的旋转移位压迫组织。

对大连接体下方的适当缓冲可以避免在其对组织造成创伤后再进行磨改。若对大连接体进行不必要的磨改，除了浪费时间外，还可能会严重削弱大连接体，使其变得有弹性或导致断裂。大连接体应设计成正确的外形和厚度并放置于正确的位置。任何改变大连接体尺寸的磨改都是不利的。大连接体的缓冲见本章的结尾部分和第11章。

为了避免压迫，大连接体的边缘应距离邻近的牙龈组织足够远。建议将下颌舌杆上缘置于龈缘下至少4mm（图5-2）。舌杆下缘的限制因素是口底活动组织的高度。因为连接体必须有足够的宽度和厚度以保持刚性，当空间受限时，常常可以用舌板代替舌杆。

在上颌，由于上腭没有类似口底的活动组织，大连接体完全可以远离牙龈组织。从结构上讲，覆盖上腭的组织有结实的黏膜下结缔组织和充足的深部血液供应，适合放置连接体。但是，当覆盖上腭中线部分的软组织的可动度小于覆盖剩余牙槽嵴的组织时，连接体下应做不同程度的缓冲，以避免压迫组织。所需缓冲量与覆盖上腭中线部分的软组织和覆盖剩余牙槽嵴的黏膜组织的可动度之差成正比。另一方面，牙龈组织必须有充分的表层血液供应才能保持健康。因此，建议上腭连接体的边缘离开龈缘至少6mm。必须越过牙龈组织的小连接体，应与大连接体成近似直角相连（图5-3），以保证牙龈组织有最大的自由度。

除了上腭隆突和隆起的上腭中缝处以外，通

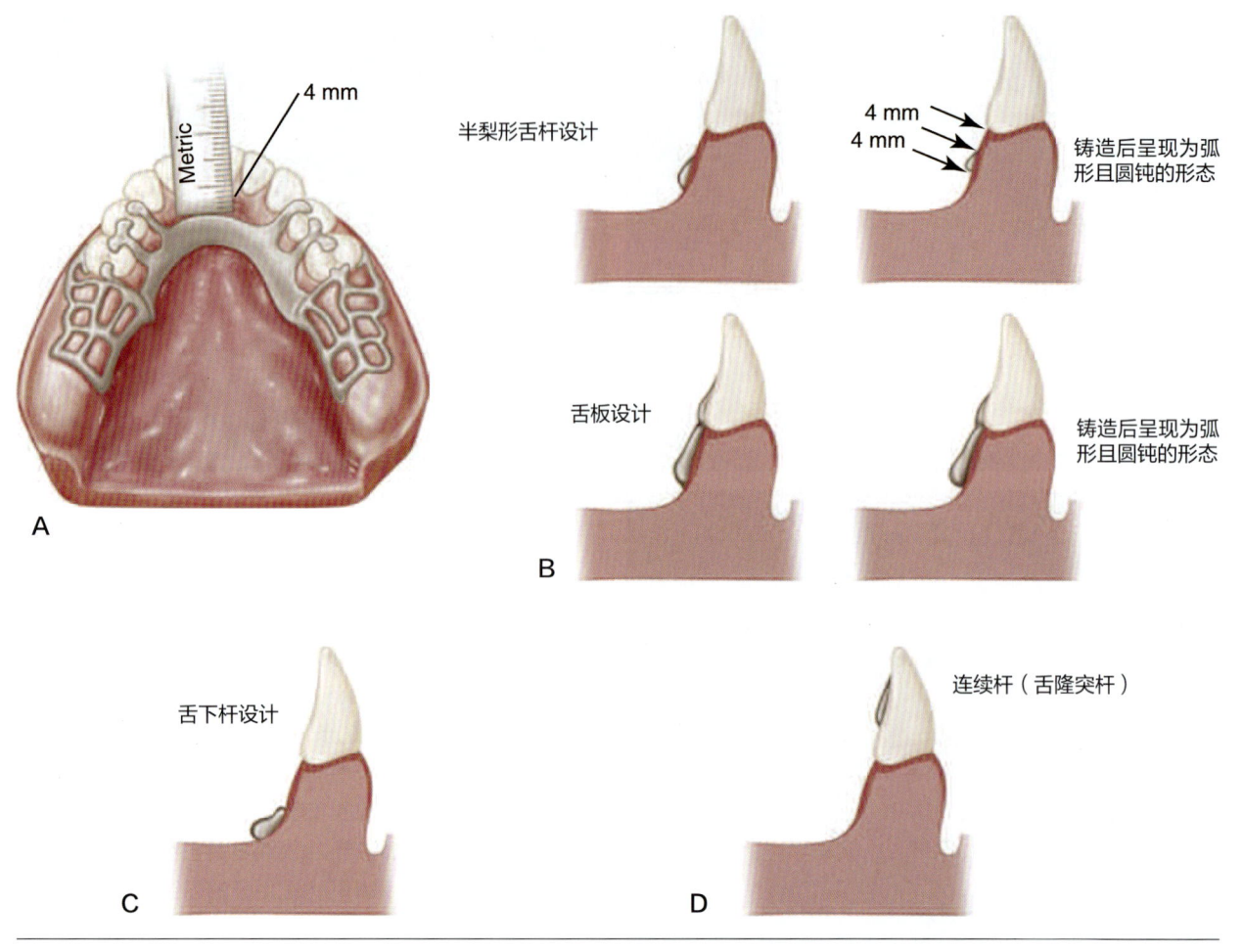

图 5-2 　A. 舌杆应位于龈缘下至少 4mm。为了有足够的强度和刚性，完成的舌杆应该至少有 4mm 垂直高度。如果龈缘与口底的活动组织之间距离小于 8mm，应改用舌板（B）、舌下杆（C）或连续杆（D）。下颌大连接体覆盖软组织区域以及跨过牙龈边缘处需缓冲，铸造后应将其下缘打磨圆钝，消除锐利边缘

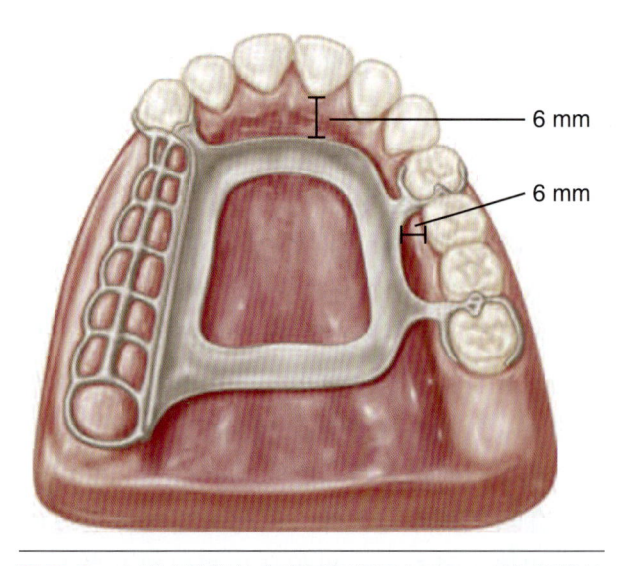

图 5-3 　上颌大连接体应离开龈缘至少 6mm 并与龈缘的平均曲线平行。所有小连接体应垂直跨过牙龈，与大连接体近似直角连接

常不需要对上腭连接体进行缓冲。连接体和支持组织的紧密接触非常有助于义齿的支持、稳定和固位。如果基牙上设置了支托阻止了义齿的组织向移位，则除牙龈区域外，上腭任何部位的紧密接触都不会损害组织的健康。

前部宽腭杆或腭板的前缘也应当尽量靠后，避免在腭皱区对舌的干扰。其形态应薄而均匀，前缘应位于腭皱凸起之间，外形与腭皱的形态一致而不规则。舌尖可以从一条腭皱滑到另一条腭皱而不会感觉到连接体的边缘。如连接体边缘必须越过腭皱，则应垂直越过并尽量避开腭皱的凸起部分。上腭大连接体的后部界限在颤动线前方。设计大连接体乃至局部义齿的一个原则是尽量避免将义齿支架的任何部分放在一个本身突起的表

面上。

大连接体对维护患者口腔组织及身体健康的作用特点见表5-1。

（二）下颌大连接体

下颌大连接体的6种类型是：舌杆（图5-4A）；舌板（图5-4B）；舌下杆（图5-4C）；带舌隆突杆（连续杆）的舌杆（图5-4D）；舌隆突杆（连续杆）（图5-4E）；唇杆（图5-4F）。其中舌杆和舌板是目前下颌可摘局部义齿中使用最多的大连接体。

1. 舌杆

下颌舌杆（lingual bar）的基本形状为半梨形，位于活动组织以上，但要尽可能离开牙龈组织。通常由加厚的6号半梨形蜡线或塑料铸型做成（图5-5）。

大连接体的外形不能有激惹舌的锐利边缘和棱角。舌杆的上缘应向组织移行，而下缘最厚，成半梨形。蜡或塑料的舌杆铸型都要做成这个常规形态。在抛光支架时，应使舌杆下缘圆钝。这样，当义齿基托受𬌗力作用向下旋转时，圆钝的边缘不会压迫舌侧组织。如果杆较长或合金刚性差，为了保证杆的刚性，通常必须做得更厚一些。可以在预成铸型下面加一层24号铸造蜡，而不用改变半梨形外形。

表5-1 大连接体对维护口腔及身体健康的作用特点
（1）用与口腔组织相容性良好的合金制作
（2）坚固并能广泛分散应力，提供跨牙弓稳定性
（3）不干扰和刺激舌体组织
（4）基本上不改变下颌牙槽嵴舌侧和腭穹隆的自然外形
（5）当修复体摘戴或行使功能中发生旋转时，不压迫口腔组织
（6）尽量少覆盖组织
（7）不造成食物存积
（8）从支架的其他部分获得支持，以减小功能状态下的旋转趋势
（9）支持作用

舌杆下缘的位置必须保证当口底高度在咀嚼、吞咽、说话和舔唇等正常活动中改变时，不会压迫组织。同时，舌杆又要尽量地低，以避免干扰处于休息状态的舌体和积存食物。另外，舌杆的位置越低，舌杆上缘离开邻近牙舌侧龈沟就越远，可避免对牙龈组织的压迫。

临床上至少有两种方法可测量口底的相对高度以确定下颌舌侧大连接体下缘的位置。第一种方法是用牙周探针测量口底到邻近牙舌侧牙龈缘的高度（图5-6）。测量时，患者的舌尖应轻轻接触上唇唇红缘。测量结果可以转移到诊断模型和工作模型上，可以更方便地确定大连接体下缘的位置。第二种方法是用个别托盘，其舌侧边缘比抬高的口底高度短3mm，选用适当的印模材取印模，当患者舔口唇时印模的边缘能够准确地整塑，大连接体的下缘就可定位在工作模型舌侧沟的高度。这两种方法中口底高度测量法更准确，便于临床应用。

2. 舌板

如果将舌杆、邻接的前牙和舌隆突以及边缘小连接体围成的矩形空间填满，就形成了一个舌板（linguoplate）（图5-7）。

舌板应尽量薄，并与牙齿和外展隙的形态一致（图5-8）。应尽量让患者感觉不到体积的增加和外形的改变。舌板上缘应与舌隆突上方牙表面的自然曲度一致，除覆盖接触点下的邻间隙外，不应超过舌面中1/3以上。舌板的下缘仍应呈舌杆那样的半梨形，成为最厚、最坚固的部分。所有龈沟以及深的邻间隙必须根据就位道填倒凹，以避免刺激牙龈和在牙齿之间产生楔力作用。很多情况下，仔细调改重叠的前牙邻面的舌侧，可使舌板更贴合，也可去除过深的邻面外展隙（图5-9）。

舌板本身不是间接固位体。当需要间接固位作用时，必须增加专门的支托。无论是否需要间接固位，舌板和舌隆突杆的两端最好都有末端支托。而起间接固位作用的支托也可以作为舌板或连续杆的末端支托。

可摘局部义齿的部件不能随意添加，添加任

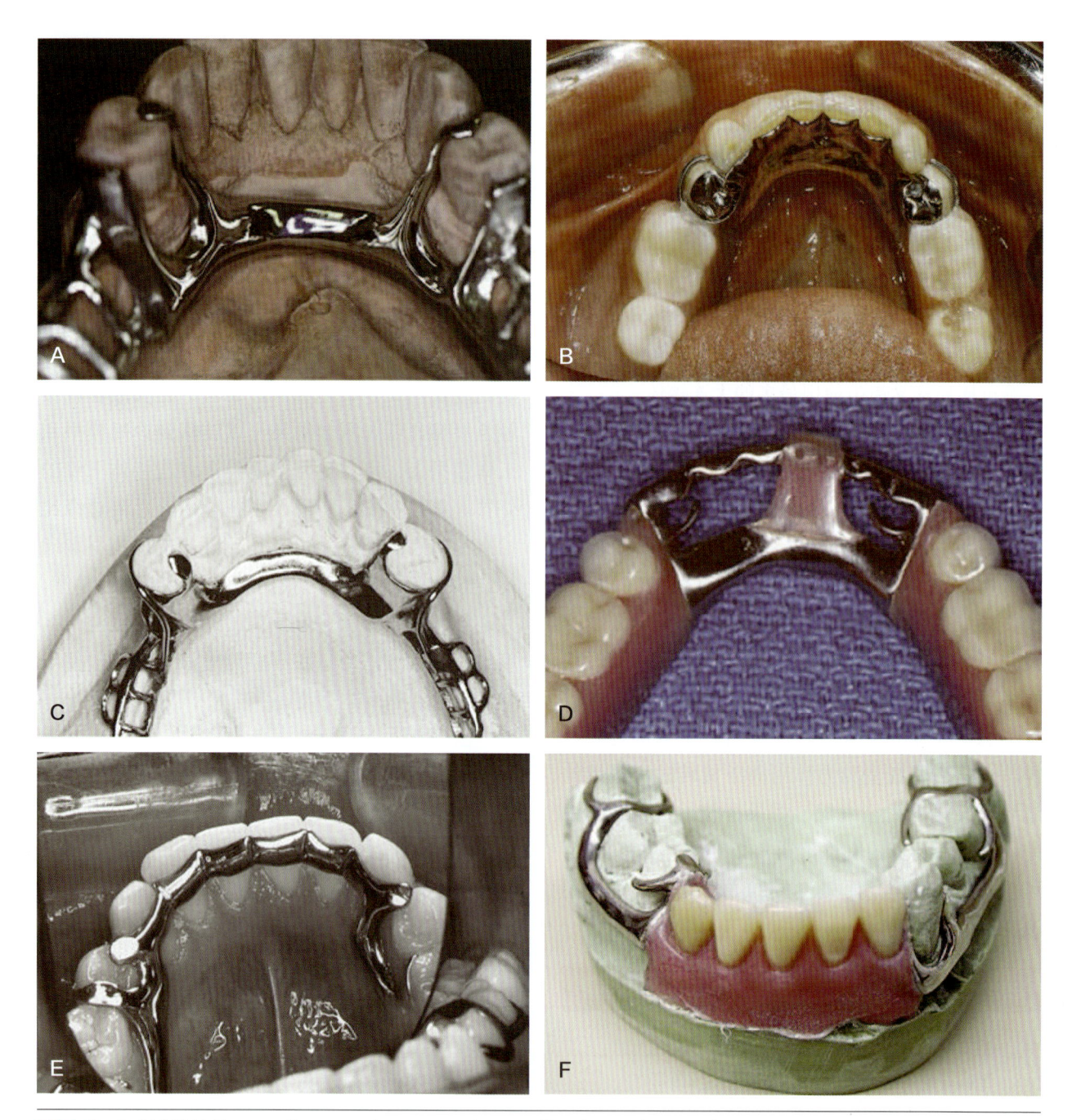

图 5-4 下颌大连接体。A. 舌杆；B. 舌板；C. 舌下杆；D. 带舌隆突杆（连续杆）的舌杆；E. 舌隆突杆；F. 唇杆

何部件都应该有明确的目的。使用舌板的适应证如下：

（1）舌系带过高或舌杆应用空间有限：在这两种情况下，舌杆上缘都会离牙龈缘过近。为避免刺激，只能大面积缓冲。这样不仅会干扰舌的活动，还会造成食物嵌塞。从游离龈缘到适当抬高的口底的临床测量距离小于 8mm 时，应该用舌板代替舌杆。舌板下缘放置位置可以抬高，而不会刺激舌和牙龈，也不会影响连接体的坚固性。

（2）剩余牙槽嵴有广泛垂直吸收的 Kennedy Ⅰ类缺损：平坦的剩余牙槽嵴对义齿的水平旋转没有什么抗力，必须依靠余留牙提供对抗作用，正确设计的舌板可利用余留牙抵抗水平旋转。

（3）为了稳定牙周状况不佳的余留牙，利用健康邻牙上的支托，舌板可起到一定的夹板作用。舌隆突杆可用于同样的目的，因为它实际上代替了舌板的上缘，而且不覆盖牙龈。虽然舌隆突杆可起到稳定作用，还具有舌板的其他优点，但与舌板相比更容易干扰患者舌的运动和食物存积。

（4）通过在舌板上加固位钉，可以很容易地修复新缺失的切牙。因此，牙周情况不好的下颌切牙也可以保留。如果以后缺失，可以在义齿上添加人工牙。

舌板除用在下颌前部外，也可以用在下颌的其他位置。如果前部单独用舌杆，就不用再在其他位置加舌板。但是，当应用辅助夹板稳定余留牙和（或）义齿时，会形成一些小的矩形空隙，用舌板覆盖这些小空隙时组织的反应比将其开放

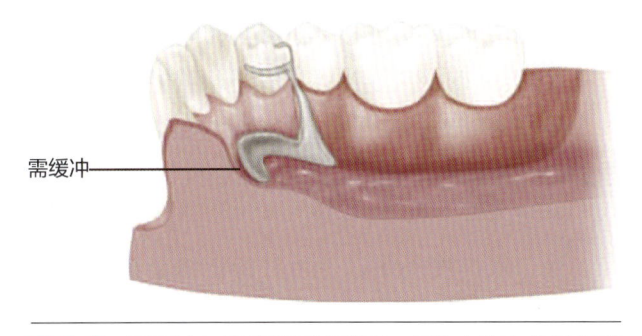

图 5-5 舌杆的矢状截面呈半梨形。杆的上缘向软组织移行，可以减少对舌的干扰，比其他外形更容易被患者所接受，必须进行组织缓冲以保护口底软组织

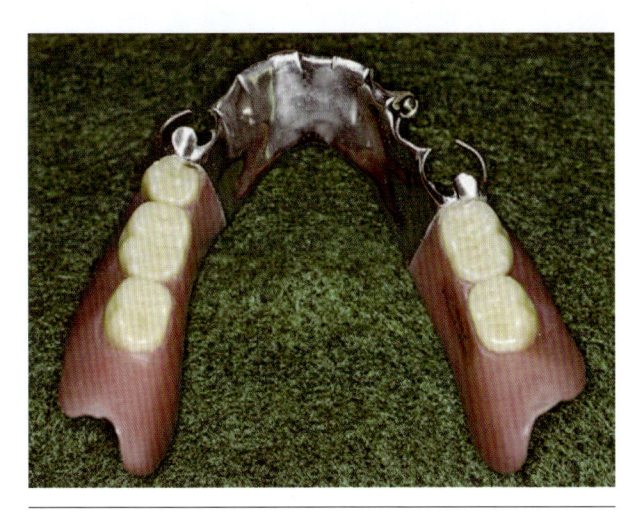

图 5-7 采用舌板的下颌 Kennedy Ⅰ类缺损设计。舌板做得尽量薄，并依与其接触牙齿的舌侧形态而形成扇贝形的上边缘。本图中平直的上边缘可能会在舌隆突区过厚而影响舌体的舒适感

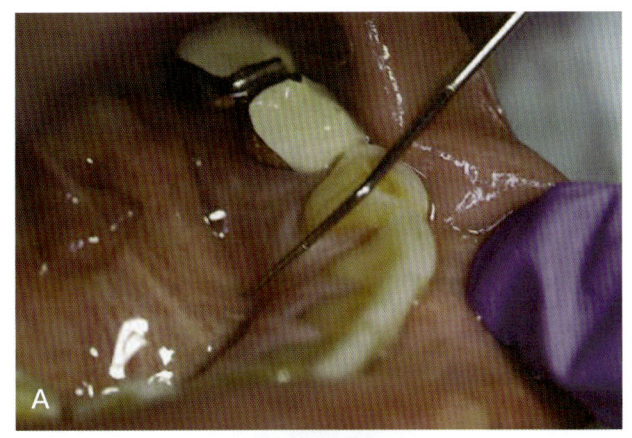

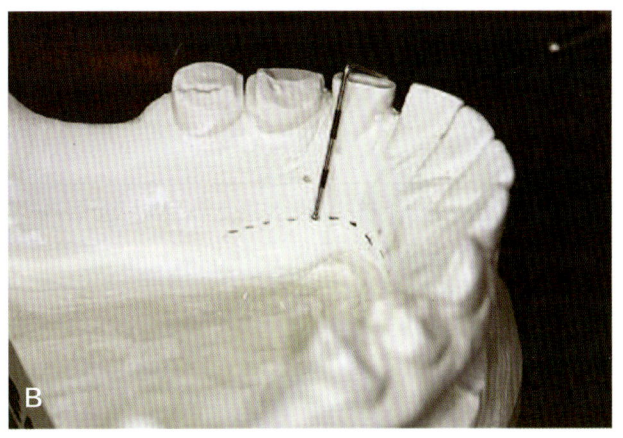

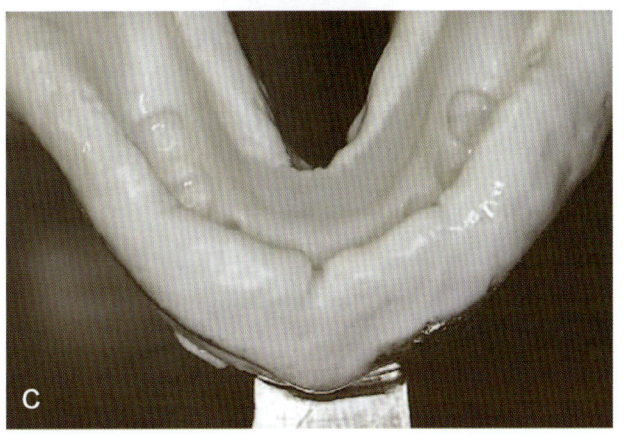

图 5-6 A. 用牙周探针测量口底（轻抬舌时）到舌侧龈沟的高度；B. 将测量记录转移到诊断模型标志线上，口腔预备完成后，再转移到工作模型上。连续标志线显示大连接体下缘的位置。如果要做牙周手术，可以记录到切缘的距离备用；C. 舌功能运动下制取的印模。反映了口底抬高的情况，可直观显示大连接体可向下伸展的解剖区域。如果所用的成品托盘在舌功能状态下会压迫组织，则可以采用个别托盘制取印模

更好。通常舌板用以避免牙龈刺激，避免食物积存，覆盖可能造成舌干扰的广泛缓冲区（图5-10）。

在患者前牙间隙大，又强烈反对透过间隙露金属的情况下，仍可应用舌板。这时舌板可以做得不会从前牙间隙中明显显露出来（图5-11），连接体的坚固性也不会有大的改变。但是，这样的设计可能会像连续杆一样容易积存食物。

3. 下颌大连接体的设计

根据检查结果，并结合大连接体设计的基本原则，下颌舌杆和舌板在诊断模型上的设计步骤如下：

步骤1：确定出承托区范围（图5-12A）；
步骤2：确定大连接体下缘的位置（图5-12B）；
步骤3：确定大连接体上缘的位置（图5-12C）；
步骤4：连接承托区与大连接体的上下缘，并添加为义齿塑料基托固位的小连接体（图5-12D）。

4. 舌下杆

当口底高度不足以使舌杆的上缘离开游离龈缘至少4mm时，舌杆的一个有效的变形形式是舌下杆（sublingual bar）。舌下杆的形态基本与舌杆相同。但放置位置比舌杆偏下和偏后，位于口底前部上方并与之平行。如果没有舌系带干扰，舌下杆通常可以代替舌板，或者当前部牙槽嵴舌侧有倒凹，用常规舌杆需要大量填倒凹时用来代替舌杆。舌下杆的禁忌证包括舌隆突干扰、舌系带附着过高和功能活动时口底抬起过高。

5. 舌隆突杆（连续杆）

如果要选择舌板做大连接体，而前牙的轴向排列不齐需大量填补邻面倒凹时，可考虑应用舌隆突杆（cingulum bar），也称连续杆（continuous

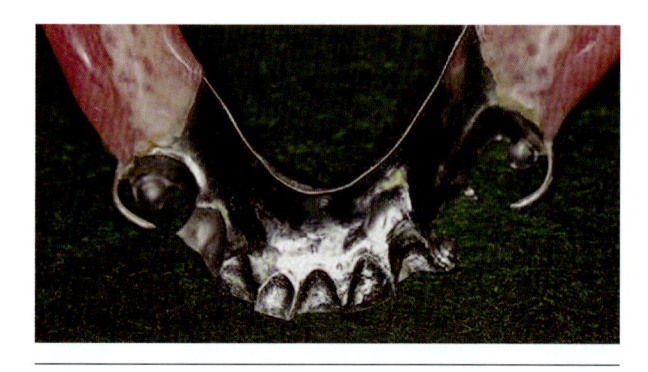

图5-8 舌板（组织面）与牙齿密合，伸入邻间隙的非倒凹区，形成扇贝形。舌板密合性好时，可利用前牙的组牙功能辅助抵抗义齿的水平向旋转趋势，尤其是在后牙区牙槽嵴形态不利于抵抗义齿的水平向旋转的情况下

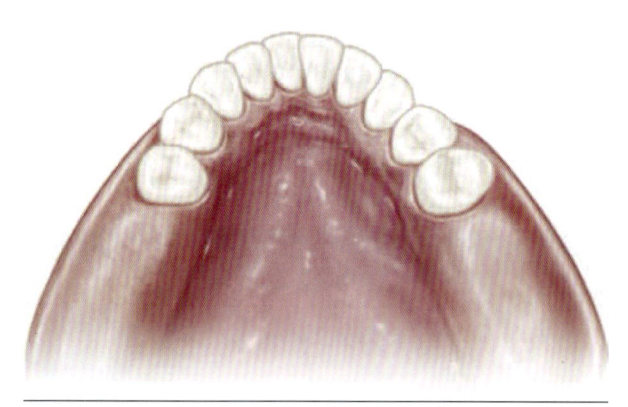

图5-9 此图中前牙拥挤的患者如果使用舌板，通过仔细修整右侧切牙、右中切牙和左侧切牙的外形，可以去除过大的倒凹，使舌板更密合

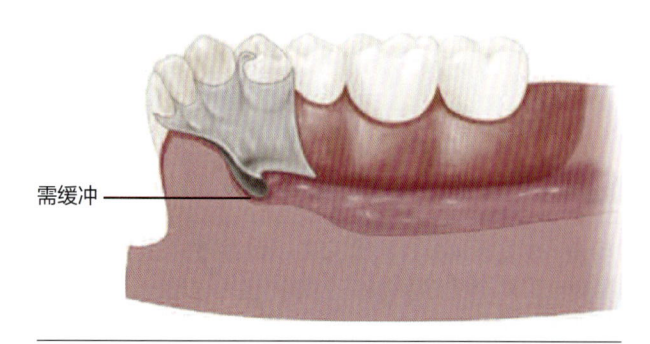

图5-10 舌板矢状截面观为下缘的半梨形和向上延伸的金属板。舌板伸展到前磨牙的外形高点，关闭了尖牙和第一前磨牙之间接触点下较大的三角形邻间隙。覆盖这样的间隙可以消除食物积存。下颌大连接体覆盖软组织区域以及跨过龈缘处需缓冲

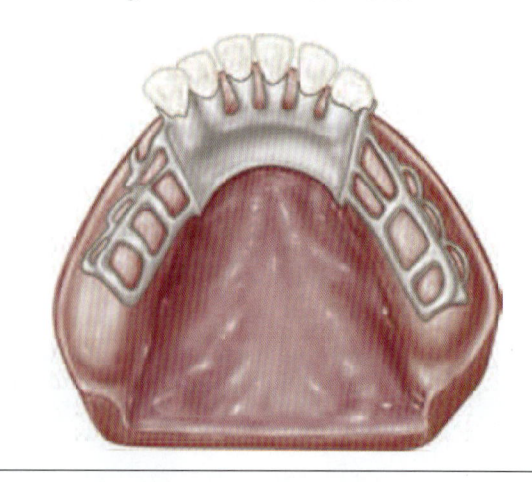

图5-11 间断舌板，用于有牙间隙者

bar）。位于前牙舌隆突上或稍高位置上的舌隆突杆可以与舌杆并用，也可以单独使用（图5-13）。另外，当下前牙间存在较宽的间隙时，连续杆可能比舌板更美观。

6. 唇杆

由于下颌前磨牙和切牙极度舌倾而不能应用舌杆的情况极少。通过调整牙冠外形和填倒凹，一般均能应用舌侧连接体。舌向倾斜的牙有时必须冠修复来重塑外形。虽然在极少的情况下可能不得不用唇侧大连接体，但一般来说应尽量通过必要的口腔预备来避免使用它（图5-14）。当下颌隆突与舌杆干扰时，也可以用唇杆（labial bar）。但是，除非存在手术禁忌，一般均应尽量去除干扰舌杆放置的下颌隆突，避免使用唇杆。

舌板的一个变形设计是铰链式连续唇杆（hinged continuous labial bar），也就是悬锁（swing-

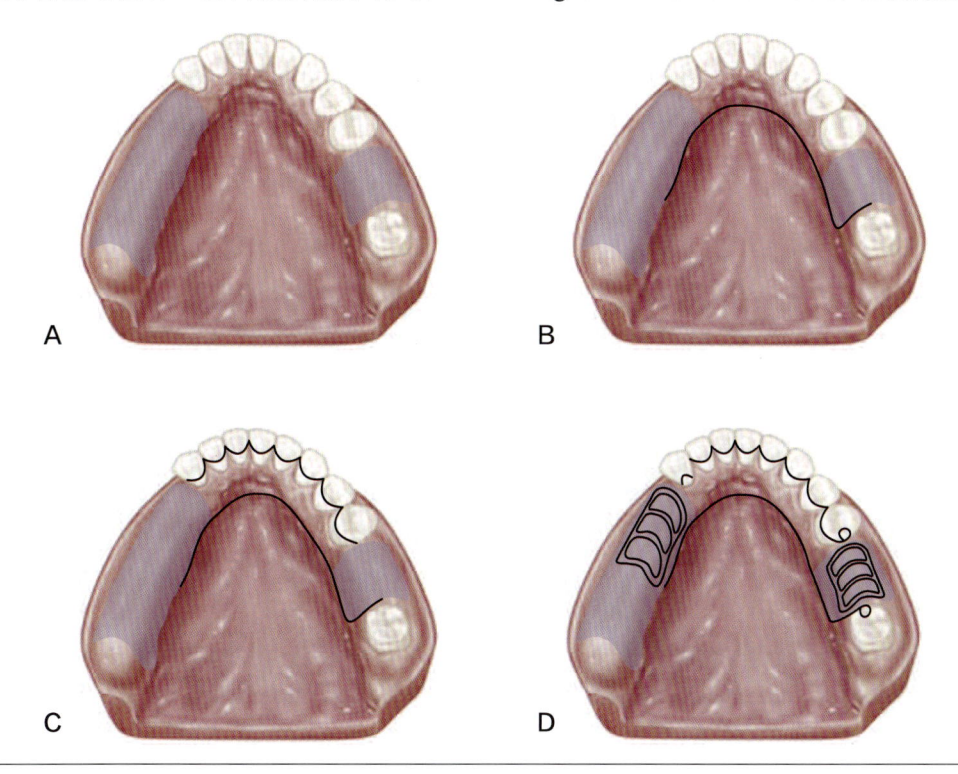

图 5-12 下颌大连接体的设计步骤。A. 在诊断模型上画出承托区范围；B. 画出大连接体下缘。下缘的位置如图 5-6 所示方法确定，伸展到下颌右侧磨牙的近中；C. 画出大连接体上缘位置，由于应用舌杆空间不足，此时应采用舌板。应用舌板时，要在尖牙和第一前磨牙上做支托凹，以获得明确的支持；D. 画出后牙上的支托凹区及固定塑料基托的小连接体

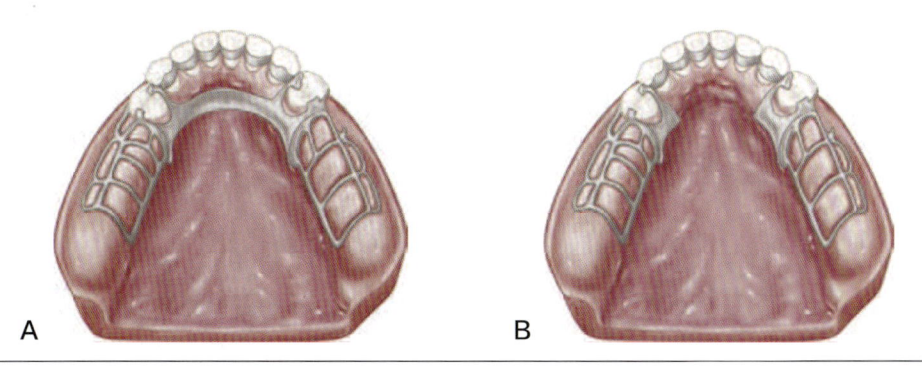

图 5-13 A. 带舌隆突杆（连续杆）的舌杆大连接体。这种大连接体的上部位于前牙舌隆突上。至少要在前部尖牙处由支托凹提供明确的支持作用，这点很关键。需要注意的是为了获得足够的刚性，舌杆部分的上缘常过于接近龈缘而积存食物，常常比舌板更不易被患者所接受；B. 舌隆突杆（连续杆），这种设计虽然可以减少积存食物的可能性，但可能刚性不足

Lock）设计。它包括一个唇或颊杆，通过一端的铰链和另一端的卡扣与大连接体相连（图5-15）。

位于余留牙上的多个支托为义齿提供支持作用。与余留牙接触的舌板能提供稳定和对抗作用，并得到唇杆和其上固位结构的加强。从唇（颊）杆上伸出的杆型固位卡环臂与牙齿唇面倒凹区接触，起固位作用。

悬锁设计适用于下列情况：

（1）关键基牙缺失：在关键基牙（如尖牙）缺失时，通过利用所有余留牙提供固位和稳定，采用悬锁设计可以解决常规设计所遇到的难题（图5-16）。

（2）牙齿形态不利：因余留牙形态差（难以用修复手段来改变）或前牙过度唇倾，而不能采用常规卡环设计时，可以采用悬锁设计来满足局部义齿设计的基本要求。

（3）软组织形态不利：大范围的软组织倒凹阻碍常规可摘局部义齿或覆盖义齿部件的放置，而铰链式连续唇杆设计的特性可以适合这种不利的软组织形态。

（4）余留牙预后不佳：丧失关键基牙将严重影响常规义齿的稳定和固位。而在悬锁义齿中，所有余留牙均起基牙的作用，再缺失一个牙不会严重地损害义齿的固位和稳定。铰链唇杆义齿可以令人满意地用于某些临床条件不佳的情况。而与任何一种可摘修复治疗一样，良好的口腔卫生，

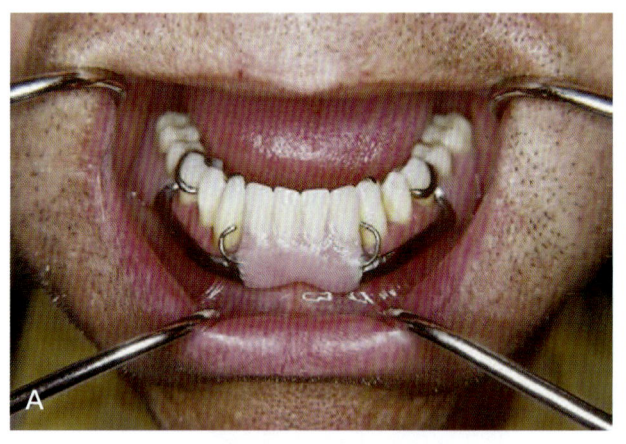

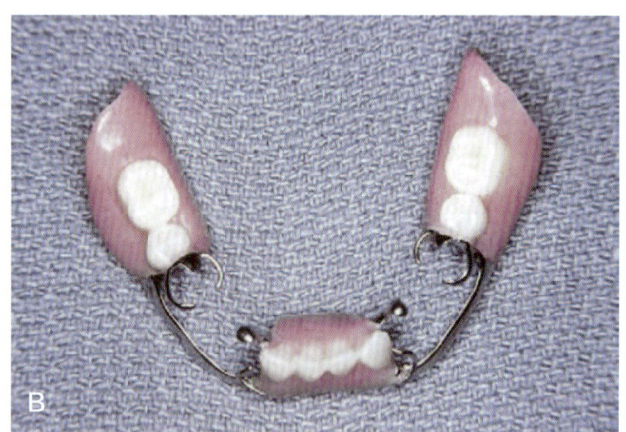

图5-14 A.患者的尖牙和前磨牙严重舌倾，不能用舌杆；B.用唇杆大连接体修复，由末端基牙固位，通过支托、从唇杆伸出的小连接体和密合的义齿基托获得支持和固定

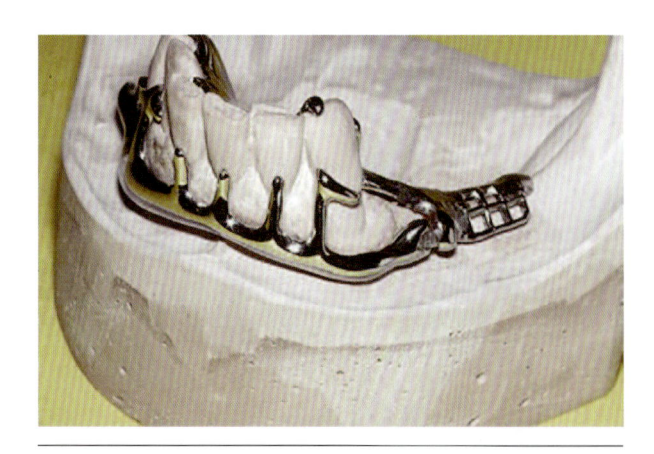

图5-15 本图中连续唇杆的铰链位于余留牙列的远中（左侧第一前磨牙区）颊侧，悬锁结构与铰链对称，位于邻近右侧第一前磨牙区的颊侧基托上

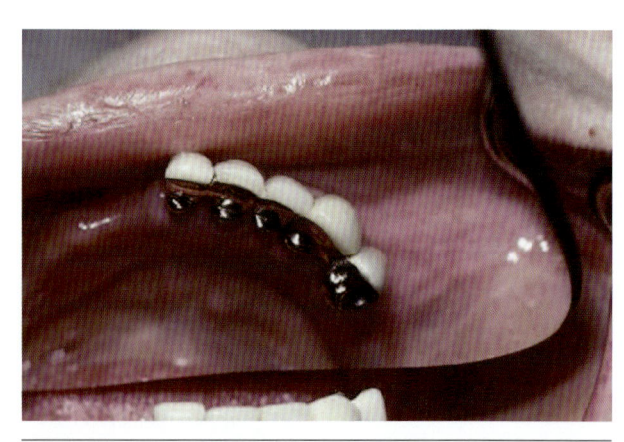

图5-16 因为下颌尖牙缺失，所以要利用所有剩余的前牙来为义齿提供稳定和固位。悬锁设计可以确保这些下颌余留牙功能的发挥

认真维护，定期复诊以及严密的设计是铰链唇杆义齿修复成功的关键。

铰链唇杆的禁忌证很明显，最主要的是口腔卫生差，不适用于不能主动控制菌斑的患者。其他的禁忌证还有唇、颊前庭过浅，系带附着过高，这些因素会影响悬锁义齿部件的放置。

（三）上颌大连接体

上颌大连接体的6种基本类型是：单个宽腭带（图5-17A）；前后腭带联合（图5-17B）；腭板（图5-17C）；U形连接体（图5-17D）；单腭杆（图5-17E）；前后腭杆联合（图5-17F）。

当上腭大连接体为了获得支持而需要与天然牙接触时，天然牙必须提供明确的支持作用。因此，最好在已确定的基牙上预备清晰的支托凹。支托应离开牙龈足够距离，以便能通过填倒凹来跨过龈沟，同时又要足够低，以避免不利的杠杆作用和对合前牙的咬合干扰。

大连接体位于未经预备的倾斜的牙面上会导致义齿沿斜面滑动和（或）牙齿的矫治性移动。

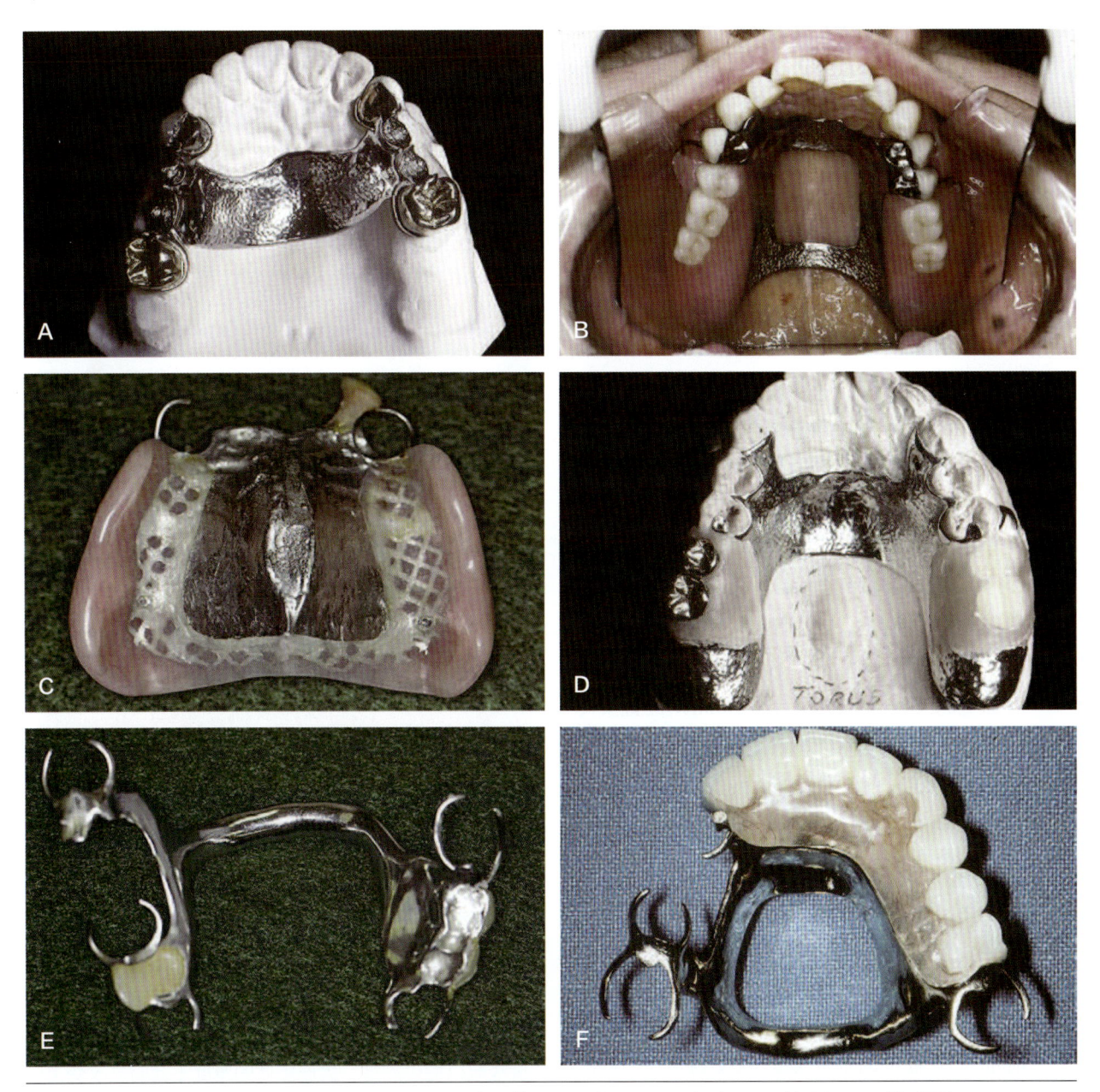

图 5-17 上颌大连接体。A. 单个宽腭带；B. 前后宽腭带；C. 腭板；D. U形腭板；E. 单腭杆；F. 前后腭杆

由于缺乏支托的垂直向支持，会导致大连接体下沉压迫牙龈，从而损害周围组织的健康。同样地，大连接体位于邻间隙的部分如果压迫在牙面龈1/3和牙龈组织上，由于这些部分不能提供支持作用，也会造成损伤。为了防止这种情况发生，应在基牙上放置支托获得支持，并在牙龈处做恰当的缓冲，或者远离龈缘以避免限制其血液供应并防止积存食物。所有跨过龈缘的部分都要与大连接体成直角。上腭连接体的任何部分均不得出现棱角分明的形态，所有边缘都要向组织移行。

1. 单个宽腭带

单个宽腭带（single palatal strap）连接体可有效地用于双侧牙支持式义齿，即使缺牙间隙较小也可使用，特别适用于后方缺隙（图5-18）。单个宽腭带如果做成非平面式，既能保证足够刚性，也不会过厚和干扰舌体。用22号皱纹面塑料铸型铸造单个宽腭带，具有合适的刚性，也不过厚。

因为扭转和杠杆作用的原因，单个宽腭杆不能用于连接前牙区与远中游离端基托。为了具有足够的刚性以抵抗扭力，并提供足够的垂直支持与水平稳定作用，单个宽腭带不得不做得很厚。当置于上腭前部时，常因为影响发音而不能被患者接受。

2. 前后联合宽腭带（combination anterior and posterior palatal strap-type connector）

在结构上，这是一个刚性的上腭大连接体，几乎可以用于任何上颌局部义齿设计（图5-19）。

后部宽腭带扁平，宽度至少8mm。位置要尽量靠后，避免干扰舌体活动，但应置于软硬腭交界形成的颤动线以前。唯一的禁忌证是存在无法通过手术去除的向软腭延伸的上颌隆突。此时可以使用本章将讲述的宽阔的U形大连接体。这种大连接体设计因为有两侧的纵向连接体将前后宽腭带相连，形成一个方形或长方形的框架，所以具有足够的强度。各个部分相互支撑以抵抗扭转和弯曲。这种设计实际上不可能发生弯曲变形。

前部宽腭带可向前扩展，以支持人工前牙。因为增加了后部的宽腭带，这种形式的U形连接体很坚固。如果存在上腭隆突，大连接体可以环绕上腭隆突而不牺牲其刚性。

前后连接体联合设计可以用于任何Kennedy分类的牙列缺损，最常用于第Ⅱ和第Ⅳ类。而单个宽腭杆则常用于第Ⅲ类缺损，本章将讲述的腭板和全腭板最常用于第Ⅰ类缺损，理由后述。所有上颌大连接体都应该成直角而不是斜角地跨过腭中线。因为舌体更容易接受对称放置的义齿部件。

3. 腭板

腭板（palatal plate-type connector）是指任何薄而宽的、覆盖硬腭一半以上的上颌大连接体（图5-20）。它与上腭解剖形态一致，厚度均匀，

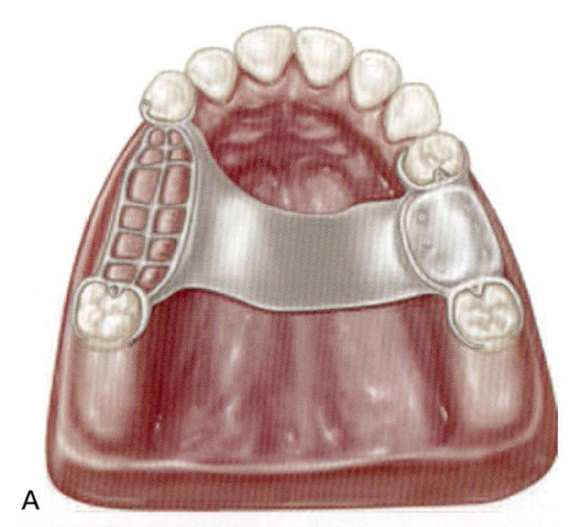

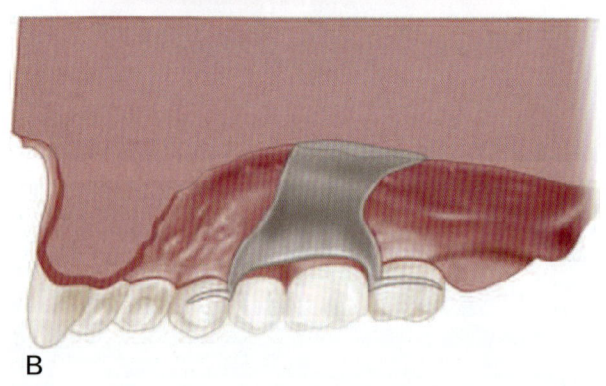

图5-18 A.单个宽腭带大连接体特别适用于双侧短缺隙的牙支持式义齿。也适用于通过冠外固位体或冠内附着体提供跨牙弓固位的牙支持式单侧缺损。杆的宽度应限制在支托围成的区域内；B.矢状截面，杆的中部轻度隆起以提供刚性。大连接体的厚度不会明显改变上腭形态

强度因为皱褶的形态而加强。通过电解抛光，可以保持厚度均匀，在完成的义齿上完全复制上腭的解剖形态。

复制上腭解剖形态的大连接体有下列几个优点：

（1）金属腭板薄而均匀，可以准确复制患者上腭的解剖形态。因为有均匀的厚度和良好的热传导性，使它更容易被舌体和其覆盖下的组织所接受。

（2）有皱褶的解剖形态增加了连接体的强度，因此腭板可以做得较薄而有足够的刚性。

（3）表面的不规则性是有意造成的，因此必须用电解抛光，以保持塑料铸型原有的均匀厚度。

（4）由于金属和组织间密切接触，其界面张力增强了义齿的固位。义齿的固位力必须能抵抗黏性食物的牵拉、重力以及咳嗽和打喷嚏时更剧烈的作用力。基托本身的固位作用在一定程度上可以抵抗这些外力，它与基托覆盖支持组织的面积成正比。义齿所需的直接与间接固位力将视义齿基托固位力而定。

腭板有3种应用方式。它可以是覆盖两个或多个缺隙之间区域、宽度不同的腭板，也可以是向后延伸到硬软腭交界的完全或部分腭板（图5-21，图5-22）；还可以是一个以塑料基托形式向后延伸的前腭板（图5-23）。

腭板应位于上腭后部封闭区前方。因为金属腭板铸造的准确性和稳定性，上颌局部义齿不需要上颌全口义齿那样的后堤封闭。

当第Ⅰ类缺损两侧的末端基牙是尖牙或第一

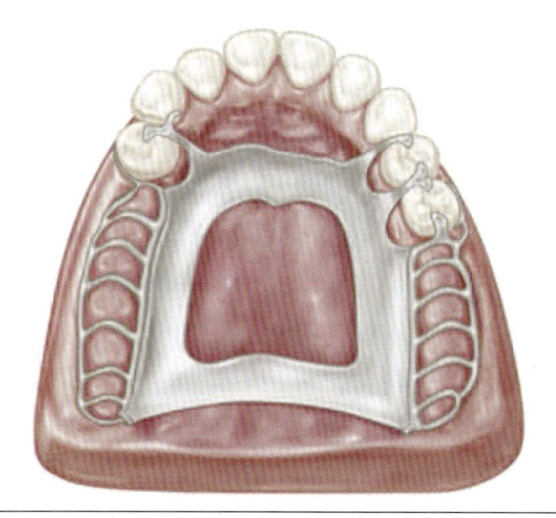

图5-19 前后宽腭带联合。前部为扁平宽腭带，位置尽可能靠后，避免覆盖腭皱及干扰舌运动，前缘应置于腭皱之后，或两个皱襞之间的谷底。后部宽腭杆薄，至少8mm宽，位置尽量靠后，但必须完全在硬腭上，应与中线成直角，而不要成斜角

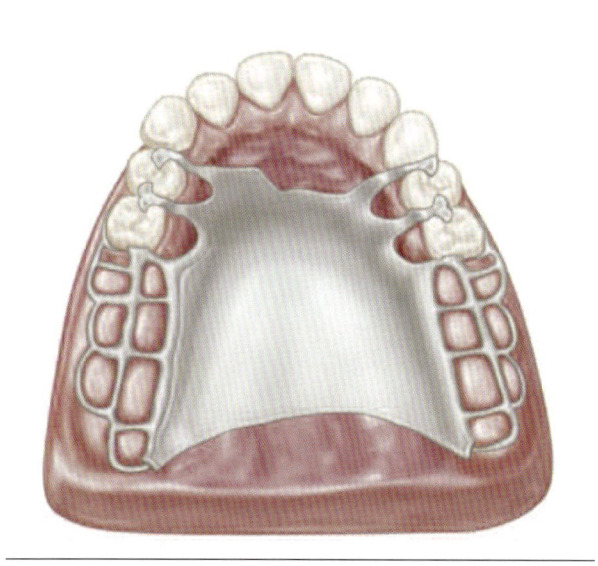

图5-20 覆盖上腭2/3面积的腭板大连接体。前缘顺沿腭皱间谷底，向前伸展不超过第一前磨牙上的间接固位体。后缘位于硬软腭交界处，不能伸展到软腭上。在如图所示的双侧远中游离缺失情况下，必须采用间接固位体辅助义齿抵抗水平旋转。注意义齿基托与金属支架为对接结合形式，网状连接体经过两侧翼上颌切迹

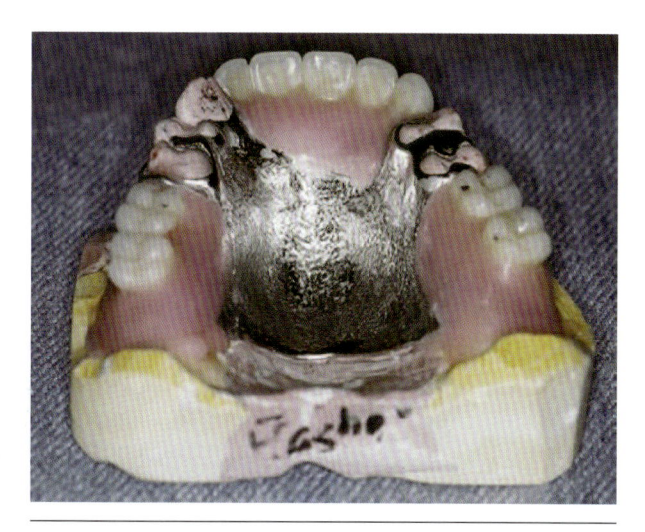

图5-21 用于第Ⅰ类1亚类可摘局部义齿的腭板大连接体。后缘位于硬腭上，与中线成直角。腭板与组织大面积接触提供了非常好的辅助固位作用，而且不会过厚

前磨牙时，尤其是当剩余牙槽嵴有广泛的垂直吸收时，最好采用全腭板。可以采用以下两种方法之一。一种方法是用延伸到硬软腭交界的铸造全腭板（图5-22）；另一种方法是前部用铸造的大连接体，后部与塑料基托相连，向后延伸到前述的解剖标识（图5-23）。

除费用较高外，铸造全腭板相对于塑料腭板具有许多优越性，因而更适合采用。但是如果预期以后需要重衬，或考虑价格因素，也可以采用塑料腭板。全腭板并不是最广泛应用的上颌大连接体，但在许多上颌局部义齿中确实能获得满意的效果。任何情况下，腭板接触牙齿的部分必须从适当的支托凹获得确实的支持。口腔医生既要熟悉腭板的应用，也要熟悉它的局限性，明智地使用并发挥它的全部优点。

4. 上颌大连接体的设计

1953年Blatterfein提出了设计上颌大连接体的系统方法。他的方法包括5个基本步骤，适用于多数上颌可摘局部义齿。需要用到一个诊断模型和有关上腭组织包括覆盖腭中缝处组织相对动度的知识，其基本步骤如下：

第一步，确定主承托区范围。主承托区是指将被义齿基托覆盖的区域（图5-24A、B）。

第二步，确定非承托区范围。非承托区是指余留牙舌侧5～6mm范围内的牙龈组织、腭中缝硬区（包括上腭隆突）、颤动线以后的上腭组织（图5-24C）。

第三步，确定连接体的放置区域。第一和第二步完成后也就确定了可以放置大连接体部件的区域（图5-24C）。

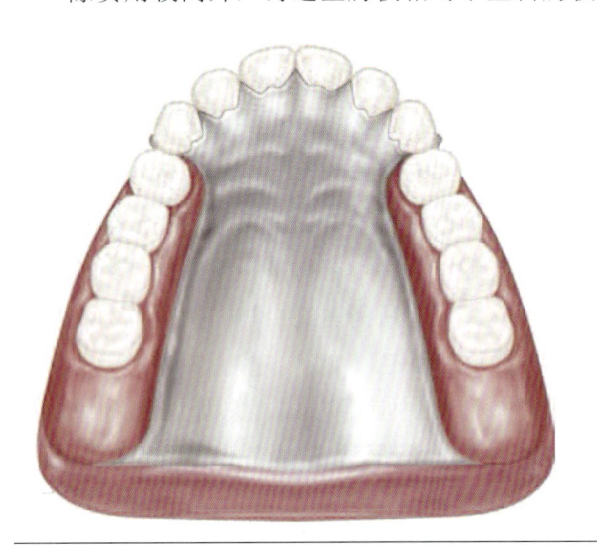

图5-22 全腭板大连接体，后缘止于硬软腭交界处。前部为上腭舌板形式，通过尖牙上的舌侧支托凹获得支持。这种类型大连接体的终止线的位置非常重要，前后向应平行于牙槽嵴顶中心线，正好位于缺失牙舌面假想连线的舌侧。不要改变上腭的自然形态，以免影响发音

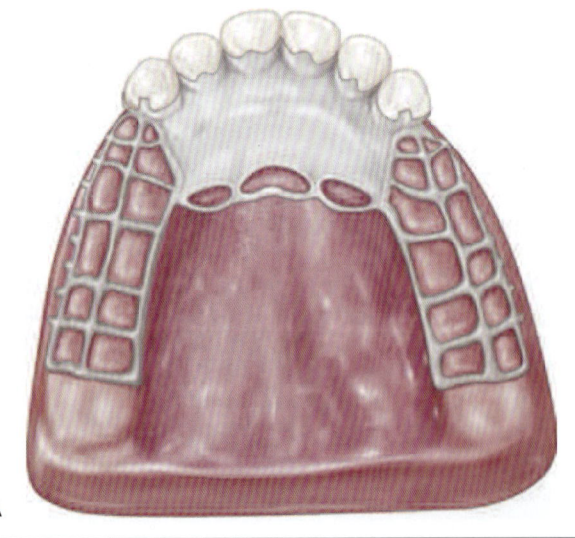

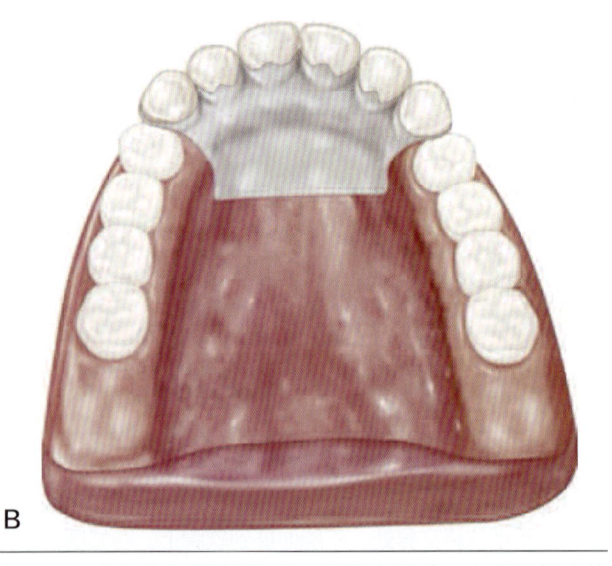

图5-23 A. 带有全覆盖塑料基托结构的上腭舌板式大连接体；B. 完成后带有塑料基托的可摘局部义齿。上腭舌板由位于尖牙铸造修复体舌侧支托凹内的支托提供支持。这种类型的可摘局部义齿特别适用于：①剩余牙槽嵴有严重垂直吸收者；②末端基牙支持骨组织丧失且不能做夹板固定者

第四步，选择连接体的类型。连接体的选择基于四点，即口腔舒适度、强度、义齿基托的位置和间接固位作用。连接体应有最小的厚度，其位置在说话和咀嚼时不应干扰舌的活动。连接体还应有最大的强度，使应力在牙弓双侧分散。前后宽腭带可以提供最大的强度而不会过厚，也不需要覆盖全部组织。在许多情况下，宽腭带式大连接体的应用受缺牙区牙槽嵴位置的限制。当缺牙区位于牙弓的前部时，不能只用后部宽腭杆。同样的，当只存在后部缺牙区时，不能只用前部宽腭杆。是否需要间接固位作用会影响大连接体的形态，大连接体应能够与间接固位体相连。

第五步，连接。根据第四步选择好大连接体的类型以后，将义齿基托区与连接体连接起来（图5-24D）。

全腭板的适应症已经在前面讨论过。尽管上腭大连接体有很多种变化，综合考虑影响其设计的所有因素可以为每一位患者提供最佳的设计。

5. U形连接体

无论是从患者的角度还是从力学的观点来考虑，U形连接体（U-shaped palatal connector）是上颌大连接体中最不好的设计，不应随便使用。只有当存在无法手术切除的过大上腭隆突，以及有时要修复数个上前牙的时候，才不得不采用（图5-25）。但是，多数情况下，其他的设计方式可能更有效。

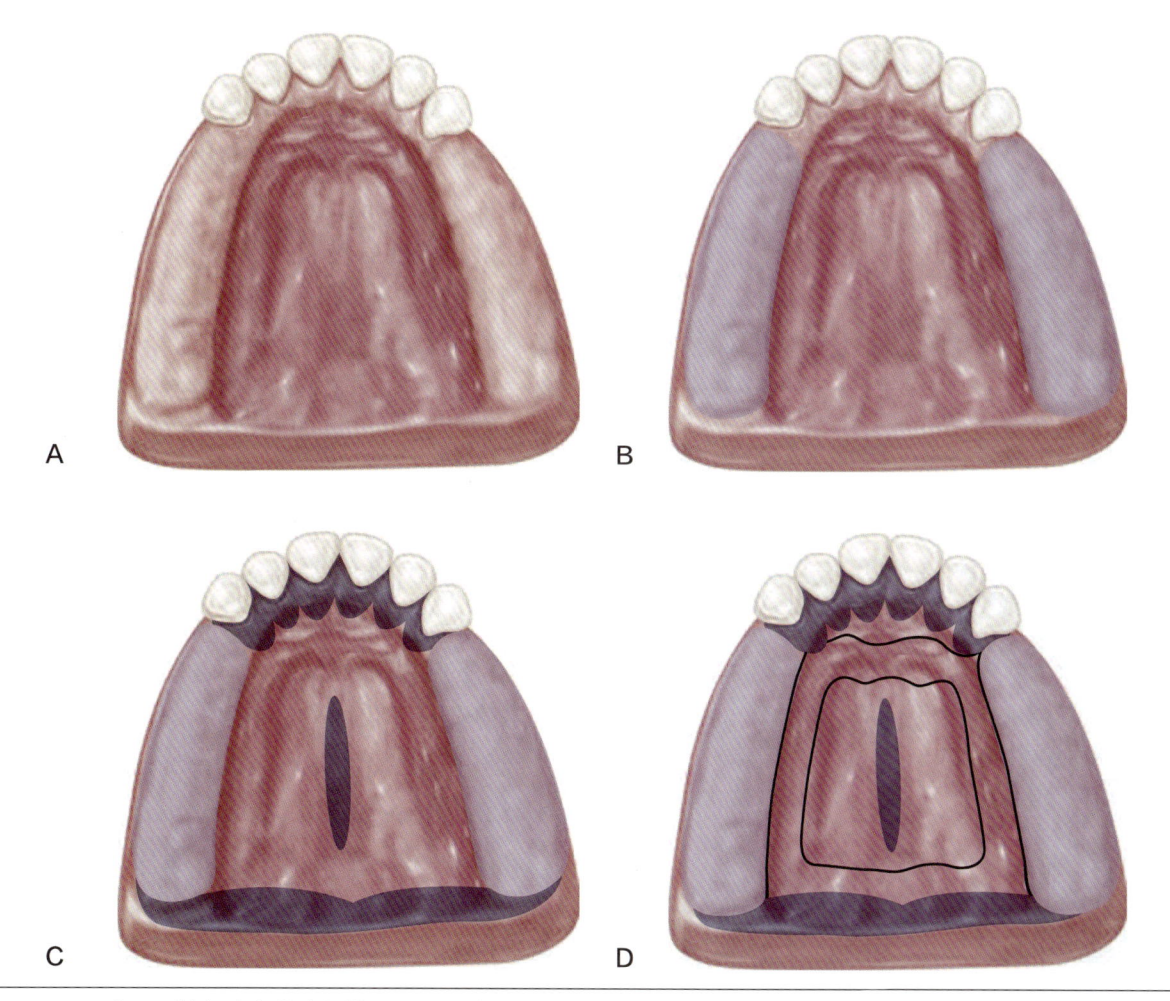

图5-24 A. 上牙列缺损者的诊断模型；B. 义齿基托区向腭侧伸展至距后牙腭侧2mm处；C. 非承托区用黑色标出，包括余留牙舌侧5～6mm范围内的软组织、不能受压的腭中缝区和软腭。承托区与非承托区之间的区域内可以放置大连接体；D. 所选择的大连接体应为刚性的，不干扰舌，覆盖上腭最少

不适宜用 U 形连接体的主要理由如下：

（1）缺乏刚性（与其他设计相比），在殆力作用下会发生侧方弯曲，从而产生对基牙的扭力或直接的侧向力。

（2）在殆力作用下，不能提供很好的支持，可能会压迫其他覆盖的组织。

为了增强坚固性，常导致连接体过厚，干扰舌的活动。

许多上颌局部义齿的失败都是因为 U 形连接体刚性差而非其他原因（图 5-26）。为了保证刚性，U 形连接体必须在舌体活动度最大的腭皱区有一定的厚度。厚度不足会导致连接体刚性不足和开放端的变形。没有后部基牙支持的游离端局部义齿，连接体末端活动明显并损害剩余牙槽嵴。无论游离端基托的支持多么好，殆关系多么和谐，只要没有一个坚固的大连接体，剩余牙槽嵴都会受到损害。

U 形连接体越宽，就越像一个腭板式连接体，并具有腭板的优点。而狭窄的 U 形连接体通常缺乏刚性。U 形连接体可以利用支托提供多个基牙支持来增加刚性。U 形连接体设计中的一个常见错误是过于接近甚至接触牙龈组织。前面曾讲过，大连接体的边缘要么由放置于预备好的支托凹上的支托支持，要么远离牙龈组织。但多数 U 形连接体两者都做不到，导致余留牙牙龈刺激和牙周损伤。

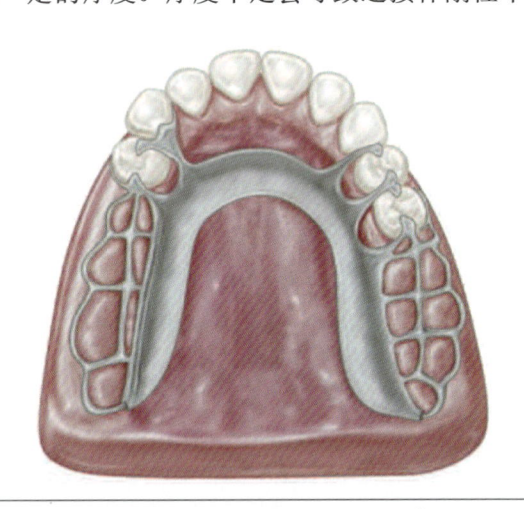

图 5-25 U 形上腭连接体可能是最缺乏刚性的一种上颌大连接体。因此，只有当存在不能手术去除的巨大腭隆突，妨碍全腭板或前后宽腭杆的应用时才能使用

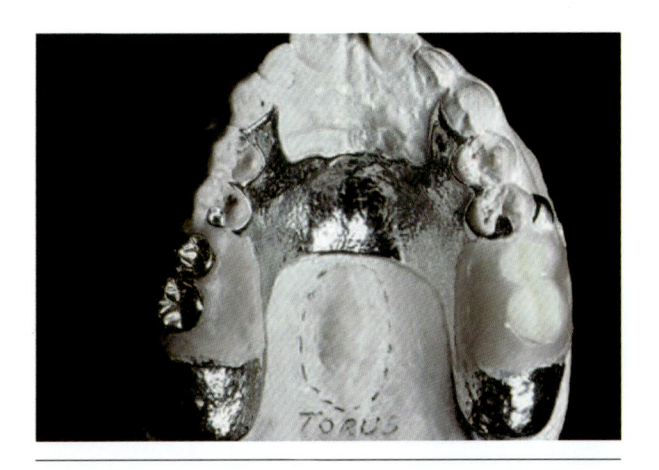

图 5-26 采用 U 形上腭连接体的可摘局部义齿设计。这样的连接体缺乏必要的刚性，连接体的位置也最不容易被患者所接受，而且压迫余留牙舌侧牙龈

6. 单腭杆

在本书中，腭杆和宽腭带的区别是，宽度小于 8mm 的称为腭杆。单腭杆（single palatal bar）大概是应用最广泛，但也是最不合理的一种上颌大连接体。很难判断单腭杆和 U 形连接体哪一种更不合理。

单腭杆要有足够的刚性来跨牙弓分散应力，必须要有一定的体积，然而不幸的是，这一点经常被忽视。单腭杆必须足够坚固，以提供支持和跨牙弓稳定性，而且必须居中位于义齿左右两部分之间。从力学角度看，这是完全正确的。但从患者舒适度和对腭部形态的改变考虑，则很不适宜。

单腭杆经常过薄、过软，或者过厚而干扰舌体。在决定是否采用单腭杆代替宽腭带时，必须根据其连接的义齿承托区的大小，以及单个连接体是否足够坚固而不过厚来判断。

7. 前后联合腭杆（combination anterior and posterior palatal bar-type connectors）

在结构上，联合的腭杆大连接体仍具有单个腭杆的许多缺点（图 5-27）。为了具有足够的刚性以提供必需的支持和稳定作用，连接体可能会过厚而影响舌的功能。

8. 上颌模型刻线

刻线（beading）是指在上颌工作模型上除

腭皱区以外的大连接体外形线处刻一条浅沟（图 5-28）。刻线的目的是：

（1）将大连接体的设计转移到耐高温模型上（图 5-29A、B）。

（2）清楚的显示铸件的终止线（finishing line）（图 5-30）。

（3）保证大连接体与特定区域的上腭组织紧密接触。

做刻线应该用合适的工具，比如爪形雕刻刀（cleoid carver）。必须注意，沟的宽度和深度不超

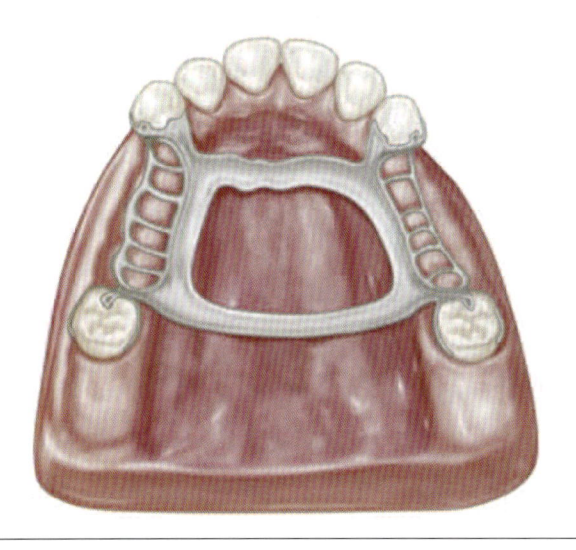

图 5-27　前后腭杆联合。为了具有足够的刚性，以提供义齿所需的支持和稳定作用，必须做得很厚，加上前腭杆的放置位置，因此经常干扰舌运动

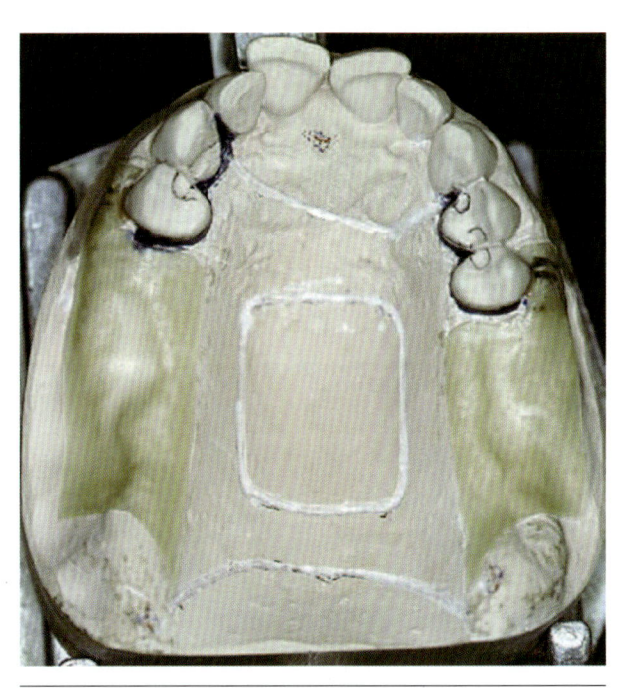

图 5-28　翻制耐高温模型前，画在工作模型上的支架设计。大连接体前后缘处刻浅沟（0.5mm），前缘顺沿腭皱谷底。用爪形雕刻刀（cleoid carver）刻线完成，较圆滑的沟要比 V 形沟好

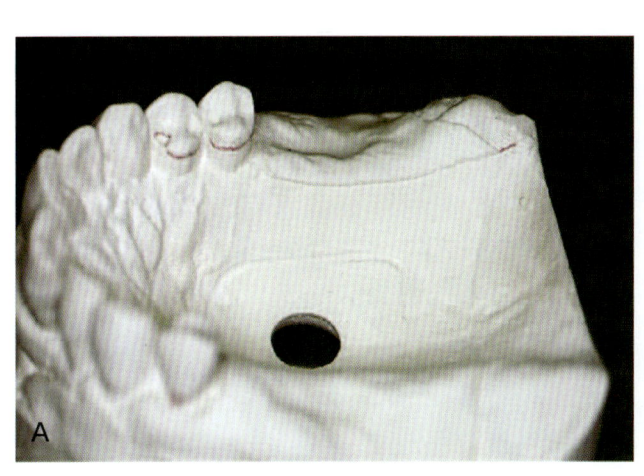

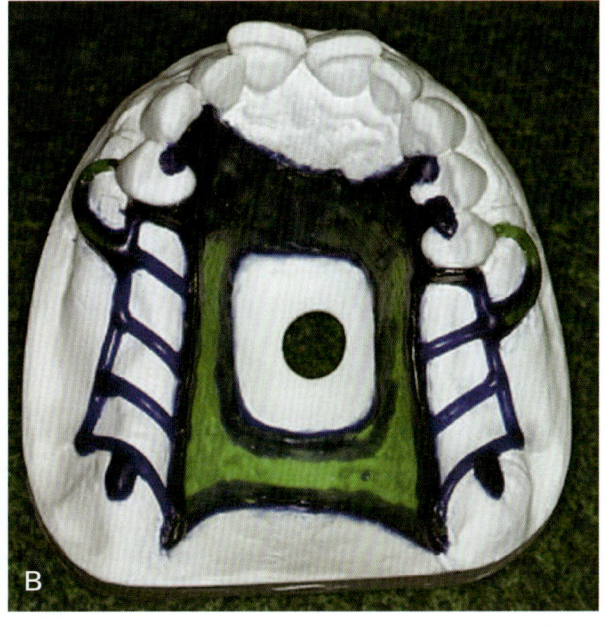

图 5-29　A. 耐高温模型。请注意通过工作模型复制转移而来的刻线清晰地显示了大连接体外形线；B. 大连接体的蜡型可以准确地沿此刻线制作。大连接体应位于前述刻线包绕的区域内

过 0.5mm（图 5-31）。

二、小连接体

小连接体（minor connector）是指在可摘局部义齿的大连接体或基托与卡环组、间接固位体、𬌗支托或舌支托等其他部件之间起连接作用的部件。多数情况下，小连接体与这些结构是连续的。比如，位于舌板一端的𬌗支托实际上是与舌板连续的小连接体的末端。类似的，局部义齿支架上支持卡环和𬌗支托的部分，也是将卡环与大连接体相连接的小连接体。

可摘局部义齿支架上连接基托的部分也属于小连接体。当设计为种植体支持的可摘局部义齿时，位于义齿基托内的小连接体需要根据利用种植体来支持固位的方式进行修改。在前部缺牙区植入种植体以增强固位力，同时取代影响美观的卡环时，必须考虑固位装置的体积大小，以及与修复体之间的连接方式（例如，将固位装置直接连接到金属支架上或嵌入丙烯酸树脂义齿基托内）。当在游离缺失端植入种植体以提供支持时，同样需要对基托内的小连接体进行修改以保证嵌入义齿基托内的附着体部件的设计空间（图 5-32）。

（一）功能

小连接体除连接义齿各部分外，还有另外两个功能。

（1）将功能性负荷传递到基牙：这是小连接体的"修复体作用于基牙"（prosthesis-to-abutment）的功能。如果义齿基托主要由组织支持，则作用于人工牙上的𬌗力通过基托传递到下方的牙槽嵴组织。𬌗力也通过𬌗支托传递到基牙。与刚性的大连接体相连的小连接体可以使功能性负荷传递到整个牙弓。

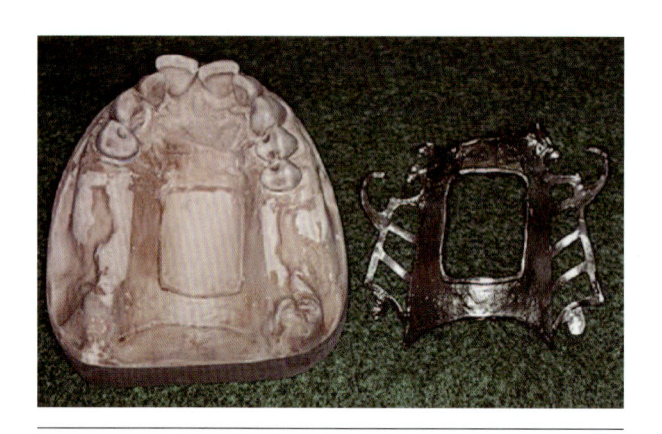

图 5-30 模型和支架。支架组织面可见通过在模型上 0.5mm 的刻线形成的金属边缘。磨光后的金属边缘与组织紧密贴合，防止义齿移位所致食物嵌塞。在将刻线边缘试合于非压缩性组织如腭中缝时应格外小心

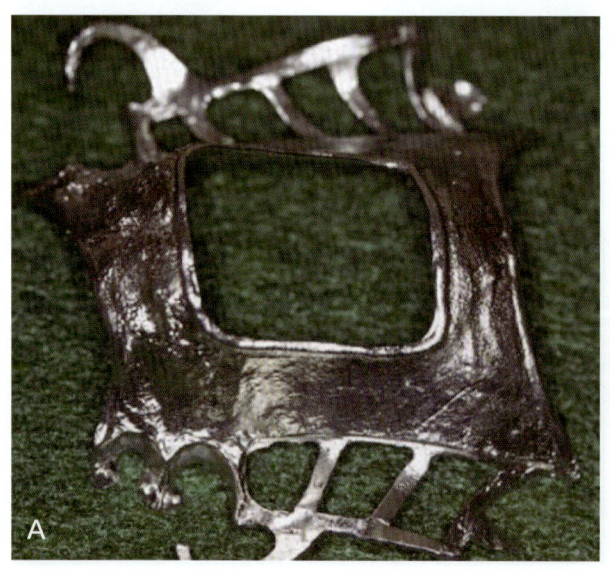

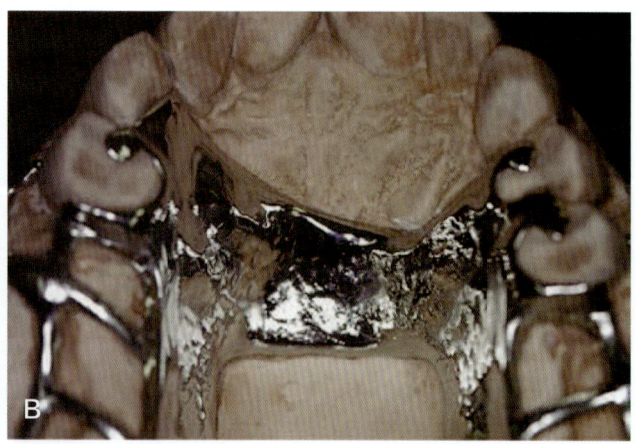

图 5-31 A. 铸造支架的组织面观。注意此前后宽腭带联合大连接体前缘、后缘以及腭中缝镂空处边缘稍稍隆起的嵴；B. 按划定边缘线完成的铸造支架顺利就位于工作模型上，表明适合性很好

（2）将固位体、支托和稳定部件的作用传递到整个修复体：这是"基牙作用于修复体"（abutment-to-prosthesis）的功能。义齿某处所受外力可由位于牙弓其他位置的义齿部件来对抗。位于牙弓一侧的稳定部件可以抵抗作用于对侧的水平向力。这是由于支持稳定部件的小连接体所具有的传递作用和大连接体的刚性所形成。

（二）形态和位置

与大连接体一样，小连接体也必须有足够的厚度以保证强度，否则就不能有效地将功能性负荷传递至基牙和支持组织。同时，小连接体也不能过厚。

接触基牙轴面的小连接体不应置于凸起的牙面上，而应位于外展隙内，尽量不易被舌感觉到（图5-33）。其形态应与外展隙相一致，从大连接体垂直伸向外展隙，尽量少覆盖牙龈组织。靠舌侧最厚，向触点区缩窄（图5-34）。

外展隙最深处应先填倒凹，以避免义齿摘戴时的干扰和对邻接牙齿的楔力作用。

有学者曾提出过一种改良的可摘局部义齿小连接体，仅用于上颌，建议将其放置在上颌基牙舌面的中央。

据认为这种改良设计可以减少小连接体对牙龈组织的覆盖，在义齿摘戴时起引导作用，并且可以增强对抗水平和旋转力的稳定作用。但是，这种小连接体由于其放置位置可能会侵占舌运动空间，而且还可能形成更大的积存食物的间隙。因此要谨慎使用这种小连接体。

当小连接体与所在外展隙任何一侧的牙面接触时，应向牙面移行，防止出现阻碍舌运动的锐角并消除积存食物的空间（图5-35）。

与基牙导平面接触的小连接体，可与直接固

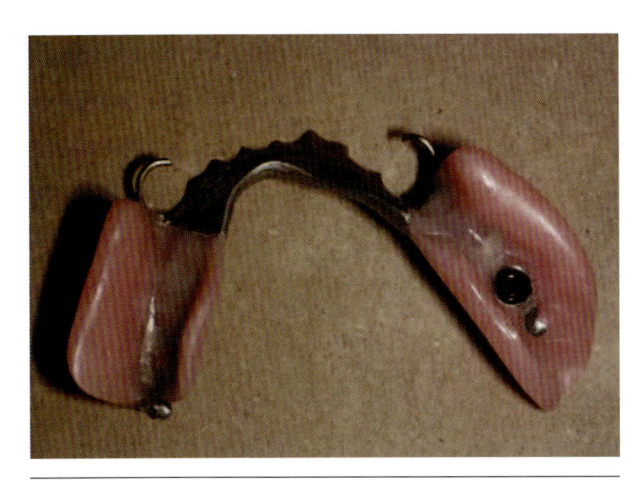

图 5-32 Locator 附着体设计在可摘局部义齿的基托远中，可以为远中游离端基托提供足够的固位力

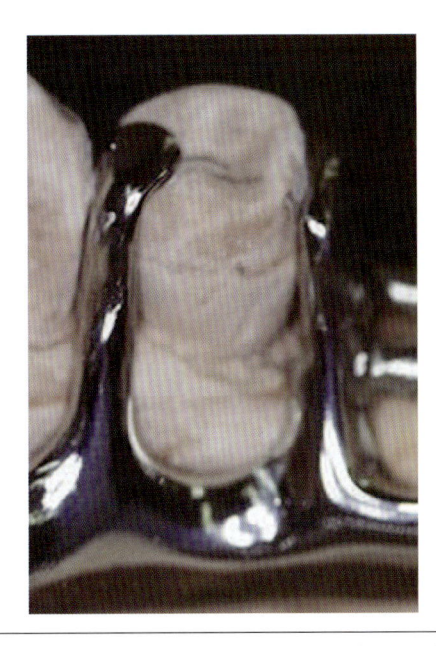

图 5-33 小连接体位于舌侧外展隙内，向牙面移行，以免过厚影响舌体的感觉

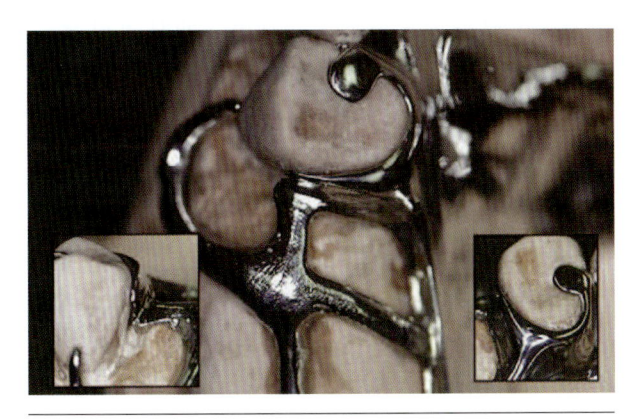

图 5-34 接触导平面的小连接体是卡环组的一部分。邻面板小连接体可以是单独的部件，也可以如图中所示连接在卡环组的舌侧稳定部分上，其宽度约为基牙颊舌尖距离的1/2，向龈方伸展接触基牙的区域为从边缘嵴到解剖牙冠长度的2/3处。从上方观，呈三角形，顶点在颊侧，底边位于舌侧。这样的形状可以避免小连接体影响相邻人工牙的排列

位体相连，也可单独使用（图 5-34）。其必须足够宽以充分发挥导平面的作用。当其与卡环臂相连时，卡环臂起点以下的部分应与牙面移行。如果不与卡环臂相连（如杆型卡环臂的起点在另外的位置时），连接体的整个颊侧部分应移行呈刃状。

紧靠邻面小连接体排列人工牙时，小连接体最厚的部分应靠基牙的舌侧。这样既保证了足够的厚度，又尽量不影响人工牙的排列。从颊侧看人工牙和基牙之间最好只有一薄层金属。从舌侧看小连接体应位于类似于天然牙的邻面外展隙以内。

如前所述，义齿支架连接塑料基托的部分也属于小连接体。这种小连接体应裹包在塑料基托内。

下颌此类小连接体与大连接体相连的结合部应为结实的对接接合（butt-type joints），但不能过厚（图 5-35）。连接体接合处的角度不应大于90°，以保证塑料基托与大连接体之间最有利、最强的机械结合。

这种小连接体以网格形或梯形设计为好，用预成的 12 号半圆形或 18 号圆形蜡线很容易形成。下颌远中游离基托的小连接体应向后伸展到剩余牙槽嵴长度的 2/3，而且颊舌面都要覆盖。这种设计不仅可以增加义齿基托的强度，而且可以减小热处理产生的基托变形。小连接体的设计必须避免干扰人工牙的排列（图 5-36）。

如果准备取修正印模（corrected impression），就要在支架蜡型制作时准备好塑料个别托盘与义齿支架相连接的装置。在基托小连接体上加上钉头状突起可以达到此目的。如果不做类似的准备工作，取印模时塑料托盘就可能脱落或松动。上颌远中游离端义齿基托的小连接体应伸展至剩余牙槽嵴的全长，设计成梯形或环形（图 5-37）。

（三）组织止点

组织止点（tissue stop）是义齿支架固定塑料基托的小连接体上的一部分，用于转移关系和塑料热处理过程中保持支架的稳定。尤其是在塑料

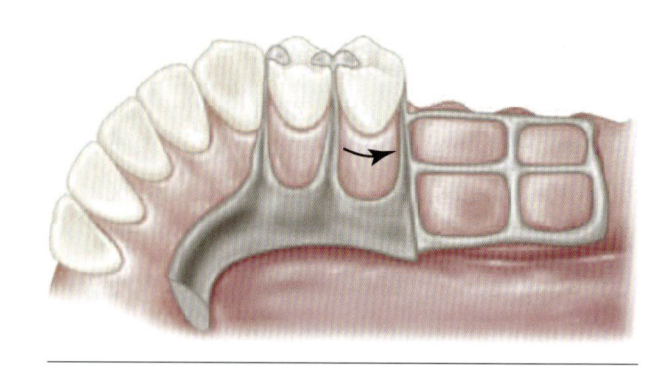

图 5-35 梯形小连接体与大连接体交界处的终止线平滑地融入与第二前磨牙远中导平面接触的小连接体。支架位于终止线前方的部分应向组织移行，在不损害接合部强度的前提下，尽可能避免过厚

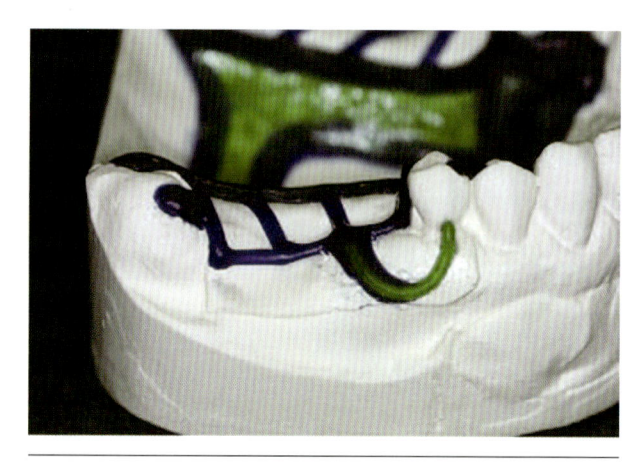

图 5-36 连接塑料基托的小连接体应不影响义齿排牙。小连接体在牙槽嵴顶或将要排牙的部位应无大的框架结构

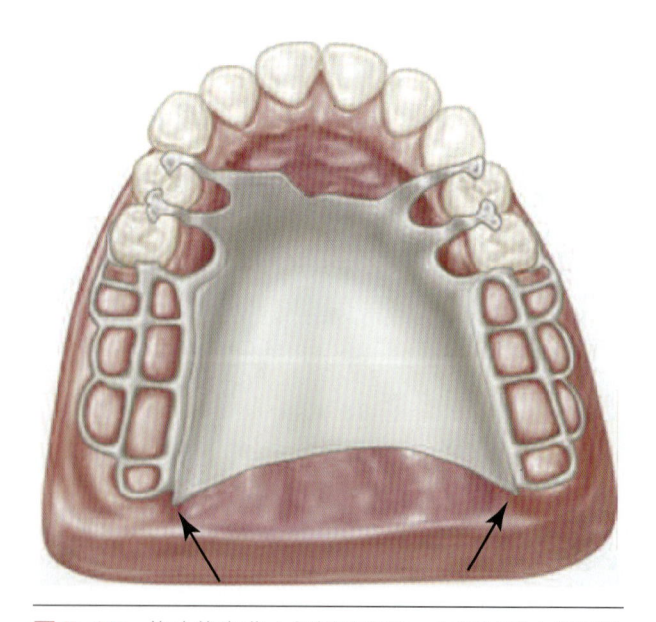

图 5-37 终止线向翼上颌切迹延伸，与通过翼上颌切迹的塑料基托成对接结合（箭头所示）

热处理过程中,有助于防止支架的变形。组织止点可位于剩余牙槽嵴的颊、舌两侧斜面上以保持稳定(图5-38)。

在制取修正印模、灌注修正模型后,需要将组织止点加大,可以通过在组织止点处加自凝塑料完成(图5-39)。

在固定塑料基托的小连接体上,有一个与组织止点相似,但作用不同的另一个部分,位于远端基牙远中,是接触导平面的小连接体的延伸部分。其作用是明确地指示塑料基托的边缘位置(图5-40)。

三、终止线

终止线(finishing line)与大连接体接合处的角度不应大于90°,从而具有一定倒凹(图5-41)。小连接体向中线方向伸展的范围取决于上腭大连接体侧向伸展范围。很多时候,终止线的位置常常被忽略。如果终止线过于偏中线,上腭的自然形态将由于大连接体与小连接体接合部以及塑料基托的厚度而改变(图5-42)。反之,如果终止线过于偏向颊侧,则很难形成人工牙舌面的自然形态。因此,大、小连接体接合部的终止线位置应

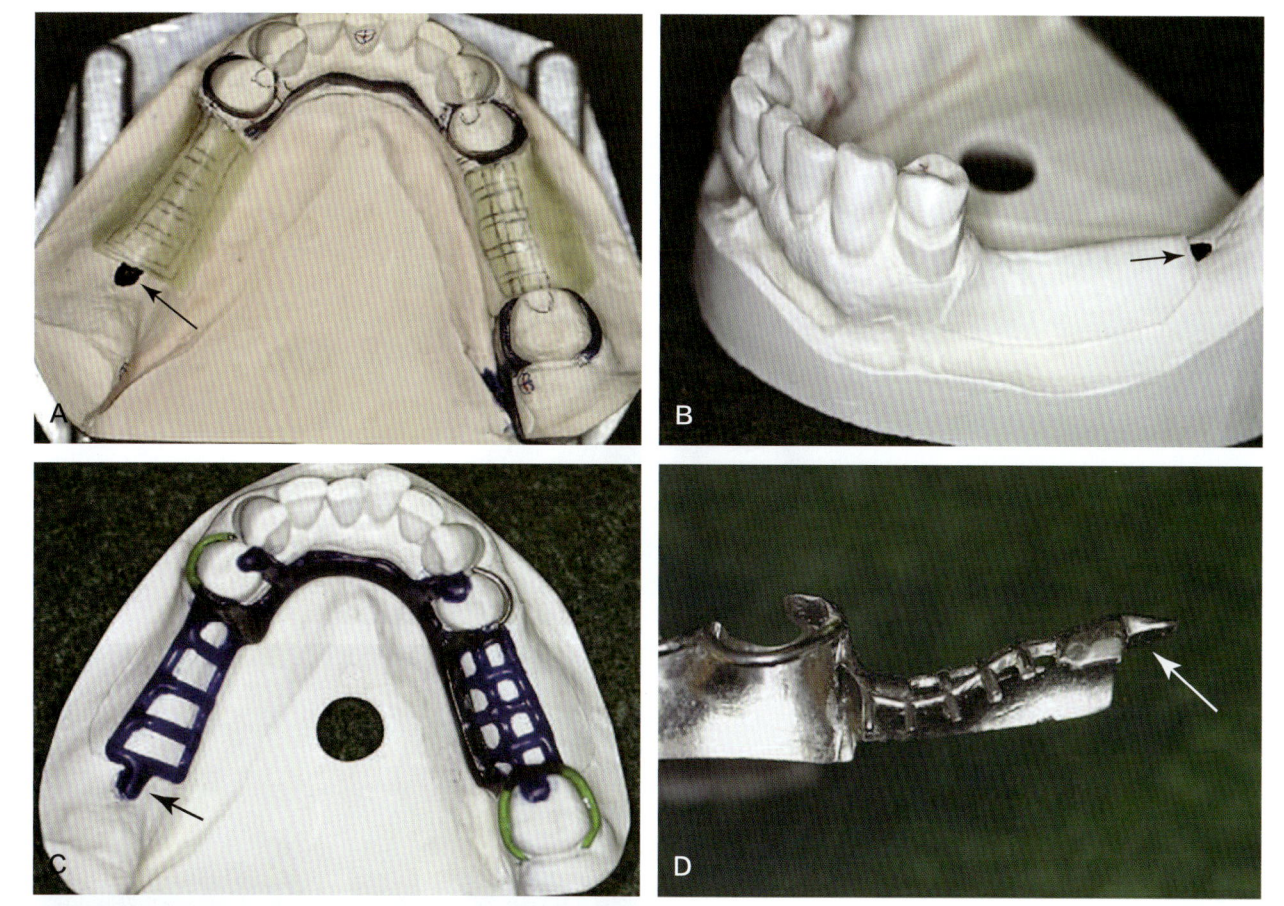

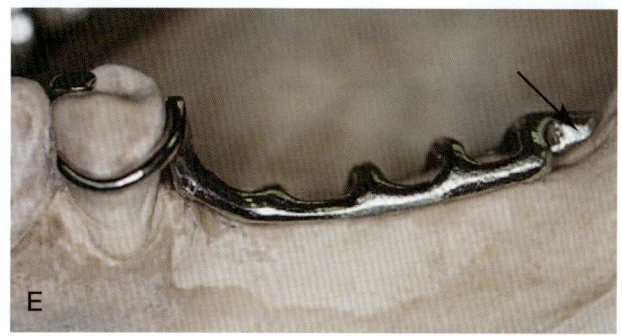

图5-38 A.箭头所指处为组织止点的位置;B.经过准备,将用于复制耐高温模型的工作模型,剩余牙槽嵴远中缓冲蜡片后部(箭头所示)将是设置组织止点蜡型的位置;C.缓冲蜡片远中的组织止点蜡型(箭头所示);D.组织止点颊侧观;E.支架就位于模型上,显示带缓冲的小连接体后方组织止点与牙槽嵴组织接触。箭头显示组织止点

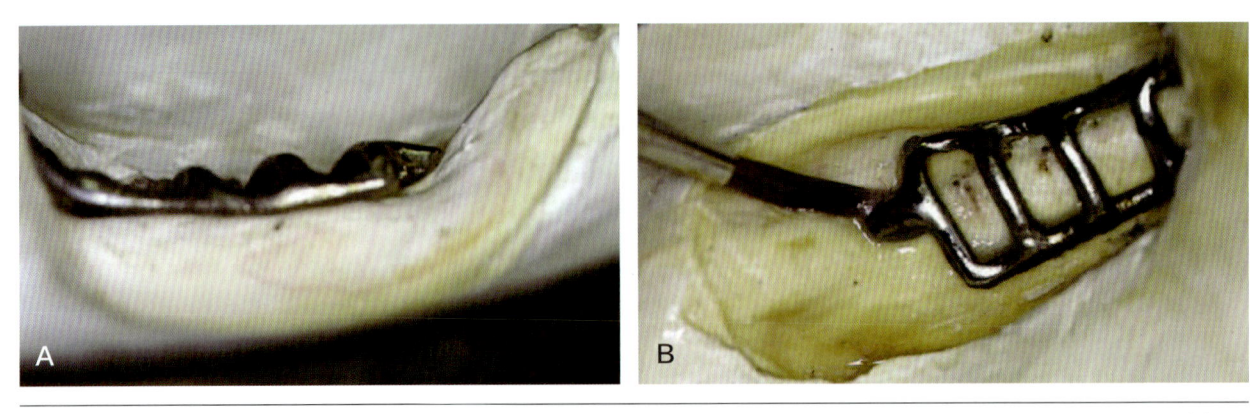

图 5-39 A. 包埋有游离端义齿的型盒下半部分。注意小连接体的末端（原来的组织止点）从牙槽嵴上抬高了。支架是在记录剩余牙槽嵴解剖形态的模型上做成的，而后通过修正印模记录牙槽嵴的功能形态，因此组织止点变高了；B. 在组织止点与牙槽嵴之间加自凝塑料。在塑料基托充胶和热处理过程中保持小连接体的位置

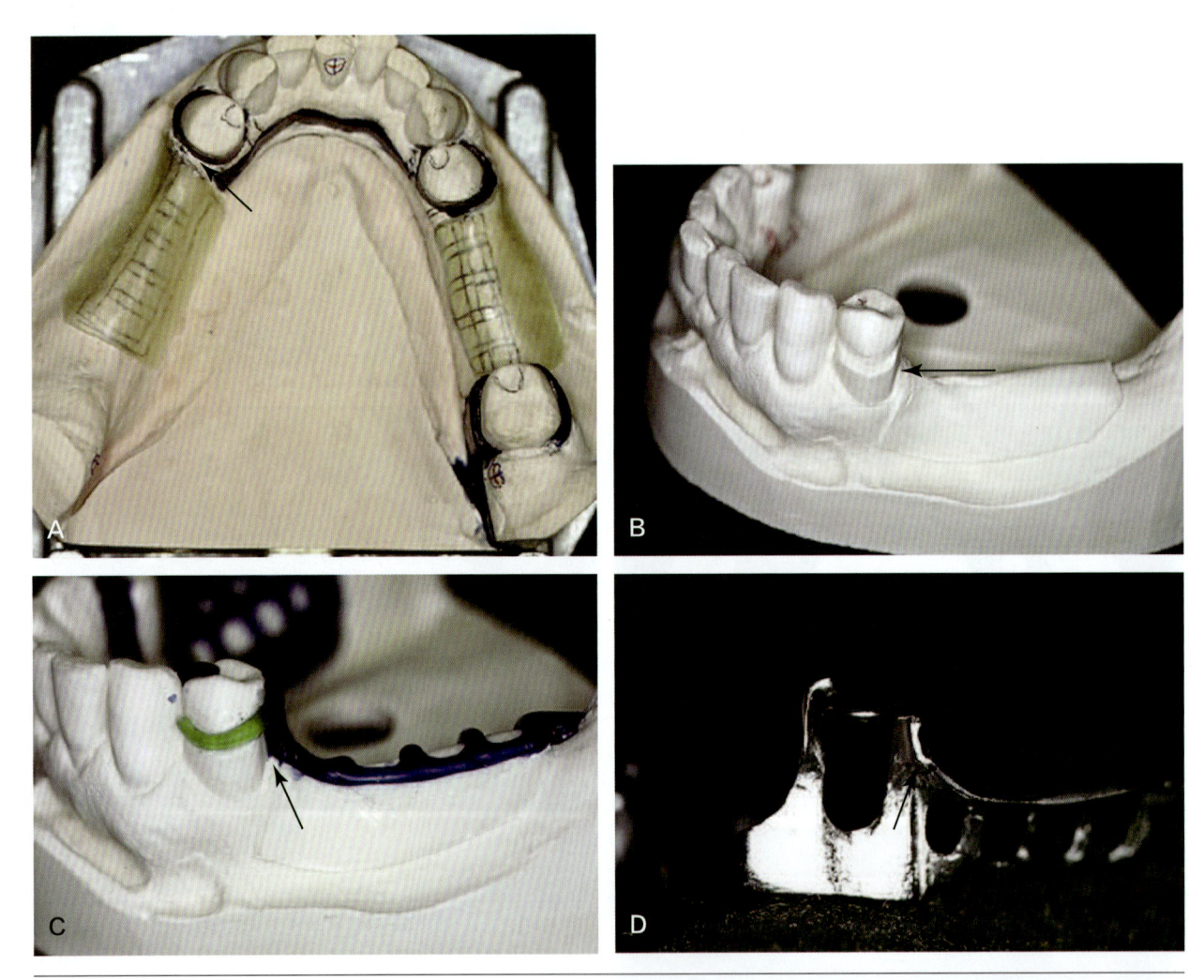

图 5-40 边缘指示组织止点。A. 边缘指示组织止点用于指示义齿塑料基托在末端基牙处的终止位置。注意缓冲蜡片前部区域的空隙。支架蜡型会充满该空隙，铸造后该部位将与牙槽嵴组织接触；B. 耐高温模型上可见基牙远中牙槽嵴缓冲处的空隙；C. 蜡型充满该间隙，铸造后用于指示义齿塑料基托边缘的组织止点；D. 位于游离缺失义齿基牙远中小连接体下方缓冲区前方的边缘指示组织止点

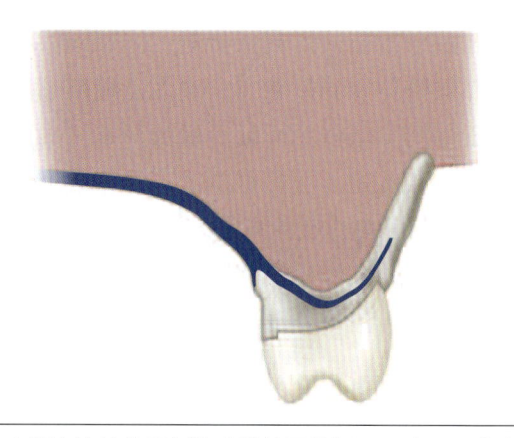

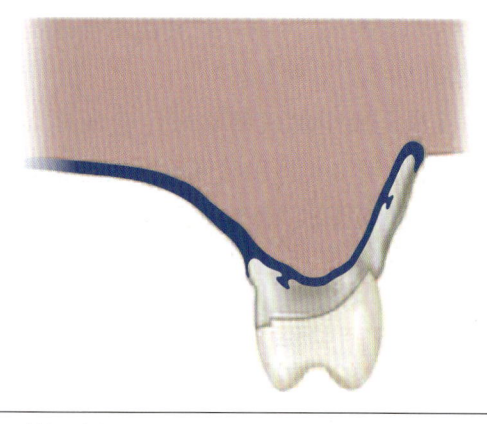

图 5-41 上腭大连接体舌侧终止线的冠状断面。右图是全金属基托连接体，左图是塑料基托。两种情况下，终止线的位置都减小了连接人工牙的塑料基托的厚度。恢复上腭形态，助于患者的发音和自然的感觉

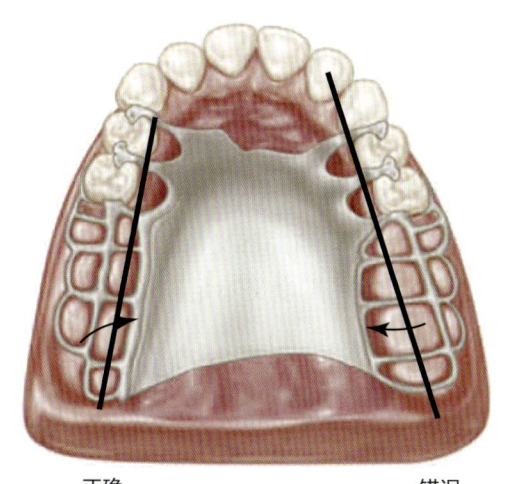

图 5-42 大连接体与小连接体相结合的腭侧终止线，应位于缺失后牙舌面假想连线腭侧 2mm 处。右侧终止线离腭中线过近，会改变上腭的自然形态

以能恢复自然的上腭形态为依据，并要考虑到人工牙的排列位置。

对小连接体和杆型卡环固位臂的接合部也必须有同样认识。接合处应呈 90°的对接结合，应遵循基托形态和卡环长度的设计原则。

四、组织对金属覆盖物的反应

可摘局部义齿中组织对金属覆盖物的不良反应曾经是争论的焦点之一，尤其是在游离龈缘区和组织与金属广泛接触的区域。组织反应的原因可以是缺乏支持导致组织压迫，缺乏口腔卫生措施以及连续长期使用修复体导致组织与金属长时间接触所致。

对义齿跨越龈缘区以及其他无支持能力的组织接触区缓冲不充分会造成义齿对组织的压迫。同样地，由于牙齿和（或）组织支持丧失所致义齿下沉，也会导致组织压迫的发生。义齿下沉的原因有支托设计不当、支托区龋坏、支托折断和殆力作用下基牙下沉等。维持义齿在基牙和组织上有足够的缓冲和支持是非常重要的。组织支持丧失所致义齿下沉也可以对牙弓其他部位组织产生压迫，如大连接体下方组织支持的丧失。必须尽量防止义齿下沉，一旦发生则必须纠正。如果局部义齿部件必须覆盖或跨越口腔组织，则必须避免过多地压迫组织。

缺乏口腔卫生措施会由于食物残渣和菌斑的聚集而引起组织的不良反应。不清洁的局部义齿会刺激覆盖的口腔组织。这些曾被错误地解释成覆盖组织对修复体的反应。义齿清洁的另一个因素是义齿组织面清洁的维持。

造成组织不良反应的前两个原因会随义齿戴用时间的延长而加重。黏膜不能耐受与义齿持续性的接触，会导致炎症和上皮屏障的破坏。一些患者习惯于一直戴用可摘义齿，而忽略了经常将其摘下以使组织得到休息，避免持续性接触。这种情况尤其常见于修复前牙缺失的局部义齿，这些患者除了在浴室内刷牙的时间以外从不愿将义齿摘下。软组织不应长期覆盖，否则将发生改变。

患者每天应将义齿摘下几小时，以使组织接触的反应得到缓解并恢复到正常状态。

应用舌板和金属全腭板的临床经验明确显示，在组织受压、清洁和戴用时间等因素得到控制的情况下，义齿覆盖本身不会损害口腔组织的健康。

五、大连接体回顾总结

（一）下颌舌杆

（1）适应证：适用于在稍抬高的牙槽骨舌侧口底和舌侧龈缘之间有足够空间的下颌可摘局部义齿。

（2）特点和位置：①截面为半梨形，最厚处位于下部；②上缘向软组织移行；③上缘在龈缘下 4mm 以上，且越远越好；④下缘位于患者轻抬舌时牙槽骨舌侧口底的高度。

（3）工作模型的填倒凹和缓冲：①所有沿就位道方向的组织倒凹；②当牙槽嵴舌侧面有倒凹或平行于就位道时，加一层 32 号厚的蜡片（图11-23，图11-24）；③当牙槽嵴舌侧面为向下和向后的斜坡时不需要缓冲；④用一层基托蜡片覆盖承托区（将连接塑料基托的小连接体抬高）。

（4）蜡型规格：①6 号的半梨形蜡线，用与设计宽度一致的 22～24 号蜡片或相似的塑料铸型加固；②长杆要厚于短杆，但截面形态不变。

（5）终止线：与小连接体对接结合用于义齿基托的固位。

（二）下颌舌板

（1）适应证：①牙槽骨舌侧口底过于接近舌侧龈沟，宽度不足以采用舌杆时；②第Ⅰ类缺损中牙槽嵴过度垂直吸收，难以利用基托来抵抗义齿水平旋转的情况；③利用牙周条件差的余留牙的组牙功能获得支持，并抵抗游离端义齿的水平（非垂直向）旋转；④将来可以在舌板上增加固位环来修复以后缺失的切牙。

（2）特点和位置：①截面为半梨形，最厚处位于下部；②薄金属板向上伸展，与前牙舌隆突和后牙舌面外形高点接触；③邻间隙处，舌板向邻间隙伸展到接触点的高度，遮蔽邻间隙；④由于邻间隙填倒凹而使舌板的形态呈扇形；⑤上缘与所接触的牙面移行；⑥下缘位于患者轻抬舌时牙槽嵴舌侧口底的高度。

（3）工作模型填倒凹和缓冲：①所有与其接触的牙齿沿就位道方向的倒凹；②所有相关的龈沟；③牙槽嵴舌面和承托区的处置与舌杆相同。

（4）蜡型规格：①下缘：6 号的半梨形蜡型，用 24 号蜡片或类似的塑料铸型加强；②舌面板：用 24 号蜡片。

（5）终止线：与小连接体对接结合用于义齿基托的固位。

（三）下颌舌下杆

（1）适应证：用于游离龈缘下方的口底高度小于 6mm 的下颌可摘局部义齿。只要是希望露出游离龈缘，而口底高度又不足以放置舌杆时，都可以应用舌下杆。

（2）禁忌证：余留前牙严重舌倾。

（3）特点和位置：舌下杆基本和舌杆一样，截面为半梨形，只是最厚的部分靠舌侧，向唇侧移行变薄。杆上缘距离龈缘至少 3mm。下缘位于患者轻抬舌时牙槽嵴舌侧口底的高度。必须取功能性印模以准确记录舌侧前庭的高度。

（4）工作模型填倒凹和缓冲：①所有沿就位道方向的组织倒凹；②当牙槽嵴舌侧面有倒凹或平行于就位道时，要加一层 32 号厚的蜡片；③用一层基托蜡片覆盖承托区（将连接塑料基托的小连接体抬高）。

（5）蜡型规格：①6 号的半梨形蜡型，用与设计宽度一致的 22～24 号蜡片或相似的塑料铸型加固；②长杆要厚于短杆，但截面形态不变。

（6）终止线：与小连接体对接结合用于义齿基托的固位。

（四）带连续杆（舌隆突杆）的下颌舌杆

（1）适应证：①当可用舌板，但由于前牙的轴向排列问题，邻接面需要大量填倒凹时；②当下前牙之间存在宽间隙、用舌板会在唇侧过多地暴露金属时。

(2) 特点和位置：①一般情况下，形态和放置位置与舌杆一样；②薄而窄（3mm）的金属杆置于前牙舌隆突上，依舌外展隙而呈扇形，上下缘向牙面移行；③在两侧起始于相邻主要基牙上的切支托、舌支托或𬌗支托。

(3) 工作模型填倒凹和缓冲：①牙槽嵴舌侧面和承托区与采用舌杆时相同；②除沿就位道方向的邻面间隙要填倒凹外，连续杆不需要缓冲。

(4) 蜡型规格：①舌杆部分同单个舌杆；②连续杆要用两条28号蜡片（3mm宽），重叠置于舌隆突上和舌外展隙内。

(5) 终止线：与小连接体对接结合用于义齿基托的固位。

（五）下颌连续杆（舌隆突杆）

(1) 适应证：当可用舌板和舌下杆，但由于前牙的轴向排列问题，邻接面需要大量填倒凹时。

(2) 禁忌证：①前牙严重舌倾；②下前牙存在宽间隙，舌隆突杆会在唇侧过多地暴露金属。

(3) 特点和位置：①薄而窄（3mm）的金属杆置于前牙舌隆突上，依舌外展隙而呈扇形，上下缘向牙面移行；②在两侧起始于相邻主要基牙上的切支托、舌支托或𬌗支托。

(4) 工作模型填倒凹和缓冲：除了沿就位道方向的邻间隙要填倒凹外，舌隆突杆不需要缓冲。

(5) 蜡型规格：舌隆突杆的蜡型采用两条28号蜡片（3mm宽），重叠置于舌隆突上和舌外展隙内。

(6) 终止线：与小连接体对接结合用于义齿基托的固位。

（六）下颌唇杆

(1) 适应证：①下颌余留的前磨牙和切牙舌向倾斜，又无法矫正，妨碍常规舌杆的放置时；②过大的不能手术去除的舌隆突，妨碍舌杆或舌板的应用时；③严重的舌侧组织倒凹，不能应用舌杆或舌板时。

(2) 特点和位置：①截面为半梨形，下部最厚，位于下颌的唇颊侧；②上缘向软组织移行；③上缘距唇颊侧龈缘至少4mm，且越远越好；④下缘位于唇颊侧前庭附着龈（不可动）与非附着龈（可动）的接合部。

(3) 工作模型填倒凹和缓冲：①所有沿就位道方向的组织倒凹。当唇颊侧有倒凹或与就位道平行时，加一层32号蜡片；②当牙槽嵴唇颊侧为向外下方的斜坡形时，则不需要缓冲；③承托区与舌杆相同。

(4) 蜡型规格：①6号的半梨形蜡型，用22～24号蜡片或类似的塑料铸型加强；②长杆要比短杆厚，但截面形态不变；③通过唇颊侧的小连接体与位于𬌗面的或其他的上部结构相连；④从唇颊侧与基托小连接体相连。

(5) 终止线：与小连接体对接结合用于义齿基托的固位。

（七）单个宽腭带

(1) 适应证：双侧短缺隙的牙支持式义齿。

(2) 特点和位置：①具有解剖形态；②前缘顺沿腭皱间的谷底，尽量与腭中缝成直角；③后缘与腭中缝成直角；④宽8mm，或者接近一个上颌前磨牙与第一磨牙宽度之和；⑤限制在4个主要支托包围的区域内。

(3) 工作模型填倒凹和缓冲：①除隆起的近中线的腭皱和连接体跨过的骨隆突处需少量缓冲外，一般不需要缓冲；②在承托区加一层基托蜡片（将连接塑料基托的小连接体抬离）。

(4) 刻线：见图5-28～图5-30。

(5) 蜡型规格：解剖形态蜡型，相当于22～24号蜡片的厚度，根据牙弓宽度选择。

(6) 终止线：①有倒凹并稍抬高；②距主要基牙和人工牙舌面的假想连线不超过2mm；③与牙弓曲度平行。

（八）单腭板

（1）适应证：①剩余牙槽嵴垂直吸收少，能提供良好支持的第Ⅰ类缺损；②Ⅴ形或U形腭穹隆；③基牙强壮（单个牙或夹板固定的多个牙）；④至少余留6个前牙；⑤直接固位没有问题；⑥没有上腭隆突的干扰。

（2）特点和位置：①具有解剖形态；②前缘顺沿腭皱间的谷底，尽量与腭中缝成直角，向前方伸展不超过𬌗支托或间接固位体；③后缘位于硬软腭交界处，但不延伸到软腭，与腭中缝成直角，向两侧伸展到翼上颌切迹。

（3）工作模型填倒凹和缓冲：①除隆起的腭中缝或连接体覆盖的小骨突处需缓冲外，一般不需要缓冲；②在承托区加一层基托蜡片（将连接塑料基托的小连接体抬高）。

（4）刻线：见图5-28～图5-30。

（5）蜡型规格：相当于24号蜡片厚的解剖形态蜡型。

（6）终止线：①翼上颌切迹处呈对接结合；②有倒凹并稍加高；③距缺失牙舌面的假想连线不超过2mm；④与牙弓曲度平行。

（九）前后联合宽腭带

（1）适应证：①基牙和剩余牙槽嵴的支持作用良好，直接固位作用充分，不需要间接固位的第Ⅰ、Ⅱ类缺损；②缺隙较长的第Ⅱ类1亚类缺损；③必须用可摘局部义齿修复前牙的第Ⅳ类缺损；④存在不能手术去除的上腭隆突，但没有向后延伸到硬软腭交界。

（2）特点和位置：①呈空心的平行四边形；②前、后腭杆较宽（8～10mm）；③侧腭杆稍窄（7～9mm），与牙弓平行，距余留牙龈沟6mm以上；④前腭杆：前缘不超过前部支托，距舌侧龈沟6mm以上，顺腭皱间的谷底，与腭中缝成直角。后缘如果在腭皱区，也要顺沿腭皱谷底，与腭中缝成直角；⑤后腭杆：后缘位于硬软腭交界处，与腭中缝成直角，游离端侧伸展到翼上颌切迹；⑥具有解剖形态或为皱纹表面。

（3）工作模型填倒凹和缓冲：①除前、后宽腭杆经过的隆起的腭中缝外，一般不需要缓冲；②在承托区加一层基托蜡片（将连接塑料基托的小连接体抬高）。

（4）刻线：见图5-28～图5-29。

（5）蜡型规格：①22号蜡片厚度的解剖形态或皱纹表面的蜡型；②后腭杆：22号蜡片厚度，8～10mm宽，或者用近似6号厚度和宽度的半椭圆形蜡型。

（6）终止线：与腭板相同。

（十）全腭板

（1）适应证：①只剩余前牙或几个前牙时；②有一个很长的后方亚类缺隙和前牙缺隙的第Ⅱ类缺损；③剩余1～4个前磨牙和部分或全部前牙的第Ⅰ类缺损，基牙支持弱又无法加强；剩余牙槽嵴严重垂直吸收；难以获得直接固位；④没有上腭隆突。

（2）特点和位置：①解剖形态的全上腭铸造金属托，前部由支托支持；②前部为上腭舌板（palatal linguoplate）支持，后部与塑料基托相连；③与全部或几乎全部余留牙接触；④后缘：止于硬软腭交界处；游离端侧伸展至翼上颌切迹；与腭中缝成直角。

（3）工作模型填倒凹和缓冲：①除隆起的腭中缝或上腭小骨突外，一般不需要缓冲；②在承托区铺一层基托蜡片（抬高固定塑料基托的小连接体）。

（4）刻线：见图5-28～图5-30。

（5）蜡型规格：①相当于22～24号蜡片厚度的解剖形态蜡型；②舌板的塑料延伸部分与全口义齿相同。

（6）终止线：见前述。

（十一）U形腭板

此种大连接体只有在存在延伸至硬腭后缘而又不能手术去除的上腭隆突时才使用。

U形腭板是所有上腭大连接体中最差的设计，因为它缺少其他类型的连接体所具有的刚性。当必须应用时，连接体从主要𬌗支托向前方伸展的部分必须由间接固位体支持。连接体的前缘须离开龈缘至少6mm。如果前缘由于某种原因必须与余留牙接触时，连接体须由位于正确预备支托凹内的支托提供支持。任何时候都不能支撑在前牙倾斜的舌面上。

蜡型规格、终止线等与前述的铸造全腭板或其他类似的大连接体相同。

第6章

支托和支托凹

虽然大连接体在将所有可摘局部义齿的组成部件连成一个整体起到重要作用,但是需要在余留牙上通过支托和支托凹的合理使用才能起到对抗功能性殆力的作用。牙齿对抗功能性殆力并长期保持义齿稳定的作用是通过精确的机械支持作用实现的。研究显示天然牙受力后移位和复位的情况远优于口腔黏膜。同样地,种植体抵抗咀嚼时殆力的作用优于天然牙。

因此,在活动修复体中正确利用牙齿对抗功能性外力,是控制修复体移位、获得功能稳定的一个非常重要的方法。当多颗牙缺失,没有理想的软组织支持,且对颌牙为天然牙列时可以优先考虑使用种植支持。

一、支托在控制修复体移位方面的作用

正确利用牙齿需要考虑如何最好地发挥牙齿的支持能力。因为牙齿能有效抵抗轴向力,所以修复体支架应使牙齿的受力方向尽量接近牙齿轴向。各种支托具有不同的形式,主要目标都是更好地利用天然牙。必须认识到要达成这个目标就必须对牙齿进行一定的磨改。

可摘局部义齿必须获得垂直向的支持。义齿放置在牙齿表面,提供垂直支持的部件被称作支托(rest)(图6-1)。支托必须位于正确预备过的牙体表面。基牙上容纳支托的预备面被称为支托凹(rest seat)。支托根据放置的牙面而命名(殆支托,舌支托,切支托)。任何支托的外形应恢复支托凹预备之前的牙冠外形。

支托的主要目的是为可摘局部义齿提供垂直向支持。同时,它还应遵循以下原则:

(1)将义齿各部件维持在其预定的位置。
(2)通过阻止义齿的下沉来维持殆关系。
(3)防止压迫软组织。
(4)传递和分散殆力到基牙上。

支托为可摘局部义齿提供了支持,并且抵抗义齿向组织方向的运动,向基牙传递垂直向的力并使其沿牙齿的长轴传递。在这一点上,牙支持式可摘局部义齿支托的功能与固定义齿的固位体在一定程度上相似。显然,为了达到这样的稳定性,支托必须坚固,必须从基牙获得确定的支持作用。这就意味着在承受殆力时支托和牙体要保持稳定的接触,不可能发生运动或者滑动。

在可摘局部义齿有一个或两个游离端时,义齿游离端离基牙越远,需要越大的软组织支持力。相反离基牙越近,更多的殆力负担通过支托传递到基牙。因此殆力是由基牙和剩余牙槽嵴支持组织分担的。

支托通过防止义齿龈向运动,维持卡环臂固位部分在基牙倒凹内的位置。卡环臂固位部分应与基牙保持被动接触,随时准备抵抗垂直向脱位

第 6 章 支托和支托凹

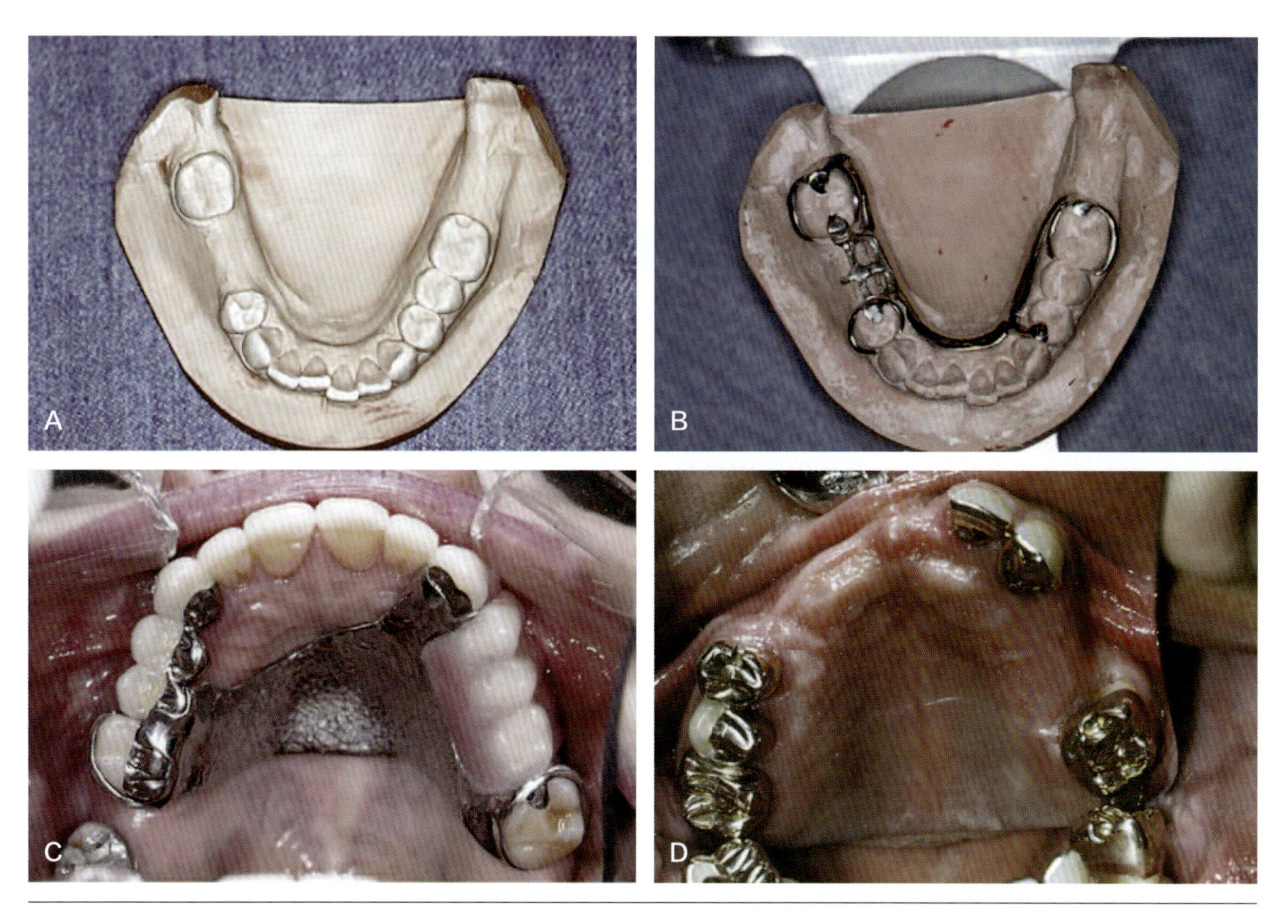

图 6-1 A. 在磨牙和前磨牙上已经预备好的𬌗支托凹,可对义齿提供垂直向支持;B. 牙支持式可摘局部义齿的支架。患者右侧的支托对可摘局部义齿提供垂直向支持;患者左侧的支托提供跨牙弓的支持和稳定;C. 修复体通过支托提供牙支持作用,这些支托位于尖牙和一些后牙𬌗面预备好的支托凹内;D.kennedy Ⅲ类 1 亚类上颌牙弓,在尖牙和侧切牙舌面预备了支托窝凹,在前磨牙和磨牙𬌗面也预备了支托窝凹

力。当受到脱位力作用时,卡环臂应该立即主动地抵抗垂直向脱位。如果因为义齿的下沉导致卡环臂远离牙面,那么在卡环发挥功能之前,可能会发生一定量的垂直脱位。支托可以起防止义齿下沉的作用,因此有助于维持局部义齿的垂直稳定性。

同样可以考虑将种植体作为支托使用。种植体的应用可以消除支持的软组织的压缩下沉,控制义齿基托的垂直向运动,消除或改变支点线,同时有助于增加修复体的支持和稳定性。

二、𬌗支托和支托凹的形态

牙𬌗支托的形态设计和放置位置需要遵循以下原则:

(1)𬌗支托凹的外形应该是一个顶点朝向𬌗面中央的圆三角形(图 6-2)。

(2)𬌗支托长度与宽度一致。无论前磨牙还是磨牙,三角形的底边(在边缘嵴部分)宽度应该至少 2.5mm 以上。过小的支托凹会导致金属支托体积过小,尤其是在用支托来恢复基牙𬌗面形态时。

(3)必须磨低基牙在𬌗支托处的边缘嵴,使金属支托和小连接体有足够的厚度,以获得足够的强度和硬度,这意味着边缘嵴通常需要磨低 1.5mm 左右。

(4)𬌗支托凹的底部应该是从边缘嵴和𬌗面向下的凹面或匙形(图 6-3)。在预备𬌗支托凹时应该仔细,避免在预备体上形成锐边或线角。

（5）𬌗支托与相连的垂直向小接体之间形成的角度应该小于90°（图6-4和图6-5）。只有这样才使𬌗力沿基牙长轴传递。角度大于90°时，𬌗力不能沿支持基牙长轴传递，而且还会使义齿离开基牙滑动，这会对基牙产生侧向矫治力，可能使牙齿移动（图6-6）。

当原有的𬌗支托凹向边缘嵴处倾斜，且又因为怕磨穿釉质或预备体，支托凹不能修改也不能加深时，那么必须采用辅助𬌗支托（second occlusal rest）防止主支托滑动和基牙的矫治性移动（图6-7）。辅助支托应该越过降低了的边缘嵴，位于基牙与主𬌗支托相对的另一侧，如果有可能，支托凹底应从边缘嵴开始稍向根尖方向倾斜。如果与它相连的连接体足够坚固，位于基牙上两个相对斜面的𬌗支托可以防止对基牙的不良作用力。混合支持式的义齿的𬌗支托和基牙的关系应该是浅的球-凹关节的形式，防止对基牙产生水平向的作用力。𬌗支托应该只提供𬌗向支持。抵抗修复体水平移位的稳定作用必须由局部义齿的其他部件提供，而不能靠𬌗支托的锁结作用，否则可能对基牙产生杠杆作用。

三、延伸𬌗支托

Kennedy第Ⅱ类Ⅰ亚类和第Ⅲ类缺损者，当末端基牙为向近中倾斜的磨牙时，需设计延伸的𬌗支托以减少基牙的进一步倾斜，并保证𬌗力沿基牙的长轴方向传导。支托长度应超过基牙

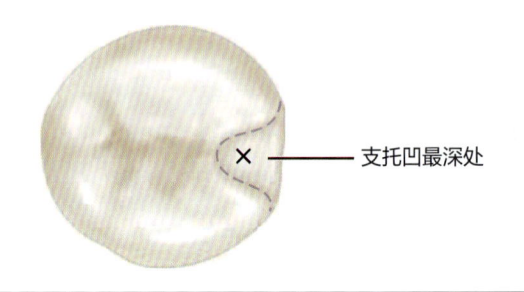

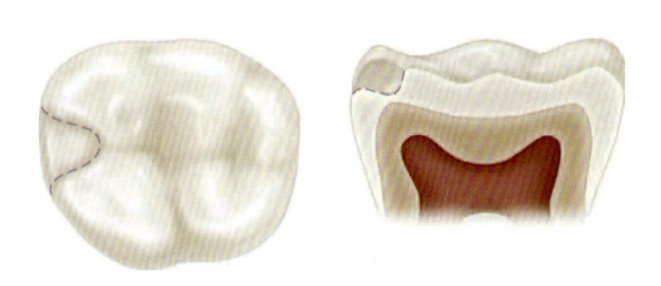

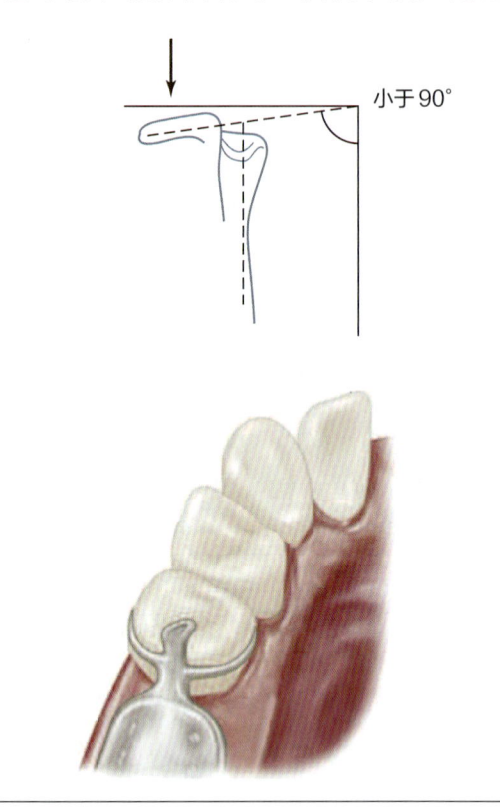

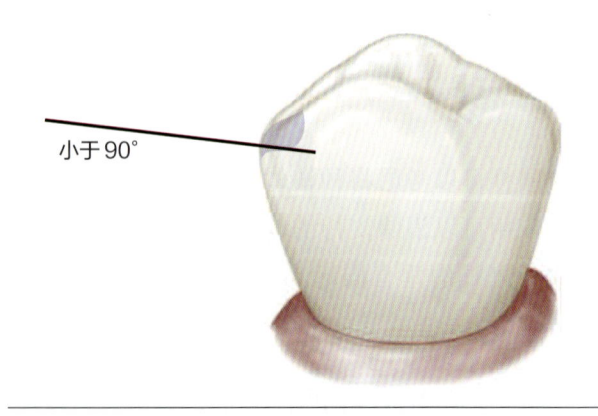

图6-2 𬌗支托凹最深的部分应该在已经降低了的边缘嵴内侧（图中X所示）。降低边缘嵴是为了使𬌗支托有一定的厚度，同时又不会影响咬合

图6-3 磨牙上的𬌗支托凹为圆三角形面，𬌗面边缘光滑，边缘嵴处降低并圆钝

图6-4 𬌗支托应呈匙形，并且从边缘嵴处开始稍向根尖方向倾斜。支托应恢复基牙原有的𬌗面形态

图6-5 𬌗支托凹底应从已降低的边缘嵴处开始向根尖方向倾斜。邻面预备和边缘嵴的降低与圆钝应在支托凹预备完成前进行，支托凹底的斜度要小于90°

第 6 章 支托和支托凹　059

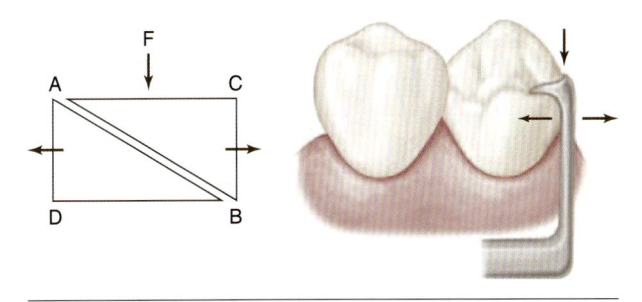

图 6-6　当𬌗支托凹底朝向边缘嵴的根方倾斜时，𬌗力作用于支托凹底斜面的结果。F 为作用于基牙的𬌗力；AB 为支托凹大于时𬌗支托与基牙关系；ABC 为可摘局部义齿支架；ABD 为基牙

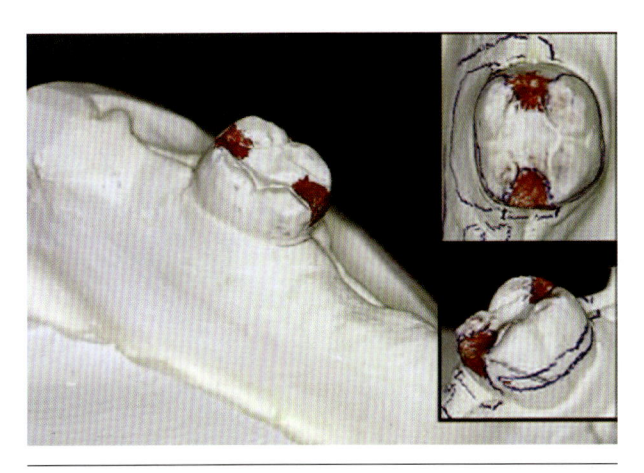

图 6-7　通过诊断模型对近中倾斜的磨牙作为基牙的情况进行评价，由于磨牙的近中倾斜预备𬌗支托时不能对基牙过多地预备。患者不能接受通过全冠修复改善牙体长轴倾斜角度或者是采用正畸方法竖直基牙的费用。这种情况可以同时采用近中、远中𬌗支托来支持义齿并使𬌗力尽量沿基牙牙根方向传导。图中还标出了拟采用的圈形卡环的设计图

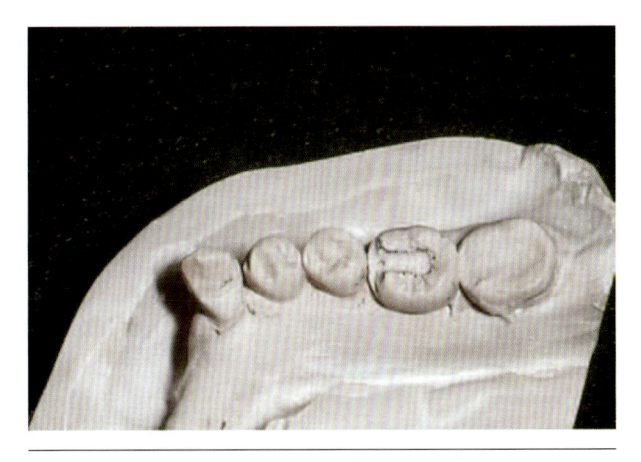

图 6-8　工作模型显示为获得最佳的支持作用，放置于下颌第一磨牙上的延伸𬌗支托。延伸𬌗支托如果放置在与缺隙相邻的近中倾斜的磨牙上（如图 6-7），可使𬌗力沿基牙长轴传导而不需要再放置远中𬌗支托

四、邻间𬌗支托凹

直接固位体的设计可能要用到邻间𬌗支托（图 6-10）。除了更向舌侧延伸外，邻间𬌗支托凹的预备与单个𬌗支托凹相同（图 6-11）。为了避免支架对邻接面的楔力作用，可以采用两个相邻支托而不是一个单个支托。另外，相连的𬌗支托可以使食物避开邻接点。

在预备这样的支托凹时，必须小心，避免损伤或破坏基牙的邻接点，同时必须磨除足够的牙体组织，既保证𬌗支托等结构有足够的体积和强度，而其形状又不会改变𬌗接触，为了检查放置支托部位的接触情况，必须将诊断模型上𬌗架进行分析，此处必须存在或预备出足够的间隙，以避免安放支托后造成咬合障碍（图 6-12）。

舌侧外展隙只需进行少量牙体预备。为防止小连接体对基牙的扭力，要避免预备成一条垂直的沟。

五、冠内𬌗支托

由基牙上的铸造固位体支持的完全牙支持式局部义齿，可以采用冠内𬌗支托来获得𬌗支持和水平稳定作用（图 6-13）。

冠内𬌗支托不是固位体，因此不要与冠内附

近远中的 1/2，宽度接近颊舌径的 1/3，厚度不小于 1mm，支托凹应圆滑，无倒凹和锐角（图 6-8）。

如果基牙严重倾斜，延伸𬌗支托可以做成高嵌体的形式，来恢复𬌗平面（图 6-9）。基牙预备包括磨除或充填点隙、裂、沟；𬌗面颊舌侧预备 1~2mm 宽的斜面，使高嵌体型𬌗支托起到稳定作用；支托应恢复基牙的形态和𬌗关系，并保证沿牙长轴方向传导𬌗力。基牙预备时还必须在近中面预备 1~2mm 的导平面。

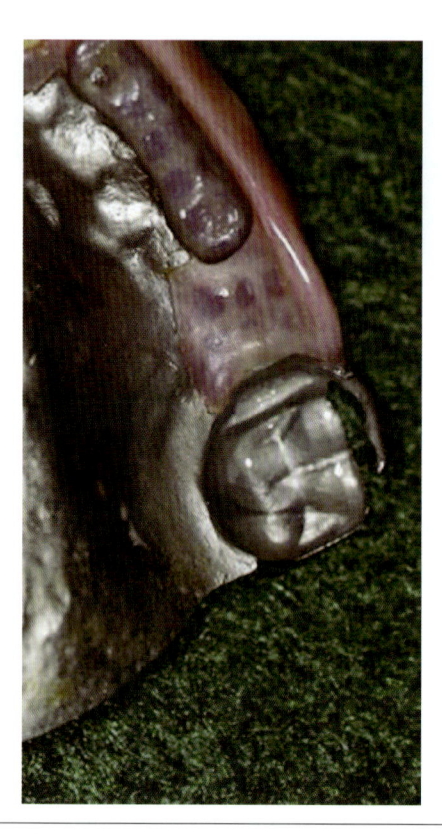

图 6-9 高嵌体型𬌗支托的组织面观，恢复上颌磨牙形态和咬合

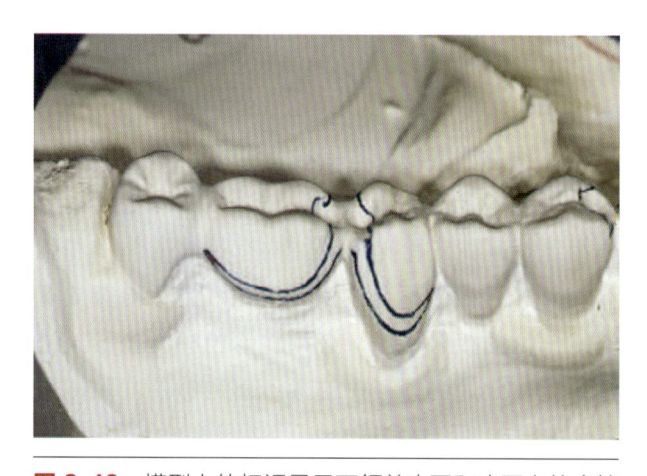

图 6-10 模型上的标记显示下颌前磨牙和磨牙上的直接固位体和邻间𬌗支托的复合体设计。卡环固位臂从位于预备好的邻间𬌗支托凹内的邻间𬌗支托延伸进入磨牙远中颊侧和前磨牙近中颊侧的倒凹

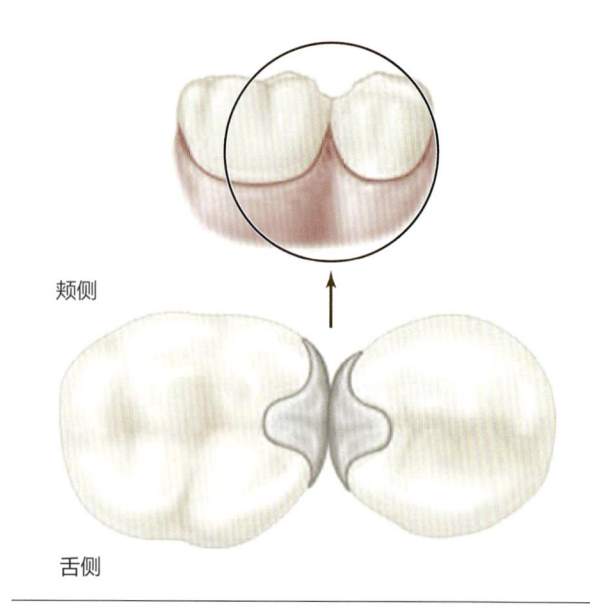

图 6-11 符合支托凹预备要求的前磨牙和磨牙支托凹。支托凹偏向舌侧，保证小连接体有足够的强度而又不会过多地占据外展隙的空间。这种类型的支托凹预备较困难，必须小心避免破坏邻接点，同时每个基牙的边缘嵴均应降低足够的高度（1.5mm）

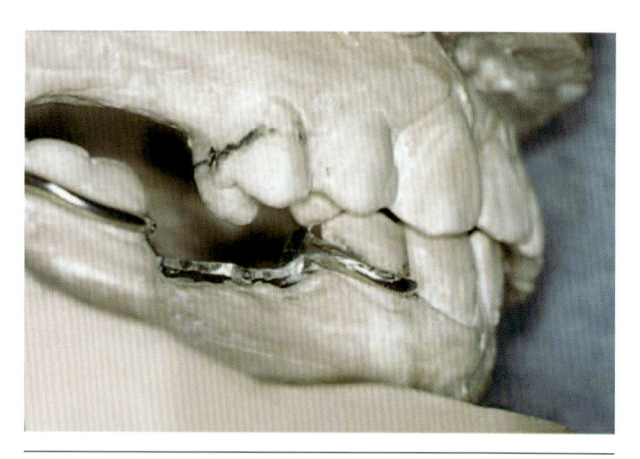

图 6-12 支架完全就位于𬌗架上的模型上，可见通过正确的支托凹预备获得了放置支托的𬌗间隙

着体混淆。咬合支持由支托凹底提供，水平稳定由这一类支托凹接近垂直的侧壁提供。支托侧壁应平行于就位道，稍向𬌗方敞开，并呈鸠尾状以防止向邻面脱位。

冠内支托的主要优点是可以去除外露的颊侧卡环臂，并使支托凹的位置与基牙（水平）倾斜轴处于更有利的位置关系。固位由舌侧的卡环臂提供。卡环臂为铸造或锻丝卡，位于基牙天然倒凹或人工预备的倒凹区内。

制作冠内支托时，可以雕蜡型，也可以在铸造修复体上进行火花蚀刻（spark eroded）。用预成

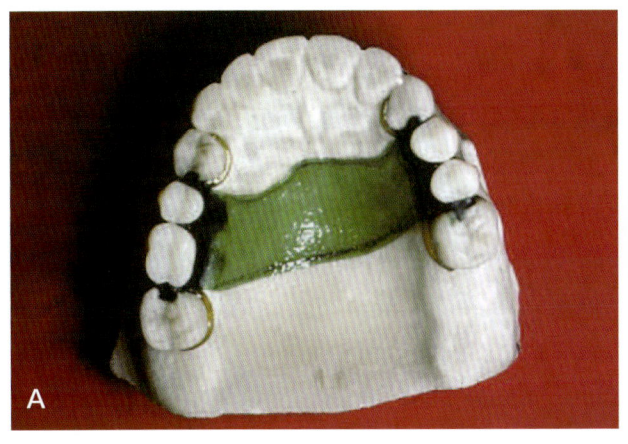

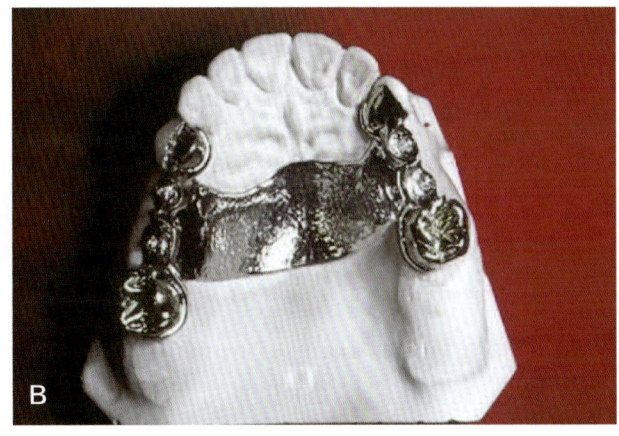

图 6-13 采用冠内𬌗支托的上颌牙支持式可摘局部义齿。A. 在尖牙、前磨牙和磨牙上的设有冠内支托的蜡型；B. 就位于模型上的上颌义齿支架，冠内支托与测量冠合适

的塑料支托铸型可以在全冠或部分冠上做出支托凹，利用模型观测仪使其与就道平行，然后进行包埋和铸造。随着技术的进一步发展和成熟，冠内支托的应用会更广泛，但仅用于牙支持式可摘局部义齿。

六、种植体作为支托

由于种植体具有垂直刚性这一优点，种植体也可以作为支托。在这种情况下，单靠种植体就能抵抗义齿龈向的运动，同时对固位也有帮助。当种植体要发挥双重作用时，在选择固位部件时要考虑抵抗垂直运动产生的应力（支托的功能）会在多大程度上影响固位功能。

种植体作支托时能够有效地抵抗垂直向运动并且提供有力的支持。这种用法允许使用位置较低的连接体（如紧贴牙槽嵴），传递尽可能小的扭力到种植体。为了发挥种植体的最大优势，其位置是有要求的。种植体能有效地改善围绕支点线的旋转，应用于无支持的末端基托时可以消除旋转，或者通过缩短有效杠杆臂减少旋转。因为种植体植入的位置是可以选择的，那么考虑以下两点尤为重要：①未来是否为种植支持的固定修复体提供基础；②在最后牙位植入是否能够最有效地对抗功能性𬌗力。

七、对支托的支持

支托可以放在健康的牙釉质上，或任何被证明在受力时可以抵抗折裂或变形的修复体上。

在低龋指数并能保持良好的口腔卫生情况下，支托放置在健康的牙釉质上不会导致龋坏。牙齿的邻面比放置支托的𬌗面更容易发生龋坏。支托要覆盖在基牙上就需要进行基牙预备，为了使调整后的基牙适合义齿的制作，基牙预备要由诊断模型的观测结果来决定（见第 11 章）。如果基牙𬌗支托位置只有浅龋时，可将其磨除并适当充填，而不必采取更多的基牙保护措施。不可否认全冠修复是最好的防龋措施，但必须确保全冠有正确的外形，能为局部义齿提供支持、稳定和固位。

在决定是否在未经保护的釉质表面放置支托时，必须考虑将来患龋齿的可能，因为在义齿完成后再制作全冠去适合支托和卡环臂是很难的。多数情况下，健康的釉质可以安全地支持𬌗支托，但是应告知患者将来有患龋可能性，而且很大程度上取决于口腔卫生和龋病易感性的变化。口腔医生在决定是否对基牙采取保护性措施时，还要考虑患者的经济条件。应告知患者相关的风险，以及需要维护良好的口腔卫生，并定期复诊接受检查。

支托凹应该预备在健康的牙釉质上。多数情

况下，邻面需要预备导平面，并去除对义齿支架摘戴不利的倒凹。支托凹的预备必须在邻面预备后进行，决不能在其之前。只有在邻面调磨完成后，才能根据与边缘嵴的位置关系确定支托凹的位置。如果邻面预备在支托凹的预备之后，结果必然是边缘嵴过低、过锐，支托凹底过于靠近边缘嵴。这样的预备结果几乎不可能矫正，除非将其进一步加深，这会对基牙造成不可挽回的损伤。

釉质上的支托凹预备可以采用合适的钻针和橡皮抛光轮完成，从而使预备后的釉质面光滑如初（图6-14）。先用较大的球钻降低边缘嵴并形成支托凹的外形，除底部不够凹陷外支托凹基本成型。接着用较小的球钻将支托凹底部加深，同时在已降低的边缘嵴内侧形成预期的匙形。之后用大小和形状合适的橡皮抛光轮将釉质预备面磨光。

如果在预备支托凹时遇到小的釉质缺损，可以先完成支托凹预备，然后再用小的钻针预备并充填剩余的缺损部分，并使其与预备的支托凹底平齐。

釉质预备后应在预备面使用含氟凝胶。如果用不可逆性水胶体印模材料制取工作模型，则凝胶应在制取印模之后使用，因为某些含氟凝胶可能与不可逆性水胶体印模材不相容。

在已有修复体上预备支托凹与在健康釉质上相同，也必须进行邻面预备。因为，如果先预备𬌗面再预备邻面，可能导致支托凹的外形无法修改。

在已有的修复体上预备支托凹很可能造成修复体磨穿。虽然可以适当地预备浅一些，但不能因为害怕磨穿修复体而影响支托凹的作用。也可以预备得宽一点来弥补深度的不足。但支托凹底还是要从边缘嵴向根尖方向稍稍倾斜。如果不能做到，则应该在基牙的另一侧增加辅助支托凹，以防止主支托的滑动。

如果修复体被磨穿，可以充填修复，但有时必须重新制作修复体。此时，原始预备应预留出支托凹的空间，以避免磨穿新完成的修复体或其上支托凹空间不足。

在对基牙进行牙体预备时，应该了解支托凹在修复体上的位置，以便为支托凹提供足够的空间。基牙预备的最后一步要确认是否有足够的空间，如果没有，则还要加深到足够的深度（图6-15）。

全冠和嵌体上的支托凹通常做得比釉质上的大而深。牙支持式义齿基牙冠上的支托凹可以比游离端义齿基牙冠上的支托凹深一些，这样可以起到箱型冠内支托的作用。

冠内支托凹也应该先制作蜡型。既可以利用固定于观测仪上的手机和钻针在修复体蜡型上磨出支托凹，也可以利用固定于观测仪上的光滑轴杆直接做出蜡型，最后再利用固定的手机和切削或精密切削在铸件上完成预备。还可以利用与轴杆密合的塑料或金属模型，得到一个光滑的铸件，

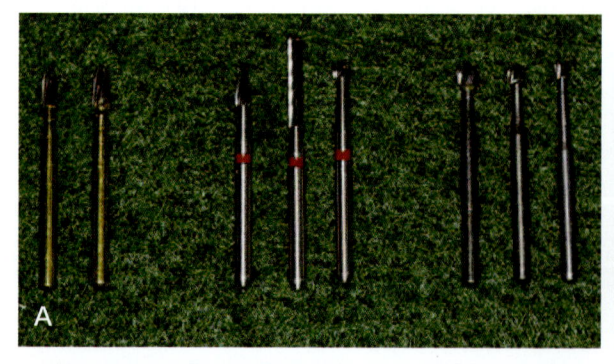

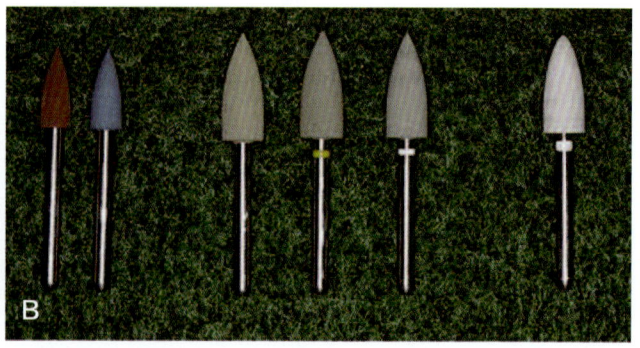

图 6-14　修整基牙轴面和在釉质上预备支托凹可以选择图中所列出的器械。A. 图左侧3个梨形钨钢钻针可用于舌隆突支托凹预备和修整边缘嵴；图中央的长直形钨钢釉质修整钻适于外形高点调整和支托凹预备；钻右侧的3个长直形钨钢圆钻用于支托凹预备；最右侧的倒锥钻也可适用于舌隆突支托凹预备；B. 多种橡皮抛光轮则用于釉质修整后的抛光。遵循生产商推荐的打磨抛光顺序可以使釉质表面光滑。不推荐用金刚砂钻针进行支托凹的牙体预备

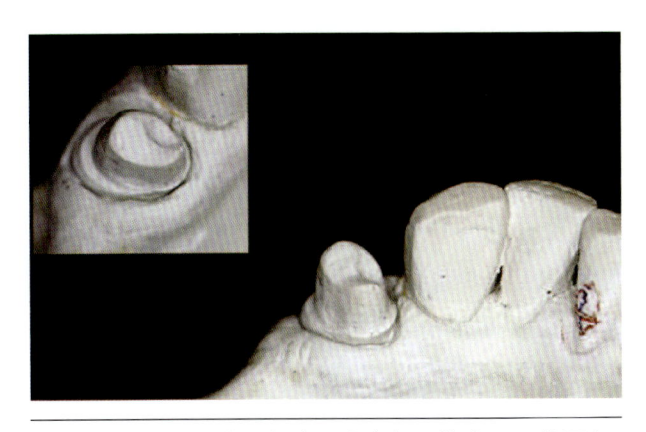

图6-15 下颌前磨牙包含近中支托凹的全冠牙体预备。殆面磨除足够的间隙以适应基牙牙冠中的支托凹的深度。支托凹牙体预备在标准全冠牙体预备后进行

而不必用钻针打磨支托凹的内面。在基牙预备时必须提供足够的空间,以适应冠内支托的深度。

八、尖牙和切牙上的舌支托

必须将诊断模型上殆架分析,以检查切端和舌侧放置支托部位的殆接触。此处必须存在或预备出足够空间,以免因为放置支托造成咬合干扰。

虽然放置支托的最佳位置是磨牙或前磨牙殆面,但有时却只有前牙能作为基牙为义齿提供殆支持。前牙有时也必须用来支持间接固位体或辅助支托,此时尖牙更优于切牙。当尖牙缺失时,采用多个分散的切牙上的支托也优于单个切牙支托。在确定前牙支托的位置和形态时必须考虑牙根的形态、长度和基牙倾斜度以及临床冠根比。

舌支托优于切支托,因为舌支托的放置更接近基牙旋转的水平轴(倾斜轴),基牙受到的倾斜作用小。另外,舌支托也比切支托美观。

如果前牙健康且舌面坡度较缓,舌支托一般放置在舌隆突上或稍偏切端的釉质上(图6-16)。这种类型的舌支托通常限定于舌面斜度小、舌隆突明显的上颌尖牙上。少数情况下,这种支托也可以用于上颌中切牙。而下颌尖牙通常舌面过陡,无法在釉质上预备出合适的舌支托凹,必须采取其他方式。下颌前牙因釉质不足很难在其上预备出合适的具有良好支持作用的舌支托凹形态。

前牙舌支托凹的预备可以通过下列两种方式来完成。

(1)在基牙舌面的龈1/3和中1/3结合处预备一个稍圆钝的V字形沟,V形的顶点指向切端。可以先用一个倒锥形的金刚砂车针开始预备,最后用较小的、圆头锥形车针来完成。必须去除所有锐角,支托凹必须预备在釉质内并高度抛光。用一定形状的橡皮轮和浮石粉抛光,可以使支托凹足够光滑。在预备支托凹时必须清楚事先确定好的就位道,舌支托凹不能预备成与舌斜面垂直,凹底应朝向舌隆突而不是轴壁,避免形成釉质倒凹,以免阻碍义齿就位(图6-16)。

(2)从支持的角度考虑,最满意的舌支托应

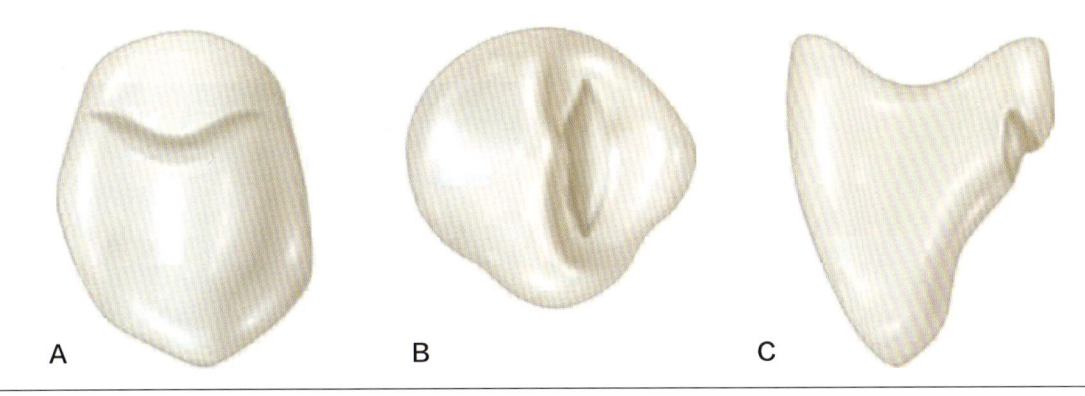

图6-16 上颌尖牙釉质内的舌支托凹的三面观。A.舌面观支托凹呈宽阔的倒V字形,基本上维持上颌尖牙舌隆突的自然形态。倒V字形切迹应更有利于沿根尖方向传导殆力;B.从切端观,尖牙支托凹最宽处偏舌侧,随着向邻面延伸逐渐缩窄;C.邻面观显示支托凹底的正确的倾斜角度。还应注意,支托凹的边缘要稍圆钝,避免出现线角。支托凹的近远中长度应至少有2.5~3mm,唇舌向宽度约2mm,切龈向深度至少1.5mm。此类牙体预备有一定的危险,不应在下前牙上进行

位于铸造修复体上的支托凹内（图6-17）。而最有效的办法是在蜡型上设计并铸造出支托凹，而不要在口内的修复体上直接磨出。义齿支架可以恢复基牙舌面外形。

通过突出蜡型的舌隆突，使支托凹底降低，即可形成一个与牙长轴处于有利位置关系的鞍形支托凹。义齿支架可以恢复基牙舌面的连续性，使舌尖接触到一个光滑的表面，而不会感觉到外形过突或不规则。

舌支托可以放置在铸造饰面全冠（图6-18）、3/4冠、嵌体、贴面、复合树脂修复体或黏结金属修复体的舌面上。后者比3/4冠暴露金属少，特别适用于下颌尖牙（通常使用具有舌支托的铸造修复体），是一种去除牙体组织较少的修复方式。如果基牙的唇面外形正常，固位形良好，可以采用3/4冠。但是，如果基牙唇面外形凸度过小或过大而不利于放置卡环固位臂，或者因为存在楔状缺损或龋坏，则应该采用全冠修复体。

某些情况下，可以采用球形支托。如果基牙的釉质厚度足够，可以在牙面上预备球形支托凹；如果釉质厚度不足，可以在基牙的修复体上预备出支托凹。前牙的牙体保存性修复体（如银汞合金、针嵌体或复合树脂）表面，更适合采用球形支托凹而不是倒V字形支托凹。

有证据表明，利用个别铸造的钴铬合金支托凹（牙面酸蚀后用复合树脂粘结到前牙的舌面）、贴面和复合树脂等牙体保存修复方法，可以很成功地在舌面形态不利的基牙上做出支托凹（图6-19）。陶瓷正畸托槽也曾被粘固于下颌尖牙舌面，经过修改外形来充当支托凹。相对于金属酸蚀粘结支托凹，正畸托槽支托凹的优点是不需要技工室操作，并增加了粘结强度。其主要缺点是，若要去除则只能通过磨除方式，而这个过程中可能会产热而损伤牙髓。

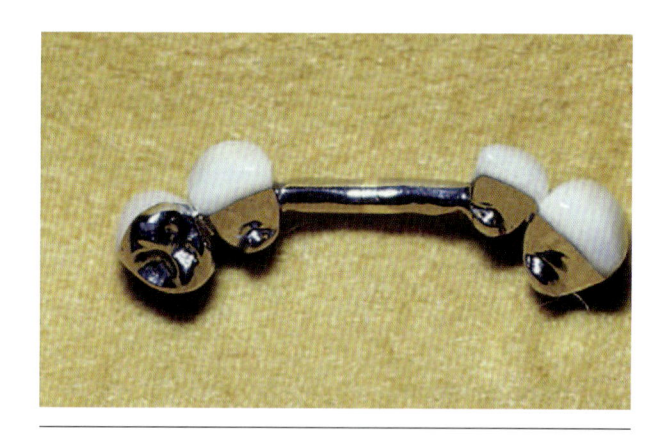

图6-18 在金属烤瓷连冠上预备的支托凹为义齿提供垂直支持。舌隆突支托凹恰当地位于尽可能靠近牙齿水平旋转轴以减小基牙所受倾斜力

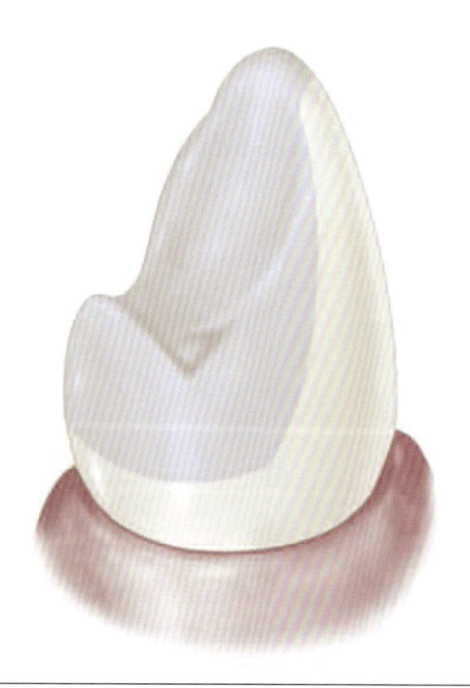

图6-17 为了获得更好的支持作用，可以在铸造修复体上预备出更大的舌支托凹

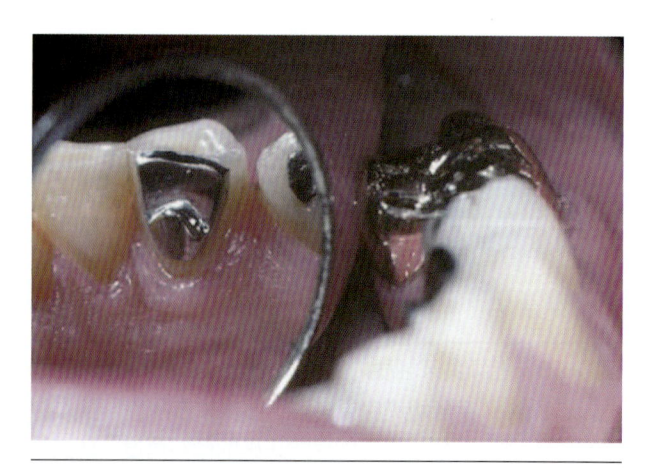

图6-19 下颌尖牙舌面经酸蚀、树脂黏结的钴铬合金舌支托凹

九、切支托和切支托凹

切支托放置在前牙切角处经过预备的支托凹内。虽然这个部位是最不理想的支托位置，原因如前所述，但是对于某些基牙健康而不宜采用金属冠修复的患者，也能使用。切支托通常是在釉质上的（图6-20），主要作为辅助支托或间接固位体。

切支托可以用于上、下颌尖牙，但多用于下颌尖牙。此种支托可以提供有效的支持，而磨除牙体组织相对较少，暴露金属也少，美观上优于3/4冠。决定是否在未经保护的釉质上采用切支托的标准与在磨牙和前磨牙上放置𬌗支托时相同。与舌支托相比，切支托更容易因为不利的杠杆作用而导致基牙的矫治性移位。

尖牙的切角或切牙切缘处的切支托凹要预备成圆滑的切迹形状，最深的部分位于切缘根方（图6-21）。切迹要预备出唇、舌侧两个斜面，舌侧釉质还要预备出一定的形状以容纳连接支托与支架的小连接体。切支托凹宽约2.5mm，深约1.5mm，以使切支托有足够的强度，而又不会超出切缘的自然形态（图6-22）。

如果没有合适的单个基牙放置切支托，可以考虑在多个下前牙上放置切支托。是否采用这样的支托可由下列因素决定：

（1）切缘存在可以利用的天然磨耗面。

（2）牙齿外形不允许其他的设计。

（3）支托可以修复牙体缺损或磨耗。

（4）切支托可以提供稳定作用。

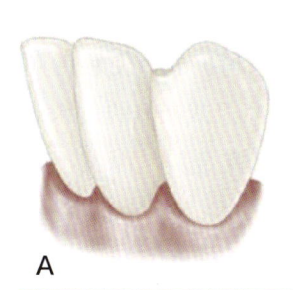

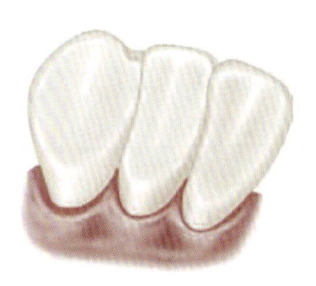

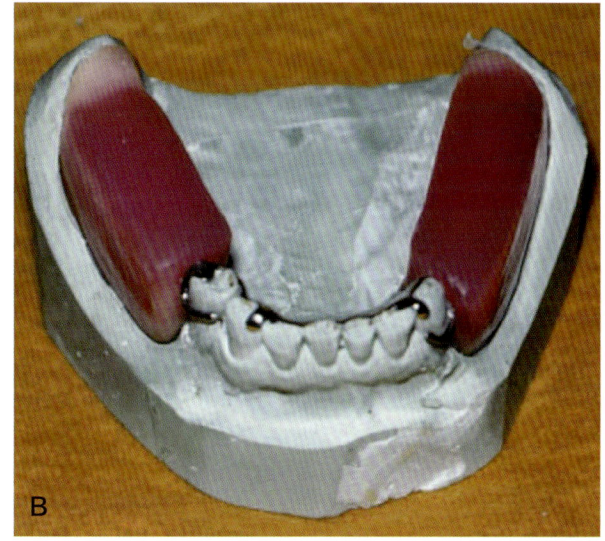

图 6-20 A. 位于下颌尖牙近中切缘的切支托凹。注意支托凹预备时未损伤接触点；B. 尖牙的近中切支托对于完成后的义齿都具有非常好的垂直向支持作用和间接固位作用。右侧尖牙上的切支托还能在重衬时为支架的定位提供第3个参考点

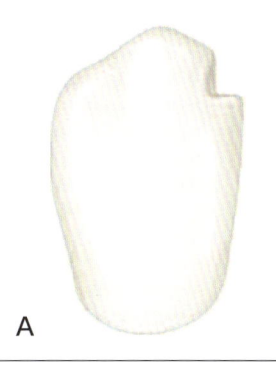

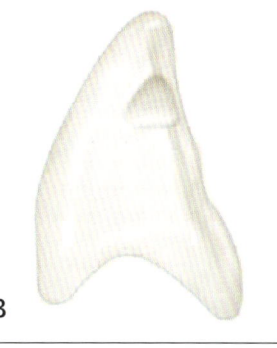

图 6-21 与亚类缺隙相邻的下颌尖牙上的切支托凹的三面观。A. 唇面观显示支托凹底的倾斜情况，使𬌗力尽可能地沿牙长轴方向传导。注意支托凹底稍延伸到了基牙唇面；B. 从邻面观，支托凹的邻面边缘为弧形而非直线型；C. 舌面观显示支托凹的所有边缘均圆钝，避免锐利线角。尤其重要的是避免在支托凹底与轴壁的结合处出现线角。位于其上的支托应能够稍向侧方移动，以避免对基牙产生扭力

（5）全切缘支托可以修复或提供切导。

如考虑采用全切缘支托，应向患者详细告知支托的位置、形状和对美观的影响。

当然，为了使支托完全就位，工作模型和铸造都必须精确。切支托外形应稍扩展，使唇舌侧边缘向相邻釉质移行，就像 3/4 冠或嵌体的边缘一样。这样，可以尽可能少地暴露金属，而又不会影响支托的作用。

任何支托要取得成功，都必须在支托凹类型选择、支托凹预备和支架铸造过程中认真仔细。任何支托的外形都应该恢复基牙的预备前的外形。

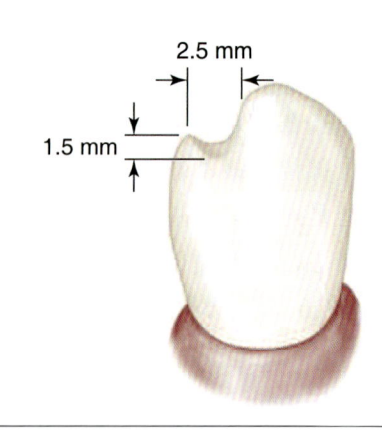

图 6-22 图中给出的切支托凹的预备量可以保证义齿支架在支托与小连接体的结合部有足够的强度。无论采用何种合金制作义齿支架，过小的支托凹都不能达到满意效果

第 7 章

直接固位体

一、直接固位体在控制修复体移位中的作用

相较于其他修复体，活动修复体的固位是需要特殊关注的问题。对于全冠或固定义齿而言，牙体预备形态（即抗力形和固位形）和粘结剂的应用可将修复体固定于基牙上，抵抗牙齿所受各方向的外力。如第 4 章所述，力的方向可以是朝向、横向或背向离开组织的方向。总体而言，使修复体朝向和横向穿支持的牙和（或）组织移位的外力是最强的，因为这通常是𬌗力的作用方向。

使修复体离开组织的外力可以是作用于上颌义齿的重力，咀嚼张口时黏性食物使修复体移位的黏着力，或者是𬌗力通过杠杆作用产生的脱位力。前两者通常小于𬌗力，而后者可通过使用合适的支持体减小。为修复体提供固位，抵抗修复体脱离牙齿和（或）组织的部件称为直接固位体（direct retainer）。直接固位体是活动修复体中作用于基牙或种植体，抵抗修复体移位并离开承托区组织的部件。直接固位体的抗脱位能力在很大程度上受大、小连接体，支托和基托提供的稳定和支持作用影响。修复体支持部件与固位部件之间的关系也显示了这些部件的重要性。尽管使可摘局部义齿脱位的力通常并没有对组织产生压力的𬌗力大，但可摘局部义齿仍必须具有适当的固位力以抵抗合理的脱位力。经常发生的情况是过于重视固位问题，而忽视了更为重要的抵抗𬌗力的问题。

有两种方法可以为可摘局部义齿提供固位力。可摘局部义齿的主要固位力通过放置在基牙上的固位装置（直接固位体）获得。小连接体与导平面、义齿基托及（上颌）大连接体与所覆盖组织之间的密合关系可提供辅助固位力。后者与全口义齿的固位相似，其固位力与印模的准确性、基托的密合程度和覆盖区域大小成正比。通过利用口腔种植体上部的附着结构也可提供固位力。

二、卡环设计的基本原则

可摘局部义齿中卡环的作用与固定义齿中固位体的作用相似，二者都必须包绕预备后的基牙以防止固位体与基牙脱离。借用固定义齿修复中的术语，移位自由度限制（limiting the freedom of displacement）指一个圆柱面（包绕基牙的义齿支架）对另一个圆柱面（基牙）的限制作用。如果义齿支架能防止与基牙长轴垂直方向的移位，就说明支架的曲线形态是正确的。卡环设计中的这一基本原则有两个意义：首先卡环环抱的限制作用保证了基牙位置的稳定性；其次，对卡环三维方向位置的控制保证了卡环本身的稳定性。

因此，"环抱原则"（principle of encirclement）

这一卡环设计的基本原则就是指从轴面的非倒凹区到倒凹区，卡环必须包绕基牙最大周径的180°以上（图7-1）。这种环抱固位可以通过卡环与基牙间的接触产生，如圆环形卡环与基牙间的连续接触或杆型卡环与基牙间的间断接触，二者都至少要有3个与基牙接触的区域：𬌗支托区、固位臂末端部分和对抗臂末端部分。

除了环抱原则以外，卡环设计的其他基本原则如下：

（1）必须设计𬌗支托，以防止卡环臂向龈方移位。

（2）每一条固位卡环臂都应该有一条对抗臂与之相对，以抵消义齿摘戴时固位臂对基牙施加的瞬时作用力。跨牙弓的稳定对抗部分必须坚固连接，以实现固位臂之间的交互对抗作用（图7-2）。

（3）对于游离末端基牙的卡环设计，应避免将倾斜和旋转力直接传导到基牙上。其必须通过自身的设计和结构，起到应力中断的作用。这可以通过调整固位卡环臂尖相对于支托的位置来实现，或者对于义齿在功能作用力下可能出现的旋转，选择更具弹性的卡环臂。

（4）除非导平面能准确地控制义齿的就位道，稳定基牙以抵抗旋转移位，否则卡环固位臂应左右对称放置，即如果牙弓一侧的卡环固位臂是位于颊侧的话，那么在牙弓另一侧的卡环固位臂也应位于颊侧，或者左右两侧固位臂均位于舌侧。第Ⅱ类牙列缺损的第三个基牙采用颊侧或舌侧固位均可。第Ⅲ类牙列缺损者的固位既可以是左右相对，也可以是左右相背（图7-3）。

（5）固位卡环臂尖的脱出方向不能与义齿脱位道平行。因为义齿的卡环需要与对抗臂相连以抵抗固位臂变形。

（6）固位力应在能够抵抗适度脱位力的前提下尽量小。

（7）卡环的对抗臂应位于基牙牙冠的龈1/3与中1/3交界处。固位臂尖最好位于牙冠的龈1/3（图7-4～图7-6）。这样可以通过缩短杠杆力臂而使基牙更好地抵抗水平向力和扭力，如第4章中

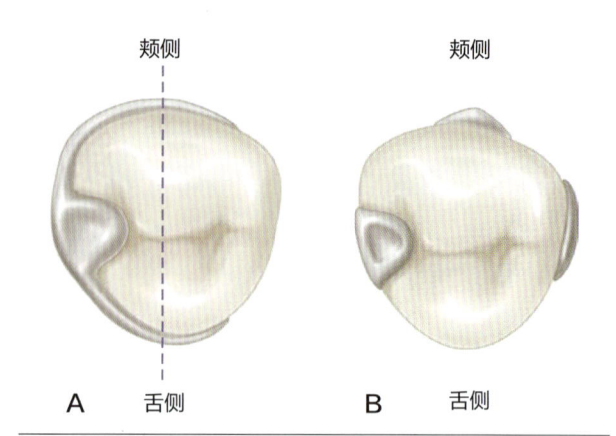

图7-1 A.图中的虚线表示从𬌗支托开始的基牙最大周径的180°。如果卡环的颊侧固位臂和舌侧对抗臂未超过此线，就不能起到预期的作用。如果卡环的两个臂均没有超过此线，将导致基牙在卡环的扭力作用下离开卡环移位，或者义齿与基牙分离；B.杆形卡环通过与𬌗支托相连的小连接体、与远中导平面接触的邻面板和杆形固位臂，可以包绕基牙周径的180°以上

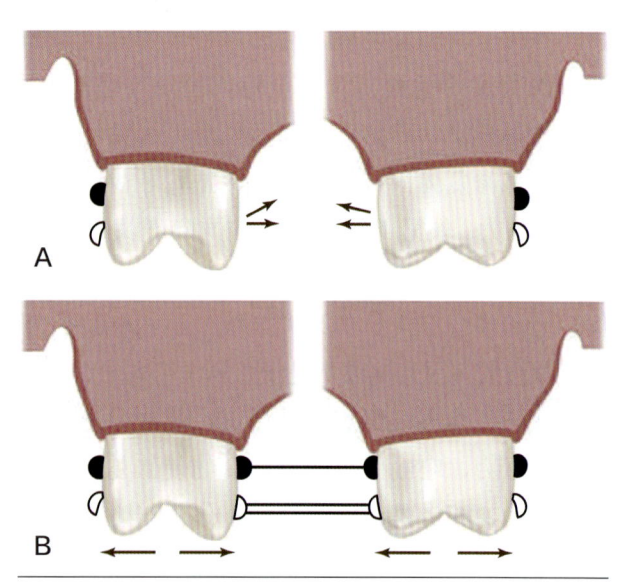

图7-2 A.当卡环固位臂尖越过外形高点时，卡环臂的弹性作用会对基牙产生舌向压力；B.在颊侧卡环臂开始发生变形的同时，与颊侧卡环臂同时接触基牙的刚性的舌侧卡环臂，或与基牙舌侧导平面接触的义齿支架的刚性稳定部件，可以对抗固位卡环臂的舌向压力

所述。

对抗臂的功能

如前所述，卡环对抗臂应能抵抗卡环固位臂通过基牙外形高点时的弹性变形所致的基牙移位。

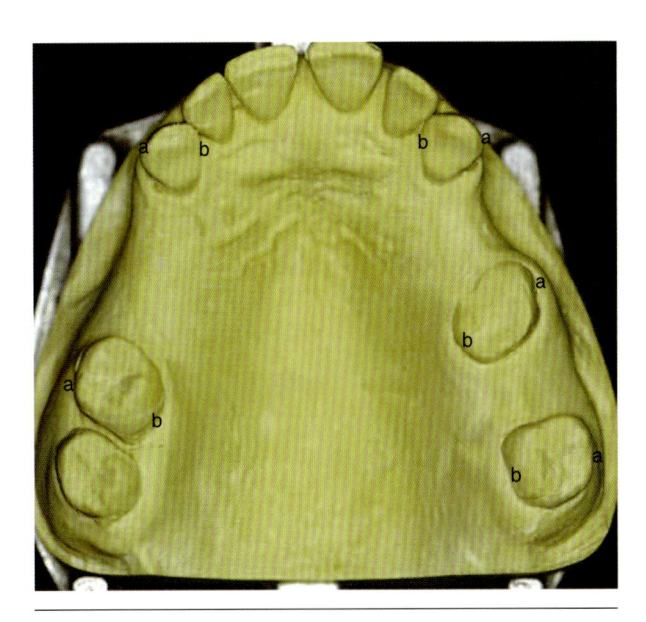

图 7-3　卡环固位臂应该左右相对，可以利用双侧颊面或双侧舌面的倒凹。如图所示，第Ⅲ类2亚类牙列缺损患者基牙上的固位臂可以位于双侧颊面（a）也可以位于双侧舌面（b）

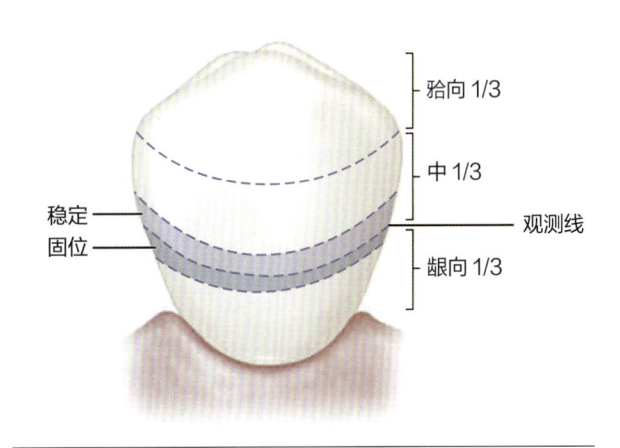

图 7-4　根据力学原理，直接固位体稳定-对抗和固位部件的位置越接近基牙的水平旋转轴，越有利于牙周膜的健康。基牙的水平旋转轴位于其牙根上的某个位置

对抗臂在抵抗基牙移位时对抗固位臂变形的作用力。要起到对抗作用，对抗臂必须在固位臂发生变形的全程与基牙保持接触。如果基牙的牙冠形态不经过特殊修整，卡环对抗臂只能在义齿完全就位、固位臂再次恢复到被动状态时才能与牙面接触。这样会导致在每次义齿摘戴时基牙都会受到一个瞬间的倾斜作用力。如果力的大小不超过牙周膜的正常弹性，基牙可能不会有损伤，因为这个力是短暂的。只有当基牙牙冠与对抗臂接触的轴面与就位道平行时，才可能在摘戴过程中有真正的对抗作用。使用铸造修复体，可以实现这一点，具体内容见第 15 章。

卡环对抗臂还可以有其他功能。卡环对抗臂放置的位置应该起到稳定义齿抵抗水平移位的作用。稳定作用只能依靠刚性的卡环臂、刚性的小连接体和刚性的大连接体来实现。位于牙弓一侧的稳定装置可以抵抗作用于牙弓另一侧的水平作用力，起到跨牙弓稳定的作用。显然，在一定限度内，这种装置数量越多，水平力就越分散。

卡环对抗臂在一定程度上也可以作为一种间接固位体。只有当其位于支点线前方基牙上的非倒凹区时才有此作用（图 8-8）。由于坚固的卡环对抗臂不易向龈方移位，所以可以抵抗游离端基托离开支持组织向上翘动。对抗卡环臂距支点线越近，这种杠杆作用越弱，加之卡环臂可能沿基牙斜面滑动，使其间接固位作用也越差。在铸造修复体上可以制作肩台来防止卡环臂的滑动，但在釉质表面通常不这样预备。

三、直接固位体的种类

可摘局部义齿通过某种直接固位体提供机械固位。直接固位体通过进入基牙的凹陷或进入基牙外形高点龈方的倒凹，产生摩擦力，使义齿获得固位。直接固位体有两种基本类型：冠内固位体（intracoronal retainer）和冠外固位体（extracoronal retainer）。冠外（卡环型）固位体是可摘局部义齿中最常使用的固位体。

冠内固位体通过铸造或粘结完全位于基牙牙冠的自然形态之内。典型的冠内固位体包括预成机械加工的阳型和阴型，有相对应的垂直平行壁，可限制义齿的移位并利用摩擦阻力防止义齿脱位（图 7-7）。冠内固位体通常称作冠内附着体或精密附着体。冠内附着体的原理最早由 Herman E.S.Chayes 医师于 1906 年提出。

冠外固位体由位于基牙外表面的部件提供机械阻力来防止义齿脱位。冠外固位体有 3 种基本

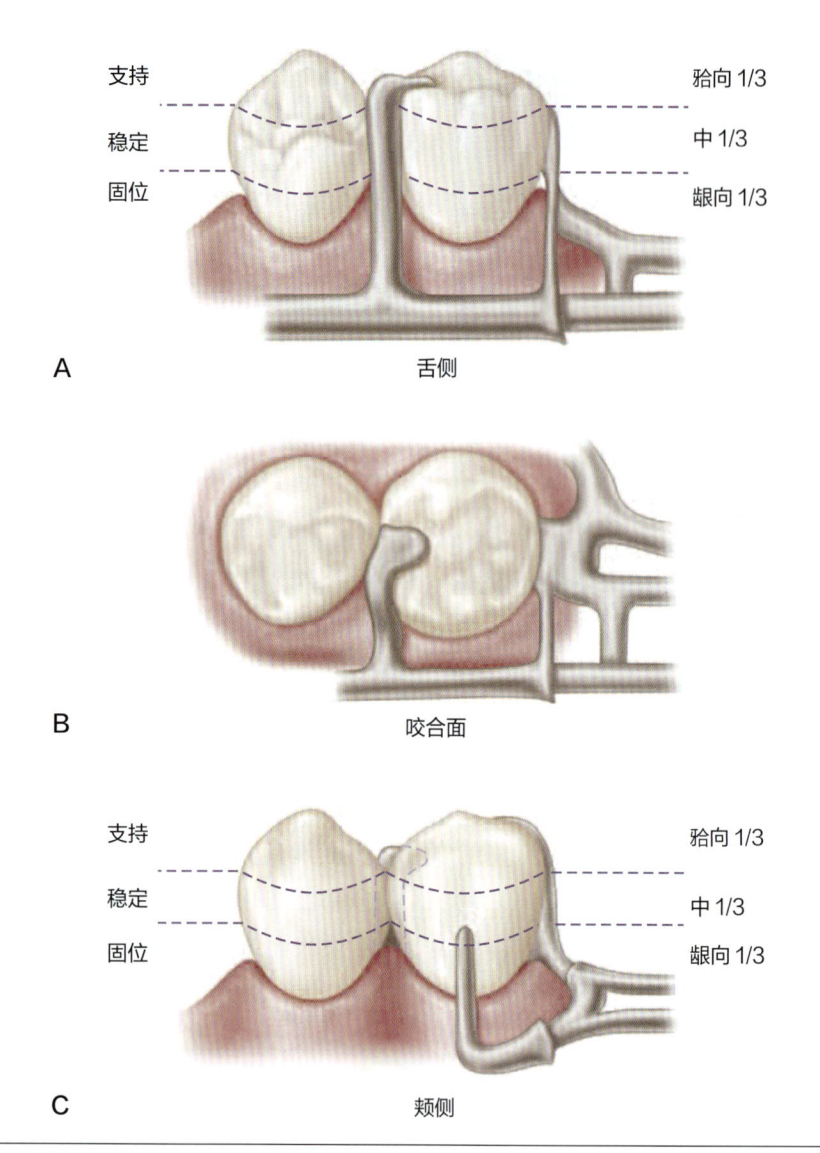

图 7-5 位于下颌前磨牙上的杆形卡环。A. 𬌗支托提供支持；B. 𬌗支托和近、远中小连接体提供稳定；C. 颊侧的 I 杆提供固位，小连接体起对抗作用。正确放置卡环与基牙轴面接触的各部分（小连接体与𬌗支托、邻面板和颊侧 I 杆），可以包绕基牙周径的 180° 以上

类型。卡环固位体（图 7-8，图 7-9）是最常见的冠外固位体，通过弹性卡环臂固位，其进入基牙外形高点以下的颈部区域，或进入预备出的用于放置卡环臂尖的凹陷内。其他两种类型都含有机械固位的附着体或锁结部件或弹簧装置嵌入基牙表面以抵抗义齿脱位。另一种类型也是预成的附着体，由弹性的卡环卡在或粘接于基牙牙冠表面上的刚性部件上。

在牙齿及软组织能够提供足够支持的情况下，可以使用口腔种植体来提供固位力，其优点是可以取代影响美观的卡环。

四、选择卡环设计的标准

根据某种情况选择特定的卡环设计时，必须仔细评价它的功能与局限性。冠外直接固位体应视为可摘局部义齿支架的一个组成部分，应合理设计并放置在正确部位以发挥支持、稳定、对抗和固位等特定作用。这些作用与直接固位体——卡环组部件之间是否连接在一起或是否从义齿支架大、小连接体上伸出无关（图 1-2 和图 1-3B～E）。只需注意直接固位体——卡环组每个部件各自的功能，这样直接固位体的选择会比较简单。

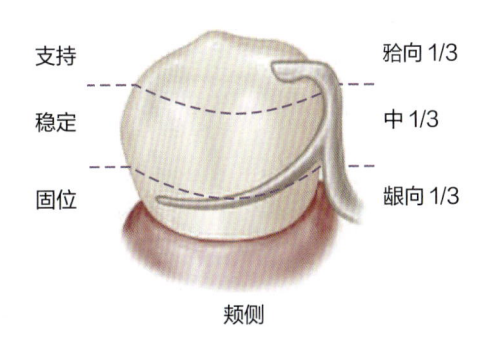

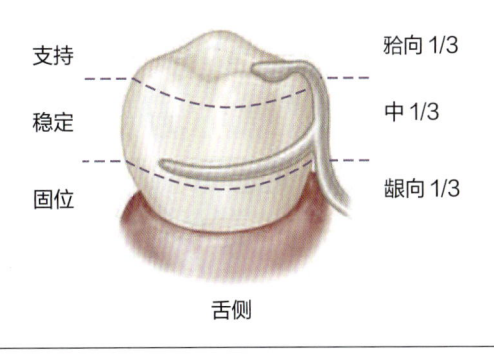

图 7-6 位于下颌前磨牙上的圆环形卡环。由𬌗支托提供支持；𬌗支托、邻面小连接体、舌侧卡环臂和颊侧固位臂的坚硬部分起稳定作用；颊侧固位臂尖起固位作用；无弹性的舌侧卡环臂提供对抗。卡环包绕基牙周径的 180°以上

卡环臂虽然有一些比较复杂的设计，但它们都可以归类为两种基本类型之一。一类是圆环形卡环臂，它从𬌗方进入固位倒凹；另一类是杆形卡环臂，从龈方进入固位倒凹。鉴于固位体结构的特殊需求、必要的可调节性、卡环达到的位置和导线位置，一个卡环组可以是铸造圆环形卡环臂、杆形卡环臂和（或）锻丝固位卡环臂的不同组合。

一个卡环组应包括4个组成部件：①一个或多个与卡环各部分相连的小连接体；②一个主要支托，使基牙受力沿牙长轴传导；③一条进入基牙倒凹的固位臂，对于绝大多数卡环而言，进入倒凹区的仅是固位臂的末端部分；④位于基牙对侧，起稳定和对抗义齿水平移位的一条非固位的对抗臂（此卡环臂必须具有足够的刚性）或其他部件。

选择和应用卡环臂的目的必须明确。铸造卡环臂（杆形或圆环形）可以做成锥形而具有固位作用，也可以做成非锥形（刚性）而不具固位作用，依据其用途是固位还是稳定或对抗进行选择。位于适当位置的一个𬌗支托，如 RPI 卡环组中，可以代替对抗卡环臂，起到相同的作用（图 7-10，图 7-9）。对抗卡环臂与舌侧基托相融合者，既不会改变其作用，也不会改变其放置位置。

五、卡环的种类

可供口腔医生选用的卡环种类很多。众多卡环形式的存在在很大程度上是口腔医生和技师在完成修复体过程中没有或无法对基牙外形进行修整时的无奈之举。为了简化卡环设计并改善修复体的功能，必须重视基牙外形的修整。

某些卡环设计形式可以适应修复体的功能性移位（见前述基本原理），另一些卡环则没有这种特点。尽管 Kapur 以及其他人研究显示在游离端义齿中采用刚性卡环并不一定会产生不利结果，下文仍将卡环分成两类进行讲解：适应功能性移位的卡环和不能移位的卡环。口腔医生不应将这两个分类看成是互相排斥的，因为几乎任何一种卡环都可以为具有良好支持和维护的修复体提供固位。

（一）适应功能性移位的卡环

1. RPI、RPA 和杆形卡环

适应功能性移位的卡环设计主要是出于对 I 类杠杆作用的考虑。在这种情况下，义齿游离端做杠杆"动力臂"，通过远中支托"支点"，使卡环"阻力臂"尖端对义齿倒凹区牙面产生作用力，使基牙受到有害的倾斜力或扭力作用，并且卡环越坚硬、义齿基托移位越大，这种有害作用力越大。针对该问题有两种处理方法：改变杠杆支点的位置从而减小"阻力臂"的作用（近中支托卡环组合），或使用弹性卡环臂（Ⅲ型卡环固位臂）减小杠杆作用。

近中支托卡环通过改变支点位置而适应功能性移位。该设计包括 RPI 和 RPA 卡环。RPI 卡环是一个常用的杆形卡环设计，根据卡环组的组成

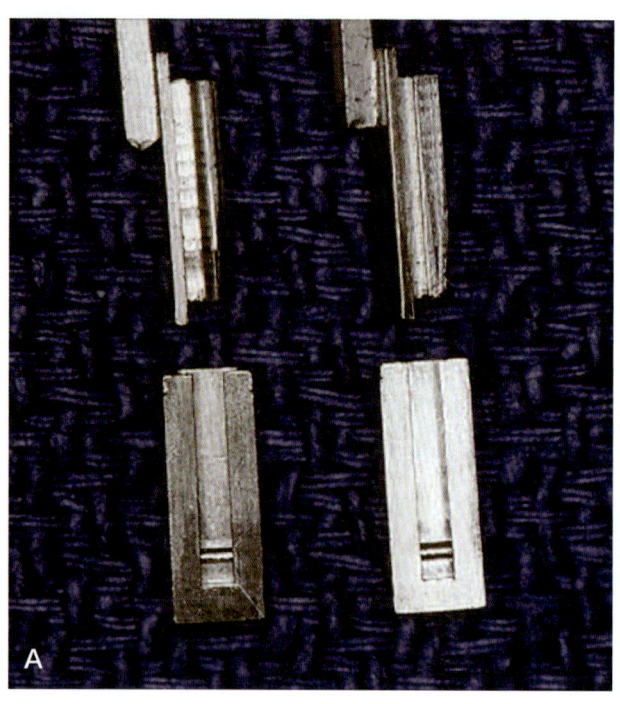

图 7-7 A. 由非常密合的栓体和栓道组成的冠内固位体；B. 栓道位于基牙牙冠外形之内，栓体与可摘局部义齿支架相连；C. 摘戴时的摩擦阻力和对移位的限制为修复体提供固位和稳定性

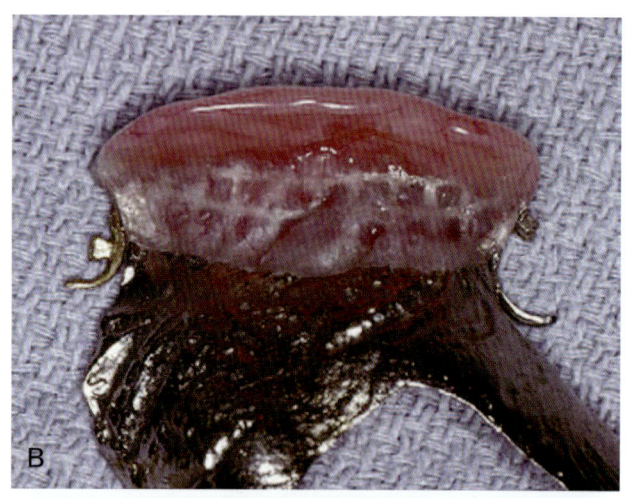

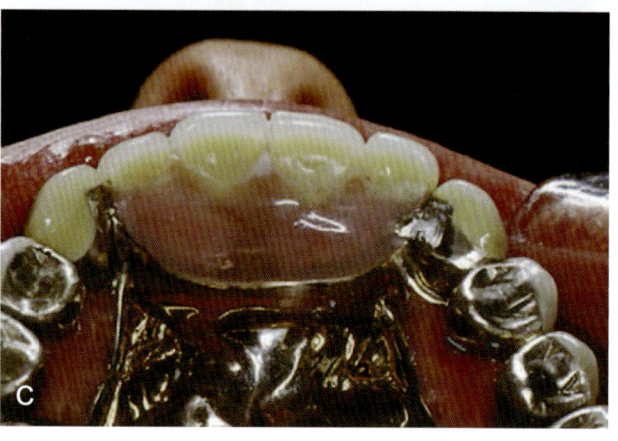

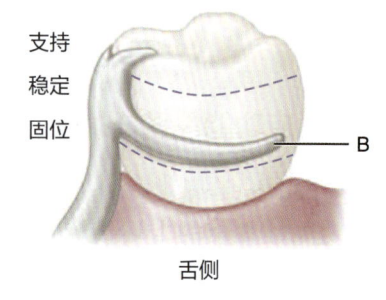

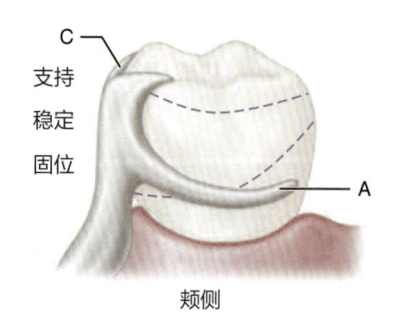

图 7-8 圆环形卡环冠外直接固位体。包括：A. 颊侧固位臂；B. 刚性的舌侧稳定（对抗）臂；C. 殆支托。卡环固位臂尖具有弹性，进入倒凹区。除摘戴义齿或咀嚼过程中义齿受到脱位力以外，卡环均保持被动状态

部件近中殆支托（rest）、邻面板（proximal plate）和 I 杆（I-bar）得名。该卡环组合有一个近中殆支托，其小连接体位于近中舌侧外展隙内，但不与邻牙接触（图 7-11A）。基牙远中邻面从边缘嵴到牙冠中 1/3 结合处预备导平面与邻面板贴合（图 7-11B）。导平面的颊舌向宽度由基牙的邻面外形决定（图 7-11A、C）。邻面板与连接殆支托的小连接体配合为卡环组提供稳定和对抗作用。I 杆应位于基牙唇颊面龈 1/3，进入倒凹区 0.01 英寸（0.25mm）（图 7-11D）。I 杆的整个卡环臂向末端变窄，与基牙接触的尖端不宽于 2mm。I 杆的固位尖端从倒凹区向外形高点区接触基牙牙面（图 7-11E），该接触区以及支托、邻面板接触区构成了对基牙的环抱而提供稳定作用（图 7-11C）。卡环臂的水平部分离开龈缘至少 4mm 或更远。

RPI 卡环有 3 种最基本的应用方法。卡环的功能效果受支托放置位置、小连接体（邻面板）

第 7 章　直接固位体　　073

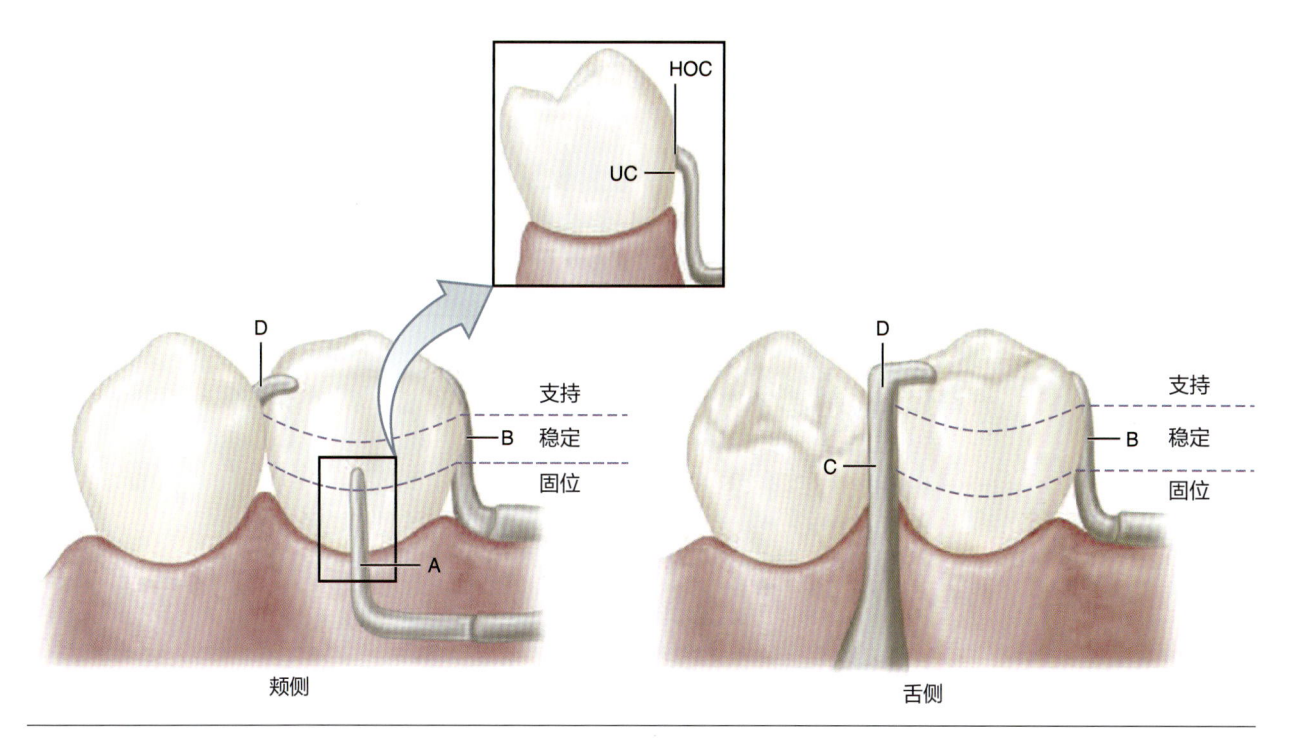

图 7-9　杆形卡环冠外直接固位体。包括：进入倒凹的颊侧固位臂（A）（稍向殆方延伸以提供稳定作用，见插图），HOC 为外形高点，UC 为倒凹；稳定（对抗）部件：远中邻面板（B）；位于舌侧近中，与殆支托相连的小连接体，也属于稳定（对抗）部件（C）；位于近中的殆支托（D）。卡环在不受力时处于被动状态

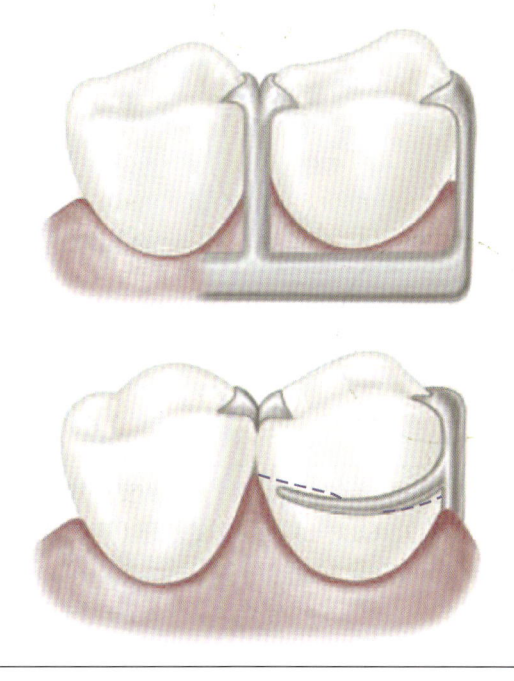

图 7-10　在不违反卡环设计原则的情况下，可用辅助殆支托代替卡环对抗臂。其最大的缺点是需要再预备一个支托凹，而且可能造成龈缘处食物积存。当主殆支托凹底不能预备成从边缘嵴向根尖方向倾斜时，采用辅助殆支托还可以防止基牙侧移。位于邻间隙内的小连接体通常有支托放置于邻牙，以避免义齿受力时产生的楔力作用

的设计及其与导平面的关系，以及卡环固位臂放置位置的影响。这些因素的变化需要不同的应用方法，但均是在邻近游离端基托的主要基牙上采用近中殆支托。第一种方法是导平面及其对应的邻面板伸展到基牙邻面的整个高度，做组织缓冲以避免压迫游离龈缘（图 7-12）。第二种方法是导平面与邻面板小连接体从基牙的边缘嵴延伸到邻面中 1/3 与龈 1/3 交界处（图 7-13）。以上两种方法均要求卡环固位臂位于基牙唇颊面的龈 1/3，进入倒凹 0.01 英寸（0.25mm）。卡环臂进入倒凹的位置在基牙唇颊面近远中向最突处或偏向游离端基托处（图 7-14A、B）。第三种方法是邻面板与导平面偏牙龈的部分接触约 1mm（图 7-15A），固位卡环臂位于基牙唇颊面的龈 1/3 处，在其唇颊面近远中向最突处或偏近中处进入倒凹区 0.01 英寸（0.25mm）（图 7-14C）。如果基牙不适合应用杆形卡环臂（如基牙过度颊或舌倾，组织倒凹过大，或颊侧前庭过浅），理想的倒凹位于基牙唇颊面近中龈 1/3 处，应该考虑采用 RPI 卡环的一种变形

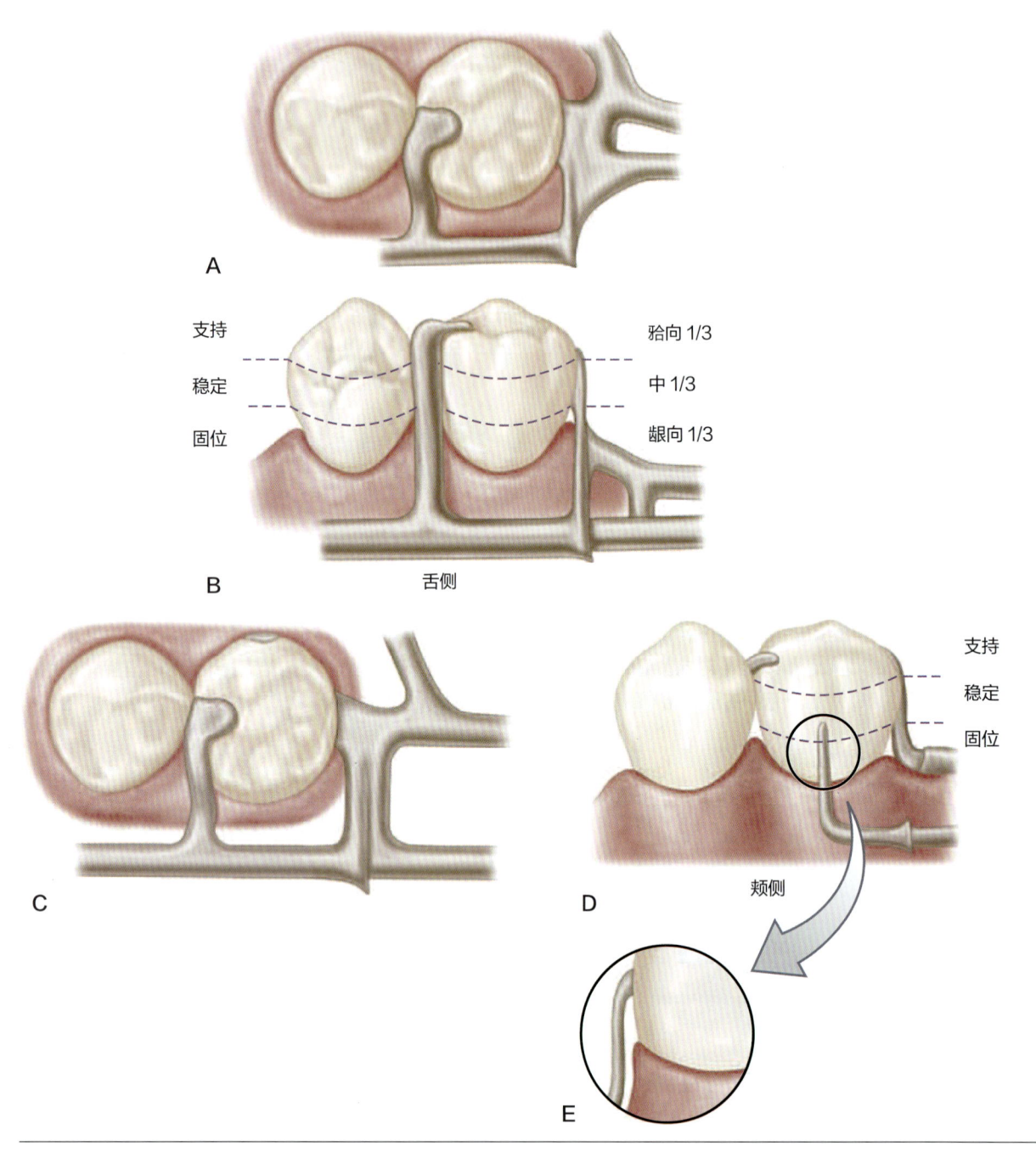

图 7-11 杆形卡环组。A. 𬌗面观。各组成部分（邻面板小连接体、带支托的小连接体、固位臂）成三点支持基牙，防止其移位；B. 邻面板尽量向舌侧延伸，与近中小连接体共同防止基牙向舌侧移位；C. 对于颊面狭窄的基牙（下颌第一前磨牙），邻面板也要尽量窄，但必须有足够的宽度以防止基牙舌向移位；D. 位于颊侧最突处龈 1/3 的 I 杆；E. I 杆近中面观，显示固位臂尖位于倒凹区并与靠近外形高点区的牙面接触，起到稳定作用

形式（RPA 卡环）（图 7-15B）。应根据余留牙和牙槽嵴上的𬌗力分布选择应用方法。

杆形卡环既可以设计成适应功能性移位的，也可以是不能移位的，但由于其与 RPI 卡环的关系，故在此处进行讲解。更为形象的"杆形卡环"（bar clasp）一词常取代了它原来的称呼"Roach 卡环"，它起始于义齿支架或金属基托，从牙龈方向进入固位倒凹（图 7-11）。杆形卡环臂根据其固位末端的形状进行分类，有 T 形、改良 T 形、I 形和 Y 形等。只要其力学和功能效果良好，尽量

第 7 章 直接固位体

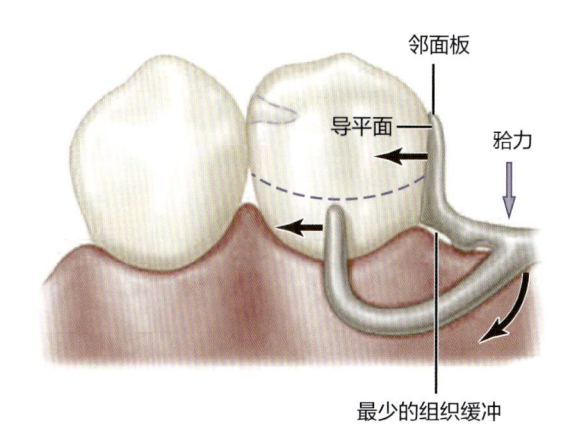

图 7-12 导平面（GP）和相对应的邻面板（PP）延伸至基牙整个邻面的杆形卡环组。邻面板下要做组织缓冲，防止行使功能时压迫牙龈。邻面板与导平面接触面积大，将水平作用力传导到基牙，使基牙的负担较缺牙区牙槽嵴重

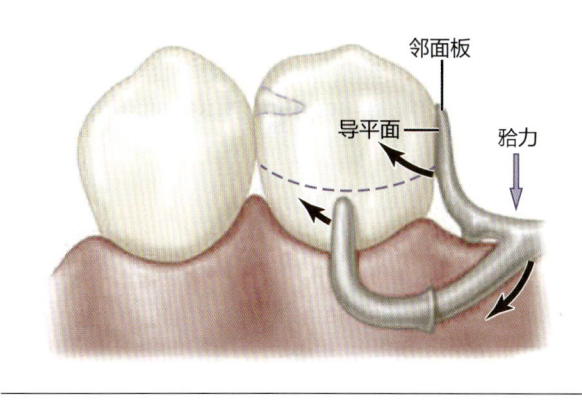

图 7-13 导平面（GP）和相对应的邻面板（PP）从基牙的边缘嵴延伸到邻面中 1/3 与龈 1/3 交界处的杆形卡环组。邻面板与导平面接触面积减小（与图 7-23 比较），可以使基牙与缺牙区牙槽嵴上的功能性负荷分布更均匀

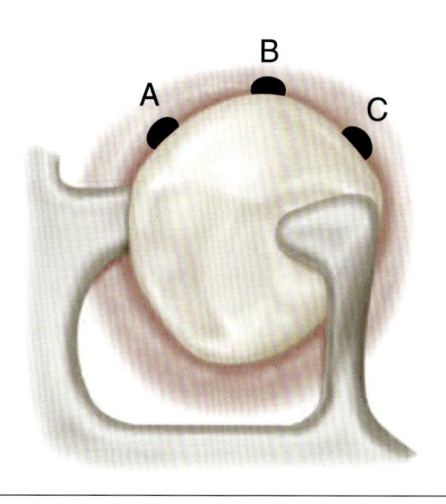

图 7-14 RPI 卡环𬌗面观。I 杆位于倒凹内 0.01 英寸（0.25mm），位于远中颊侧（A）；位于近远中最突处（B）；位于近中颊侧（C）

少覆盖牙面，尽量少暴露金属，卡环臂末端形态的差别意义不大。

大多数情况下，杆形卡环臂可用于牙支持式局部义齿和牙支持式亚类缺隙，或者具有适当的可放置杆形卡环臂倒凹的邻近游离端的基牙（图 7-16）。如果存在妨碍杆形卡环臂应用的组织倒凹，可以采用铸造或弯制的圆形卡环（ring clasp）或倒钩卡环（reverse-action clasp）。在相邻基牙（天然牙）之间预备足够容纳从舌面通过邻间隙到颊面的各种邻间直接固位体的空间非常困难，而且会不可避免地增加基牙𬌗面的面积，导致不利的

和额外的功能负荷。

杆形卡环臂的具体适应证为：①基牙的颈 1/3 处倒凹较浅约 0.01 英寸（0.254mm），且可以从牙龈方向进入；②牙支持式局都义齿或牙支持式亚类缺隙的基牙（图 7-17）；③远中游离缺失；④要采用铸造卡环但又要考虑美观的情况。杆形卡环臂的禁忌证是基牙颈部倒凹过深、过大和（或）组织倒凹过大而需要大量填倒凹的情况。因为此时卡环臂易干扰舌和颊组织，并积存食物残渣。杆形卡环应用的其他限制因素还包括前庭沟过浅和基牙过度颊舌向倾斜（图 7-18）。图 7-19 中列举了杆形卡环设计中一些常见的错误。

因为杆形卡环臂的横截面为半圆形，且扭转位于不同的平面内，故弹性较小。虽然铸造圆环形卡环臂可以做得比杆形卡环臂更有弹性，但是从远中进入倒凹的组合卡环更适用于可能面临扭转和倾斜的游离缺失的末端基牙。在许多情况下，杆形卡环臂往往也可以取得良好的固位效果并避免对末端基牙的损伤。采用杆形卡环臂进入基牙近中的倒凹是合理的选择，因为当游离端基托向组织向运动时，由于卡环臂尖位于远中，可以减小卡环臂在基牙上的移位。

倒凹区卡环的优点是：①位于邻间隙内，较美观；②增强固位而又不对基牙产生倾斜作用力；

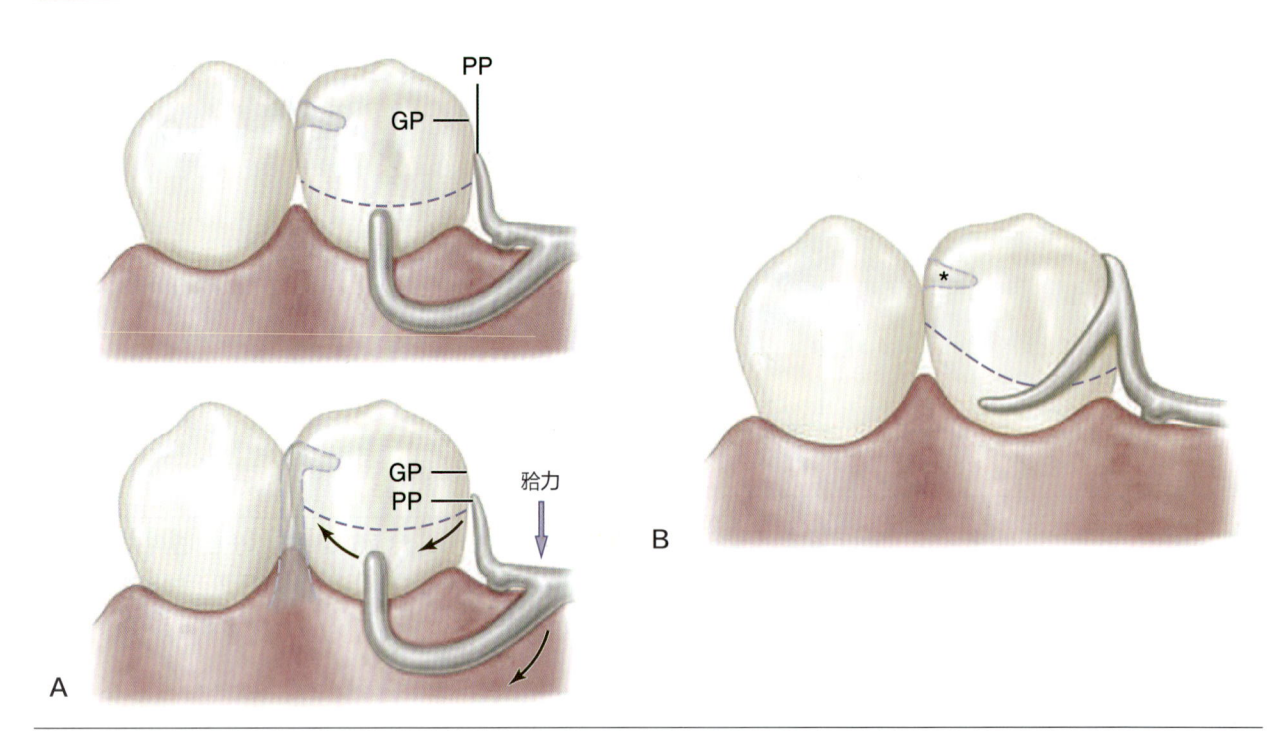

图 7-15 A. 邻面板（PP）与导平面（GP）近牙龈部分接触约 1mm 的杆形卡环组。行使功能时，邻面板和 I 杆向近中龈向移位，离开基牙牙面。邻面板与导平面没有保持持续的接触，使缺牙区牙槽嵴承担的功能性负荷增加。星号（*）处为旋转中心；B. 对于不能采用杆形卡环臂者，如果基牙的倒凹位于龈 1/3 远离游离端一侧时。可以采用 RPI 卡环的变形（RPA 卡环）

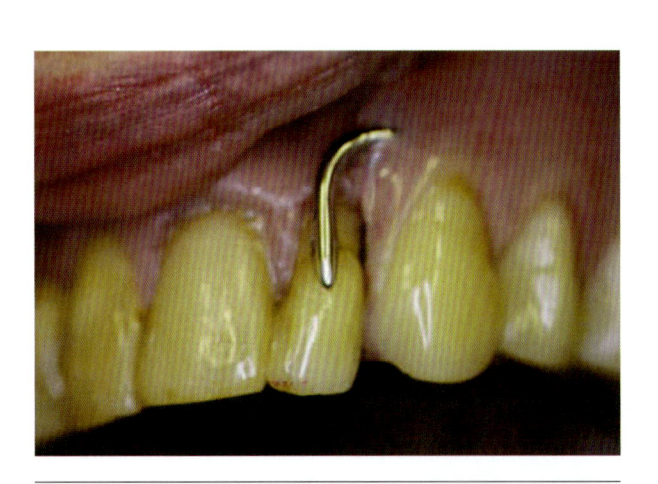

图 7-16 用于末端基牙上的杆形卡环臂。支托、邻面板以及杆形卡环接触基牙牙面，包绕了基牙周径的 180° 以上。杆形卡环臂均匀的锥度保证了其合适的弹性和内部应力分布。卡环臂可以从与小连接体相连的部位或指示塑料基托前缘的终止线处开始逐渐缩窄。不需要采用 T 形的固位臂末端。T 形卡环臂并无实际意义

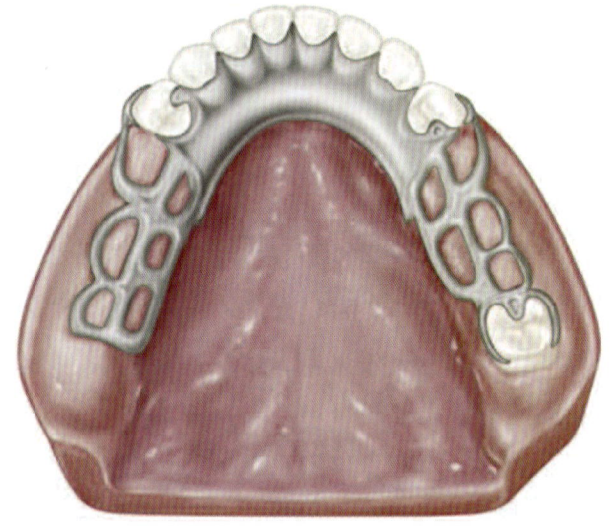

图 7-17 用于亚类缺隙近中基牙上的杆形卡环臂，卡环臂尖进入远中颊侧的倒凹。当义齿左侧受垂直向作用力时，义齿绕两侧末端基牙的连线旋转，对右侧前磨牙产生向上和向前的作用力，此作用力的大部分受到与基牙近中接触的尖牙的对抗。如果右侧前磨牙上的卡环位于近中颊侧的倒凹，会使基牙受到向上和向后的作用力

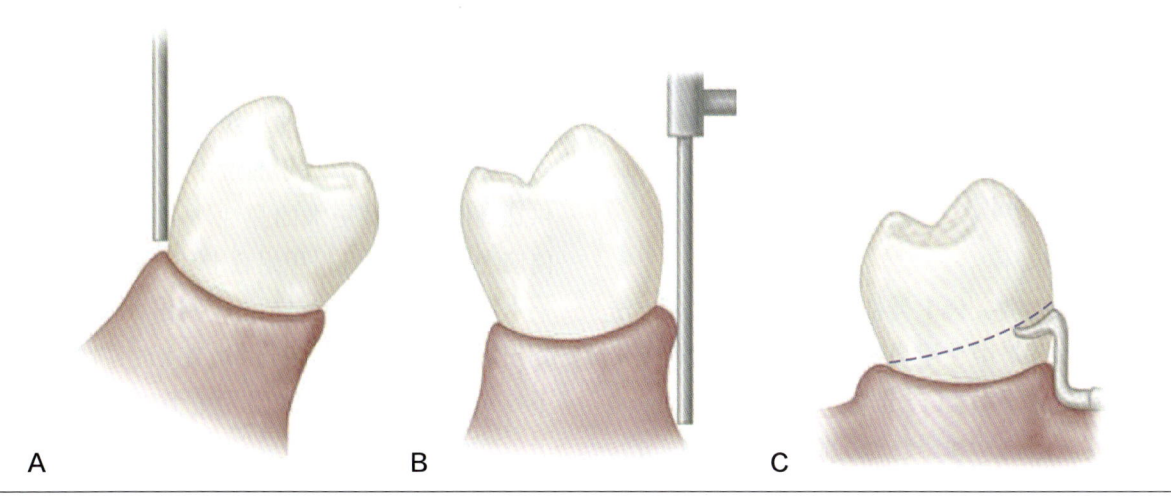

图 7-18 杆形卡环的禁忌证。A. 基牙严重颊向或舌向倾斜；B. 组织倒凹过大；C. 唇颊侧前庭沟过浅

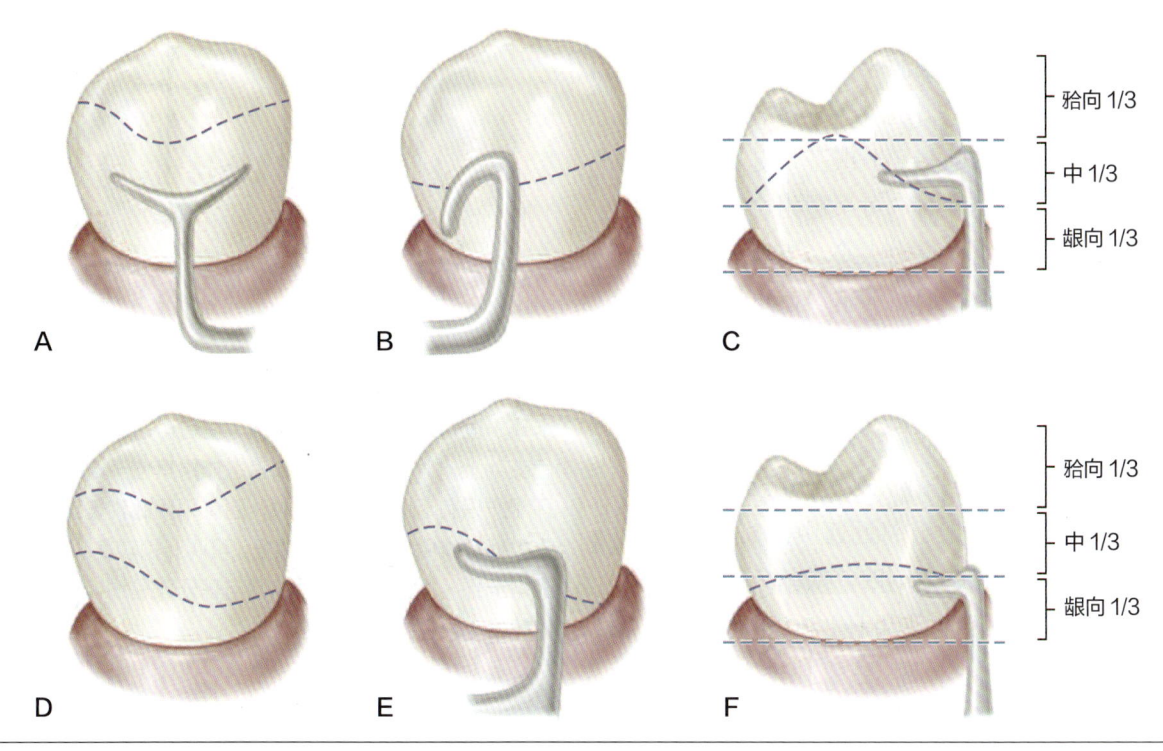

图 7-19 杆形卡环设计的常见错误与修正。A. 观测线位置过高，不适合采用杆形卡环臂；B. 抵抗𬌗向脱位力的卡环臂固位部分的形态不正确；C. 固位臂尖没有位于基牙的龈 1/3；D. 基牙外形经正确磨改以适合放置杆形卡环臂；E、F. 杆形卡环臂的正确放置位置

③贴近基托边缘不易发生变形。佩戴此种义齿的患者需要特别注意义齿维护，既是为了保持口腔卫生，又可以避免卡环与基牙处致龋性软垢的堆积。

T 形和 Y 形卡环臂最常被错误使用，因为 T 形和 Y 形末端对于卡环固位来说并不都是必需的。虽然接触面积越大，摩擦阻力也越大，但这不是真正的卡环固位，而只有进入倒凹的部分才起固位作用。此种卡环臂只有一个末端位于倒凹区（图 7-20），而其他部分都是多余的，除非需要其作为卡环的一部分来包绕基牙最大周径的 180°以上。如果杆形卡环臂为了固位的目的而做成有弹性的，则其位于外形高点以上的部分也会因为弹性，只能提供有限的稳定作用。因此，很多情况下 T 形或 Y 形卡环臂位于非倒凹区的部分可以省略。杆形卡环臂末端的设计必须符合生物学和力学原则，而不仅仅是形成一个字母形状。

2. 组合卡环

减小游离端义齿Ⅰ类杠杆作用的另一个方法是在"阻力臂"中使用弹性的部件，这就是采用组合卡环的原理。组合卡环（combination clasp）由金属锻丝固位臂和铸造对抗臂组成（图 7-21）。对抗臂通常为圆环形卡环臂，但也可以是杆形卡环臂。固位臂最常采用圆环形卡环臂，同样也可为从义齿基托处龈方向上延伸的杆形卡环臂。

组合卡环的优点来源于它的弹性、可调节性和锻丝固位臂的形态。当卡环需要较大弹性时，如邻近远中游离端的基牙，或基牙健康情况差而又不能采用杆形卡环时，可采用组合卡环。对于不能准确判断所需固位力大小，需要在义齿完成后进行必要的固位力调整的情况，可利用其可调节性增减固位力。组合卡环的第 3 个优点是其较铸造卡环臂美观。锻造金属丝可以使用比铸造卡环臂小的直径，而又不易折断。圆形的金属丝比扁宽的铸造卡环臂反光小，较为隐蔽。

组合卡环最常用于邻近远中游离端的基牙，用于当基牙上只有近中倒凹，或基牙的颊侧有较大的组织倒凹而不能使用杆形卡环的情况（图 7-22）。当基牙存在远中倒凹时，可以采用恰当设计的杆形或圈形铸造卡环（虽然存在一些缺点），以避免因游离端基托的组织向运动导致的基牙扭力。如果倒凹位于基牙的近中，锻丝固位臂能提供比铸造卡环臂更大的弹性，可以更好地缓解功能应力，因此最好采用组合卡环（图 7-22D）。

组合卡环的缺点包括：①制作步骤繁琐，特别是当采用高熔点的铬合金铸造支架时；②患者使用不当易致卡环变形；③因为是手工弯制，如果与

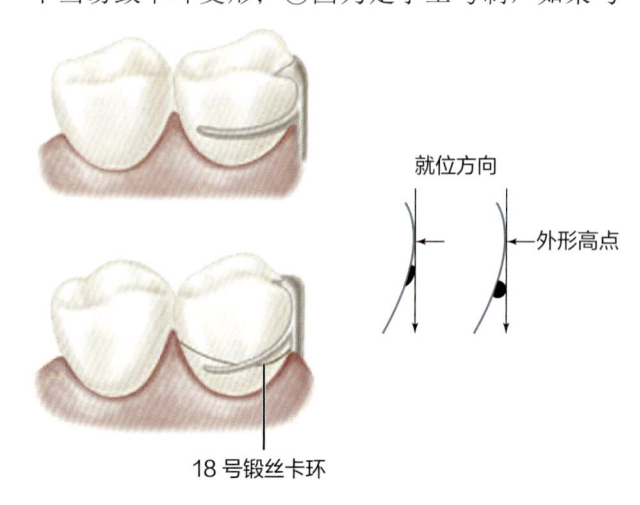

图 7-21 A. 由铸造的卡环对抗臂和锥形Ⅲ型卡环（锻丝卡环）固位臂组成的组合卡环，后者可以铸造或焊接到义齿支架上。第Ⅱ类牙列缺损者，如果其位于缺隙近中的基牙龈方只有近中颊侧倒凹时，建议采用此种设计，以减小Ⅰ类杠杆作用；B. 除了弹性好、可调节和较美观等优点外，Ⅲ型卡环（锻丝卡环）固位臂与基牙只是线接触，而不是像铸造卡环那样的面接触

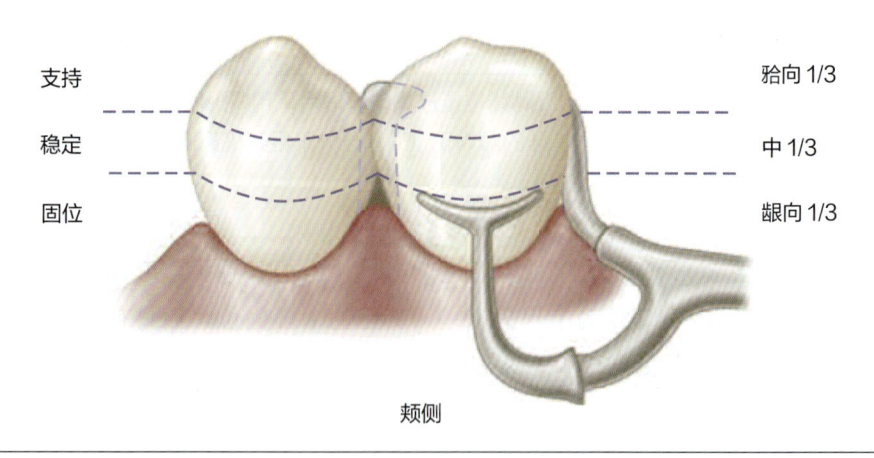

图 7-20 T 形卡环臂只有一个末端进入基牙龈 1/3 的倒凹中，而卡环臂位于非倒凹区的部分仅能提供有限的稳定作用，可以去除

牙面不贴合，则位于非倒凹区的部分稳定作用差；④功能作用下可能发生变形而不与基牙贴合。

但锻丝卡环臂所具有的一些优点可以弥补它的不足，这些优点包括：①良好的弹性；②可调节性；③美观效果优于其他圆环形卡环固位臂；④与牙面为线接触，接触面积小于面接触的铸造卡环臂；⑤与铸造的半圆形固位臂相比，锻丝卡环臂使用中不易出现疲劳性折断。

无论铸造支架采用何种金属，锻丝卡环臂的上述缺点均不会影响其应用。选择最适合的锻造金属丝，将其铸造或焊接到义齿支架上，可以减少制作上的问题。关于锻造金属丝的选择、与支架的连接以及为保持其最理想的物理特性的后续技工操作等内容详见第 13 章。

在指导患者摘下局部义齿时，应教会其用指甲钩住锻丝卡环臂较坚固的起始部位，而不要钩住有弹性的卡环臂尖，以免发生变形。锻丝固位臂有时也可位于舌侧而非颊侧，特别是在下颌基牙，这样可以使患者在摘义齿时不触锻丝卡环臂，而是钩住基牙颊侧的铸造对抗臂。锻丝卡环臂如果位于舌侧将抵消其美观的优点，因此在选择颊侧固位还是舌侧固位时应优先考虑美观问题，而卡环又必须尽可能地具有固位作用。

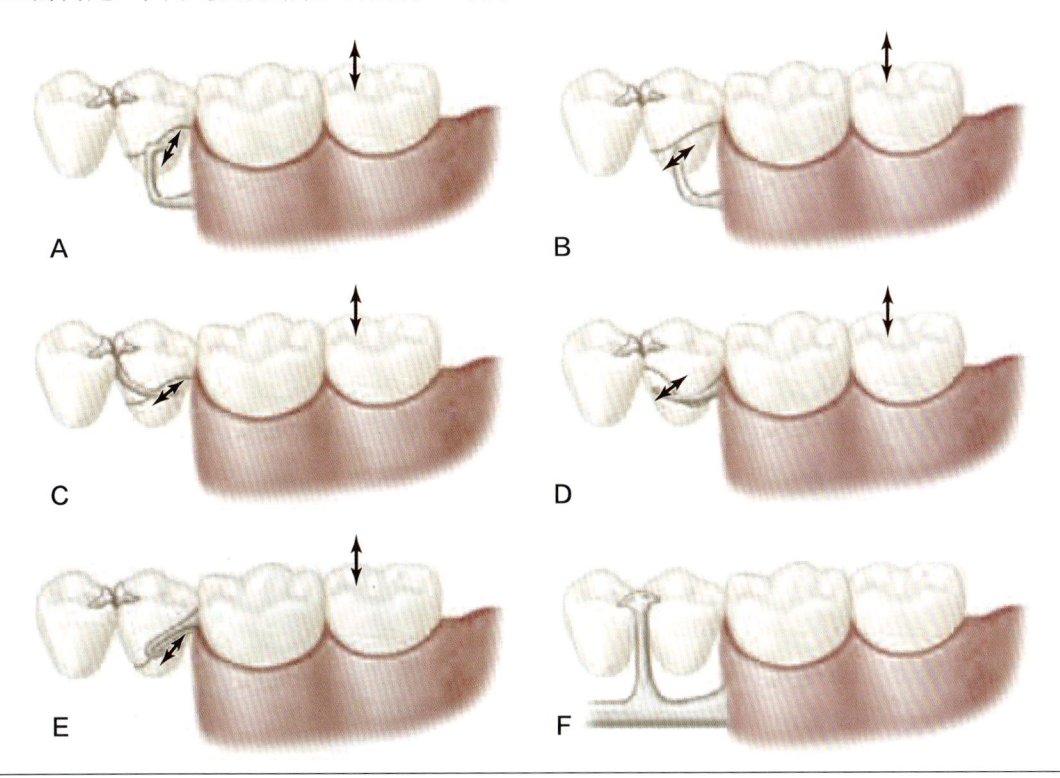

图 7-22 可用于游离端缺失的末端基牙，具有避免或减小悬臂梁作用的五种冠外直接固位体。卡环臂尖处的箭头显示，当义齿基托龈向旋转时，固位卡环臂固位尖大致的运动方向。A. 半 T 形卡环臂进入基牙远中颊侧的倒凹。卡环臂位于外形高点及其上方的部分具有一定的抵抗义齿基托水平旋转的稳定作用；B. 位于颊侧中部（近远中向）倒凹内的 I 杆，只有卡环臂尖与基牙接触。基牙远中面上的导平面与义齿支架接触，支托位于近中；C. 邻间圈形卡环臂尖进入远中颊侧的倒凹，用于基牙颊侧下方存在组织倒凹、不能采用杆形卡环臂的情况；D. 进入近中颊侧倒凹的 18 号圆形无锥度的锻丝圆环形卡环臂。铸造的半圆形卡环固位臂侧向没有弹性，当义齿旋转时可能导致基牙受力过大。此时可用在各个方向上均有弹性的锻丝卡环臂代替；E. 当基牙的倒凹位于卡环臂起始点的下方时可采用发卡形卡环臂。发卡形卡环和邻间圈形卡环均可进入远中游离缺失的末端基牙远中颊侧的倒凹。但如果末端基牙颊倒没有大的组织倒凹，最好在基牙远中颊侧倒凹上应用杆形卡环臂，此时发卡形卡环和邻间圈形卡环不是理想的选择；F. 采用双龄支托的舌面观，支托通过小连接体与舌杆相连。此种设计不需要舌侧卡环臂。通过将支点线前移，更有利于发挥剩余牙槽嵴的支持作用。此种设计还具有对抗义齿基托水平旋转的稳定作用

（二）不能移位的卡环

圆环形卡环

虽然全面了解卡环的设计原则有助于合理地应用这些原则，但最好还是对一些常见的卡环设计进行单独分析。下面首先分析的铸造卡环是圆环形卡环（circumferential clasp）。

圆环形卡环因为良好的固位和稳定作用，最适合用于牙支持式义齿（图7-23）。只有当固位倒凹更适合杆形卡环臂，或者为了增进美观时才使用杆形卡环臂。圆环形卡环臂也有下面一些缺点：

（1）因为其起始于𬌗面，覆盖牙面的面积比杆形卡环臂大；

（2）位于某些牙面上，尤其是当其位于下颌牙颊面和上颌牙舌面时，可能会增大基牙的牙面宽度；

（3）位于下颌牙时较杆形卡环臂暴露金属多；

（4）同所有铸造卡环一样，其半圆形截面的卡环臂很难通过调整来增减固位力。铸造卡环臂应通过龈向或𬌗向移动卡环臂尖在倒凹区的位置来调整其固位力。调整卡环与牙面接触的松紧可以增大或减小摩擦阻力，但不会影响其固位能力。因此，多数铸造卡环不可能进行真正的固位力调整。

圆环形卡环臂即使有以上缺点，仍然可以有效地应用。而且，很多缺点可以通过基牙预备来避免。适当的基牙预备可以使卡环臂的起点离𬌗面足够远，以避免影响美观和增大基牙外形（图7-23）。虽然圆环形卡环臂在某些方面不如杆形卡环臂，但实际上仍胜过那些使用不当或设计有误的杆形卡环臂。

经验告诉我们，杆形卡环臂的错误使用和设计经常会抵消掉它的一些优点，而圆环形卡环臂却不容易被误用。

圆环形卡环的基本形状由起始于一个共同卡环体的颊侧和舌侧卡环臂构成（图7-24）。使用两条从卡环体和𬌗支托区域起始的固位臂，分别进入基牙两侧倒凹区的设计是错误的。正确的形

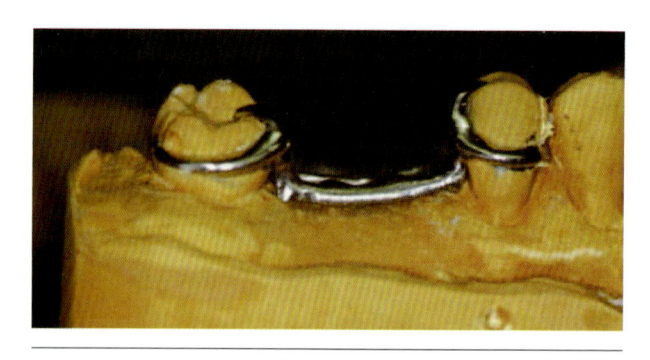

图7-23 正确设计的铸造圆环形卡环固位臂。起始于外形高点或其𬌗方，随卡环臂锥度减小、弹性增加，其末端1/3部分逐渐进入固位倒凹

式是只有一条固位臂，对侧为一条非固位性的对抗臂。采用两条固位臂是一种常见的错误，它不仅是不必要的，而且忽视了卡环的对抗作用和双侧稳定作用。圆环形卡环设计的其他常见错误见图7-25。

1. 圈形卡环

圈形卡环（ring clasp）有多种不同形式，这些圈形卡环的基本设计中有许多形式是用于临床上口腔医生不能或者没有对基牙进行适当磨改的情况。从起点开始几乎环绕基牙一周（图7-26）。它常用于无法使用其他方法将卡环臂放置于基牙邻面倒凹的情况。例如，下颌磨牙舌侧近中倒凹靠近𬌗支托

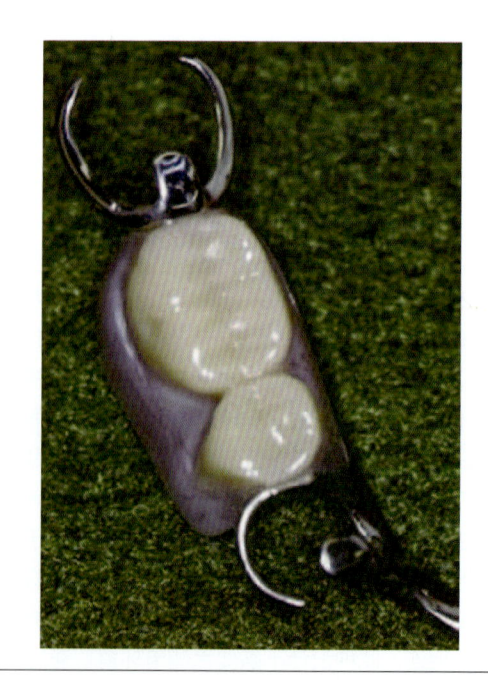

图7-24 铸造圆环形卡环固位臂

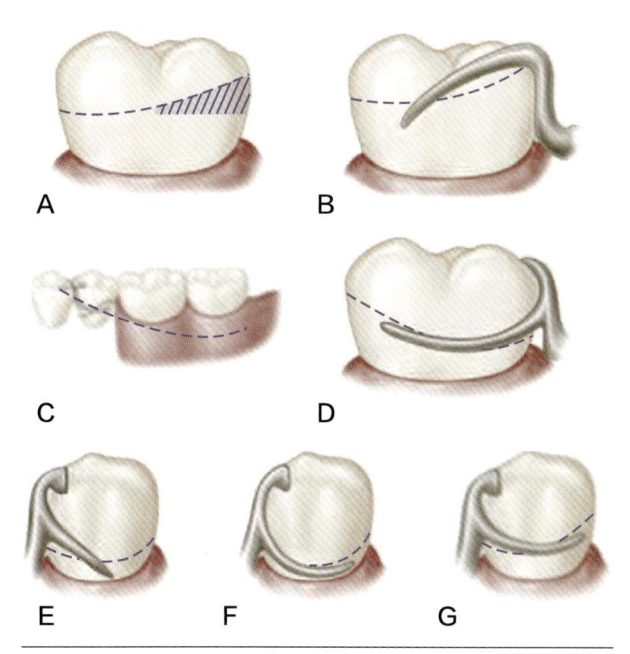

图7-25 圆环形卡环的设计错误与修正。A. 基牙的外形高点位置不理想，位于殆1/3；B. 在未经过修整的基牙上设计的卡环固位臂的形态和位置均不正确；C. 通过磨改基牙使外形高点位于更有利的位置；D. 在经过修整的基牙上正确设计和放置的卡环固位臂；E. 形态和与外形高点之间位置关系均不正确的卡环固位臂（直形卡环臂进入倒凹少，抵抗脱位效果差）；F. 固位卡环臂尖的位置过于靠近龈缘；G. 设计和放置位置均正确的卡环臂

的位置，普通卡环臂无法直接进入，又由于基牙舌侧倾斜，无法使用杆卡，此时圈形卡环就可以环绕基牙从远中面进入倒凹。

圈形卡环不能缺乏对抗臂（图7-27），否则它只是一个自由开放和关闭的圆环，无法提供交互对抗和稳定的作用。因此，圈形卡环应该有一个支持部件位于非固位侧，还可以有（或没有）一个辅助殆支托位于对侧边缘嵴上。设置辅助支托的优点在于可以通过远中殆支托防止基牙近中倾斜。对抗臂可以看作是小连接体，而弹性固位臂起源于此。对抗作用由位于主殆支托和对抗臂之间的卡环臂坚硬部分提供。

由于圈形卡环覆盖基牙面积大，所以最好用于经过保护处理的基牙。因其只用于后方基牙，可以不需要考虑美观问题。

圈形卡环也可以反向应用于两侧有余留牙的缺牙间隙前方的基牙（图7-28）。虽然该卡环固位效果显著，但由于覆盖基牙面积大，会直接影响美观。只有当固位臂无法从殆支托区直接进入远中颊侧或远中舌侧倒凹区时，和（或）由于组织倒凹的存在，阻碍杆形卡环从龈方进入基牙倒凹时，才考虑应用该类卡环。

2. 间隙卡环

对于无亚类缺隙的第Ⅱ类或第Ⅲ类义齿，牙弓对侧没有缺隙来放置卡环增强固位，从力学角度看，这是不利的。但是，如果对侧余留牙健康而且有固位倒凹，或者对侧需要固定修复时，可以使用间隙卡环（embrasure clasp）（图7-29）。

两基牙间的殆1/3部分必须具有足够的间隙，以容纳间隙卡环的联合卡环体部分（图7-30），但不能将触点区完全去除。以往的记录显示，因基牙接触区牙体预备不足而导致此种卡环折断的比例较高。间隙卡环涉及基牙的薄弱部位，建议采用嵌体或全冠对基牙进行保护。是否要对基牙进行保护，必须在口腔检查时做出决定，应该考虑患者的年龄、龋患指数、口腔卫生以及基牙的外形是否有利，或能否通过调磨来改善。在未进行冠修复的相邻基牙之间为任何形式的间隙卡环预备出足够的间隙都是困难的，尤其是对殆为天然牙时。

间隙卡环即使在有清晰的邻面肩台时也必须采用双殆支托（图7-31）。这样可以避免修复体产生楔力，造成基牙分离，并导致食物嵌塞和卡环移位。殆支托除提供支持外，还可使食物避开触点区。因此，只要存在食物嵌塞的可能性，均应使用殆支托。

间隙卡环应当有两条固位臂和两条对抗臂，可以对称或斜向相对。只要能起到对抗和稳定作用，也可以用辅助殆支托或杆形卡环臂代替圆环形对抗臂。如果颊侧放置坚固的圆环形卡环臂做对抗，舌侧可用杆形固位臂代替，前提是牙弓对侧也采用舌侧固位。铸造圆环形卡环的其他不常用的但有参考意义的形式，包括联合卡环、对半卡环和倒钩卡环。

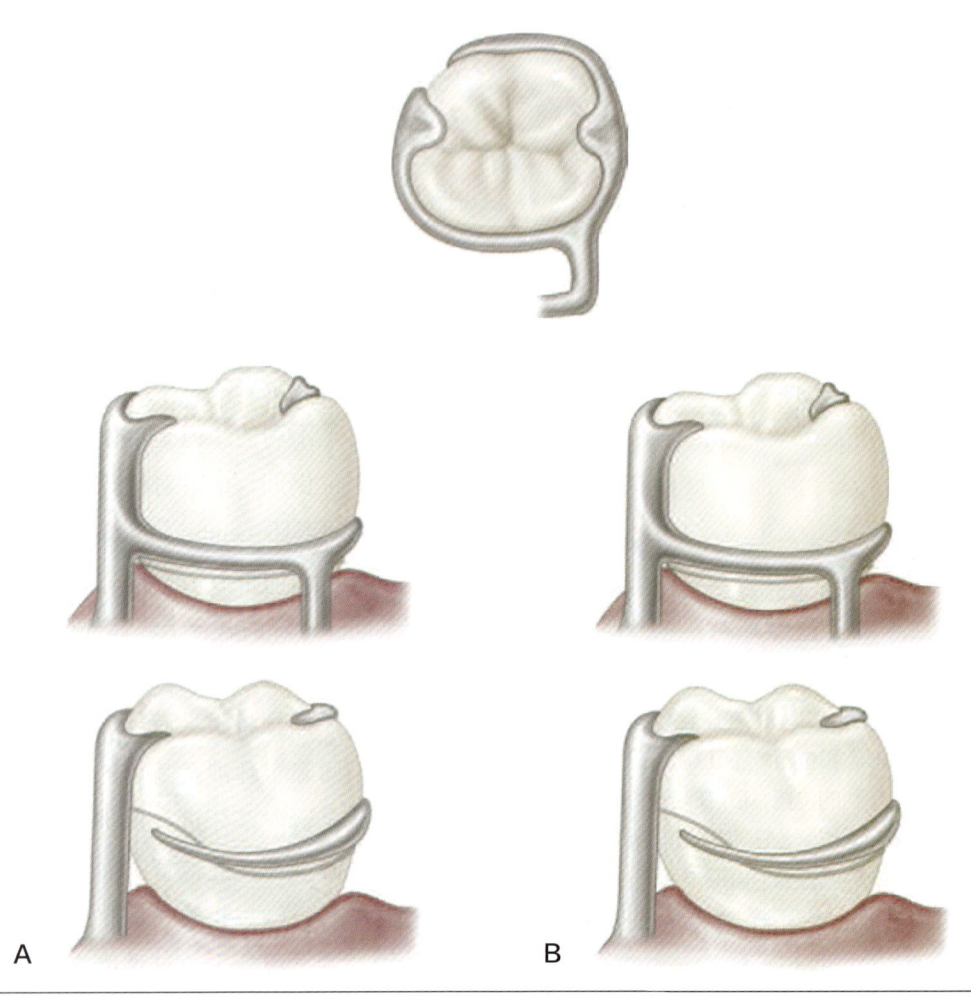

图 7-26 从起点开始环绕几乎整个基牙的圈形卡环。A. 卡环起始于近中颊侧，环绕基牙，进入近中舌侧倒凹；B. 卡环起始于近中舌侧，环绕基牙，进入近中颊侧倒凹。两种情况均需在非固位侧增加支持臂（两图中近处均为直视观，对侧为镜像观）

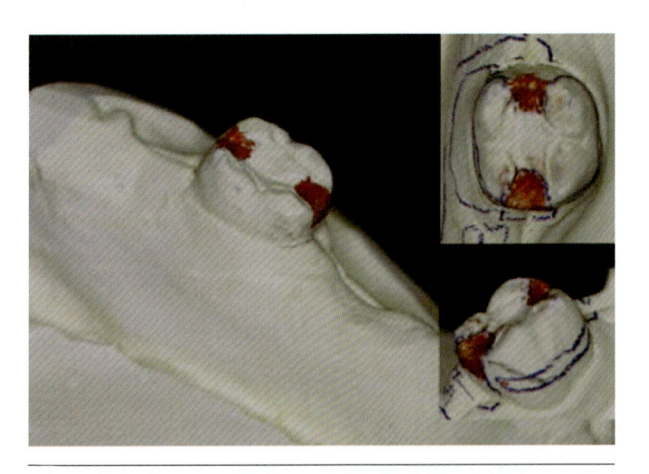

图 7-27 缺乏足够支持的不恰当的圈形卡环设计。因为整个圆环形的卡环臂能够自由开合弹性过大，对抗和稳定作用差。应在基牙的非固位侧增加支持臂，相当于一个小连接体，成为锥形的弹性固位臂的起点

六、种植体作为直接固位体

如前所述，在口腔组织能够充分满足支持要求的情况下，可以使用口腔种植体来提供固位力，并取代影响美观的卡环。在可摘局部义齿中应用种植体独具的特点是，口腔医生可以选择种植体植入的最佳位置。要优先考虑缺牙区牙槽骨的解剖特点来确定种植体的位置。如果在可摘局部义齿中应用种植体时需要进行大范围的牙槽骨增量，此时种植并没有很大的优势。

若解剖条件适合，则需要考虑种植体放置在缺隙的前部、中间段还是末端以有利于固位。因为固位体的位置受基牙位置的限制，基牙常置于缺隙的两端，而中间段通常不被考虑。然而，种

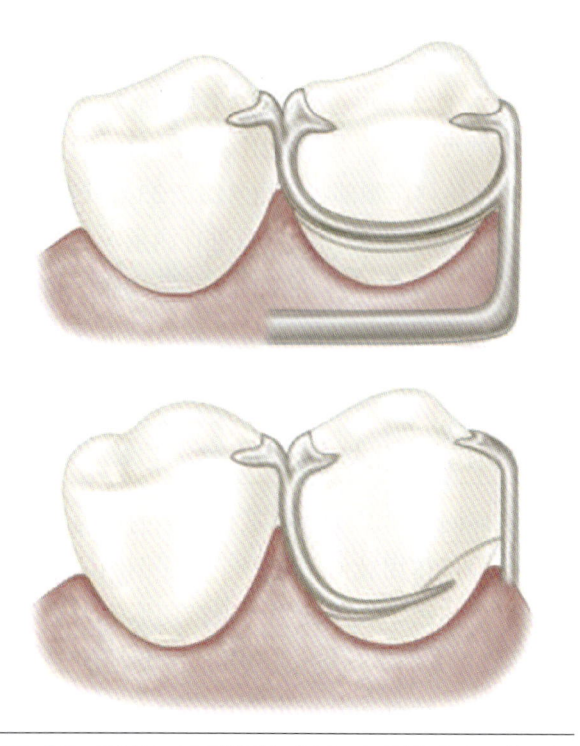

图 7-28 圈形卡环可以反向应用于两侧有余留牙缺牙间隙的近中基牙

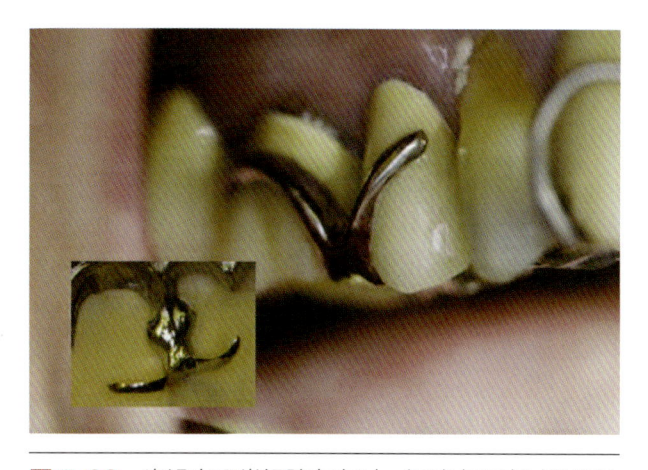

图 7-29 当没有亚类间隙存在时,间隙卡环穿过𬌗面外展隙进入颊侧倒凹

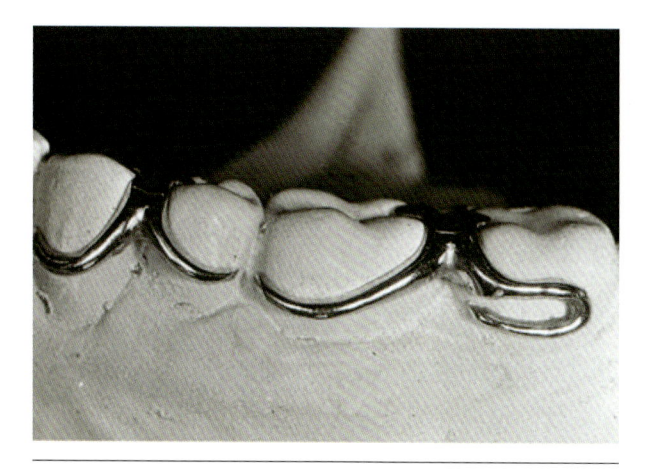

图 7-30 具有发夹形固位臂的间隙卡环。卡环臂尖分别进入固位倒凹。因为第二磨牙上只有卡环臂起始处的下方有可利用的倒凹,所以采用了发卡形卡环臂

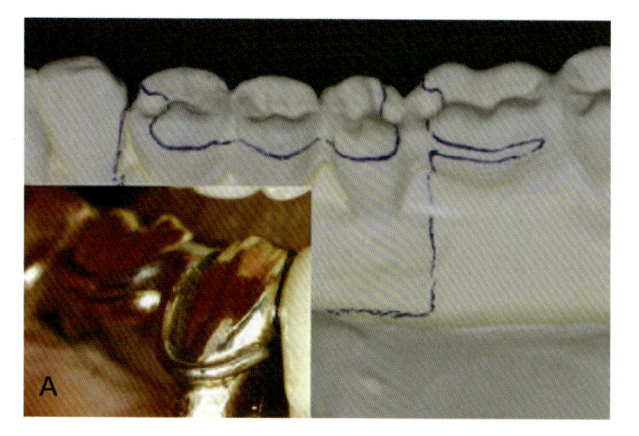

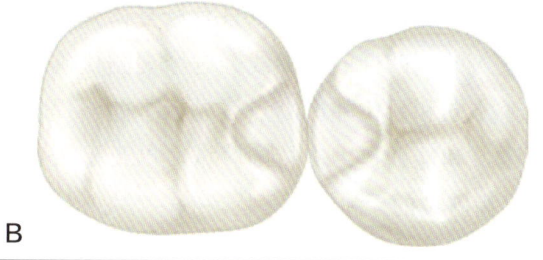

图 7-31 A.第Ⅱ类牙列缺损者应用间隙卡环实例。间隙卡环位于没有亚类缺隙的左侧两个磨牙上;B.相邻磨牙和前磨牙的𬌗面和邻面的间隙卡环牙体预备。支托凹分别向颊侧和舌侧扩展以容纳卡环固位臂和对抗臂。要将间隙卡环的牙体预备完全控制在釉质之内是非常困难的,尤其是当对𬌗为天然牙时

植体的应用使固位体位置的选择成为可能,可以选择最有利的位置来提供固位力和抵抗义齿脱位。值得注意的是,种植体位于义齿基托两末端要比位于中段时在受力时移位程度更大。

七、牙体外形与卡环固位分析

虽然冠外固位体(或称卡环固位体)的应用比冠内固位体更常见,但却经常被错误使用。希望读者能更好地理解卡环的设计原则,从而更加正确地应用此种固位体。要更好地理解这些原则,首先需要认识到牙体外形与可摘局部义齿部件之间是如何交互作用从而使修复体稳定发挥功能的。

就像未经预备的天然牙不能用于承载固定义齿一样，必须对可摘局部义齿涉及的天然牙进行牙体形态修整，才能为义齿提供支持、稳定和固位作用。分析和完成必要的牙体修整以取得最佳的稳定和固位，对于修复体的成功是必需的。

基牙上提供固位和稳定（对抗）的准确区域只能用牙科模型观测仪来确定（表7-1）。为了增进对直接固位体的理解，这里有必要先介绍模型观测仪。模型观测的内容详见第11章。

模型观测仪（图7-32）是确定局部义齿治疗计划所必需的一个简单仪器。它的主要工作部件是一个垂直臂和一个可调节倾斜角度的平台。牙颌模型固定于平台之上，与垂直臂保持固定的关系。垂直臂对模型的关系代表将要完成的局部义齿的就位道方向（图7-33）。

调节平台相对垂直臂的倾斜角度，直到找到一个能满足所有条件的方向（图7-34）。模型水平放置代表垂直向就位道；模型倾斜时，就位道偏向模型抬高的一侧。垂直臂与牙面接触处代表临床牙冠的外形最突出处，称为外形高点线（height of contour）（针对此观测仪确定的就位道方向而言），它是位于基牙殆方或切方修复体能自由进入的非倒凹区与位于基牙龈方只有修复体弹性部分才能进入的倒凹区的分界线。这个观测仪确定的就位道方向和牙齿外形高点线显示了能够提供固位的区域和能够提供支持的区域，以及是否存在妨碍义齿就位的牙和组织干扰。

当观测仪的刀刃与模型上牙面最突点接触时，会形成一个三角形。三角形的顶点是蜡刀刃与牙面的接触点，底边是牙龈组织（图11-18）。此三角形的顶角称作颈部收缩角（图7-33）。这个角度可以用第11章中介绍的方法进行测量，或通过观察牙面与刀刃之间透光区的角度来估计，此时采用宽蜡刀比用分析杆更容易观察到此角度。此角度的重要性在于其与固位力的大小密切相关。

八、固位力的大小

卡环固位是基于金属抵抗变形的能力。卡环要具有固位作用就必须放置于基牙倒凹区，在垂直脱位力作用下发生变形，抵抗变形的力量就产生了固位力（图7-35）。这种抵抗变形的能力必须是沿适当选择的就位道方向，以产生固位（图7-36）。这个对变形的抵抗力决定于多个因素，也与卡环臂的弹性成比例。

固位力是在口腔医生的控制下由多个因素相互作用而产生的。这些因素包括基牙因素（由口

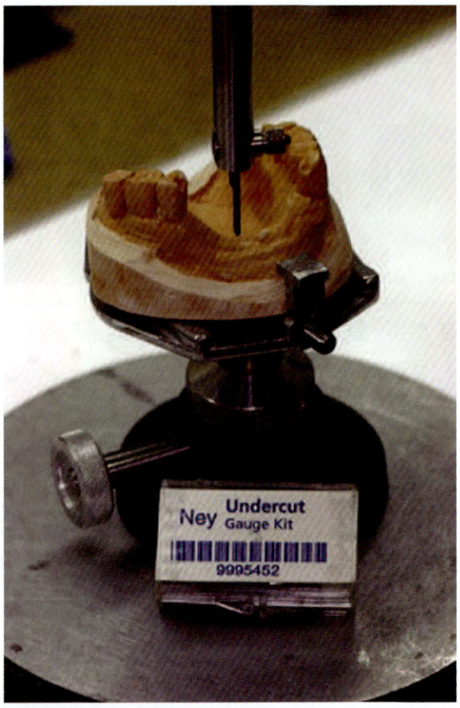

表7-1 卡环各部件的功能及位置		
组成部分	功 能	位 置
支托	支持	殆方、舌侧、切端
小连接体	稳定	位于邻面，从预备过的边缘嵴一直延伸到基牙牙冠中1/3和龈1/3交界处
卡环臂	稳定（交互作用）	牙冠中1/3
	固位	牙冠龈1/3的倒凹区中

图7-32 观测器（Ney平行观测仪）的基本结构。显示垂直杆与可调节观测台的关系

第 7 章　直接固位体　085

腔医生设计和实施）和修复体因素（由口腔医生设计、技师完成）。

基牙因素包括颈部收缩角的大小（倒凹深度）以及卡环臂末端进入颈部收缩角的深度。修复体因素是卡环臂的弹性，主要由卡环臂的长度（从起点到末端）、卡环臂的相对直径（不考虑横截面形状）、横截面形态（圆、半圆或其他形态）以及卡环臂的材料决定。金合金、铬合金、钛或钛合金的固位特点取决于它是铸造的还是锻丝的。

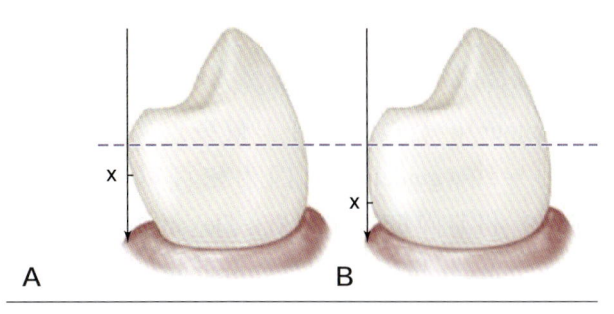

图 7-33　不同外形的两个牙冠的颈部收缩角。与 B 相比，A 的颈部收缩角度大，卡环臂尖（x）的位置更接近外形高点。显然，固位力取决于卡环臂尖进入倒凹的深度，而不是与外形高点的距离

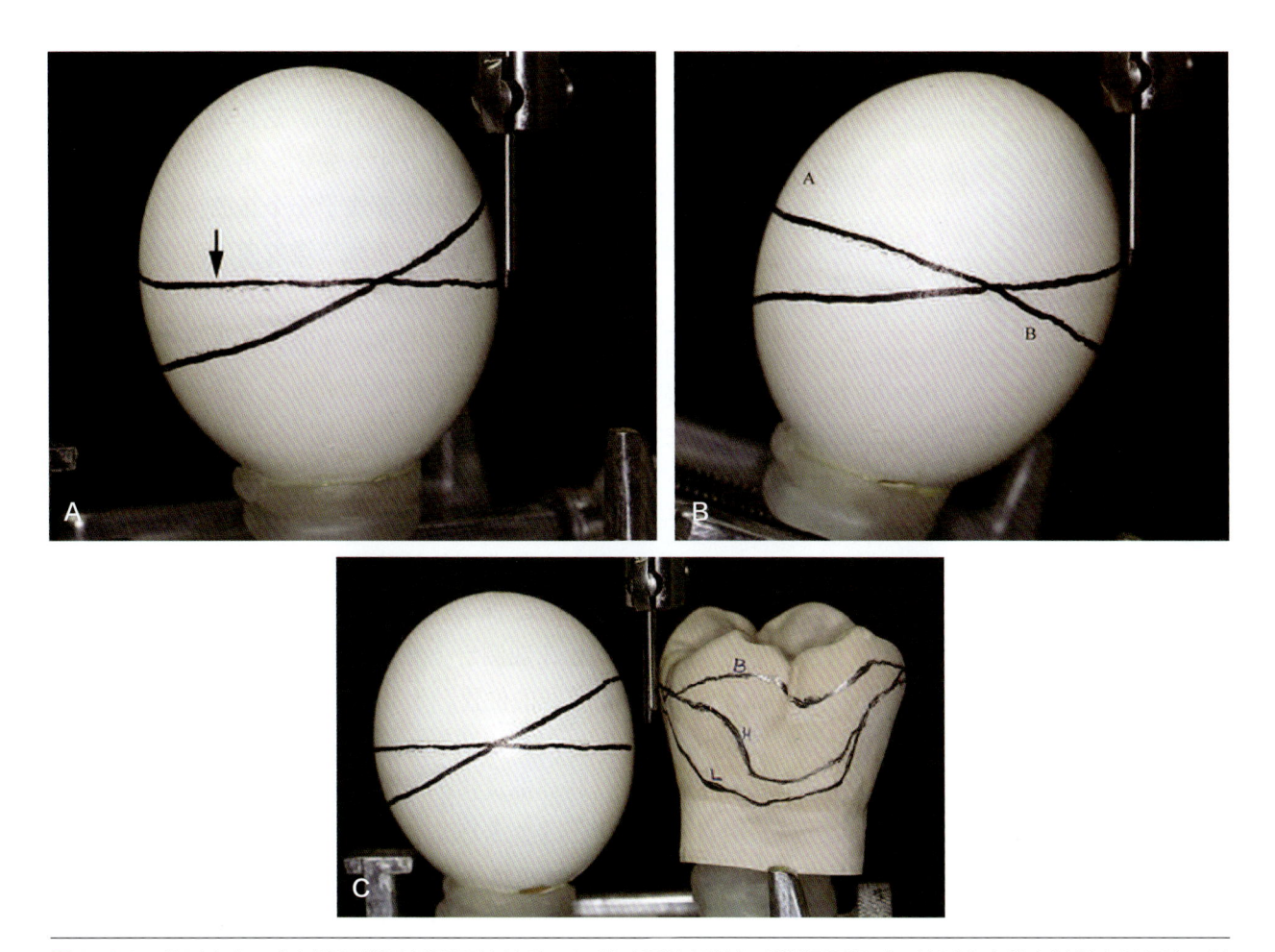

图 7-34　外形高点、非倒凹区以及倒凹区的关系。A. 当鸡蛋的长轴与观测杆平行时，外形高点线在其最大周径处，以箭头标示。图中另一条线与外形高点线斜向相交，位于外形高点线上方的部分（鸡蛋右侧）称为非倒凹区，而位于外形高点线下方的部分（鸡蛋左侧）称为倒凹区；B. 如果改变鸡蛋的放置方向使先前的斜线处于最大周径位置。则原来的"外形高点线"就不再位于最大周径处了，线段 A 位于非倒凹区，而线段 B 位于倒凹区。改变鸡蛋放置方向就改变了鸡蛋表面与最大周径的相对位置关系，从而改变了非倒凹区和倒凹区的位置。C. 与改变鸡蛋的放置方向而改变外形高点线一样，改变基牙的方向导致了外形高点线的变化。图中磨牙牙面上的 H 线是磨牙平行观测杆绘出的，当把磨牙向颊侧倾斜时，外形高点线到了 B 线，当把磨牙向舌侧倾斜时，外形高点线移到了 L 线

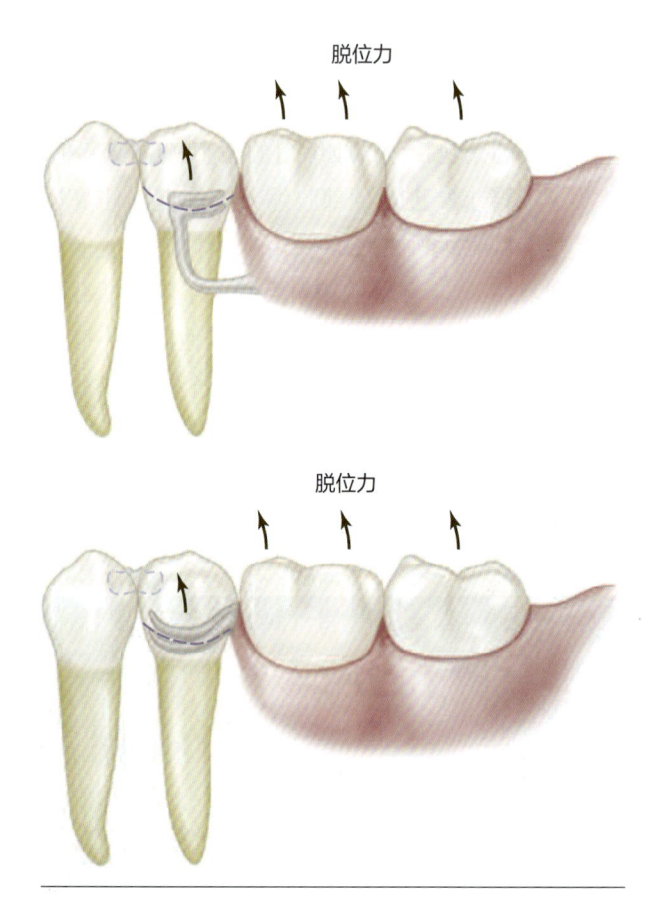

图 7-35 固位作用主要由卡环的弹性部分提供。卡环固位臂尖最好位于基牙龈 1/3 处的测量的倒凹内。当义齿受到𬌗向脱位力时，固位臂在从倒凹区通过外形高点时发生变形。卡环臂所产生的固位力大小由其长度、直径、锥度、横截面形态、外形、合金类型及其进入倒凹的位置和深度决定

（一）颈部收缩角的大小和进入深度

基牙要起固位作用，其外形高点下必有一定的颈部收缩角度。观测时，每个牙都会有外形高点或外形最突点，但如果从某个特定的就位道方向观测，基牙可能不存在颈部收缩区域。而有些颈部收缩区域由于过于靠近牙龈组织，也可能不适合放置固位卡环。

这个问题可以通过将一个球形物体，比如鸡蛋，固定在模型观测仪的可调节观测台上（图7-34）来说明。鸡蛋可以代表牙列模型，更确切地说是代表牙列中的一颗牙齿。首先将鸡蛋垂直于观测台放置并观测确定其外形高点。观测仪的垂直臂代表义齿就位道方向，或者说是义齿脱位方向。

如图 7-34A 所示，用铅芯沿鸡蛋的最大周径画出一条环线，Kennedy 称其为外形高点（height of contour），是鸡蛋的外形最突点。Cummer 称其为导线（guideline），因为它可以指导卡环固位臂和非固位臂的放置。DeVan 用高点上区（suprabulge）和高点下区（infrabulge）分别代表外形高点以上斜面和外形高点以下斜面。

外形高点龈方的区域可以放置卡环固位臂，而外形高点𬌗方的区域可以放置非固位性的稳定臂或称对抗臂。显然，只有弹性部件才能置于外形高点龈方区域，而坚硬的部件不能通过外形高点并与倒凹区牙面接触。

将标记有原始外形高点线的鸡蛋与观测台成一定倾斜角度（图 7-34B）。这样鸡蛋与观测仪垂直臂的位置关系发生了变化，相当于牙列模型位置改变而与观测仪形成了一个新的位置关系。观测仪的垂直臂仍代表就位道方向，但它与鸡蛋的位置关系却完全不同了。

此时再用铅芯描出外形高点线，将会看到原来的高点下区可能变成了高点上区，而原来的高点上区可能变成了高点下区。在原始位置时位于外形高点下的卡环固位臂，现在可能固位作用更强或者已经完全没有固位作用了，而位于外形高点上方的非固位性稳定臂（对抗臂）现在则位于倒凹区。图 7-34C 用基牙为例阐明了这个原理，基牙在观测台上倾斜角度的变化能显著改变外形高点线的位置。

因此，基牙适于固位的倒凹区的位置和深度仅与局部义齿的就位道和脱位道有关。同时，基牙上放置卡环坚硬部位的非倒凹区也只存在于一定的就位道下（图 7-35）。

如果发现原定就位道不合适，就应研究其他的就位道方向。通过改变模型与垂直臂的倾斜角度，找到最适合的就位道。所谓最佳就位道应该是局部义齿各部件能位于基牙牙面最佳位置，与软组织位置关系最佳，所需口腔预备量最少的义齿就位道。然后根据确定的就位道来制订口腔预备计划。

需要记住，可以通过选择性调磨或修复方法改变基牙表面形态，以获得一个更佳的就位道。确定就位道时还必须考虑到可能干扰大连接体、垂直小连接体、杆形卡环臂的起始端和义齿基托放置的组织倒凹的存在。

如果计划在基牙上采用卡环固位，那么在模型观测时，尤其是在有关卡环固位臂和对抗臂设计时，既要对每个基牙分别对待，同时还要考虑其相互关系。在选择或修整基牙以确定最佳就位道时，要事先考虑每个牙齿与牙弓中其他牙齿的关系，以及与修复体其他部件设计的关系。一旦模型与观测仪的位置关系确定以后，每个基牙的外形高点也就固定下来，每一个基牙上的卡环设计必须分别考虑。

义齿支架的坚硬部分与基牙上起导平面作用的牙面平行接触，才会形成良好的就位道。导平面可以控制义齿就位和脱位方向，也可以通过限制脱位来辅助局部义齿固位。基牙上平行于就位道的预备面（导平面）越垂直，义齿越不容易脱位。如果义齿摘戴时没有一定程度的平行关系，必然

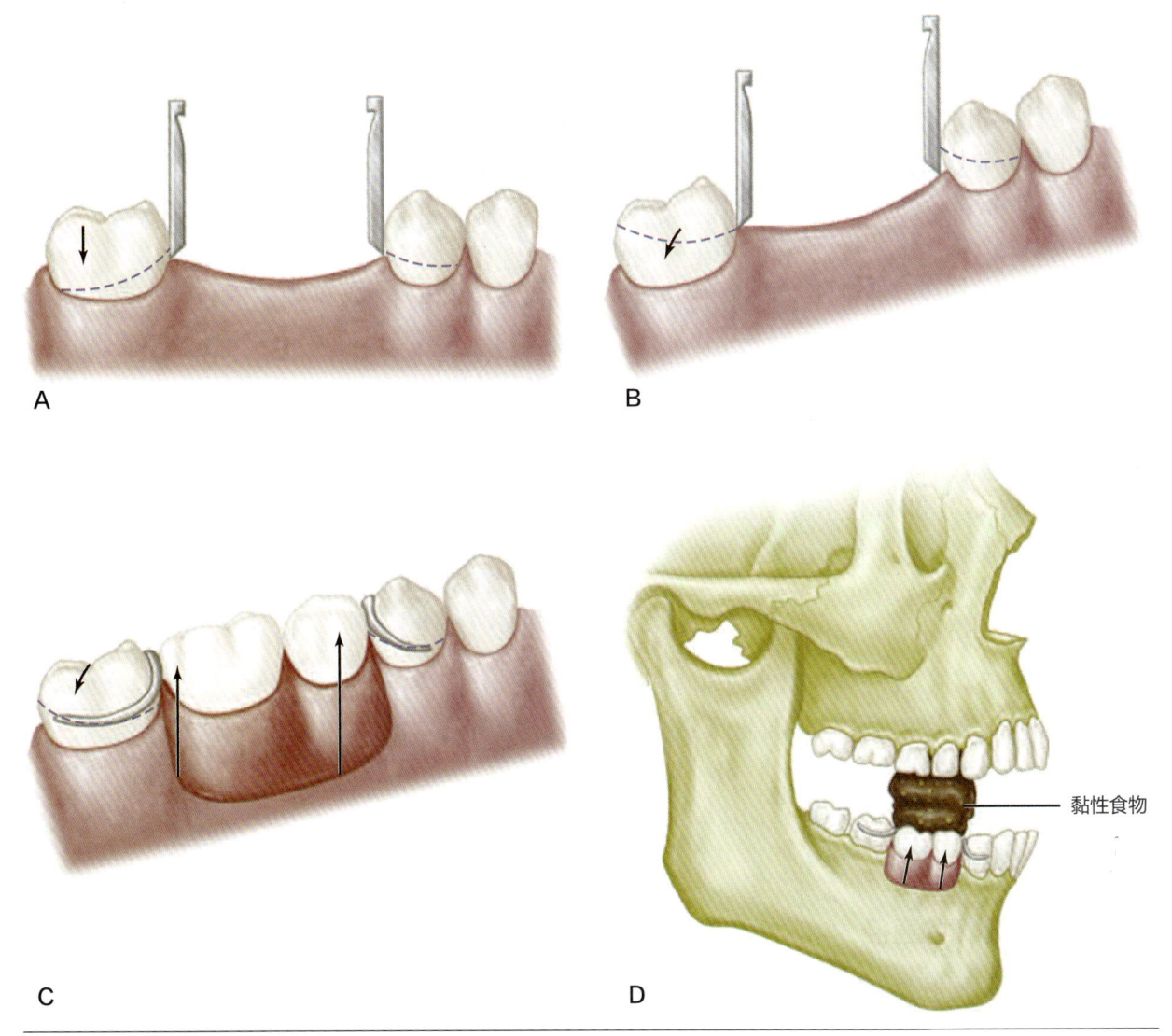

图 7-36 A. 当模型处于正常位置（𝑎平面与观测台平行）时，虽然可以通过很少的牙体预备来形成导平面，但没有足够的固位倒凹以抵抗脱位力；B. 倾斜模型产生功能时无效的基牙外形，它只存在于与观测杆的位置关系中，而不存在于模型的正常位置（义齿受𝑎向脱位力的位置）；C、D. 如果没有相应的导平面，这种在倾斜位置设计的卡环将不能抵抗义齿的𝑎向脱位

会造成基牙和支持组织的创伤和义齿部件中的应力集中,最终导致基牙及其牙周支持组织和(或)义齿本身的损伤。因此如果没有导平面,卡环固位会造成损害或根本不起作用。如果卡环与基牙为主动关系而产生摩擦固位,将会导致基牙的矫治性移位和(或)牙周组织损伤。因此,除了受到脱位力作用的时候以外,卡环应与基牙保持被动的关系。卡环产生的固位力大小除与颈部收缩角的大小以及卡环臂进入颈部收缩角的深度有关外,还取决于卡环臂的弹性,而它又取决于卡环臂的长度、粗细、横截面形态及制作材料。

(二) 卡环臂的长度

其他因素相同时,卡环臂越长,弹性越大。圆环形卡环臂的长度应从其开始均匀变细的起点开始测量。调磨基牙使𬌗方就位卡环固位臂延长,卡环臂尖端进入基牙龈方的倒凹而改善卡环的固位力(图 7-8)。圆环形卡环固位臂全长应从起点到末端均匀地变细(图 7-37)。

杆形卡环臂长度也是从其均匀变细的起点开始测量。杆形卡环臂应从其与金属基托或塑料基托相连处开始(图 7-38)。虽然杆形卡环臂通常比圆环形卡环臂长,但其弹性不大,因为其半圆形截面的卡环臂曲折变化,使其弹性与总长度不成比例。表 7-2 和表 7-3 给出了铸造金合金和钴铬合金的圆环形卡环和杆形卡环的固位臂可以利用的倒凹深度的近似值。假设卡环臂为均匀的锥形,则其在 60000psi 的比例限度内,可以反复弯曲,不会因疲劳而变硬或折断。据估计,咀嚼和其他功能运动时,作用于卡环固位臂上的疲劳型交变应力的次数大约是一年 30 万次。

(三) 卡环臂的直径

其他因素相同时,卡环臂的平均直径越大,弹性越小。如果卡环臂为绝对均匀的锥形,平均直径将位于从起始点到末端之间的中点。如果锥形不均匀,就会存在一个弯曲点,也是一个薄弱点,无论整条卡环臂的平均直径如何,都将会影响其弹性。

(四) 卡环臂的横截面形态

任何横截面形态的卡环臂都会存在一定的弹性,但半圆形截面的弹性限制在一个方向上。只有圆形截面在各个方向均有弹性,但很难通过铸造和磨光获得均匀的圆形截面。

铸造卡环臂横截面基本上都是半圆形,可以弯曲而离开牙面,但横向弯曲(或横向调整)有限。因此,铸造卡环固位臂更适合于牙支持式局部义齿,只有在义齿摘戴时卡环臂才发生弯曲。与游离端基托相邻基牙上的卡环固位臂不仅要在摘戴

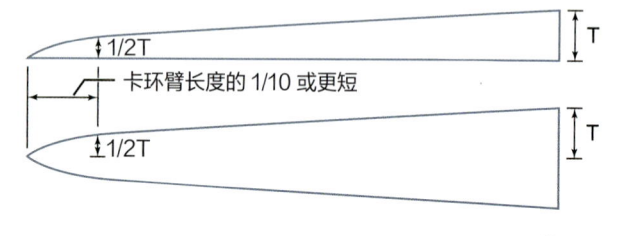

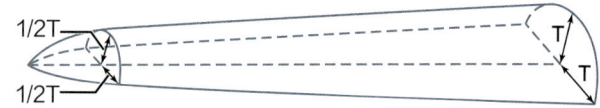

图 7-37 铸造卡环固位臂从其与卡环体相连处到卡环臂尖应呈均匀的锥形,卡环臂尖的半径约为起点处的 1/2。锥形卡环臂的弹性是非锥形卡环臂的 2 倍。《T:卡环臂的厚度》(引自 J. F Jelenko & The Argen Corporation. New York,NY.)

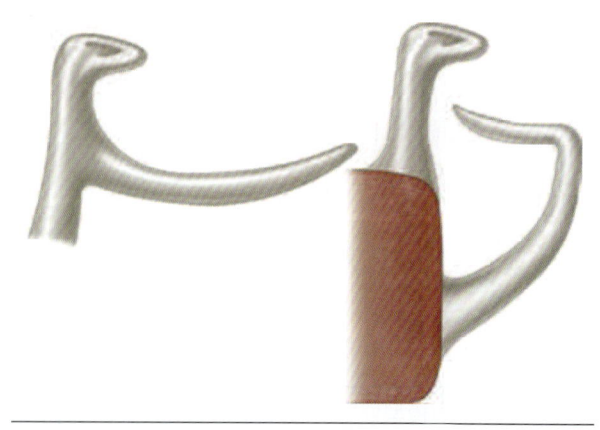

图 7-38 锥形的铸造卡环固位臂长度的测量是沿卡环臂的中心至其与卡环体相连处(圆环形卡环臂)或与基托相连处(杆形卡环臂)

表 7-2　Ⅳ型金合金铸造圆环形卡环固位臂与杆形卡环臂的可容许弹性*

圆环形卡环臂		杆形卡环臂	
长度（英寸）	弹性（英寸）	长度（英寸）	弹性（英寸）
0～0.3	0.01	0～0.7	0.01
0.3～0.6	0.02	0.7～0.9	0.02
0.6～0.8	0.03	0.9～1.0	0.03

* 基于 Jelenko 塑料铸型的近似尺寸（JF Jelenko，纽约）

表 7-3　钴铬合金铸造圆环形固位卡环臂与杆形卡环臂的可容许弹性*

圆环形卡环臂		杆形卡环臂	
长度（英寸）	弹性（英寸）	长度（英寸）	弹性（英寸）
0～0.3	0.004	0～0.7	0.004
0.3～0.6	0.008	0.7～0.9	0.008
0.6～0.8	0.012	0.9～1.0	0.012

* 基于 Jelenko 塑料铸型的近似尺寸（JF Jelenko，纽约）

时发生弯曲，而且必须在游离端发生功能移位时也能弯曲。当义齿游离端受到垂直龈向作用力时，卡环臂必须能有多方向的弹性以避免将倾斜应力传导到基牙，或者必须能够离开倒凹区的牙面。所以，游离端义齿的末端基牙上只有采用圆形截面的圆环形卡环固位臂才比较安全。倒凹位置可以说是影响游离端局部义齿卡环选择的唯一重要因素。

（五）卡环臂的材料

用于局部义齿制作的铸造合金都有一定的弹性，但其弹性与厚度成比例。如果厚度不足，则局部义齿的其他部件就不能保证足够的刚性。铸造金合金局部义齿的缺点是，为了获得必需的刚性，必须增大其体积，从而增加了重量和费用。

而采用钴铬合金既可以减小义齿的体积，又能获得较强的刚性。

虽然铸造金合金的弹性大于铸造钴铬合金，但因为铸造卡环的结构特点，使其无法达到锻丝卡环的弹性和可调节性。锻丝卡环通过拉丝成型，其强度优于铸造卡环臂。锻造体的抗拉强度至少比铸造体大 25%，因此锻丝卡环可以采用较小的直径来获得较大的弹性，而不会发生疲劳和折断。

（六）固位力的相对均衡性

了解了影响单个卡环固位力大小的因素，还需要考虑一个修复体中不同卡环固位力之间的协调性。

基牙颈部收缩角的大小决定卡环臂应进入基牙倒凹的深度。如果不考虑卡环弹性随时间的变化，固位力应取决于卡环臂固位部分与颈部收缩角的相对位置关系，而不是与外形高点的位置关系。

各主要基牙上卡环的固位力应尽量相等。卡环臂的放置应有利于美观，但是由于各基牙外形之间的差异，各卡环臂不可能放置在相同的龈殆高度上。但可以通过调磨或用修复体来形成相似的基牙固位形态。

各基牙上的卡环固位臂必须置于相同的倒凹深度内。如图 7-33 中，卡环臂末端在 A 和 B 两个牙上均位于 X 点，尽管其距外形高点的距离不同。如果两个卡环臂位于外形高点下相同距离处，则在 B 牙上卡环臂位置过高而固位力过小，而在 A 牙上卡环臂位置过低而固位力过大。

采用模型观测仪通过机械的方法测量倒凹深度非常重要，但倒凹的测定仅仅是为可摘局部义齿提供合适的固位力的重要因素之一。

（七）稳定——对抗铸造卡环臂

当直接固位体与基牙接触时，要使卡环固位臂发生所需变形，必须稳定义齿支架以对抗水平移位。这种稳定作用是通过支架的跨牙弓稳定或卡环组内部的稳定或对抗臂实现的。要真正起到对抗作用，卡环对抗臂必须在卡环固位臂变形的全过程中保持与牙面的接触。当对抗臂放置于基牙舌腭面的导平面上时能达到最佳效果。

卡环稳定（对抗）臂必须是刚性的。因此，其形状与具有弹性的铸造卡环固位臂不同。为增加刚性，其平均直径应大于相对应的固位臂。铸造卡环固位臂应沿两个方向逐渐缩窄，如图 7-37 所示，而对抗臂只在一个方向上逐渐缩窄，如图 7-39 所示。需要雕刻蜡型来形成这样的形状。

九、其他类型的固位体

结合冠内支托的舌侧固位

第 6 章中讲到过冠内支托，并强调冠内支托虽不能单独作为一个固位体来使用，但它近乎垂直的轴壁可以给位于基牙舌侧的卡环固位臂提供对抗作用。这样，就可以去除暴露的卡环臂，避免了冠外固位体的一个主要缺陷。

这种固位臂，卡环臂尖止于基牙舌侧天然或预备形成的倒凹区，可以是各种形态。通常为起始于𬌗支托区域义齿支架的圆环形卡环臂。最好为锻造卡环臂，因为它具有良好的弹性和可调节性等优点。它既可以与金合金或低熔点的钴铬合金铸在一起，也可以与高熔点的钴铬合金焊接在一起，均便于以后的调整和修理。舌侧冠外固位既可以避免采用冠内附着体的高昂费用，更可以

去除影响美观的颊侧卡环臂。一般只用于牙支持式局部义齿缺隙近中基牙，远中基牙因不涉及美观，可采用常规卡环。

在选择卡环时，口腔医生主要考虑的因素之一是如何在义齿人工牙承受𬌗力时控制传导到基牙上的力量。其中，支托的位置与设计、卡环臂、小连接体相对于邻面板的位置是控制基牙受力的关键因素。卡环设计中的错误会导致基牙及其支持组织受到过量的力。图 7-40 和图 7-41 显示了一些常见的错误及其改正方法。

卡环设计形式的选择应建立在生物学和力学原则基础之上。口腔医生必须能够判断每个基牙上所采用的卡环设计是否符合这些原则。

十、冠内附着体

冠内附着体（internal attachment）的原理最早是由 Herman E.S. Chayes 于 1906 年提出，至今还有一种附着体商品以他的名字命名。虽然牙科技师也可以直接制作铸造鸠尾，并嵌合于基牙牙冠内的阴性部分内。但是，预成附着体所用合金和加工中的高精密度使其优于技工室制作的任何

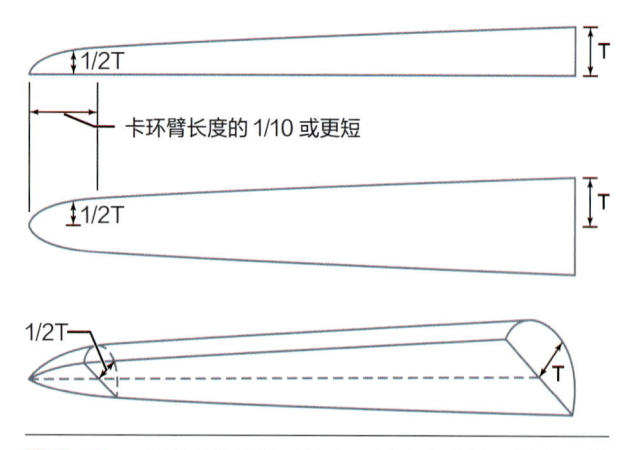

图 7-39 直接固位体的对抗卡环臂应为刚性。纵向和横向均呈锥形的卡环臂比只在纵向呈锥形的卡环臂弹性大。T. 卡环臂的厚度

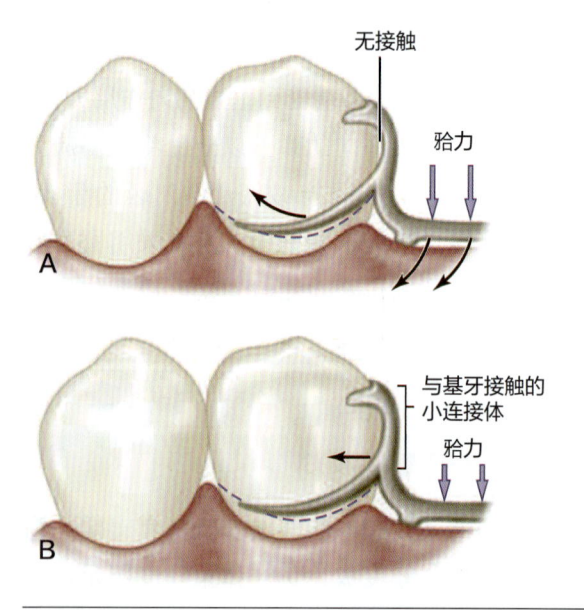

图 7-40 A. 支持远中𬌗支托的小连接体与预备的导平面不接触，导致对基牙不可控的作用力；B. 小连接体与预备的导平面接触，可通过邻接关系将力量传导到整个牙弓

第 7 章 直接固位体

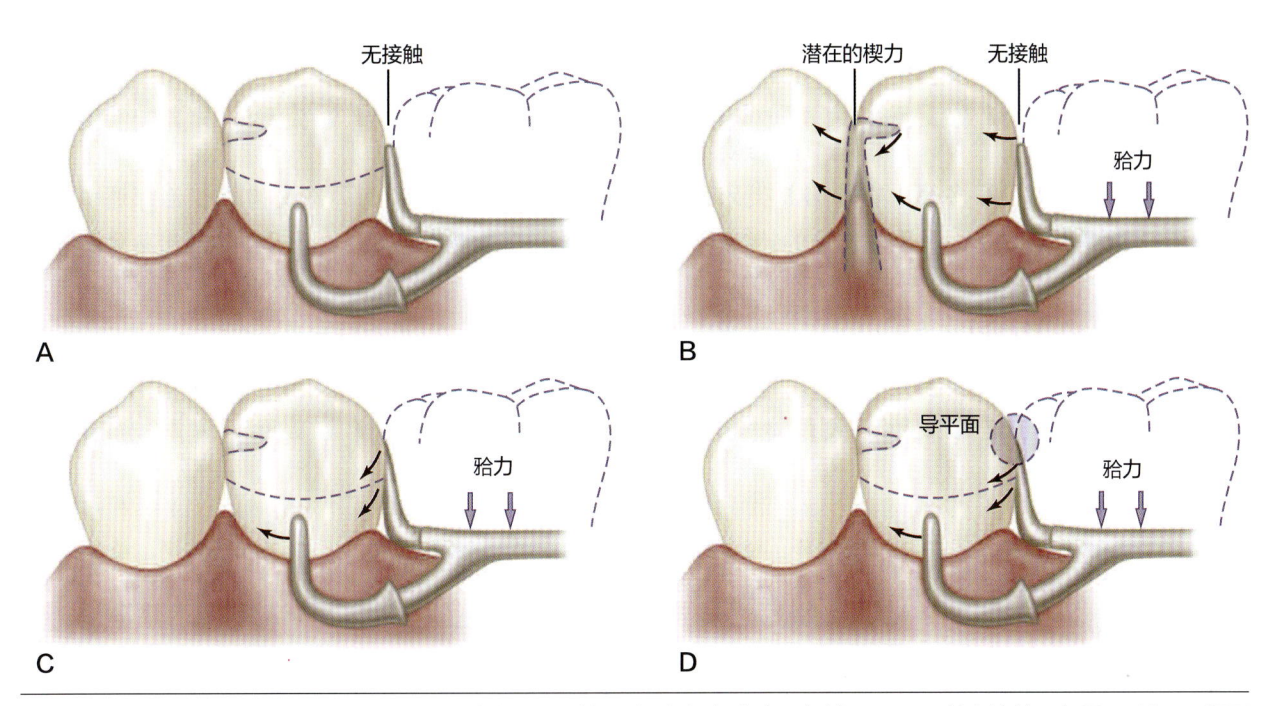

图 7-41 A. 这种卡环设计使义齿在受到垂直向 力时邻面板向龈向移动，与基牙导平面脱离接触，如图 B 所示。邻面板与导平面不接触可能产生楔力；C. 邻面板与导平面保持接触，或如 D 所示，去除人工牙与导平面（gp）之间的间隙将有助于通过邻接关系将力量传递至整个牙弓

类型的附着体。金属制造商对牙科投入大量资金，使冠内附着体的设计不断得到改进。

冠内附着体与冠外附着体比较有两个主要的优点：①不暴露固位和支持部件；②支托凹与基牙水平旋转轴的位置关系更有利于获得垂直向的支持作用。因此，在某些情况下采用冠内附着体效果更好。冠内附着体的水平稳定作用与冠内支托相似，但通常还需要额外的冠外稳定作用。据称采用冠内附着体时，由于其间歇性的垂直向压迫作用，义齿覆盖组织所受的刺激会较大。但可能并不比采用冠外固位体时大。

冠内附着体的缺点是：①需要进行基牙预备和铸造；②临床操作和制作加工过程较复杂；③由于磨耗，其抵抗义齿脱位的摩擦阻力会逐渐减小；④难于修理和替换；⑤因为固位效果与其长度成正比，故不能用于过短的基牙；⑥对于活髓牙，很难将其完全置于牙冠外形之内；⑦费用较高。

由于冠内附着体不允许有水平向动度，修复体的所有水平、倾斜和旋转移位都会直接作用于基牙。因此，不要将冠内附着体用于有广泛黏膜支持的游离端基托义齿，除非在游离端基托与刚性的附着体之间采用某种应力中断结构。即使采用应力中断结构，它们也存在一些缺点，这些将在后面讨论，更不说其还增加了局部义齿的费用。

局部义齿还有很多种固位体不能按冠内或冠外的形式来分类，也不能按照属于利用摩擦阻力固位或利用倒凹固位来分类。但是它们均利用某种位于冠内或冠外的锁结装置来提供固位，而没有暴露的卡环。开发这些固位体的目的主要是为了去除暴露的卡环臂，同时也是为了减小基牙所受的扭力和倾斜力。

此处讨论的所有固位体均是有价值的，这要感谢那些开发此类固位装置和技术的人们。此类固位体均属于冠内附着体，由于费用和技术的原因，只适用于可摘局部义齿修复中的一小部分患者。

对于牙支持式义齿，锁结或鸠尾型冠内附着体相比卡环无疑有很多优点。但是，因为它经常具有很大的杠杆作用，是否适合远中游离端可摘局部义齿，是否要有应力中断装置，基牙是否要做成连冠等还存在疑问。

非锁结型冠内附着体，在遵循口腔修复原则的前提下，可以用于很多第Ⅰ类和第Ⅱ类牙列缺损患者。但是，除非牙弓两侧放置的附着体具有一致的跨牙弓旋转轴，否则基牙会受到扭力（图7-42）。关于预成的冠内和冠外固位体的应用方面的内容，可在其他一些优秀的教科书中找到。因此本书主要讲述的是冠外型直接固位体（卡环）。

市场上有很多种设计优良的冠内附着体可供选择，它们可以用于需要特殊固位的情况，制造商会提供介绍资料和技术手册。

牙列缺损的可摘局部义齿修复治疗还可以有其他一些方法，要视余留牙的位置和条件，以及剩余牙槽嵴的形态和质量而定。各种固位装置的应用必须符合有关支持和稳定的基本原则和概念。图7-43～图7-46展示了一些固位装置的应用实例。

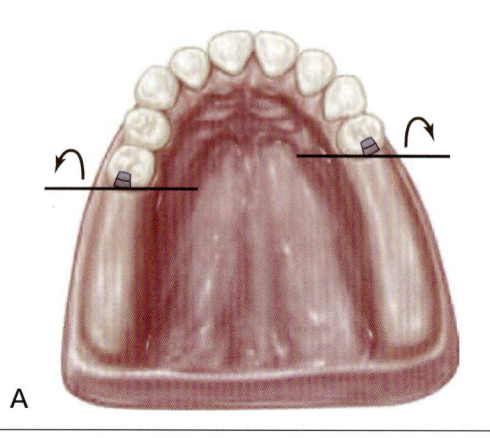

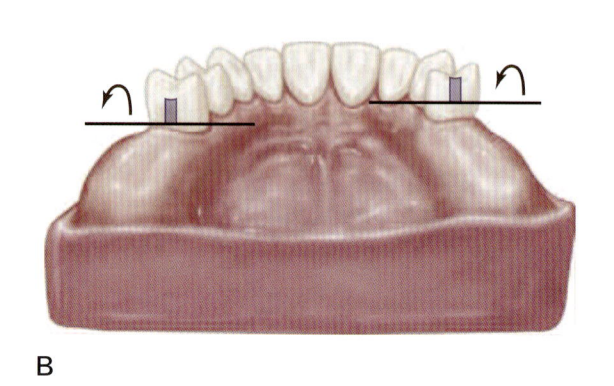

图 7-42 A. 旋转轴不一致，因为它们虽然平行但不在同一位置，一条更靠前一些；B. 当牙弓一侧的非锁结型冠内附着体与剩余牙槽嵴的位置高于牙弓对侧时，旋转轴不在同一条线上，基牙会受到一定的扭力。但是，如果没有其他扭力因素的影响，多数情况下其作用不会超过基牙支持组织的生理耐受力

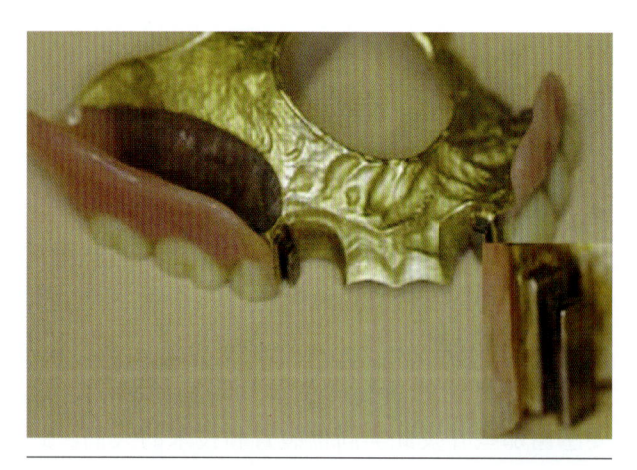

图 7-43 上颌 Kennedy Ⅱ类1亚类牙列缺损的可摘局部义齿，使用3个冠内附着体。金合金支架上焊接了附着体，通过近龈端的阳极部件发挥作用来获得固位（见右下角插图）

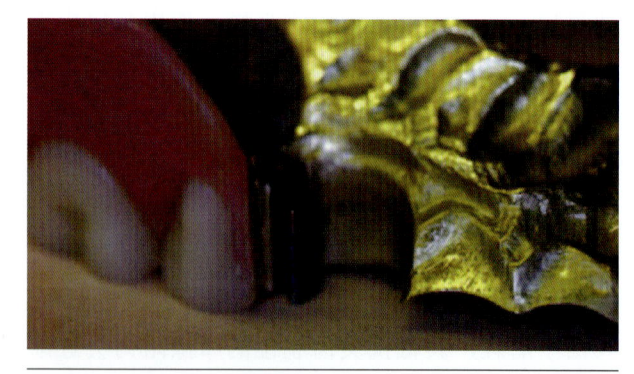

图 7-44 与图7-43相同的修复体，展示了附着体在金属支架上的位置和末端小连接体

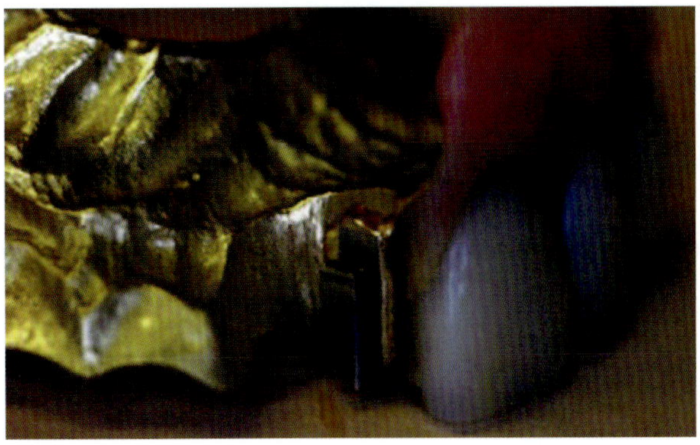

第 7 章 直接固位体 093

图 7-45 与图 7-44 相似的照片，展示了附着体在前部亚类缺损区的形态，在此区域使用时要仔细选择附着体以扩大其美学优势

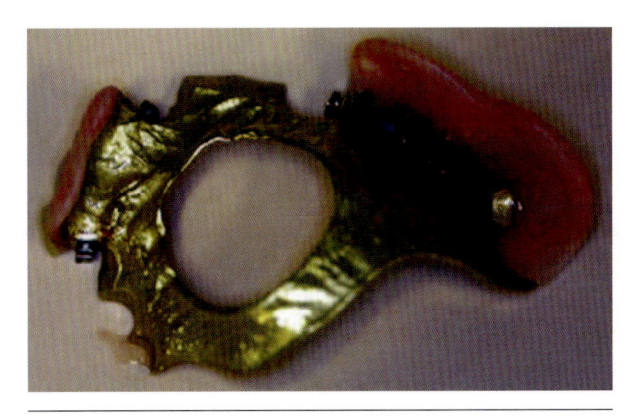

图 7-46 从组织面看，此带有三个附着体的修复体，展示了他们相同的就位道。注意基托在牙槽嵴上的充分伸展以及使用前后腭带作为大连接体，以帮助支持义齿，减小附着体受力

第 8 章

间接固位体

一、间接固位体在稳定义齿方面的作用

在第 4 章中我们讲到，可摘局部义齿可以在 3 个平面内产生不稳定。牙支持式可摘局部义齿有效地利用牙齿控制义齿从支持组织上脱位，由于牙-黏膜混合支持式义齿的一端为游离端，所以牙-黏膜混合支持式义齿无法防止这种脱位。这种情况的发生可能是因为重力的作用（上颌弓）和食物的粘着力（上下颌弓均存在），所以，必须注意可摘局部义齿的设计以及控制功能运动的义齿部件的位置。

当远中游离端基托脱离承托区时，义齿倾向于沿支点线旋转。理论上，这种运动可以被以下 3 个部分所限制：直接固位体的固位部分；卡环组中起稳定作用的部分；义齿支架中远离游离端位于支点线对侧的坚固部分，这些部件被称为间接固位体（indirect retainers）（图 8-1，图 8-2）。为了增大平衡矩以防止脱位，间接固位体应该位于尽可能远离远中游离基托的位置（图 8-3）。

为了清楚地阐述间接固位体的位置和功能，应该将支点线看作义齿脱离剩余牙槽嵴时的旋转轴。

一个间接固位体包括一个或多个𬌗支托和支持性的小连接体（如图 8-4 和图 8-5），与缺牙间

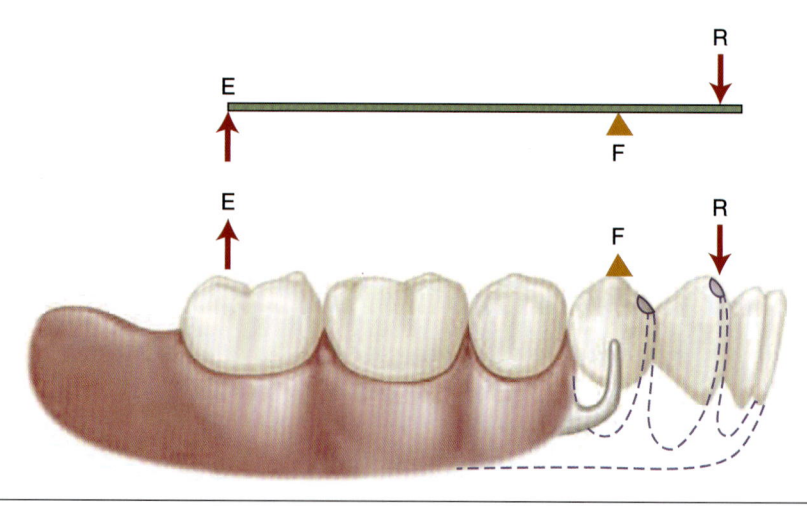

图 8-1 当下颌可摘局部义齿的游离端基托从牙槽嵴上翘起时，卡环组发挥作用，间接固位体提供稳定作用以对抗游离端基托的移位。E. 作用力；F. 支点；R. 抵抗力

隙相邻的邻面板也可提供间接固位力。虽然我们习惯把整个卡环组看作是间接固位体，但是只有通过小连接体与大连接体相连的支托才是真正地间接固位体。切勿将任何与牙齿斜面接触的部分当作间接固位体。间接固位体应该位于能够支撑其功能的牙齿上的已经预备好的支托凹内，并且尽可能远离远中游离基托。

尽管间接固位体在临近切牙的位置最能发挥效用，但是切牙支持力不足，且牙面斜度大不易改形，故不利于放置间接固位体。在这种情况下，最近的尖牙或者第一前磨牙的近中殆面则是间接固位体的最好位置，不论这时的尖牙和第一前磨牙是不是离支点线最远。只要有可能，应该采用两个间接固位体来弥补间接固位体离支点线距离不足的缺点。当义齿远中游离端基托移位风险较大时，可以考虑使用种植体义齿作为远中固位体。

二、间接固位体发挥作用的影响因素

以下因素影响间接固位体的作用效果：位于关键基牙上的主殆支托必须通过直接固位体的固位臂合理地约束于支托凹内。如果支托被限制于支托凹内，义齿将绕一条旋转轴旋转，间接固位体就可以发挥作用。如果支托完全脱位，义齿就不会绕支点线旋转，间接固位体也就不会发挥作用。

到支点线的距离，应考虑以下4个方面：

（1）远中游离端基托的长度。

（2）支点线的位置。

（3）间接固位体与支点线之间的距离。

支持间接固位体的连接体的强度。为保证间接固位体的作用，连接体必须有足够的强度。

（4）基牙牙面的作用。间接固位体必须位于明确的支托凹内，才不会发生支托滑动或者基牙移动。倾斜和支持力差的牙齿不应该被用于支持间接固位体。

三、间接固位体的辅助作用

间接固位体除能协同直接固位体，有效防止远中游离端基托翘起外，还有以下的辅助作用：

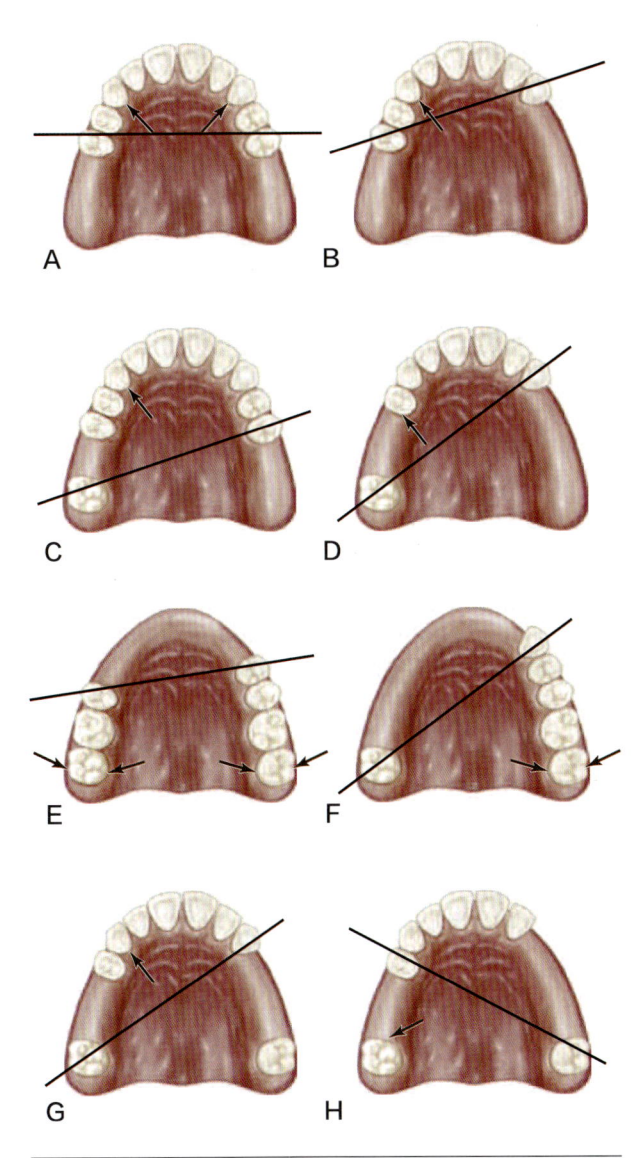

图 8-2 各种不同类型可摘局部义齿的支点线，当基托受到朝向或者离开剩余牙槽嵴方向的作用力时，义齿将沿支点线翘动。箭头所指的方向是间接固位体最有利的位置。A 和 B. 在 I 类牙列缺损牙弓中，支点线通常通过最后面的基牙，则支架的某些坚硬部分位于基牙外形高点的殆方；C. II 类缺损牙弓中，支点线呈斜线通过游离缺失侧的基牙和对侧的最远中基牙；D. 如果亚类缺隙的前方基牙距离支点线足够远，就可以有效地支持间接固位体；E 和 F. 在第 IV 类牙列缺损牙弓中，支点线通过与单个缺隙相邻的两个基牙；G. 右侧余留牙预后不好最终会缺失的第 III 类缺损牙弓，支点线与没有余留后牙的情况相同。在预留后牙缺失后，不需要改变原先的义齿支架设计；H. 没有前牙支持的第 III 类缺损，相邻缺隙可以认为是黏膜支持式末端，与第 II 类缺损一样，支点线呈斜线通过两个主要基牙

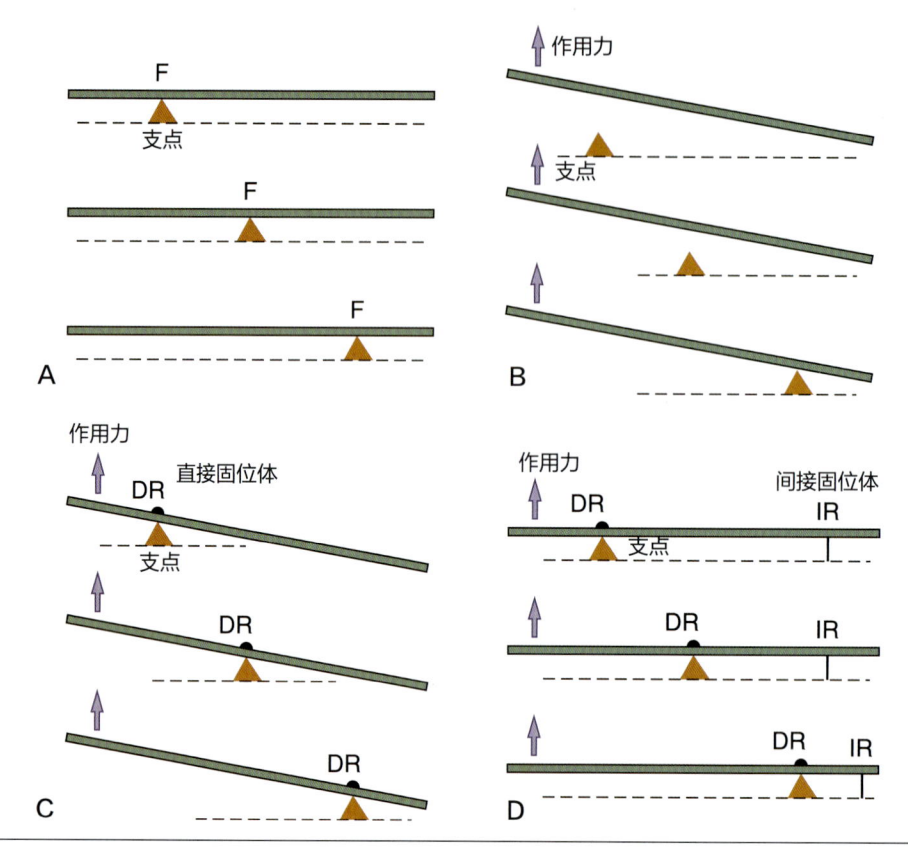

图 8-3 间接固位体的作用原理。A. 不同支点位置的杠杆；B. 如果没有固位体，提升力将使整个杠杆移动；C. 支点处有直接固位体（DRs），提升力将使杠杆一端上翘另一端下沉；D. 在直接固位体和间接固位体（IRs）的共同作用下，提升力不会使杠杆移动。间接固位体离支点线越远，其稳定作用越强

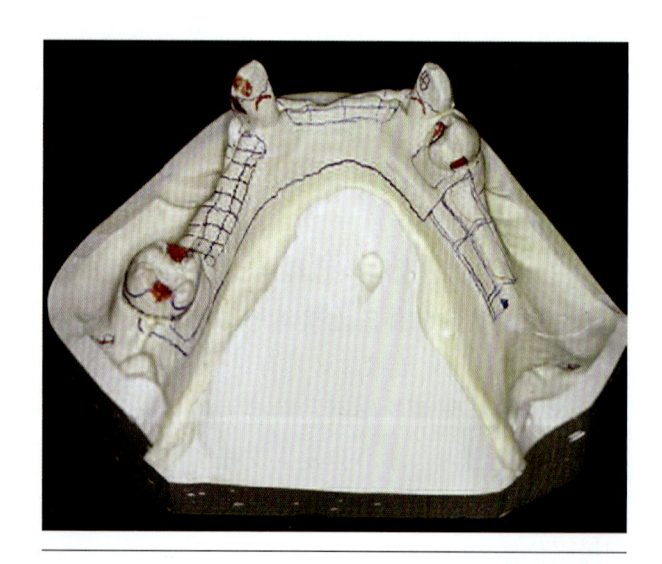

图 8-4 第Ⅱ类2亚类可摘局部义齿间接固位体的预定位置。距离最末端支托（支点线）形成的旋转轴最远的位置落在左下尖牙上。可以选择切支托或舌隆突支托作为间接固位体。若患者担心切支托影响美观，可以选择全冠修复以制作舌隆突支托

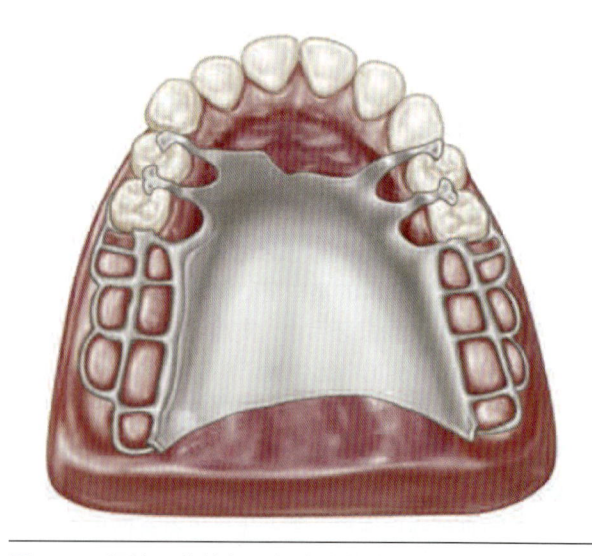

图 8-5 间接固位体与腭板大连接体的联合应用实例。间接固位体为位于第二前磨牙上的邻面板和位于第一前磨牙上的𬌗支托。辅助𬌗支托还具有防止大连接体前部下沉和抵抗水平向旋转的稳定作用

（1）间接固位体减小了造成主要基牙前后向倾斜的杠杆作用。尤其在以孤立牙为基牙时，尽可能避免这种不利的杠杆作用更为重要。通常，与邻牙的邻接关系可以防止基托脱离组织时基牙发生倾斜。

（2）间接固位体的小连接体与牙齿轴面相接触，能抵抗义齿水平向的运动，有助于义齿稳定。如果牙齿可以预备成与就位道平行，也可以当作辅助导平面。

（3）对支持间接固位体的前牙具有稳定作用，可抵抗其舌向运动。

（4）间接固位体可以作为辅助支托支持一部分大连接体，从而分散𬌗力。比如，一个舌杆可以被作为辅助支托的间接固位体，起支持作用从而防止压迫软组织。我们必须区别辅助支托的作用，它可以支持大连接体，也可以起间接固位作用，或二者兼而有之。有些支托只是为义齿提供辅助支持作用，不能与间接固位体混淆。

（5）直观地提供局部义齿游离端基托是否需要重衬的指征。当义齿基托受压并绕支点线旋转时，若间接固位体从支托凹中脱位，则表明承托区支持不足。

间接固位体的上述辅助功能非常重要，但目前对于间接固位体有效性尚存争议。

四、间接固位体的类型

间接固位体可以有几种形式。所有这些形式的间接固位体发挥其支持作用的效果与其距支点线的距离成正比。

（一）辅助𬌗支托

最常用的间接固位体是尽可能远离远中游离基托的辅助𬌗支托。下颌Ⅰ类牙列缺损牙弓，辅助𬌗支托通常位于第一前磨牙近中边缘嵴（图 8-4）。垂直于支点线的间接固位体的理想位置应位于中切牙附近，但是中切牙支持力太弱且舌面过于垂直而无法支持支托。位于双侧第一前磨牙的𬌗支托虽然接近旋转轴的位置，但是依然非常奏效。

任何上颌Ⅰ类局部义齿当需要用到间接固位体时，其遵循的原则都是一样的。一般位于双侧第一前磨牙近中边缘嵴上，而不是位于切牙上（图8-5）。不仅是因为他们作用显著，不损伤支持力较弱的单根牙，而且还因为小连接体位于尖牙与第一前磨牙之间的外展隙内比位于尖牙之前对舌的干扰小得多。

Ⅱ类局部义齿的间接固位体通常位于远中游离基托对侧的第一前磨牙的边缘嵴上（图 8-6）。除了需要用辅助支托支撑大连接体，或者因远中基牙过弱预后不佳，需要为将来转变成第Ⅰ类义齿做准备的情况以外，很少采用双侧支托。

（二）尖牙支托

当第一前磨牙的近中边缘嵴离支点线太近时，或者因牙齿重叠，支点线不易通过时，可以采用尖牙支托。将尖牙支托的小连接体置于尖牙的近中舌侧外展隙内，向后弯曲进入预备好的舌侧支托凹，或进入近中切支托凹，可以使其更有效。也可采用前面讲述的相同类型尖牙支托，如舌支托或切支托（参见第 6 章）。

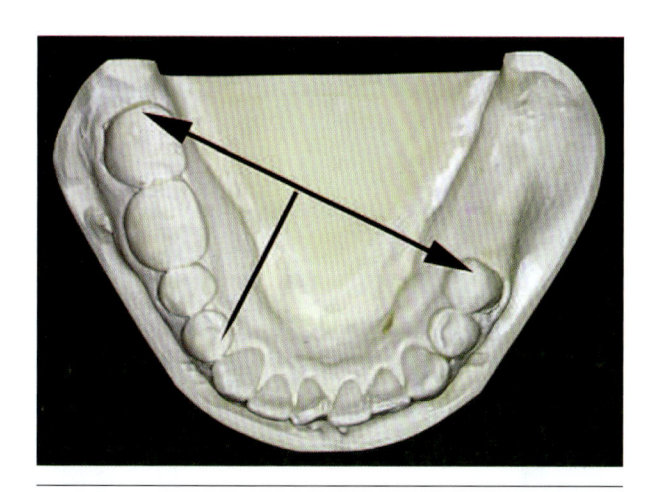

图 8-6 下颌第Ⅱ类牙列缺损的设计显示了间接固位体的最理想位置是在右下第一前磨牙的近中𬌗面上。该处与左下第二前磨牙远中𬌗面和右下第二磨牙远中𬌗面上的主要支托形成的支点线呈 90°，由于阻抗距最长且𬌗支托与负荷垂直，可以有效防止义齿基托翘起

（三）𬌗支托向尖牙的延伸

第一前磨牙上的支托有时会有一个指状的延伸部分位于相邻尖牙的舌斜面上（图8-7）。这个延伸部分可以增加间接固位体到支点线的距离，从而增强固位作用。当第一前磨牙必须作为主要基牙的时候，这种方法尤其实用。此时，支点线前方的距离仅仅是近中𬌗支托与指状延伸部分前部末端的距离。尽管支托延伸部分是位于经过预备的牙面上，但它仍然与第一前磨牙近中边缘嵴上的末端支托连接在一起。甚至当他们不作为间接固位体时，尖牙延伸支托、连续杆和舌板也绝对不能脱离末端支托而独立使用。因为它们单独位于倾斜牙面上会产生不利的作用力。

（四）舌隆突杆（连续杆）及舌板

从定义上来讲，舌隆突杆（连续杆）和舌板不是间接固位体，因为它们是放置于未预备的前牙舌侧斜面上的。间接固位体实际上是其两侧末端的支托，即辅助𬌗支托和舌支托（参见第5章）。

在第Ⅰ类和第Ⅱ类局部义齿中，如果舌隆突杆或舌板的两侧都有末端支托，就可以起到间接固位体的作用。在牙支持式义齿中，放置舌隆突杆或舌板可能是由于其他原因，但通常带有末端支托（参见第5章）。

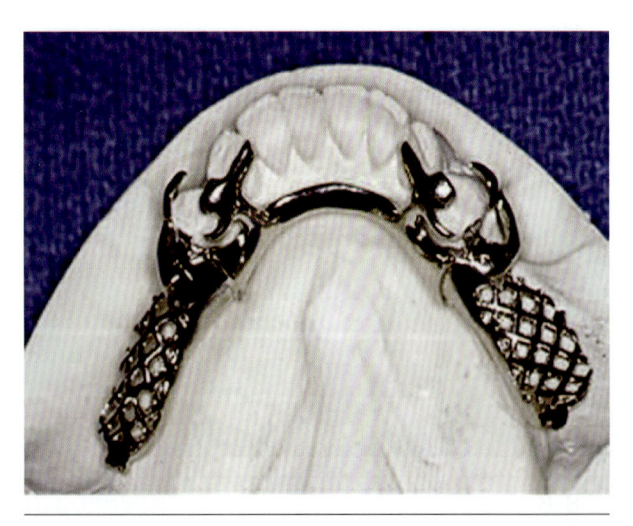

尤其在第Ⅰ类和第Ⅱ类局部义齿中，连续杆固位体或舌板上缘不能位于前牙舌面中1/3以上，以避免远中游离端义齿翘动造成牙齿的矫治性移位。这个原则在6个前牙近乎直线排列时不是很重要。但是当牙弓较窄或较尖时，连续杆或舌板在前牙上并且延伸有末端支托，那么牙齿的矫治性移位更有可能发生。尽管它们是被用来稳定较弱的前牙，但若使用不当，将取得相反的结果。

（五）亚类缺隙

位于第Ⅱ类局部义齿辅助基牙上的𬌗支托有时可以作为间接固位体。这主要取决于辅助基牙与支点线之间的距离。

第Ⅱ类1亚类义齿的主要基牙是位于远中游离端基托相邻和牙支持侧最远中的位置。支点线是两个末端基牙之间的斜向连线（图8-8）。

牙支持侧前方的基牙是辅助基牙，支持和固定牙支持侧的一端，并增强整个义齿的水平向稳定作用。如果没有亚类缺隙，如没有亚类缺隙的第Ⅱ类牙弓，也需要在相同的位置设计辅助𬌗支托和稳定结构（图8-9）。然而，亚类缺隙的存在，正好为义齿的支持、固位和稳定提供了基牙。

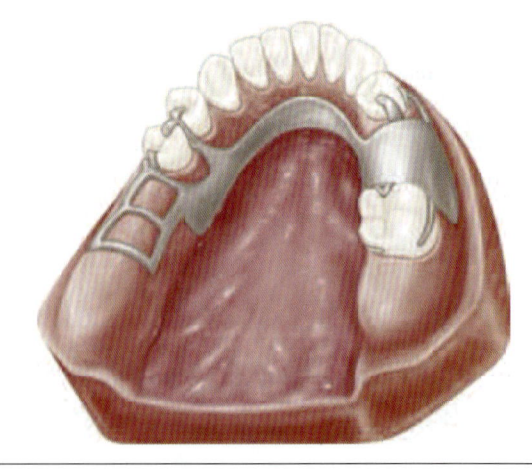

图8-7 𬌗支托向尖牙延伸作为间接固位体的下颌第Ⅰ类可摘局部义齿的设计。尖牙上延伸部分必须位于已预备好的支托凹内，使得受力方向尽可能与尖牙牙体长轴方向一致

图8-8 第Ⅱ类1亚类可摘局部义齿支架。当义齿基托向剩余牙槽嵴下沉时，支点线从左侧第二前磨牙至右侧第二磨牙。当义齿受到脱位力的时候，右侧第一前磨牙上直接固位体组件中的支持部分（远中𬌗支托）将发挥间接固位体的作用

如果辅助基牙上的𬌗支托离支点线足够远，就完全可以成为一个间接固位体。此时的𬌗支托具有支持亚类缺隙处鞍基的一端和作为间接固位体的双重作用。最典型的例子是，当第二前磨牙和第一磨牙缺失的时候，第二磨牙作为主要基牙，应在第一前磨牙上设置远中𬌗支托。因为到支点线的垂直距离最远的位置在第一前磨牙附近，这正是放置间接固位体较为理想的位置。

另一方面，如果亚类缺隙处只有一个牙缺失，比如第一磨牙缺失，那么第二前磨牙上的𬌗支托距支点线太近，不能充分发挥作用。在这种情况下，就需要在第一前磨牙近中边缘嵴上放置辅助𬌗支托，从而起到间接固位体和支持大连接体的作用。

如果亚类缺隙向前延伸至需要尖牙作为基牙，则可以选择适当形式的尖牙支托，如第 6 章所述。在这种情况下，尖牙提供了理想的间接固位作用和对大连接体的支持作用。

（六）腭皱支持

一些临床医生认为腭皱区较为坚硬、稳固，上颌义齿覆盖腭皱的部分可以为第 I 类局部义齿提供间接固位作用。尽管广泛覆盖腭皱可以提供一定的支持作用，但是，黏膜支持仍然没有基牙支持效果好，在可能的情况下还是应该尽量避免覆盖腭皱。

腭皱支持起间接固位作用常体现于设计马蹄

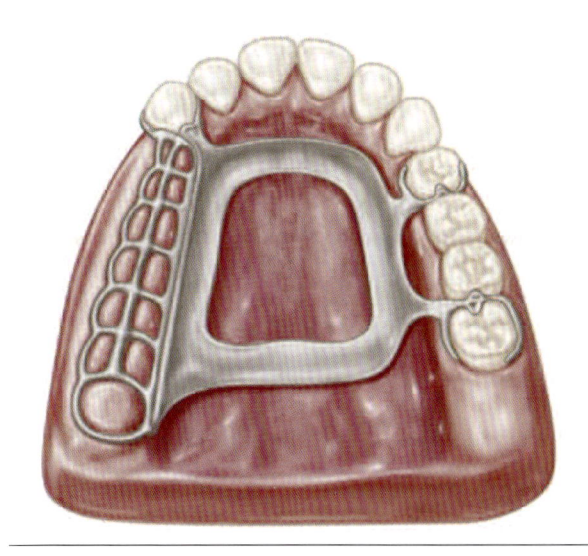

图 8-9 上颌第 II 类可摘局部义齿支架设计。支点线从右侧尖牙到左侧第二磨牙。当义齿游离端受到脱位力时，在尖牙和磨牙上的固位体发挥固位作用的同时，左侧第一前磨牙上的支持结构将起间接固位体的作用

形腭板时。但是这种情况下，常因为后方固位不良而需要比单纯黏膜支持更强的间接固位作用。

在下颌义齿，单纯依靠远中游离基托固位通常不足以起到防止基托翘起的作用。在上颌，只有前牙剩余的情况下，需要采用全腭板。事实上，任何从第一前磨牙远中开始的上颌 I 类局部义齿，除了存在上颌隆突不能覆盖以外，最好都采用全腭板。尽管全腭板可以采用塑料基托，但固位良好、厚度小的铸造金属基托的效果更好（见第 5 章）。如果不是全腭覆盖，而采用其他大连接体设计的第 I 类上颌义齿，应该设计间接固位体。

第9章

义齿基托的设计

前面的章节阐述了可摘局部义齿与余留牙相关的组件（支托、直接固位体和间接固位体），以及把所有组件连接在一起的大连接体。本章将介绍可摘局部义齿中的承载人工牙的部分——义齿基托。

一、义齿基托在控制义齿运动中的功能

义齿基托支持人工牙，承担𬌗力并将𬌗力传导到口腔支持组织（图9-1）。这一功能对于游离端缺失的修复体尤为重要，因为修复体能否保持功能稳定及舒适与𬌗力能否分散从而避免义齿的不适运动直接相关。

义齿基托的主要功能与咀嚼运动相关，此外，它还可以利用染色和复制自然形态的技术来恢复美观。大多数用于制作全口义齿基托自然外观的技术同样适用于局部义齿基托。

义齿基托的另一个功能是对其下方的剩余牙槽嵴有功能性刺激。因为基牙本身在功能状态下有生理动度，所以任何义齿基托，即使是完全由基牙支持的基托，都会有一定的垂直向动度。显而易见的是，承受生理性功能的口腔组织与弃用的组织相比，可以保持更好的形态和色泽。"失用性萎缩"（disuse atrophy）一词既可指牙周组织，又可指剩余牙槽嵴。

（一）牙支持式局部义齿基托

义齿基托可以按其功能、目的来分类，也可以按制作材料来分类。在牙支持式义齿中，基托主要位于两个基牙之间以支持人工牙，𬌗力可通过支托直接传导到基牙，义齿基托及其上的人工牙还可以防止缺损牙列内所有基牙的水平移位，以及对颌牙的垂直移位。

只需要修复后牙时，美观通常只是次要考虑的因素。而在修复前牙时，美观因素将非常重要。理论上讲，修复前牙的牙支持式义齿的基托必须具备以下功能：①保证美观；②支持并固定人工牙以恢复其咀嚼功能，帮助𬌗力通过支托传递至基牙上；③防止余留牙的水平向和垂直向移位；④防止食物积存（口腔清洁卫生）；⑤对下方组织施加功能性刺激。

在Kennedy第Ⅰ类和第Ⅱ类的远中游离端植入种植体，这样就能起到当义齿跨过缺牙区时两端支撑的效果。在这种情况下，义齿基托的要求变得更像牙支持式基托，而不是远中游离端延伸缺失的义齿基托。

（二）远中游离端缺失局部义齿基托

对于远中游离端义齿，牙支持式亚类缺隙以外的基托必须为义齿提供支持作用。这种支持作

第 9 章 义齿基托的设计　101

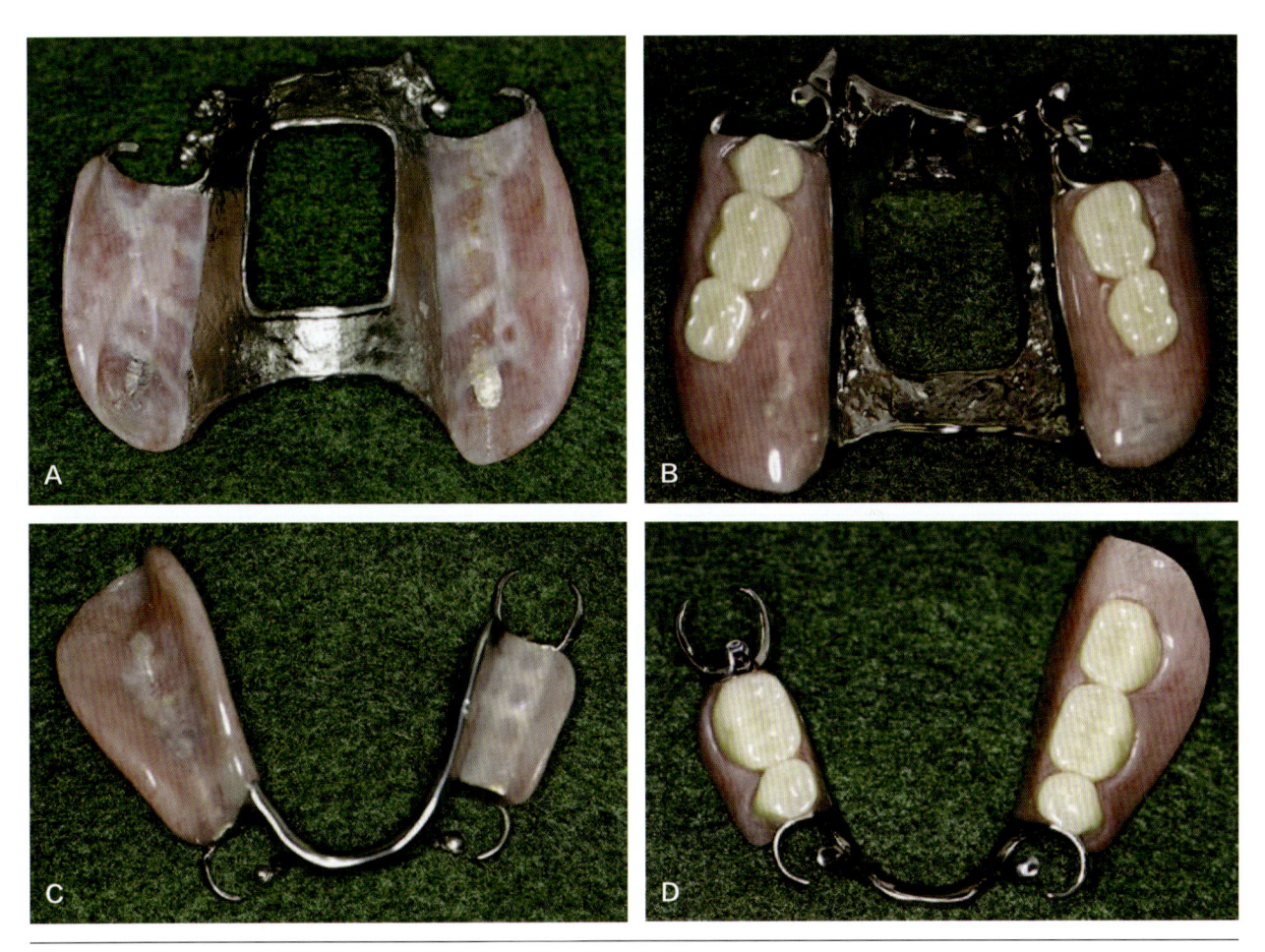

图 9-1　A. 上颌 Kennedy Ⅰ类远中游离端缺失可摘局部义齿基托组织面；B. 上颌修复体的𬌗面，人工后牙连接在基托上；C. 下颌 Kennedy 第Ⅱ类 1 亚类可摘局部义齿远中游离端及亚类间隙基托组织面均有凹槽；D. 下颌修复体的𬌗面，人工后牙连接于基托上。两个修复体中，基托的范围均在周围口腔组织的生理性活动范围内

用是减少义齿功能性移位和改善修复体稳定性的关键。尽管基牙同样为远中游离端义齿提供支持，但离基牙越远，来自下方牙槽嵴的支持就变得更加重要。利用覆盖面积大、适合性好的基托可以获得剩余牙槽嵴的最大支持，将𬌗力均匀分散到能提供支持作用的所有区域。义齿基托的可利用空间由缺隙周围的组织及其功能状态下的运动所决定。因此，只有了解口腔的解剖结构，熟悉承托区组织特点，制取精确地印模，制作贴合的义齿基托，才能获得义齿基托最大的支持作用（图 9-2）。其中前两点与剩余牙槽嵴的面积和细胞学特点有关，这些特点在不同患者之间差别很大，并非所有剩余牙槽嵴都能提供同等质量的支持。因此，对于不同患者，控制游离端基托功能性移位的能力是不同的。

根据雪地鞋原理，宽广的覆盖面积可以使单位面积内负荷最小，借以提供最大的支持，这是获取最大支持作用的原则。因此选择、设计和制作远中游离端义齿基托时应首先考虑如何获得修复体的最大支持。其次（但仍然要考虑）是美观、对支持组织的功能性刺激及口腔卫生。利用基托获得修复体最大支持的方法见第 16 章和第 17 章。

除了功能目的不同，义齿基托的制作材料也各不相同。由于一些义齿需要重衬，所以材料的差异与基托的功能直接相关。

牙支持式基托的每一端都有一个基牙，其上放置有支托，因此不需要经常通过重衬或垫底来获得支持作用。只有当牙支持式基托下方的组

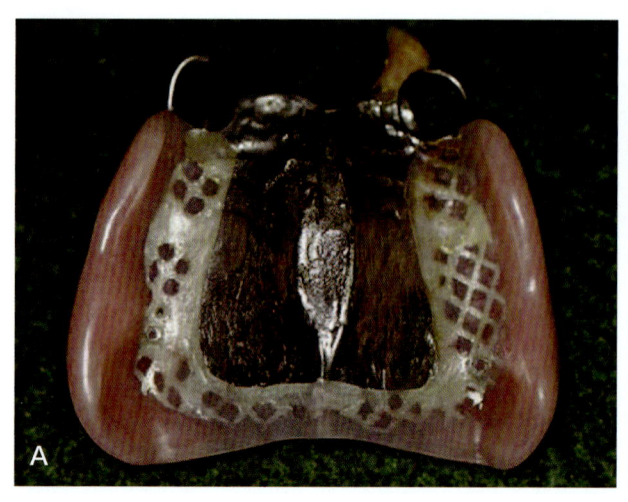

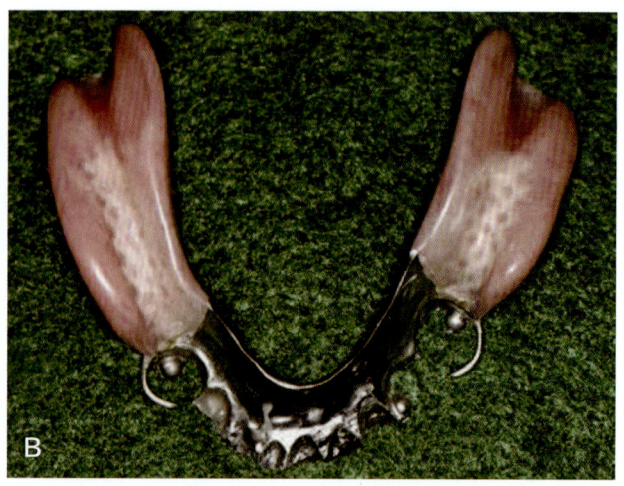

图 9-2 带丙烯酸树脂基托的上下颌远中游离端可摘局部义齿。基托颊侧的伸展应在周围组织的生理承受范围内；A. 上颌义齿基托覆盖双侧上颌结节，延伸至翼上颌切迹，沿义齿后缘提供良好的适合性，切忌延伸至软腭；B. 下颌双侧游离端可摘局部义齿基托覆盖双侧磨牙后垫，并延伸至舌骨下窝。利用印模方法将颊棚区确定为主承托区

织改变影响了美观或引起食物残渣积聚时，才需要重衬。因此，拔牙后即刻制作的牙支持式基托材料应能允许以后进行重衬。这样的基托材料是丙烯酸树脂，其中最常用的是聚甲基丙烯酸甲酯树脂。

可摘局部义齿的主要固位力来自基牙上固位装置的机械作用。辅助固位力来自义齿基托和（上颌）大连接体与其下方组织的紧密贴合。后者与总义齿的固位相似，与印模的准确性、义齿基托的密合度和总接触面积成正比。

义齿基托的固位曾被认为是以下几种作用力的效果：①附着力，指唾液与义齿和组织的吸附力；②粘着力，指唾液分子间的吸附力；③大气压力，取决于良好的边缘封闭，当义齿受到脱位力作用时，会在义齿基托组织面形成一个局部的负压；④义齿磨光面周围组织的生理性夹持力；⑤下颌义齿的重力作用。

Boucher 在论述总义齿印模时，对这些力曾做如下描述（摘自 Boucher CO. 基于口腔解剖的全口义齿印模．J Am Dent Assoc 31:117-1181, 1994.）

当义齿组织面与黏膜表面完全密合时，附着力与粘着力能够发挥作用。如果义齿的水平移位破坏了接触的密合性，这些力便会失去作用。特别大的脱位力作用于义齿上时，大气压力是避免脱位的最主要力量。依靠保持完好的边缘封闭作用，可以使压力只作用于义齿一侧。如果组织面存在空气，会抵消作用于磨光面的大气压力。由于以上各力都直接与义齿基托覆盖面积成正比，因此义齿应该伸展到支持组织的边缘。

周围软组织包绕义齿基托磨光面，有助于形成完好的边缘封闭。而且，如果这些磨光面形态合适，会在义齿的特定区域形成机械制锁作用。如果在熟悉解剖结构的情况下制取印模，这种制锁作用会自动形成，而无需患者的操作。

几乎所有的可摘局部义齿均利用机械固位。但义齿基托的固位力也是整个义齿固位力的重要来源，因此不能忽略。基托的设计与制作应尽可能地为义齿提供更大的固位力。然而，因为可摘局部义齿不会像总义齿那样容易获得边缘封闭，大气压力在可摘局部义齿的固位中是否起重要作用还是个疑问。所以，靠义齿基托与承托区软组织的密合所获得的附着力与粘着力将发挥重要的固位作用。

二、义齿基托的连接方式

塑料丙烯酸树脂基托通过小连接体与局部义齿支架相连，小连接体的设计使支架与下方牙槽嵴组织之间存在一个间隙（图 9-3）。在工作模型

上用至少20号厚度的蜡片缓冲，以便在耐火材料模型上形成一个抬高的平面，并在其上制作固位支架（图9-4）。这样在铸造完成后，与塑料丙烯酸树脂基托相连的固位支架部分将离开组织面足够的距离，以使其下方能充满塑料丙烯酸树脂基托材料。

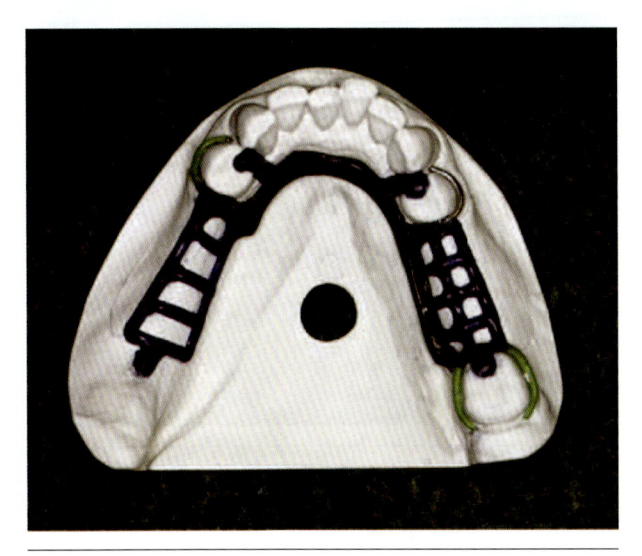

图9-3 下颌Kennedy Ⅱ类1亚类缺损耐火模型上的蜡型。在缺隙侧通过梯形小连接体和对接的方式，将丙烯酸树脂基托与大连接体连接在一起。亚类缺损处采用相似的小连接体。需注意的是，小连接体下的缓冲间隙是通过在原始主模型上放置缓冲蜡，并复制到耐火模型上而获得的。这样能保证小连接体周围有丙烯酸树脂包绕以形成义齿基托

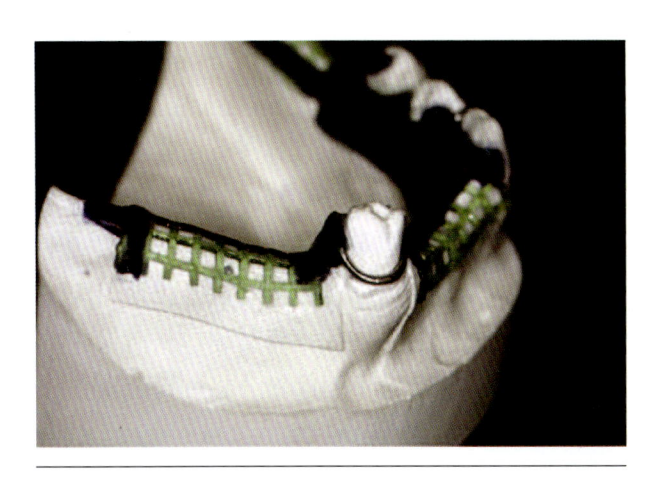

图9-4 与图9-3中设计的小连接体不同，该修复体中使用的是网状丙烯酸树脂蜡型制作的小连接体。尽管可选用更加坚固的设计，但连接体本身体积过大会减弱树脂基托的强度，因此间隙更大的小连接体更加适合

基托的固位支架应用足够厚度（1.5mm）的塑料丙烯酸树脂包裹，为义齿修改或重衬时进行必要的缓冲留有余地。一定的基托厚度也可以避免包绕金属支架处的塑料丙烯酸树脂基托材料薄弱和折裂。

利用网状塑料丙烯酸树脂铸型形成的固位支架通常比空隙较大的支架效果差（图9-4），后者对塑料丙烯酸树脂基托强度的影响更小。可用12号或14号半圆形蜡线和18号圆形蜡线做成梯形支架，而不要做成细网格状。固位支架应该同时位于牙槽嵴颊侧和舌侧，由于包埋在塑料丙烯酸树脂基托内，它的硬度和强度比设计精确设计更重要。支架还应避免妨碍以后的修改，不能妨碍排人工牙的排列，并有足够的空隙以避免使相连塑料丙烯酸树脂的任何部分变薄弱。设计义齿基托的固位支架时，要将其伸展至剩余牙槽嵴的颊舌两侧，不仅可以加强塑料丙烯酸树脂基托本身的强度，而且可以通过释放在使用和保存修复体时塑料丙烯酸树脂基托的内在应变，减小塑料丙烯酸树脂基托的变形（图9-5）。

金属基托通常与义齿支架作为一个整体进行铸造。下颌金属基托也可以利用基托丙烯酸树脂组合并连接到支架上（图9-6）。

三、联合种植体的义齿基托

当缺牙区植入种植体时，可能需要对义齿基托进行修改，具体修改方式取决于种植体植入的目的。

如果想事先植入种植体而不使用卡环来保持足够的固位力，就必须考虑固位体的体积以及与义齿的连接要求（比如直接连接到金属支架上或连接到丙烯酸树脂义齿基托内）。

种植体的植入应考虑颊舌侧体积最小化，为支架、丙烯酸树脂基托和义齿提供足够的空间，并与修复体就位方向一致。

为起到支持的作用，在远中游离端植入种植体，通常需要在义齿基托内设计足够的空间以容纳植体上部结构（图9-7）。

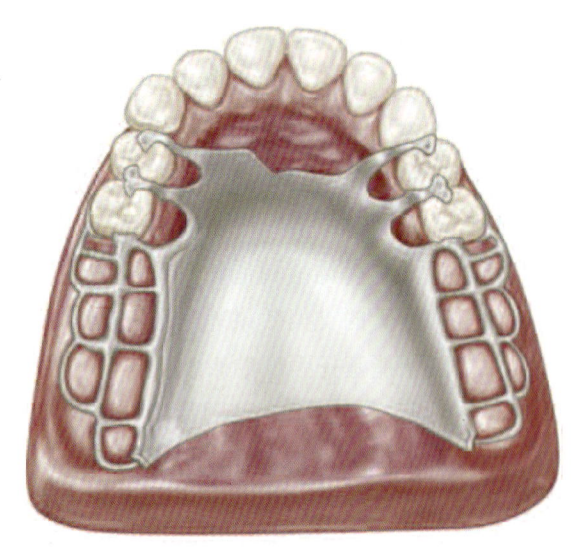

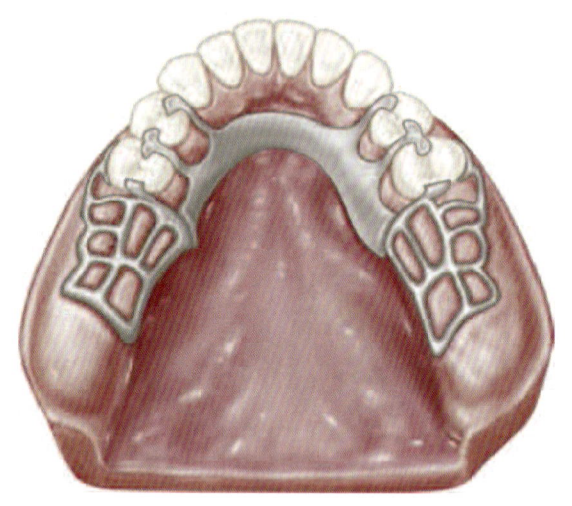

图 9-5 连接丙烯酸树脂基托与支架的小连接体间隙较大,为向颊舌侧伸展的梯形外形。它不仅保证丙烯酸树脂基托有良好的连接,并可减小因压填丙烯酸树脂的内应力释放导致的基托弯曲变形

四、理想的义齿基托材料

理想的义齿基托材料的要求如下:
(1) 与组织准确密合,体积变化小;
(2) 致密,无刺激性的表面,能够形成和保持良好的表面光洁度;
(3) 温度传导性好;
(4) 比重低,即在口内重量轻;
(5) 足够的强度,抗折裂,抗形变;
(6) 易于保持清洁;
(7) 美观;

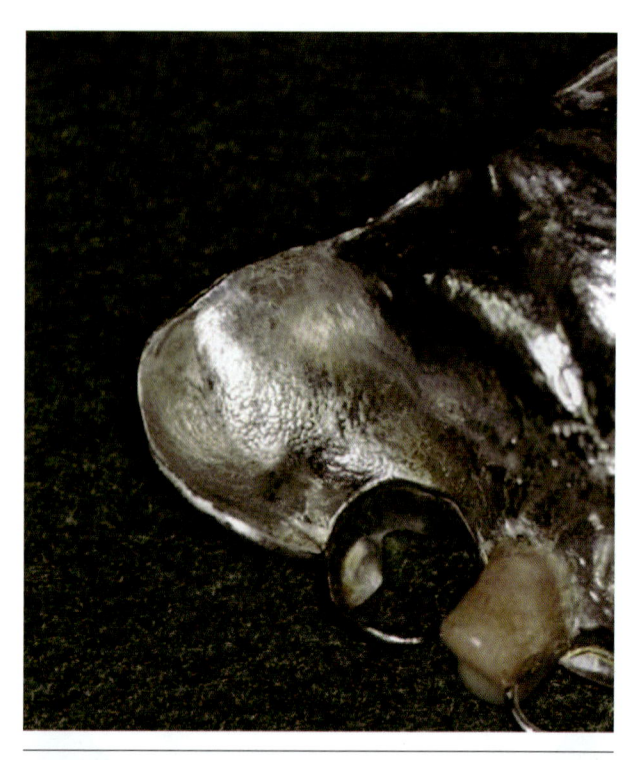

图 9-6 上颌可摘局部义齿中铸造的远中游离端基托。铸造的基托是支架中的一部分,不仅为修复体提供支持,也增强了支架的硬度

(8) 可以重衬;
(9) 价格低廉。

如此理想的义齿基托材料目前尚不存在,在不久的将来也难以开发出来。然而,任何义齿基托材料,无论是丙烯酸树脂还是金属的,不管用何种方法制作,都应尽可能地接近这个理想标准。

五、金属基托的优点

除了近期的缺牙间隙以外,金属基托可以用于牙支持式义齿,与丙烯酸树脂基托相比有若干优点。其最大的缺点是难以调改和重衬。它对下方组织的功能性刺激非常好,可以防止使用丙烯酸树脂基托时会发生的牙槽嵴萎缩,从而保持与其接触组织的健康。下面的部分将讨论金属基托的一些优点。

(一) 外形精确、恒定

铸造金属基托,无论是金合金、铬合金还是钛合金,不仅能比义齿丙烯酸树脂铸造得更

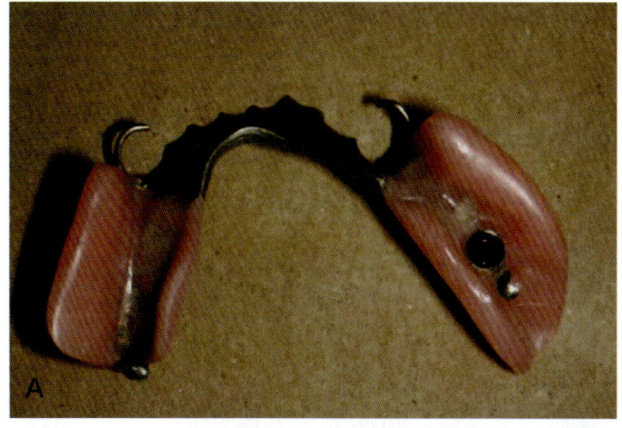

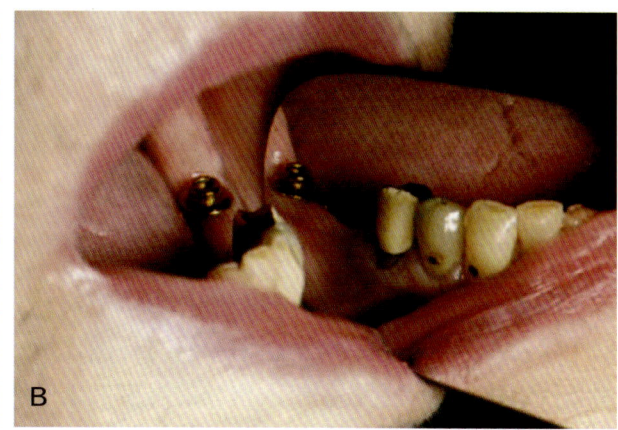

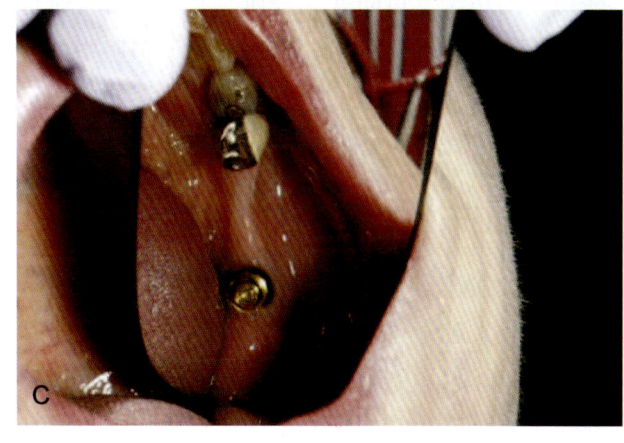

图 9-7 A. 下颌远中游离缺失可摘局部义齿的基托组织面展示 Locator 固位部件；B. 下颌远中种植体的 Locator 附件附着体。附着体附件将为远中游离缺失式可摘局部义齿提供支持和固位。C. Locator 附着体附件殆面观

精确，而且在口腔内可以保持外形准确而不变形，也不存在内部应力释放而导致的基托变形。尽管目前有一些丙烯酸树脂和处理技术可以使丙烯酸树脂基托外形更准确、恒定，但普遍不如铸造合金。这方面的证据有，当采用铸造全腭板的全口义齿，可以完全不用腭侧后缘封闭，而如果采用丙烯酸树脂基托则必须要有一个明确的后堤区。上颌义齿丙烯酸树脂基托会发生中线处离开上腭而颊侧翼缘压向上颌结节的变形，组织的曲度变化越大，这种形变也越大。下颌义齿也会发生相似的形变，但更难以确定。精确的金属铸件不会像多数义齿丙烯酸树脂那样因内部应力释放而导致形变。

由于其准确性，金属基托可以与组织紧密贴合，从而为义齿提供良好的固位。铸造金属基托的直接固位力，有时又称作界面张力（interfacial surface tension），与所覆盖的面积完全成正比。如前所述，这是构成上颌义齿直接固位和直接—间接固位力的一个重要因素。丙烯酸树脂基托不可能达到如此密合。

铸造基托也可以抵抗义齿清洁剂的磨损，保证外形的恒定。尽管应该强调义齿的清洁，但经常刷洗丙烯酸树脂基托的组织面不可避免地会由于磨损使其丧失一定的准确性，使本来就不及金属基托的组织密合性受到进一步损害。金属基托，特别是较坚硬的铬合金基托，能经受反复多次的清洗，其表面精度不会有明显的改变。

（二）较好的组织相容性

临床观察表明，与丙烯酸树脂基托相比，铸造金属基托固有的清洁性更有利于口腔组织的健康。其原因可能是金属基托有较高的密度，金属基托的离子化和氧化可以产生抑菌作用。丙烯酸树脂基托易于聚集包含食物颗粒的黏性沉积物和牙石。如果义齿不能保持清洁，会因分解的食物颗粒、细菌酶、牙石的机械刺激等作用而产生不

利的组织反应。虽然牙石可沉积在铸造金属基托上，要定期去除，而其他容易在丙烯酸树脂基托上聚集的沉积物都不容易在金属基托上沉积。因此，金属基托自然比丙烯酸树脂基托更清洁。

（三）温度传导性

温度变化可由金属基托传导到下方组织，有助于保持组织的健康。被覆盖的组织与周围环境刺激（液体、固体食物和吸入空气的温度）之间有良好的温度传导，使患者易于接受义齿，有助于避免异物感。相反地，丙烯酸树脂基托材料具有绝缘性，隔绝了义齿基托内外的温度传导。

（四）重量和体积

铸造金属基托可以比丙烯酸树脂基托薄很多，而仍保持足够的强度和硬度。为保证同样的硬度，金合金铸造基托要稍厚一些，但是仍薄于丙烯酸树脂基托。如用铬或钛合金铸造义齿基托，重量和厚度可以更小。

但是，有时也可以更有效地利用基托的重量和厚度。在下颌，义齿的重量有利于义齿的固位，因此采用金合金铸造基托效果会更好。另一方面，剩余牙槽嵴的过度丧失要求增加义齿基托的丰满度以恢复自然的面部外形，并充满颊侧前庭区以防止食物嵌塞。此时，丙烯酸树脂基托优于薄的金属基托。

上颌义齿利用颊侧基托来恢复丰满度或充满颊侧前庭区时，丙烯酸树脂基托优于金属基托。在美观方面，丙烯酸树脂基托也优于薄金属基托。此时，金属基托的厚度便不再是优势。但是，在舌和颊部需要最大活动空间时，更适合使用薄的金属基托。

采用丙烯酸树脂基托时，更容易形成基托与颊、舌组织的功能性接触外形。金属基托通常制作得较薄，以减少体积和重量。而丙烯酸树脂基托可以形成理想的磨光面形态以利于义齿的固位，还可以恢复面部外形，避免义齿边缘食物积存。除远中腭部区域外，义齿的舌侧基托通常做成凹面。义齿的颊侧在龈缘、牙根突起处和边缘要做成凸面填满印模记录的区域，而在龈缘与义齿边缘之间的部分可呈凹面以有利于固位，并且便于在咀嚼食物时将食物团送回𬌗面。这样的外形可以防止食物积存于颊侧或流至义齿下方，而金属基托则很难达到这一点。

然而，在适用金属基托的情况条件下，不能为了美观或义齿外形而牺牲金属基托的优点。义齿基托可以设计成绝大部分金属覆盖，但有丙烯酸树脂的边缘，以防暴露金属，并可在必要时增加颊侧丰满度（图9-8）。只要暴露于口腔中的金属基托能够传导温度，仅覆盖部分金属的基托不会影响其感受温度变化的优点。

六、人工牙的连接方式

必须在排牙之前选择好人工牙的外形、颜色和材料。人工牙可以通过以下几种方式与义齿基托相连：①树脂结合；②水门汀粘固；③直接粘固在金属基托上；④与支架一起铸造；⑤化学粘固。其中通过树脂将人工牙连接于基托上是最常用的方法。

（一）用丙烯酸树脂连接的瓷牙和丙烯酸树脂牙

人工瓷牙利用机械固位，后牙通过位于其孔

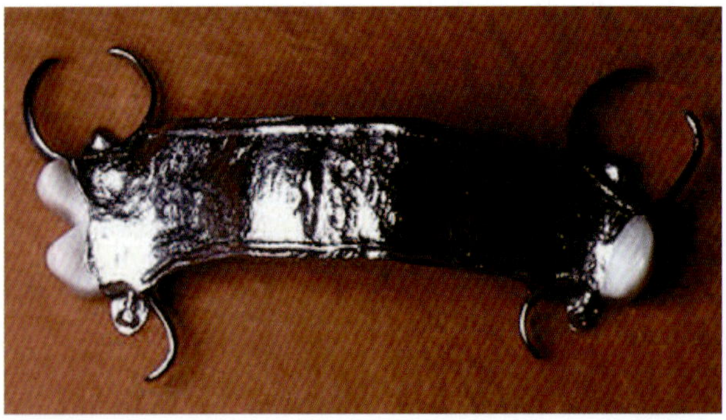

图9-8 腭带形式的局部义齿金属基托，丙烯酸树脂人工牙直接与金属基托相连。如果有需要，可在该缺损区增加树脂颊侧翼。但这种小的缺损区通常不需要这样的颊翼

洞内的丙烯酸树脂来固位，前牙通过位于其舌侧固位针周围的树脂来固位。人工丙烯酸树脂牙在制作加工过程中通过化学结合固定于义齿的丙烯酸树脂基托上。

丙烯酸树脂通过钉帽、固位圈或随机放置的斜刺附着于金属基托上。连接装置的放置应不影响金属基托上的排牙。

任何丙烯酸树脂与金属的接合均应在有倒凹的终止线处，或者辅助有一定的固位倒凹。因为在金属和塑料之间只存在机械连接，所以应尽量避免可导致变色和不洁的金属与塑料之间的分离和渗漏。塑料和金属只靠机械方式连接时，结合处的沉积物会导致义齿的异味，塑料与金属间分离最终将引起塑料基托的松动。

（二）直接粘固于金属基托上的管状瓷牙或树脂牙及牙面

这种连接的缺点是难以获得令人满意的𬌗关系，难以形成功能状态下的颊、舌组织接触的正确外形，龈缘处暴露金属不美观。可通过将人工牙直接与剩余牙槽嵴接触来避免暴露金属导致不美观，但这样会降低人工牙的固位力。

这种基托与人工牙连接方式的一种改良方法是用相同色调的丙烯酸树脂将预成的丙烯酸树脂牙连接于金属基托上（图9-9），这种方法称为丙烯酸树脂牙的压接，与一般使用丙烯酸树脂进行粘接不同。因为需要在铸造之前确定满意的人工牙的颜色和形态，这种方法特别适用于前牙的修复。在人工牙确定好的唇侧位置做标记，磨除人工牙的舌侧部分，或者在人工牙舌侧制备洞型以利固位。随后，用同色调的树脂将人工牙连接在义齿上。因为这一切都在压力状态下完成，树脂连接体的硬度和强度与预成牙相当。

必须在做支架蜡型前选择好管状或有侧沟的人工牙（图9-10）。但是，为了获得最佳的𬌗关系，应将义齿支架戴在口内制取颌位关系记录。为解决这个问题，可以选择宽度合适但咬合面稍高的管状牙，调磨人工牙的盖嵴部使其与牙槽嵴相适合，下方有足够的间隙放置一个薄的金属基托，并形成斜面以适合金属基托。如果应用管状丙烯酸树脂牙，应将其上的固位孔扩大。支架完成并

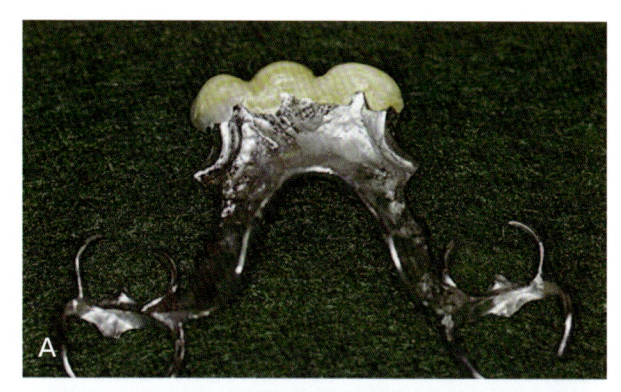

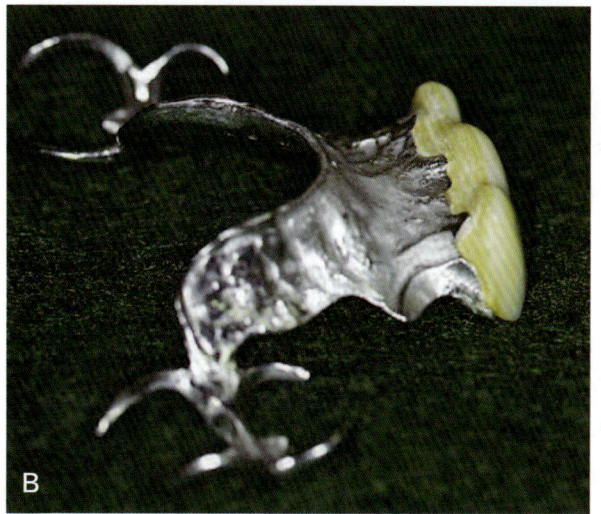

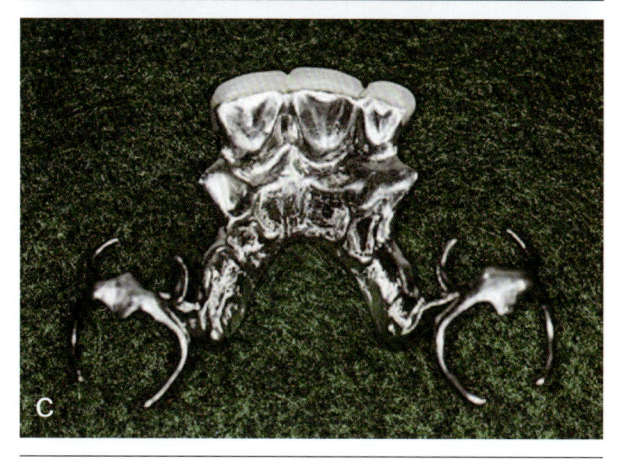

图9-9 Kennedy第Ⅳ类可摘局部义齿组织面，人工牙连接于义齿金属基托上。A.在义齿支架完成前放置人工牙，以保证亚类缺隙设计能容纳调改后的牙齿；B.根据牙槽嵴形态调改前牙，形成盖嵴式包裹，之后用蜡将人工牙固定到支架上已确定的位置；C.金属舌背能增强人工牙的强度并防止其脱落

试戴后，记录殆关系，调磨人工牙使之与对颌形成和谐的殆关系。正如第 18 章中所述，人工后牙不经磨改，几乎不能使用，因此，为了使人工后牙的殆面形态能够与余留天然牙达到功能和谐，更要考虑到人工牙的材料。

（三）直接在金属基托上固化的丙烯酸树脂牙

现代的交联聚合物使口腔医生和技师能制作适用于多种情况的硬度和耐磨性良好的丙烯酸树脂牙。这样不必调改预成人工牙就可以形成良好的殆关系（图 9-11）。丙烯酸树脂牙蜡型的窝沟可在义齿支架上直接手工雕塑而成，或在预成牙周围加树脂蜡来形成，预成牙只用来形成蜡型殆面的窝沟。颌位殆关系通过戴入口内的义齿支架确定，并转移到殆架上。然后，雕刻人工牙蜡外形并加工形成有适当色调、适合对颌牙的丙烯酸树脂牙。这样人工牙与金属基托之间可获得比粘接更牢固的连接。另外，当缺隙大小异常无法选用现有的成品牙时，可以个别制作或长或短，或宽或窄的人工牙。

必要时可以在丙烯酸树脂牙殆面加上普通丙烯酸树脂或光固化丙烯酸树脂来重建殆关系，以补偿塑料丙烯酸树脂牙的磨损或义齿的下沉。但应该区分究竟是需要通过基托重衬来重建殆关系（远中游离端义齿），还是需要在一个仍适用满意的基托上重建人工牙的殆面部分（牙支持式义齿或混合支持式义齿）。

殆重建还可以通过在现有丙烯酸树脂牙上加金合金或其他合金的铸造修复体实现。尽管在瓷牙上也可做相似的处理，但是除非使用喷砂技术，否则瓷牙的预备非常困难。因此，如果将来有可

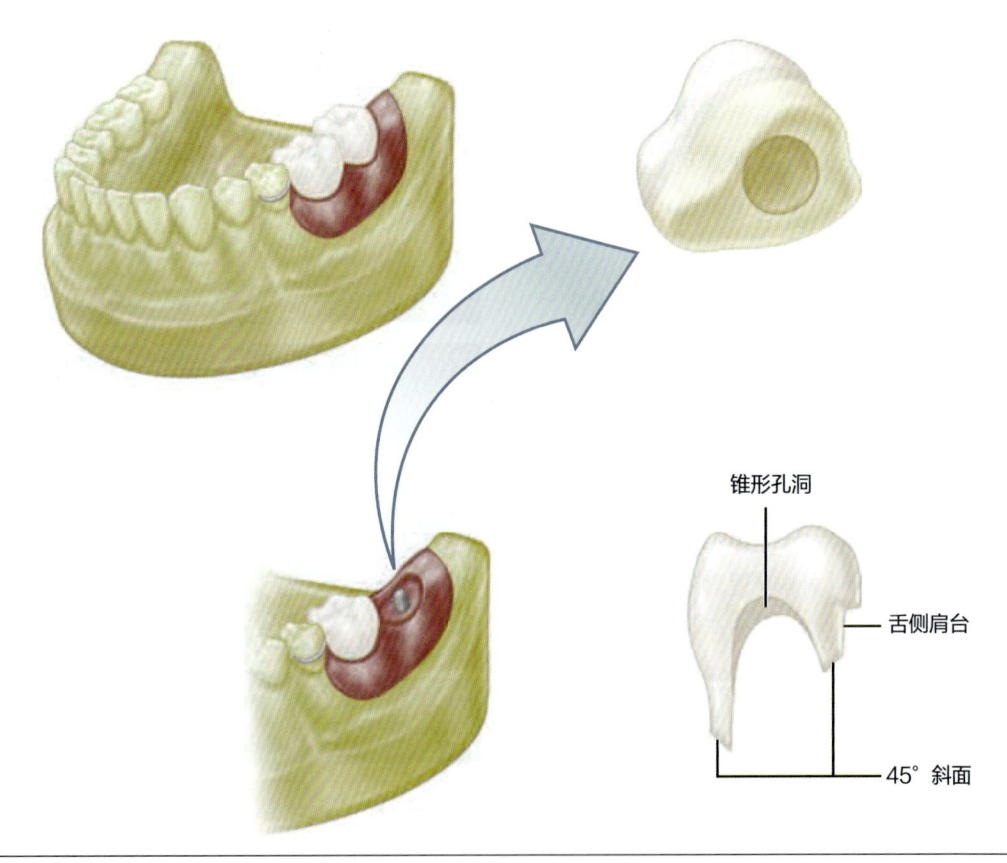

图 9-10 管状瓷牙和管状丙烯酸树脂牙，或者作为管状牙使用的人工牙，均应适当磨改以容纳铸件上的固位装置。人工牙的底面应磨出一个孔，如果已经有孔，应将其扩大。磨改人工牙使其适合牙槽嵴，并有足够的间隙容纳金属部分，在人工牙底面四周形成 45° 斜面，在舌侧做一肩台并延伸至邻间隙。最后将人工牙抛光，在其周围形成义齿基托的蜡型

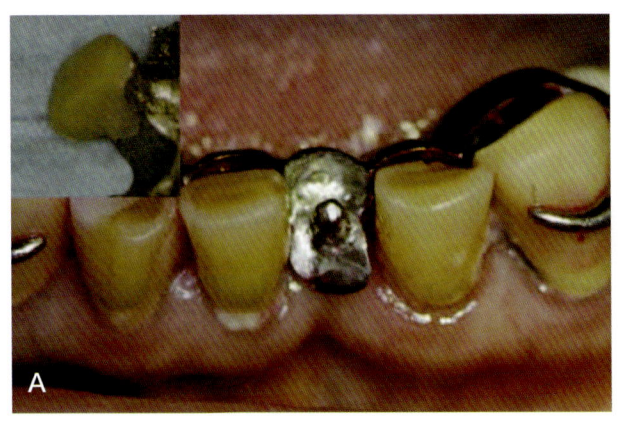

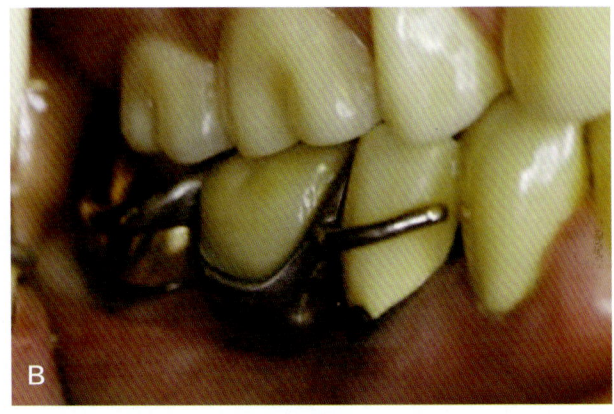

图 9-11 丙烯酸树脂牙直接附着于金属基托。A. 在前牙区预备容纳人工牙的间隙，并用桩加强固位力；B. 后牙区中，人工牙直接与预先制成的蜡基托相连

能要重建咬合，就应使用丙烯酸树脂牙，以便于添加新丙烯酸树脂或金属𬌗面。第 19 章中介绍了一种简单的技术，可制作铸金𬌗面并将之粘着于丙烯酸树脂牙。

（四）金属人工牙

有时第二磨牙可与局部义齿支架一起铸造（图 9-12）。当缺牙间隙过小难以排入一个人工牙，并且又需要第二磨牙来防止对颌第二磨牙伸长时常采用这种方法。𬌗面蜡型必须在铸造前制作好，所以不可能达到完善的𬌗关系。因为金属材料，尤其是钴铬合金非常耐磨，𬌗接触面应尽可能小，以避免对颌牙的牙周损伤及因此引起的患者不适。金合金𬌗面的调𬌗较易完成，而铬合金制成的金属人工牙难以调改，用于𬌗面时过于坚硬，只能用于填充缺隙及防止对颌牙过长。

（五）化学粘结

树脂粘结的新进展使塑料丙烯酸树脂牙能够直接与金属支架进行化学粘结。恢复牙槽骨及牙龈组织缺损的部分无需利用圈形、网格或表面机械锁结来连接。支持人工牙的金属支架部分经研磨粗糙后，进行硅喷涂处理，然后在此表面上涂布丙烯酸树脂粘黏剂，并粘结一薄层丙烯酸树脂，作为以后连接替换的丙烯酸塑料树脂人工牙或加工丙烯酸树脂基托的基底层替代物（图 9-13）。

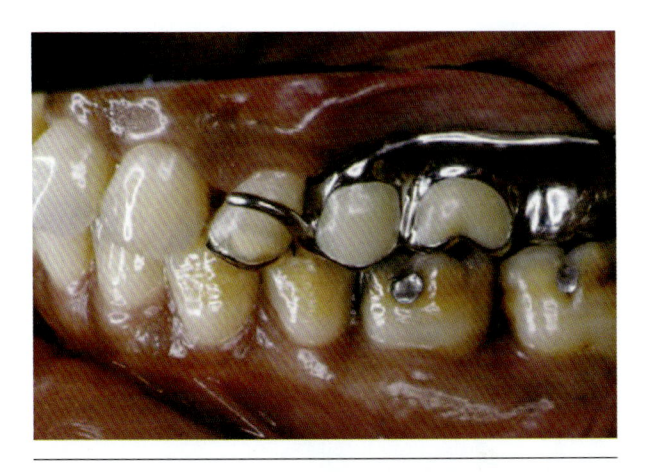

图 9-12 上颌磨牙作为支架的一部分铸造而成。由于颌间距离的限制，只能采用金属的而不是其他形式的人工后牙。注意前磨牙及磨牙上的金属𬌗面能防止人工牙的磨损

第二种将陶瓷显微层熔附至金属上的方法是通过一种被称为摩擦化学涂层（tribochemical coating）的工艺来实现。第二种方法叫作磨润化学披覆法，是通过摩擦化学涂层的过程，将一微层陶瓷熔附于金属上。具体步骤是先用一种特殊的氧化硅颗粒材料（Rocatec-Plus，3M 公司，美国）对金属支架进行喷砂，使颗粒中的氧化硅通过撞击附着于支架上。然后在这一层瓷样薄膜上涂上硅烷，使氧化硅层与义齿基托丙烯酸树脂塑料之间形成化学结合。另外，还有含有 4-Meta 的丙烯酸树脂基托塑料也能为丙烯酸树脂塑料与金属提供粘结机制作用。

不同，不同点之一便是远中游离端基托所采用的材料必须使其在需要重建游离端的组织支持时能够进行重衬或垫底。因此，能进行重衬的丙烯酸树脂基托材料被广泛应用。

尽管用铸造金属制作游离端局部义齿的技术比较成熟，但是，金属基托难以进行重衬的事实限制其只能用于稳定的、长时间内变化极小的牙槽嵴。

随着时间的推移，剩余牙槽嵴形态的变化会导致义齿游离端基托支持的丧失。这些变化可能不易察觉，但是这种变化引起的临床表现是可以评估的。其中一个便是游离端人工牙与对𬌗颌咬合关系的丧失，且人工牙距离基牙越远，这个变化越明显（图9-14）。为了证实这个变化，可让患者咬28号绿色铸造蜡片或任何一种相似的蜡片，只在正中关系位上下叩齿。已知厚度的蜡片的咬痕可以确定𬌗关系丧失的量，而咬合纸的印记只能定性。也就是说，蜡片上的咬痕可以显示𬌗关系丧失是轻度、中度还是重度，而咬合纸上的印记却难以准确地显示是轻是重。事实上，最紧的咬合接触会穿透咬合纸，并形成一个比轻微接触更不明显的印记。因此，在口内检查𬌗关系时，使用任何咬合纸，其作用都有局限性。在调𬌗时，只有在用已知厚度的蜡片确定了确实需要降低𬌗高度之后，才能用咬合纸确定调磨的部位。为此，最常采用的是28号的绿色或蓝色铸造蜡片。虽然

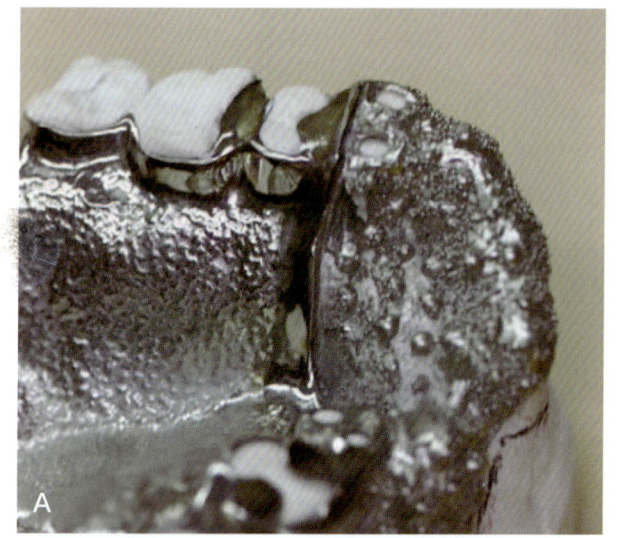

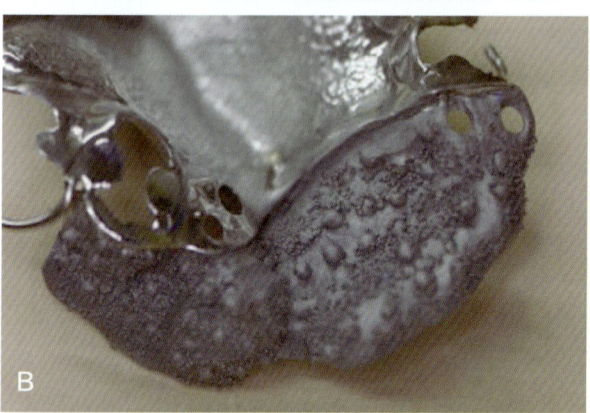

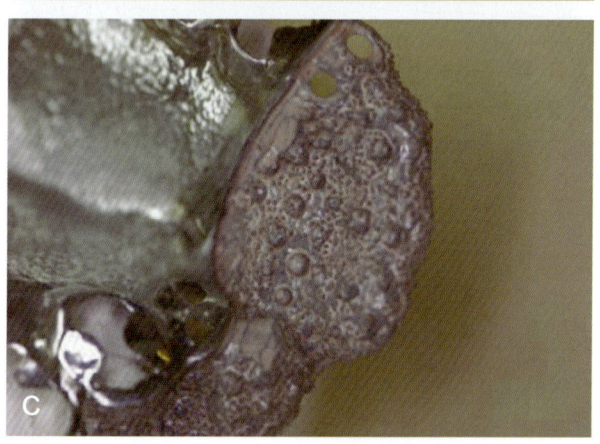

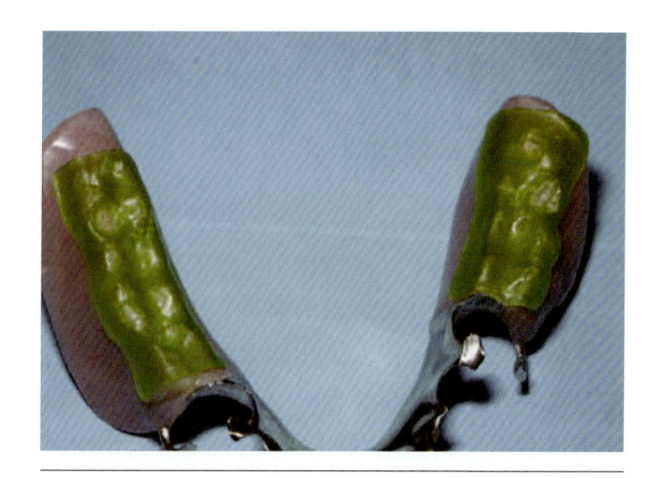

图9-13 在金属支架上进行硅喷涂，有助于提高塑料或复合树脂材料在义齿基托区域的应用和密封性。A. 上颌义齿的金属小珠可以增加义齿基托前部的固位力；B. 空气喷砂表面处理后；C. 硅喷涂后

七、重衬

远中游离端基托在某些方面与牙支持式基托

图9-14 使用28号绿色软蜡片确定下颌Kennedy Ⅰ类游离端缺损区域和上颌全口义齿之间的𬌗接触

较薄的30号或较厚的26号蜡也能比较准确地确定无接触区域之间的间隙。

远中游离端基托的支持丧失将导致人工牙与对𬌗颌牙之间的接触的丧失，从而恢复到剩余天然牙𬌗接触过紧的状态，这是需要进行重衬的指征，需要重建基托与剩余牙槽嵴的支持式接触来重建最初的𬌗关系。但是，有一点必须谨记，远中游离基托的𬌗关系有时可因对𬌗颌天然牙的伸长而得以保持。在这种情况下，只检查𬌗关系并不能发现因牙槽嵴同时发生变化而导致的游离端的下沉。

为了确定是否需要重衬，还必须注意牙槽嵴改变的第二种表现，即当远中游离基托被压向牙槽嵴组织时，义齿沿支点线旋转，间接固位体从支托凹中脱位。最初，如果远中游离端基托与剩余牙槽嵴的功能形态贴合，则看不到沿支点线旋转的现象。在义齿初戴时，用手指交替按压间接固位体和游离端基托的远端，不应存在前后翘动的现象。而当牙槽嵴外形改变导致支持丧失时，用手指交替按压将使义齿沿支点线翘动。这表明支持义齿的牙槽嵴发生了变化，需要重衬或垫底来补偿。

丧失咬合接触和明显的沿支点线翘动是重衬的指征。另一方面，如果咬合接触丧失而没有义齿翘动的迹象，并且义齿基托的稳定性还令人满意，就需要重建𬌗关系而不必重衬。对于后者，原来的义齿基托可同暂基托一样，用来记录𬌗关系。可选择牙色光固化丙烯酸树脂，牙色复合树脂，铸造𬌗面或新人工牙，利用对颌模型或𬌗导板来重建𬌗关系。不管使用何种方式，新的𬌗关系必须在原有的基托上重建。此情况下进行重衬是不能解决问题的。支持丧失也可用其他的临床方法检查。在干燥的义齿基托组织面涂布一层流动性好的不可逆性水胶体印模材、印模蜡或组织调解材料（tissue-conditioning material），并戴回患者口内。操作时要保证支架完全就位（支托和间接固位体完全就位）。在材料硬固后取出修复体，基托上的材料明显增厚表明基托与剩余牙槽嵴不贴合，需要重衬。

但是，更常见的情况是𬌗关系丧失伴有义齿基托的下沉，义齿沿支点线有显著翘动。除非重新制作新的基托，否则重衬是唯一的矫正方法，所以最初便选用丙烯酸树脂基托可方便将来的重衬。因此，远中游离缺损局部义齿一般最好使用丙烯酸树脂基托。

那么何时在远中游离端义齿中采用优点很多的金属基托呢？对于何种类型的牙槽嵴在功能负荷下最可能保持稳定而无明显变化的问题是有争议的。患者的年龄与全身健康无疑将影响剩余牙槽嵴的支持能力。协调、接触面积最小的𬌗关系，以及基托与下方组织的高度密合将减少义齿行使功能时导致的创伤。去除创伤对于保持牙槽嵴原始形态有非常重要的作用。

使用金属游离端基托的最佳条件是，曾经戴用过旧义齿，而牙槽嵴没有因此而变窄或变低平，也没有大量活动的软组织。如果在旧义齿下已经出现这样的改变，可以预见这种变化将会日益加剧，因为不稳定的口腔组织不可能在支持义齿基托时没有任何变化。尽管不同基托各有其优点，仍有一些患者的牙槽嵴无论使用何种义齿基托时都会产生不良反应。

另外还有一些情况，如有些患者因为新增缺牙要制作新义齿时，牙槽嵴仍是坚固、健康的。因为牙槽嵴曾经支持旧义齿基托并维持𬌗关系，骨小梁重新排列以更好的支持垂直向及水平向的负荷，形成了新的骨皮质，组织更有利于支持义齿基托。

还有一些很少见的情况，不考虑远中游离端基托将来进行重衬的需要，而是用金属基托。此时必须要让患者清楚认识到，当组织发生了无法预料的改变时必须重新制作义齿。图9-6显示了一种允许替换远中游离端的金属基托，而无需重新制作整个义齿的技术。任何时候欲用金属基托制作远中游离端义齿时，都可使用这个方法。

因为前面提及的种种原因，金属基托与丙烯酸树脂基托相比能更好地保持支持组织的健康，使得金属基托在远中游离端局部义齿修复中有更广泛的应用。只要经过完善的治疗设计，针对制作远中游离端局部义齿的问题对患者进行更好的指导，义齿基托制作精良，则在常规使用丙烯酸树脂基托的病例中亦可有效的应用金属基托。

八、应力中断器（应力平衡器）

前面章节在讲述局部义齿组成部分时，曾假设支架上除了直接固位体的固位臂以外的所有部分均为绝对坚固的。作用于人工牙的垂直向和水平向的所有𬌗力，均分担到颌弓中的支持部分上。大、小连接体的坚固性可以使𬌗力广泛分散。连接的坚固性也确保稳定结构能够充分发挥作用。

对于远中游离缺失者，当义齿基托和基牙之间使用坚固连接时，必须考虑到义齿的运动不应导致基牙或者组织的创伤。对于这种情况，通过采用功能性印模，增大基托覆盖面积，建立协调的咬合，正确选择直接固位体，以减少基牙和剩余牙槽嵴的受力。一般来说，有两种具有应力中断设计的卡环组，可以用于远中游离端义齿。只有当游离端基托的组织向运动通过基牙倒凹内的卡环臂尖传递至基牙的杠杆力最小的时候，才能采用铸造的固位卡环臂。否则，可用锥形，具有较大弹性的锻丝固位卡环臂。圆锥形的锻丝卡环臂可以利用其弹性，减小基托运动对基牙的作用力，从而在两者之间起到应力中断器的作用。

应力中断的另一种形式是将固位部件的作用与义齿基托的移动分离，允许义齿基托（或它的支持支架）和直接固位体具有相对独立的运动。这种应力中断器也可看作是一个应力平衡器（stress equalizer），作为设计不当的可摘局部义齿的补偿方式。图9-15为一个常见的应力中断器设计。

无论何种设计，大多数应力中断器都能有效地减小垂直向作用力，这正是采用应力中断器的目的。然而，这是以牺牲义齿的水平向稳定作用为代价，将产生不利的影响（牙槽嵴的过度吸收、组织损伤、咀嚼效率降低），这些代价远远超过了垂直向应力中断器带来的优点。常规可摘局部义齿的坚固特性可以同时满足支持、稳定和固位的要求，不要过分强调某个单一原则而导致口腔组织的损害。

读者可以参考两本详细介绍应力中断器的应用和关节式局部义齿设计的教科书：《Precision Attachments in Dentistry》（第3版），H.W.Preiskel著；《Theory and Practice of Precision Attachment Removable Partial Dentures》，J.L.Baker 和 R.J.Goodkind 著。

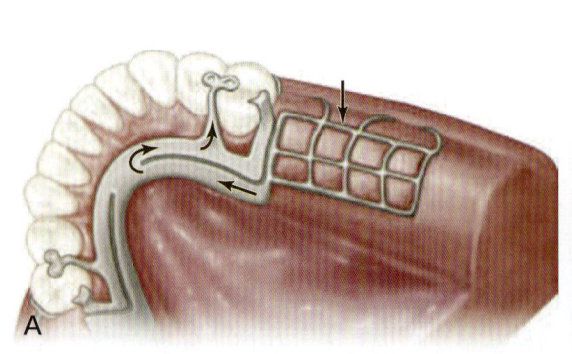

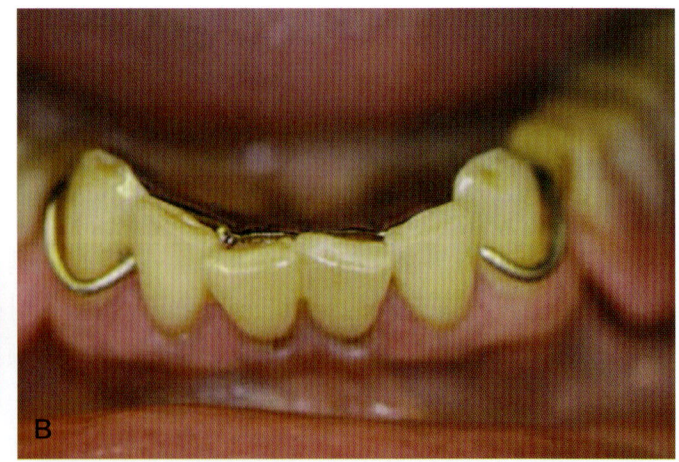

图9-15 义齿远中游离端𬌗力示意图。A. 下颌舌板大连接体的上缘离开了原来的位置；B. 如果基托远中的压力去除后，大连接体没有立即回到原来的与牙接触的位置上，则表明牙槽嵴支持作用较差，咬合功能未能达到标准，则基托应当重衬，以重建咬合关系，确保义齿的功能

第10章

可摘局部义齿设计原则

一、修复体支持方式的差别及其对设计的影响

可摘局部义齿（RPD）设计中的生物力学问题在第4章中已经论述过。其中曾经强调，为了控制义齿在功能性负荷作用下的运动，合理设计的关键是各组成部件的选择。义齿运动控制与义齿是牙支持式还是牙-组织混合支持式相关。

由于对功能性负荷的抵抗力是由天然牙提供的，因此牙支持式义齿的移位的可能性小。因提供功能支持的是天然牙，牙齿在支持能力上差异不大，因此义齿设计的变化也较小。事实上，即使支持骨组织的量、冠/根比、冠及根形态、牙齿数量及在牙弓中基牙与缺牙间隙的位置是固定的，不同支持形式的活动义齿设计上也有差异。对于牙-黏膜混合支持式义齿，剩余牙槽嵴（余留牙槽骨及覆盖其上的黏膜结缔组织）的支持潜力具有可变性。牙槽骨不仅在拔牙后表现出明显变化，且随时间也不断发生改变。随着牙槽骨因牙齿丧失而改变，覆盖的结缔组织和黏膜也随之变化，这使得软组织易产生压力引起的炎症改变。组织支持潜力的可变性增加了牙-黏膜混合支持式义齿设计的复杂性。这是因为牙支持式义齿中牙齿能提供良好的支持效果，义齿位移有限，而对于混合支持式义齿，牙槽嵴组织对功能性殆力的反应是高度可变的，因此义齿位移相对不可控。了解对颌牙弓的功能性殆力对义齿潜在位移的影响是有帮助的。

对颌牙位置、对颌牙是否存在修复体及其支持类型，以及是否建立和谐的殆关系等相关因素也会对义齿设计产生很大影响。对颌牙施加于义齿主要支持部分以外的殆力会对义齿造成杠杆力，引起义齿脱位。这种力量因对颌牙是天然牙、可摘局部义齿或全口义齿而有所不同。若对颌为天然牙，义齿需要更多的支持与稳定以满足较大的功能性殆力的需要。因此，最大牙尖交错位的殆力应广泛分散至支持组织上。

二、可摘局部义齿两种主要类型的区别

从前面的讨论可知，可摘局部义齿有两种区别显著的类型，一种为Kennedy第Ⅰ类和第Ⅱ类义齿，一种为Kennedy第Ⅲ类义齿，两者之间存在显著差异。

（1）它们各自的支持方式不同。第Ⅰ类义齿和第Ⅱ类义齿的游离端部分主要由基托下的黏膜支持，基牙支持是有限的（图10-1A，图10-2）。而第Ⅲ类义齿是完全由基牙支持的（图10-1B，图10-2）。

（2）由于支持方式的不同，两种类型义齿的

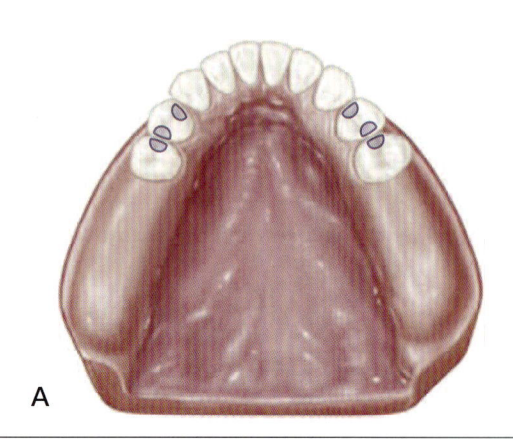

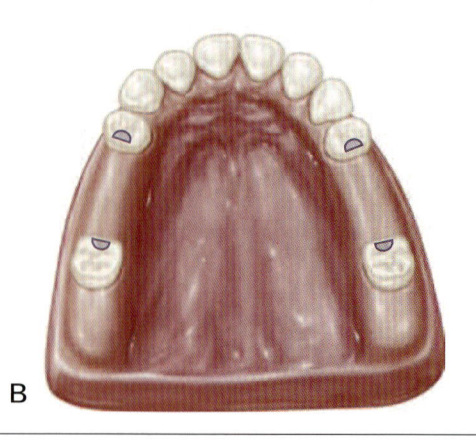

图 10-1 A. Kennedy 第 I 类牙列缺损。义齿基托的支持主要来源于剩余牙槽嵴，来自𬌗支托的基牙支持只在基托前部发挥作用；B. Kennedy 第 Ⅲ 类 1 亚类牙列缺损，可以为义齿提供完全的基牙支持。可摘局部义齿完全由位于 4 个基牙上的𬌗支托凹内的支托提供支持

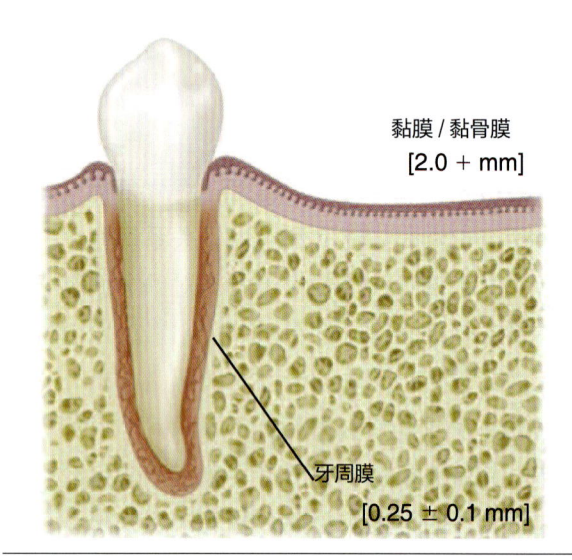

黏膜/黏骨膜
[2.0 + mm]

牙周膜
[0.25 ± 0.1 mm]

图 10-2 在 4N 负荷的作用下，无牙牙槽嵴将会发生约 500μm 的组织变形，而基牙在同样的负荷下有大约 20μm 的下沉

印模制取方法及颌位记录技术也不同。

（3）远中游离端义齿需要放置间接固位体，而对于牙支持式的第 Ⅲ 类义齿，不会因为黏性食物或口腔组织的运动作用于义齿基托边缘而使义齿脱离支持组织。这是因为牙支持式义齿每个鞍基的两端均有位于基牙上的直接固位体固位，所以不会像远中游离端义齿那样绕支点线翘动。

（4）由于远中游离端义齿的支持方式，要求其所用的基托材料可以重衬以补偿组织的变化。丙烯酸树脂常作为远中游离端的基托材料。而第

Ⅲ 类义齿因为是牙支持式，除非是为了消除因组织接触丧失而导致的不卫生、不美观或不舒适的情况以外，一般不需重衬。既然牙支持式义齿基本上没有必要重衬，所以常常采用金属基托。

（一）支持方式不同

远中游离端局部义齿主要从剩余牙槽嵴及其表面覆盖的纤维结缔组织获得支持。剩余牙槽嵴的长度和形态显著影响可获得的支持和稳定的程度（图 10-3）。剩余牙槽嵴的某些区域稳固、动度小，而其他的区域动度较大，这取决于剩余牙槽嵴上覆盖组织的厚度和结构特性。基托在功能状态时的运动决定着义齿的咀嚼效率和基牙所受扭力和倾斜力的大小。通过植入种植体，可以解决剩余牙槽嵴不利于提供咬合支持的问题，使有潜在移位性的可动组织变成对咬合力提供稳固支持作用的组织。

（二）印模技术

制作局部义齿的印模技术必须满足以下两项要求：

（1）必须准确地记录余留牙及其周围软组织的解剖形态和相互关系，这样义齿才不会对这些组织施加超出生理耐受限度的压力。要满足此项要求，所用的印模材料必须能够从倒凹区取出而

第 10 章 可摘局部义齿设计原则　115

求。只记录牙和支持组织的解剖形态，会导致义齿远中游离端基托的支持不足。这是由于模型不能代表牙槽嵴支持牙齿时的最佳功能状态。这种方法最大程度地发挥了牙弓的支持能力，减小了可摘义齿在行使功能时的移位。

（三）卡环设计的区别

两种主要类型的局部义齿的第五点区别在于直接固位体的要求。

完全由基牙支持的牙支持式局部义齿，在每个缺隙的两端都由卡环起固位和稳定作用。由于此类修复体在功能状态下无位移（或者说在基牙的生理限度内），对此类卡环的唯一要求是，在义齿摘戴过程中通过基牙的外形高点进入或脱离倒凹区时，卡环臂有足够的弯曲变形。当基牙上的卡环处于终末位置时，固位卡环应是被动的，除进入基牙倒凹区来抵抗垂直向脱位力的时候以外，不应产生弯曲变形。

为了达到这个目的，通常采用铸造固位卡环臂。既可以是圆环形卡环臂，起自卡环体，从𬌗向进入倒凹；也可以是杆形卡环臂，起自义齿基托，从龈方进入倒凹。这两种铸造卡环各有优、缺点。在牙-组织混合支持的可摘局部义齿中，由于远中游离基托可预见的功能运动，与游离端基托相邻的直接固位体除抵抗垂直向脱位力外还有另外一个功能。因为远中没有基牙支持，所以义齿基托在功能时的组织向运动程度与支持软组织的质量（可移动性）、义齿基托的密合度以及所受到的全部𬌗力成正比。正因为存在组织向的运动，所以游离缺损中（通常可见远中𬌗支托）位于支点线近中倒凹区的卡环臂必须有充分的弹性，从而缓解基牙的受力，否则卡环臂将会像杠杆一样将力量传导到基牙。另一方面，由于支点位置改变，杠杆力减小，与近中𬌗支托相连的卡环传递至基牙上的应力减小，这起到了减小或"中断"应力的作用，因此命名为应力中断器（stress-breakers），并常以不同形式被应用于局部义齿设计中。有些口腔医生坚信，应力中断器是阻止将杠

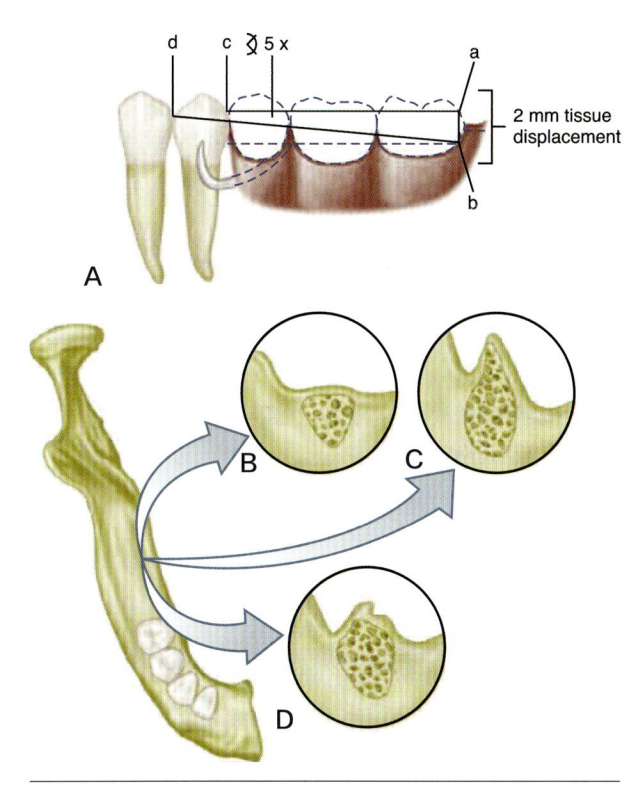

图 10-3　A. 义齿基托覆盖的缺隙越长，作用于基牙的潜在杠杆力就会越大。如果游离端基托长约 30mm（ac），组织移位 2mm（ab），那么导平面上邻面板的位移量大约是 0.25mm；正切弧 ab/ad = x/cd（2/30 = x/3.75 = 0.25mm）；B. 平坦的牙槽嵴支持作用好，但稳定作用差；C. 刃状牙槽嵴支持和稳定作用均差；D. 牙槽嵴上的可动组织使其支持和稳定作用均差

不会发生永久变形。诸如不可逆性水胶体（藻酸盐）、硫醇橡胶（Thiokol）、硅橡胶（缩聚型和加成型）以及聚醚橡胶等弹性印模材料最符合此项要求。

（2）应记录局部义齿远中游离端基托下软组织的支持形态，以便使稳固的区域作为主承托区，而可动组织不会负担过重。只有通过这种方法，局部义齿基托才能获得最大的组织支持。能充分压缩组织，从而记录牙槽嵴支持形态的印模材料可满足此项要求。口腔温度下为液态的印模蜡或任何具有一定流动性的印模材料（硫醇橡胶、硅橡胶或聚醚橡胶置于经过修整的个别托盘中）可以用来记录支持形态。只取游离端部位的印模时也可以用氧化锌丁香油印模糊剂（见第 16 章）。没有任何一种印模材料能同时满足上述的两项要

杆作用力传导至基牙的最佳方法，而另外一些医生则相信锻丝或杆型固位臂能更有效地达到这个目的，而且更简单、更易于应用。锻丝固位卡环臂比铸造半圆形卡环臂更易于向各个方向弯曲，因此能更有效地将可能传导至基牙上的作用力缓冲掉。

但是，只有圆环形卡环的固位臂才能由锻制金属制成。而卡环的其他部分则必须采用坚固的铸造卡环臂，才能获得抵抗侧方和扭转运动的交互稳定作用。因为这是一个由锻制和铸造材料组合而成的直接固位体，所以称为组合卡环。这种卡环常常用于远中游离端局部义齿的末端基牙，适用于基牙颊侧近中有倒凹而颊侧远中无倒凹的情况，或者基牙颈部和颊侧的组织倒凹过大的情况。必须牢记卡环臂的长度和材料会影响其弹性。就材料的物理性能而言，短锻丝卡环臂与长锻丝卡环臂相比，因其弹性减小，可能对基牙有害。组合卡环除了比铸造圆环形卡环有更大的弹性外，还有更多的优点，比如它的可调整性、与基牙接触面积最小和美观等，这些优点决定其可偶尔用于牙支持式义齿设计中。

传导至起支持作用的缺牙区牙槽嵴和基牙上的力量的大小取决于：①作用力的方向和大小；②义齿基托杠杆臂的长度；③抵抗力（缺牙区牙槽嵴和余留牙的支持作用）的质量；④局部义齿的设计特点。正如第 7 章所述，卡环系统的功能受支托的位置、与导平面相关的小连接体设计以及固位卡环臂位置的影响。每个小连接体与导平面的接触面积越大，作用力的水平分力也就越大（图 10-4）。

三、局部义齿设计的基本要素

局部义齿支架的设计应按照一定程序进行，并画在准确的诊断模型上。设计中需基于以下修复考虑：修复体的支持方式如何，支持部分如何连接，固位方式如何，固位部分与支持部分如何连接，缺隙区基托支持部分如何连接。

设计时首先应考虑局部义齿采取何种支持方

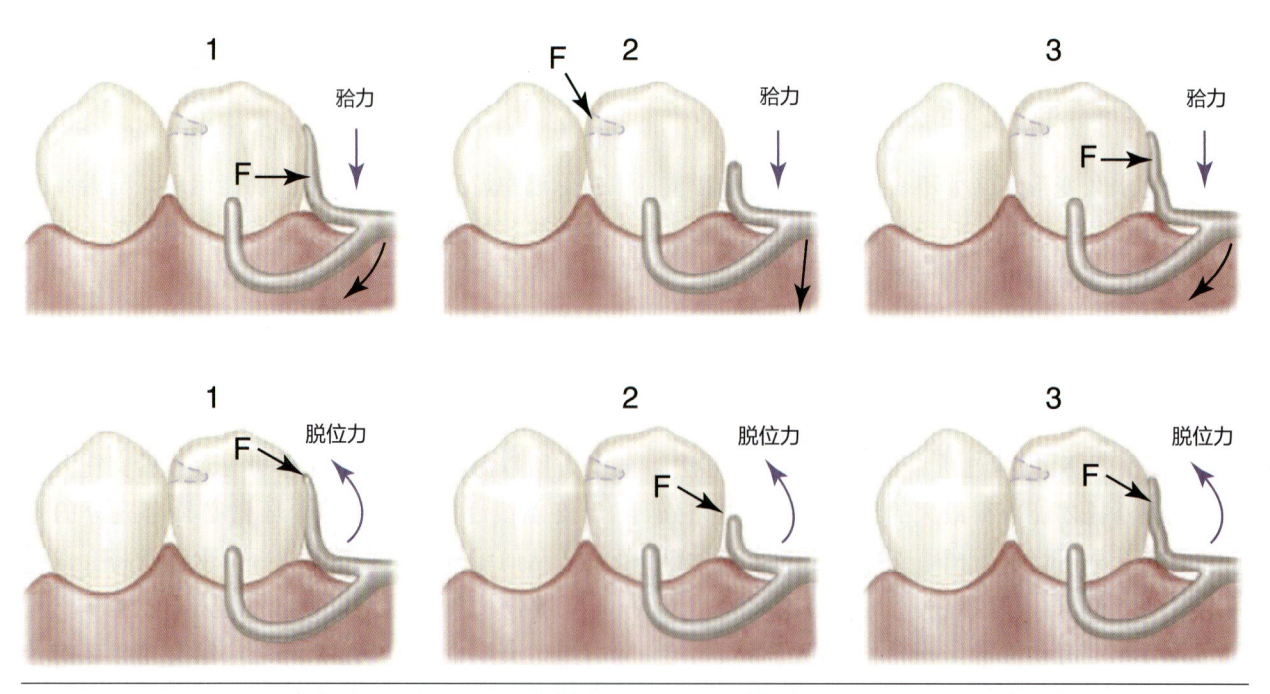

图 10-4 1. 邻面板小连接体与导平面的最大面积接触会对基牙产生较大的水平向作用力；2. 邻面板小连接体与导平面的最小面积接触或脱离导致以近中𬌗支托为支点线的翘动，使牙槽嵴受到更垂直的应力分布；3. 小连接体与导平面接触区为从基牙边缘嵴至中 1/3 与龈 1/3 的结合处，将负荷垂直向分布至牙槽嵴，水平向分布至基牙。F 为远中游离基托运动时支点的位置

式。对于完全牙支持式的局部义齿，支持部件（支托）的最理想位置是位于与每个缺隙相邻的基牙的殆面、舌隆突或切缘上已经预备好的支托凹内（图10-1B）。必须根据患者诊断资料的分析来决定支托的形态和所需支持力的大小。判断基牙所能提供的潜在支持力须考虑：①基牙的牙周健康状况；②冠、根形态；③冠/根比例；④骨指示区（即基牙对之前受力的反应）；⑤基牙在牙弓上的位置；⑥基牙与其他支持部件的关系（缺隙的长度）；⑦对颌牙列的状况。要进一步了解这些因素，请复习第6章和第13章。

在牙-组织混合支持式局部义齿中，关于基牙的上述所有问题同样需要注意。另外，缺隙区牙槽嵴必须提供相当的支持作用。判断缺隙区牙槽嵴的潜在支持能力的大小时，需考虑：①剩余牙槽嵴的质量，包括支持骨的形态和质量（即骨对之前受力的反应）和支持黏膜的质量；②义齿基托在剩余牙槽嵴上的伸展范围；③印模记录的类型和准确性；④义齿基托的准确性；⑤局部义齿支架组成部分的设计特点；⑥预期的殆力大小。对局部义齿游离端基托组织支持作用的详细阐述见第17章。

与基牙相邻的义齿基托部分主要为牙支持式。离基牙越远，组织支持的比重就越大。因此，在局部义齿设计中，基牙和牙槽嵴支持组织之间要平均分布功能性负荷。主要基牙上的支持部件（支托）的放置，以及与导平面相接触的相邻缺隙处的小连接体的设计，应能将功能性负荷均衡地分散到基牙和支持组织之间，从而得到能控制支持作用分布的义齿设计（图10-4）。

所有可摘局部义齿设计的第二个步骤是连接基牙支持部分和组织支持部分。这种连接可以通过设计和放置大、小连接体来完成。连接体的设计应符合第5章中阐述的基本原理和概念。大连接体必须坚固，使作用于义齿任何部位的力量能有效地分散到支持部件上。从大连接体上伸出的小连接体可以通过相应的支托将功能性负荷传导至每一个基牙，同时也将固位体、支托和稳定部件的作用传导至义齿的其他部分和整个牙弓。

第三步是决定可摘局部义齿的固位方式。义齿的固位作用必须足够抵抗一定的脱位力。正如第7章所述，固位是利用放置在基牙上的机械固位部件（卡环）以及义齿基托和大连接体（上颌）与支持组织的密合来实现的。针对特定情况正确选择卡环设计的关键在于：①能避免直接将倾斜力或扭力传导至基牙；②符合卡环设计的基本原则，即卡环的各组成部分在基牙表面的位置必须正确；③具有抵抗一定脱位力的固位作用（考虑到间接固位作用）；④与倒凹位置、组织形态和患者的美观要求相适应。选择卡环时的一个最重要的因素就是倒凹的位置。当然，倒凹的位置可通过基牙外形磨改或修复等措施来改变，以适应更符合卡环选择标准的卡环设计。

临床调查表明了修复体设计中固位的重要性。通过一项为期5年，采用两种基本类型可摘局部义齿设计（一种采用近中支托、邻面板和Ⅰ杆的RPI卡环设计，另一个采用圆环形卡环设计）的随机临床试验，经过长达60个月的观察，发现分别采用两种设计的基牙的9项牙周健康指标没有显著性差异。结果显示，两种设计在成功率、健康维护或对基牙的影响方面没有区别。因此，一个制作精良的可摘局部义齿，只要其设计合理，经过适当牙体预备和口腔准备，具备有利的基牙和组织支持，同时能在良好的口腔卫生条件下得到维持，就能达到满意的治疗结果。

第四步将固位部分与支持部分相连接。直接及间接固位体要能够按设计要求行使功能，就必须与大连接体坚固连接。选择、放置和设计的标准与基牙支持部分和组织支持部分的连接相同。

第五步即最后一步是画出缺隙区并将其与设计好的其他部件相连接。为了保证基托材料的坚固性而又不干扰排牙，就必须了解第9章阐述的基托设计特点的详细内容。

四、局部义齿各组成部分的设计

所有的局部义齿都有两个共同点：①必须由

口腔组织所支持；②必须能固位以抵抗一定的脱位力。

在Kennedy第Ⅲ类的局部义齿中，3个组成部分是必不可少的：①提供支持作用的支托；②连接体（稳定结构）；③固位体。

那些不能完全靠缺隙两端的基牙获得有效支持的局部义齿（Kennedy第Ⅰ类和第Ⅱ类），必须同时通过基牙和基托下的牙槽嵴组织来获得支持。这是一种混合支持方式，牙槽嵴提供的弹性支持必须与基牙提供的坚固支持相协调。由于组织支持式基托具有动度，义齿的支持、连接体和固位体这些基本要素必须仔细设计和制作。另外，还必须考虑以下3个因素：

（1）必须从覆盖缺隙牙槽嵴的弹性组织获得最佳的支持作用。所采用的印模技术对于获得义齿基托所覆盖区域的支持作用比局部义齿设计本身更重要。

（2）设计直接固位方式时，必须考虑到远中游离端基托在咀嚼力和𬌗力作用下的不可避免的组织向运动。直接固位体的设计必须使𬌗力能够沿着基牙长轴的方向传导，而不能对基牙产生杠杆力。

（3）具有远中游离端基托的局部义齿设计必须能够防止或减少没有支持和固位的游离端脱离组织的运动。这就是通常所说的间接固位作用，与通过主要基牙上支托凹的支点线的相对位置有关（见第8章）。但是，局部义齿基托本身的固位作用也可防止此类运动，即所谓的直接-间接固位作用。

（一）基牙支持

基牙对局部义齿的支持作用取决于基牙的牙槽骨支持、冠及根的形态、义齿支架的坚固性和𬌗支托的设计。口腔医生通过临床和X线检查来评价基牙情况，并决定它们能否提供充分的支持作用。有些病例，可利用固定义齿或将两个或更多的单个基牙修复体焊接在一起的方式，将两个或更多的余留牙进行夹板固定。有些病例中的余留牙可能过于薄弱而不能用作基牙，为了从其邻牙获得更好的支持作用，只能将其拔除。

确定基牙后，口腔医生必须对基牙进行预备或修复，以适合最理想的局部义齿设计。这其中包括𬌗支托凹的预备。牙体预备可在健康的牙釉质上进行，或者利用能够承受功能性压力和义齿部件磨损的修复材料进行。技师不应对例如支托凹的预备量不够这样的基牙预备不良的情况负责，但应对铸件超出或未扩展至全部预备区域的问题负责。如果口腔医生磨除支托凹的边缘嵴部分足够避免对颌牙的干扰，而且工作模型的支托凹记录准确，设计图描记清楚，技师就没有理由制作出一个形态不良的𬌗支托。

（二）牙槽嵴支持

牙支持式义齿的支持或牙支持式亚类间隙的支持均通过支托完全由基牙承担。远中游离基托的支持主要靠其下的软组织和剩余牙槽骨。后者𬌗支托的支持作用仅在义齿基托基牙侧有效。

组织支持的有效性作用取决于以下6个方面：①剩余牙槽嵴的质量；②义齿基托覆盖剩余牙槽嵴的范围；③印模的类型和准确性；④义齿基托的密合度；⑤义齿支架各部件的设计特点；⑥𬌗的大小。

除非进行组织调整或外科手术，剩余牙槽嵴的质量无法改变。几乎所有的病例都需要这样的修整，但事实上并不常实行。

印模的准确性完全依赖口腔医生的技术。可摘局部义齿印模的主要目的是获得包括主承托区在内的最大范围的支持组织覆盖。为达到此目的，必须了解远中游离端基托覆盖下组织在𬌗力作用下的生物学变化。

义齿基托的准确性受所用材料和处理技术的影响。义齿基托的不准确和变形不利于局部义齿的支持。因此，要选择能够保证基托尺寸最大稳定性的材料和技术。

减小咬合接触面积也会影响作用于剩余牙槽嵴的𬌗力，可以通过人工牙减数、减径或选用窄小的、形态更有效的人工牙来实现（图 10-5）。

远中游离端局部义齿的支持方式具有独特性，其支持作用一方面来源于在殆力作用下相对坚固的基牙，另一方面来源于相对较易变形的牙槽嵴软组织。在殆力作用下易变形或移位的弹性组织不能为义齿基托提供与基牙相同的支持作用。对颌为天然牙的患者，其支持组织所承受的殆力要比对颌为无牙颌者大很多，游离端的支持问题会更复杂。一个明显的证据就是，当对颌有少数余留前牙时，尤其是当前牙区的对殆颌牙在正中殆和非正中殆位置都有殆接触时，缺牙区牙槽嵴经常受到损伤。这种情况最好的解决办法是在可行的条件下加用种植体。

牙槽嵴组织的静态或非功能状态记录不能提供混合支持式义齿所需的软、硬组织的混合支持。远中游离端局部义齿的印模技术必须注意以下 3 点：①印模材应记录覆盖主承托区组织的支持形态；②同时还应记录基托覆盖的主承托区以外组织的解剖形态；③为了达到分散负荷的目的，只要边缘组织能够承受，印模范围应尽可能地扩展。这是雪地鞋原理的应用。

如果有机会比较同一牙列缺损患者的两个不同的工作模型：一个模型记录远中游离缺失区的解剖或静止形态，另一个记录功能状态下的形态，我们就会发现它们之间的差别（图 10-6）。根据功能形态制作的义齿基托比根据解剖或静止形态制作的义齿基托压痛更少，覆盖面积也更大。更为重要的是，根据解剖或静止形态制作的义齿基托在受到旋转力的作用时稳定性较差，因此不能维持与对颌牙的殆关系。当嘱患者咬软蜡条时，根据功能形态制作的义齿基托能保持较长时间的平衡。与此相比，根据解剖形态制作的基托则会快速下沉，从而很快恢复到只有天然牙接触的状态。此种义齿不仅不能均衡地分散殆力，而且会产生

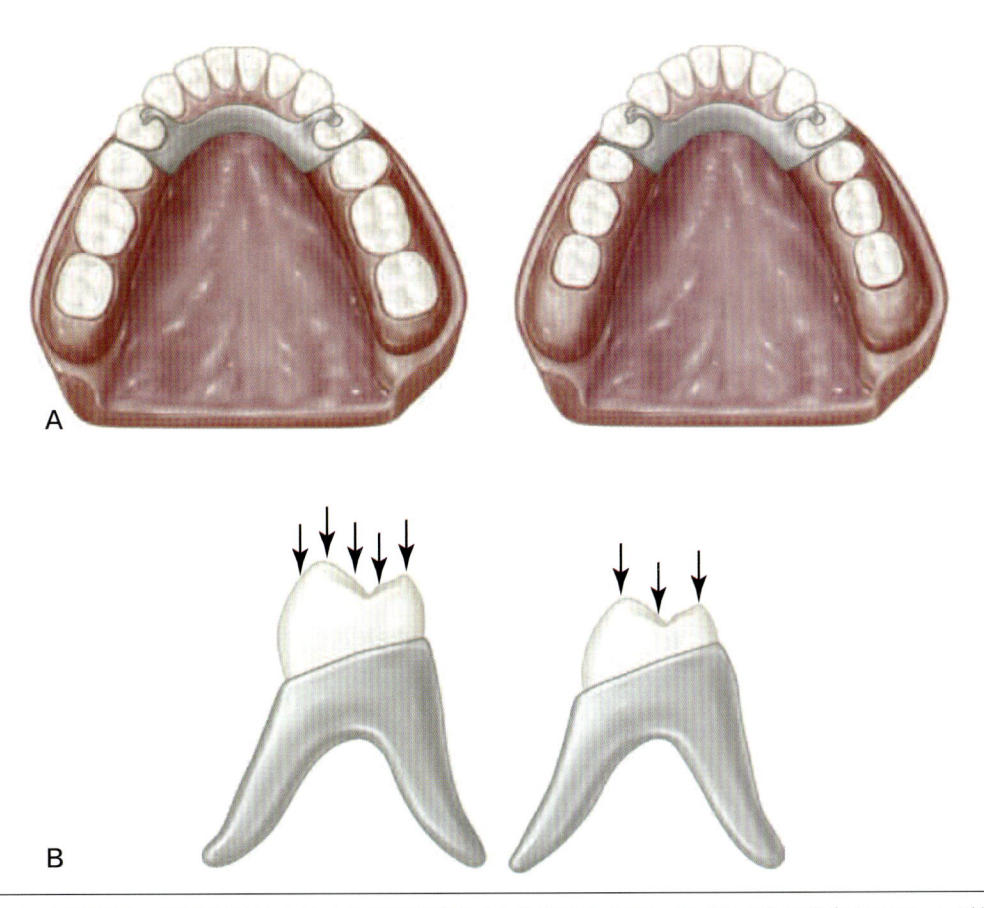

图 10-5 A. 如右图所示，采用相对较小的人工后牙可以减小总的殆力负荷；B. 通过减小咬合面面积，可以用更小的肌肉力量咬碎食团，因此也就减小了对口腔支持结构的作用力

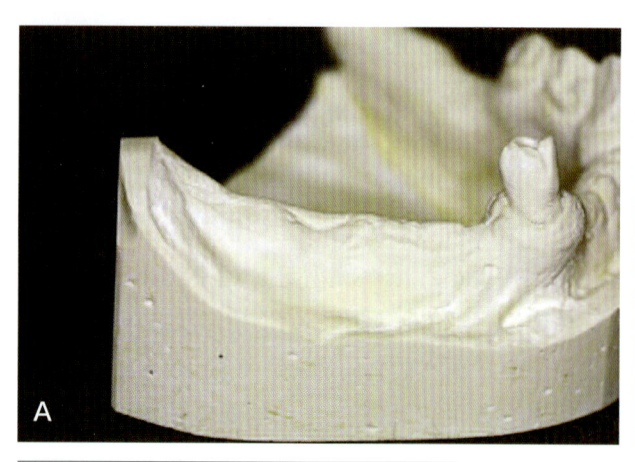

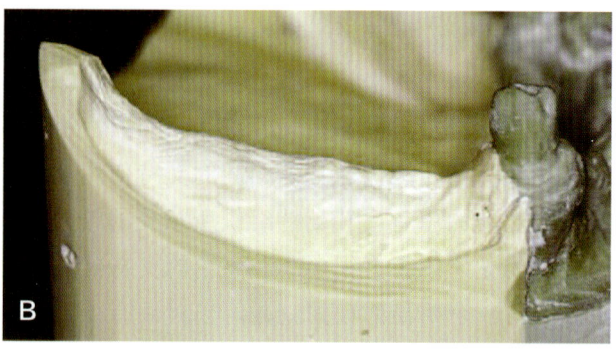

图 10-6 A. 显示下颌牙列缺损的右侧剩余牙槽嵴解剖形态的模型。采用成品托盘和不可逆水胶体印模材料制取印模；B. 用可以使组织变形和进行边缘整塑的个别托盘取印模，获得的右侧剩余牙槽嵴的功能或支持形态的记录

翘动，造成基牙及其支持组织的损害。

种植体能有效改善牙槽嵴的支持力，通过骨组织提供稳定的抗力，可以避免支持组织在功能性𬌗力下的变形。由于将牙-组织-骨支持式修复体变成了牙-牙-骨支持式修复体，修复体的动度得到了有效控制。

（三）大、小连接体

大连接体连接局部义齿位于牙弓两侧的部分。小连接体起自大连接体，并与义齿的其他部分相连，因此它可将基牙支持部分和组织支持部分连接在一起。大连接体应与牙龈和可动组织处于适当的位置关系，而且应坚固。大连接体的坚固性是其分散和传导支持部件的受力所必需的。

舌杆连接体应逐渐向上变薄，横截面为半梨形。当覆盖组织需要缓冲时，应充分缓冲但不能过度。舌杆或舌板的下缘应圆滑，避免义齿在功能状态下轻微移动时对其下面组织的刺激。

舌板适用于下前牙因牙周病而条件比较差的情况。也适用于剩余牙槽嵴吸收过多，需额外的抗力来抵抗义齿水平向转动的 Kennedy 第Ⅰ类牙列缺损。还有一种适应证是口底过浅，离下前牙舌侧龈缘过近的情况。如果此时放置坚硬的舌杆，必然会压迫牙龈组织。

连接体的坚固性、位置和设计的重要性对于上颌大连接体来说与舌杆是一样的。U 形上腭连接体由于缺乏坚固性很少使用，除非为了避开不宜手术的延展至软、硬腭交界处的上腭隆突。狭窄的单腭杆同样也很少被常规应用。联合使用的前后宽腭带只要不压迫组织，在力学上和生物学上都是一种合理的大连接体。宽阔的解剖形态上颌大连接体，因其坚固、易于被患者接受、稳定而不损害组织，所以经常被采用。另外，此型大连接体还可提供直接-间接固位作用，有时候可以不再需要单独的间接固位体。

（四）牙支持式局部义齿的直接固位体

牙支持式局部义齿的固位体只有两个功能：一个是在不损伤基牙的情况下抵抗适当的脱位力而使义齿固位；另一个是辅助抵抗义齿的水平向移动。义齿由于卡环组固位部件受支托的支持作用而不会向组织向移位。因为义齿基托每一端都有直接固位体固位，不会产生脱位，也没有绕支点线的转动。

直接固位体只要不损害基牙，任何类型都可以接受。冠内（摩擦固位）固位体对牙支持式义齿来说更理想，比采用冠外固位体（卡环）更具美观的优势。但圆环形卡环与杆形卡环在具有良好的机械作用的同时比冠内固位体更经济，因此前者的应用范围更广泛。

无论采用什么类型的固位体，都必须用修复体保护基牙易受损害的区域。卡环不能压迫牙龈组织，在摘戴过程中不能对基牙施加过大的扭力。卡环为获得适当的固位而进入基牙倒凹的距离应最短，而且卡环的体积和与牙面的接触面积也应最小。

杆形卡环只用于固位倒凹区靠近基牙龈缘，而且不需充填组织倒凹的情况。如果卡环必须置于较高的位置，或者前庭沟过浅，或者因为充填组织倒凹，在杆形卡臂下出现不利的间隙，就不能采用杆形卡环。组织倒凹过大时，可以考虑磨改基牙外形，应用某些类型的圆环形卡环。

（五）远中游离端局部义齿的直接固位体

远中游离端局部义齿的固位体不仅有固位作用，而且在义齿基托在功能作用下发生组织向运动时，必须能够弯曲或松脱。这样的固位体具有应力中断器的作用。机械应力中断器具有同样的作用，但会减弱义齿的水平向稳定作用。如果采用某些机械的应力中断器，义齿基托翼缘必须能防止水平向运动。固位臂弯曲的卡环设计可以达到机械应力中断器相同的目的，又不会牺牲水平向稳定作用，而且制作技术也较简单。

在评估卡环臂的应力中断能力时，我们必须清楚，在单个平面内的弯曲是不够的。在应力作用下，卡环臂必须能够向任意方向自由弯曲。体积大、半圆形的卡环臂和进入基牙远离基托一侧的倒凹区的杆形卡环臂均无此作用。圆形、逐渐变细的卡环形态不仅具有较大的、向各方向的弹性，而且与基牙接触面积较小，也更美观。只要基牙预备适当，组织支持足够，患者口腔卫生良好，无论是有锥形锻丝固位卡环臂的圆环形组合卡环，还是设计和位置均正确的圆环形或杆形卡环都可以用在与游离端基托相邻的所有基牙上。

（六）稳定部件

局部义齿支架的稳定部件是稳定义齿以抵抗水平向运动的坚硬结构。稳定部件的作用是将应力均衡地分散到所有的支持性基牙上，而不使其中任何一个基牙负担过重。将支托和卡环与大连接体相连的小连接体具有稳定部件的作用。

与牙齿轴面接触的所有小连接体（和所有对抗卡环臂）都是稳定部件。小连接体既必须有足够的体积以保证坚固，又不能妨碍舌的运动。也就是说它们必须尽可能地限制在邻外展隙内。当小连接体位于牙齿轴面时，这些轴面最好与义齿就位道平行。如果基牙采用铸造修复体，应在铸造之前利用观测仪将蜡型的轴面做平行。

有人提出过一种置于基牙舌面中央的小连接体的改良设计（图10-7）。此设计的支持者认为它能减少覆盖牙龈组织的面积，提供增强就位过程中的拮抗和引导作用。此设计的缺点是占用舌运动空间，边缘更明显，而且连接体与基牙间会有更大的潜在间隙。但是，这种小连接体改良设计，在符合设计原则的情况下，对基牙的牙周健康还是有利的，而且有些患者也能接受。

对抗卡环臂也必须坚固，而且必须位于基牙外形高点的𬌗方，没有固位作用。对抗卡环臂利用其坚固性，可对抗与其相对的固位卡环臂，也可防止义齿在功能性负荷下的水平向运动。为了使对抗卡环臂能够放置在有利位置上，所涉及的基牙牙面经常需要进行一些磨改，以加大非倒凹区。

如果采用全冠修复体，可以在全冠上制作一个基台，使舌侧对抗卡环臂能置于其上，并可以嵌入牙冠的外形之内。此时，卡环臂可以宽一些，而且可以恢复更接近正常的牙冠形态，同时也保证了卡环的强度和硬度（见第15章）。

（七）导平面

导平面（guiding plane）是指两个或更多的平行的基牙轴面，其形状可引导义齿的摘戴。在最佳就位道确定以后，基牙轴面应预备成与就位道方向平行，因此也能够相互平行。可与导平面相接触的局部义齿的各种部件有冠外直接固位体的卡环体、直接固位体的稳定卡环臂、间接固位体的小连接体部分或经特殊设计的小连接体。

导平面有以下功能：①提供义齿就位道（消除

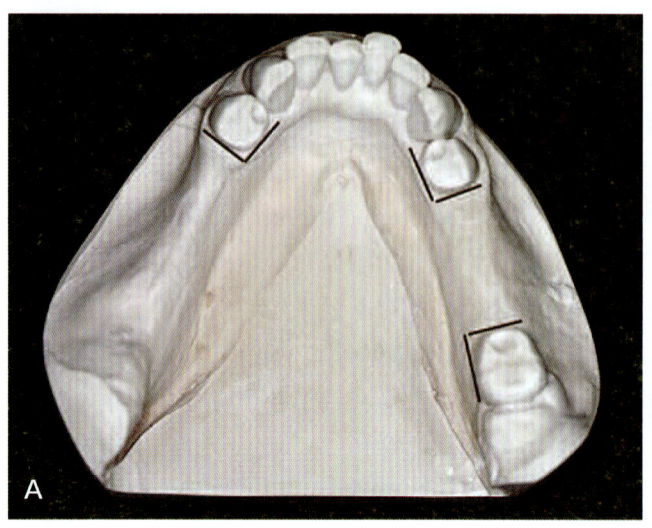

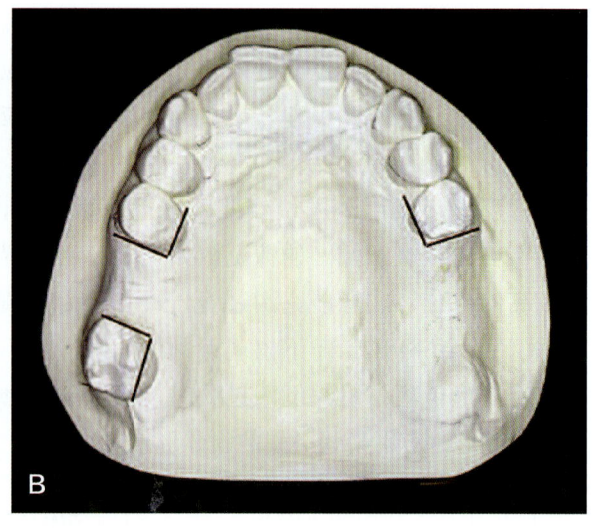

图 10-7　基牙不同牙面上的黑线所指示的是预期的导平面位置。这些导平面可以预备成垂直向与就位道平行。通过这些在水平向不相互平行的导平面（箭头），可以增强义齿对水平旋转的跨牙弓抵抗

在摘戴时对基牙和支架部分的损伤性应力）；②保证对抗、稳定和固位部件发挥作用（当脱位力方向不与就位道方向平行时，提供抵抗义齿脱位的固位作用，也提供抵抗义齿水平向转动的稳定作用）；③消除基牙与义齿组成部件之间的大块食物嵌塞。

导平面的预备需要尽量与基牙长轴相平行。在数个基牙上（最好 2 个以上）预备导平面，并使其在牙弓上的位置越分散越好，这样可以更有效地利用这些导平面。如果这些导平面能预备在不同基牙的多个轴面上，其作用将会增强（图 10-7）。

原则上，邻面导平面的宽度是相邻颊、舌两尖宽度的 1/2，或基牙颊舌向宽度的 1/3，垂直向应从𬌗边缘嵴向颈部伸展至基牙解剖牙冠长度的 2/3。导平面预备过程中，要避免形成颊、舌线角（图 10-8）。假如直接固位体的稳定臂或固位臂起自导平面区域，那么有线角的预备会削弱卡环臂。

导平面应设计在邻近缺隙的基牙表面。但是，如果在邻近游离端的孤立基牙上采用相对的两个导平面，将不可避免地对基牙产生过大的扭力（图 10-9）。

（八）间接固位体

为配合直接固位体共同抵抗远中游离端基托脱离承托区组织的运动，间接固位体必须置于支点线前方，在基牙支持允许的情况下，离支点线越远越好。间接固位体必须置于能承受𬌗力的基牙的支托凹内。置于倾斜牙面上或单个薄弱的切牙上的间接固位体都不能有效地发挥作用。尖牙或前磨牙适宜支持间接固位体，但支托凹应仔细

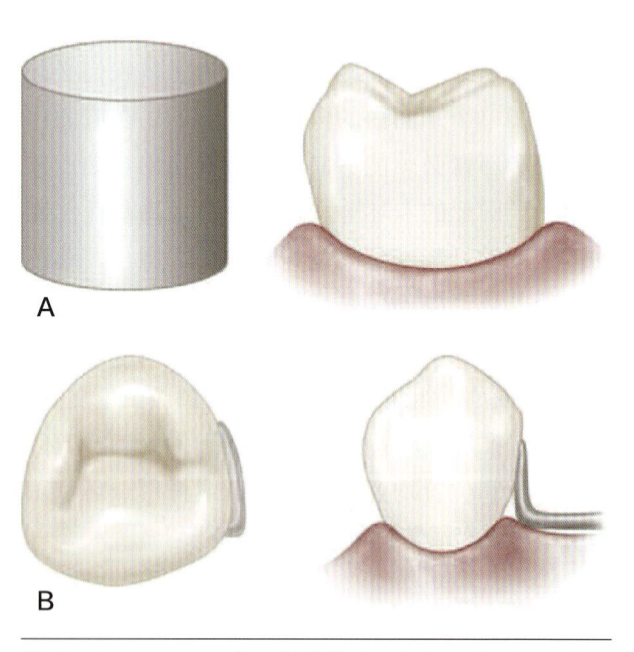

图 10-8　A. 导平面与圆柱体的表面相似，应该是连续的表面，不受均匀的圆线角的限制；B. 与导平面相接触的小连接体应具有与平面相同的曲度。从𬌗面观，舌侧较厚的部分向颊侧变薄，以便使基牙与人工牙之间接触更紧密。从颊面观，小连接体接触基牙邻面，长度为牙冠的 2/3

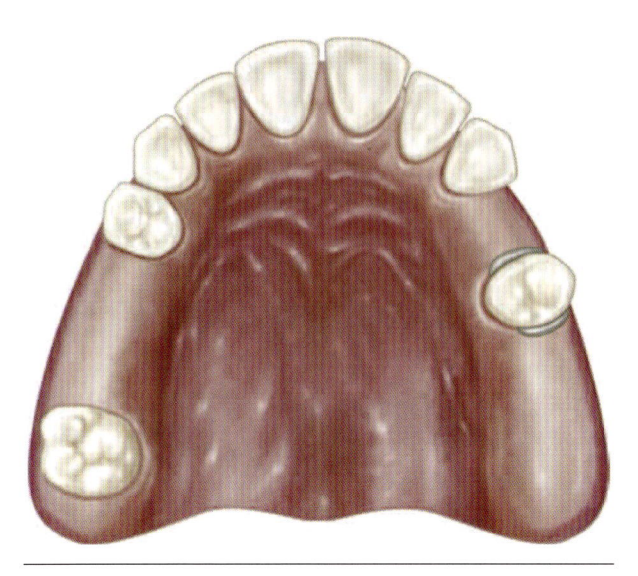

图 10-9 在孤立的基牙上不能预备两个完全相对的导平面。当义齿垂直向上下翘动时，义齿支架的小连接体（灰色区域）将对基牙施加有害的作用力

预备。如果在健康的牙釉质或修复体之上可以预备出界限清楚的支托凹，前牙上也可用切支托或舌支托做间接固位体。

间接固位体的另一个作用是支持大连接体。因此可避免长舌杆或上腭前部大连接体下沉压迫组织。即使在不需要间接固位作用的情况下，有时仍需利用其辅助支持作用。

与通常的理解相反，舌隆突杆或舌板本身不具有间接固位体的作用。因为它们位于倾斜的牙面上，将会起到正畸矫正器的作用而不是支持义齿的作用。如果要采用舌板或者舌隆突杆，就应该在其两端加末端支托，起到稳定义齿和防止大连接体所接触基牙的矫治性移位。这样的末端支托起到了间接固位体的作用，即使在没有连续杆或舌板时，它们也具有相同的作用。

五、种植体对设计的影响

在第 4 章中提到过可摘局部义齿设计的目的是用修复体替代缺失的天然牙，在功能性𬌗力的作用下修复体的动度不超过生理承受范围。生理承受范围既包括组织的承受能力，也包括患者对修复体的适应能力。

与 Kennedy 第 I 类或第 II 类牙-组织混合支持式修复体相比，Kennedy 第 III 类牙支持式修复体对组织承受能力和患者适应能力的要求相对较低。我们提到的治疗风险是在外力作用下，修复体发生的移位是否在组织形变承受范围内。使用种植体对抗压缩变形可以显著地提高组织的承受能力，减少因修复体下沉移位引起的适应困难。当因为解剖结构上的缺陷或其他原因导致稳定性和固位力不足时，种植体的使用也可以满足稳定性和固位力的要求。

口腔医生必须仔细考量修复体潜在的动度，以及现有的口腔组织、牙齿和咬合关系对修复体动度的控制能力。有选择的使用种植体可以提供所需的动度控制。

六、系统方法设计实例

表 10-1 列举了一些示例，可以作为最常见的牙列缺损分类——Kennedy 第 I / II / III 类的设计参考。

（一）可摘局部义齿对牙体预备的要求

RPD 的牙体预备要求：

（1）牙体需要预备以适应导平面、支托和卡环臂。

（2）导平面和卡环的牙体预备要求与全冠预备相似，限于釉质内（图 13-18）。

（3）导平面预备之后进行𬌗支托的预备，同样也局限于釉质内（图 13-18）。

（4）牙体需要预备的高度自导平面开始延伸至固位卡环高度的 2/3（包括圆环形卡环和联合卡环）。

（二）种植要求注意事项

植入牙列最远中的种植体可有效降低游离端动度，增加支持作用。这种设计可在牙列双侧末端提供支持，因而将 I 类游离缺损转变为 III 类缺损。

植入缺牙间隙靠近前牙区的种植体可作为主要基牙提供固位。不管种植体植入哪个部位，其

表 10-1 系统方法设计实例

	支 持	大连接体	支撑/稳定性	固位*
Kennedy 第Ⅰ类				
上颌	𬌗支托 舌隆凸支托 腭部义齿基托（根据需要）腭板	前后腭带联合 全腭板	导平面 间接固位体 对抗卡环	RPI，RPA 联合卡环
下颌	𬌗支托 舌隆凸支托 义齿基托（选择性压力）舌板	舌杆 舌板	导平面 间接固位体 对抗卡环	RPI，RPA 联合卡环
Kennedy 第Ⅱ类				
上颌	𬌗支托 舌隆凸支托 腭部义齿基托（罕见） 腭板圆环形卡环（非游离缺失侧）	前后腭带联合 马蹄形连接体 全腭板（罕见）	导平面 间接固位体 对抗卡环	RPI，RPA（游离缺失侧） 联合卡环（游离缺失侧） 间隙卡环（非游离缺失侧）
下颌	𬌗支托 舌隆凸支托 义齿基托（选择性压力）舌板	舌杆 舌板	导平面 间接固位体 对抗卡环	RPI，RPA 联合卡环
Kennedy 第Ⅲ类				
上颌	舌隆凸支托 𬌗支托	腭带 腭杆	导平面 对抗卡环	圆环形卡环 I 杆卡环
下颌	舌隆凸支托 𬌗支托	舌杆	导平面 对抗卡环	圆环形卡环 I 杆卡环

*RPA，支托，邻面板，圆环形卡环；RPI，支托，邻面板，I 杆

位置设计应当考虑后期其他种植体的植入，可按照固定修复体设计。

（三）Kennedy 第Ⅱ类可摘局部义齿

Kennedy 第Ⅱ类局部义齿（图 10-12，图 10-13）实际上是组织支持式与牙支持式修复形式的组合。远中游离端基托必须要有足够的组织支持，而牙弓其他位置的牙支持式基托只要与其下方的牙槽嵴解剖形态相符即可。间接固位作用是必须的，然而，牙支持侧的前方基牙有时可以满足此要求。如果需要，也可采用额外的间接固位体。

牙支持侧通常采用铸造卡环。而在与远中游离端相邻的基牙上应考虑采用锻丝卡环设计，以减少卡环对基牙的扭力。如果基牙预备不良和（或）游离端组织支持不充分，在牙支持式亚类缺隙前方基牙上进入颊侧近中倒凹的铸造圈形卡环臂就有可能产生 I 类杠杆作用。此时通过增加基托适合性以减少翘动或利用种植体提供支持可能更合理（图 10-13）。当组织倒凹过大或前方基牙只有颊侧近中倒凹时，不宜采用杆形固位体，而应采

用带有锥形锻丝固位卡环臂的组合卡环。在确定每个基牙上该放置何种直接固位体时，必须全面地了解各类卡环设计的优缺点。

第Ⅱ类局部义齿的制作步骤与第Ⅰ类大致相同，只是游离端基托通常采用丙烯酸树脂制成，而牙支持式区域则经常采用金属基托，因为牙支持式基托下的剩余牙槽嵴无需起支持作用，而且基托以后也无需重衬。

（四）Kennedy 第Ⅲ类可摘局部义齿

完全牙支持式的 Kennedy 第Ⅲ类可摘局部义齿（图 10-10，图 10-11），可与预备好的牙齿和周围组织结构的表面解剖形态相符合。此类局部义齿不需要取牙槽嵴组织的功能性印模，也不需要采用间接固位体。根据基牙的预备情况（导平面、支托、适宜放置卡环臂的牙面形态），可选择采用圈形卡环、杆形卡环或组合卡环。除非考虑到将来可能需要重衬，如近期拔牙的情况，一般都可采用优点较多的金属基托。第Ⅲ类可摘局部义齿具有稳定余留牙的作用，经常被作为牙周治疗的有效辅助手段。

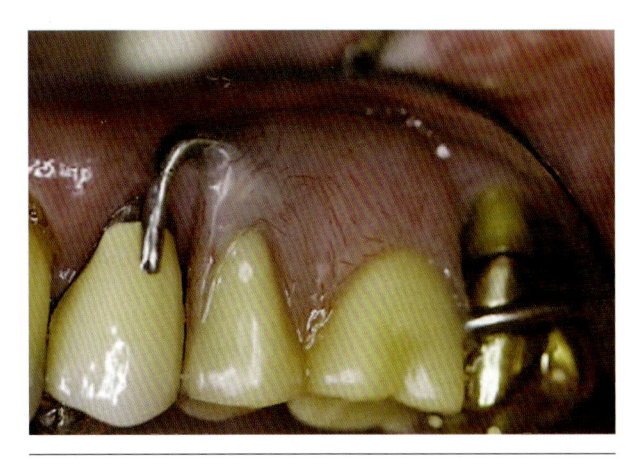

图 10-11 上颌第Ⅲ类牙弓的可摘局部义齿（RPD）。此设计包括腭带大连接体、杆式及圈形卡环臂，以及连接树脂人工牙的部分

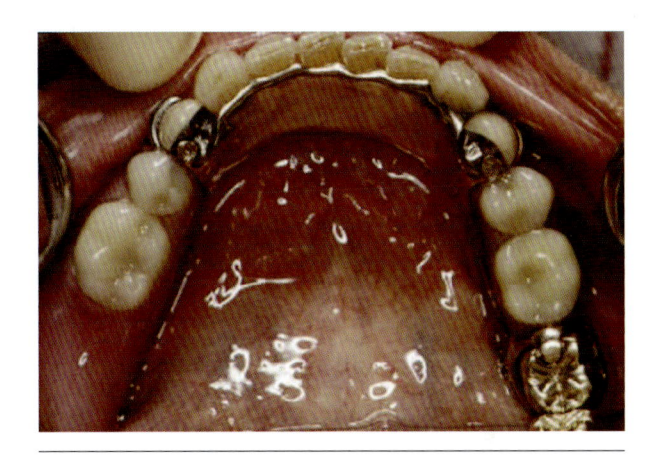

图 10-12 远中游离缺失的下颌第Ⅱ类可摘局部义齿。由于右侧第二前磨牙远颊面无倒凹而颊侧颈部有倒凹，因此采用了锻丝卡环（锥形）固位臂

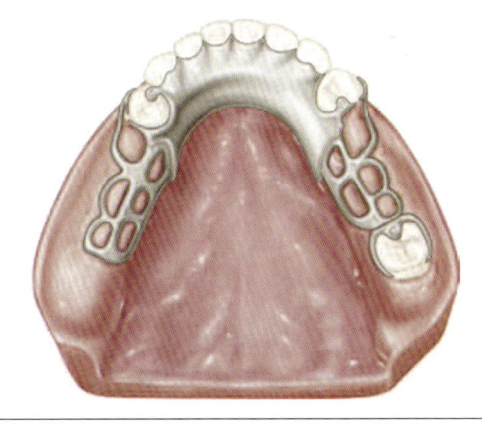

图 10-13 下颌第Ⅱ类 1 亚类牙列缺损。双侧前磨牙采用杆形固位卡环臂，卡环臂尖进入颊侧远中倒凹。右侧前磨牙不会受到杠杆力的作用，这与采用铸造圆环形卡环臂进入颊侧近中倒凹的情况相反

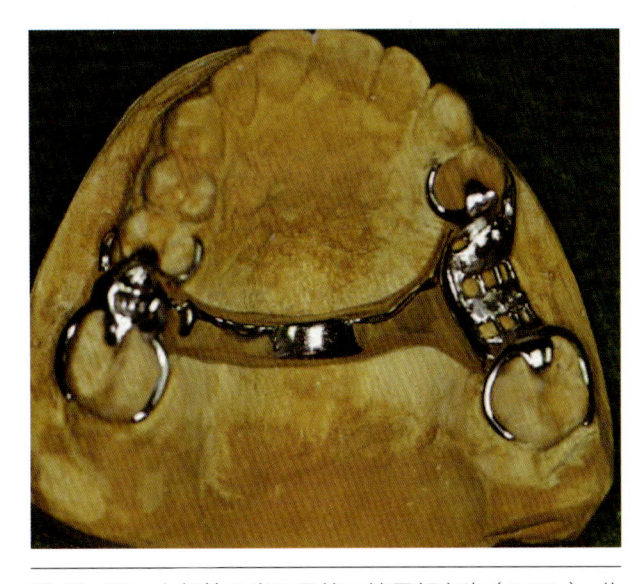

图 10-10 上颌第Ⅲ类牙弓的可摘局部义齿（RPD）。此设计包括前、后腭杆大连接体、树脂支持的人工牙，以及杆式卡环臂

（五）Kennedy 第 I 类双侧远中游离端局部义齿

Kennedy 第 I 类双侧远中游离端局部义齿与Ⅲ类局部义齿完全不同（图10-1），它的支持主要源自基托下的组织，如果根据牙槽嵴的解剖形态制作，就不能获得均匀、充分的支持。然而不幸的是许多下颌第 I 类局部义齿是由一次性的不可逆性水胶体印模制作的。在此情况下，由于缺乏后部的充分支持，会增加余留牙的𬌗力负担，从而使基牙和剩余牙槽嵴均受到损害。

许多医生认识到需要采用某些印模方法来记录剩余牙槽嵴的支持形态，并尝试采用金属氧化物、橡胶材料或硅橡胶印模材料。但实际上这些印模材料只能记录牙槽嵴的解剖形态，除非采用可以记录模拟负荷下主承托区形态的经特殊设计的印模托盘。有些医生喜欢先制作与牙槽嵴解剖形态贴合的基托，然后对其施加一定压力的同时记录其与余留牙的关系，从而获得功能性的支持作用。还有一些医生认为适当配合的口温蜡可以使那些对义齿基托无支持作用的组织移位，他们采用二次印模法，用印模蜡来记录缺隙处牙槽嵴的支持形态或功能形态。任何印模记录均受印模材料的稠度及由于托盘限制所造成的印模材料液体压力大小的影响。

七、影响设计的其他因素

我们应该尽量利用与缺隙相邻的基牙来获得可摘局部义齿的最大支持。这样不仅能减轻剩余牙槽嵴的支持负担，而且可以大大简化支架的设计。为了这个目的，可考虑采用夹板杆（splint bar）、卡式冠内附着体（internal clip attachment）、覆盖基牙（overlay abutment）、覆盖式附着体（overlay attachment）、分体式部件（component partial）及种植体（implant）等。

（一）用夹板杆为义齿提供支持

第 15 章在讨论前牙缺失时讲到最好是采用固定局部义齿修复缺失前牙。以下内容引自第 15 章："从生物力学角度看……应先采用固定修复体来恢复余留牙的完整，然后用可摘局部义齿修复缺失的后牙。"

有时因为缺隙过长，剩余牙槽嵴因吸收、外伤或手术而大量丧失，或者因为垂直间隙过大不宜采用固定义齿修复，或者是在义齿支架上直接加人工牙能更好地达到美观要求等原因，缺失的数个前牙需要用可摘局部义齿而不是固定义齿修复。此时，必须尽可能为人工前牙提供最佳的支持。通常我们用位于邻近天然牙上的𬌗支托和（或）舌支托来解决。但是，如果缺隙过长而不能从邻近的基牙获得足够的支持时，就必须采取其他的措施。这样就会影响到大连接体的设计，所以我们在此特地讨论。

前部夹板杆可以把相邻基牙以固定夹板的方式连接在一起。杆的外形光滑，轻轻地与牙龈组织接触，能支持可摘局部义齿。同任何固定义齿一样，基牙固位体类型的选择和是否采用多个基牙，主要取决于缺隙的长度和基牙能提供的支持和稳定。无论采用何种类型的基牙固位体，夹板杆都应采用硬质合金铸造，或者也可以用预成杆铸造或焊接到基牙固位体上。

缺隙的长度影响夹板杆的尺寸。与短缺隙要求的杆（13 号）相比，长缺隙必须使用更坚固的杆（10 号）。如果要对夹板杆进行焊接，最好在基牙修复体邻面预备出隐窝，然后在隐窝处将与之贴合的连接杆焊接在一起。

夹板杆最好采用坚固性较好的钴铬合金铸造，再与基牙修复体焊接。然后像固定义齿一样，将此复合体（基牙和连接杆）永久粘固在基牙上。然后再通过取印模，获得正确复制基牙和夹板杆外形的工作模型。通过将大连接体或小连接体覆盖并支在夹板杆上，使义齿的支架与基牙和夹板杆贴合。在义齿设计中还要考虑到支架与塑料基托及人工前牙的连接问题。在局部义齿为牙支持式的情况下，夹板杆可沿牙槽嵴顶呈弧形弯曲。但是如果是远中游离缺失，由于义齿有垂直向翘动，必须慎用夹板杆，避免对支持基牙造成过大的扭力（图10-14）。与夹板杆相邻基牙的邻面应与就位道平行，这样可以达到三个目的：①有利于人工牙的排列；②可辅助抵抗义齿的水平向转动；③发挥导平面的作用，引导义齿进入和离开其终末位置。

为了使人工牙排列美观，夹板杆必须稍偏牙槽嵴的舌侧放置。这样的局部义齿不仅具有前部活动修复体美观的优点，而且可从其下的夹板杆获得确实的支持、固位和稳定作用（图10-15）。

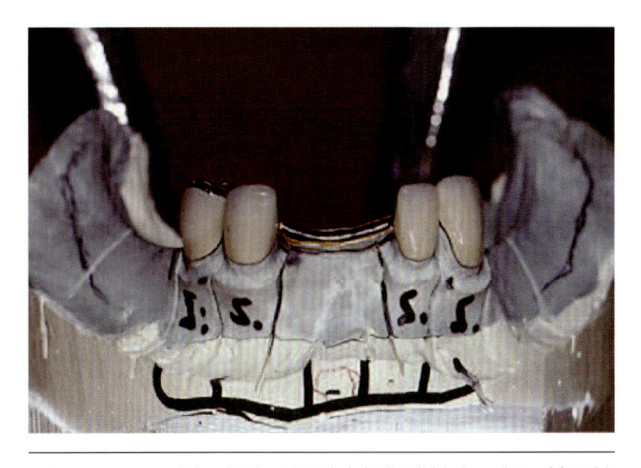

图10-15 双侧下颌尖牙通过夹板杆连接在一起。基牙的寿命因此显著延长。杆的下部为圆形，与组织的接触面积最小。杆的前后斜面必须与义齿就位道方向一致。患者使用牙线清洁夹板杆的下部

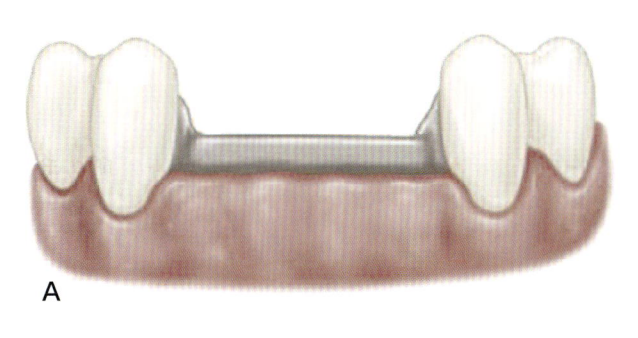

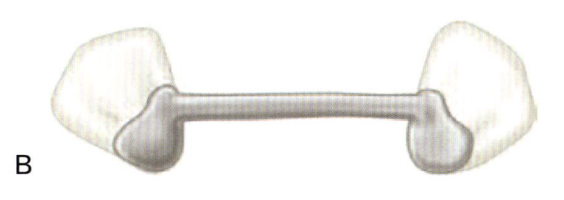

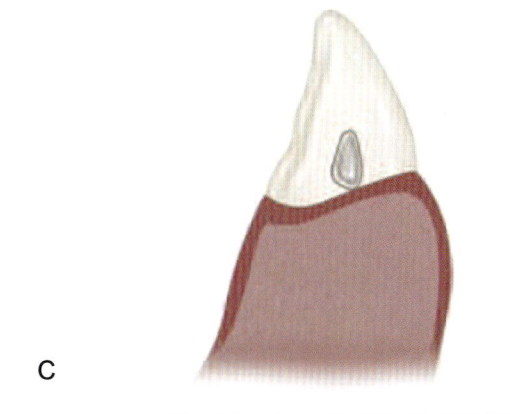

图10-14 A. 夹板杆要尽可能地做成圆形或椭圆形。杆的制作和放置要保证牙线能从其底部穿过，以便患者清洁；B. 从上方看，杆在基牙之间成一条直线。这对于远中游离端局部义齿来说尤为重要，可以避免义齿的功能性翘动而对基牙施加过大的扭力；C. 在矢状截面上，杆为圆形，与剩余牙槽嵴成点状接触。用牙线很容易清洁杆的整个组织面。梨形的杆（横截面）允许可摘局部义齿的翘动，而没有明显的阻力或扭力

（二）卡式冠内附着体

卡式冠内附着体与夹板杆的不同之处在于前者可通过连接杆提供支持和固位作用。

市面上有一些预成塑料连接杆铸型，它们的长度可以修改，也可以用金属合金进行铸造。卡式冠内附着体也有各种金属合金或耐用尼龙制造的成品。如果要个性化制作，连接杆可用10号或13号铸道蜡线，铸成的杆应与组织轻轻接触或稍离开。一个形态与杆相符合的预成金属或尼龙扣提供固位作用，它被固定在一个预成的金属封套内，也可利用固位杆或环，部分包埋在覆盖其上的塑料基托内。卡式冠内附着体可为前部的亚类缺隙提供支持、稳定和固位作用，并可以代替位于相邻基牙上的𬌗支托和固位卡环。

（三）覆盖基牙为义齿基托提供支持

在RPD设计中，每一个考虑都应尽量避免出现远中游离缺失的情况。在很多情况下，通过牙髓治疗有可能保存破坏严重的磨牙牙根和部分牙冠。有牙周问题的磨牙，除非必须拔除者，有时可以通过牙周和牙髓治疗，同时降低临床冠高度至接近齐龈水平，使其保存下来。另外一种情况是，无对颌的磨牙过长，不能用冠类修复来达到和谐的𬌗关系。

同样，我们经常会遇到过度前倾的磨牙，除非大量磨除临床冠，否则这类磨牙不能用作基牙。

如果这些牙齿可以改变游离缺失的状况，就应当考虑利用其支持作用。经过牙髓治疗后，将牙冠部分预备成有一定高度的圆顶状基牙，通常可以避免义齿使用远中游离端基托。读者可以从附录B选读文献的部分（教科书：基牙固位体）学习覆盖基牙和覆盖义齿的知识。

（四）采用分体式部件获得支持作用

分体式部件顾名思义就是将可摘局部义齿支架分部设计和制作。牙支持式和组织支持式部件分别制作，然后将两个部分用高强度丙烯酸树脂连成一个坚固的功能单位。

第 11 章

模型观测

固定义齿（fixed partial denture，FPD）牙体预备时，需控制车针的方向，以使预备后的牙体满足义齿就位道的需要。就位道是否平行可通过修复体能否完全就位而证实，也可采用观测仪观测工作模型或代型的方法检验。一旦固定修复体制作完成并完全就位，要确保义齿完全包绕预备的基牙并从其上获得支持。如果有足够的抗力形和良好的适合性，修复体的功能稳定性可以与天然牙一样，而这只有在固定修复体与基牙预备控制良好时才能实现。

对于可摘义齿而言，适合的修复设计和良好的牙体预备（通过随后检验义齿与相应牙齿的适合性证实）是同等重要的。正如第 7 章所提到的，牙科观测仪对于可摘局部义齿的设计、制作及与预备后口腔的适合性检验都极其重要。尽管基牙上𬌗支托的预备不是必需使用观测仪，但对为义齿提供支持、稳定、固位作用的牙齿来说，利用观测仪确定需要调磨的牙面是必要的。这点对于可摘义齿的稳定及舒适极其重要。

牙科模型观测仪是一种用于确定两个或多个牙面或者牙颌模型其他部分的相互平行关系的仪器。因此，观测的主要目的是确定可摘局部义齿修复所需的口腔组织的修改，以保证修复的成功。正是通过对基牙牙面的修改，使得局部义齿的组成部件能够位于基牙上的理想位置，有利于修复治疗的远期效果。

市场上有几种价格适中的观测仪，都可以很好地满足局部义齿设计和制作的需要。另外，这些观测仪也可以使冠内支托和冠内固位体保持平行。如果添加手机固定架，它还可以车制冠内支托，预备基牙修复体上的平行导平面。

一、牙科模型观测仪简介

应用最广泛的观测仪是 Ney（图 11-1）和 Jelenko（图 11-2）。这两种观测仪都是制作精密的仪器。它们的主要区别是，Jelenko 的观测杆是能够旋转的，而 Ney 的观测杆是固定的。它们的观测和填倒凹技术也有所不同。其他的观测仪在这方面也有不同，每位医师可能有各自的喜好。

Ney 观测仪的主要部件如下：

（1）基座可以在其上移动的平台；

（2）支持上部结构的垂直臂；

（3）悬挂观测工具的水平臂；

（4）固定模型的观测台；

（5）观测台可在其上旋转的基座；

（6）平行工具或导线描记铅芯（此工具与被观测的凸面相切，可确定一个面与其他面的相互平行关系；用描记铅芯可在基牙牙面上画出外形高点，也可以确定需要通过填倒凹来去除的干扰区；

（7）固定特殊工具的轴（图 11-3）。

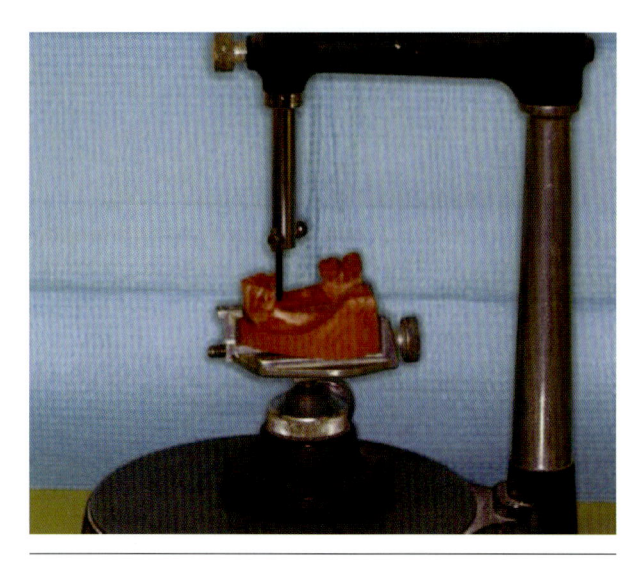

图 11-1 Ney 观测仪因其简单耐用而被广泛应用。牙科学生应该有一台这样的仪器，在掌握和熟练观测仪的使用之后，他们可能会在以后的实际工作中继续将其作为一个必需的工具来使用，以获得更准确的诊断和制定更有效的治疗计划，并可将其用于修复治疗的其他方面

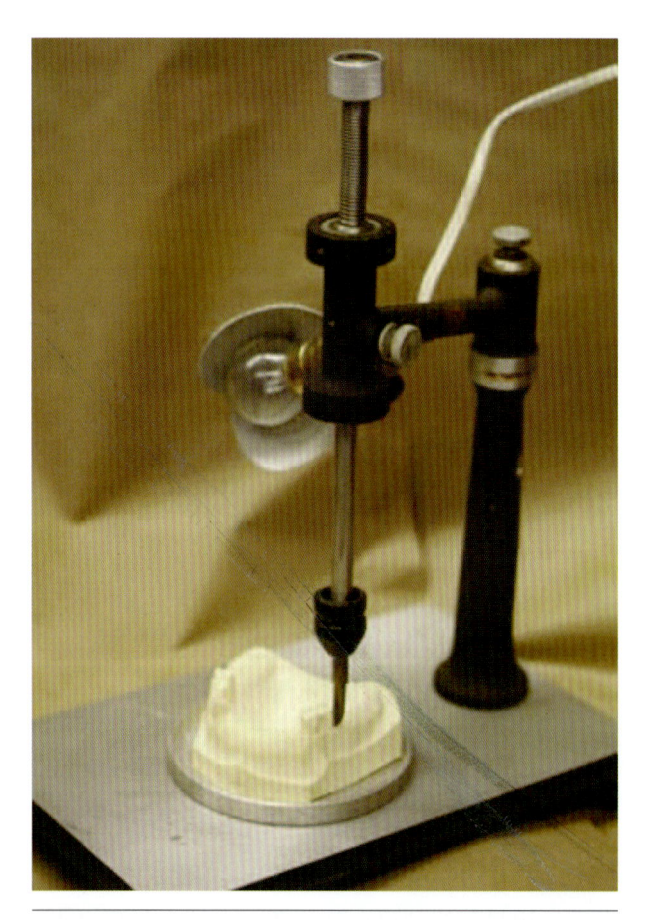

图 11-2 Jelenko 观测仪。平行工具上装有弹簧，垂直臂的顶部有旋转轴承。通过拧紧垂直臂顶部的螺帽，可以将水平臂固定在任何位置上

Jelenko 观测仪除了可以松开垂直杆上的螺帽使水平杆旋转移动外，其主要部件与 Ney 观测仪基本相同。这一最初由 Noble Wills 设计的特殊功能的目的是允许水平臂自由地水平移动，而不是完全依靠模型的水平移动。由于模型与垂直臂的水平运动必须相互协调，一些人可能觉得操作困难。如果喜欢围绕固定的垂直臂水平移动模型，可以将螺帽拧紧使水平杆固定。水平臂有不同的关节，可以移动垂直杆来画观测线而不用移动模型。

Ney 和 Jelenko 观测仪的另一个区别是，Ney 观测仪的垂直臂是靠固定轴承的摩擦力来固定的，它可以在轴承内上下移动并能停留在某一垂直位置上，也可以通过拧紧螺丝使其固定在任何垂直位置。相反，Jelenko 观测仪的垂直臂上装有弹簧，松开后会弹回到最高位置。它的缺点是使用时必须抵抗弹簧的压力将其向下拉。弹簧可以去除，但两个轴承的摩擦力不能很好地将垂直臂固定在某个位置。这些微小的区别使得使用者对两种观测仪各有偏爱，但只要使用得当，并不影响其使用效果。

由于 Ney 观测仪的垂直臂能稳定在任何垂直位置，而且可以自如地垂直向移动，所以在添加了手机固定架后可以作为钻床使用（图 11-4）。在手机上使用各种型号的钻针或金刚砂磨头，可以对铸造修复体进行精密研磨。

目前，还有其他几种观测仪已经问世并被使用。其中很多制作精良，且价格昂贵，与简单的观测仪相比，没有什么优势。

二、观测仪的作用

模型观测仪可用于观测诊断模型，在诊断模型上重建基牙的形态，修整蜡型，测量倒凹的特定深度，观测烤瓷冠，放置冠内固位体，放置冠内支托，车制铸造修复体，以及观测工作模型的倒凹并充填。

（一）观测诊断模型

观测诊断模型是确定正确的诊断和治疗计划所必需的。观测的目的如下：

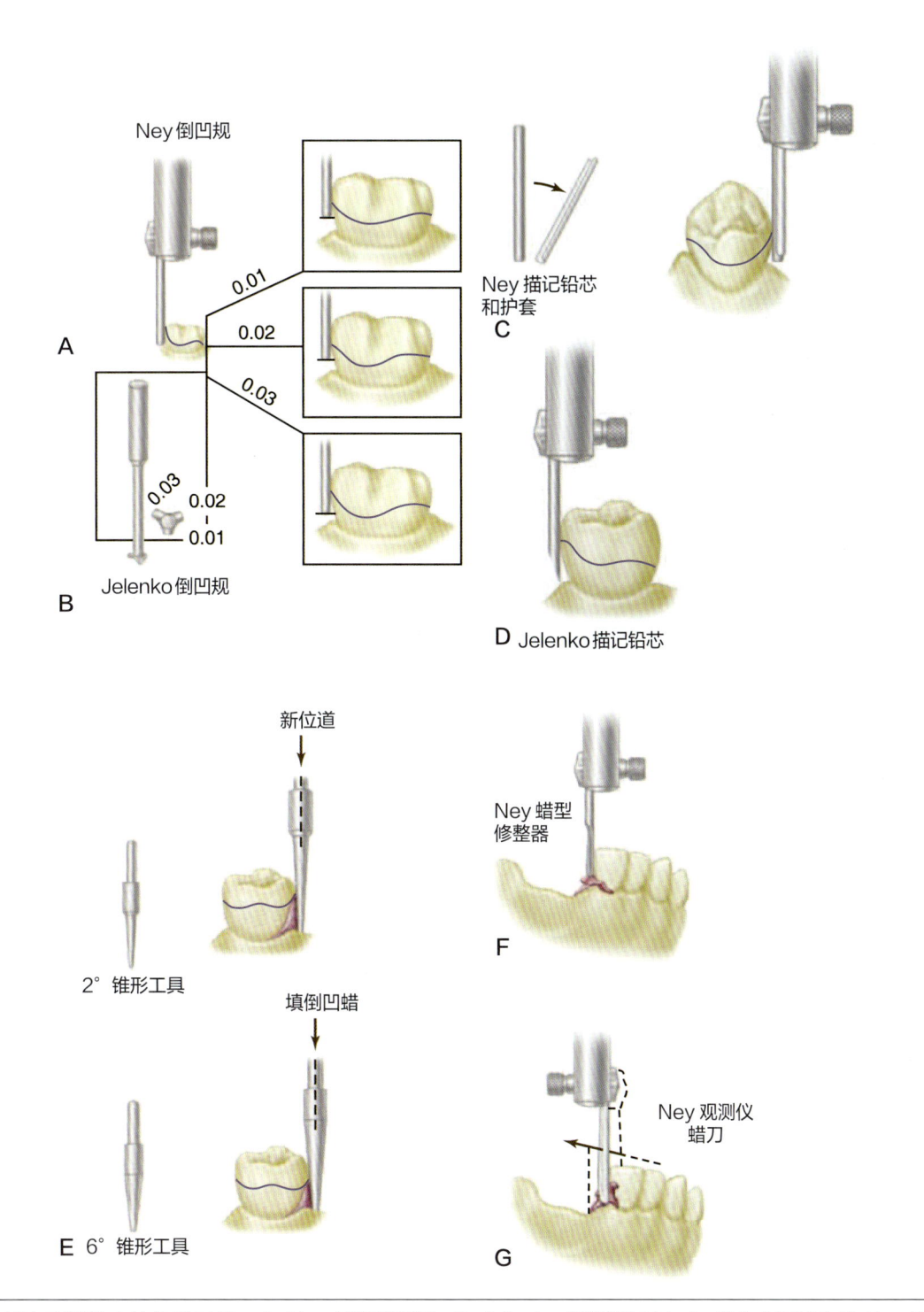

图 11-3 用在观测仪上的各种工具。A. Ney 倒凹测量尺;B. Jelenko 倒凹测量尺;C. 带有金属护套的 Ney 描记铅芯;D. Jelenko 铅芯;E. 2°和 6°的锥形工具,当需要非平行关系时用于填倒凹后的修整;F. Ney 蜡型修整器,用于平行填倒凹;G. 观测仪蜡刀用于填倒凹后的修整

(1)确定最佳就位道,去除或减小对义齿就位和取出的干扰(图 11-5)。就位道是指从修复体的坚硬部分与基牙接触的起始位置到支托就位、基托与组织接触的终末静止位置的方向。脱位道的方向与此相反,是修复体从终末静止位置到修复体的坚硬部分离开基牙的最后接触点的方向。

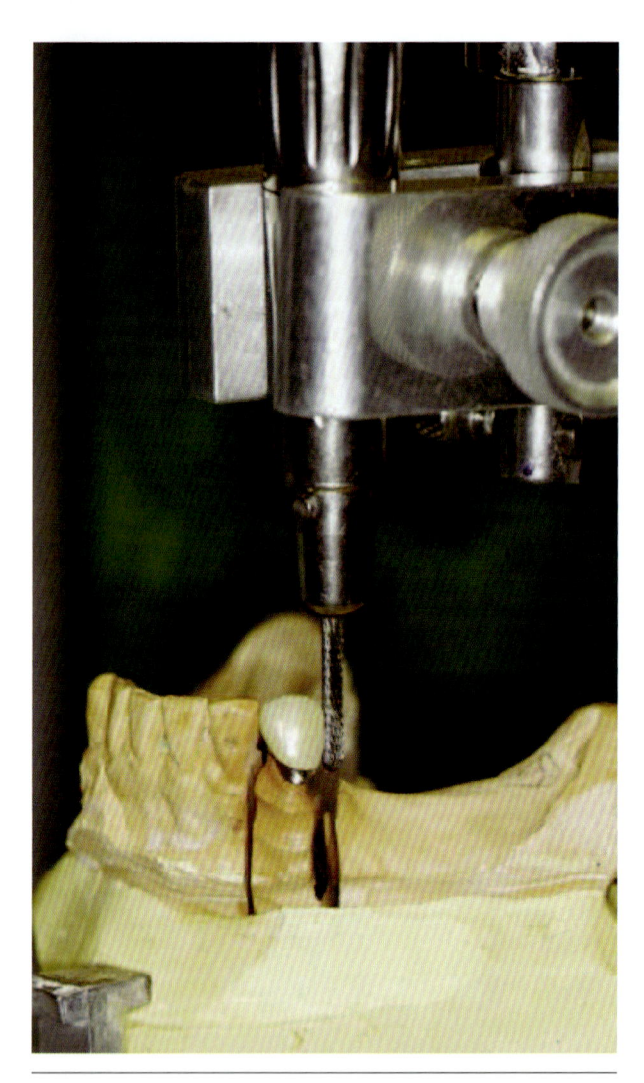

图 11-4 技工室手机夹具。手机固定架连接在观测仪的垂直轴上，可作为钻床使用，在观测后的冠上制备并精修任何平行的平面，可在蜡型或铸件上加工出冠内支托凹或窝洞，还可以用于制作基牙修复体舌侧基台上方与义齿就位道平行的轴面

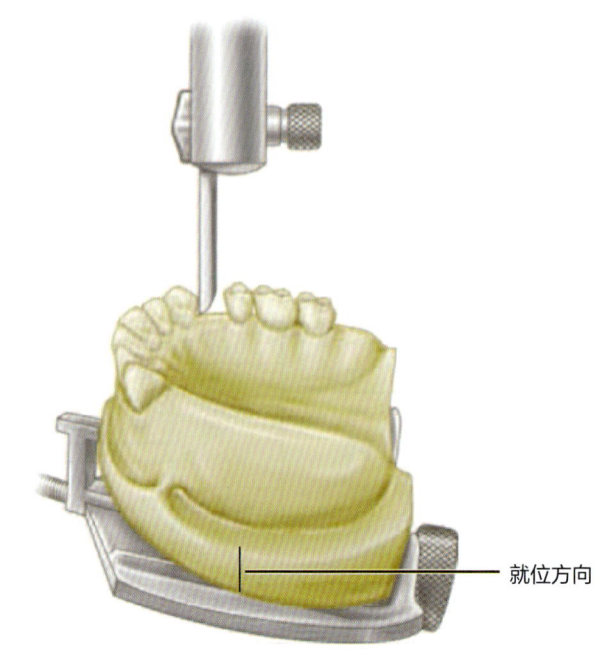

图 11-5 在可调节的观测台上，模型相对于垂直臂的倾斜度决定局部义齿的就位道方向。所有口腔预备都必须符合这个已确定的就位道，此就位道已经通过在模型底座上刻线或三点定位法被记录

如果修复体设计合理，有确定的导平面，患者就能够沿唯一的方向轻松地摘戴义齿。这只有在牙齿表面的导向作用（导平面）平行于就位道时才有可能实现。

（2）确定基牙邻面是否需要预备成平行面，以便作为引导义齿摘戴的导平面。

（3）定位并测量基牙上可以用于固位的区域。

（4）确定牙和骨性干扰区域是否需要手术去除，还是可以通过选择另外一条就位道来避开。

（5）确定最佳就位道，以使固位体和人工牙的位置最有利于美观。

（6）有利于制订一个准确的口腔预备计划。其中包括预备基牙邻面的导平面，磨除牙齿过大的外形以去除干扰并有利于卡环对抗臂和固位臂的放置。先用红笔在诊断模型上标记出这些区域，再用倒凹测量尺测量能够安全去除（不暴露牙本质）的牙体组织量，然后用观测仪上的蜡刀切削石膏模型上标记的区域，在进行口腔预备前先确定需要磨牙的角度和量（图 11-6）。根据诊断模型观测结果进行口腔预备可以使牙齿外形的修整更加准确。

（7）描绘基牙外形高点，对需要避免、去除或填充的不利倒凹进行定位。观测区域包括余留牙与刚性连接体接触的部位，非固位性对抗和稳定卡环臂的位置以及固位卡环臂尖的位置。

（8）记录模型与所选择就位道的位置关系作为以后的参考。可以在模型上确定三个点或平行线，由此建立一个相对于观测仪垂直臂的水平面（图 11-6，图 11-16）。

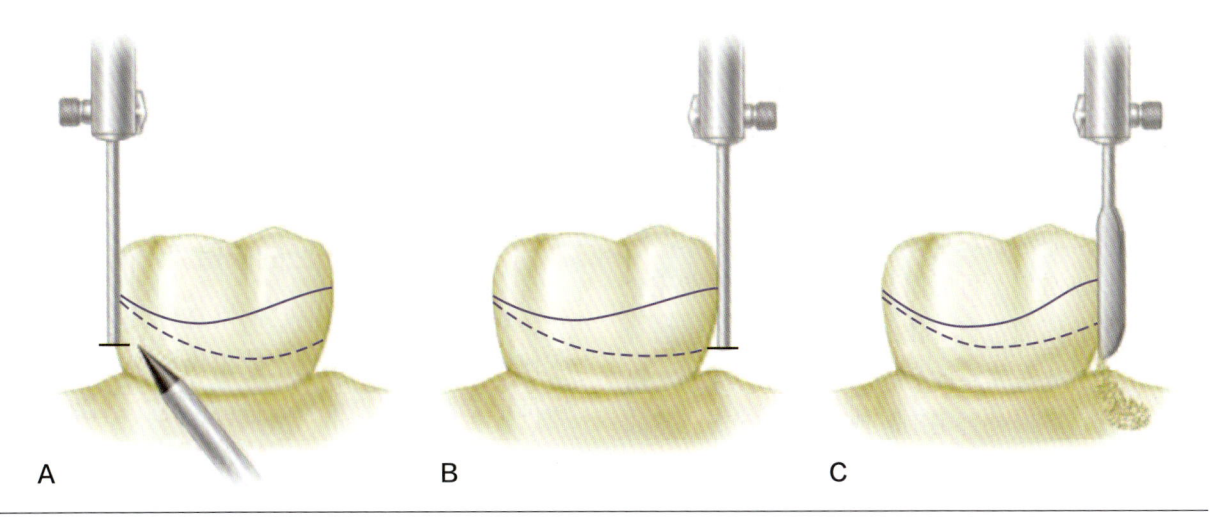

图 11-6　A. 实线表示在诊断模型相对于观测仪垂直臂的特定倾斜方向上基牙的外形高点线。虚线表示最适合于放置直接固位体组件的基牙理想外形高点线。使用 0.01 英寸（0.254mm）的倒凹测量尺标记固位卡环臂尖端的位置；B. 只去除基牙轴面外形 0.01 英寸（0.254mm），即可获得最佳的外形高点而不会暴露牙本质；C. 用观测仪蜡刀修整石膏牙以获得需要的外形高点线。已修整的区域由红色铅笔标记，作为口内相同的外形修整的蓝图。假设需要修整部位的釉质厚 1～1.5mm，仅去除 0.25mm 的釉质即可获得最佳的外形高点线

（二）蜡型修整

在此阶段的口腔预备时，观测仪的蜡刀可用来雕刻蜡型，以使基牙铸造修复体的整个预备过程都与已确定的义齿就位道保持一致（图 11-7）。

与缺隙相邻的基牙修复体蜡型的邻面导平面都应该平行于事先确定好的就位道。同样，其余所有能接触义齿坚硬部分的牙面也应该平行。基牙修复体的表面形态应该能够使位于其上的义齿对抗和稳定结构低于𬌗平面并位于非固位区。修整基牙修复体放置固位卡环臂处的表面外形，使固位卡环臂位于牙冠的颈 1/3，并有利于美观。一般一个 0.01～0.02 英寸（0.254～0.508mm）或更小一点的倒凹就能起到有效的固位作用。

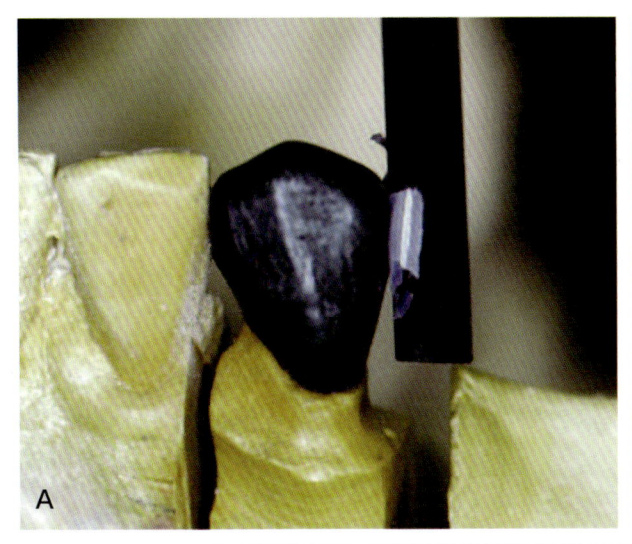

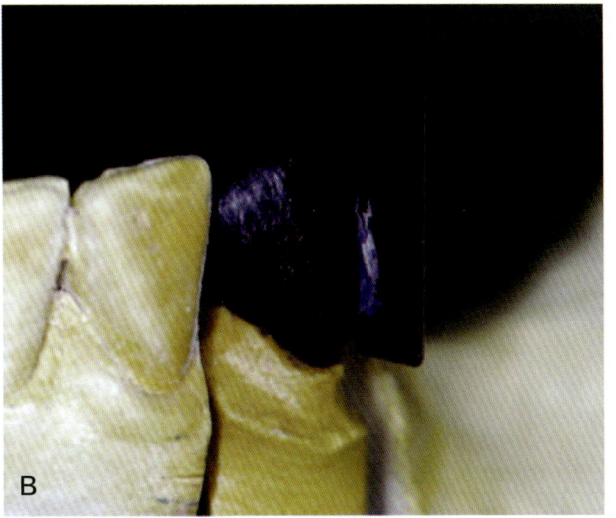

图 11-7　按照预定的就位道将模型固定在观测仪上，用观测仪上的蜡刀修整蜡型轴面，使之符合放置义齿支架部件的要求。A. 用观测仪蜡刀修整蜡型形成平行于预定就位道的远中导平面；B. 从远中导平面开始修整蜡型，沿颊面画出最适于放置直接固位体的外形高点线

（三）烤瓷冠的观测

烤瓷冠常用于修复基牙，并在其上安放冠外直接固位体。除唇颊面外，烤瓷冠蜡型其余表面的形态可利用观测仪来修整。采用烤瓷冠修复的一个主要目的是获得近似天然牙的美观效果。烤瓷冠的形态通常不可能做到不需要修改就能完全适合放置卡环固位臂。在最后上釉前，基牙烤瓷冠应该重新放在完整的牙颌模型上进行观测，以确定烤瓷冠外形是否正确，或对需要重新修整的部位进行定位（图 11-8）。只有在烤瓷冠外形重新修整后才能上釉。

（四）冠内固位体（冠内附着体）的放置

放置冠内固位体时观测仪的用途如下。

（1）根据基牙长轴的方向选择就位道，避开颌弓各部位的干扰。

（2）先在诊断模型石膏牙上预备容纳冠内固位体的窝洞，判断其接近牙髓的程度（结合 X 线片判断髓腔的大小和位置），并制作金属或塑料模具以指导口内的基牙预备。

（3）在蜡型上雕出窝洞并放置冠内附着体，或者用固定手机在铸件上磨出窝洞（任何一种方法均可）。

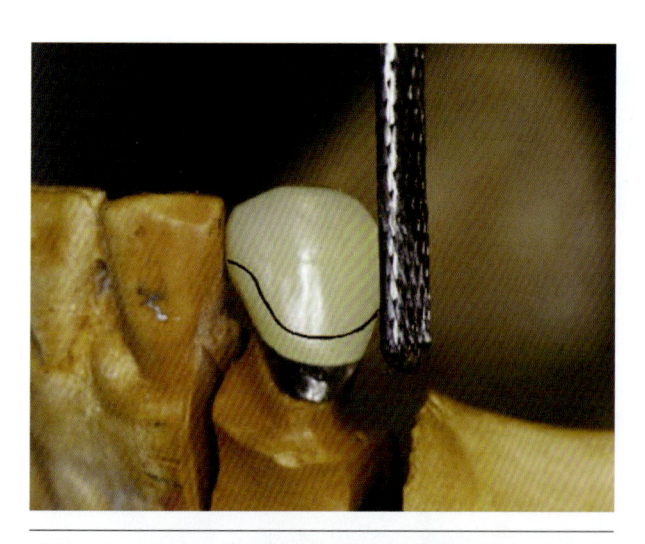

图 11-8 从图 11-7 中蜡型制作的金瓷冠，保持了设计的远中邻面导平面及颊侧外形高点。尚未上釉，通过研磨烤瓷冠的表面以获得放置卡臂最理想的外形高点线（实线）。只有完成了必要的修整后，才可将烤瓷冠最后上釉

（4）在包埋和焊接前放置铸件上的附着体道部分，牙弓各部位的栓道应互相平行。

读者可以从本书"附录 B"找到有关冠内固位体（冠内附着体）的内容。

（五）冠内支托凹的放置

将手机固定在观测仪的垂直臂上可以作为车床使用。可以先在蜡型上雕出冠内支托凹，铸造后再用手机进一步精修，也可以在铸造修复体上直接磨出整个𬌗支托凹。最好是先在蜡型上雕刻出𬌗支托凹的外形轮廓，然后只在铸件上用手机精修。

冠内支托不同于冠内附着体，它是修复体支架的一部分，经过做蜡型和铸造后与支托凹密合，而不是像附着体所使用的栓体和栓道的配合（图 7-42，图 7-43）。前者通常没有固位作用而只为可摘局部义齿提供确切的支托凹，或者为应力中断式固定桥提供悬臂支托。当固定义齿采用悬臂支托时，不平行的基牙修复体可分别就位。

局部义齿上的冠内支托提供切实的𬌗支持作用，相对于传统的匙形𬌗支托，这种𬌗支托处于基牙旋转轴更有利的相对位置。它也可利用垂直壁的平行关系，提供水平向的稳定作用，起到与冠外固位体稳定和对抗臂相同的作用。由于远中游离端基托的运动，内部锁结形的冠内支托会对基牙产生较大的扭力，因此不可用于远中游离端局部义齿。远中游离端义齿可以采用球凹形、匙形和非锁结形𬌗支托。除非与某些类型的基牙和可动基托之间的应力缓冲器联合使用，鸡尾形或锁结形冠内支托只可用于牙支持式义齿。应力缓冲器的使用已经在第 9 章中讨论过。

冠内支托凹可以做成无固位作用的箱形、与冠内附着体形式相同的固位箱形或半固位箱形。后者的垂直壁平行无固位作用，但箱形底部的一个小凹陷能够防止阳型部分近、远中向移动。冠内支托凹可用不同型号的钻针制备，锥形或柱形裂钻用于制备垂直壁，小球钻用于制备支托凹底面的凹陷。

（六）铸造修复体的研磨

通过固定在观测仪上的手机（图 11-4），可以用适当的圆柱形金刚砂钻针对铸造和烤瓷修复体的轴面进行研磨精修。在全冠之间的相互关系正确的情况下，可以通过研磨来修整作为导平面的全冠和嵌体的邻面，以及全冠基台上方的垂直面（图 14-9）。除非活动代型就位准确并且使用额外的石膏固定到位，否则铸造修复体应该首先在口内试戴，然后再利用石膏或丙烯酸树脂引导印模转移至高强度硬石膏模型上进行研磨。将新的模型放置在观测仪上，与义齿就位道一致，用圆柱状金刚砂钻针研磨垂直面。

研磨的平行面被认为是理想的，并超过一般要求，它的优点足以抵消操作步骤上的烦琐。当制作好的平行面被复制到工作模型上，后续的加工步骤必须利用这些平行的导平面。

（七）工作模型观测

在完成义齿支架的最终设计之前，必须通过工作模型观测，了解就位道的方向、固位倒凹的位置和剩余干扰的位置。工作模型观测的目的如下。

（1）选择口腔预备完成后的最佳就位道，满足导平面、固位、无干扰和美观的要求。

（2）测量倒凹区，根据所使用卡环臂的弹性确定卡环臂尖的位置。卡环臂的弹性由以下多种因素决定：①卡环所用合金；②卡环的设计和类型；③卡环臂形状是圆形还是半圆形；④卡环臂是铸造还是弯制；⑤卡环臂从起始至尖端的长度。固位力决定于：①卡环臂的弹性；②基牙倒凹的大小；③卡环臂尖进入倒凹的深度。

（3）确定义齿摘戴时义齿的坚硬部分将通过的不利倒凹区。这些区域必须通过填倒凹来去除。

（4）在翻制模型前修整突出的填倒凹材料，使其平行于就位道（图 11-9）。

局部义齿设计必须满足：①基牙受力不能超过其生理耐受限度；②患者能方便摘戴；③能抵抗一定的脱位力；④不影响美观。诊断模型必须按照这些原则进行观测。口腔预备也应根据影响义齿就位道的因素来设计。

三、决定就位道的因素

决定就位道的因素有：导平面、固位区、干扰和美观。另外，假设设计中包含了种植体，义齿的就位与脱出道应考虑到种植体长轴（图 11-10B）。

（一）导平面

必须确定或预备出相互平行的基牙邻面作为义齿摘戴时的导平面。要使义齿的坚硬部分顺利

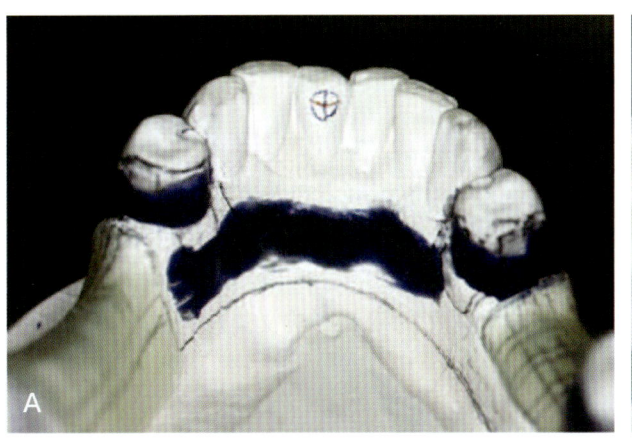

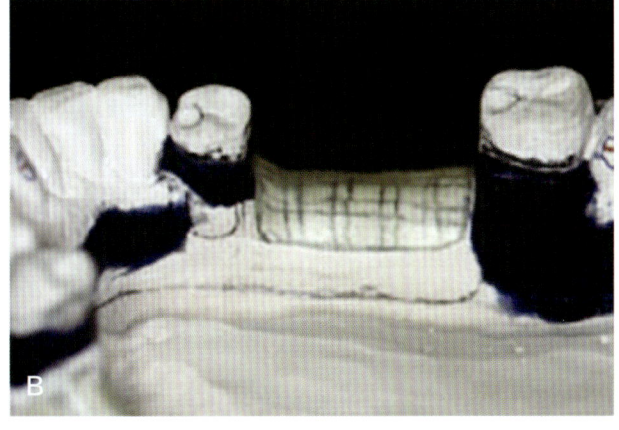

图 11-9 工作模型在非承托区及支架不接触的外形高点线下方平行于就位道的区域（即除固位卡环尖端的所有区域）加蜡缓冲。A. 左下第一前磨牙和右下第一前磨牙外形高点线下方填倒凹；B. 在右下第二磨牙上用相似方法填倒凹。用直的观测仪蜡刀修整填倒凹区域以确保平行于设定的就位道

通过干扰区就必须要有导平面。这样，患者才能顺利地摘戴义齿而不造成义齿本身或与其接触牙齿的损伤，也不会损伤义齿覆盖的软组织。

导平面也可以确保卡环行使基本功能，基本功能包括固位力与稳定性。一个有固位作用的卡环，它的固位臂必然会受力变形，因此导平面可以保证义齿沿正确的就位道方向摘戴。

（二）固位区

固位区相对于确定的就位道而存在。在义齿摘戴过程中，固位卡环臂在通过基牙的凸面时受力弯曲，最后必须与固位区接触。只利用金属的抗变形能力即可获得满意的固位作用。为使卡环具有固位作用，其脱出方向不能与义齿本身的摘戴方向一致。否则，卡环臂不会受力弯曲，也就不能产生固位力。因此，卡环的固位作用取决于所确定的义齿就位道。

牙弓两侧每个主要基牙上的固位力可能很难达到理想的完全平衡状态（大小相等和位置对称）。但是必须具有明确的针对固位卡环臂的跨牙弓对抗作用。固位力只要能抵抗适当的脱位力即可。也就是说，它应该是义齿保持适当固位所要求的最小程度。

均衡的固位可以通过以下两种方法之一来获得。一种方法是改变就位道，增大或减小相对称的基牙固位表面的颈部缩窄角度。另一种方法是通过改变卡环臂的设计、大小、长度或制作材料来改变其弹性。

（三）干扰

在设计修复体时必须使其摘戴顺利，不会遇到余留牙和软组织的干扰。如果所选择的就位道上有干扰，此干扰必须能够通过口腔预备或工作模型适度填倒凹来去除。在口腔准备过程中，可以通过手术、拔牙、调磨干扰牙面或用修复体改变牙齿形态等措施来去除干扰。

一般来说，对于因某种原因而无法去除的干扰因素，要比固位和导平面等更优先考虑。有时某些区域的干扰只能通过改变就位道，在牺牲固位倒凹和导平面的情况下才能去除。然后必须用修复体修改牙面，使其达到与改变后的就位道方向和谐一致。另一方面，如果可能的话，应尽量利用各种适当的方法去除干扰，这样可以直接利用基牙的轴面外形而无需大量的调改。

（四）美观

通过选择就位道，可以使人工牙位于最美观的位置，也可以使卡环金属和基托材料暴露最少。

固位区的位置可以影响就位道。应选择最利于卡环美观的位置作为固位区。如果基牙上要制作修复体，修复体的外形应尽量减少金属卡环的外露。一般通过选择就位道或利用基牙修复体改变基牙的形态，可以使卡环位于牙面的远中龈向区域，以减少金属的外露。

当前牙缺失必须进行局部义齿修复时，美观因素也会影响就位道的选择。此种情况下，通常需要选择一个较垂直的就位道，使人工牙和相邻的天然牙都不必做过多的磨改（图11-10）。此时，美观可能比其他因素更重要。基牙需要进行预备以去除干扰，并提供与根据美观因素确定的就位道相一致的导平面和固位作用。

义齿修复必须首先考虑维护剩余口腔组织的健康，不能为了美观而使其受到损害。因此，前牙缺失应尽量采用固定义齿修复，尤其是当需要进行大量的基牙预备才能获得局部义齿的机械和功能效果的时候。

四、诊断模型观测的步骤

利用观测仪的可调节观测台上的夹具将模型固定其上，调节观测台使𬌗平面与平台近似平行（这是一个常用的研究影响义齿就位道因素的起始位置）（图11-11）。

（一）导平面

用观测仪上的蜡刀或分析杆接触基牙邻面，来确定所有潜在基牙邻面的相互平行关系。改变模型前后向倾斜位置，直至使这些邻面尽可能达到相互平行，或尽量接近能通过磨改达到平行的程度。对后牙亚类间隙来说，这就决定了模型相对于观测仪垂直臂的前后向倾斜度（图 11-12）。尽管观测仪的观测台可做方向调节，但我们假设它只有两个轴，只能做前后和侧方倾斜。另外，如果是联合了种植修复，在决定导平面的磨改程度时应考虑到种植体的长轴（图 11-10B）。

如果要在分析杆只与邻面颈部接触和只与边缘嵴接触两种情况之间做选择时，最好选择后者，因为后者可通过磨改来形成一个导平面（图 11-13）。显然，在只有颈部接触时只能利用修复体来建立导平面。因此，当基牙明显倾斜无法提供邻面接触时，必须采用某些修复体来重建邻面。

选择前后倾斜度的最终结果是提供最多的邻面平行区域，使之能作为导平面。基牙的其他轴

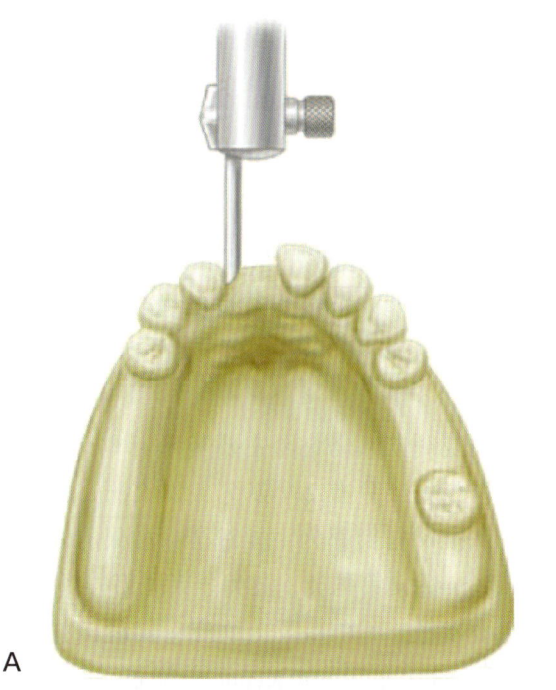

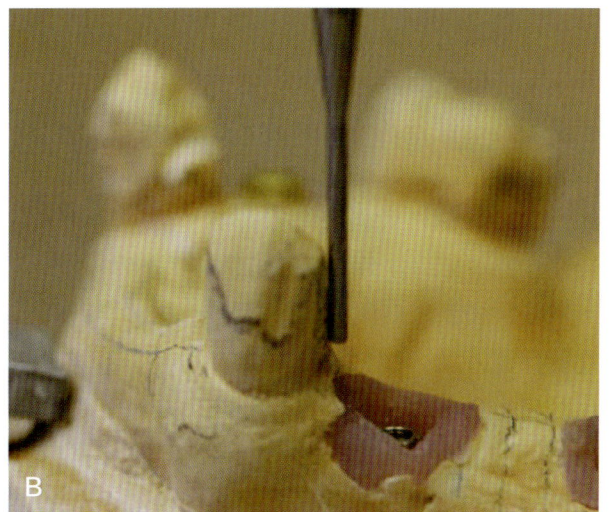

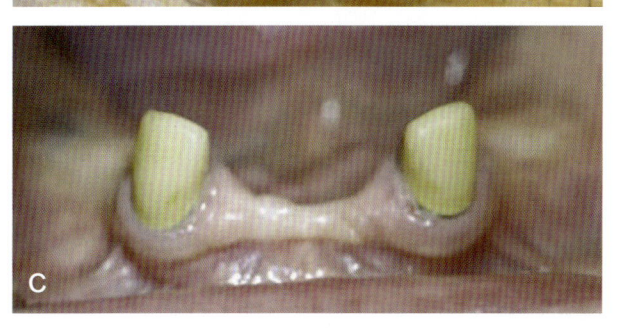

图 11-10 A. 当缺失前牙必须采用局部义齿修复时，选择的垂直就位道应考虑到天然牙与人工牙之间的连接，同时就位道能最大限度地避免磨改天然牙和人工牙（最大限度地利用自然轮廓）；B. 尖牙远中微量的调改以使前牙区能更好地容纳人工牙；C. 要求尖牙能满足天然牙和人工牙需要的理想外形

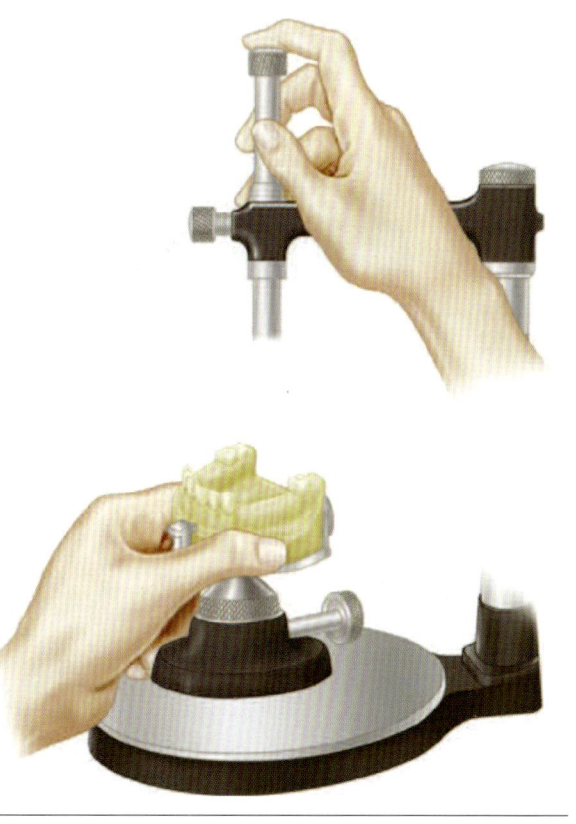

图 11-11 建议采用的一种观测仪操作方法。右手握住观测仪的水平臂，如图所示，用手指上下调节垂直臂的轴芯。左手使观测台及固定于其上的模型在平台上做相对于垂直臂的水平滑动，右手必须同时松紧倾斜装置，以确定模型相对于观测仪的前后和侧方倾斜方向

面也可以作为导平面，比如直接固位体的稳定部分完全与基牙轴面接触，这些轴面也要与就位道方向平行（图15-6）。因此，当基牙其他轴面做导平面时，除了前后向倾斜，模型也要相对于观测仪垂直杆做侧方倾斜。

（二）固位区

用观测仪蜡刀接触基牙颊舌面，可以确定外形高点下固位区的大小。用一个小光源从医师一侧照向模型，从蜡刀和被观测牙面的根向部分构成的三角形光区，很容易观测到颈部收缩角（图7-41）。

将模型侧向倾斜直至主要基牙上具有近似的固位倒凹。如果只有2个基牙，如Kennedy第Ⅰ类牙列缺损，它们都为主要基牙。如果有4个基牙（如Kennedy第Ⅲ类1亚类牙列缺损），它们也都是主要基牙，4个基牙上均应有固位倒凹。但是，如果有3个基牙（如Kennedy第Ⅱ类1亚类），在牙支持侧的后部基牙和游离端一侧的基牙为主要基牙，固位作用应均衡。第3个基牙可作为次要基牙，提供较其他2个基牙小的固位作用。一个例外的情况是，当牙支持侧的后部基牙预后较差，义齿最终将成为一个第Ⅰ类义齿，此时2个较强壮的基牙可作为主要基牙。

在将模型侧向倾斜以建立适度均匀的固位时，需要保证观测台绕假设纵轴旋转过程中不能改变已经确定的前后向倾斜度。最终确定一个既能提供平行导平面，又能提供基牙适度固位的位置。应该指出的是这个最佳位置经常需要对余留牙进行一定的磨改才能达到。请注意，这一假定的就位道还未考虑到可能存在的干扰因素。

（三）干扰

如果要观测下颌模型，需要检查在义齿摘戴过程中舌杆大连接体将经过的舌侧区域。骨性突起和前磨牙的舌向倾斜是干扰舌杆连接体的最常见原因。

如果双侧都存在干扰因素，需要手术和（或）磨改余留牙舌面。如果仅有单侧干扰，可以改变侧方倾斜度来避免牙齿或组织的干扰。通过改变就位道来避免干扰时，可能会失去已经确定好的

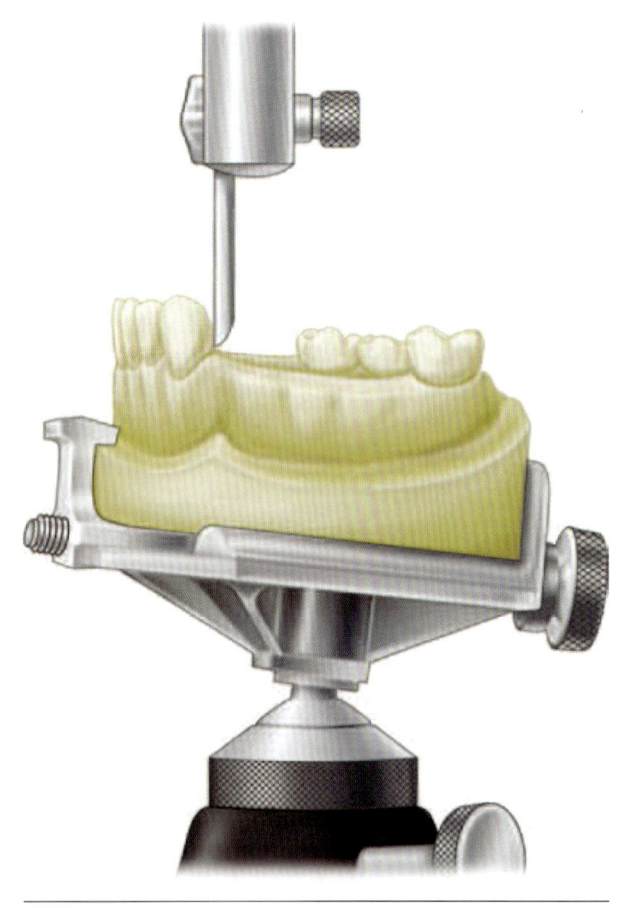

图11-12　基牙邻面的相互平行关系决定模型相对当于观测仪垂直臂的前后向倾斜角度

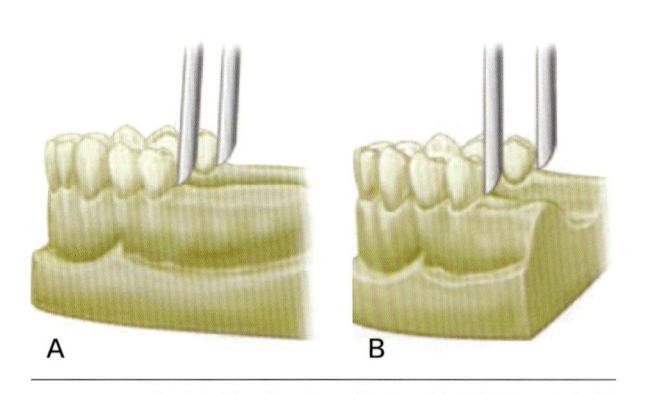

图11-13　在选择模型相对观测仪的最恰当的前后向倾斜角度时，必须从A和B所示的位置中选择其一。A中左侧前磨牙的远中面必须用修复体来改变形态。B中左侧前磨牙稍做磨改即可提供适用的平行导平面。如果没有其他原因需要做修复体，则图B中的倾斜度更适用

导平面和理想的固位体位置。此时必须决定是通过各种必要的措施去除干扰，还是采用基牙修复体来改变邻面和固位倒凹以适合一个新的就位道。

同样的，还必须确定影响义齿基托就位的骨性倒凹，并决定是采取手术去除，还是改变义齿就位道，并磨改牙齿外形或制作修复体来获得导平面和固位倒凹，或者重新设计义齿基托以避开这些倒凹区。后者可以通过缩短基托唇颊侧和舌侧远中伸展部分来实现。但是，必须明确的是任何时候都应尽可能地利用最大的范围为义齿基托提供支持作用。

在上颌，大连接体很少遇到干扰。干扰区域通常存在于颊向倾斜的后牙和缺隙牙槽嵴颊侧的骨性区域。与下颌模型一样，也必须决定是去除干扰，还是改变义齿就位道方向并磨改或修复牙齿外形来获得导平面和固位倒凹，或者重新设计连接体和基托以避开干扰区域。

其他需要确定的可能存在干扰的部位是那些支持或通过小连接体和卡环臂的基牙牙面。虽然对垂直小连接体的干扰可以通过填倒凹来避免，但可能会造成舌感觉不适，并产生积存食物的不利空隙。与垂直小连接体接触的牙面部分应尽可能作为辅助导平面。为了避免对软组织造成刺激，缓冲多一点也许比缓冲过少要好，但必须有目的地进行。如果可能，小连接体应该垂直通过平行于就位道的牙面（此为理想者）或向𬌗方倾斜的牙面。如果基牙倒凹过大，可以通过稍微改变就位道方向来消除或减小，或者通过口腔预备来消除。在确定最终就位道后，应在诊断模型上用红铅笔标记出需要调改的区域。

放置卡环对抗臂和稳定臂的牙面应该进行观测，以确定外形高点线以上是否存在足够放置这些部件的区域。卡环臂位于基牙的𬌗1/3会增大𬌗面宽度，也会因此而增加基牙的𬌗力负担。非固位卡环臂和稳定卡环臂最好位于牙冠的中1/3和龈1/3之间，而不是𬌗1/3。

干扰卡环臂放置的区域，可在口腔预备时通过牙面修整来去除。这些区域应该标记在诊断模型上。此干扰区域也可以通过稍微改变就位道方向来去除，或者改变卡环设计。例如，一个起自大连接体近中并提供对抗和稳定作用的杆形卡环臂可以用起自远中的圆环形卡环臂代替。

容易被忽略的干扰区域是前磨牙基牙的远中轴角和磨牙基牙的近中轴角，这些区域经常会干扰圆环形卡环臂的起始部位。假如这些未能在初次观测中被发现，就不能在口腔预备时去除。如果存在这样的倒凹，可以考虑以下3种改变方法：

（1）同其他干扰区域一样进行填倒凹。这是一种最不理想的方法，卡环的起始部分会因为过量填倒凹而离开牙面。尽管相对于卡环臂位置偏𬌗向来说，这样可能较易于接受，但它可以造成舌和颊部的不适，并造成食物积存。

（2）使用杆形卡环臂从龈方进入固位倒凹可以避开干扰区域。假如不存在其他杆形卡环臂的禁忌证，如严重的组织倒凹或固位倒凹过高等，这通常是一种令人满意的解决方法。

（3）通过口腔预备调改牙齿外形突度来去除干扰。使圆环形卡环臂的起始部能适当地低于𬌗面。要在口腔预备中进行修整的牙齿，应该在诊断模型上用红铅笔标明。

如果基牙的固位区域位置过高或倒凹过大，也会干扰固位卡环的放置。凸度过大或过高的区域必须视为干扰区域，应该相应地减小。这些区域同样应在诊断模型上标记出来，以便在口腔预备时去除。

（四）美观

就位道的确定还必须考虑到美观的问题，包括卡环的位置和人工牙的排列。通常应该选择那些能够满足特定就位道的美观要求的卡环设计。某些情况下，可以利用龈向放置的杆形卡环臂，有时也可以使用位置偏颈部的圆环形卡环臂。当固位作用主要由那些位于后部的其他基牙承担时，这样做更合适。还有一些情况，采用锥形的锻丝固位卡环臂比铸造卡环臂更美观。在根据美观要求决定卡环臂的位置时，一般不应以牺牲卡环的机械性能为代价而改变就位道方向，而是要与其他因素综合考虑。如果有两个就位道具有相同的优点，而其中一个能使卡环的位置更美观，那么就应该选择此就位道。

当涉及前牙修复时，应该选择一个更垂直的就位道，原因如前所述。此时应该主要考虑美观问题，甚至不惜改变就位道方向，使其他所有因素与之相符。在考虑其他3个因素时不应忘记美观原则，要使各个因素能达成统一。

五、最终就位道的确立

最终就位道是模型相对于观测仪垂直杆的前后向和侧向倾斜位置，它适合所有因素，即导平面、固位区域、干扰、美观与种植体长轴。

除了基牙修复体外，所有计划要修整的口腔组织都应该在诊断模型上用红色铅笔标明。如果需要还应该在一张附表上标明。应该优先考虑拔牙和手术，使其有愈合的时间。红色标记表示需要进行的余留牙修整，包括邻面的预备，颊舌面的磨改和支托凹的预备。除了位于铸造修复体蜡型上的支托凹以外，其他支托凹的预备应该在所有的口腔预备完成后进行。

支托的位置由义齿支架的设计决定。因此，在就位道确定以后，应该用铅笔在诊断模型上画出初步设计。这样做不仅可确定支托凹的位置，同时也可在口腔预备前用图示记录治疗计划。在患者就诊的间隔时间内就可以进行其他局部义齿

修复。口腔医生在每次接诊前都应该准备好治疗计划，它既可以避免混淆，也可以提示治疗的内容和顺序。

治疗设计应该包括：①标记有口腔预备和义齿设计的诊断模型；②显示设计和每个基牙治疗计划的图表；③显示整个治疗计划的工作图表，以便对每一步工作进展进行快速查阅和核对；④记录有每项治疗费用的报价单，以便与患者永久病历上的记录进行核对。

诊断模型上的红色铅笔标记用于显示需要修整的部位和支托的位置（图11-14）。尽管不是必需的，仍建议初学者在磨改基牙前先在诊断模型上预备出支托凹。这同样也适用于基牙的冠和嵌体的预备。即使是最有经验的医师，也最好能在磨改基牙之前先用观测仪的蜡刀对模型上的石膏牙进行修整。这样不仅可以确定某一部位需要磨改的量，同时也可以确定将要预备的平面。例如，基牙邻面可能只需修整殆1/3和中1/3就能建立与就位道平行的导平面。导平面有时不与牙长轴平行，如果将分析杆与基牙的侧面相抵，其与牙面形成的角度可以保留，而不必预备出一个新的与就位道完全平行的平面。

代表就位道方向的观测仪蜡刀可以用来修整有红色标记的基牙牙面。修整后的牙面可以反映口内预备时需要磨除的牙体组织量，也可以指示预备时手机的角度。修整后的石膏牙面不再用红

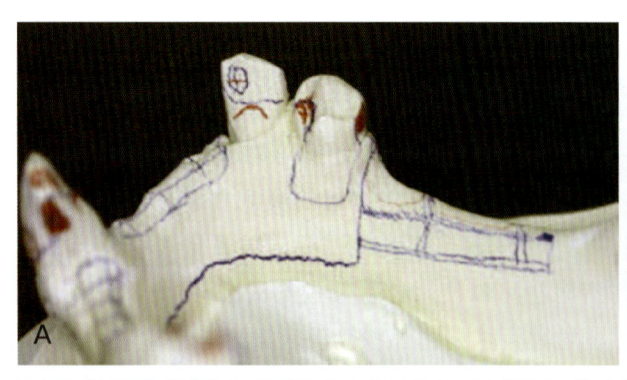

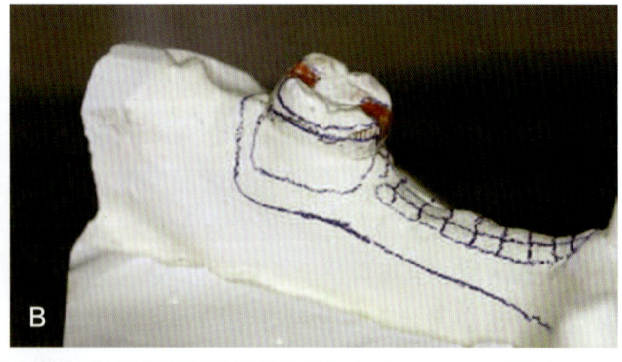

图11-14 诊断模型可以指导牙体预备。A. 观测模型上显示需要磨牙的红色区域（右下第一前磨牙近中殆支托及远中导平面，右下尖牙舌支托）及就位道的三点标记线；B. 近中倾斜的磨牙上放置圈卡。红色标记线显示需预备的近中、远中殆支托，和近中邻面板。同时还标记了在近中舌线角为降低舌侧外形高点线需进行的牙体预备。所有需要轴面修整的区域均需经观测后得出

笔全部标记，但要用红笔画出轮廓以确定将要预备的位置。

六、模型与观测仪的位置关系记录

模型相对于观测仪垂直杆的位置必须采用一些措施记录下来，以便将来尤其是在口腔预备的过程中能够将模型在观测仪上重新就位进行再观测。在工作模型上修改蜡型、填倒凹或根据倒凹位置放置卡环臂时，也同样需要将工作模型在观测仪上重新就位。

显然每个模型底座的修整各不相同，因此记录观测台的位置没有意义。利用观测台上的刻度不能够再现相同的位置，而必须分别确定每个模型的位置，其位置记录只能标记在该模型上。

记录模型位置的几种方法中有两种是最方便、最精确的。一种是锁定观测仪垂直臂高度后，用描记铅芯的尖端在模型组织面上画三个尽量分散的点，并用有色铅笔圈起来以易于辨认，这些点最好不要位于支架的位置。将模型放回到观测仪上以后，通过倾斜模型直至观测蜡刀或分析杆的尖端与位于同一平面上的这三个点再次接触，这样即可获得模型的原始位置和原始就位道，此为三点定位法（tripoding the cast）（图 11-15）。有些医生较喜欢在模型上做三个小坑代替三个点来记录模型的位置，这样可将此位置关系转移到耐火材料模型上。

另一个办法是用一个尖锐工具抵住观测仪蜡刀在模型底座的两侧和背面刻画 3 条标记（图 11-15）。通过倾斜模型，直至 3 条短线与观测仪蜡刀再次平行，这样也可以重现模型的原始位置。通过模型复制可以重现此刻线，因此，复制的模型也可以用类似的方法在观测仪上定位。诊断模型

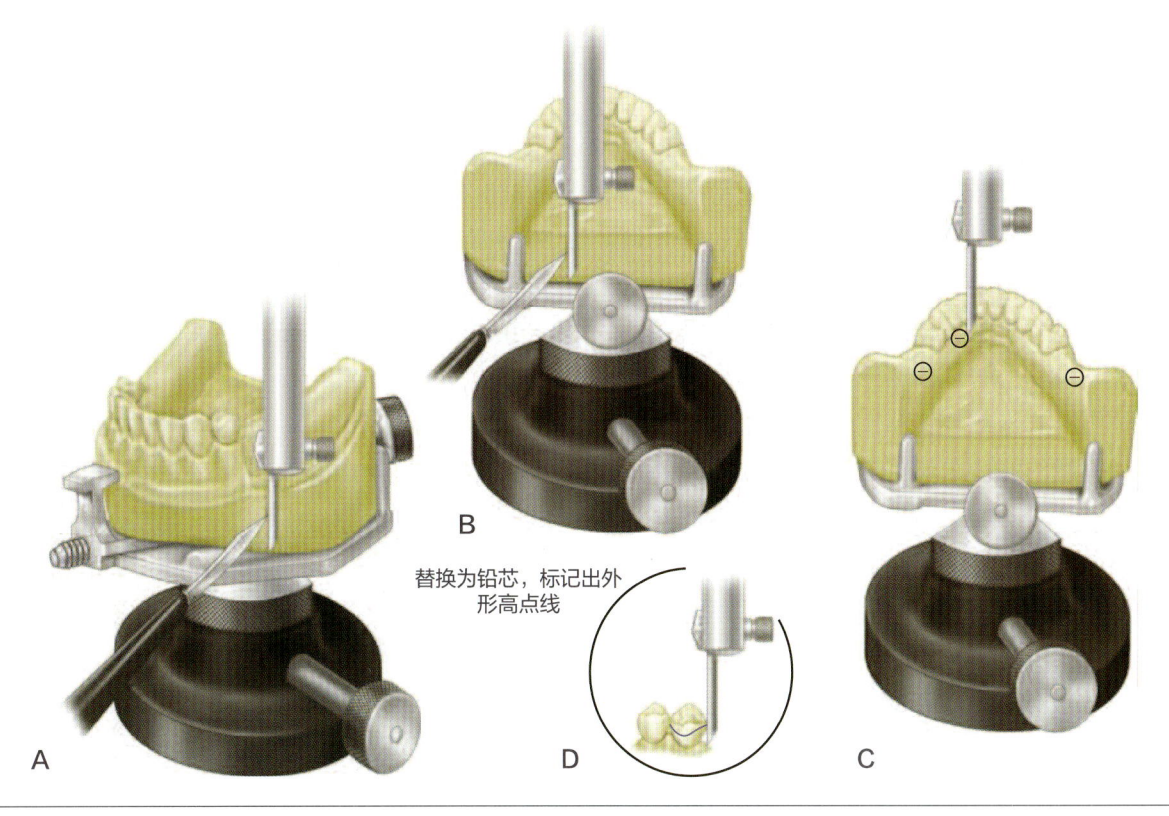

替换为铅芯，标记出外形高点线

图 11-15 A、B. 确定义齿就位道以后，在模型底座刻线以记录模型与观测仪的位置关系，便于将来复位；C. 记录模型与观测仪位置关系的另一种方法是 3 点定位法。将铅芯装在观测仪的垂直臂上，调节垂直臂的高度使其能够与模型上 3 个相距较远的部位接触，然后将垂直臂锁定在此高度，模型与铅芯的尖端接触所获得的 3 个标记点用有色铅笔圈出，以便明显表示。通过倾斜模型直至 3 个标记点形成的平面与垂直臂成直角，可以实现模型在观测仪上的复位；D. 最后用铅芯画出外形高点线

与工作模型不能互换，但耐火材料模型作为工作模型的复制品，任何时候都可以在观测仪上重新就位。技师在修整模型边缘时必须小心，以免失去复位的标记。

将模型在观测仪上复位时会有一定程度的人为误差。通过模型底座上的3个参考点将模型复位估计会产生0.2mm的误差。这样的定位误差会影响填倒凹的准确性，导致直接固位体不能进入倒凹区，以及小连接体与导平面接触不当。因此，采用任何方法将模型在观测仪上复位都必须特别仔细。

七、工作模型观测

工作模型必须作为一个新模型进行观测，但预备好的邻面导平面可以提示模型正确的前后向倾斜方向。倾斜角度可以做必要的调整，但每个基牙在填倒凹后剩余的导平面面积都应尽量大。观测仪蜡刀与牙面接触点上方的区域和龈方的倒凹区都不能作为导平面，龈方的区域要填倒凹。

通过模型侧方倾斜，应该能够在主要基牙上形成相等的固位区，以适合所设计的卡环。在决定如何使所有基牙都能提供相等的固位作用时，必须考虑卡环的弹性，其中远中游离端基牙上的卡环需要更大的弹性。例如，第Ⅱ类义齿设计中，要使牙支持侧的铸造圆环形卡环或铸造杆形卡环的固位作用与游离端基牙上的18号锻丝卡环臂相平衡，坚硬的铸造卡环臂应该比锻丝卡环臂进入倒凹区更少。因此，除非卡环臂的长度、直径、形状和材料都相同，否则仅凭进入倒凹区的深度不能保证相对一致的固位作用。

在口腔预备时，大的干扰已经被去除。因此，在提供导平面和均衡固位的就位道确定之后，剩余的干扰必须通过填倒凹来去除。假如口腔预备经过充分的计划并完成，则余留下来的需要填塞的倒凹应该很小。

先用如前所述的方法在模型的底座上刻线，或进行三点定位。然后用铅芯代替观测仪蜡刀或分析杆，画出每个基牙和软组织外形轮廓的高点线。同样，对于义齿摘戴时干扰支架坚硬部分的区域也应由铅芯标记，以确定需要填倒凹或缓冲的部位。

铅芯只要有稍微磨损就应该更换，因为用磨损的（锥形的）铅芯所描记的外形高点线要比实际稍偏𬌗方。铅芯必须平行于观测仪的垂直杆（图11-16），要确保分析杆没有弯曲和变形。

八、固位倒凹的测量

观测工作模型有两个目的：①描记基牙的外形高点线，以便确定固位倒凹的位置和大小，并放置卡环臂；②对干扰义齿摘戴的部位进行填倒凹并修整，这些部位是义齿支架的坚硬部分将通过的区域。

固位卡环臂尖进入倒凹的确切位置必须进行测量并在工作模型上标记（图11-17）。倒凹的测量可以采用Ney和Jelenko观测仪提供的倒凹测量尺进行。倒凹测量尺可以测量大至0.03英寸（0.762mm）的倒凹。理论上，采用不同的卡环类型，其可利用的倒凹深度不同，最深可达0.03英寸（0.75mm）。但是，通常0.01英寸（0.254mm）的倒凹深度即适合于铸造卡环臂的固位。如果锥形锻丝固位卡环臂足够长（至少8mm），可以进入0.02英寸（0.508mm）的深度而不会对基牙产

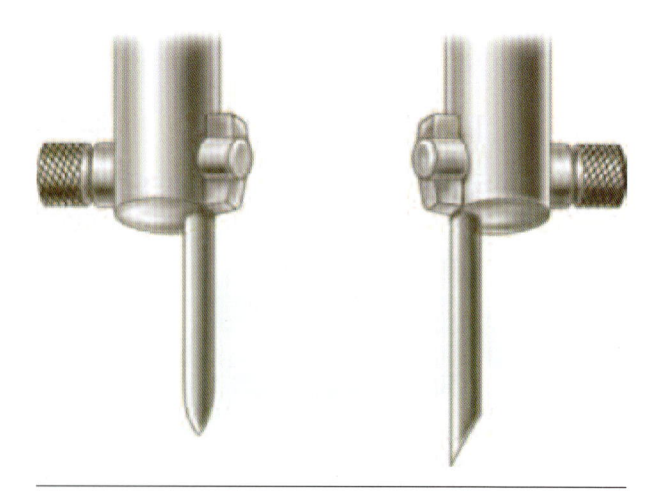

图11-16 磨损的铅芯（左图）必须更换，因为它会使描记在与观测仪垂直轴成特定位置关系的模型上的外形高点不准确。末端成斜角的无磨损铅芯（右图），可用于基牙外形高点的描记和软组织的观测

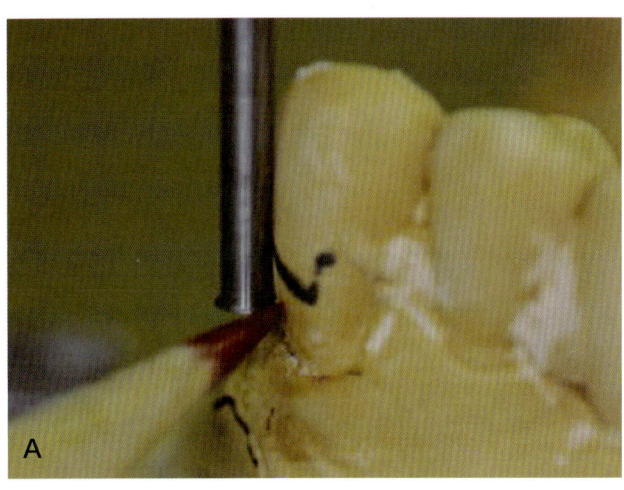

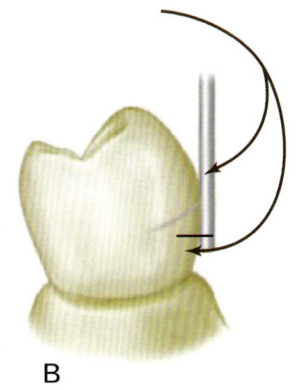

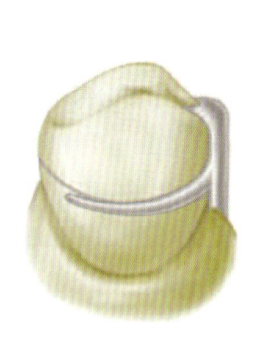

图 11-17 A. 用倒凹测量尺测量外形高点下倒凹的深度。直接固位体 I 杆的尖端将放置在所标记的部位。固位卡环臂进入倒凹的深度不仅取决于卡环臂的长度、锥度、直径和制作材料，还取决于卡环的类型。同样长度的圆环形卡环臂比杆形卡环臂更有弹性（第 7 章）；B. 利用装在观测仪上的倒凹测量尺，可准确测量位于外形高点龈方的倒凹深度。将倒凹测量尺的长柄与外形高点接触，具有特定宽度的倒凹测量尺的边缘同时与外形高点下区域接触，即可确定倒凹的位置和深度。直接固位体固位臂的末端可放置在此倒凹深度

生不利的扭力。任何卡环臂都极少进入 0.03 英寸（0.762mm）深的倒凹。当需要较大的固位力时，比如基牙仅在牙弓的一侧，此时应该增加基牙的数目而不要增加某个基牙的固位力。

当一束光直射到所观测的牙上，可见到一个三角形的光区。三角形光区的一边为基牙牙面，另一边为观测仪蜡刀，顶点是观测仪蜡刀和牙面外形高点处的接触点，三角形的底边为牙龈组织（图 11-18）。固位力取决于：①外形高点下的颈部缩窄角的大小；②卡环臂尖进入此角的深度；③卡环臂的弹性。合理运用各种卡环设计及其相对弹性比精确测量倒凹的深度更重要。

现在可以用细蜡笔将最后的设计画在工作模型上，最好能够使印记在翻制模型的过程中不脱落。石墨铅笔印记容易在翻模时脱落，而某些蜡笔印记却不会模糊或脱落。除非非常小心，尽量不要在工作模型上喷漆来固定铅笔印记，以免破坏牙面的细微结构。

九、工作模型填倒凹

在工作模型上确定就位道和倒凹区后，必须通过填倒凹来去除义齿坚硬部分（义齿支架除固位卡环臂尖以外的所有部分）所经过的倒凹区。

广义上讲，填倒凹的部位不仅包括义齿支架

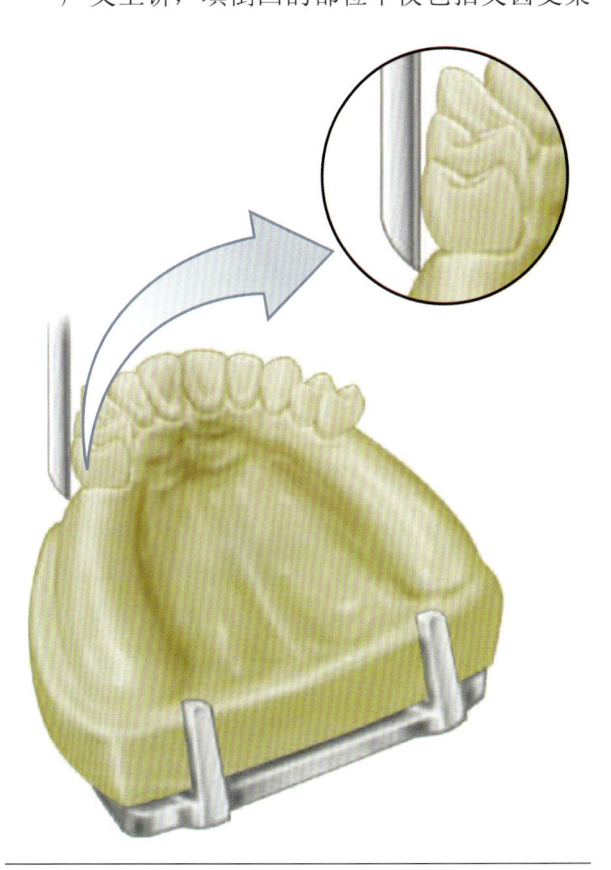

图 11-18 一个三角形的透光区可以清楚地显示基牙的倒凹，这个三角形由基牙牙面、观测仪蜡刀和牙龈组织构成

摘戴时所通过的区域，同时也包括：①一些义齿未涉及的区域，为操作方便而要填倒凹；②放置卡环蜡型的基台；③为避免组织损伤，连接体下方须做的缓冲；④为保证义齿基托与支架的结合而进行的缓冲。

放置卡环蜡型的基台可做也可不做（图11-19）。但是，制作卡环基台不能与填塞干扰义齿支架就位的倒凹相混淆，只有后者才需要在观测仪上用观测仪蜡刀或分析杆作为平行工具来完成。

硬质嵌体蜡可作为理想的填倒凹材料，使用方便并且便于用观测仪蜡刀进行修整，修整前可以先用酒精灯将观测仪蜡刀稍微加热。但如果翻制模型的材料温度过高，嵌体蜡比蜡和黏土的混合物易于熔化，所以应该保证不在较高的温度下使用翻模材料。如果翻模材料的温度高到足以破坏填倒凹蜡时，可能会导致翻制模型变形不准确。

导平面的龈方和大、小连接体经过的所有倒凹区都必须填倒凹。其他一些为了操作方便或为了避免翻模困难而需要填塞的倒凹区，应该用硬质基托蜡片或油泥（艺术家的塑形黏土）来填塞。这些区域包括义齿不涉及的唇面和唇面倒凹，以及义齿范围以外的舌下和舌侧远中区域。这些区域可用红蜡片或油泥填倒凹，但因与就位道方向无关，所以不需要使用观测仪。水溶性的塑形黏土不能用于翻制模型。

连接体坚硬部分经过的区域应该用观测仪蜡刀或平行于就位道的观测工具进行修整（图11-20）。这需要技师有相当大的责任心，如果所填的蜡未能充分修整以暴露导平面，那么由医师精心建立的导平面就不能发挥作用。另一方面，如果过度修整填倒凹蜡，观测仪蜡刀接触过紧可能会剐蹭石膏模型。虽然如此制作的义齿支架放回到工作模型上时不会有干扰，但在口内就位时就会有干扰，需要在临床上缓冲支架。这样做不仅麻烦、费时，而且可能破坏导平面的作用。

十、工作模型缓冲

必须填塞的组织倒凹与牙的倒凹一样，皆需与就位道平行，所以填倒凹与缓冲之间的区别必须明确（图11-21，图11-22）。例如，干扰舌杆连接体就位的组织倒凹需要用填倒凹蜡进行填塞，并修整至与就位道方向平行。填倒凹本身不能提供缓冲来避免组织压迫，因此，除填倒凹外有时还必须进行不同厚度的缓冲，缓冲的量取决于连

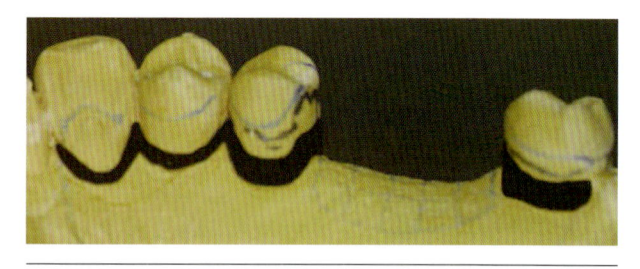

图 11-20 所有导平面都必须平行于就位道方向，其他与义齿支架坚硬部分接触的部位必须进行平行填倒凹，龈沟和龈缘处必须进行缓冲。黑色区域在邻面导平面区表明平行填倒凹，沿腭侧牙龈为缓冲

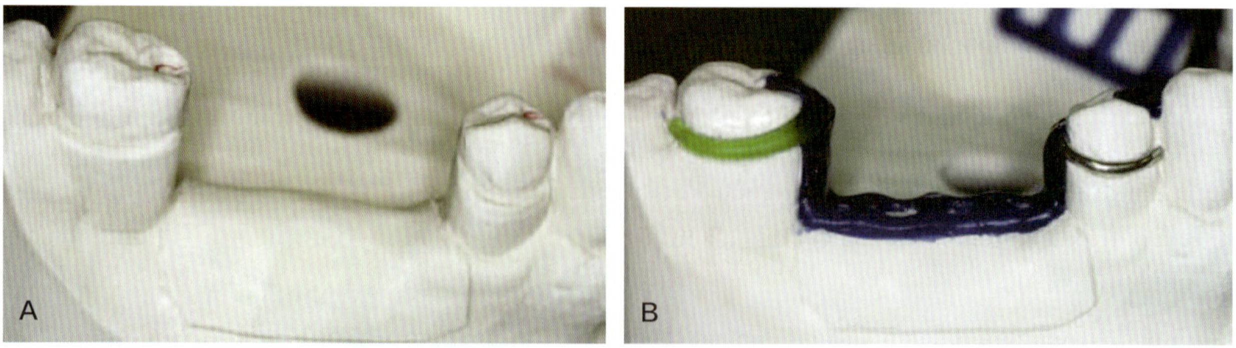

图 11-19 磨牙基牙颊面的蜡制基台将被复制到耐火材料模型上，以便于准确放置卡环。基台应修至稍低于画出的卡环臂的外形线，以方便卡环臂龈侧边缘的打磨抛光，并在义齿就位时保持卡环臂与基牙的位置关系。蜡制基台最终确定了直接固位卡环臂尖进入测量过的倒凹的预计位置

接体的位置、牙槽嵴的相对倾斜度和义齿翘动可能造成的影响。义齿的设计必须具有间接固位体或具有间接固位作用,以防止舌杆向下的翘动。当牙槽嵴的舌面向后下倾斜时,义齿基托绕后部基牙做垂直向下的旋转会使舌杆离开牙槽嵴舌面(图 11-23),此时,可以通过义齿支架的打磨和抛光来获得与舌杆相邻软组织的适当缓冲。但是,如果牙槽嵴舌面近乎垂直或就位道方向上存在倒

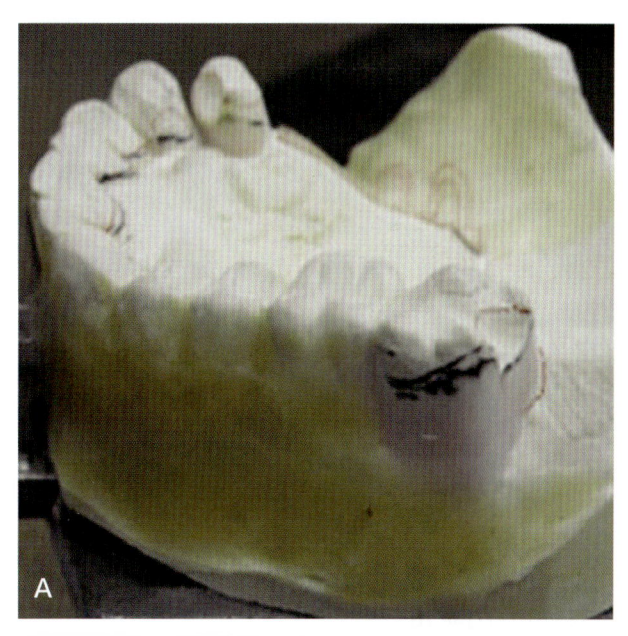

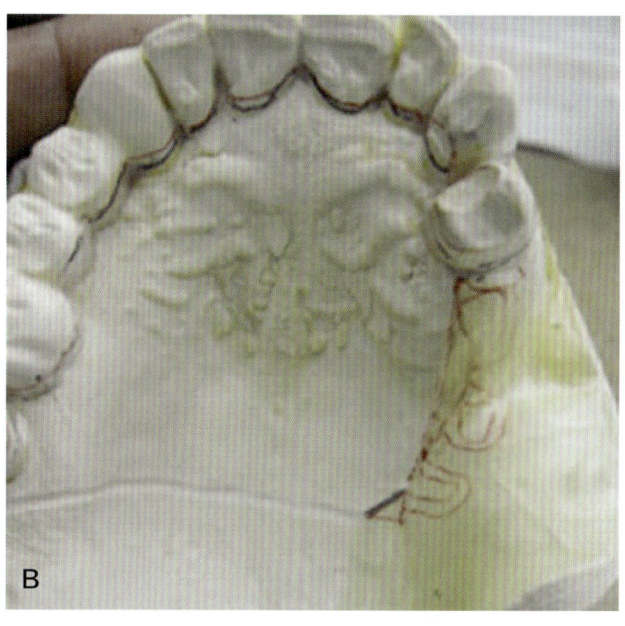

图 11-21 支架铸造前进行平行填倒凹(A. 所有牙齿的唇面和右上第二磨牙的牙龈至固位卡环)与缓冲(B. 牙齿腭面龈边缘和末端小连接体处)。这些空间使支架按计划就位而不造成组织损伤,同时在远中游离小连接体下方添加丙烯酸树脂,实现没有金属接触的基托支持

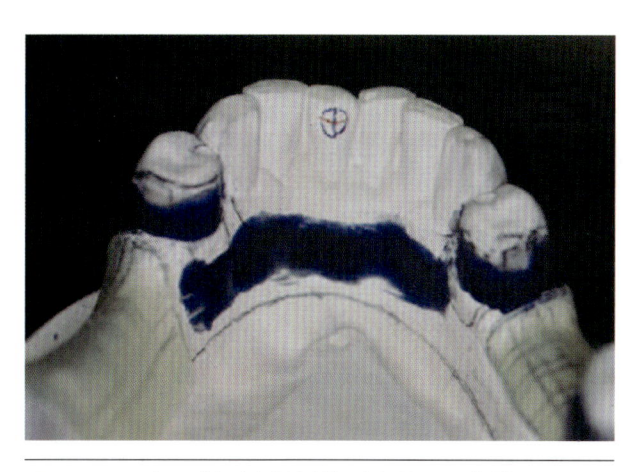

图 11-22 在翻制耐火材料模型之前对工作模型进行缓冲和填倒凹。与义齿设计有关的所有倒凹(除了固位卡环臂尖处)都要进行与就位道平行的填倒凹。剩余牙槽嵴用 20 号蜡片缓冲,以提供间隙使义齿基托材料完全包裹基托小连接体

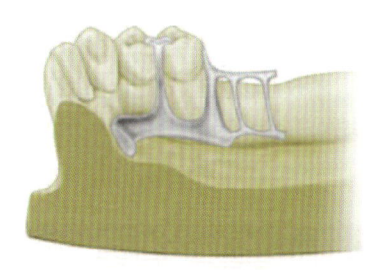

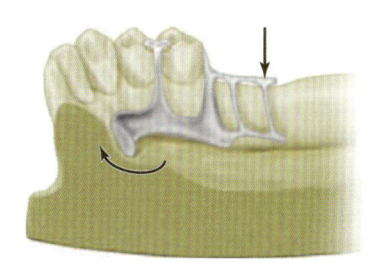

图 11-23 模型和义齿支架的矢状切面。舌侧牙槽嵴向后下倾斜(上图),当力量直接向下作用于义齿基托时,舌杆向前上翘起,并不压迫牙槽嵴的软组织(下图)。此种情况下,只需在义齿完成阶段对舌杆组织面高度抛光,即可获得避免软组织损伤的适当缓冲

凹，舌杆过度垂直向上的旋转会损伤舌侧组织（图11-24）。此时，在模型上要放置舌杆的部位应该先进行平行填倒凹，然后再用32号蜡片进行缓冲。低熔点的铸造蜡（如Kerr绿色铸造蜡）不能用于此目的，因为它非常容易被压薄，并可能受翻模材料温度的影响。粉红色的铸造蜡可以采用，但却难以与模型贴合。最好的材料是抗压且有吸附层的铸造蜡，因为它易于与模型表面贴合和黏着。采用任何一种蜡进行填倒凹或缓冲时，即使是采用有吸附作用者，都应该用热蜡刀将其所有边缘烫封闭，以防止翻模时因模型湿润而使蜡脱开。

下颌远中游离端义齿的水平旋转趋势是造成与舌侧大连接体相邻组织损伤的主要原因。如果填充连接体附近与就位道方向平行的所有倒凹，并在义齿支架设计中增加适当的稳定结构以防止水平旋转，完全可以避免这些创伤。用橡皮轮对舌杆组织面的相应部位做适当的缓冲也可以消除少量干扰。但是不管什么情况，磨改大连接体的任何部位时都不应该削弱它的坚固性。

其他需要缓冲的部位还包括义齿覆盖的牙龈和龈沟等区域。被义齿支架所覆盖的所有牙龈区域应该避免因义齿支架翘动而受到压迫。龈沟填倒凹可用硬质嵌体蜡（图11-21）。

十一、平行填倒凹、成形填倒凹、随意填倒凹和缓冲

表11-1比较了平行填倒凹、成形填倒凹、随意填倒凹和缓冲之间的区别。这些因素同时适用于上颌和下颌。但是，除非有无法避开的上颌隆凸或有隆起的腭中缝时，上腭大连接体通常不需要像下颌舌杆一样进行缓冲。

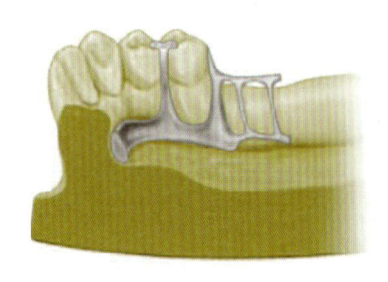

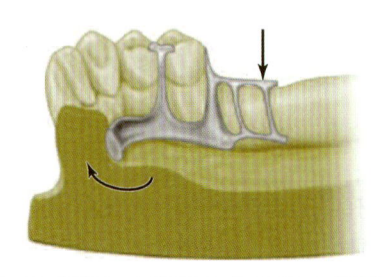

图11-24 在制作舌杆时，对牙槽嵴倒凹进行平行于就位道方向的填塞（上图）。施加垂直向下的力量使舌杆向上翘起，可造成牙槽嵴舌侧组织压迫（下图）。此种情况下，为了避免压迫，不仅应该在工作模型上进行平行填倒凹，而且还需要在填倒凹后用32号蜡片再进行缓冲。

表11-1 平行填倒凹、成形填倒凹、随意填倒凹和缓冲之间的区别

位置	材料	厚度
平行填倒凹		
作为导平面的基牙邻面	硬质基托蜡或填倒凹材料	观测仪蜡刀与牙面接触点龈方的倒凹
所有小连接体下方	硬质基托蜡或填倒凹材料	观测仪蜡刀与牙面接触点龈方的倒凹
刚性连接体经过的组织倒凹	硬质基托蜡或填倒凹材料	观测仪蜡刀与模型表面接触点下方的倒凹
杆形卡环臂起始部经过的组织倒凹	硬质基托蜡或填倒凹材料	观测仪蜡刀与模型表面接触点下方的倒凹
小连接体或舌板覆盖的邻间隙深处	硬质基托蜡或填倒凹材料	观测仪蜡刀与模型表面接触点下方的倒凹
杆形卡环臂与龈沟之间	硬质基托蜡或填倒凹材料	卡环臂与小连接体相连接处的倒凹

（续表）

位　置	材　料	厚　度
成形填倒凹		
放置卡环臂塑料铸型或蜡型的基牙颊舌面	硬质基托蜡	放置对抗卡环臂的卡环基台沿外形高点，使对抗卡环臂的位置尽可能靠颈部，但不具有固位作用放置固位卡环臂的卡环基台尽可能靠牙冠颈部，卡环起始点在外形高点殆或切方，末端 1/4 跨越观测线，进入根据所用卡环臂弹性已确定好的倒凹区
随意填倒凹		
所有龈沟	硬质基托蜡	足以填平龈沟
位于义齿支架下方大的组织倒凹	硬质基托蜡或油泥	蜡刀任意刮平
铸造支架远中的组织倒凹	硬质基托蜡或油泥	蜡刀任意刮平光滑
义齿设计不涉及的牙齿唇颊面和组织倒凹	硬质基托蜡或油泥	用蜡刀填平并倾斜至牙冠的上 1/3
缓冲		
舌杆和舌板杆形部分的下方（在需要时）	用黏蜡黏在模型上，要比放置其上的大连接体更宽	如果舌侧牙槽嵴斜面与就位道平行，直接用 32 号蜡片；如果舌侧牙槽嵴斜面相对于就位道存在倒凹，在平行填倒凹后用 32 号蜡片
与大连接体接触的黏膜较薄的部位，常见于下颌牙槽嵴舌侧和隆起的腭中缝处的硬区	硬质基托蜡	用热蜡刀熔烫一薄层；但是，如果必须覆盖上颌隆凸时，缓冲的厚度应与覆盖隆凸黏膜和覆盖牙槽嵴黏膜的变形程度之差一致
为了树脂基托的结合而伸展到牙槽嵴上的支架下方	黏蜡；与模型贴合，封闭，大于支架覆盖区域	20 号蜡片

第12章

可摘局部义齿中种植体的应用

种植体正在越来越广泛地以各种方式用于修复缺失的天然牙。如果对于满足相应适应症并有足够的经济条件的患者，那么使用种植体支持的义齿来替代天然牙是更好的选择。如果患者由于种种原因不能选择仅由种植体支持的义齿而选择可摘局部义齿（RPDs）时，这并不意味着放弃使用种植体，患者也可在采用可摘局部义齿修复时联合应用合适的种植体而从其临床优点中获益。此外，用于可摘局部义齿的种植体，将来也可以设计用于仅种植体支持的义齿。

本章重点介绍了将种植体应用于修复学时的基本考量，从而增加活动义齿的功能稳定性并改善其临床表现。不稳定性是活动义齿的常见问题，也是患者难以适应活动义齿而导致口腔感觉-运动机能紊乱的重要原因之一。在考虑所有与修复缺失牙相关的信息时（患者因素——临床因素牙列和剩余牙槽嵴的情况，功能因素，心理因素；义齿因素——种植体，固定或可摘局部义齿），我们应当明确一点，在众多的可选择的义齿种类中（传统的固定义齿，种植体支持的局部义齿，可摘局部义齿），可摘局部义齿是最为独特的。我们如何同患者描述这种独特性，对他们选择适当的义齿起了关键作用，同时为我们如何将口腔种植体应用于可摘局部义齿提供了依据。

一、修复体间的生理区别

虽然有关义齿修复的生理机制还未研究透彻，但有一点我们必须告知患者，即与固定义齿相比，可摘局部义齿与天然牙列有很大差别。不同治疗方案最明显的区别是支持方式的不同，传统的固定义齿是以基牙及牙周膜作为支持，种植义齿是以骨整合后的种植体作为支持，可摘局部义齿是以基牙或基牙与黏膜共同支持。另外的区别是义齿-牙界面的连接方式不同，固定义齿是坚固的粘结连接，种植义齿是坚固的螺丝连接，可摘局部义齿是由卡环或附着体连接。

显而易见，固定义齿（牙或种植体支持的义齿）相较牙、黏膜混合支持的可摘局部义齿的一个显著区别是因支持和连接方式的不同而导致的功能状态下的动度不一致。这种动度将对患者心中所预期的口腔感觉和口腔功能产生重要影响。患者的感受因人而异，因为我们的一些患者比其他人的口腔感觉更敏感，而另一些患者对口腔功能的改变更敏感。作为一种非常独特的感受器官，口腔是人体单一功能活动中传入信息量最大的器官之一，其在咀嚼运动中的信息传入量与多功能状态下的感觉相当，因此，考虑患者佩戴义齿后的口腔感觉与功能就变得尤为重要（图12-1）。

二、解剖结构和生理功能的恢复

了解咀嚼活动中口腔感觉功能的重要性，有助于思考当我们修复缺失牙时，试图恢复的究竟是什么。这包括咀嚼活动中的具体器官和口腔处理食团时精确而稳定的神经肌肉功能。对于咀嚼的分析研究表明，引导下颌运动的口腔感受器反馈有多种来源。最敏感的输入（即这种信号输入提供了最精细和准确的运动控制）来自牙周膜机械刺激感受器（periodontal mechanoreceptors，PMRs），此外还有来自牙龈、黏膜、骨膜/骨、颞下颌关节系统（temporomandibular joint，TMJ）的信息输入。牙齿的缺失将导致精确引导信息的丧失，这可能是由因牙周膜机械感受器的丧失造成的。人工替代体不能重建与牙周膜感受器相同的引导作用，但不同形式的义齿对这种感觉相关的动态基础感受欠缺有不同的影响。这个义齿影响多样化的概念表明不仅义齿是不同的，而且不同患者的神经肌肉功能也因人而异（注：在本部分中，神经生理和神经肌肉都是指口腔感觉输入和相应的口腔功能运动的关系）。

术语"神经肌肉功能"（neuromuscular ability）是什么意思？这是指每个特定患者在完成咀嚼任务/行为时所拥有的感觉-运动的能力。这涉及多种方面，包括义齿的选择。与金标准-天然牙相比，不同义齿在神经肌肉功能上的性质有所不同。这种义齿的影响在义齿更接近天然牙的情况下是有利的（神经肌肉感觉输入的性质接近），相反，当义齿与天然牙区别较大时这种影响是不利的，可能会引起混杂的感觉传入，进而削弱义齿的功能（例如，种植体支持的固定局部义齿与义齿基托相对比）。这些治疗方案的可变性表明义齿对口腔感受器的影响不同，因此这将影响患者对口腔功能重建程度的预期（如神经生理功能的复原）。

义齿功能状态下的稳定对限制异常的感觉传入具有关键作用，因为不稳定性对正常功能的行使干扰很大。义齿稳定与否决定它是为已经减退的外周感受器提供积极的还是消极的作用。不同患者间内在的神经肌肉差异将这种影响进一步复杂化。因此，对一些患者来说，义齿可能对感觉传导的恢复没有什么作用，但这并不会造成义齿功能障碍。

三、策略性的植入种植体增加可摘局部义齿的稳定并改善患者的适应性

从患者的适应性出发考虑哪种治疗方案最佳时，我们需要明确该患者是否能适应神经肌肉感受器缺陷带来的挑战。如果这个回答是"是"，则这个患者可以行可摘局部义齿修复。如果这个答案是"否"，但又需要选择可摘局部义齿时，我们应该考虑策略性的使用种植体以帮助患者迎接这个挑战。

换句话说，任何义齿的修复效果都可能因为感觉丧失而受到影响。此外，如果患者自身的神经生理功能差，选择的义齿又是会产生额外的"感觉负担"的类型，这种情况对患者来说就太具风险了。造成这种风险的最主要因素是不稳定性，使用牙种植体是最有效的改善义齿稳定性的方法。

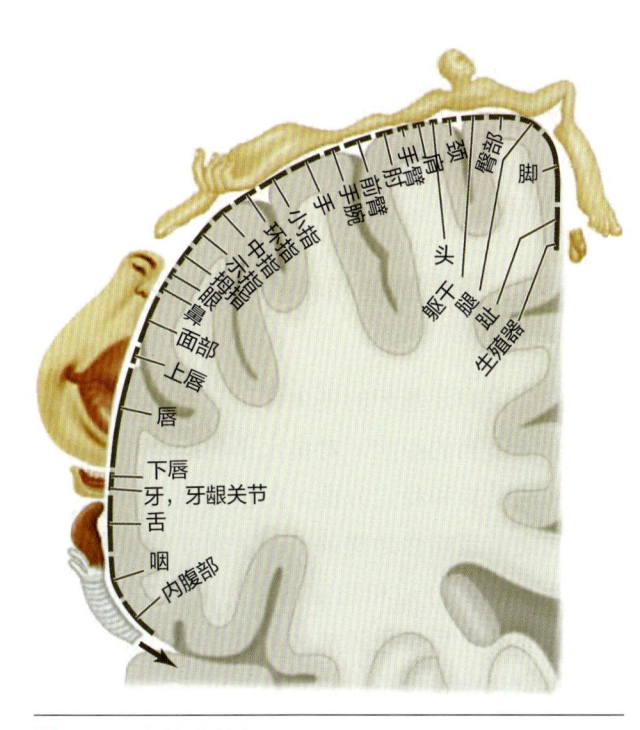

图 12-1 躯体感觉皮层

四、种植体对义齿移位的控制作用

在可摘局部义齿中使用种植体的最大好处是，可以减少由于义齿动度引起的感觉传入的负面影响。Kennedy 第 I 类和第 II 类缺损的潜在动度最大。因此，在第 I 类和第 II 类可摘局部义齿中使用种植体的最大益处是获得稳定性，控制义齿动度，减少与义齿动度相关的非自然感觉。

口腔医生决定种植体放置的最有利位置时，应考虑许多因素。最终的决定会受到重要临床因素的综合影响。最基本的考虑因素包括支持、稳定和固位；剩余牙槽嵴解剖形态；关键牙的缺失；对颌因素的影响；末端基牙的状况。

（一）支持还是固位

当考虑可摘局部义齿中种植体放置的位置时，我们应当问，"怎样才是在长期使用中对患者最好的？"当然，我们希望义齿有足够的固位，但是当考虑可摘局部义齿固位需求时，我们也应该问，"这是患者面对的最重要的问题吗？"义齿支持力是它能够抵抗最大的功能力——咀嚼力。一个支持良好的义齿在软组织上的移位较少，移位越少的义齿患者戴用越舒适。如果重点关注舒适度，则支持是使用种植体的主要治疗目的。后牙的咬合接触位点是能最有效地抵抗𬌗力的位置是位于后牙的咬合接触位置，这也是𬌗力最大的位置。

（二）Kennedy 第 I 类和第 II 类牙弓的解剖学问题

显而易见，种植体植入牙槽骨内需要足够的骨量。牙齿的缺失通常会导致剩余牙槽骨的吸收，患者拔牙越久，牙槽骨吸收越多。

当这种情况发生在后牙区颌骨时，牙槽骨在垂直方向上的骨量丧失会由于上颌窦和下牙槽神经而变得更复杂。这些解剖条件的限制必须在外科手术时认真的考虑，还必须考虑对患者潜在的负担（比如增加手术风险）。短种植体（≤ 8mm）用于牙弓后部无牙区能否提供足够的支持作用尚不明确。当然，对颌牙对于治疗方案的选择也有影响，对颌牙是天然牙相较对颌牙是全口义齿时会产生更大的咬合力，因而需要种植体提供更大的对抗力。

（三）种植体与全冠优点的对比

长久以来，全冠用于可摘局部义齿的修复中，以增加其支持、稳定和固位的作用。具有适宜外形的全冠可以有效控制可摘局部义齿的预期动度。种植体也可以发挥同样的作用，因此可以合理比较哪一种方式对更适合患者。

例如，如果患者在右上尖牙全冠修复与右上第一前磨牙种植体中做选择，应该选择哪一种呢？两种方法都可以用来提供支持、稳定和固位的作用。如果全冠设计使用附着体，也可以达到无可视卡环的效果，这需要更高的技术和更多的维护。同时也有患龋坏齿的风险。这提示我们在决定治疗方案时要考虑长时间使用的需要远期效果。

在右上第一前磨牙使用种植体可以为附着体提供支持，并且维护相对简单，同时减少了卡环的使用。种植体上的附着体可以很容易地与简单可摘局部义齿支架相适应，义齿有足够的放置附着体和人工牙的空间。根据选择的附着体不同，可以获得不同大小的固位力——这一点优于卡环固位，卡环在使用过程中反复调整固位力会增加折断的风险。

（四）牙齿缺失和种植体使用的策略性考虑

尖牙或磨牙基牙的丧失将给已有的活动义齿带来非常不利的影响，对抗水平向运动和垂直向运动（从支持和稳定方面）的抗力明显下降。在牙缺失之前策略性地提前干预，例如悬锁卡环修复体为了达到舒适和稳定需要利用较多的基牙。而在基牙缺失后使用种植体可以直接替代缺失的部件来对抗功能性位移，有可能可以保留原有的修复体。

（五）使用种植体作为支持和（或）固位基牙

如果种植体位置越在牙弓远端（在游离端缺失中），将更多地提供支持作用而不是固位作用。在既需要支持也需要固位的情况下，连接方式的设计（附着体的阴性-阳性部件）必须有足够抗力来对抗支持力，而不至于发生固位部件的过早变形和固位力的下降。

总体来说，设计为以固位为主的部件不能在预期使用期限内提供支持作用。使用抗力较好的固位部件可以更好地对抗支持力，但可能导致固位力过大以至于患者不能自如地取下义齿以进行日常的清洁维护。

（六）咬合对种植体位置和种植体基牙设计的影响

游离端可摘局部义齿很大程度上受到对颌牙的类型和𬌗平面的影响。对颌为全口义齿时，其𬌗平面很规整，咬合力可以均匀地分布，为义齿舒适的戴用提供最适宜的方案。

伸长的天然牙导致𬌗面不规整，使得剩余牙槽嵴上功能性𬌗力的控制更加困难，尤其是当充分发挥种植体的支持功能时（即没有固位功能），这种口腔情况下使用种植体可以改善义齿的舒适度。在这样的治疗方案中，种植体基台的设计应当有利于控制义齿承托区的水平向和垂直向位移，也就是倾向于非弹性和非固位的基台设计。采用此种设计时，在义齿使用早期必须仔细跟踪回访，因为𬌗力可能会过大而损害基台的连接和种植体的稳定。

五、治疗计划

（一）导线的考虑：天然牙和种植体的就位道

使用种植基台需要考虑义齿戴入的就位道（path of insertion，POI）。种植体的位置要与就位道方向一致，这样就可以更灵活地选择合适的基台和可摘局部义齿的连接方式（图12-2）。

（二）解剖因素和对颌因素对种植体位置的影响

使用种植体时要有足够的颌间距离以容纳义齿材料：有支架小连接体的义齿基托、附着体阴极部件和人工牙。因此，外科手术前应仔细评估对颌情况。当剩余牙槽嵴吸收较少时，这一点尤为重要。

当上颌剩余牙槽嵴吸收严重时，种植体的位置可能会更偏向腭侧/舌侧，需要注意种植体的位置可能会对义齿腭侧或舌侧外形造成影响。

（三）种植体与天然牙相邻时对卡环组的要求

使用种植基台提供水平和垂直方向的抗力，可以补充天然牙的抗力作用。因此，使用了种植体的牙弓区域可以减少对天然牙的覆盖。

如果种植体主要用于固位作用，为了获得最大的抗力以改善义齿的稳定性，有必要增加天然牙做基牙。如果没有做到这一点，固位力的衰退可能会加速，因为过大的𬌗力传递到固位部件上将导致材料加速变形。

六、临床病例

图12-3～图12-6展示了临床病例。

七、总结

可摘局部义齿与天然牙支持的义齿相比具有独特性。它的独特性很大程度体现在功能状态下口腔感觉传入的潜在的消极影响，同时还包括义齿较大体积的需求。正因为如此，可摘局部义齿的适应性是一个挑战，应该在治疗方案制定阶段让患者充分了解。

患者的感觉能力和神经肌肉能力的差异性，会影响义齿的选择。天然牙缺失后产生的感觉能力下降会因为义齿的不稳定而变得更加复杂。对于难度较大的有挑战性的可摘局部义齿，使用种植体可以显著改善其稳定性。

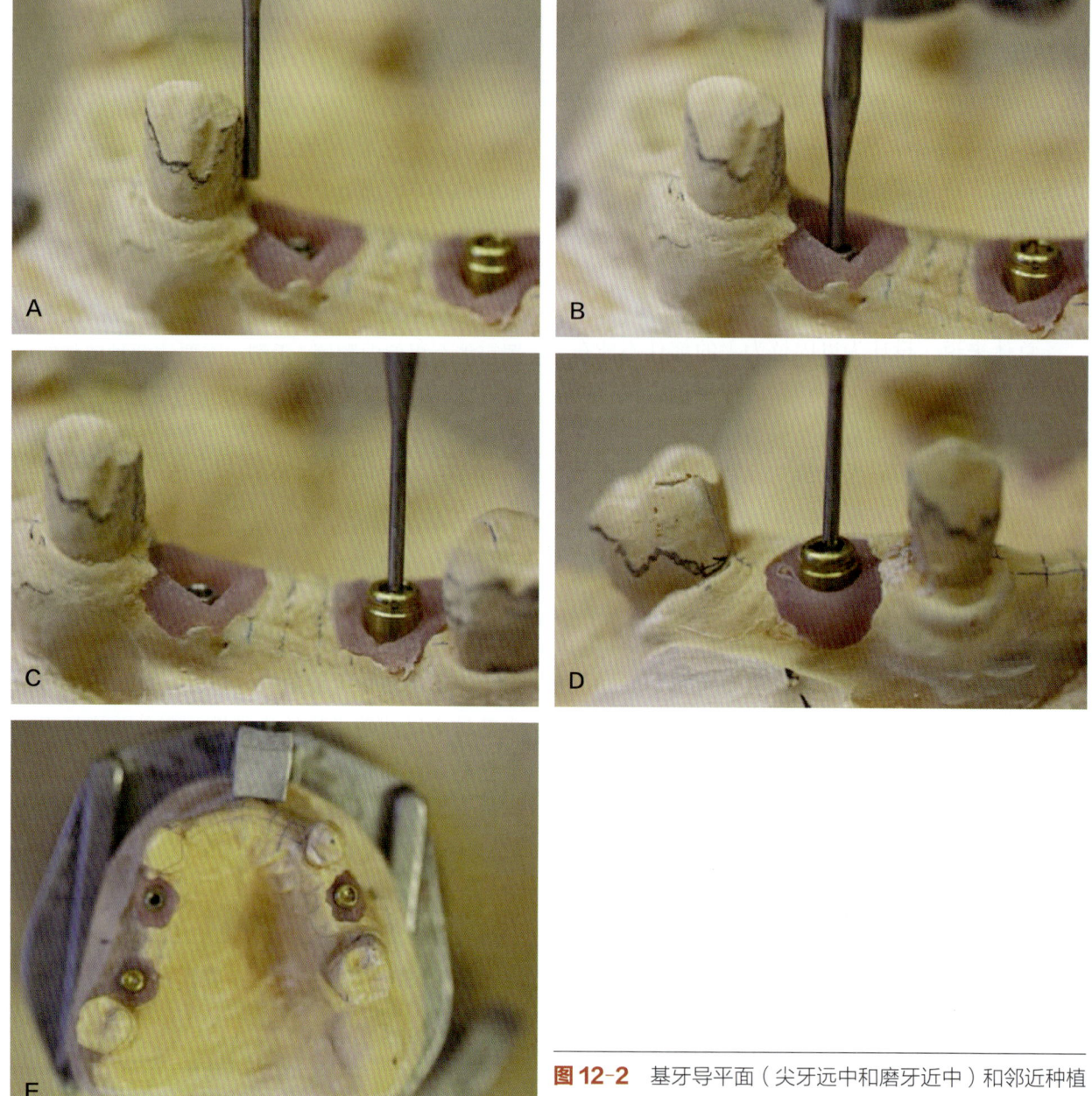

图 12-2　基牙导平面（尖牙远中和磨牙近中）和邻近种植体建立共同就位道

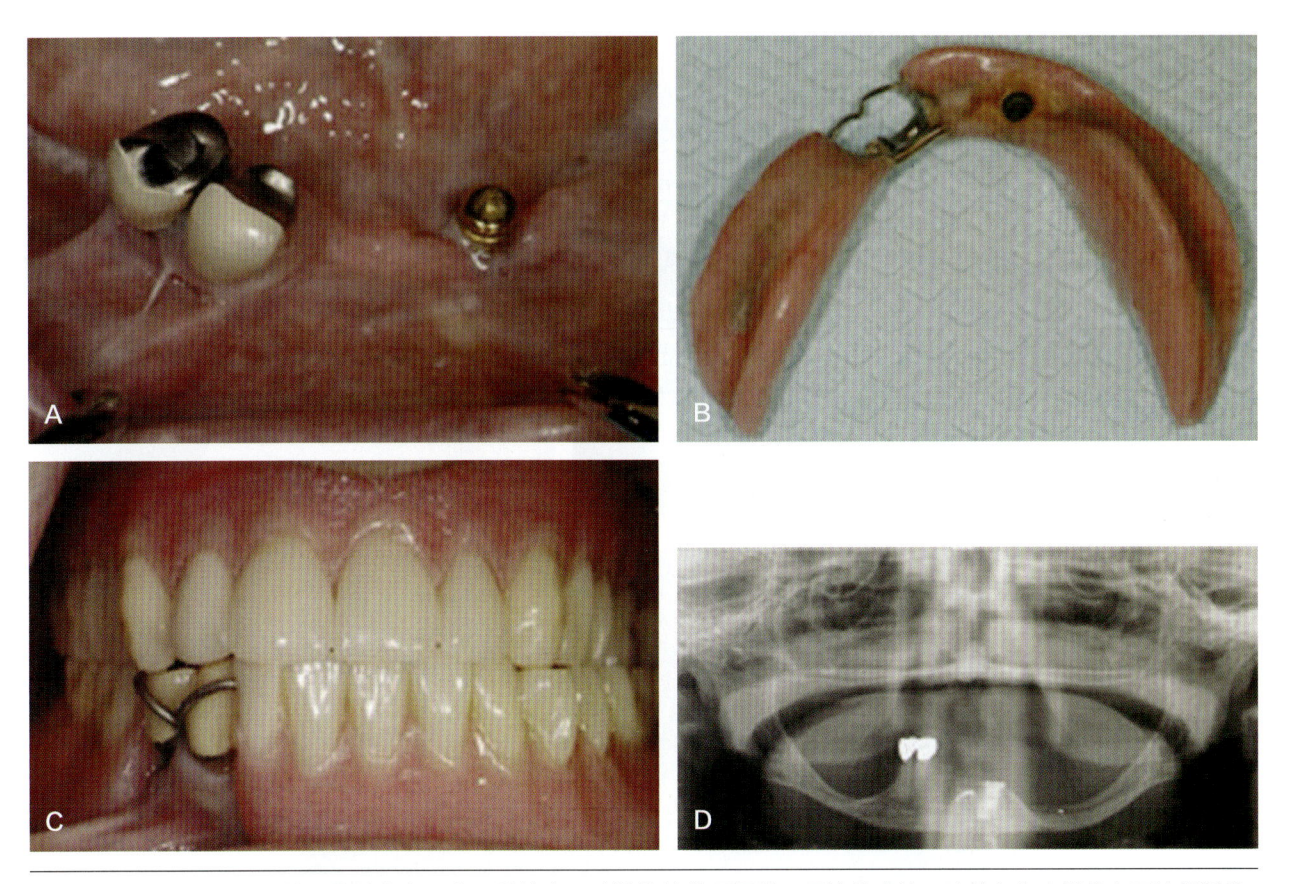

第 12 章　可摘局部义齿中种植体的应用　153

图 12-3　剩余牙槽嵴显著吸收伴有左下尖牙的缺失。种植体的使用提供了足够的支持，改善义齿功能状态下的舒适性，提高咬合功能

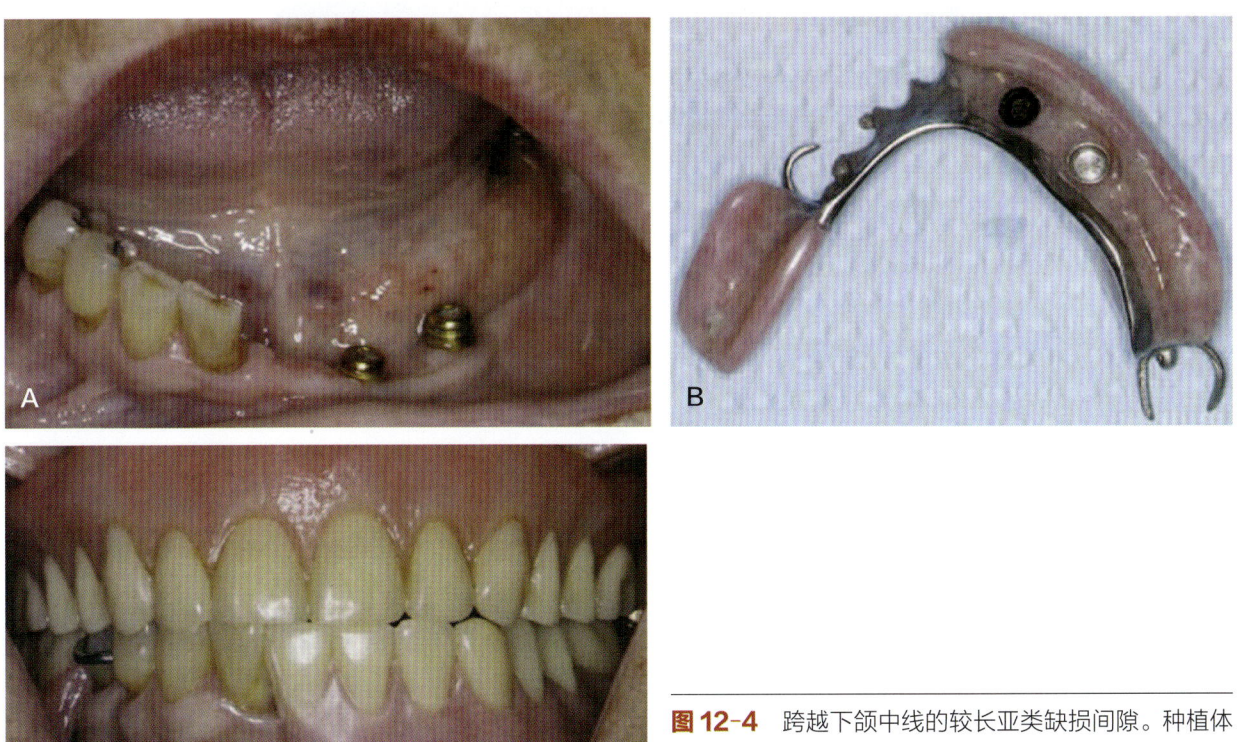

图 12-4　跨越下颌中线的较长亚类缺损间隙。种植体提供了支持力和固位力，改善了义齿的舒适度和功能，同时减少了下颌切牙上的功能性应力

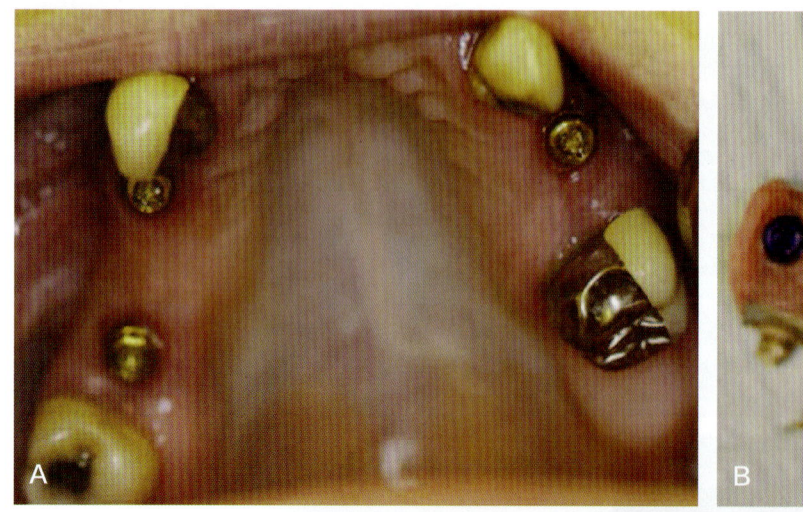

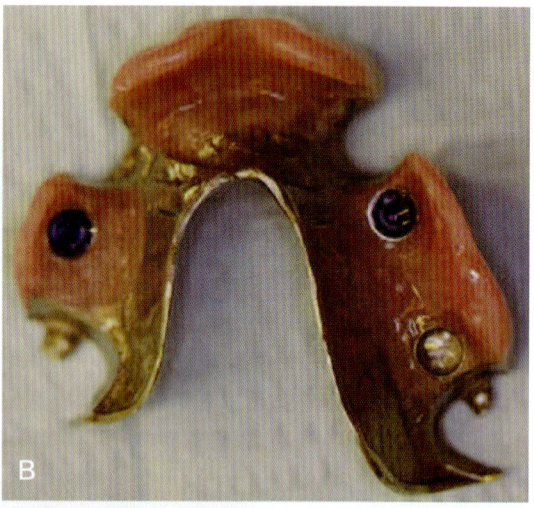

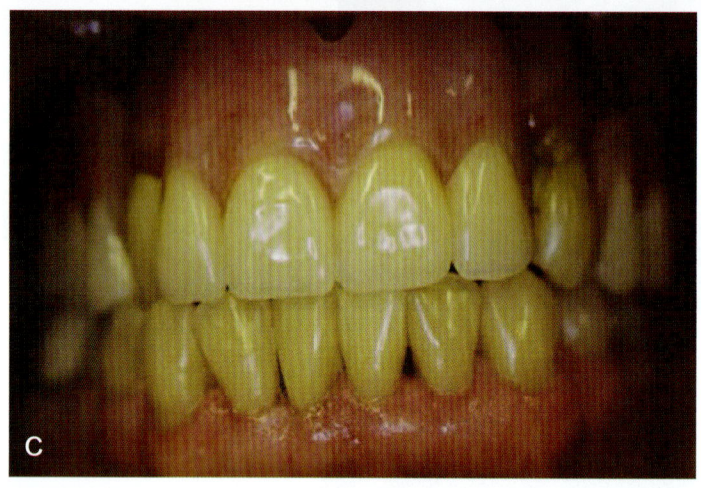

图 12-5　右上第一磨牙的种植体和天然牙的舌隆突及近中𬌗支托提供了支持力，右上第一前磨牙和左上第一前磨牙的种植体提供固位力，导平面增强了种植体的固位力，因而不再需要卡环

第 12 章　可摘局部义齿中种植体的应用

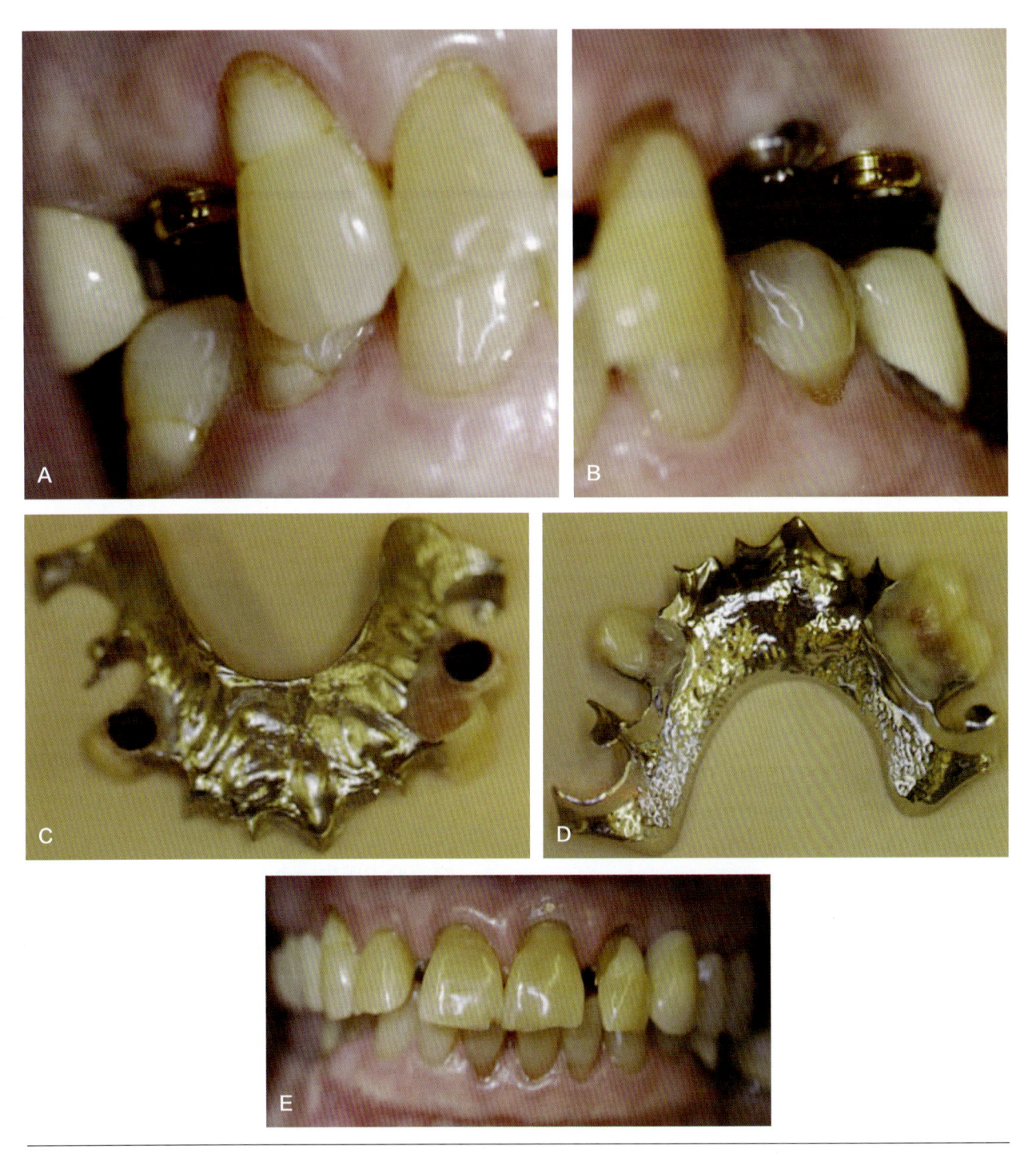

图 12-6　联合种植体的 Kennedy 第Ⅲ类缺损可摘局部义齿，患者为老年患者，颌间距离较小，又不愿使用卡环。义齿人工牙按照美观原则修整和排列，使用丙烯酸树脂塑造咬合面形态并连接于支架和附着体阴极部件上

（感谢 Tom Salinas 博士对本章节的贡献）

第13章

诊断与治疗计划

一、治疗的目的和独特性

牙科治疗的目的是为了满足患者的需要。这些需要可通过患者本人的表达及临床检查和医患交流而获得。尽管牙列缺损的患者有相似性（如缺失的分类），但是他们之间仍存在显著差异，使得每一位患者及最终的治疗方案也具有独特性。

通过医患交流和临床检查可发现患者的特殊性。这包括4个步骤：①通过系统的医患交流，了解患者的期望或主诉及关于他现有情况的叙述（包括病史）；②通过临床检查确定患者的牙科治疗需要；③制订最能满足患者期望和需要的治疗计划（符合患者医疗条件或口腔环境的期望和需要）；④正确地实行治疗计划，定期随访。最终的治疗是个性化的，体现疾病治疗方法和患者各不相同的治疗需要。患者可能不需要治疗，需要有限的治疗或广泛的治疗，医师应根据患者的个体特点帮助患者确定最佳的治疗方案。

（一）医患交流

尽管口腔健康是全身健康的一个重要方面，但大多数人并不认为它是不可或缺的。因此，患者来接受专业检查的目的有以下两种：①有需要治疗的异常情况；或②保持良好口腔健康的愿望。在任何一种情况下，尤其是患者有明确主诉（通常与重要病史相关）时，医生必须明确患者就诊的目的。不明确此点可能导致患者对治疗效果不满意，因为医生没能满足其治疗需要。经验表明，针对患者主诉进行处理，是医生治疗的关键。

医患交流的主要目的与临床检查一样，都是为了明确患者就诊的原因，以及了解与主诉相关的病史。对于复杂的临床病例，交流和临床检查需要二次就诊，才能收集到完整的诊断信息，以制订完善的治疗计划。

交流给了医生一个与患者建立和睦关系、听取并理解患者主诉及获取口腔健康相关信息的机会。这些信息包括疼痛的临床症状（刺激痛或自发痛），功能障碍及表现，目前修复体存在的问题，牙齿相关的症候群，牙周、关节或牙科治疗史。仔细听取患者来就诊检查的主要原因是很重要的。随后收集的信息都是围绕主诉展开的，并与治疗的效果密切相关。在就诊初期就进行此种讨论有利于明确预期结果。

尽管医患交流（及临床检查）的步骤有所差异，但为确保全面，医生问诊应包括以下几个方面：①主诉和持续时间；②系统治疗史；③牙科治疗史，尤其是修复相关治疗史；④患者的期望。

通过上述的相互交流才能更好体现患者的独特性。了解患者的期望值对判断可摘局部义齿是否能达到预期目的有重要意义。事实上，没有修复治疗史的患者很难理解可摘义齿体积大、需要软组织支持的原因。在选择修复治疗方案时帮助患者理解戴用活动义齿需要一定的适应阶段是交流中的一个重要方面。对有不良修复历史的患者，有必要在治疗前判断能否通过改善义齿的设计、适合性、咬合或维护效果，使患者有个良好的修复经历。

（二）决策分享

当在帮助患者了解他们自己的口腔健康状态时，包括疾病、缺损或二者皆有，我们应当仔细考虑他们需要听到些什么。对大部分牙列缺损的患者，谈话的内容侧重于缺失牙的复杂的重建工作。由于其复杂性，医生的责任是帮助患者分析修复方式以做出最适宜的决定。决策分享是一种沟通模式的术语，它决定了医生和患者共同明确最佳护理过程的结构。在这一过程中可能出现在治疗选择时的复杂权衡，强调充分告知患者每种治疗选择的风险和好处，同时要保证在这一过程中患者的意愿和利益是第一位的。尽管并不是所有的患者都愿意充分参与治疗决策，因为不同的方案之间有很大差异（一些方案更具有侵入性，风险更大，伴随着更高的治疗负担；不同的方案各有其存在理由），我们应该使患者更积极地参与这一过程。这一点非常重要，因为牙齿的修复经常被认为是可有可无的，因此很少会有迫切需要做决定的情况。

（三）修复治疗的目的

修复治疗的基本目的包括：①去除疾病；②保存、修复及维持余留牙和口腔组织的健康（有利于可摘局部义齿的设计）；③选择性地修复缺失牙以恢复最适宜的功能、舒适和美观。保存余留组织是口腔治疗的重要原则，医师应避免过于将美观置于首要位置。医师有义务向患者强调恢复口腔整体健康状态和保护余留牙及周围组织健康的重要性。

牙列缺损患者口腔修复的诊断和治疗设计必须遵循以下步骤：龋病和牙周疾病的控制，个别牙的充填治疗，恢复协调的𬌗关系，采用固定义齿（利用天然牙和/或种植体）或活动义齿修复缺失牙。因为这些操作都具有相关性，因此，在进行不可逆性处置之前，必须确定治疗的方式及治疗顺序。

虽然局部义齿修复通常是一个全面、长期序列治疗的最后一步，但是局部义齿修复治疗计划却应该在除急诊处理以外的所有治疗之前进行，保证基牙和其他口腔组织能够经过妥善的准备，以支持、稳定和固定局部义齿。这就意味着，在开始特定的治疗前，为了进行局部义齿设计和制订治疗计划，必须制取诊断模型。了解功能性𬌗力产生的主要因素及其对抗因素之后，将可摘局部义齿的设计画在诊断模型上，并制作标明口腔条件和治疗计划的详细图表。这些是随后进行的口腔准备和义齿修复的行动计划。

正如第 1 章所指出的，可摘局部义齿的失败常归结于导致义齿不稳定的因素。失败通常是由于不恰当的诊断以及对现有口腔条件的错误评估。进而造成制取工作模型之前患者及其口腔组织准备不当。详细的检查，对有利及不利因素的分析，以及为消除不利影响所做的治疗计划，都是非常重要的（见第 2 章）。

如前所述，制订完整的治疗方案需要两次就诊。第一次就诊包括口腔初步检查（确定急需处理的问题）、口腔预防、全景 X 线片、诊断模型、不需制作基托的咬合记录。第二次就诊包括带基托的咬合记录并上𬌗架（需制作基托及𬌗堤时），明确的口腔检查，复习 X 线片并与临床发现相关联，如有需要则安排下一次就诊。收集并整合患者主诉及包括模型观测在内的所有临床信息后，即可开始制订治疗方案（通常是可供患者选择的）。

二、口腔检查

在制订治疗计划之前，应进行全面的口腔检查。包括用口镜、探针、牙周探针、关键牙齿的牙髓活力测试，及在𬌗架上正确定位的模型观测等方法对牙齿及其周围组织进行视觉和数字化检查。并利用口腔 X 线片完善临床发现。

在检查过程中，首先要考虑的是如何在尽可能长的时间内保持修复体及口腔余留组织的健康。通过评价功能性𬌗力产生的主要因素及其对抗因素，获得天然牙及义齿的稳定性，从而实现此治疗目标。下面讲述的口腔检查步骤就是评价可摘局部义齿效果时须考虑的几个方面。

口腔检查须遵循以下步骤：肉眼检查，缓解疼痛并戴用暂时性修复体，X 线检查，口腔预防，牙齿及牙周组织检查，个别牙的牙髓活力测试，确定口底位置，制取诊断模型。

1. 缓解疼痛和不适，并戴用暂时性修复体控制龋坏

初步检查以确定是否存在急需处理的问题及在口腔检查时是否需要采取预防措施。在进行最后的修复治疗前，不仅要缓解牙齿缺损造成的不适，还应及早确定龋坏的程度，阻止龋坏的进一步发展，直至可以实行明确的治疗方案。利用暂时性修复体来恢复牙齿外形，可避免印模从口内取出时撕裂，从而取得更为精确的诊断模型。

2. 全面彻底的口腔预防

没有牙石和菌斑堆积的牙齿有利于口腔检查。另外，只有在牙齿清洁时才可能取得准确的诊断模型，否则，诊断模型不能真实反映牙齿和牙龈的外形。在采取预防措施之前可进行粗略的检查，但全面的口腔检查应该在牙齿彻底清洁之后进行。

3. 口腔 X 线检查

X 线检查的目的包括（图 13-1）：①确定感染及其他病变的位置；②显示根折、异物、骨刺及不规则牙槽嵴；③显示龋损及其范围，以及龋损与牙髓、牙龈附着的关系；④检查已修复的牙齿，以证实有无继发龋、边缘渗漏和龈边缘悬突；⑤显示根管充填情况以估计预后（局部义齿的设计取决于牙髓治疗后的牙齿是否保留或拔除）；⑥帮助评价牙周状况，确定牙周治疗的必要性和可能性；⑦检查基牙的牙槽骨支持情况、基牙数目、牙根的支

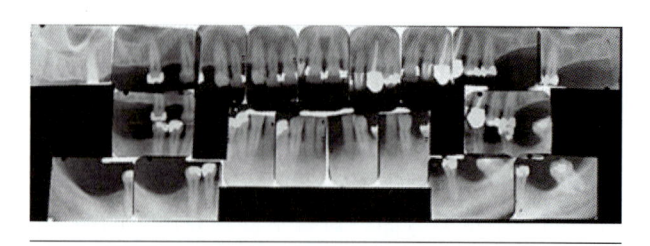

图 13-1 全口余留牙和相邻的缺牙间隙的口内 X 线片可为诊断和制订治疗计划提供大量的重要信息。在判断将作为基牙的牙齿的预后时，骨组织对过去所经受负荷的反应具有特殊的意义

持长度和形态、病理性牙槽骨丧失量以及余留的牙槽骨支持高度。

4. 取印模以灌制准确的诊断模型，上𬌗架并进行咬合检查

模型最好上到合适的𬌗架上。本章随后将讨论准确的诊断模型的重要性及其作用。

5. 牙齿、周围组织与剩余牙槽嵴的检查

可通过肉眼和仪器辅助检查来进行。在诊断记录表上填写相关的患者病史和临床数据，以记录重要的临床特征，并填写电子的或纸质的工作单以备今后参考回访使用（图 13-2，图 13-3）。

肉眼检查可发现许多疾病的征象。检查龋易感性是非常重要的一个方面，应记录已治疗过的牙齿的数目、继发龋及脱矿现象。只有口腔卫生习惯良好、龋易感性低的患者，才不需采取如基牙的保存修复治疗等预防措施。在初期检查时，应注意观察牙周病、牙龈炎症、龈退缩程度及膜龈关系等，但这样的检查不能提供诊断和治疗计划所需的足够信息。因此，还要完成一个包括牙周袋深度、附着水平、根分叉病变、膜龈联合情况及牙齿松动度等的全面牙周表格检查。牙周破坏程度必须结合 X 线和牙周探诊来确定。

余留牙的数量、缺失牙部位和牙槽嵴条件决定了组织的承受力，即牙齿和牙槽嵴对局部义齿的支持。有时牙槽嵴形态虽然良好，但触诊可发现骨质已吸收，被松软的纤维结缔组织所取代，这种情况常发生在上颌结节处。这些松软组织不能给可摘局部义齿以足够的支持。在进行口腔准备时，除非有手术禁忌证，这些组织应予外科修

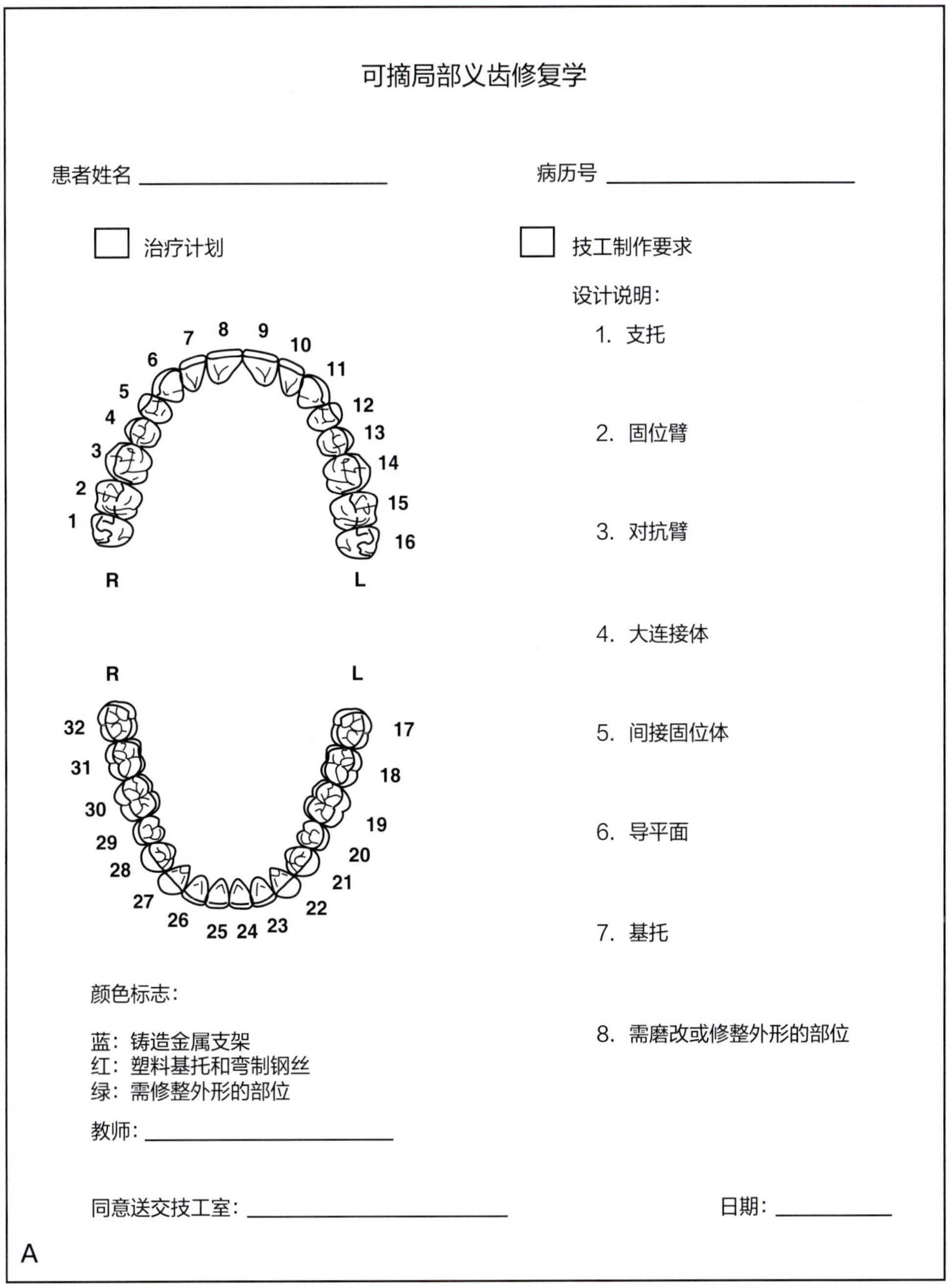

```
┌─────────────────────────────────────────────────────────────┐
│                      可摘局部义齿修复学                       │
│                                                             │
│     患者姓名 _____        病历号 _____ │
│                                                             │
│       ☐ 治疗计划                   ☐ 技工制作要求            │
│                                       设计说明：            │
│              8  9                                           │
│           7       10                 1. 支托                │
│          6         11                                       │
│         5           12                                      │
│        4            13               2. 固位臂              │
│        3            14                                      │
│        2            15               3. 对抗臂              │
│        1            16                                      │
│         R            L                                      │
│                                      4. 大连接体            │
│                                                             │
│         R            L               5. 间接固位体          │
│        32           17                                      │
│        31           18                                      │
│        30           19               6. 导平面              │
│        29           20                                      │
│         28         21                                       │
│          27       22                 7. 基托                │
│           26 25 24 23                                       │
│                                      8. 需磨改或修整外形的部位│
│     颜色标志：                                               │
│     蓝：铸造金属支架                                         │
│     红：塑料基托和弯制钢丝                                   │
│     绿：需修整外形的部位                                     │
│     教师：_____                          │
│                                                             │
│     同意送交技工室：_____      日期：_____ │
│  A                                                          │
└─────────────────────────────────────────────────────────────┘
```

图 13-2 A. 记录相关资料的诊断登记表

整或去除。

　　小而稳定的牙槽嵴比大而不稳定者更利于支持义齿。检查是否存在隆突和其他骨突，并估计其对义齿设计的影响。触诊检查腭中缝处的组织，确定它和覆盖牙槽嵴软组织可让性的差异。忽略这一点，将可能导致义齿有动度、不稳定、戴用不适，造成患者的不满。腭部大连接体必须有足够的缓冲，且缓冲量直接与腭中缝软组织和牙槽嵴软组织的可让性的差异程度相关。

　　检查过程中，不仅要检查单个牙弓，而且必须分别考虑其与对颌的咬合关系。将上下颌牙齿分开考虑时可能很简单，但是在咬合状态下情况会变得很复杂。例如，严重深覆䬳可能使人工上前牙与义齿连接困难。缺失牙区域的对颌牙过长，

患者姓名 __John Doe__ 图表编号 __383838__
学生姓名 __Joe Smith__ 初级 __×__ 高级 _____ 学号 __1234__
开始日期 __1/14/99__ 教师签字 __P Green__

可摘局部义齿

上颌义齿　　　　下颌义齿

诊断

1. 你戴用或曾经戴过口内修复体吗？否 _____ 是 __√__。如果是，类型为 __金属＋熟料__
2. 如果对原来戴用的修复体不完全满意，你认为问题在哪里？ __固位差，人工牙过度磨耗__
3. 缺牙的主要原因是什么？牙周病 __×__ 龋齿 __×__ 外伤 _____

口内所见

1. 口腔卫生情况：好 __×__ 一般 _____
2. 龋齿指数：高 _____ 中 _____ 低 __×__
3. 正中𬌗位和正中关系位是否一致？是 _____ 否 __×__
4. 系带或肌附着是否影响基托密合和舒适？是 _____ 否 __×__
5. 唾液的类型和质量是否正常？是 __×__ 否 _____ 备注 _____
6. 检查以下部位是否干扰义齿密合和舒适

下颌舌骨嵴正常 √ 其他：_____ 牙槽嵴组织正常 √

上颌节正常 √ 其他：_____ 支持牙槽骨正常 √

骨隆突 有 _____ 无 __×__

7. 是否需要进行外科手术以改善预后效果？否 __×__ 备注 _____

诊断模型分析

在𬌗架上

1. 是否有足够的颌间距离容纳修复体？是 __√__ 否 _____
2. 是否能够重新恢复𬌗平面？是 __√__ 有疑问 _____
3. 在需要设置支托凹和支托的位置是否有适当的𬌗间隙？是 __√__ 备注 _____
4. 是否有在口内未发现的异常？无 __√__ 备注 _____

在观测仪上

1. 最适合作为基牙的是基牙#1 __20__ 基牙#2 __28__ 基牙#3 _____ 基牙4# _____ 其他 _____
2. 在基牙牙面的理想位置上有适合固位的倒凹吗？有 __×__ 无 _____
3. 在所选择的基牙上能预备出合适的导平面吗？能 __×__ 否 _____
4. 需要调改牙齿外形吗？是 __×__ 否 _____

诊断模型分析

1. 基牙的冠根比例：基牙#1 __1:3__ 基牙#2 __1:3__ 基牙#3 _____ 基牙#4 _____ 其他 _____
2. 支持骨组织的质量是否良好？是 __×__ 否 _____

图 13-2 B. 记录治疗计划和治疗步骤的治疗登记表

姓名：John Doe　　　　　　　　　　日期：1999年7月1日

简要治疗计划：
上颌常规总牙齿
下颌第Ⅱ类第1亚类可摘局部义齿
#18 和 #29 基牙金属烤瓷冠

步骤：
上颌组织调节
取上下颌初印模；制作个别托盘
预备：#21、#28 改形和支托凹
#18、#29 全冠预备
全冠试戴；取印模铸造义齿支架
全冠和支架的试戴
液态蜡功能性印模：制作矫正模型
颌关系记录：比色和选牙型
排牙
试排牙：验证颌位关系
戴入：下颌全冠，局部义齿，上颌总义齿
随后随访

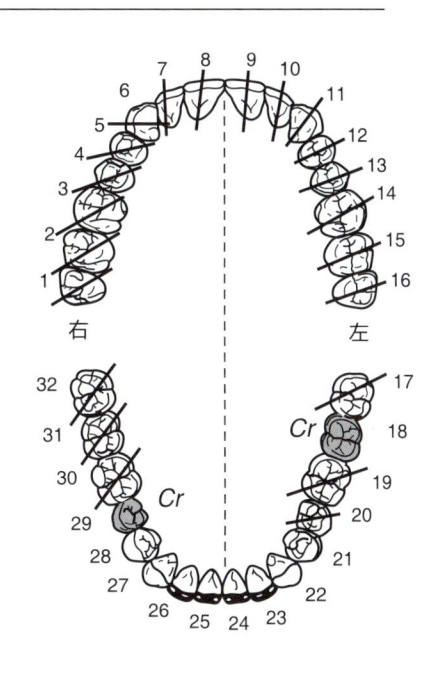

完成的部分画红线表示

图 13-3　简单工作表。各个牙上需要制作的充填物、冠、固定义齿标记在表上，在口腔预备时逐一检查

也可能影响义齿排牙或形成𬌗干扰，给卡环和𬌗支托的设计造成困难。针对这些发现，需要将诊断模型上𬌗架做进一步检查和分析。

患者的费用分类细目可记录在表格的背面，在工作过程中，如果根据诊断的变化而需要做调改时，可以方便查找。

6. 余留牙的牙髓活力测验

对计划做基牙及有较深的充填修复体或龋损的牙齿应做牙髓活力测验，应同时做热诊和牙髓电活力测试。

7. 确定口底高度以明确下颌舌侧大连接体下缘的位置

大连接体的选择影响口腔准备过程（图 5-6），在改变基牙外形前必须做出决定。

检查费用包括 X 线检查和诊断模型上𬌗架检查的费用，应在检查之前计算清楚，并与治疗费用分开。检查费用是根据花费的时间和服务，以及所需的 X 线检查和诊断模型检查的材料价值决定的。

检查结果应保留，以便今后会诊时使用。如果需要其他的医师会诊，以方便调阅 X 线片并避免重复拍片造成的放射损伤，但复制的胶片应由医生保存。

三、诊断模型

诊断模型应精确复制能辅助诊断的口腔解剖特征，包括牙齿的位置、外形、𬌗平面、剩余牙槽嵴外形、尺寸及黏膜的连续性；修复体边缘位置的解剖标志（前庭沟、磨牙后垫、翼上颌切迹、软硬腭交界、口底及系带）。正确的上𬌗架后还能在垂直方向和水平方向提供一些附加信息，包括确定𬌗平面的位置，与对颌牙弓的咬合，牙齿与腭部软组织的关系，牙齿与剩余牙槽嵴的关系。

由于牙科人造石的强度和耐磨性均优于普通牙科石膏，因此诊断模型常用人造石来灌制。改良型的牙科人造石（代型人造石）由于价格问题，通常不用来灌制诊断模型，但因其耐磨性更好，可以用来灌制工作模型。

取诊断模型的印模通常是在有孔的局部义齿印模托盘上，用不可逆性水胶体（藻酸盐）取得。托盘的选择需根据牙弓大小，托盘应足够大，以保证印模边缘有足够厚度，避免从口内取出时变形或撕裂。取印模的技术将在第16章中详细介绍。

（一）诊断模型的作用

诊断模型有协助诊断和制订治疗计划等作用，具体如下：

（1）利用诊断模型可从舌侧和颊侧检查咬合关系，作为口腔检查的补充。利用上下相对的模型，可分析现有的𬌗关系，分析通过调𬌗、𬌗重建来改善咬合关系的可能性。还可以显示深覆𬌗的程度、可利用的颌间距离以及放置𬌗支托可能造成的𬌗干扰等。如前所述，最好通过对𬌗架上的诊断模型进行分析和调整，确定以调𬌗或𬌗重建来改善𬌗关系的可能性。在开始正式的治疗前，通常利用诊断性蜡型（diagnostic waxing）来确定𬌗关系改善的程度（图13-4）。换言之，诊断模型使医生得以预先做好计划，避免在给患者的治疗中出现问题。

（2）对于需要进行可摘局部义齿修复的牙弓，可利用诊断模型进行形态观测。可用模型观测仪对模型进行个别观测，以确定牙面的平行性及其对局

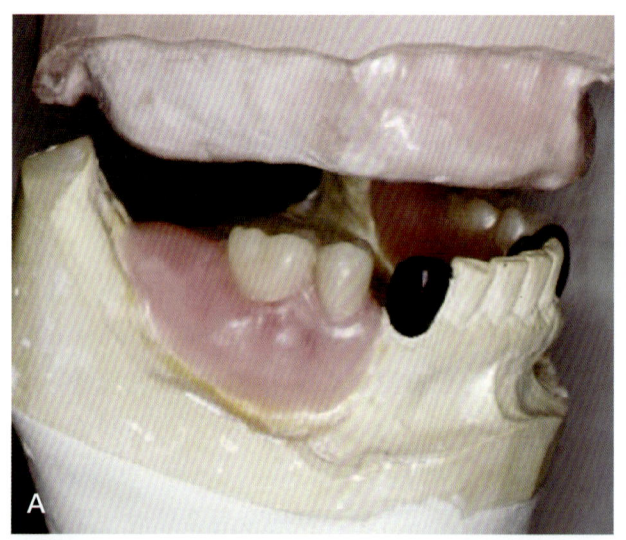

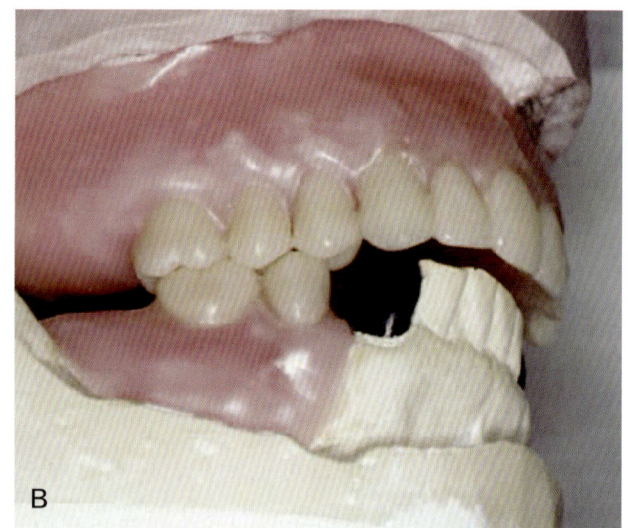

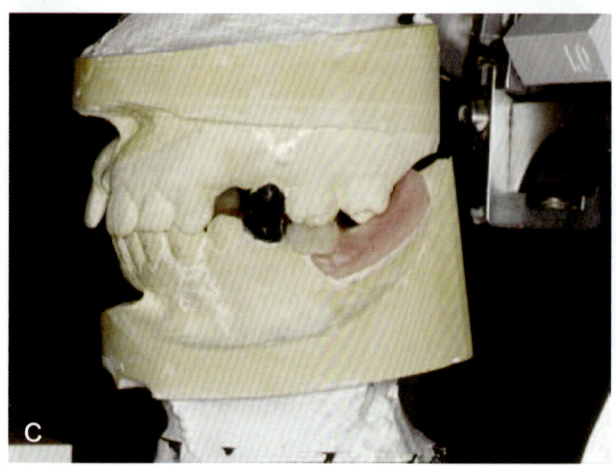

图13-4 A.诊断模型上𬌗架后，按照下颌𬌗平面的要求完成人工牙的排列；B.将上颌前牙排列在理想的位置后，进行诊断性排牙，在右下尖牙牙冠蜡型远中出现间隙。如果不满意，可以进行牙齿位置的调整。如果没有诊断性的检查是不可能做到这一点的；C.调磨伸长的磨牙可以改善上颌后牙的𬌗平面，从而改善下颌可摘局部义齿的咬合

部义齿设计的影响。对单颌牙弓上的牙齿和组织表面平行性的研究中,主要决定口腔预备的程度:①牙齿的邻面制备平行后可以作为导平面;②基牙的固位区和非固位区;③影响义齿摘戴的干扰区域;④所选就位道对美观的影响。通过这样的观测,可选择满足最佳力学、功能和美观效果,符合平行和固位要求的就位道,之后据此制订口腔预备的计划。

(3)利用诊断模型可清楚地向患者解释目前和将来的修复需要,以及在治疗中容易被忽略的危害,便于患者理解。利用单颌和有颌关系的诊断模型向患者说明:①牙齿移位情况及其造成的后果;②牙齿进一步移位的影响;③咬合支持的丧失及其后果;④创伤性𬌗接触的危害;⑤忽视治疗造成的龋齿和牙周方面的危害。治疗计划的制订需要患者的参与,以便讨论费用问题。通过诊断模型,患者能够理解其存在的问题和治疗需要,并对所需费用做出判断。由于修复过程常常为不可复性,且疗程较长,因而在开始进一步治疗之前,医师必须与患者达成完全一致的意见,且在计划阶段就必须完善费用安排。

(4)可在诊断模型上制作个别印模托盘,也可利用诊断模型选择和调改成品托盘来取终印模。如果在制作个别托盘时需要填倒凹,则应用不可逆性水胶体印模材(藻酸盐)复制诊断模型。因为诊断模型在将来有重要参考价值,不能在制作个别托盘时损坏。但是,如果是用油泥填倒凹,则不必担心会损坏诊断模型。

(5)在整个疗程中,诊断模型可作为恒定的参照。修复体类型、磨改的牙齿表面、支托位置、局部义齿支架的设计以及就位道和脱位道等均可用铅笔记录在诊断模型上,以供将来参考(图13-5)。这样,每完成一个步骤,即可将其从工作单上划去。基牙需要磨改的部位,首先应在复制的诊断模型上用模型观测仪的刀锋削除。这样就记录了口内磨改的部位和程度,这一步必须根据确定的义齿就位道进行。根据新义齿的需要而进行口腔预备,包括对充填后牙齿的改形,使之符合义齿就位道。在复制的诊断模型上进行的基牙改形,

可用来指导基牙预备。这点在技师用蜡型恢复预备牙的外形时尤其重要。

(6)由于患者治疗前口腔内的记录与治疗前X线片一样重要,未经改动的诊断模型应成为患者永久性记录的一部分。因此应复制诊断模型,原始模型用作永久性记录,而复制的模型则可按需要磨改。

(二)诊断模型上𬌗架

为诊断需要,模型应该上到解剖式𬌗架上,以便人们更好地理解𬌗关系在可摘局部义齿设计和功能稳定中起的重要作用。当缺失牙较多时,这点显得更为重要。如患者有稳定的咬合关系,且缺牙区两侧均有余留牙存在,则采用简单𬌗架就足够了。然而,当天然牙列咬合关系不和谐,和(或)修复的牙齿必须在下颌正常功能运动范围内时,诊断模型必须在与解剖结构相似的𬌗架上以利诊断。也就是说上颌在𬌗架上相对于开口轴的位置,相当于患者上颌和颞下颌关节的位置(图13-6)。下颌模型位于上颌模型下方,其水平位置在由下颌旋转决定的无牙齿接触的最小垂直开口位置。

根据"修复学术语汇编(The Glossary of Prosthodontic Terms)"(J Prosthet Dent. 94(1):10-92, 2005. Available at: http://dx.doi.org/10.1016/

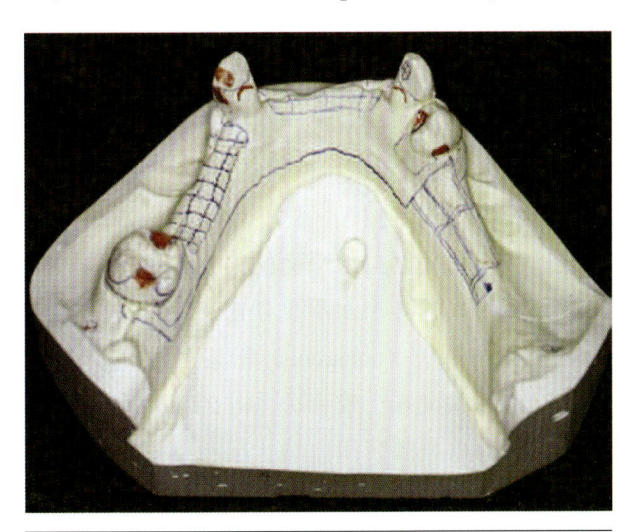

图13-5 根据确定的就位道,在诊断模型上用铅笔标出需要进行的调磨和可摘局部义齿支架的设计方案。这有利于与患者的交流,并为牙齿改形提供椅旁参考

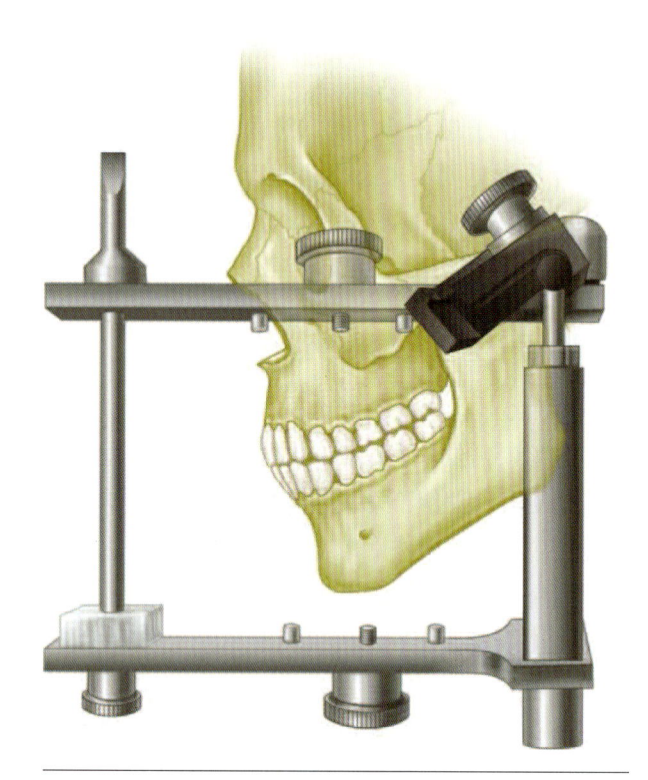

图 13-6 使用面弓可以记录上颌与一些解剖标志点的空间关系，并可以将这种关系转移到𬌗架上

j.prosdent.2005.03.013）中的描述，𬌗架是模仿颞下颌关节和上下颌的机械装置，上下颌模型可固定于其上。对于牙列缺损病例，由于在下颌运动中起主要影响作用的是余留牙的𬌗平面与牙尖斜面，因此没有必要复制解剖学的髁道。同样，上下颌模型在相对运动中受余留牙的𬌗平面与牙尖斜面的影响，当模型转移到𬌗架上，与髁突转动轴有较为准确的距离，即可相对有效地分析咬合关系。这比简单铰链式𬌗架优越得多。

诊断模型最好按轴—眶平面上𬌗架，这样能更好地体现𬌗平面与水平面的关系。虽然当对颌模型分离时，眶耳平面不复存在，使得按眶耳平面上架在非髁型（nonarcon）𬌗架上没有功能价值，但它的意义在于咬合关系时的模型定位（髁型𬌗架的特点是髁突和自然状况一样连于下颌体上。arcon 一词是 Bergstrom 首次使用的连接单词关节 articulation 和髁兜 condyle 的缩写。其他许多更为广泛应用的𬌗架，如 Hanau H 系列、Dentatus 和改良 Gysi 𬌗架等，髁突均连于上颌体，因此为非髁型𬌗架）。

（三）按眶耳平面将上颌模型上𬌗架的步骤

这些初始步骤记录了上颌与颞下颌关节的关系：

（1）确定面弓的前后参考点（如外耳道和眶下缘最低点）；

（2）准备𬌗叉与𬌗堤；

（3）将𬌗叉置入牙弓正中，在牙齿上用蜡或合成橡胶定位𬌗叉；

（4）将面弓置于𬌗叉杆前方；

（5）将面弓后方轻轻置于耳内；

（6）旋转面弓前方的螺丝；

（7）将面弓置于三个参考点的前方（确定了水平面）；

（8）旋紧𬌗叉水平杆，然后旋紧垂直杆（握紧𬌗叉以防旋转）；

（9）从前方放松面弓使其从耳中取出；

（10）将𬌗叉连同面弓从下方取出口腔；

（11）仔细检查连接的螺丝是否旋紧。

以下的步骤将记录的关系转移至𬌗架上：

（1）在架上定位后参考点；

（2）拧紧面弓前部固定后参考点；

（3）将旋紧的面弓与𬌗架前参考点在垂直方向相对应；

（4）按𬌗叉记录就位上颌模型（用蜡或合成橡胶）；

（5）关闭𬌗架检查上𬌗架所需的石膏间隙（如需要则修整模型）；

（6）使用低膨胀率的石膏上𬌗架。

面弓是获得转移记录、将上颌模型定位于𬌗架上的较为简单的装置。起初，面弓只是用于转移某点到髁突参考点的距离，使模型上给定的点到髁突的距离与患者口腔中的情况一致。在面弓上附加可调节的眶下指针，在𬌗架上附加眶平面指示标志，则可转移模型与眶耳平面的相对高度。这样可将上颌模型正确地定位在𬌗架上，使之与患者的上颌和轴—眶平面的关系相一致。为了在上颌模型定位后，仍给下颌模型留有足够的空间，𬌗架的支柱必须延长，旧式的 Hanau H 型𬌗架不支持带眶下指针的面弓转移。

面弓可以用来转移任意参考点（arbitrary reference point）的相对半径，也可用来转移到铰链轴点的距离。后一种转移要求先用连于下颌的轴弓来确定铰链轴点的位置，然后再调整面弓进行铰链轴的转移。

用面弓转移上颌模型，将其按眶耳平面定位在适合的𬌗架上，这个步骤并不复杂。Hanau 系列的 Wide-Vue Arcon 183-2 型，所有的 96H2-0 型，Whip-Mix 𬌗架，以及 Dentatus 的 ARH 型𬌗架均支持这一转移。Hanau 的 153 型和 158 型耳塞（earpiece）式面弓、Hanau 132-2SM 刻度板式（facia）面弓以及 Dentatus 的 ABE 型面弓均不是铰链轴点式的面弓，但可用任意点来代替使用。

任意点或铰链轴的位置长期以来就是个有争议的问题。Gysi 等人认为其位于外耳道上缘与眼外眶连线上，距耳屏上 1/3 前方 11～13 mm 处；也有人认为是在眼耳连线上，距耳屏后缘中点 13mm 处。Bergstrom 将任意点定位在置于外耳道内的球状耳塞的中点前方 10mm，眶耳平面（Frankfort 平面）下方 7mm 处。

Beck 的一系列实验报告显示，与其他两个定位点相比，Bergstrom 提出的任意轴点更接近运动轴点。一般认为，任意点应尽量接近运动轴点。尽管大多数学者都同意，以上 3 个轴点均可相对准确地转移上颌模型的关系，但 Bergstrom 的轴点与运动轴点似乎更一致。

眶下缘的最低点被看作是确定眶耳平面时的第三点，也有学者用的是瞳孔中点线上骨性眼眶的最低点。为统一起见，在面弓转移这一关系时，多用右侧的眶下缘点。转移关系前，在患者面部用墨水标记这三个点（两侧轴点和眶下缘点）。

为了将模型上𬌗架，要在其底部做出三道 V 形指示沟。两个沟做在后牙区，一个沟在前牙区（图 13-7）。

第 I、II 类牙列缺损修复的模型，在用面弓转移关系的过程中，需要在贴合的记录基托上按适当方向放置蜡𬌗堤。没有𬌗堤，模型就不能准确地定位于面弓𬌗叉上的蜡𬌗印记上。当患者口腔在面弓𬌗叉上的蜡堤上闭合时，覆盖牙槽嵴表面的组织整体受压变形。因此，蜡堤上的软组织印记与诊断模型缺牙区的形态不完全一致。

为了解使用外耳道作为后参考点的面弓，有必要解释 Whip Mix 面弓技术（DB2000）。面弓𬌗叉的上、下两面均匀覆盖聚醚、聚乙烯或软化的基托蜡，然后将𬌗叉轻压在诊断模型上，𬌗叉中线与牙弓中线对齐（图 13-8）。这样，在软化的基托蜡上就留下上颌模型𬌗面和切端的印记，以便𬌗叉在患者口腔内正确地定位。𬌗叉置入口内后，嘱患者闭合至下颌稳定的位置，随后取出，冷水冲洗后，在患者口内复位。另一种固定𬌗叉和记录基托的方法需要患者协助。

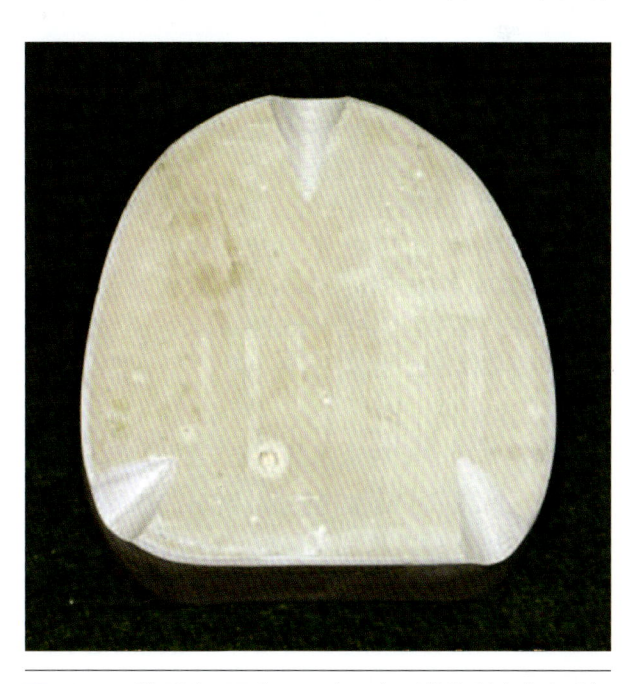

使用耳塞式面弓时，需提醒患者置于外耳道内的塑料耳塞将会显著放大噪声。𬌗叉就位时，将面弓套索滑过𬌗叉前部的突出部位（图 13-9）。患者可协助将塑料耳塞置入外耳道内，当术者将

图 13-7 模型底面预备了 3 条三角形的沟以确定上𬌗架时的位置。使用技工手机用 3 英寸（76mm）的磨石制备定位沟

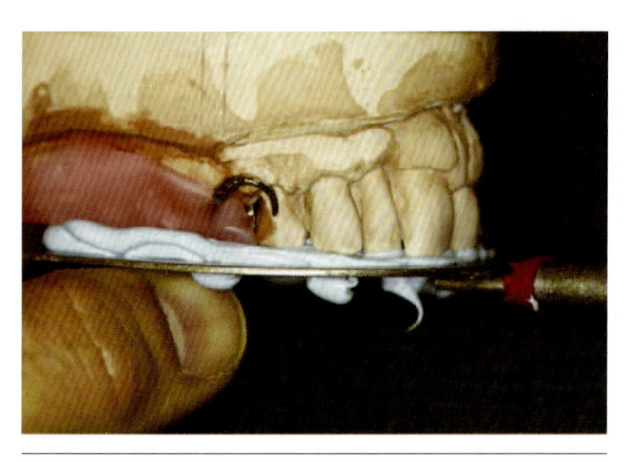

图13-8 调整𬌗叉与上颌模型和𬌗堤的位置关系，避免患者闭口时或受不均匀外力时𬌗堤移位。将𬌗叉位于切牙正中的位置，聚乙烯硅氧烷材料均匀放置在其周围，注意𬌗叉不能延伸至基托后部，以免引起患者不适

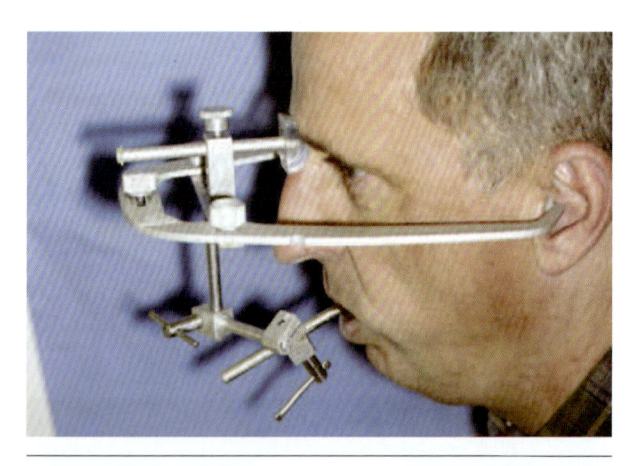

图13-9 Whip-Mix 耳塞式面弓的水平关节夹具。1. 套在从患者口内伸出的面弓𬌗叉的杆上。在患者协助下引导塑料耳塞进入外耳道并固定住，术者拧紧三个手动螺丝；2. 将塑料鼻托定位在正中；3. 固定在鼻根部。套上水平关节夹鼻并确保其位于唇的附近（但不触及唇）；4. 拧紧垂直杆上的 T 形螺丝。注意：当拧紧螺丝时千万注意不要使面弓倾斜脱离原位

𬌗叉固定到面弓上时，患者以稳定的压力扶住面弓臂。这就完成了面弓转移前半部分的步骤。

使用眶下缘点指针时，将其置于面弓的最右侧，并指向预先确定的眶下缘标记点，指针尖端轻触皮肤上的标记点，固定指针。这就确定了面弓与眶耳平面的垂直向关系。此时要特别小心，防止面弓部件的滑动伤及患者眼睛。

当所有部件都固定好以后，嘱患者张口，小心取出整个面弓，冷水冷却。面弓不仅记录了髁突到上颌中切牙近中接触点的距离，还记录了𬌗平面与轴—眶平面的角度关系。

面弓必须按照和患者相同的眶耳关系定位到𬌗架上。在使用任意点式面弓时，面弓的髁突校准杆通常与𬌗架的髁柱不匹配，除非髁突间距恰巧和𬌗架上的距离相同。使用 Hanau 式 132-25M 面弓，在上𬌗架时需重新调节校准刻度。例如，在患者头上每侧的刻度是 74mm，但在𬌗架上必须调节到每侧刻度是 69mm。后来一些较新式的𬌗架有可调节的髁柱，转移时可调节至与面弓相匹配。每次转移时面弓必须居中，一些面弓可自动居中，如 Hanau 弹性面弓（Spring-Bow）。

第三参考点是眶耳平面标志，需将其移至右侧，使之位于眶耳下缘指针尖端的上方。将带上颌模型的整个面弓上移直至指针尖端接触眶耳平面标志。确定位置后，为操作需要应去除眶平面指示针，以避免影响堆放上𬌗架的石膏。

在上𬌗架过程中，使用一种称为模型支持台的辅助装置，以支持面弓𬌗架和上颌模型（图 13-10）。利用这一装置，可分担面弓上的模型和石膏的重量，避免其下沉。使用时调节面弓高度至眶平面，然后调高模型支持台使之与面弓接触。建议在面弓转移上𬌗架时，使用配套的模型支持台。

现在，用石膏将有定位指示沟的上颌模型固定在𬌗架的上臂，这样就完成了面弓转移（图 13-11）。

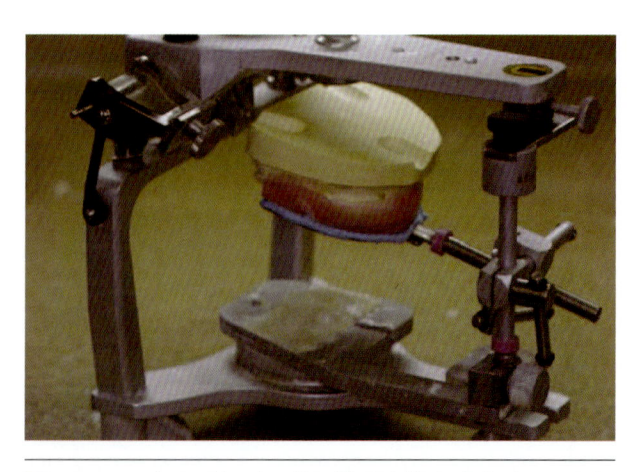

图13-10 在上𬌗架时，使用模型支持台稳定𬌗叉和上颌模型

利用面弓不但可较为精确地确定上颌模型在𬌗架上的位置，还成为上𬌗架过程中支持模型的便利方法。一旦掌握了面弓转移的方法，操作会非常方便而且不费时。

最好在患者未离开诊室前将上颌模型转移至𬌗架，这样可以避免由于面弓记录失误而增加复诊次数。有时，由于𬌗架上某些部件的干扰，在面弓记录中需要用可卸式的𬌗叉重新定位。

（四）诊断模型的𬌗关系记录

在可摘局部义齿修复时，首先要确定可摘局部义齿的水平𬌗位关系（正中关系位或牙尖交错位）。口腔预备的全过程均应在这一基础上进行。如果这一关系确定失误，可能导致义齿不稳定、不舒适及剩余牙槽嵴和基牙支持组织的损害。

当牙尖交错位处于非正中颌位时，建议预先予以纠正。并非所有的医师都认为天然牙列中的牙尖交错位和正中关系位必须协调一致。许多天然牙列的牙尖交错位处于非正中位置上，却能完善地行使功能，而没有引起颞下颌关节功能障碍、肌功能障碍或牙齿支持组织病变的症状或体征。在这种情况下，不应改变其颌位关系。将颌位关

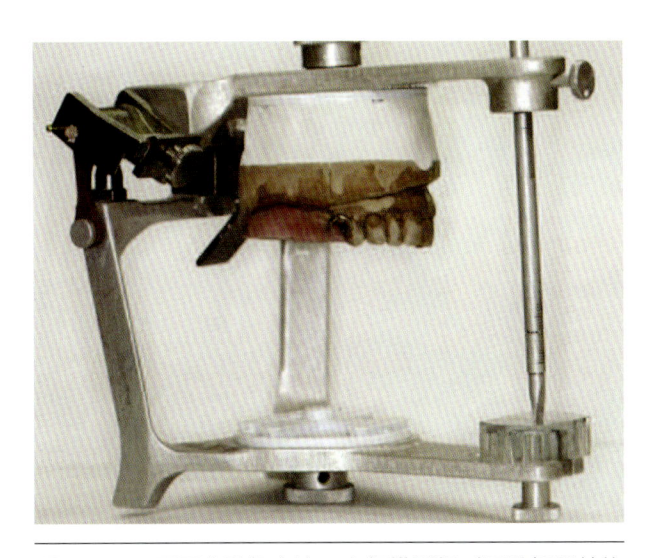

图13-11 面弓上𬌗架完毕。上颌模型相对于𬌗架髁结构的关系类似于患者上颌与双侧颞下颌关节的解剖关系。之后的排牙和𬌗接触能更精确地代表口腔真实情况。使获得的最终修复体有更精确的咬合关系（即需要更少的口内调整）

系一律调整到理想状态是没有必要的。

当口内有多数后牙余留，而检查未见颞下颌关节紊乱、神经肌功能紊乱或由于咬合因素引起的牙周症状，则义齿可建立在余留牙所构成的牙尖交错位上。但是，当正中支持丧失时，应使牙尖交错位与正中关系位协调，并在此基础上制作义齿。迄今为止，绝大多数义齿均应根据正中关系位来制作。在多数情况下，若缺失牙未及时修复，余留后牙可因移位、倾斜或伸长而导致牙位紊乱。此时，应调整余留牙的咬合关系，使牙尖交错位与正中关系位协调一致。

无论以何种方法建立协调的功能性咬合关系，都应通过诊断性上𬌗架，对现有天然牙列的咬合关系进行检查。这一检查与其他诊断步骤相结合，将有助于获得正确的诊断和治疗计划。

利用面弓转移和咬合记录，将诊断模型固定到半可调𬌗架上，即可对口腔余留组织的关系进行正确的评价。诊断模型取正中关系位上𬌗架（下颌对应于上颌为后退位），这样可纠正口内可见的异常𬌗接触。对颌牙的异常𬌗接触常常损害周围支持组织，因此，应予去除。诊断模型可显示是否存在咬合干扰及其位置，并可在需要时直观指导咬合治疗。在口内调𬌗之前，可先在复制的诊断模型上调𬌗以取得协调的咬合关系，作为实际调𬌗的指导。在许多病例中，根据咬合关系改变的程度不同，可采用全冠或高嵌体修复，或改变牙的外形、位置，或调磨过长牙。

通过面弓转移，上颌模型正确地定位到𬌗架上，这样，上颌模型与𬌗架上颌体的关系就等同于上颌骨与铰链轴和眶耳平面的关系。与此相同，当在确定的垂直距离上取得了正中关系记录时，下颌则位于相对于上颌的后退位上。因此，当上颌模型正确地定位于𬌗架上时，通过正中关系记录，下颌模型也就能正确地定位。

上颌在开口轴时相对于下颌的关系是固定的（使用面弓转移记录），与此不同的是下颌的颌位记录是悬空完成的，并非一个固定的点。因此，有必要证明上在𬌗架上的模型关系是正确的。方

法很简单,在正中关系位重新取咬合记录,将模型与其对合,检查其𬌗架髁球是否紧贴髁槽。如果两者不贴合,说明原有咬合记录不正确,或咬合记录正确但上𬌗架的操作有误,或最后一次咬合记录不正确。由于正中关系位是唯一的,患者可以重复,因此在这一位置上𬌗架,可对其正确性进行核对。

取前伸记录以调节𬌗架的前伸髁导斜度,取侧方记录调节𬌗架的侧方髁导斜度。所有记录均应尽可能在适当的垂直距离附近取得,在取咬合记录时,𬌗堤不能与对颌牙接触。对颌牙的斜面接触将造成不正确的咬合记录。

在某些情况下,可将复制的诊断模型按牙尖交错位上𬌗架,以研究这一关系。由于𬌗架只是模拟下颌运动,因此可以假设以正中关系位上𬌗架的模型关系和口内观察到的牙尖交错位的差别很小。当手工将诊断模型按牙尖交错位上𬌗架时,后牙区最少要有3个(最好是4个)接触点,牙弓每一侧磨牙有广泛接触。当需要𬌗堤来确定模型在𬌗架上的位置时,通常用正中关系位来作为水平颌位关系,并在此位置上制作可摘局部义齿。

(五)记录正中关系位的材料与方法

可用来记录正中关系位的材料有:①蜡;②可塑性塑料;③快速凝结的印模石膏;④金属氧化物记录膏;⑤聚醚印模材;⑥硅橡胶印模材。其中蜡是满意程度最差的材料,因为若蜡在置入口内时没有均匀软化,则记录的颌位关系下的组织位移不均匀。把蜡从口内取出前必须仔细冷却,否则不能保持硬固及尺寸上的稳定(图13-12)。

金属氧化物咬合记录膏较为精确,但单独使用硬度不够。为了提高其强度,可以利用带金属框的纱网承托,也可以和𬌗堤结合使用。

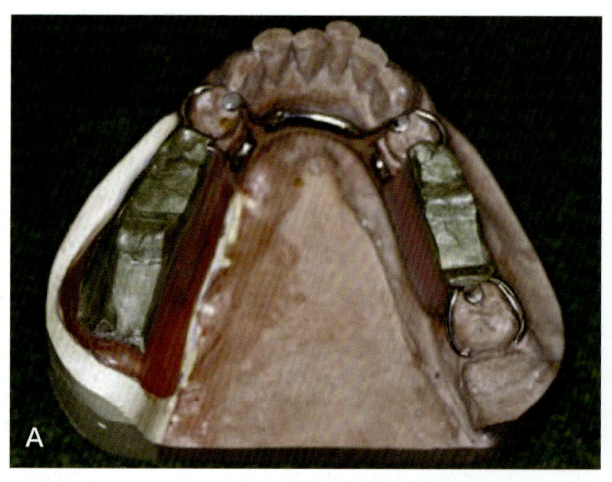

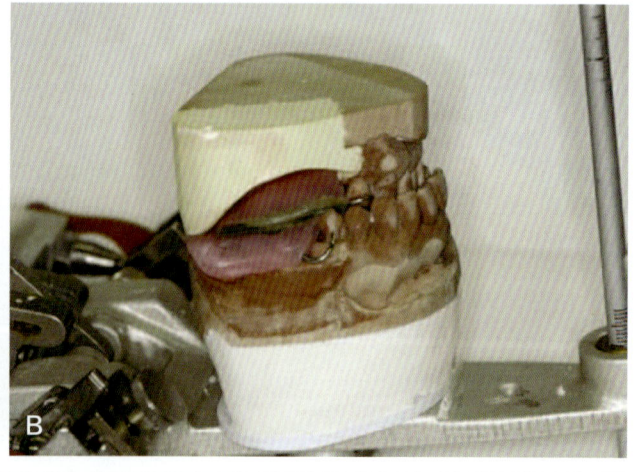

弹性材料是极好的颌间记录材料(图13-13),有些是专用来获取咬合记录的,具有极低的黏度、很小的闭合阻力、快速凝结、低回弹性、不会扭曲以及从口内取出后稳定性好的特点。在模型上𬌗架过程中,要注意确保所用的记录材料没有回弹性。

在将下颌模型固定到𬌗架下颌体上时,应将𬌗架倒置(图13-14A)。首先将𬌗架锁定在正中位置,调节切导针使𬌗架上下颌体前部的距离比两颌体平行时增加2~3mm。这是为了补偿颌间记录材料的厚度,这样,去除记录后,上下模型

图13-12 A. 铸造支架上制作的颌间记录蜡。缺牙间隙首先铺基托蜡,在口内调整以确保𬌗堤有足够的垂直高度。将蜡用蜡刀或热水浴软化,支架放入口中,小心引导患者闭口至以前确定(并经证实)为正确的颌位(此处为正中关系位)。从口内取出蜡记录,用热蜡刀去除多余的蜡,冷却并重新放入患者口内验证并记录。如果不能重复,将蜡再次软化(需要时可加蜡)重复上述步骤;B. 颌位验证后,立即将带有颌间记录的支架放置在下颌模型上,翻至上颌模型上方上𬌗架

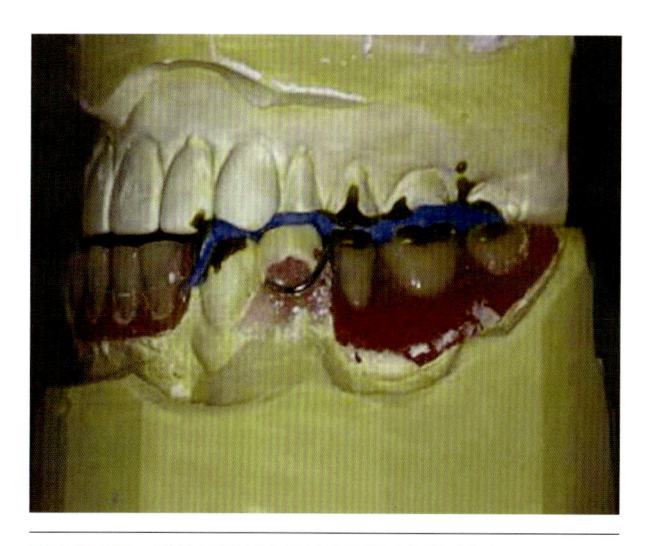

图 13-13 弹性殆记录材料用于记录颌间关系

接触时，殆架的上下颌体又接近平行。

模型底部应刻线并稍加磨光，以便将来取下。将诊断模型正确定位并固定好颌间记录后，用石膏将下颌模型固定在倒置的殆架下颌体上。

这样上殆架的模型处于正中关系位（图13-14B），医生可通过用非正中殆记录调节殆架，观察各个颌位间牙尖关系的影响，来进一步分析咬合关系。

咬合分析后，可将模型从殆架上取下，以便各自进行前述其他分析。在整个治疗过程中，架环上要留有标记，以便进一步分析之用。最好用固定的殆架，每次模型都放回同一个殆架上。

四、诊断发现

通过与患者交流及临床检查收集到的信息确定是否需要进行治疗，及需要何种治疗。通常有几种治疗方法可以选择，结合患者经济状况及修复的长期效果给患者制订最佳的治疗措施。可摘局部义齿修复可以为将来选择其他治疗方法提供可能，而这点在其他修复方法中是不太可能的。

通过医患交流能发现影响修复体选择的全身因素。但发现患者全身健康状况不佳时，应建议患者先进行全身体格检查。另外，经常看内科并服用多种药物的患者可能会存在口干，及因口腔菌群改变引起的菌斑相关性疾病。考虑到可摘局部义齿需要加强的口腔卫生意识及护理，有必要向患者讲明可能引起菌斑相关疾病发病增加的危险因素，并加以纠正。影响口腔黏膜健康的全身疾病（如糖尿病、舍格伦综合征、狼疮、萎缩性改变）会增加患者戴用组织支持式义齿的不舒适性，并影响治疗的方法选择。

对于曾经进行过修复治疗的患者来说，医患交流为治疗方案的选择提供了附加信息。观察旧

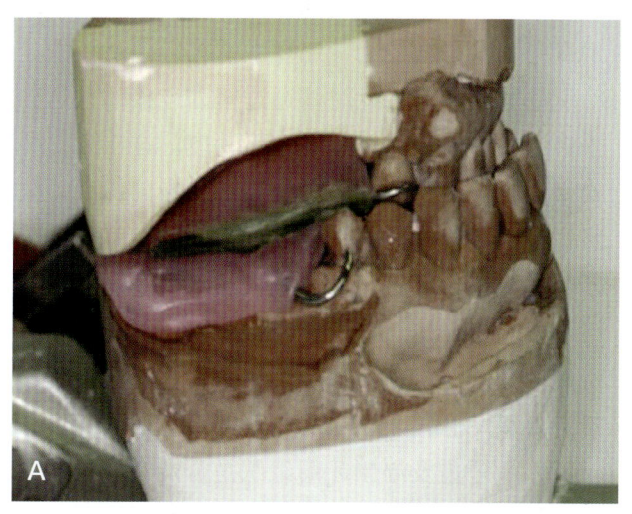

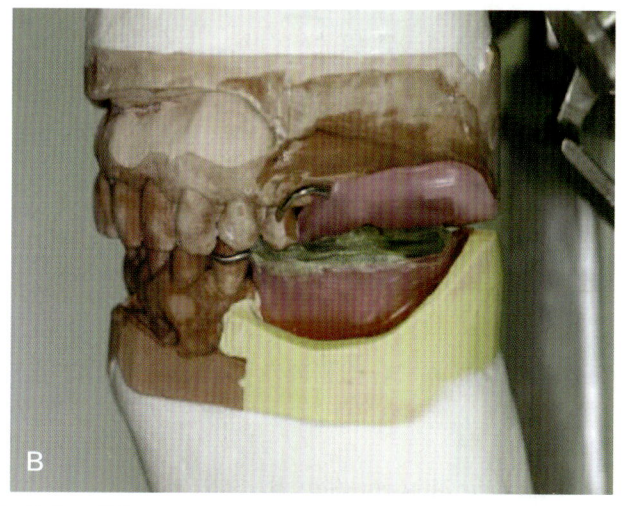

图 13-14 A.下颌模型倒置于上颌模型上方，以保证模型根据记录完全就位于对颌模型上并保持稳定。检查后部殆堤确保没有改变咬合记录的干扰接触存在。上下颌殆堤之间（或殆堤与对颌之间）应有间隙；B.上好殆架后的模型，显示患者的殆平面。患者眶耳平面与殆架底部平行。再次检查后部殆堤。殆堤之间或殆堤与对颌之间应有间隙，以确保咬合记录的位置完全来自软蜡记录，没有坚硬部分之间接触的干扰

义齿使用良好的优点或使用欠佳的原因（如果没有原因则更值得注意），对于判断患者的依从性非常重要。虽然临床检查可反映出患者口腔组织对治疗的反应，交流能调动患者的积极性并提供有意义的信息。如前所述，要通过交流判断患者对旧修复体不满的原因。一般来说患者比较重视义齿的支持、稳定、固位和（或）美观。对义齿设计特点和口腔条件的确认可以解释发生不适症状的原因，并提供解决的机会。如果在检查中没有明确这些关系，很难在不更换修复方式的条件下（如将可摘局部义齿改为种植支持的义齿）避免重复发生这些问题。

五、对检查结果的解读

通过口腔检查，可以得到与不同组织、条件及收集到的临床信息相关的诊断。整合这些诊断为确定最终的治疗方案提供了基础。治疗方案汇总了患者过去、现在及潜在口腔状况等几个方面。

了解如何整合不同的诊断是有帮助的；然后提出疾病处理的计划，最后考虑义齿修复时所需的支持和设计的细节。

疾病处理应包括参考 X 线检查结果、牙周病和龋病的评估、牙髓治疗的需要。重建义齿时需要包括与义齿支持相关的诊断信息（牙和剩余牙槽嵴）和与义齿设计相关的信息。与修复体支持相关的牙齿需要 X 线检查牙槽骨支持情况和牙根形态、牙髓状况、咬合因素分析、评价固定修复体或正畸修复的优点及确定是否需要拔牙。剩余牙槽嵴的支持包括 X 线检查牙槽嵴外形和高度及修复前手术处理的必要性。修复设计相关的考虑包括确定与下颌大连接体相关的解剖结构，牙齿改形以利修复体功能的需要及咬合分析。下面将详细介绍：

（一）X 线检查的解读

我们在此列举了很多关于口腔检查过程中需要进行 X 线检查的理由，更详细的内容见其他章节。读解中与局部义齿修复关系最为密切的部分是分析用作基牙的余留牙的预后。

（1）确认疾病：通过对 X 线片的临床评价明确疾病是很重要的。临床中发现的严重龋坏和（或）牙周病也同样能被 X 线结果所证实。描述龋损的严重性，包括龋损发生的数量和牙本质和（或）牙髓的侵袭，可以确定患者疾病的严重程度，以及需要何种治疗以保存牙齿。这点对于牙周疾病同样适用，诊断影响着为修复体提供支持的基牙目前和将来的预后。

X 线片可以确定与颌骨及牙齿相关的骨组织病损区。牙齿的稳定性和牙槽嵴支持对于修复体的预后非常重要。外科手术及术后的处理可因诊断不同（良性还是恶性）而有非常大的差别，并且最后的修复治疗常因切除术而变得复杂。

（2）牙支持：牙齿要支持修复体必须承受更大的负担，因此基牙牙槽骨的支持质量非常重要。无论是固定修复还是活动修复，基牙为修复体提供总的牙支持，必须承受更大的力尤其是水平向力。后者可通过建立稳定和谐的𬌗关系，以及通过大连接体将水平力分散到多个基牙上而减小。设计良好的牙支持式义齿能对抗水平力而保持双侧的稳定。许多情况下基牙可因设计了双侧坚固连接的大连接体而变得稳定。

相反，邻近远中游离基托的基牙不仅要承受垂直向和水平向的力，还要承受因远中基托的活动所造成的扭力。此时需通过坚固连接体来达到垂直向支持和稳定以抵抗水平动度，这在牙支持式义齿中同样重要，而可摘局部义齿同样必须依照这个原则设计。另外，邻近远中游离基托的基牙容易受固位体设计、基托大小、基托所获得的组织支持和𬌗力大小等因素的影响而承受扭力。所以，必须慎重评价每个基牙的现有牙槽骨的支持能力和骨组织对过去所承受的𬌗力的反应。

判断牙齿及周围牙周组织是否能良好地适应修复体的需要非常重要。X 线结果是否能预测牙齿在增加了修复体所承担𬌗力后的反应？对曾经承受过增加𬌗力的口腔组织作评价，能为预测将来的组织反应提供线索。了解骨密度、标志区及骨硬板的反应对这些判断很有帮助。

(3) 骨密度：身体任何部位骨的质和量常常通过 X 线检查进行评价。因为篇幅关系，关于基牙支持骨的详细论述不能包含在本章之中，读者应该认识到骨的改变有可能存在亚临床表现，但因为检查技术和仪器的问题而不一定被观测到。

对于一个医生来说，剩余牙槽骨的高度和质地是评价牙槽骨质与量的重要指标。在估计骨高度时，必须避免因角度因素造成的误差。从技术上讲，在拍 X 线片时，放射线中心应保持与牙和胶片两者均垂直。但短距离拍照（short-cone）技术不遵循这一原则，X 线是以预先确定的角度通过牙根。这种技术必然使得在冠方的颊侧骨被投射至高于舌侧或腭侧骨处。所以在确定骨高度时，必须沿着从根尖到牙冠的骨硬板线至骨硬板密度明显降低处为止。此处仍有密度较低的骨影像继续向牙冠方向延伸，这些额外的骨量代表的是假性骨高度。真实的骨高度是骨硬板线的密度明显减低处，这个部位重叠在牙根上的骨小梁已经消失，釉牙骨质界和真实骨高度之间的部分呈现裸露或低密度的影像。

骨质的 X 线检查虽然有害，却常常是必要的。但是应该强调的是，骨矿化程度的改变只有达到 25% 以上时才能通过常规的 X 线检查手段显示出来。理想的牙槽突骨质表现为有正常大小，且从根尖向冠部稍变小的牙间骨小梁空隙。正常的邻间牙槽突顶部表现为从一个牙齿的骨硬板延续到相邻牙骨硬板的一条较细的白线。骨小梁空隙的大小在正常限度内有很大的差别。由于形态和 X 线透射角度的关系，牙槽突的影像也会有很明显的不同。

正常骨质对于常规负荷有良好的反应。但是，在异常负荷作用下，会造成骨小梁空隙的减小，尤其是在与受影响的牙齿骨硬板直接相邻的骨组织。这种骨小梁空隙的减小（即所谓的骨压缩，bone condensation）常常被认为是有益的骨反应，表明骨质量的增强。这种解释并不完全准确，因为这种骨质改变通常显示有需要缓解的负荷存在，

一旦患者的抵抗力降低，则会逐渐失去有利的反应而在以后的 X 线片上反映出来。

牙周膜间隙的增宽常常提示有某种程度的牙齿松动，应进行临床检查。X 线表现结合临床发现可以提示医师避免利用这样的牙作基牙。另外，不规则的牙槽突表面提示存在进行性的骨破坏。

我们必须认识到 X 线表现反映的是已经发生变化的结果，而不一定代表目前的状况。例如，牙周病的进展可能已经超越了 X 线片上可看到的程度。如前所述，X 线表现只有在脱矿超过 25% 以上时才开始出现。但是，骨压缩可以显示目前的状况。

X 线的发现可以作为临床检查的参考，必须得到临床检查的验证，避免单独利用 X 线所见直接做出诊断。X 线检查还可以作为修复体戴入后定期复查的重要手段。任何形式的新的骨质改变均提示存在创伤性干扰，应确定干扰的性质并加以矫正。

(4) 标志区：标志区（index areas）是指支持牙槽骨内显示骨组织对额外负荷反应的区域。对额外负荷的良性反应是今后可增加负荷的指征。选择因邻牙缺失而已承受异常𬌗力或已承受正常𬌗力加倾斜力的牙作基牙，较选择没有承受过异常𬌗力的牙作基牙的风险要小（图 13-15、图 13-16）。如果可以通过改善咬合关系，修改𬌗面形态来减小异常作用力，从而使𬌗力合理分布，就完全可以选择这样的牙来支持义齿而不会有问题。同时，因为同一牙弓上某些部位的牙槽骨对额外负荷有良性反应，可以预期其他目前未承受额外负荷的牙齿也会产生良性反应。

其他的标志区还包括已承受异常𬌗力的牙齿周围，承受斜向作用力的移位牙齿周围，以及承受额外负荷的固定义齿基牙周围等。这些区域的骨组织对额外负荷的反应表现在支持骨小梁的形态、骨皮质厚度和骨硬板密度的改变，既可能是积极的，也可能是消极的。积极的骨反应意味着患者有能力在所需的部位建立额外的骨支持，而消极的骨反应则意味着患者没有能力对负荷产生

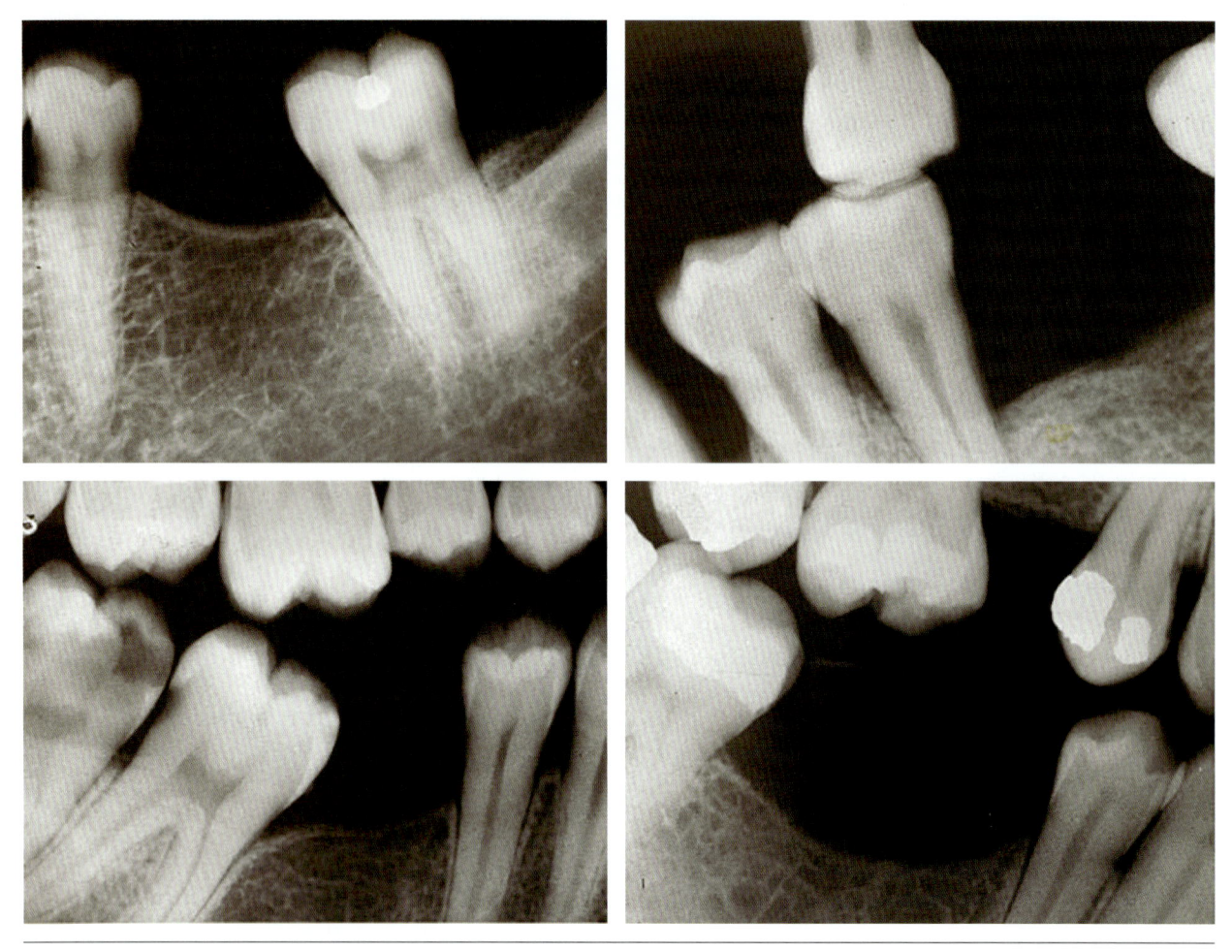

图 13-15 经受异常负荷的牙齿周围的骨反应可以预示当该牙做固定或活动修复体的基牙时可能发生的骨反应。这些区域称作标志区

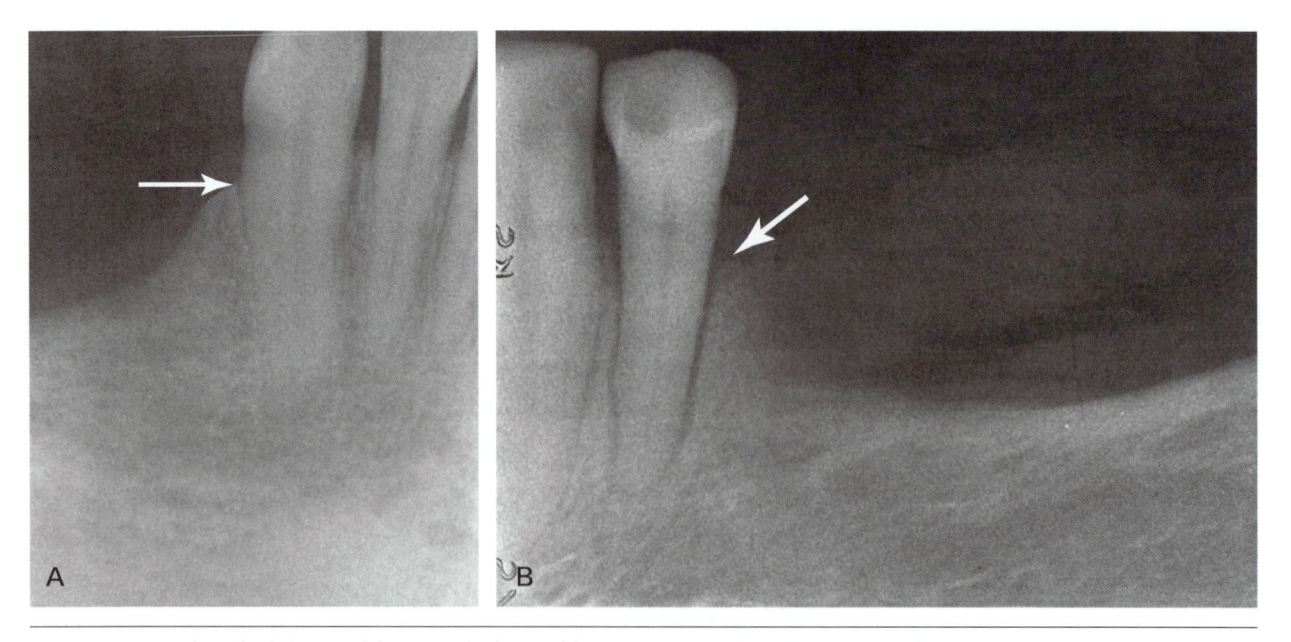

图 13-16 A. 为远中游离端义齿提供 10 年支持的基牙，针对局部义齿增加的负荷而有明显的积极的骨反应（箭头）；B. 为远中游离端义齿提供了 3 年支持的下颌第一前磨牙。对额外负荷呈现不利的骨反应（箭头）

良性的反应。

（5）牙槽骨骨硬板：在基牙的X线检查中还应注意牙槽骨骨硬板。骨硬板是一薄层骨密质，正常情况下呈线状包绕整个牙根，牙周膜纤维附着其上。作为骨密质，其功能是承担机械应力。在X线片上，骨硬板表现为X线阻射的白线，包绕在代表牙周膜的X线透射黑线之外。

当牙齿倾斜时，其旋转中心不是位于根尖部，而是在根尖1/3处。牙槽骨受压处骨吸收，而受拉处发生增生。因此，牙齿倾斜过程中骨硬板不均匀，显示在牙根同一侧同时存在压力和张力。例如，向近中倾斜的下颌磨牙，由于转动轴不在根尖而是其上方，使得骨硬板在近中侧冠方和远中侧根方变薄，而近中侧根方和远中侧冠方变厚。当牙齿向缺隙倾斜，形成新的𬌗关系并在新的位置上稳定下来时，杠杆作用随即消失。牙齿倾斜方向一侧的骨硬板整体变厚，这是对异常应力的自然反应。大多数骨小梁排列与增厚的骨硬板呈直角。

因此，对于某一特定的个体，均可在需要的部位建立骨支持。据此可预测出牙弓任何部位的牙齿作为基牙时对额外负荷的反应。但是，因为骨质有约30%有机物，主要为蛋白质，且机体不能大量储存蛋白质，身体健康状况的任何变化都会影响患者长期维持支持组织的能力。当患有蛋白质代谢异常的系统性疾病，修复能力受损时，骨质会吸收，骨硬板不连续。当患者未来的健康状况和增龄性变化不可预测时，必须尽量减小任何基牙的负荷。

（6）牙根形态：牙根形态在很大程度上决定了基牙的潜力，即能否负担施加于其上的额外的旋转力。牙根分叉的多根牙可比融合根、锥形根承受更大的应力，这是因为前者所受的力可通过更广泛的牙周膜纤维传递到更多的支持骨上（图13-17）。

（二）对牙周情况的考虑

在开始修复治疗前，必须检查评价全口及基牙的牙周状况。必须检查牙龈条件，附着龈宽度是否足够，以及是否存在牙周袋。理想的牙周条件是牙周组织无疾患，在可摘局部义齿连接体跨越龈缘处及其周围的区域有足够的附着黏膜，以抵抗由于功能和使用施加的机械刺激。当存在膜龈联合病变、骨丧失及牙齿松动时，必须确定病因并进行相应的治疗。

必须检查患者的口腔卫生习惯，并指导患者控制菌斑。口腔卫生习惯最重要的证据是初诊治疗前的口腔状况。口腔卫生的好坏多基于患者的本性，虽然对患者的口腔卫生宣教可能会有一定的影响，但必须进行长期的观察。可以合理地假设，患者在以后的时期里为控制菌斑所做的努力不会比他就诊前做的多。基于口腔卫生状况，在进行治疗设计时，必须考虑到几年以后，而不仅仅是

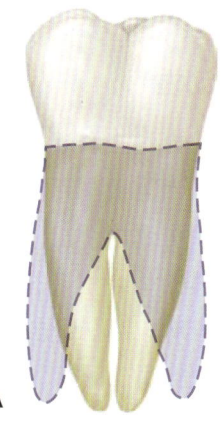

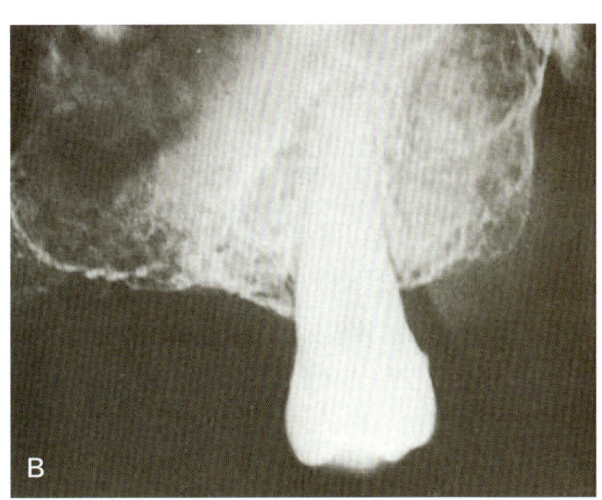

图13-17 A.有分叉牙根的磨牙作为基牙的预后明显好于融合根或锥形根；B.利用锥形根或融合根的牙作基牙者，在支架设计时应减小作用在此基牙上的负荷

几周或几个月。良好口腔卫生习惯具有诸多益处，最好不要让患者质疑这种益处，相反，当患者从口腔预防措施中获得好处时，也能消除其怀疑。因此对于高危病患，维护计划应每3～4个月进行一次，包括预防治疗及继续口腔卫生宣教。另外，对于使用组织支持式义齿的患者，为了维持良好的咬合关系，必须向患者说明治疗结束后定期复查的重要性。通过讲解随访观察和预防的必要性，使患者主动配合充填和修复治疗后口腔健康的维护。

戴入可摘局部义齿后，余留牙和修复体应进行严格的菌斑控制。由于可摘局部义齿要覆盖口腔组织，可能会改变口腔菌群。如果没有处理好修复体与剩余牙槽嵴和边缘龈上软组织的正确关系，伴随着口腔菌群的变化，组织的完整性可能会受到损害。

（三）龋活动性

必须考虑口腔内过去和现在的龋活动性及相应的保护性治疗。当需要基牙改形以容纳可摘局部义齿的组件时，可选用全冠，并可防止存在大的直接充填修复体的基牙出现充填体塌陷，降低继发龋的风险。有时，当患牙的颊侧或舌侧完好时，可做3/4冠，但存在龋坏、脱矿的早期龋损区域、磨耗及牙骨质暴露时，一般不采用冠内修复体（嵌体）。

频繁摄入糖类可引起牙根、修复体周围或局部义齿相关卡环部位的龋坏，建议适当地摄入糖类（小量、低频率摄入），并定期进行菌斑的去除。使用含氟牙膏、漱口液或每天通过塑料托盘使用1%NaF凝胶（个别病例，如放射性口干综合征），可达到极好的保护效果。

由涎腺退行性变（舍格伦综合征）或各种治疗引起的口干综合征，可增加龋的发生率和严重程度，并对口腔黏膜造成刺激。可用人工唾液缓解口干，它以羧甲基纤维素钠为基质，可添加氟化物以抑制龋的发生。长期频繁应用可获得高氟的口内环境，从而促进早期龋的再矿化。虽然进

行口腔卫生宣教是牙医队伍的责任之一，但饮食方面的问题应该有营养学家的参与。

（四）修复基础评价——牙齿和剩余牙槽嵴

修复基础评价是为了确保健康牙齿和（或）剩余牙槽嵴提供稳定的支持，从而使修复体功能最强，患者最舒适。因此，评价的关键在于确定不能提供足够支持及保证稳定的情况。

（五）外科准备

必须在修复前确定是否需要进行外科手术或拔牙。牙列缺损的牙弓与牙列缺失的牙弓，其牙槽嵴外科准备的标准一样。应去除覆盖基托区域的可整体移动的松软组织和增生组织，以给义齿提供坚实的基础。若下颌隆突影响舌杆的放置或义齿的就位，则应去除。同时应去除影响义齿就位的任何骨质突起。义齿就位道由基牙的导平面确定。但有时，局部义齿的就位道可能会不可避免地受到一些因素的影响，例如在选择就位道时，必须考虑义齿固位和美观的问题。

修复前外科准备方面的临床研究的发展，给牙列缺损患者带来了更好的修复效果。植骨术和引导骨再生术用以改善基托区牙槽骨支持，取得了不同程度的成功。在病例选择、疗程计划、外科和修复操作上要有良好的技巧和判断，才能得到好的临床效果。骨整合式种植牙可以提供良好的支持，应用于为可摘局部义齿的基牙。对任何外科操作，其疗效取决于详细的治疗计划和细致的治疗、操作。

下列3个原因可作为拔牙的指征：

（1）不能维持在健康状态的牙齿必须拔除。现代牙周治疗及保存治疗技术，包括牙髓治疗技术的进展，使得过去必须拔除的一些牙齿得以保留。在建议拔除之前，必须从预后及经济的角度考虑所有合理的治疗方法。

（2）若某一牙齿缺失可使局部义齿设计更为简单合理，则该牙可以拔除。严重错位的牙齿（下

颌牙舌倾、上颌牙颊倾，以及后牙向近中缺隙侧倾斜），若其邻牙排列正常且作为基牙可以提供足够的支持，则该错位牙可以拔除。判断是否拔除牙齿，取决于适当治疗的结果，如果修复体不能提供满意的外观和支持，或通过正畸治疗不易排齐的牙齿，则可考虑拔除。当错位的牙齿是远中基牙时，该牙的存在可以制作理想的牙支持式义齿，而拔除该牙不得不设计远中游离端义齿时，则不能随意拔除该倾斜牙齿。若牙槽骨支持足够，则应尽量保留远中基牙，以避免形成组织支持式的游离缺失。无足够牙槽骨支持的牙齿，若预后不佳，或其邻牙更适于做基牙，则可拔除。这样的牙齿是否拔除，取决于其动度、牙周条件、与支持力有关的牙根数目、长度和形状。

（3）严重影响美观的牙齿可拔除，以义齿修复来改善外观。在这样的情况下，若冠修复能满足美观要求，则冠修复优于拔牙后活动义齿修复。若因为牙齿位置影响美观而拔除，则在前牙修复时，需要权衡可摘局部义齿修复涉及的生物力学问题和用固定修复涉及的美观效果的利弊。一般认为，尽管现代冠桥技术有了很大进步，前牙修复仍以可摘义齿较为美观。但是，由于可摘义齿机械方面的缺陷，前牙缺失进行修复时仍常使用固定修复体。

修复前外科治疗还需考虑采用可摘局部义齿还是种植支持义齿进行修复。以下讨论的几种牙齿缺失情况与修复方式的选择密切相关。

1. 短缺牙间隙

当缺失牙齿数目≤3颗时，可选用天然牙支持或种植支持的固定义齿，以及可摘局部义齿。选用种植义齿修复时需确定有足够的骨量，或是以最小的代价获得足够的骨量，以容纳适宜的种植体来支持人工牙。种植义齿不需要天然牙提供固位、稳定和支持，因此具有不增加天然牙列负担的优点。当代种植技术（外科及修复联合）具有可预测性，用于短缺牙间隙修复时的最大优点是不损伤邻接的天然牙齿。但是当缺牙区相邻的余留牙也需要修复时，应考虑传统的修复体。

2. 长缺牙间隙

缺失牙数目≥4个时，为长缺牙间隙，这为天然牙支持的固定义齿提出了很大的挑战。因此治疗这类缺损常采用可摘局部义齿或种植支持义齿。如前所述，种植修复需要足够的骨量并且增大的缺牙间隙需要更多的种植体。由于长缺牙间隙牙槽嵴较大，采用牙槽骨增高术的比例也增加。这两个特点使得种植义齿修复长缺牙间隙的费用比采用可摘局部义齿高很多。同时，采用牙槽骨增高术也增加了种植的失败率，限制了种植义齿的广泛应用。由于可摘局部义齿主要依靠牙支持（除非缺牙区跨越了前牙区和后牙区，使其功能运动类似于远中游离缺失），可以为义齿提供足够的功能稳定性。

3. 远中游离缺失

在缺牙区一侧无可以提供的牙支持时，可摘局部义齿和种植支持式义齿是主要的治疗方式（如对侧上颌为半口义齿时，部分患者也可采用双基牙固定的单端固定桥）。很明显，如果由于解剖因素不能采用种植支持式义齿，而又不能通过外科手术的方法改变这种状况，可摘局部义齿就是唯一的修复方法（除非选择不修复）。尽管目前的外科技术可以突破解剖结构的限制，但是基于对患者全身状况的考虑，对外科发病率的担心，延长的治疗时间及高昂的费用都限制了种植义齿的应用。需要提出的是，从长期的角度考虑，两种修复方式的费用没有太大差异，这是因为可摘局部义齿中剩余牙槽嵴持续性的吸收而种植义齿中不存在这个问题。

4. 牙髓治疗

不同类型可摘局部义齿的基牙承受着不同的力。与牙支持式义齿不同，远中游离端义齿的基牙存在扭力。因此，远端游离义齿中曾行牙髓治疗的基牙比牙弓中经过牙髓治疗但不需承担可摘局部义齿功能的牙齿更易发生损伤。

由于牙支持可以辅助控制修复体的运动，因此可摘局部覆盖义齿的设计中应包括预期基牙的牙髓治疗，尤其是用于控制远中游离端的运动。

（六）咬合因素分析

利用在殆架上的诊断模型进行咬合因素分析，医生必须确定是接受并维持现有的咬合关系，还是通过调殆和（或）高嵌体修复的方法来改善咬合关系。必须谨记，局部义齿只能补偿在义齿制作时已经存在的殆关系。决定咬合模式的主要力量是余留牙牙尖协调与否，及其本体感觉作用对下颌运动的影响。人工牙最好与现有咬合关系的功能参数相协调，即提供双侧、同步的功能接触。

第18章阐述了适合牙列缺损修复的殆型。参照这些建议，可为牙列缺损的病例调整现有的咬合关系，或建立更适合的殆型。

必须在义齿制作前完成对天然牙咬合关系的改善，而不是在其后进行。任何形式的咬合重建均应使修复后的牙列与已存在的天然殆力或重建的殆力相协调。因此，在制作咬合重建治疗计划时必须首先确定是否保持或改善现有的垂直距离，以及正中殆和非正中殆接触关系。如果需要调殆，则必须在口内选择性调磨前进行咬合分析。如果需要进行咬合重建，应列出方法和步骤，作为整个治疗计划的一部分。

（七）固定修复

有时需要采用固定义齿修复亚类缺隙，而不是将其连在局部义齿上，以免损伤孤立的基牙。但同时要考虑总体费用的问题，根据以往的经验，对于牙支持式缺隙多倾向于采用固定修复，除非利用此缺隙可简化局部义齿的设计而又不损伤基牙。使用可摘局部义齿将孤立基牙与远中游离端基托相连，用以修复多个牙支持式缺隙的局部义齿是一种失败的设计。在可能的情况下，对生物力学因素和余留牙健康的考虑应优先于经济因素。

（八）正畸治疗

有时，错位牙经正畸移动后进行固定义齿修复可以达到比局部义齿更佳的力学和美观效果。虽然部分缺牙的牙弓不能提供足够的支持以对抗牙移位，但采用精心植入的种植体增加支持，并在以后的修复中作为基牙，为这类患者扩大了正畸的适应证。

（九）选择下颌大连接体

如第5章所述，选择舌杆还是舌板的判断标准是患者舌上抬时的口底深度。由于舌杆和舌板的下缘处于同一垂直水平，且口腔准备取决于下颌大连接体的设计，因此在口腔检查中必须确定采用何种大连接体。检查时用牙周探针测量上抬的口底至舌侧龈缘的距离并进行记录，在诊断模型和工作模型上对比检查。仅用模型很难确定使用何种大连接体，因为模型不一定能精确地反映患者口内真实的口底运动范围，其后果常常是不得不调磨连接体下缘，以缓冲其对口底敏感组织的压迫，从而损坏了连接体的强度。

（十）余留牙改形

前牙和后牙的临床牙冠在改形前不能为局部义齿提供良好的支持。不经过适当地改形，修复体不能从基牙上获得足够的支持与稳定，造成患者的不适。许多局部义齿修复失败的主要原因是，在取工作模型之前，牙齿没有适当地改形以确立导平面或使之适合于放置卡环或支托。牙齿近缺隙的表面应平行，以做导平面，预备足够的支托间隙，改变不利的牙齿外形（图13-18），这些都是非常重要的方面，在口腔预备的计划中绝不可忽略，以免造成修复的失败。

卡环的设计取决于固位、稳定、拮抗和支持区域的位置及其与确定的就位道和脱位道的关系。如果未将不利的倾斜牙改形，不仅会将卡环的设计复杂化，而且往往会由于卡环设计不当导致义齿的失败。

不利的错位牙或倾斜牙可能导致卡环的某些部位与对殆牙形成干扰。牙齿的邻面不平行，则不能提供义齿就位和脱位的导平面，而且会形成过大的倒凹区，这不可避免地使连接体远离牙齿表面，造成食物嵌塞。要经过舌倾的下颌牙齿达

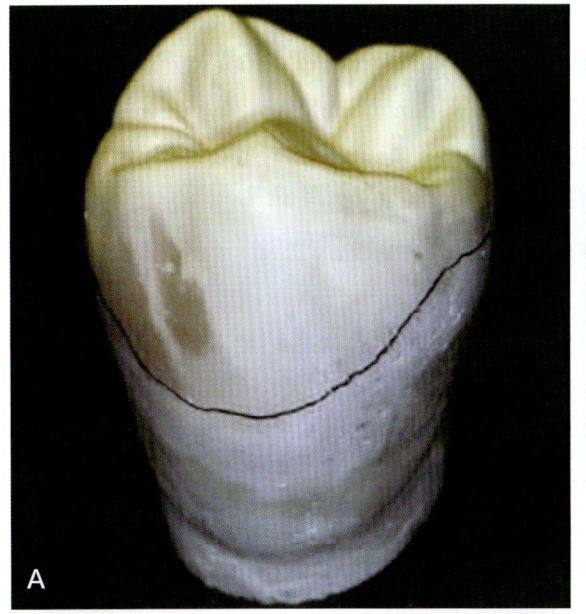

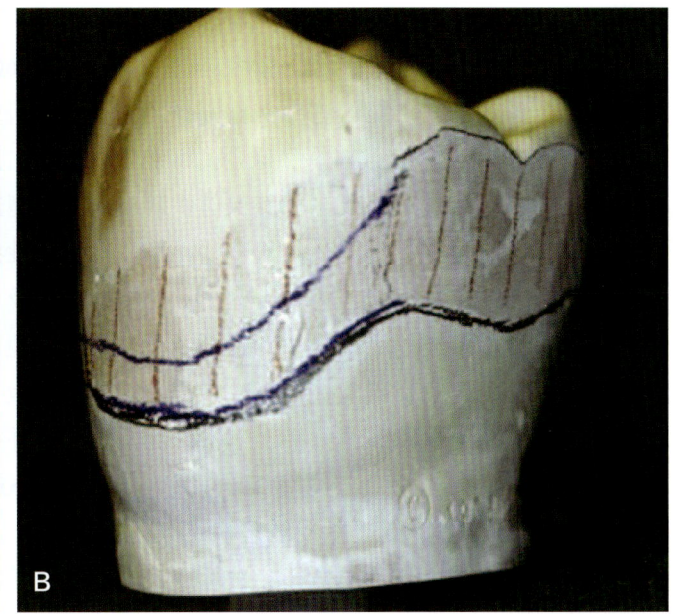

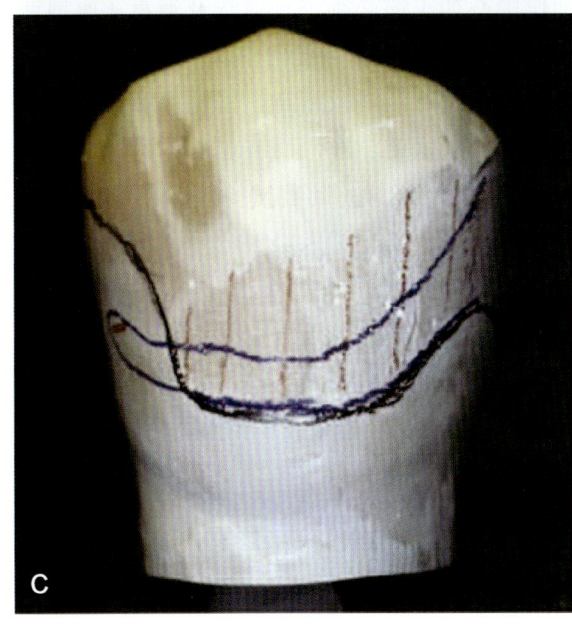

图 13-18 A.未磨改过的下颌前磨牙颊面显示该牙典型的外形高点位置（中 1/3 与𬌗 1/3）；B.邻面需要磨改（阴影区）以形成导平面；C.磨改颊面以使外形高点的位置有利于卡环的放置。基牙磨改由邻面延伸到颊面，牙体磨除量通常不能超过 0.5mm

到就位时，舌杆大连接体的间隙将会很大，形成食物嵌塞，且舌杆的位置会影响舌的功能和舒适。上述这些只是口腔准备不足的一部分后果。

要尽量少磨除牙体组织，且磨过的牙面不仅要抛光，还应进行氟化处理，以减少龋坏发生的可能性。如果改形不得不磨掉釉质层，则应用合适的充填材料进行外形重建。在决定是磨改釉质层还是以保护性充填体改变牙齿外形时，应综合考虑患者的年龄、龋活动性及口腔卫生习惯。

经常需要磨改的部位是下颌前磨牙舌侧面、下颌磨牙舌侧及近中面、上颌前磨牙远中颊轴线角以及上颌磨牙近中颊轴线角。单靠目测检查很难确定牙齿相对于就位道、固位体和支持区的实际倾斜程度，应在目测后用模型观测仪对诊断模型进行综合分析。

六、感染控制

美国牙科协会推荐齿科治疗中使用疾病控制中心（Centers of Disease Control，CDC）建议的感染控制措施。最新的推荐标准是 2003 年制定的，包括了从 1993 年以来更新的指导。多数的更新与原有标准相似，大多数仍然是老一套。这些措施的目的是阻止和减少疾病从患者向口腔健康护理工作者传播，从口腔健康护理工作者向患者，和患者之间传播的潜在可能。这个文件强调"标准的预防措施"（代替"一致对待"原则）即暴露防护和阻止病原菌通过血液或在口腔保健护理过程中传播。

主要的更新和补充内容包括：标准预防措施而不是一般预防措施的应用，个人感染的健康护理防护，或者是职业暴露防护传染性疾病；控制职业暴露发生血源性的病菌传播，包括感染后的预防，这些病原菌有：乙型肝炎病毒（HBV）、丙型肝炎病毒（HCV）、人类免疫缺陷病毒（HIV）；选择和使用装置防止利器损伤、接触性皮炎和橡胶过敏症；手部卫生；牙椅上的供水系统；菌膜和水的质量；特别要考虑口腔科用的手机和其他接触到空气水管道的设备，吸唾器，放射线，口腔冲洗药物，口腔外科处理，一次性使用器械，活检和拔牙操作，激光和电刀处理，结核分枝杆菌，克雅氏病和其他朊病毒，方案评估，和研究考虑。这个指导提供了降低疾病传播的指导措施，包括口腔医护工作者和患者。

牙科治疗患者及医护人员可能通过血液和（或）口腔及呼吸道分泌物而接触各种各样的微生物。这些微生物包括感染上呼吸道的细菌和病毒，以及巨细胞病毒、乙型肝炎病毒（HBV）、丙型肝炎病毒（HCV）、单纯疱疹病毒Ⅰ型及Ⅱ型、人类免疫缺陷病毒（HIV）、结核杆菌、葡萄球菌、链球菌。牙科操作中感染源的传播有以下几个途径，包括直接接触（血液、唾液或其他分泌物），间接接触（污染的器械、口腔设备或环境表面），或接触口腔和呼吸道中依靠空气传播的喷溅物或气雾中包含的污染物。无论何种传播途径，必须有"传播链"存在。它包括易感的宿主、足够感染能力及数量的病原、进入宿主的入口。有效的感染控制措施必须打断感染链中一个或多个环节。

疾病控制中心的研究表明，暴露于艾滋病病毒的衣物常规洗涤后即可安全使用。当衣物沾染血液或其他体液时，可用常规洗涤剂高温洗涤（60～70℃）后机器烘干（100℃或更高）。这些研究表明，干洗及蒸汽热压也可杀灭艾滋病病毒。口腔病损提示患有感染性疾病的患者，或者有乙型肝炎、艾滋病、艾滋病相关综合征或其他感染性疾病的患者均应进行适当的全身治疗。除环境及设备的消毒外，所有器械、磨石、钻针以及其他可重复使用的物品，均应在2%戊二醛溶液中浸泡10分钟，开始消毒前应清除附着的残屑，清洗并拭干。不耐高温的物品可用氧化乙烯（ethylene oxide）气体消毒。

口腔内使用的所有材料，包括技工材料（印模、咬合记录、固定及活动修复体、正畸矫治器），在制作中心加工前必须进行清洗及消毒（原地或远处）。制作中心加工的任何修复体在戴入患者口腔前也必须进行清洗及消毒。每一次磨光均应使用新的、加碘伏的浮石，而装浮石的容器用过之后应及时清洗、干燥。随着材料科学的不断进展，对特殊的材料建议医护人员遵守厂家说明书进行消毒。作为指南，使用中等活性的化学杀菌剂（如医院用抗结核消毒剂）适合此类消毒。牙科诊所及制作中心间就材料及设备消毒方面制订详细的方案，对于预防交叉感染有重要意义。

七、鉴别诊断：固定义齿或可摘局部义齿

口腔整体功能重建（治疗疾病、修补牙体缺损和修复失牙）是治疗牙列缺损患者要达到的目标。尽管牙支持或种植体支持的固定义齿是修复缺失牙常用的方法，但是许多情况下采用可摘局部义齿更好。

口腔医生应让患者听取不同的意见，并从患者的利益出发选用最好的设计。最终治疗方案的选择必须结合患者的经济条件和个人意愿。例外的情况是，对侧有亚类缺隙的Kennedy第Ⅲ类牙列缺损，采用可摘局部义齿修复设计简单，且具有更好的跨牙弓稳定性（图13-19）。

尽管不常见，使用单侧可摘局部义齿取代固定义齿修复单侧牙列缺损并不恰当，其缺乏跨牙

弓稳定性，对基牙产生过大应力，更重要的是义齿松脱时有误吞的危险。因此不鼓励使用单侧可摘局部义齿。

（一）固定修复的适应证

1. 两端均有基牙的缺隙

通常，任何单侧牙齿缺失，缺隙两侧牙齿均适合做基牙时，应选用固定义齿修复，缺隙每侧用1或2个基牙。桥体长度和基牙牙周情况决定所需基牙的数目。如前所述，如技术上可行且为患者接受，也可采用种植体修复该缺隙。种植义齿不增加邻牙的功能负荷，体现了对牙齿的保护作用。

对于传统的固定义齿，基牙不平行时可采用套筒冠或锁结式连接体获得平行就位。条件好的基牙可使用较保守的固位体，如部分冠、树脂熔附金属修复体，而不必用全冠修复。决定在基牙上使用非冠修复体时，必须全面考虑患者的年龄、龋活动性、口腔卫生习惯以及口腔余留组织的健康情况。

单侧固定修复有两个特别的禁忌证，一是缺隙过长，基牙不能承受非轴向𬌗力而引起创伤；二是基牙有牙周病导致牙周支持能力下降，需要跨牙弓的稳定作用来保护基牙健康。在这两种情况下采用双侧设计的可摘局部义齿可更为有效地修复缺失牙。

2. 亚类缺隙

当Kennedy第Ⅲ类牙齿缺失区的对侧有亚类缺隙时，更有利于可摘局部义齿的支持和稳定。这样的缺隙不必采用固定义齿修复，因为它可简化可摘局部义齿的设计。但是，这样的亚类缺隙由单个孤立基牙形成时，应该采用固定义齿修复该缺隙。固定义齿可稳定孤立易损的基牙，而且，由于不必增加基牙为额外的缺隙提供支持和固位，可简化义齿的设计。

当一个Kennedy第Ⅰ类或第Ⅱ类缺损的亚类缺隙位于孤立基牙的前方时，此基牙所承受的因可摘局部义齿游离端移位所造成的创伤将远超过其耐受能力。此时必须将孤立的基牙与邻近的余留牙进行夹板固定。基牙牙冠的外形应有利于义齿的支持和固位，且固定义齿的前方基牙或桥体𬌗面应为支持义齿的稳定部件提供便利。

3. 前牙亚类缺隙

通常任何牙列缺损的前牙缺隙最好采用固定方式修复，但是仅有前牙缺失的Kennedy第Ⅳ类也有例外。某些情况下可摘局部义齿修复前牙可以取得更好的美观效果，有时将前牙的亚类缺隙设计入可摘局部义齿时，可以简化义齿的整体设计（图13-20）。当组织和骨过度吸收使固定桥的桥体过长且偏腭侧，不能达到良好的美观效果和𬌗关系时，采用可摘局部义齿修复可以获得更好的效果。然而，大多数情况下，从力学和生物学的观点来看，前牙缺失最好用固定义齿修复。这样随后用可摘局部义齿修复后牙缺失可以简化义齿设计，并得到更满意的结果。

4. 单侧磨牙缺失的修复（短牙弓）

对于单侧缺失的磨牙有时需要考虑是否要进行修复（图13-21）。决定是否修复时必须考虑修复治疗对患者余留口腔组织的影响和对患者远期预后的好处。如要采用固定修复方式，则只有单端固定桥或种植修复可供选择。单端固定桥最适

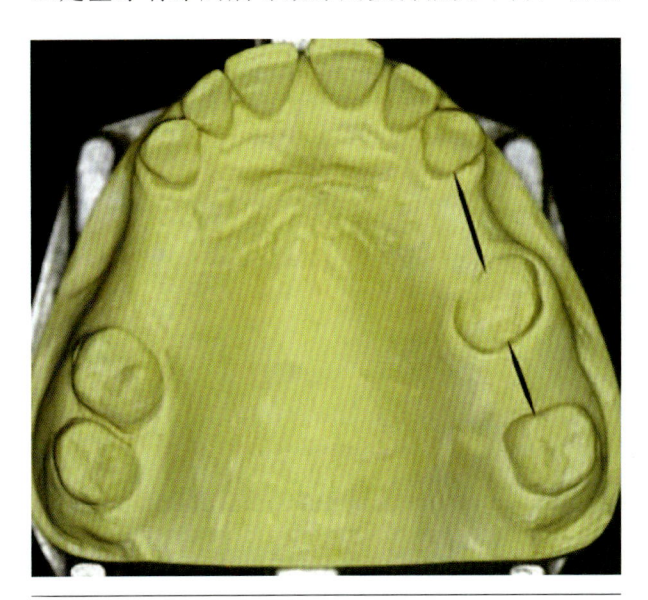

图13-19　Kennedy第Ⅲ类2亚类牙列缺损患者左侧的亚类缺隙（标记A的缺隙）宜采用可摘局部义齿修复而不是用长跨度的固定桥修复。这可以大大简化可摘义齿的设计，显著增强其稳定性

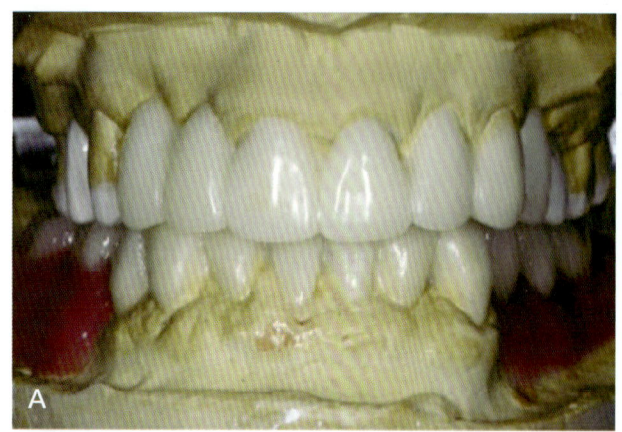

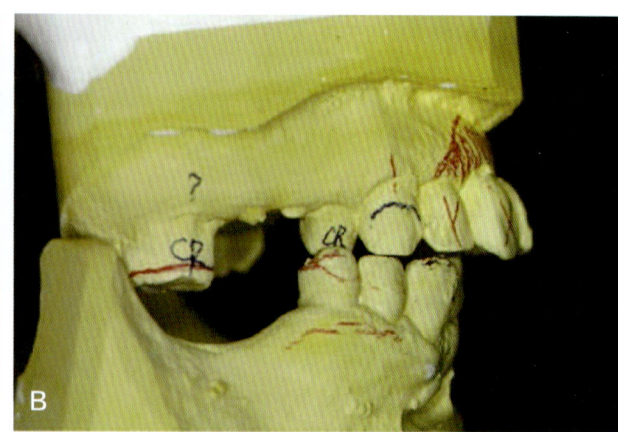

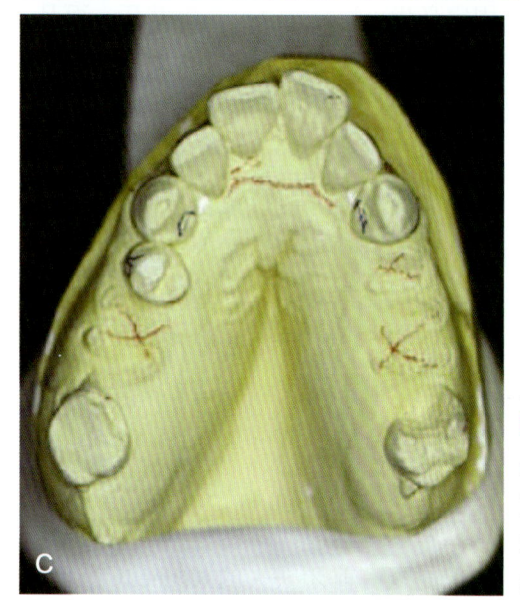

图13-20 A. 对此复杂病例进行诊断性试排牙显示其右上尖牙、侧切牙最好采用固定义齿修复，其牙槽嵴缺损不多，且邻牙能提供良好的固位支持；B. 与A中病例相反，本例由于上颌尖牙的条件及需要同时修复前牙和缺失后牙这种复杂情况，出于美观考虑，需将上颌前牙向腭侧移位；C. 前牙较易于采用可摘局部义齿修复（承蒙 M. Alfaro 博士供图）

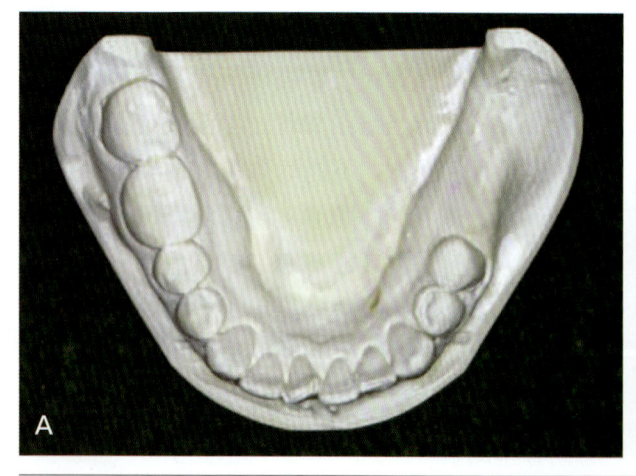

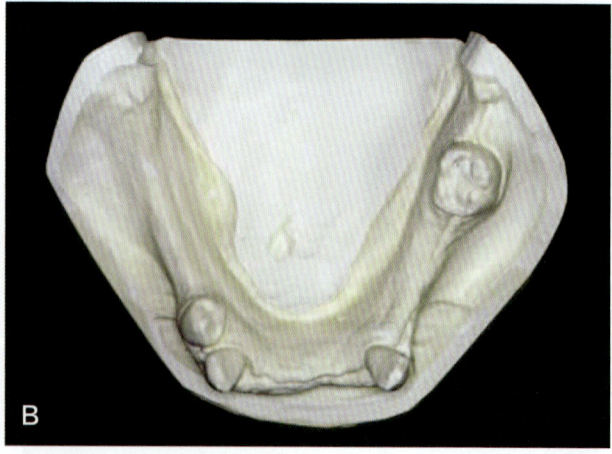

图13-21 A. 单侧磨牙缺失。如果患者剩余的6颗后牙（双侧前磨牙，右侧第一、第二磨牙）有对颌牙，那么修复左侧缺失磨牙所获得的功能恢复并不大；B. 与之相反，本例中恢复后牙咬合关系所获得的功能就很显著了

合于不需修复第二磨牙而只需恢复第一磨牙的咬合情况。修复的第一磨牙与对颌的天然第一磨牙之间只需维持轻微的𬌗关系。单端桥的桥体在颊舌向应减小，与对颌牙的𬌗接触面积不应超过𬌗

面的 1/2～2/3。这种修复方式通常是恰当的。但是，如对颌牙为天然牙，则单端桥至少应采用两个基牙。

如果用可摘局部义齿修复单侧磨牙缺失，则必须采用游离端义齿。利用大连接体将游离端基托与非缺失侧的固位和稳定部件相连，这样会产生不利的杠杆作用，且非缺失侧的固位体常常达不到满意的效果。在决定是否制作单侧远中游离端义齿时需要考虑对颌牙和上颌结节的远期效果这两个重要因素。

首先是对颌牙。为了防止对颌牙的伸长或移位，必须为其提供咬合关系。这一点远较提高咀嚼效率重要，修复单侧缺失磨牙的原因很少是为了单纯恢复咀嚼功能。

第二是上颌结节今后的远期效果。上颌结节如果不被覆盖，常常会下垂和增大，增加今后修复治疗的困难。但是如果用可摘局部义齿基托覆盖，由于间断性的咬合刺激作用，可保持正常的大小和位置。此种情况下采用有跨牙弓稳定和固位作用的可摘局部义齿比不覆盖上颌结节的效果要好。

（二）可摘局部义齿的适应证

虽然可摘局部义齿通常只在不能采用固定修复时才考虑，但是有几种情况特别适合进行可摘局部义齿修复。

1. 远中游离缺失

可摘局部义齿常常是修复游离端后牙缺失的最佳方法，尤其当患者无法进行种植修复时（图 13-22B）。除了当第二（或第三）磨牙缺失又不必修复，或缺失第一磨牙可采用多基牙支持的单端固定桥或种植修复以外，后牙缺失通常最好采用可摘局部义齿修复。最常见的牙列缺损为 Kennedy 第Ⅰ类和第Ⅱ类。对于第Ⅱ类缺损，如果主要缺隙的对侧存在一个亚类缺隙，将有利于可摘局部义齿获得固位和稳定。如果没有此亚类缺隙，则需要对选定的对侧基牙进行磨改以便放置适合的卡环，或者采用冠内固位体。如前所述，其他的亚类缺隙最好采用固定义齿修复。

2. 近期拔牙者

近期拔牙者如果采用固定修复常常不能获得满意的结果。如果是今后需要重衬或今后将进行固定修复，可先采用暂时性可摘局部义齿。此时最好采用全塑料式义齿而不是铸造支架式义齿，这样既可大大降低患者近期的费用，还便于今后进行过渡性修改，包括植入种植体后以及修复前的修改。

拔牙后会造成明显的组织改变。拔牙后的非游离缺隙最好先采用可摘局部义齿修复。这样可以对牙支持式的塑料义齿基托进行重衬，还可改善美观、口腔清洁和舒适感。义齿的支持由位于缺隙两端基牙上的𬌗支托提供。

3. 长跨度缺隙者

如果基牙健康，义齿支持作用的传导方式适当，而且义齿支架足够坚固，那么长跨度缺隙也可以是完全牙支持式的。邻近缺隙的基牙对可摘局部义齿的支持作用与固定义齿几乎没有任何区别。但是如果没有跨牙弓的稳定作用，两端基牙将承受过大的扭力和杠杆作用。因此，采用从牙弓对侧的基牙获得固位、支持和稳定作用的可摘局部义齿修复才是合理的修复方式。

4. 需要双侧稳定作用者

对于牙周病患者，除非采用多基牙的夹板固定作用，否则固定义齿将有损于基牙的健康。而可摘局部义齿可利用其跨牙弓稳定作用，对有牙周病的余留牙起到牙周夹板的作用。如果所有基牙均经过适当的预备和修复，可摘局部义齿的修复效果将远远好于单侧的固定义齿。

5. 牙槽骨过度丧失者

固定义齿的桥体与剩余牙槽嵴的位置关系必须正确且应与黏膜接触少。当存在过度吸收时，由基托支持的人工牙可以比固定义齿的桥体更易于排列在适当的颊舌向位置上（图 13-22）。

与固定义齿不同，基托支持的人工牙不一定排在牙槽嵴顶上，而可更接近天然牙列的位置，以便与舌和颊正常接触，特别是在上颌义齿。

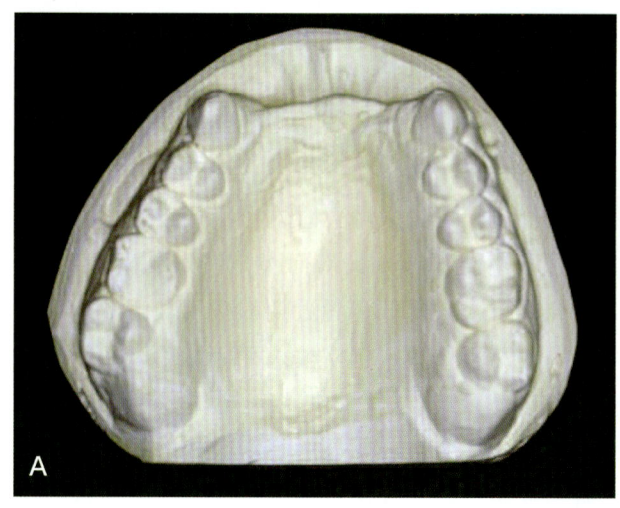

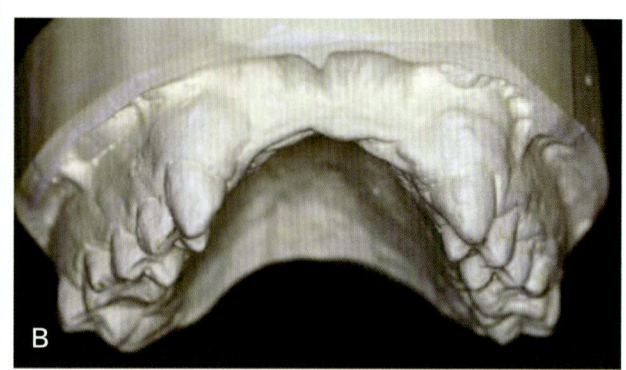

图 13-22 A. 前部牙槽嵴缺损（Kennedy 第Ⅳ类）模型的殆面观显示牙槽嵴顶偏向腭侧。如果采用固定义齿修复，对殆牙列的切嵴位置将使人工牙的位置偏唇侧，造成桥体形态不良；B. 同一个模型唇侧观显示了显著的垂直骨量丧失。最好用可摘局部义齿来修复缺失牙和恢复牙槽骨解剖形态

前部牙槽骨吸收常发生在唇侧，使切牙乳突位于剩余牙槽嵴顶。中切牙的正常位置在此解剖标志前方，将人工中切牙放置在任何其他的位置均不自然。此时如果采用前牙固定义齿修复，位于过度吸收的剩余牙槽嵴唇斜面上的桥体，其位置过于偏舌侧会使唇部缺乏支持。为了使桥体的切端与下颌前牙有咬合接触，唯一的办法只能是将其过度地、不自然地唇向倾斜，而无法恢复美观和对唇部的支持。如果一个可摘局部义齿的人工前牙与剩余牙槽嵴贴合，也会存在同样的问题。因此，义齿必须有唇侧基托，才能使人工牙排列在接近天然牙的位置。

下前牙的修复也应采用同样的方法。有时下前牙固定义齿可达到 6 个单位或更长，而根据现有的缺隙长度，只有少恢复一个牙，或恢复原有的牙数但每个牙均过窄而不美观。因为桥体沿已经吸收的牙槽嵴形态排列，所以无论哪种情况固定桥均呈一条直线。而采用可摘局部义齿修复时，无论剩余牙槽嵴的形态如何，均可以使人工牙与唇和对颌牙列处于有利的位置关系。但是，此类可摘局部义齿必须从相邻的基牙获得有效的支持作用。

6. 非常健康的基牙

有时为了保留健康基牙的天然状态而不进行牙体预备，也采用可摘局部义齿修复。如前所述，如果是因为觉得不需要磨改牙体而采取可摘局部义齿修复的话，义齿将会缺乏来源于基牙的稳定和支持作用。

当存在这些情况时，口腔医生应对现有的基牙釉质表面进行磨改，预备出导平面、殆支托凹、最佳固位区和放置稳定部件的非固位区。如果通过对基牙的磨改能得到最佳的修复体功能，则天然牙的长期保持也就能得到最好的保证。因为这些牙体磨改也保证了天然牙列最和谐的使用。

7. 预后不佳的基牙

如果一个基牙的预后不好，或在治疗期间已出现问题，则可能需要修改义齿设计以补偿今后基牙的缺失。有问题的余留牙可以包括在原始设计中，如果今后该牙缺失，可以在义齿上进行修改或重新制作义齿（图 13-23）。义齿的设计应考虑到以后需要增补的可能性，但是仍有很多设计不能做到这一点。

在采用有问题的牙做基牙时，先要用各种检查手段来确定此牙作为基牙的预后情况。当原有基牙缺失而其邻牙必须作为基牙时，在旧义齿上增加人工牙并不像增加固位装置一样困难。

有些情况下保留一个有问题的单个后牙作为

牙不能轻易作为基牙，因为当其缺失后增加新的基牙固位体存在困难。此时即使必须修改原始的治疗计划，也应该选择更适合的基牙来代替有问题的前部余留牙。

8. 费用问题

在选择治疗方案时，费用问题不应该成为唯一的标准。当因为经济问题而无法进行完善的修复治疗时，应向患者解释清楚，因此而选择的是折中的治疗方法，并不代表现代牙医学所能提供的最佳效果。一个只为满足经济条件而制作的修复体只能获得有限的成功，且以后会需要更多的治疗费用。

八、全口义齿和局部义齿的选择

在牙列缺损患者治疗中选择全口义齿还是可摘局部义齿修复是一个很难做的决定，需要考虑诸多因素，包括牙齿相关因素、不同修复体预期功能差异的因素，以及患者相关因素。因为混合支持式义齿和黏膜支持式义齿差异很大，而且牙列缺损患者大多对于黏膜支持式义齿没有认识，因此这个不可改变的决定是很重要的。

对余留牙进行检查可以发现是否有龋坏或牙周疾病。可以根据其经正确治疗之后能否存留5年以上，来决定一颗牙齿是否有价值保留而纳入修复治疗计划。这包括了对修复体增加的功能负荷以及疾病复发风险的考虑。由于此处主要考虑的是存在疾患的牙齿，因此这些牙齿的结构和（或）牙周支持是受损的。确定可摘局部义齿修复中余留牙的长期预后时，修复体对余留牙增加的功能负荷，以及可能增加的疾病风险，都是值得关注的重要问题。

如果牙齿可以保存下来并具有较好的预后，接下来的问题就是"需要对其进行全冠修复吗？"以及"全冠修复能为义齿的支持、稳定和固位提供多少帮助？"如果某颗牙齿预后不佳，保留其会增加修复费用而对修复体的益处却很少，那么除非患者强烈要求保留外，该牙应该拔除。而如果保留牙齿有助于义齿长期的的支持、稳定和固位

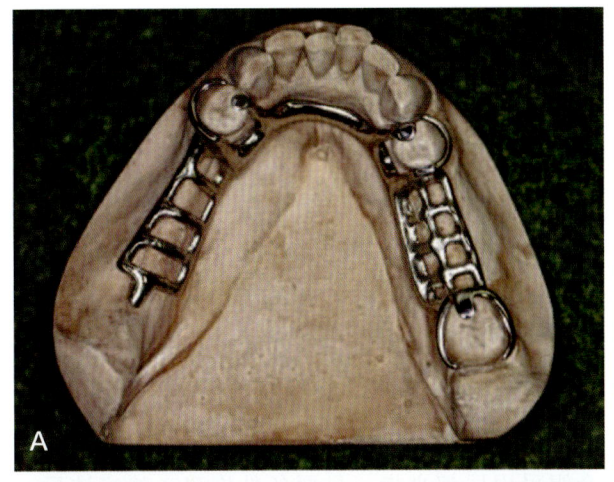

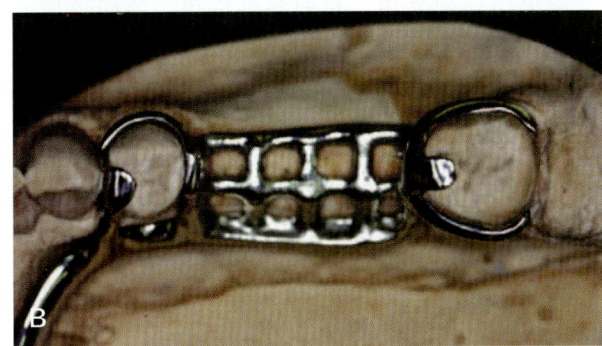

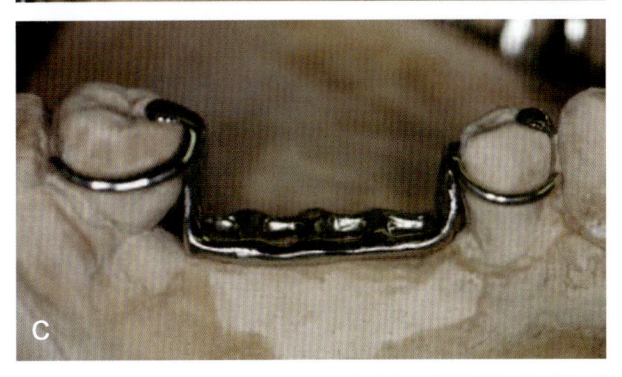

图13-23 Kennedy第Ⅱ类1亚类牙列缺损，磨牙基牙预后不良者。A. 亚类缺隙的前方基牙上设置的卡环，既能提供充足的支持、稳定和固位作用，又可以适应今后远中磨牙缺失后的修复；B. 前磨牙上的卡环为近中支托、远中邻面板和锻丝固位臂设计，可适应今后远中游离端基托的移位；C. 颊侧观显示邻面板与导平面的接触和锻丝卡环臂的放置位置，适于游离端义齿

牙支持式义齿基牙的可摘局部义齿设计是可行的。如果此牙缺失，只要在原有的义齿支架上添加一个游离端基托即可。义齿的原始设计必须预留今后所需的间接固位体、未来基牙所需的弹性卡环臂，并能够获得组织支持。风险较大的前部余留

作用，则应保留该牙。

判断保留的牙齿是否明显地有利于修复体的支持、稳定和固位，需要对义齿承托区的情况进行评价。如果预计牙列的缺失会产生不利的情况（牙槽嵴形态不良、牙弓形态不良、黏膜动度大系带附着高、义齿承托区面积小和（或）不利的颌位关系）时，则保留牙齿更有利。如果保留牙齿有助于防止或延缓全口义齿患者中常见的增龄性承托区变化，则保留牙齿很有益处。

如果检查显示余留牙无活动性病损，那么疾病治疗对预后的负面影响尚不足虑。是否保留牙齿决定于对风险的评估、保留牙齿的使用成本、对修复体功能稳定性的益处，以及纯黏膜支持式义齿和使用牙齿提供部分支持、稳定和固位作用的可摘局部义齿之间的功能期望值之间的差异。

余留牙的位置和分布也能对是否保留牙齿的决定产生影响。余留牙仅位于牙弓一侧与位于牙弓双侧时牙齿的保留与否是不同的。余留牙位于牙弓双侧时，尤其是对称分布（尖牙－尖牙，尖牙/前磨牙－尖牙/前磨牙），比非对称分布更有利于修复体的设计和咬合关系的建立。那些不利于为可摘局部义齿提供稳定作用的牙齿则不需要保留。如果紧邻游离端基托的末端基牙是切牙，则其远期支持、稳定和固位作用不佳。

决定采用全口义齿还是可摘局部义齿修复时的另一个需要考虑的因素是，患者是否强烈要求保留牙齿。如前所述，过渡到全口义齿是一个显著的转变，在做出全口义齿修复决定前必须做充分的讨论。口腔医生必须确保患者理解黏膜支持式义齿和天然牙列以及可摘局部义齿在各种功能（如咀嚼、语言等）方面的差异。

在与不同患者讨论这些问题时还需考虑患者各自的特性。有的患者可能更喜欢全口义齿而不是局部义齿，与支付能力无关。而另外一些者，如果得到修复成功的保证，可能更愿意付出很大的经济代价而保留住自己的牙齿。在检查和诊断阶段倾听患者的意见非常有助于在全口义齿和可摘局部义齿这样差异很大的治疗方式间进行选择。

在介绍相关情况时，应给患者留出时间来自由表达他们对保留或修复余留牙的愿望。此时，患者所表达或暗示的愿望可能会影响或彻底改变治疗计划。比如，利用可摘局部义齿有可能保留上下颌的余留牙。当只余留前牙时，利用良好的基牙支持，可采用可摘局部义齿修复缺失的后牙，在上颌还可利用全腭覆盖获得固位和稳定。如果患者愿意不惜任何代价保留前牙，而且前牙美观和功能良好，牙医师应尽力为其提供有效的治疗。如果患者因害怕戴用下颌全口义齿带来的问题而希望采用局部义齿，只要条件许可，就应该尽可能地尊重患者的愿望，制订相应的治疗计划。牙医师的义务是解释实际情况并尽量满足患者的愿望。

另外一些患者可能希望短期内保留余留牙并最终过渡到全口义齿。此种情况下口腔医生的责任是向其推荐不需要进行大量口腔预备的过渡性可摘局部义齿。此类义齿的作用是辅助咀嚼，恢复美观，同时作为适应性修复体，使患者更易于过渡到全口义齿。此类局部义齿的设计和制作应谨慎，但总体费用会大大降低。

患者要求仅保留6个下颌前牙的愿望必须谨慎考虑。保留下前牙对患者的好处很明显：可以保持外观，避免成为无牙颌，保持局部义齿的直接固位作用。即使只保留下颌尖牙也可以达到后两条目的。这种方式其潜在的缺点与患者对修复体的维护有关。上颌前部缺失区从结构上不能耐受与对颌天然牙咬合接触产生的功能性应力集中。如果咬合力分布不佳，下颌天然前牙会对上颌前牙区产生应力集中，结果造成上颌剩余牙槽骨吸收，上颌义齿因为下颌天然牙的撞击而松动，并导致义齿支持基础的丧失。但是，如果上颌前牙有非正中平衡接触，而且患者能够定期复查，则这些问题可以减小。要预防上述结果，需要维持后牙良好的咬合支持，并不断去除余留前牙的创伤性咬合干扰。要维持咬合支持必须经常对下颌局部义齿基托进行重衬或重新制作。炎症性增生组织的存在是持续支持丧失和义齿活动的常见后遗症。

虽然有些患者能够依靠由下前牙支持的下颌可摘局部义齿和上颌全口义齿行使功能，但常常会导致不利的后果，除非患者能够完全遵循牙医师的指示去做。在此种情况下，患者的全身健康状况和剩余牙槽骨的质量是决定治疗计划至关重要的因素。

九、可摘局部义齿铸造支架用合金的选择

铸造支架相比全塑料可摘局部义齿具有明显的优点。一般而言，当修复体与余留牙的交界处为铸造金属结构而不是塑料时，使用余留牙提供支持、稳定和固位的远期效果能够得到最好的保证。尽管添加弯制"支托"能提高塑料修复体的性能，但典型塑料的性能仍不能为义齿提供持久耐用的交界界面，而这是义齿与余留牙接触时起到稳定作用所需的。金属支架对义齿功能的提高与金属合金的特性有关。有多种合金可以用于制作义齿，下面将对目前最常用的支架合金进行讨论。

实际上几乎所有可摘局部义齿的铸造支架均采用钴铬合金制作。钴铬合金的普遍使用得益于它的低密度（重量）、高弹性模量（硬度）、低价格和耐腐蚀。不锈钢合金这一名称曾经就是指的这一类合金。目前最常见的合金成分包括60%～63%Co、29%～31.5%Cr和5%～6%Mo，还添加有Si、Mn、Fe、N和C。加入少量氮（<0.5%）的作用是改善物理性能。钛也可作为可摘局部义齿支架材料，但是加工上的难度继续限制了它的广泛应用。口腔医生必须了解制作室使用的合金并密切监督其适合性、密度和刚度。

以下是金合金和钴铬合金的共同特点：①均可被口腔组织所耐受；②美观上同样可接受；③对于垂直牙面上釉质的磨损均不明显；④低熔钴铬合金或金合金可与锻造金属铸接，锻造金属丝也可以焊接到金合金或钴铬合金上（这一特点对于克服钴铬合金直接固位体进入基牙倒凹部分的硬度过大非常重要）；⑤在严格控制包埋和铸造操作的情况下，两种合金的铸造精度在临床上均可接受；⑥两种合金的支架均可进行焊接修理。

（一）金合金与钴铬合金物理特性比较

用于可摘局部义齿时，钴铬合金一般比金合金的屈服强度低。屈服强度是合金在能够完全回复原始形状而不变弱时所能承受的最大应力。与金合金相比，钴铬合金的比例极限较低，在较小的负荷作用下就会发生永久性变形。所以钴铬合金支架直接固位体的变形程度必须小于金合金固位体的变形程度。合金的弹性模量与硬度有关。金合金的弹性模量几乎是相同用途的钴铬合金的1/2。硬度较大既是钴铬合金的优点，也是其缺点。它可以使需要跨牙弓稳定作用的部位截面减小而又具有更大的刚性，从而减小支架的体积。当基牙上最大倒凹只有1.25mm时较大的刚性同样是钴铬合金的优点，而在相同条件下金合金卡环固位臂不能像钴铬合金固位臂一样为义齿提供有效的固位。

高屈服强度和低弹性模量产生较大的弹性。金合金的弹性几乎是钴铬合金的两倍，这一突出的优点使义齿支架的卡环固位臂可置于最佳的位置。金合金较大的弹性通常可以使卡环固位臂尖位于基牙的龈1/3。在义齿支架上采用锻丝卡环固位臂可以克服钴铬合金过硬的问题。

当采用钴铬合金而不是金合金时，可摘局部义齿卡环固位臂的体积经常被减小以获得较大的弹性。但是这样做并不可取，因为钴铬合金的晶粒较大而比例极限较低，减小体积会增大钴铬合金铸造卡环臂折断或永久变形的可能性。两种合金的固位臂的大小应大致相同，但是在选用钴铬合金时固位倒凹的深度要减半。据报道，钴铬合金因为晶粒较大而比金合金硬化快，可导致使用失败。当需要进行弯曲调整时，必须格外小心和谨慎。

钴铬合金的密度（重量）比金合金低，是金合金的1/2。多数情况下合金的重量并不是选择不同合金的有效标准，因为可摘局部义齿戴入后患

者很少会注意到其重量。但是，当双侧远中游离端可摘局部义齿需要采用全腭板时，钴铬合金重量较轻是其优点。当必须克服重力因素以使被动型的直接固位体不会因持续作用力对基牙造成损害时，就必须考虑重量的影响。

当义齿支架的某个部件，比如𬌗支托，与天然牙或经过修复的牙相对时，钴铬合金的硬度是个缺点。我们曾发现与某些钴铬合金对颌的天然牙比与Ⅳ型金合金对颌牙的磨耗更多。

有观察表明，金合金支架可摘局部义齿比钴铬合金支架义齿更容易对有银汞充填的基牙产生不适的流电刺激（galvanic shock）。如果口腔医生可以改变基牙的充填材料，这一点并不会影响合金的选用。

商业纯钛（CP）和含有铝、钒、钯的钛合金（Ti-O Pd）将是今后制作可摘局部义齿支架的材料。它们具有优良的性能和生物相容性，但还需要长期的临床试验来验证其潜在的使用价值。目前，当商业纯钛在牙科条件下铸造时，材料的性能会发生明显改变。铸造过程中，液态金属与氧、氮和氢等元素的高度亲和力，使其与大气发生反应，在合金元素间产生空隙，从而损害材料的机械性能。此外，熔化的钛金属和耐高温包埋材料反应产生气体，使铸造体出现气孔。在 α-β 合金中，如 Ti-6Al-4V，可形成 α- 钛表面膜（α- 箱区），它对于材料的电化学行为和机械性能都有极大的影响。这对卡环及大、小连接体等小而薄的结构非常重要。商业纯钛虽然延展性好，但屈服强度太低不能用于制作卡环（至少 450MPa 以上）。Ti-6Al-4V 合金的屈服强度很高，与典型的冷弯钴铬合金相同，而其延展性更好。钛合金典型的杨氏模量是钴铬合金的一半，稍高于Ⅳ型金合金。卡环设计与钴铬合金不同，有其自身的优点。因为弹性模量低，锻制钛合金丝也具有弹性。用于正畸的 β 合金的弹性模量是商业纯钛和 Ti-6Al-4V 合金的 2/3。用铜焊焊接钛合金还存在问题，因为与铸造一样必须用惰性气体保护。铜焊的腐蚀和疲劳行为还未经受长期的耐腐蚀性和临床效果的

检验。钛的临床应用显示了良好的短期使用效果，但还存在加工制作困难的问题，在临床广泛应用前还须证明其在长期应用中相比现有合金的优势。

（二）弯制金属丝：选择和质量控制

弯制金属丝直接固位卡环臂与义齿的连接方式可以是将金属丝的一部分包埋在塑料基托内，或焊接到制作好的金属支架上，或将金属丝与义齿支架铸接在一起（图 13-24）。为预定连接方式选择适合的金属丝时，必须考虑弯制金属丝的物理机械性能，包括屈服强度、比例极限、延展率、抗拉强度和熔点。所选择的金属丝在义齿制作中所经受的处理过程非常重要。不适当的操作工艺会减弱金属丝锻制结构的某些理想的物理性能而使其失效。例如，当锻制金属丝在铸接或焊接过程中受热时，根据加热的温度、时间和冷却方式，它的物理性能和微观结构会发生明显改变。每个生产牙科用锻制品的制造商都会提供列有其产品的目录和每种产品的物理性能的表格，给出了贵金属的含量。此外，多数制造商会标示出可用于铸接的金属丝。ADA 分类第 7 条规定了锻制金合金丝的成分和最低物理性能（表 13-1）。

锻制结构的抗拉强度比相同种类金属合金的铸造体约大 25%。锻制结构的硬度和强度也更大。

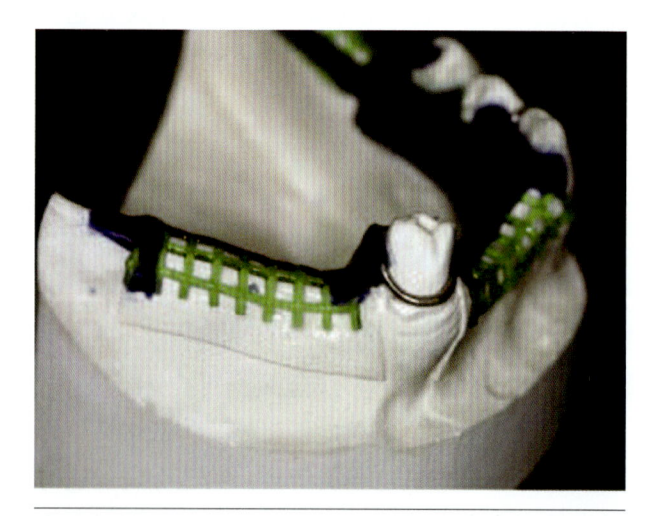

图 13-24 锻丝固位臂弯制好以后与支架蜡型相连并将铸成一体。钢丝在两个空间内的弯曲为其在铸造时提供了机械固位

这意味着作为卡环固位臂时，达到同样的功能，弯制结构较铸造结构可有更小的横截面积。直接固位体的固位臂所需的最小屈服强度为 60000psi。当锻制金属丝的延展率小于 6% 时，将难以弯制加工，发生显微结构的不利改变。

弯制金属丝卡环臂无论以何种方式与义齿连接，是包埋、焊接，还是铸接，都应该磨成锥形。卡环臂基本上属于悬臂梁，形成锥形能更有效地发挥作用。经光弹应力分析证明，磨细至 0.8mm 使整条卡环臂上的应力分布更均匀。在卡环臂弯制前，可将 18 号圆金属丝以一定角度接触牙科打磨机上高速转动的砂盘并快速旋转，均匀磨成锥形，再在细砂盘上磨光。恰当的锥形尺寸如图 13-25 所示。

十、总结

必须谨记，选择材料的基本原则不能改变，可以改变的只有方法、步骤和材料，而这些可以让口腔医生获得尽可能好的最终效果。材料的选择必须由口腔医生负责，他必须评价所有与预期效果相关的因素。因此，口腔医生必须判断所涉及的各种问题，比较和评价不同材料的特性做出的决定，为患者提供最佳的治疗。

表 13-1 ADA 分类第 7 条中规格的对比

	Ⅰ型	Ⅱ型
金、铂的最低含量	75%	65%
最低熔融温度	950℃	1037℃
最小屈服值（强化或炉冷）	125000psi	95000psi
最低延展性（强化）	4%	2%
最低延展性（软化）	15%	15%

ADA：美国牙医联合协会

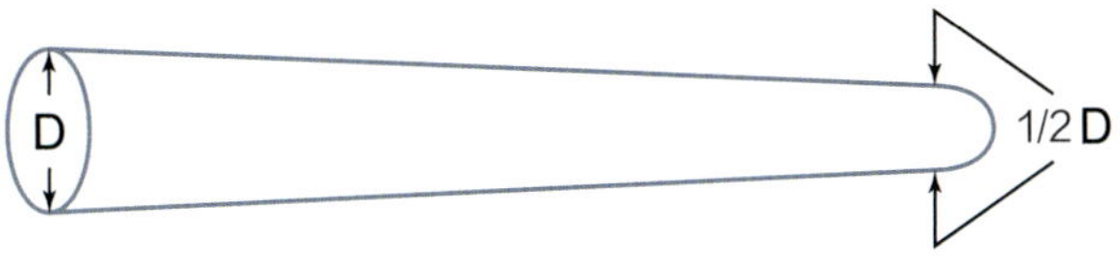

图 13-25 采用 18 号圆形锻丝弯制直接固位体（卡环）固位臂时，将其由原直径至末端均匀地磨成 0.8mm 的锥形。打磨应该在弯制成形以前进行

第 14 章

可摘局部义齿的口腔准备

口腔准备是可摘局部义齿修复成功的基础。与其他任何单一因素相比，口腔准备更为重要。因为口腔修复体不仅修复口腔的缺损部分，而且保护口腔剩余组织结构，从而增强可摘局部义齿的功能，而这些作用的产生正是以口腔准备为前提的。在可摘局部义齿修复中种植体在口腔剩余组织结构中发挥了极为重要和积极的推动作用，因而在可摘局部义齿修复前的口腔准备时应充分考虑种植体。

在确定初步诊断和实验性治疗计划后，即可开始口腔准备。而最终的治疗计划只有在明确了口腔准备的效果后才能确定。一般而言，口腔准备工作中强调义齿使用的舒适性，这包括选择合适的牙齿以供义齿获得足够的稳定和支持，所有的口腔准备工作其目标均为恢复口腔的最佳健康状态，并且去除任何可能影响可摘局部义齿修复成功的不利因素。

当然，口腔准备一定要在制取用于灌注可摘局部义齿工作模型用的印模之前完成。口腔外科准备以及牙周准备应该早于基牙准备，并且应尽早完成，以利于组织的愈合。如有可能，在口腔外科准备和修复治疗之间，至少应有 6 周（最好是 3～6 个月）的愈合期。这取决于外科手术的范围以及它对将来修复体的支持、稳定以及固位的影响程度。

一、牙列缺损患者修复前的口腔内外科处理

一般而言，拟行可摘局部义齿的患者所需的修复前外科处理应该尽早完成。如果可能的话，必要的牙髓治疗，牙周手术以及口腔手术应规划在同一时间段内完成。手术与取模的间隔越长，术区愈合就越完全，因而承托区组织就越稳定。

许多口腔外科技术有助于临床医师完成修复前的口腔准备工作。然而，本节的目的不是描述具体的手术细节，而是要使读者注意那些常见的需要外科治疗的口腔状况以及病变，从而有助于可摘局部义齿的设计与制作。关于所涉及的实际操作技能的更多信息可以从口腔外科书籍或口腔期刊文章中获得。然而，值得特别强调的是，进行可摘局部义齿修复的口腔医生担负着确保根据治疗计划施行相应外科手术的责任。采取措施减少患者的焦虑，包括静脉注射以及吸入麻醉，使得患者能接受较大范围的手术。相关的手术，无论口腔医生完成，还是选择更专业的医生完成，都是可以的。而更为重要的是，医生应尽可能使用各种治疗方法来提高患者可摘局部义齿修复成功的机会。

（一）拔牙

计划好的拔牙应当在治疗程序的早期施行，

但要在对口腔内的每一颗余留牙做出仔细全面的评估之后（图14-1）。不管余留牙的情况如何，必须明确每一颗牙对全局的重要性以及对可摘局部义齿的成功修复的潜在意义。根据现有的口腔知识以及技术所能达到的水平，几乎任何牙齿都能保留下来，前提是该牙齿的保留对治疗过程至关重要。另一方面，对于条件过差的牙齿，或者即使成功治疗和保存后，其保留意义也很小的牙齿，应避免进行大量的治疗尝试。拔除那些可能出现症状的牙齿或者不利于可摘局部义齿设计的牙齿是整个治疗计划的必要组成部分。

（二）阻生牙

所有的阻生牙，包括那些在无牙区的以及靠近基牙的阻生牙，都应该考虑拔除。与基牙毗邻的阻生牙对基牙牙周的影响同残根相似。这些阻生牙常常被忽略，直到出现严重的牙周并发症时才被发现。

（三）错位牙

单个或者数个牙齿的缺失可能导致余留牙伸长，倾斜或者错位（图14-2）。大多数病例中，当牙齿继续萌出时，其支持萌出牙齿的牙槽骨也会殆向伸长。正畸治疗可能会对纠正咬合畸形有效，但对有些病例而言，会因缺乏放置矫治器的支抗牙、治疗费用、完成治疗所需的时间或者其他原因而不能进行矫正。

（四）囊肿和牙源性肿瘤

对就诊患者常规拍摄颌骨的曲面断层片可进行观察发现一些未预料的颌骨病理改变。若在片中发现可疑影像，则需要拍摄根尖片进行检查，确定或者是排除病变。在颌骨上观察到的所有的透射区或者是阻射区都应当进一步的诊断。尽管通过临床以及影像检查很容易诊断，但是修复医生应当通过适当的会诊甚至必要时通过对该区切取活检并承交病理学家进行显微镜检来确诊。需告知患者病理报告上的诊断结果并且提供各种

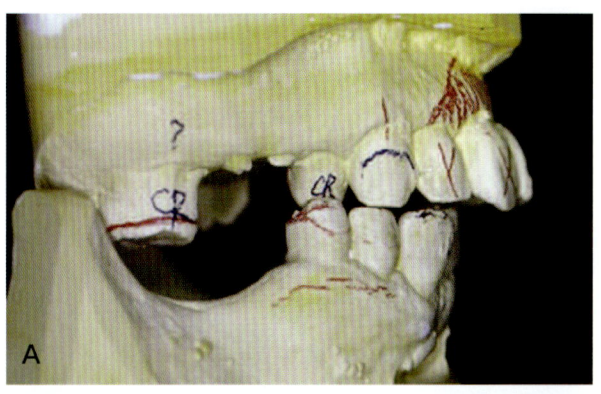

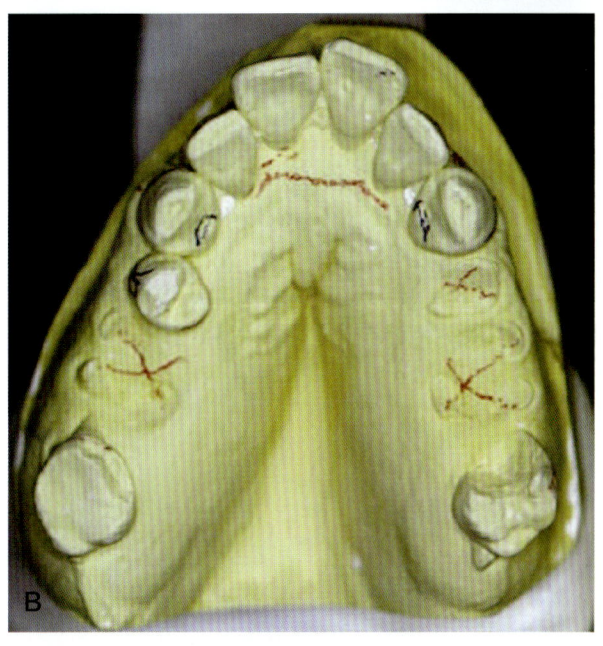

图 14-1 经临床检查后将诊断模型上殆架，确定是否需要拔牙。A. 患者前牙移位伴随慢性牙周病应予拔除，以解决牙齿错位和疼痛问题；B. 残根需要立即拔除以利于牙槽嵴愈合。检查左侧上颌第二磨牙的龋损是否累及牙髓，以及需要降低殆面以优化殆平面的程度。尽管潜在的费用较高，但必须考虑到该牙齿对左侧后牙功能咬合的稳定效果，来决定是否保留该牙

解决方案供给他们选择。

（五）骨尖和骨隆突

不应当在有骨隆突存在的情况下进行可摘局部义齿的设计（图14-3）。虽然有时候可以通过改变义齿设计来适应骨隆突区，但这样通常会对其余支持组织产生额外的应力而影响义齿功能。骨尖以及骨隆突的去除手术并不复杂，而且利大于弊。覆盖在骨隆突表面的黏膜通常较薄并且容易

受到创伤，戴用可摘局部义齿可能引起激惹症状以及慢性溃疡。另外，接近牙龈边缘的骨隆突可能会影响牙周健康的维护并且最终会导致重要基牙的丧失。

（六）增生组织

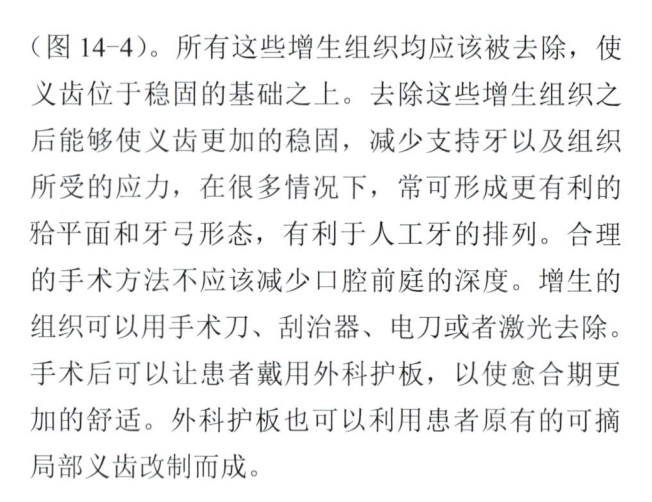

增生组织多表现为纤维结节、松软牙槽嵴、口腔前庭处和口底的增生皱襞以及腭乳头状瘤（图14-4）。所有这些增生组织均应该被去除，使义齿位于稳固的基础之上。去除这些增生组织之后能够使义齿更加的稳固，减少支持牙以及组织所受的应力，在很多情况下，常可形成更有利的𬌗平面和牙弓形态，有利于人工牙的排列。合理的手术方法不应该减少口腔前庭的深度。增生的组织可以用手术刀、刮治器、电刀或者激光去除。手术后可以让患者戴用外科护板，以使愈合期更加的舒适。外科护板也可以利用患者原有的可摘局部义齿改制而成。

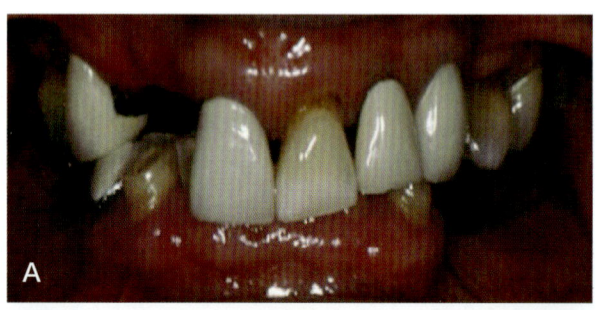

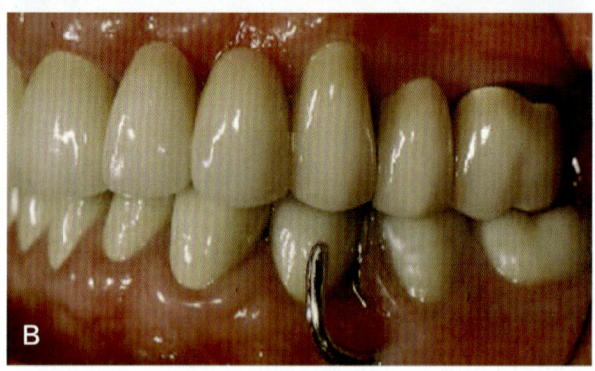

（七）肌肉附着和系带

随着牙槽嵴高度的降低，肌肉会附着于牙槽嵴顶或逐渐接近牙槽嵴顶。如下颌舌骨肌、颊肌、颏肌和颏舌肌等的附着处最容易发生此种现象。另外，除了附着的肌肉本身，有时颏舌肌和颏舌

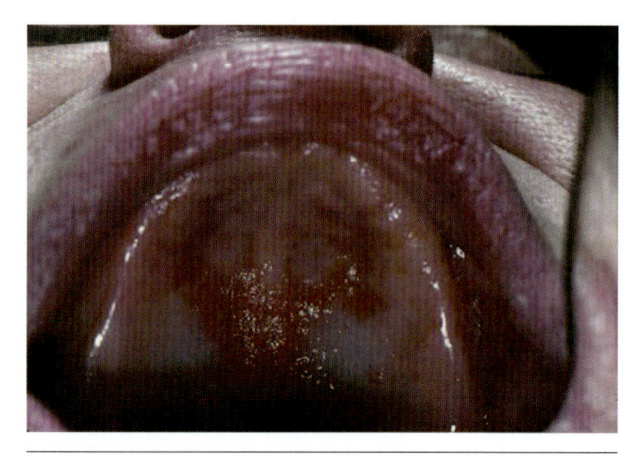

图14-2 A. 由于后牙咬合接触丧失和下颌前牙的过度磨耗，引起上颌牙列错位；B. 通过根管治疗、牙周治疗、固定义齿与可摘局部义齿的联合运用恢复该牙列（引自Dr.M.Alfaro,Columbus,OH）

图14-4 过度增生的纤维结节

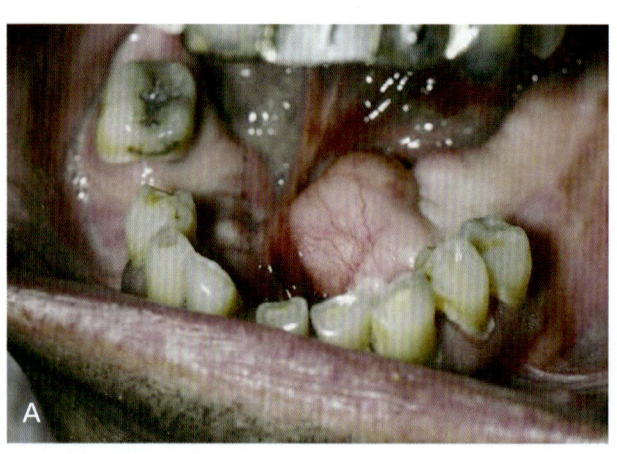

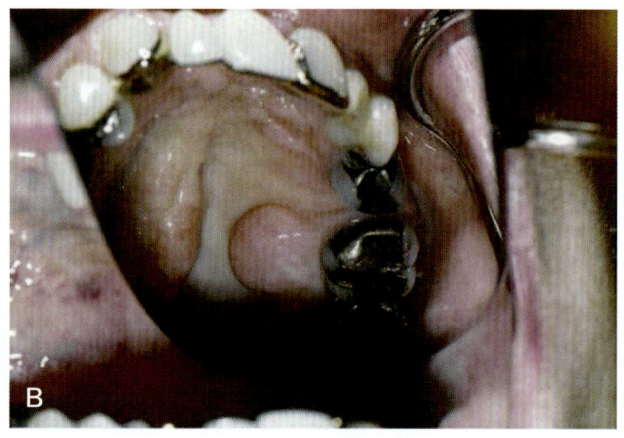

图14-3 骨尖和骨隆突

骨肌会在其附着处形成骨隆突而影响可摘局部义齿的设计。适当的牙槽嵴增术可恢复肌肉附着到正常位置，同时可以去除骨刺，这样不仅可以提高可摘局部义齿的舒适度，也可以增强其功能。

上颌唇系带和下颌舌系带经常会影响义齿设计。这很容易通过手术调整，任何情况下都不能因为系带而影响可摘局部义齿的设计和舒适。

（八）骨嵴和刃状牙槽嵴

应去除尖锐的骨刺，并将刃状牙槽嵴适当修整圆钝。进行修整时，应尽量减少骨量丧失。对刃状牙槽嵴的患者采用牙种植体可以有效的提高可摘局部义齿的功能舒适性。

（九）息肉、乳突状瘤和创伤性血管瘤

在可摘局部义齿修复之前，所有的异常软组织应该切除并且送交做病理检查。即使患者自述其出现病变时间不明确，也应该切除。因戴入义齿后修复体对病变处产生的新的或附加的刺激，可能会导致患者不适感，甚至使该部位发生恶变产生肿瘤。

（十）过度角化症、增殖性红斑和溃疡

无论与义齿基托或者支架是否相关，所有异常的白斑、红斑以及溃疡均应早期诊治。切取的活检组织一般直径应大于 5mm，若病损范围大（直径大于 2cm）应在病损多处取活检。根据活检的病理报告决定病变切除的范围。在可摘局部义齿修复前，病损组织应该切除并且创面愈合完全。有时还需要对可摘局部义齿的设计进行根本性的改动，以防刺激可能的敏感区，如放射治疗区以及侵蚀性扁平苔藓的表皮剥脱区。

（十一）颌面部畸形

颌面部畸形的患者通常还伴有多个牙齿缺失的问题。颌骨畸形矫正能够使牙列的修复简单化。在矫正牙列特殊问题之前，应该全面的评估患者的所有的问题。多位口腔医生（修复医生、口腔外科医生、牙周医生、正畸医生、全科医生）在对患者的治疗中发挥重要的作用。他们必须明确诊断并且为病人制订诊疗计划。通过对患者全面检查获得资料，确定患者的健康状态，对面部美观、牙齿状况以及口腔软组织情况做出临床评价，通过确切的诊断分析得到数据资料。通过这些资料对患者问题进行排列，并且将最严重的问题放于首位。其他明确的问题将根据其严重程度依次列出，只有在完成这些步骤之后，口腔医生才能为患者最终提供一个正确的序列治疗计划。

颌骨畸形矫正手术可以从水平面、矢状面和冠状面入手，分别调整上颌、下颌前后向的位置以及与面部平面间的关系，以期改善面貌。术后缺失牙的修复与𬌗关系的调整是治疗的关键问题所在。

（十二）牙种植体

大量的种植体系统已被引入口腔临床以支持修复缺失牙。种植体通过与骨的坚固连接可显著提高修复体的稳定性。最早采用商业纯钛骨内种植体进行临床口腔修复的系统是由 Brånmmark 及其同事共同设计的（图 14-5）。实验室和临床研究证实该类种植体植入体内后，可形成钛－骨界面（即骨整合）。

种植体通过严格的手术被植入骨内，总体而言，在义齿修复之前，骨与种植体有一个愈合期。长期临床研究显示种植体用于牙列缺失或者缺损的患者修复效果较好。目前虽然种植体用于可摘局部义齿的研究较少，但是种植体的放置可明显改善对可摘局部义齿移位的控制（图 14-6～图 14-8）。

（十三）牙槽嵴增高术

一直以来，应用自体骨或者异体移植材料进行牙槽嵴增高术备受关注，特别是用于种植体植入方面。利用大量的自体骨移植常伴有明显的并发症，而异体骨移植虽然在短期内成功，但是目前尚缺乏其对牙槽嵴高度和宽度增加的长期效果

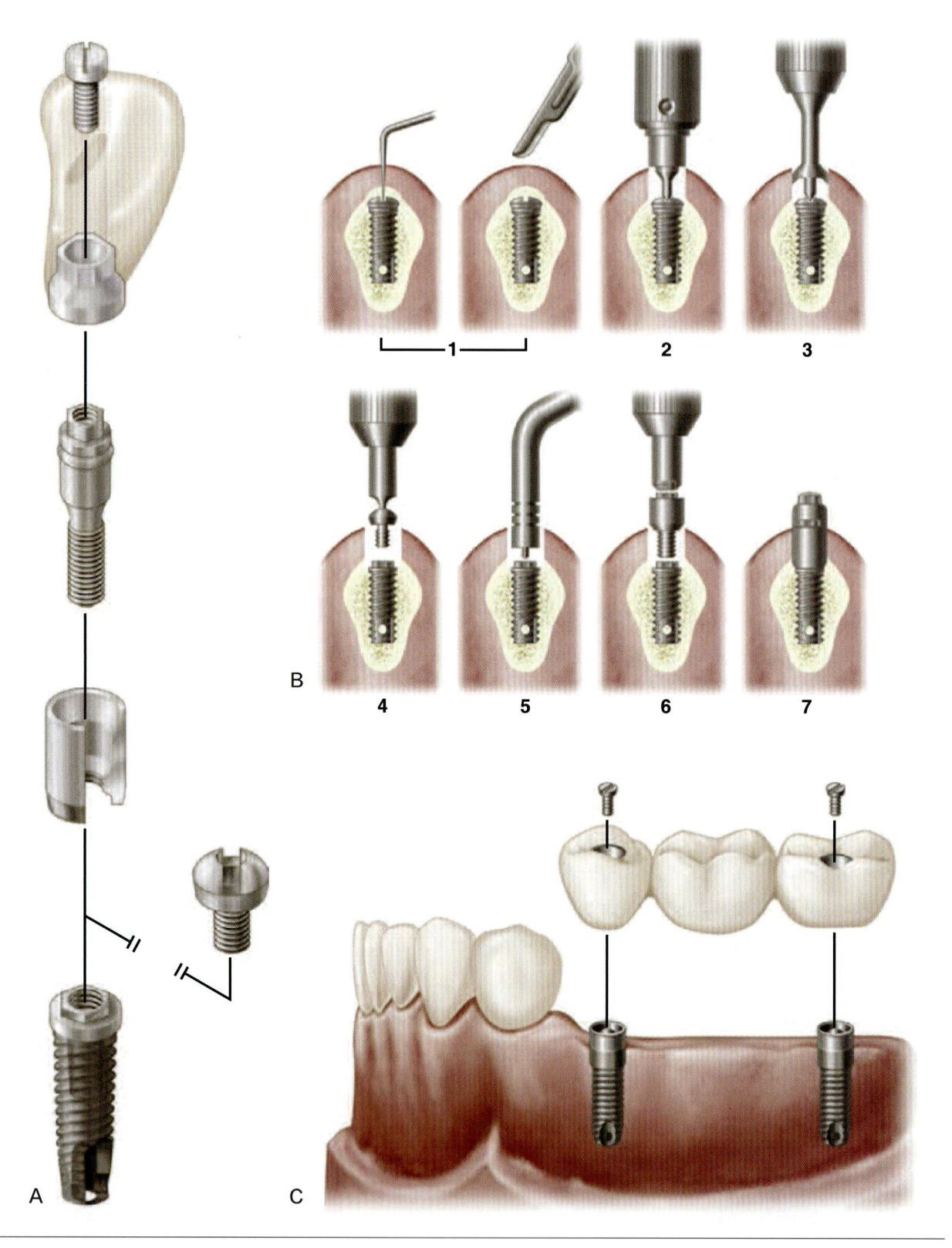

图14-5 A. Brånemark系统组成。从下到上：种植体、覆盖螺丝、基台、基台螺丝、金柱体和金螺丝；B. 二期手术的基本操作步骤：①定位覆盖螺丝；②切除软组织；③切除骨组织；④取下覆盖螺丝；⑤利用深度测量仪测量软组织的厚度；⑥基台连接；⑦放入愈合帽；C. 通过两个骨整合种植体支持三单位固定义齿来修复游离端缺失，如果不用种植体，此区只能用第Ⅱ类可摘局部义齿修复（A和C引自 Hobo S, Ichida E, Garcia LT: Ossseointegration and occlusal rehabilitation, Tokyo, Japan Quintessence,1989.）

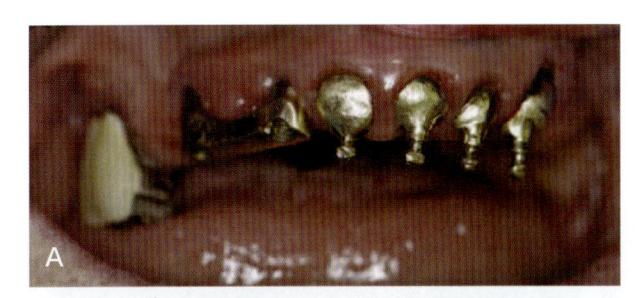

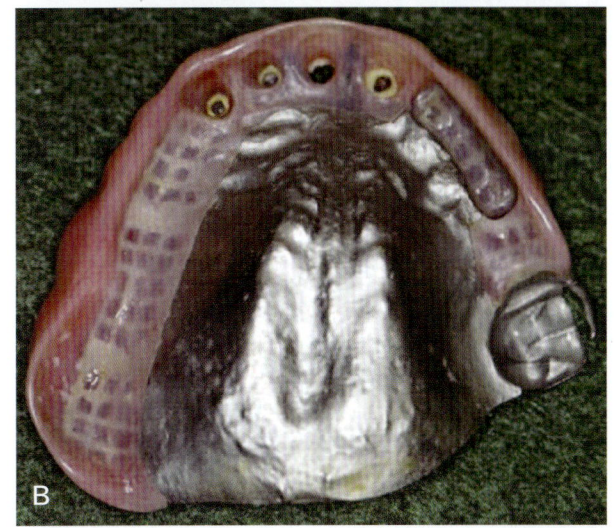

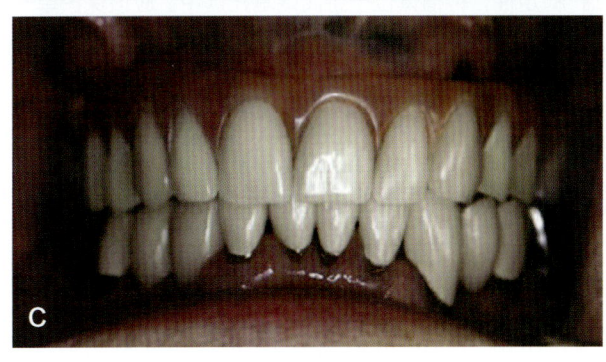

图 14-6 A. 联合应用种植体杆卡和天然牙套筒冠来支持和固位的上颌修复体；B. 修复体组织面可见种植杆的空间，当就位后将从种植体获得支持与稳定，而通过天然牙套筒冠上的弹性 O 形圈获得固位；C. 上颌修复体就位并与对颌牙形成咬合在一起（引自 Dr. N. Van Roekel，Monterey，CA.）

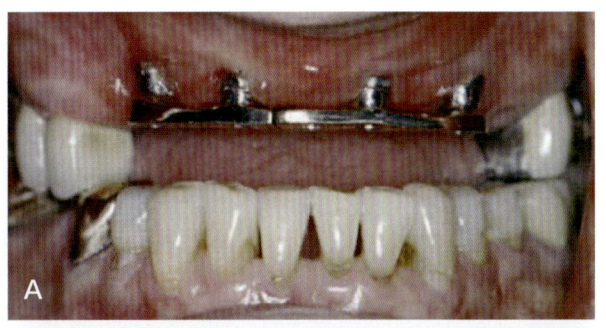

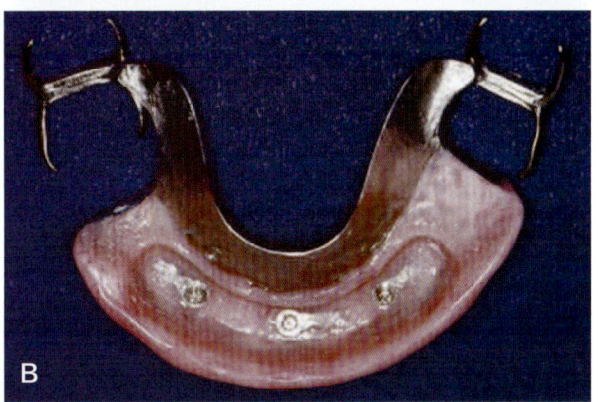

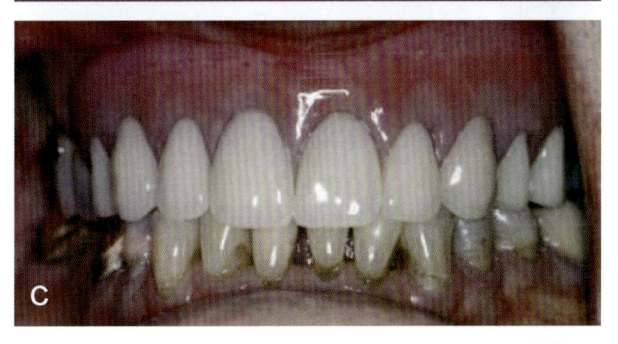

图 14-7 A. 前牙区种植体支持杆显示了良好的可清洁性和与对颌的平行关系；B. 留有种植体杆空间（容纳三个阳性固位组件和与种植体杆接触获得支持作用的平面）的修复体以及双侧后牙间隙卡环；C. 修复体就位后咬合情况（引自 Dr. N. Van Roekel，Monterey，CA.）

的随机对照临床实验报道。

为获得满意的临床效果，需要对牙槽嵴增高的需求、移植材料的数量以及植入的位点和方法进行缜密评估。需要特别注意的是，若缺乏足够的骨支持和软组织的固定包裹作用，某些移植物在𬌗力作用下会发生移位现象。在治疗过程中必须明确诊断，采取合理的手术并遵循修复的原则，才能取得良好的修复效果。

二、牙周准备

牙周准备通常在口腔外科处理之后，并且与组织调整同时进行。通常，在进行正式的牙周治疗之前，应完成拔牙、阻生牙的拔除以及残根碎片的拔除。然而，需要重点注意的是，当患者牙结石较严重时，应先进行口腔洁治后再拔牙，避免牙结石进入拔牙创从而引发炎症的可能。另一

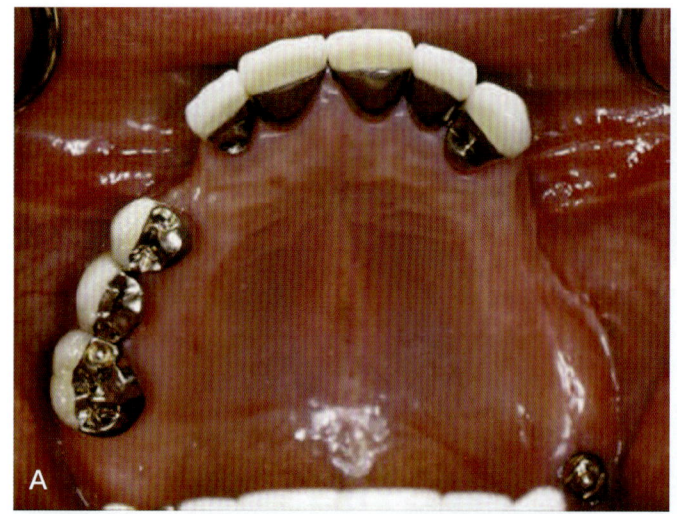

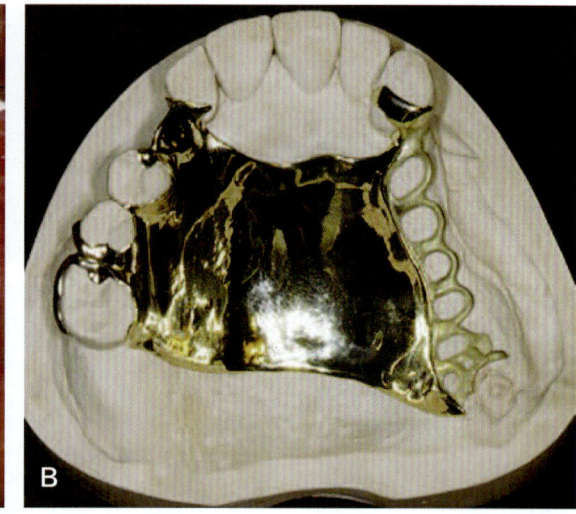

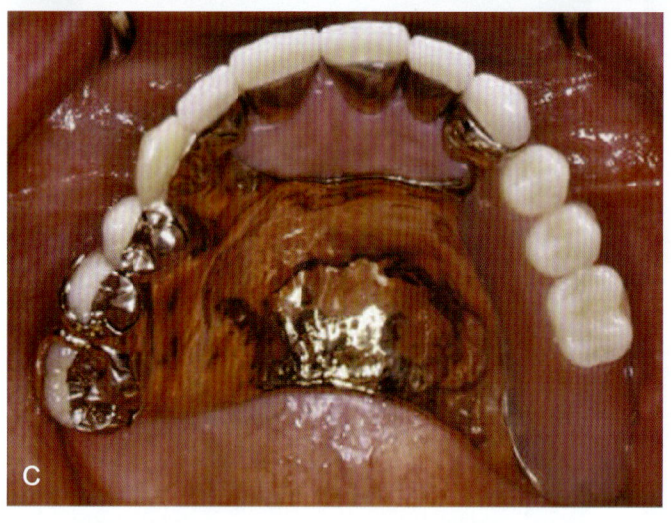

图 14-8　A. Kennedy 第 II 类 1 亚类上颌牙列缺损，游离端基托远中后牙区使用种植体；B. 宽大的上颌金属支架通过与多个上颌牙腭侧牙体接触来获得最佳的稳定性，种植体位于游离端基托远中。应该保护单一的种植体免受过度的压力；因此，宽大的腭板和对牙齿的最大的环抱作用是整个义齿设计的重要特征。种植体基台上采用球帽状附着体固位；C. 𬌗面观可见种植体（见图 A）增强义齿远中游离端基托的固位（引自 Dr. James Taylar, Ottawa, Ontario.）

方面，去除骨突、骨刺、增生组织、肌肉附着和系带异常等可以与牙周手术同时进行。无论什么情况，对于任何牙科患者，牙周治疗必须早于义齿修复。在进行可摘局部义齿修复时，这一点尤其重要，因为这种修复体的最终完成直接依赖于余留牙支持组织的健康和完整，因而余留牙的牙周健康，尤其是被用作基牙的余留牙，必须在可摘局部义齿设计前进行仔细的检查和合理的治疗。实践证明，完善的牙周治疗、定期复查、口腔护理计划以及正确设计的可摘局部义齿将不会引起牙周病和龋病的发展。

本节主要阐述在可摘局部义齿设计中，牙周治疗如何影响诊断以及治疗计划，而不是说明如何进行牙周治疗。有关牙周治疗的具体操作部分请参阅牙周病学相关教科书。

（一）牙周治疗的目标

牙周治疗的目标是恢复牙支持组织的健康，创造一个维护牙周组织健康的良好环境。要达到这些目的应遵循如下原则：

（1）去除或者控制所有引起牙周疾病的病原学因素，同时减少或者消除探诊出血症状；

（2）消除牙周袋或者减小牙周袋的深度，尽可能恢复正常龈沟；

（3）建立功能性无创伤咬合关系，并保持牙齿稳固；

（4）制订个人菌斑控制计划以及明确的健康维护计划。

完整的牙周记录应该包括牙周袋深度、牙龈附着水平、根分叉情况、膜龈变化和牙齿松动度。

还要结合 X 线片确定牙周病变程度。口腔医生在可摘局部义齿修复的过程中，在制取工作模型的印模之前，必须确保以上条件都已经达到。

（二）牙周诊断和治疗计划

1. 诊断

牙周病的诊断基于对牙周组织的系统周密的检查。通过病史采集、视诊、触诊，使用牙周探针、口镜以及其他的辅助器械：如弯探针、根分叉探针、取诊断模型以及 X 线检查等获取资料。

牙周检查时，关键是利用合适的牙周探针仔细的检查龈沟，记录牙周袋深度和出血点。在没有对龈沟和牙周袋的深度与健康进行精确评估时，绝不能进行可摘局部义齿的修复。牙周探针尽可能的与牙体长轴平行，轻轻的从牙龈缘与牙面之间探入，探诊得到牙齿周围各面的牙周袋深度。每颗牙的牙周袋或者牙龈沟深度至少探测 6 点，通常为远中颊侧、颊侧、近中颊侧、远中舌侧、舌侧和近中舌侧。探诊出血情况也能确定龈沟健康状态。

X 线片只能辅助临床检查，但不能取代之。X 线检查应对下述因素进行严格的评估：①骨丧失类型、位置和程度；②根分叉病变的位置、程度和分布；③牙周膜宽度的改变；④硬骨板的变化；⑤钙化沉积的出现；⑥修复体边缘的位置和密合性；⑦冠根形态的评估；⑧牙根周围情况；⑨龋齿；⑩其他相关解剖结构，例如下颌神经管、上颌窦的情况。这些信息能够证实临床检查所获得的印象。

必须仔细检查每一颗牙齿的动度。然而，牙齿动度评估目前尚缺乏统一的标准。总体而言，牙齿动度是根据牙齿移动难易程度以及活动幅度来分级。牙齿的正常动度范围在 0.05～0.10mm。Ⅰ度松动为颊舌向动度≤1mm；Ⅱ度松动为颊舌向动度 1～2mm；Ⅲ度松动为颊舌向动度≥2mm 和（或）有垂直向动度。牙齿动度可以反映牙周组织状况，松动牙常由牙周膜炎症、殆创伤、附着丧失或者三者共同作用引起。牙齿动度与相关

牙周致病因素的确定，可为可摘局部义齿的设计计划提供很多有价值的信息。若能消除致病因素，很多Ⅰ度和Ⅱ度松动牙都能恢复稳固，从而增强可摘局部义齿的支持、稳定和固位。松动本身并非拔牙的指征，除非该松动牙对可摘局部义齿的支持或稳定没有作用或者其动度无法减轻（Ⅲ度松动通常为不可逆的，并且不能提供支持与稳定）。

2. 治疗计划

根据牙周组织的病变范围和程度的不同，治疗方法较多，难易不定。如前所述的口腔外科准备原则一样，牙周治疗要在义齿修复前完成。牙周治疗计划分为 3 个阶段。第一阶段为控制病情或者基础治疗，目的是在进行牙周手术之前消除或者减少局部致病因素，该阶段作为口腔初步准备的组成部分，包括口腔卫生指导、刮治、根面平整和抛光以及牙髓治疗和咬合调整，必要时还可以进行暂时的牙周夹板固定。在很多情况下，通过认真的刮治、根面平整以及患者良好的配合，通常可不需要进行牙周手术。第二个阶段也称作牙周手术阶段，诸如游离龈移植、骨移植或者牙周袋手术，都在此期完成。在最初检查或者治疗初期医生应该与患者说明这些治疗步骤的必要性，以便安排好治疗时间。第三阶段为牙周健康维护期，此期应是终生的。医生应该建立患者的复诊时间表，通常 3～4 个月复诊一次。

（三）疾病初步控制治疗（第一阶段）

1. 口腔卫生指导

通常，应通过细致的口腔卫生指导开始对患者进行口腔治疗。对于所建议的治疗过程，口腔卫生是否改善可以反映患者对治疗方案接受与否以及配合程度，供医生来评定患者的依从性，以及评估治疗的远期预后效果。

患者只有认真的遵循医嘱，才能成功的养成良好的口腔卫生习惯。让患者养成良好的口腔卫生习惯的最有效的动力是让患者本人对自身的牙周状况有一个很好的了解。只有那样，保持良好口腔卫生获得的效果才明显。因此，向患者解释

其牙齿/牙周疾病，包括病因、发病和进展情况，是口腔卫生指导的一个重要组成部分。经过这些之后，医生应该指导患者使用菌斑显示薄膜或者片剂、软或中等硬度的牙刷以及含或不含蜡的牙线。在接下来的复诊中，要对口腔卫生进行认真的评估，然后可以使用其他的口腔卫生维护器械，如邻间刷和牙龈按摩器。只有获得了满意的菌斑控制水平后，才能再进行更进一步的治疗。这对需要大范围修复治疗以及可摘局部义齿修复的患者尤其重要。没有良好的口腔卫生，任何口腔治疗无论其多么的完善，都将最终失败。明智的口腔医生应该坚持在获得了良好的口腔卫生维护后再进行大范围的修复计划。

2. 洁治术和根面平整术

对患者而言，去除牙冠、根表面的牙结石和软垢是非常重要的一步。仔细的刮治和根面平整是牙周健康的基础。没有对牙结石、软垢和病变牙骨质的去除，其他形式的牙周治疗都不能成功。

目前临床通常采用超声波洁牙机去除牙结石，然后用牙周刮治器进行根面平整。刮治器专门用于根面刮治，当与超声波洁牙机合理的联合应用时，就能去除牙结石以及保持根表面洁净。在后期的牙周手术进行之前进行彻底的洁治和根面平整术，然后才能进行可摘局部义齿的设计。

3. 去除牙结石之外的其他局部刺激因素

口腔修复前需要消除修复体的悬突以及由于不良接触点引起的食物嵌塞。虽然健康的牙周可以为修复提供良好的环境，但常常不能一味地等待牙周治疗完成并愈合好后才进行修复。这尤其适用于伴有深龋以及可能有牙髓暴露的患者，应尽早去除病变，修复缺损。无论是暂时性还是治疗性充填本身不应成为新的致病因素。

4. 去除明显的咬合干扰

菌斑聚集和牙结石沉积是导致炎性牙周疾病的发生以及进展的主要因素。然而，不良修复体可以导致牙周损害，不良的咬合关系可能成为另一个导致牙周附着丧失的因素。尽管咬合干扰可以通过多种方法去除，但是在本阶段通常采用选磨的方法。需要特别关注松动牙齿的咬合关系。通过选磨去除创伤性牙尖干扰。目的是建立与正中关系协调的牙尖交错位。消除正中𬌗时的干扰点，从而消除闭口时的下颌偏斜，仔细观察下颌做各个方向的运动时，牙齿接触情况，尤其注意牙尖接触区、牙齿磨耗、牙齿动度以及牙周的X线片变化情况。观察工作侧以及非工作侧的𬌗干扰情况，若存在干扰应该去除。

单纯的咬合关系异常，如果没有明确的与咬合因素有关的病理改变，则不是选磨的指征。咬合调整的指征是基于病理状态改变的出现，而不是基于预想的𬌗型。从修复角度讲，天然牙列没有必要建立双侧平衡𬌗。双侧平衡𬌗在天然牙列难以达到，而且明显是没有必要的，因为在绝大多数正常牙列中不存在双侧平衡𬌗。天然牙列咬合关系只需要满足一点，即消除各种功能接触中的牙尖干扰，能正常行使生理功能。

5. 𬌗调整原则

Schuyler提出了以下的选磨调𬌗原则：在对天然牙列的咬合失调的研究与评估中，可以取准确的诊断模型并正确转移到𬌗架上来确定静态的牙齿尖-窝接触关系，并指导正中和非正中关系时咬合异常的调整。咬合异常可以通过选择性点调磨来调改，选磨过的牙齿表面应该进行打磨抛光。

（1）首要目标是当下颌相对于上颌处于正中关系位时要达到最多数的牙齿接触（最广泛牙尖交错位）。①正中和非正中位时皆存在早接触，则要选磨早接触牙尖。如果只在正中关系位时存在早接触，则要调磨加深对颌牙窝沟。②在正中关系位时若前牙出现早接触，或者在正中关系位和非正中关系位时都有早接触，则应选磨下切牙切缘。如果只在非正中关系位时有早接触，则应选磨上前牙舌斜面。③通常，正中关系位的早接触可以通过选磨下牙颊尖、上牙舌尖和下前牙切缘。加深后牙窝沟或者调磨上切牙舌侧正中接触区会改变或者增加非正中关系位时牙齿导斜面的斜度；这虽然减少了正中关系位时的𬌗创伤，但也许会增加非正中关系位时的𬌗创伤。

（2）确定了静止状态下，正中关系位时最多数牙齿共同分散应力的关系后，应评估非正中关系功能状态下对颌牙接触情况。首先观察平衡侧接触情况，对有病理性接触的病例，需先处理，而不是先考虑正中𬌗问题。因为无法直接观察到髁突在关节窝内进行功能运动时，牙齿支点对其的影响，所以很难评价平衡侧接触是否有害。过度的平衡侧接触可能引起关节半脱位、疼痛、关节运动异常和牙槽骨丧失等。平衡侧接触产生的磨耗较工作侧为少，而早接触会随着磨耗渐进性发展。工作侧牙齿导斜面斜度的减少会使平衡侧上下牙齿更加接近，并可能形成创伤性早接触。侧方咬合的早接触和过度接触的选磨一定要避免改变正中合的正常接触。正中关系位的静态接触支持表现为：下后牙颊尖正好位于上后牙中央窝内或者上后牙舌尖正好位于下后牙中央窝内，或者两者共存。虽然上后牙舌尖和下后牙颊尖有时同时与对颌牙有静态正中接触，但更常见的是只有一个牙尖有此接触。该情况下，必须保留该接触尖以维持必要的牙尖交错位，非正中位的早接触应该选磨对颌牙斜面。因下后牙颊尖位于上后牙𬌗面窝沟较上后牙舌尖位于下后牙𬌗面窝沟更常见，所以对于平衡侧早接触多选磨上后牙舌尖。

（3）为了获得工作侧非正中颌位时的最大功能以及最广泛的应力分布，必须对上前牙舌面进行必要的选磨。此时后牙应该选磨上颌前磨牙和磨牙的颊尖或者是下颌前磨牙和磨牙的舌尖。此时若选磨下颌颊尖或者上颌舌尖就会破坏在正中颌位时的尖窝接触关系。

（4）对于单个或者数个前牙前伸时形成的早接触应该选磨上前牙舌侧。调磨前牙时应避免后牙出现前伸𬌗接触或者平衡侧牙接触。在消除后牙的前伸𬌗接触中，既不能选磨上颌牙舌尖，也不能选磨下颌牙颊尖，应调磨非正中关系位的对颌牙面，而保持正中接触关系不被破坏。

（5）调磨时必须避免形成尖锐的边缘。

6. 暂时性夹板

在最初检查时，对医生而言，松动牙齿常常预示着一个诊断性问题。必须明确引起牙松动的原因并且消除致病因素。合理的暂时性的牙齿固定有利于牙齿的预后，并且可以进一步明确该松动牙能否保留。由于炎症引起的继发性牙齿松动是可以逆转的，前提是炎性疾病的进展没有破坏过多的牙周附着。由𬌗干扰引发的牙齿原发性松动，在调磨后松动亦可消失。角形骨吸收可以应用引导骨再生术来增加牙周附着水平。然而，对某些因为牙周组织丧失而引起的牙松动，必须固定。

可以在牙周治疗中对牙齿进行固定，包括酸蚀后利用复合树脂修复，纤维加强型树脂，铸造活动夹板或者是冠内附着体。附着体的一个例子就是 A 型夹板，需要切削牙齿表面并且在邻牙之间放置嵴状连接体。

经过牙周治疗后可以通过铸造活动夹板或者铸造粘固夹板固定。永久性夹板的较好类型是将两个或者更多的修复体焊接或者铸造成一个整体。固定夹板的粘结可以应用永久粘结剂（如磷酸锌或者树脂）和暂时性粘结（如丁香油氧化锌）。一副设计良好的可摘局部义齿，如果在设计时考虑到松牙固定问题，也可以起到稳固松动牙的作用。

7. 夜护板的使用

可摘丙烯酸树脂夹板最初是用来解除夜间紧咬牙和磨牙的破坏作用的，现在已被用于可摘局部义齿的患者。在夜间当义齿摘下时可以戴用，充当暂时性夹板。因为平坦的𬌗平面阻止了牙尖交错，所以消除了侧向𬌗力（图 14-9）。

可摘局部义齿制作完成之前，如果一个基牙长期没有对颌牙，这时夜护板尤其有用。长期无对颌牙的牙齿的牙周膜会发生纤维排列紊乱、支持骨丧失以及牙周膜变窄等现象。如果该牙突然恢复正常咬合，因其负担过重，则会导致牙齿疼痛和敏感。然而，如果利用夜护板来恢复该牙齿的一定的功能刺激，那么牙周膜的改变会恢复，当该牙恢复正常功能时将不会出现问题。

8. 牙齿的轻微移动

随着正畸与修复联合治疗的增多，通过改变

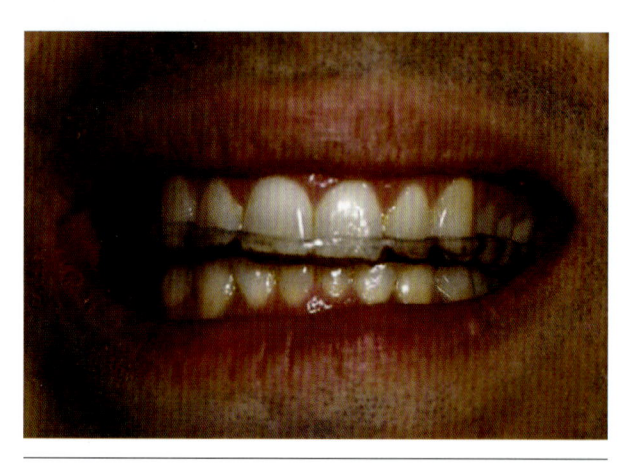

图 14-9 带有平坦𬌗面的丙烯酸树脂夹板，一方面可以起到暂时性稳定夹板的作用，另一方面可以消除由于紧咬牙或夜磨牙习惯引起的过度侧向𬌗力

局部牙周环境可以使许多修复获得成功。以往需要拔除的错位牙齿，现在可以考虑正畸复位和固定。通过矫正倾斜或者移位牙齿可以为可摘局部义齿提供更好的固位，使患者戴用更加舒适。掌握这项技术并不困难，而其对修复治疗却大有好处。

（四）牙周手术（第二阶段）

基础治疗结束之后，要评估患者是否需要进行手术阶段的治疗。如果患者口腔卫生良好，但仍有炎性牙周袋以及骨缺损，则应考虑利用一系列的牙周外科手术来提高牙周健康。所选择的手术方法应该能够巩固第一阶段的治疗效果。

根面平整术有利于缩小或者消除由于牙龈炎症水肿形成的牙周袋。根向复位瓣术或者牙龈切除术有利于减小骨上袋。骨切除术或者复位瓣再生术也是外科手术的方式，通常用来治疗患病牙周膜。必须注意的是消除炎性疾病的进展和恢复牙周附着是牙周手术的主要目标。

1. 牙周翻瓣手术

目前应用的多种翻瓣手术，是达到最好效果的手术手段。牙周翻瓣手术涉及黏膜或（和）黏骨膜提升术。尽管有几种针对瓣提升术的适应证，但是瓣提升术的最主要的目的是进行骨以及根表面的洁刮治。翻瓣术的其他目标是消除牙周袋、控制龋齿、延长牙冠以利于修复治疗、必要时进行牙根切断术或者牙半切除术以及进入根分叉。

术前必须明确手术是为了去除病变骨暴露新骨、恢复牙龈形态还是牙周再附着。然而在手术期间不得不依据去除病变肉芽组织后骨缺损的情况而改变手术目的。牙槽骨手术包括骨成形术和骨切除术。骨成形术是在不去除支持骨的前提下重塑骨形态；骨切除术要去除支持骨。因此，黏膜瓣广泛地应用于牙周病的治疗。

2. 引导组织再生术

引导组织再生术（GTR）的定义是利用不同组织的生长反应差异使已经丧失的牙周结构再生的技术。GTR 原理是基于牙周手术之后组织发生的生理愈合反应，即牙周手术之后，上皮组织、结缔组织、牙周膜和骨组织竞相附着于牙根表面的过程。上皮组织通常最先附着于牙根表面，其爬行速度为每天 0.5mm，阻止新组织附着。为了使从牙周膜和骨膜来源的未分化的间充质细胞首先附着牙根表面，应将上皮细胞以及牙龈结缔组织细胞分离开来。在初期愈合中对细胞进行隔离有利于牙周组织的再附着以及保持牙齿更好的长期健康。GTR 技术通常涉及骨移植以及可吸收膜的应用（图 14-10）。该技术用于治疗严格选择的 2 壁和 3 壁骨缺损或下颌后牙根分叉病变时，可以使牙周组织状态有实质性的改善。

3. 牙周成形手术

牙周成形手术，最初是指膜龈手术，用于解决牙龈和牙槽骨粘膜之间关系的问题。膜龈手术是一种整形手术，可以用于纠正由于牙周疾病并发的牙龈-黏膜的不良关系，并关系到牙周治疗的成功。牙周成形手术的目标包括去除穿过膜龈联合的牙周袋、形成足够的附着牙龈区、通过根面附着技术纠正牙龈退缩、减轻系带和肌肉附着对牙龈缘的牵扯、纠正缺牙区牙槽嵴畸形而进入下方的牙槽突、纠正有或无牙龈附着的骨畸形以加深过浅的前庭沟，以辅助正畸治疗。通常应用的牙周成形手术包括：侧向滑行瓣、游离龈瓣、带蒂瓣、定向复位瓣、双牙

第 14 章　可摘局部义齿的口腔准备

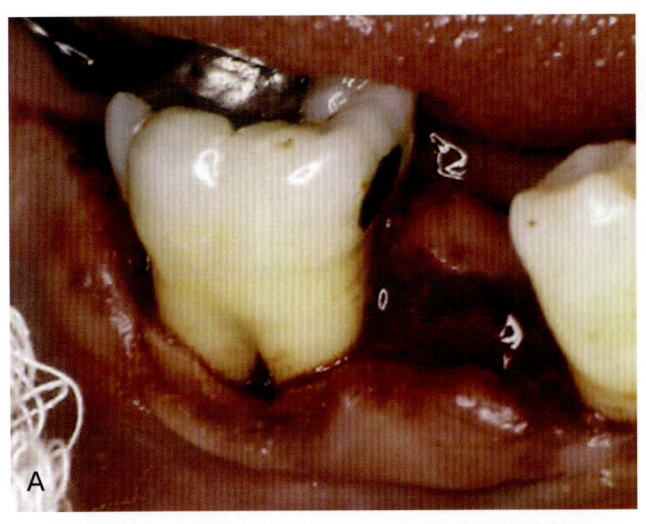

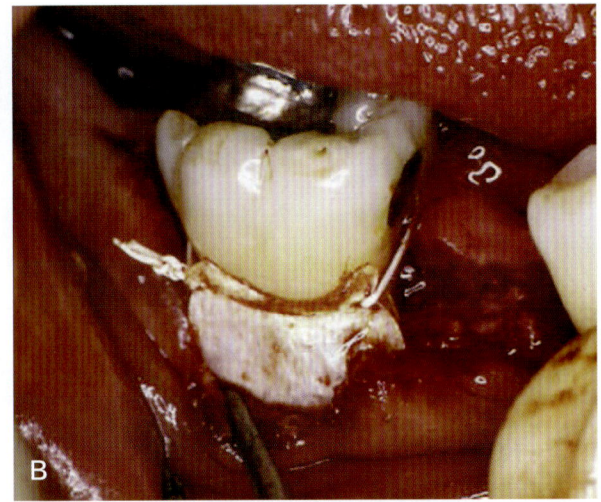

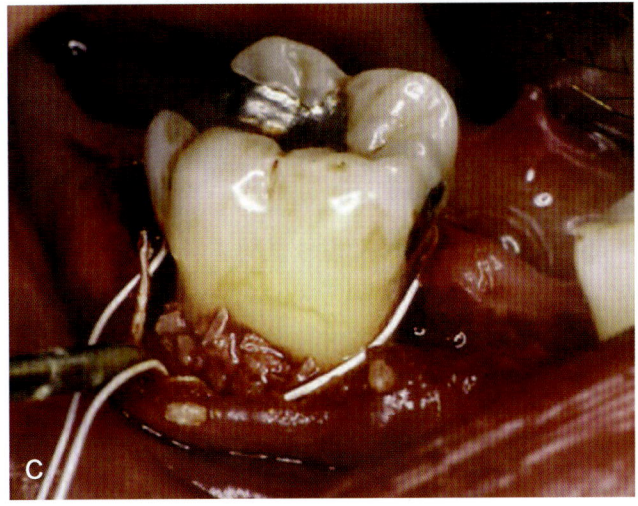

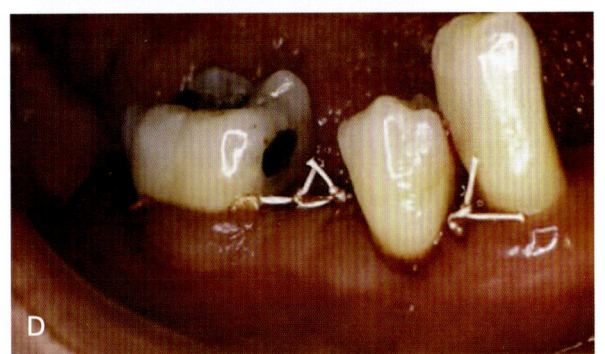

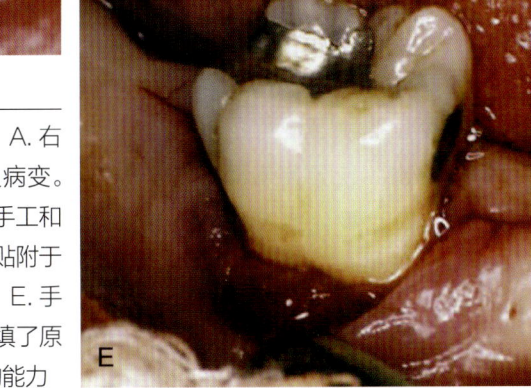

图 14-10　引导组织再生术（GTR）用于根分叉病变。A. 右下颌第一磨牙根分叉水平向探入 3mm，为 2 度根分叉病变。计划联合使用骨移植和非吸收膜的 GTR 技术治疗；B. 手工和超声洁治后将脱钙冻干骨植入根分叉处；C. 将非吸收膜贴附于移植骨表面；D. 用不可吸收聚四乙烯缝线缝合牙龈瓣；E. 手术后 2 个月，去除非吸收性膜。注意红色坚韧的组织充填了原来的根分叉区，该组织具有形成骨组织以及封闭根分叉的能力

龈乳头瓣、冠向半月形瓣、上皮下结缔组织移植瓣以及使用上述手术之一的牙槽嵴增高术。另外，GTR 也应用于牙周成形手术。目前，商品化的无细胞真皮移植越来越多的应用于临床。然而，上皮下结缔组织移植仍是目前最常用的方法（图 14-11）。

当可摘局部义齿的基牙缺乏足够的附着角化龈，需要覆盖根面以利于可摘局部义齿的制作或维持时，应该考虑应用这些手术。

（五）复诊维护（第三阶段）

长期追踪研究发现，牙周治疗后所有患者的牙周维护至关重要。这不仅包括要加强菌斑控制措施，而且要通过牙医师或者助手对所有牙根表面的龈上以及龈下的结石和菌斑进行彻底的清理。

复诊的时间应该根据患者的易感性以及牙周

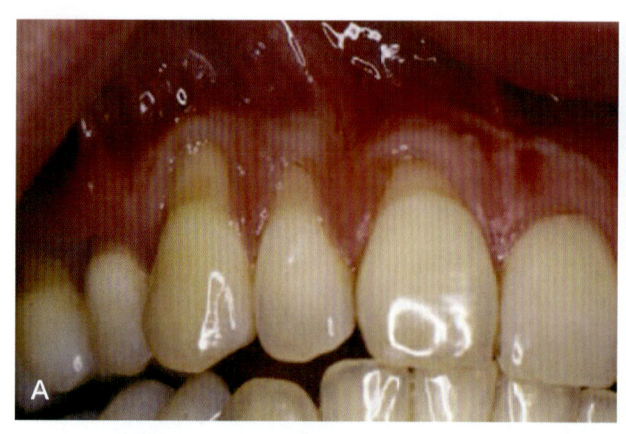

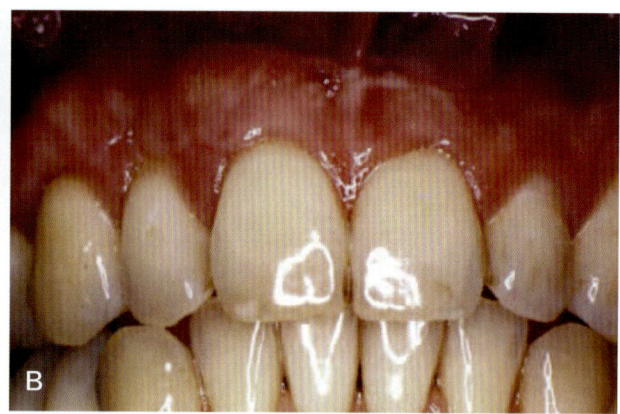

图 14-11 上皮下结缔组织移植治疗牙龈退缩。A. 患者右上尖牙、侧切牙和中切牙牙龈退缩严重，影响美观。患者述这几颗牙齿出现过高度敏感。计划用上皮下结缔组织移植来纠正牙龈退缩；B. 上皮下结缔组织移植术后 6 个月，患者对其术后外观非常的满意，并且牙齿过敏的现象也不明显了

病的严重程度决定。一般有中、重度牙周炎病史的患者应每 3～4 个月复诊一次，以巩固牙周非手术治疗和手术治疗的效果。

（六）牙周治疗的优点

在可摘局部义齿设计之前完成牙周治疗有几个好处。首先，牙周病的消除去除了引起牙齿丧失的首要致病因素。由于牙齿治疗的长期的效果取决于对口腔余留组织的维护，如果要避免进一步的组织丧失，牙周健康是必须的。其次，牙周组织的健康为修复治疗提供了更好的环境。消除牙周袋而恢复生理结构，使牙齿表面形成位置稳定的正常的牙龈外形。这样修复可以位于最佳的龈缘位置，牙冠外形与牙龈缘协调，从而保护牙龈和给予牙龈一定的生理性刺激。第三，重要的但有病变的牙齿对牙周治疗的反应可以对评估它们的预后提供重要的信息，从而决定义齿修复时该牙齿是否保留。最后，牙周治疗过程中，患者的配合程度为牙医师提供了将来义齿修复时患者配合程度的重要参考。

即使没有牙周病的牙齿进行某些牙周治疗也会对可摘局部义齿修复有大的帮助。通过牙周手术，潜在基牙的牙周环境得到改变，使一个本不适合的基牙变为可摘局部义齿最适合的固位基牙。

三、优化义齿的适应性和功能性

（一）病损组织的调整

对于可摘局部义齿修复的患者，在其取终印模之前常常需要对缺牙区的支持组织进行一定的调整。需要进行组织调整的病损症状如下：

（1）义齿承托区的黏膜炎症以及刺激（图 14-12）；

（2）正常解剖结构的异常，例如切牙乳头、腭皱襞以及磨牙后垫的异常；

（3）剩余牙槽嵴、舌和唇颊部的灼烧感。

上述症状常常与可摘局部义齿的不适合以及咬合不良有关，但也不能忽视诸如营养缺乏、内分泌失调、严重的全身健康问题（糖尿病或者恶病质）和夜磨牙症等原因。

若未对这些症状进行处理就使用新的可摘局部义齿修复，或仅仅对旧义齿重衬，那么老问题依然存在，而这会影响义齿修复的效果。必须让患者意识到，只有将口腔组织恢复到健康状态，才能进行新的修复体的制作。如果还存在未治疗好转的系统性疾病，往往会导致可摘局部义齿修复的失败或者不能完全成功。

调整病损组织状态首先应制订良好的家庭护理计划。一个值得推荐的家庭护理计划应包括每天用生理盐水漱口 3 次；软毛牙刷按摩剩余牙槽

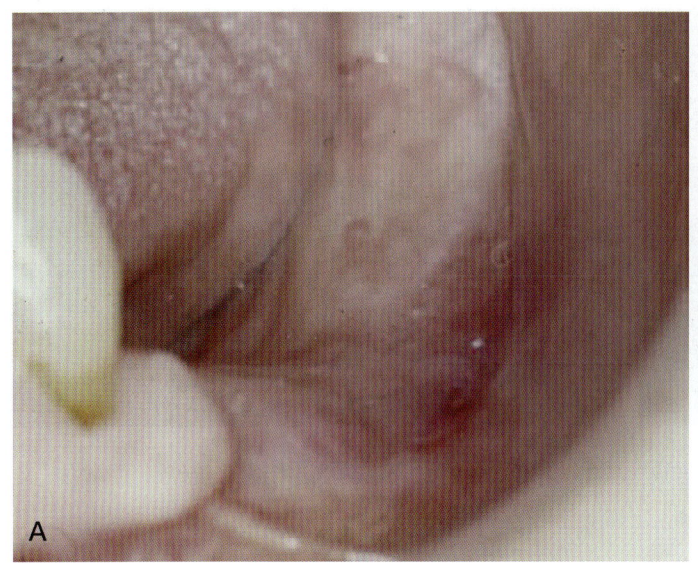

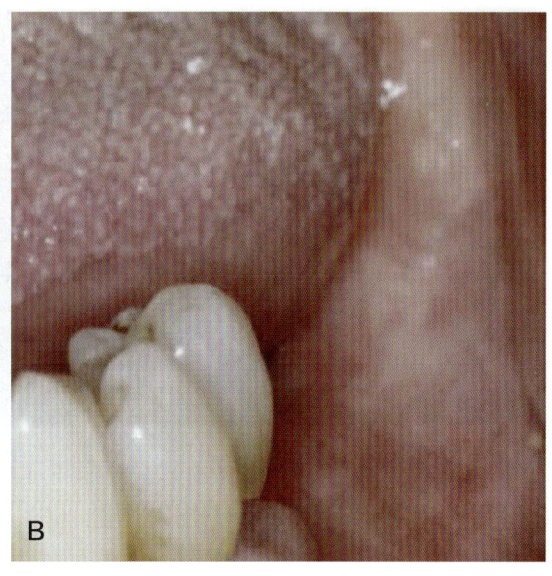

图 14-12 A. 全天 24 小时戴用不适合的义齿导致义齿承托区黏膜的炎症和变形；B. 通过使用组织重衬材料修整义齿基托、间歇戴用义齿和按摩受激惹组织可使义齿的承托区组织恢复健康

嵴、腭部和舌；晚间摘掉义齿，按照处方摄取复合维生素及遵循高蛋白低糖饮食。有些因为义齿不密合引起的口腔炎症，停用义齿一段时间后即可以自愈，但是停用义齿会带来诸多不便，这导致了许多患者不愿意接受。

（二）组织调整材料的使用

组织调整材料为弹性聚合体，在一定时间内可以保持流动性，有利于变形组织恢复到正常的形态。这些软性材料可以对受激惹的黏膜组织起到按摩作用，同时由于材料的软弹性，可以更好地分散口腔殆力。

组织调整材料的最大优点体现在以下几个方面：(1) 消除旧有义齿的不良接触关系与干扰（如有必要可以上殆架重新调整）；(2) 义齿基托应充分延伸以形成合适的基托形态，从而来增强义齿的支持、固位与稳定（图 14-13）；(3) 均匀磨除基托组织面约 2mm 厚度，为组织材料提供均匀和广泛分布的厚度空间；(4) 使用足够的材料以发挥其支持和缓冲作用（图 14-14）；(5) 按照厂家的说明进行操作以及放置材料。

组织调整材料应定期更换直至变形组织恢复正常的健康状态。许多口腔医生发现临床上可以每 4～7 天更换一次组织调整材料。往往在复诊几次之后患者组织的刺激和变形情况便可以得到改善，而有些患者会有明显改善。通常更换 3 次或 4 次材料即可，但是有时需要更多次更换。如果在 3～4 周之后还没有看到明显的效果，应怀疑该患者可能存在其他严重病变，应请内科医生会诊。

（三）基牙修复

灌注诊断模型并对可摘局部义齿进行初步的设计后，医生就可以对基牙进行准确的预备。可以获得的信息包括义齿就位道、需要预备的牙齿区域、需要改变的牙齿外形以及支托和导平面放置的位置。

在检查以及随后的治疗计划中，包括对诊断模型进行观测时，均应独立考虑每一颗基牙适合哪种修复体。口腔卫生良好的患者，牙齿具有健康的牙釉质表面，用作可摘局部义齿基牙时其危险性是可接受的。口腔医生不该轻信患者所说的会很快形成良好的口腔卫生习惯。好或坏的口腔卫生习惯的养成是长期的，不可能因为戴用可摘局部义齿会立刻改变。因此，口腔医生必须保守的评估患者将来的口腔卫生习惯。记住，卡环本

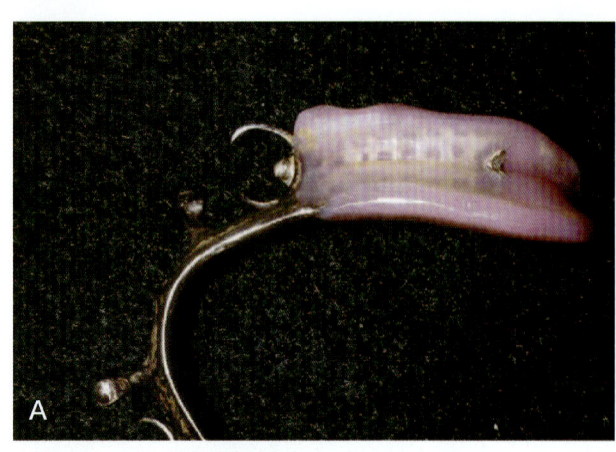

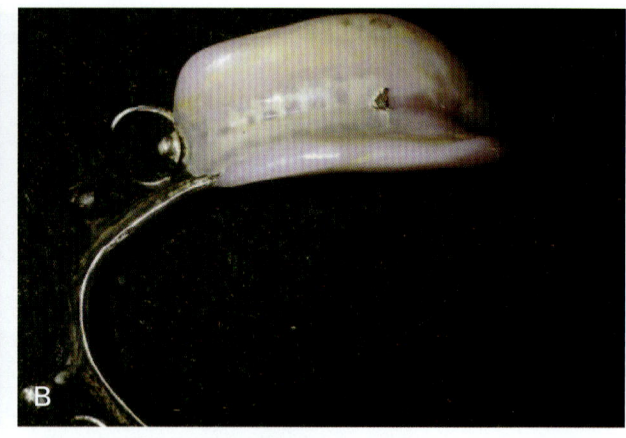

图 14-13 A. 下颌可摘局部义齿由于基托伸展不足，导致覆盖组织刺激症状；B. 义齿基托边缘适当的伸展，而增强了义齿的支持、稳定与固位

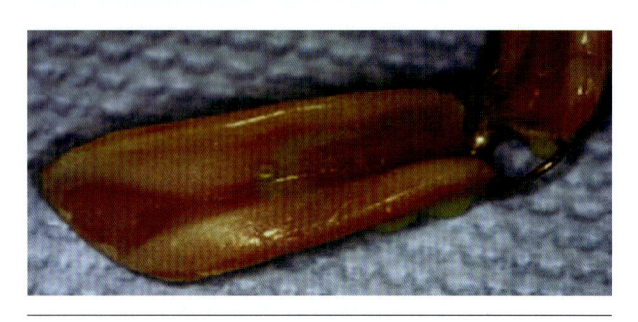

图 14-14 组织调整材料应该有足够的厚度而产生弹性并且不会给周围的软组织带来压力

身不会引起龋坏，如果患者保持牙齿以及可摘局部义齿清洁时，不应该将卡环作为致龋病因。另一方面，更多的可摘局部义齿被视为龋坏的病因是因为医生没有为患者提供基牙保护措施，而并非由于患者护理不够。当尖牙或者是前磨牙需要修复或者保护时，可用美观的烤瓷全冠实现。磨牙中除了上颌第一磨牙外，其他牙齿很少使用烤瓷冠，往往采用铸造全冠修复。

当基牙有邻面龋，而颊面与舌面釉质健康，若口腔卫生状况尚可，且龋活性较低，可以考虑金嵌体修复，也可应用银汞合金或者树脂修复这种邻面龋，但必须承认的是，采用硬质金合金铸造嵌体修复这类牙齿，能够为𬌗支托提供最佳的支持，同时达到较好的美观效果。固化良好的银汞合金修复体，也能较长时间支持𬌗支托而不会发生明显的变形。

基牙的薄弱区位于基牙的邻面龈方区域，该区域位于可摘局部义齿支架小连接体下方，因而此区域容易堆积软垢导致基牙龋坏。甚至是摘掉可摘局部义齿后，这些区域也不容易被刷到，致使菌斑和软垢长期积存。所以，在以后的医嘱和随访中应该叮嘱患者特别注意这些区域的清洁。即使采用全冠修复，该区域也可能发生继发龋。与放置修复体相比，有效的家庭护理以及专业的随访能够有效地控制龋病的发生。

所有作为可摘局部义齿导平面的基牙邻面都应该预备，使之尽可能平行于就位道。必要时可用磨石或者金刚砂石调改瓷修复体的外形高点，并用厂家提供的配套抛光工具抛光表面。

预备需要冠修复的基牙时，设计合适的基牙磨除量很重要，基牙要预备出足够的空间来放置修复体，以保证修复体的持久性、美观性以及与卡环相适应的修复体外形（图14-15）。可以对需要全冠修复的基牙首先进行轴面外形修整，然后控制基牙的磨除量，以保证修复体的耐用性、外形以及美观所需的修复材体的厚度。这就保证了蜡型制作和最终全冠修复能达到预想的效果。

（四）蜡型制作

现代间接制作技术使蜡型可以在工作模型上用观测器完成外形制作。所有需要铸造修复的基牙可以一次预备、取模，获得预备过的牙弓上准

第 14 章　可摘局部义齿的口腔准备

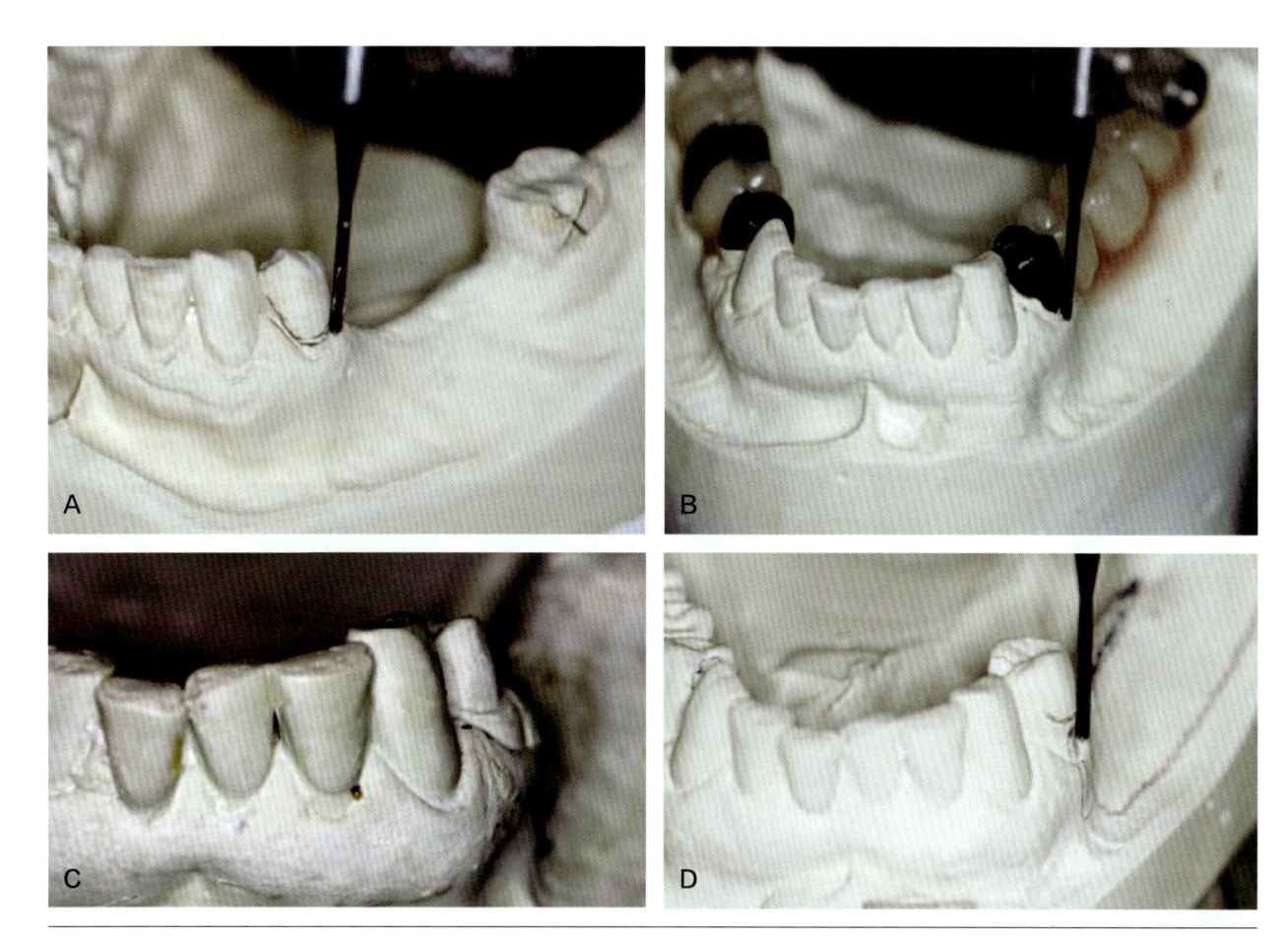

图 14-15　A. 综合所有基牙考虑确定诊断模型的最佳方向。颊侧观测线过于接近龈缘，牙齿远中邻面不利于导平面预备，这时应该使用全冠修复；B. 通过用蜡型修整基牙外形使之适合卡环设计（具有远中导平面和颊侧中部 0.25mm 的倒凹）；C. 牙体预备后基牙模型显示颊面牙体预备充分。如果在牙体预备前和预备中未认真考虑观测线的位置，那么完成的全冠很容易形成不正确的外形；D. 就位于模型上的全冠的外形适合于所选的卡环设计

确的石膏复制模型。在单独的或者可卸的代型上修整蜡型。用观测器蜡刀调改所有临近缺牙区的基牙的轴面，使之平行于就位道（图 14-16）。这使所有邻面达到平行而无需在口内调整，从而使可摘局部义齿顺着就位道准确、顺利就位，并可以最大程度地减少小连接体下方容易积聚软垢的间隙。

（五）预备𬌗支托凹

蜡型的邻接预备平行后，调整颊舌面形态达到放置卡环的稳定、固位和美观的要求之后，应该在蜡型𬌗面上预备支托凹，而不是在最终修复体上制备。在对需要铸造冠修复的牙齿进行牙体预备时，应考虑𬌗支托的放置，以保证𬌗支托凹有足够的间隙。临床上常见铸造修复体在口内粘固后，作为可摘局部义齿作为的基牙时，才发现没有预备出𬌗支托凹。然后口腔医生在铸造修复体上不得不预备𬌗支托凹又担心在预备的过程中造成修复体穿孔，结果只能制备出过浅、形态不佳的𬌗支托凹。

若基牙制备时已预留出支托凹的空间，那么在蜡型上可用 8 号圆钻降低边缘嵴，形成𬌗支托凹外形，然后用 6 号圆钻在降低的边缘嵴以内逐渐加深成形。这样可以制作出满意的𬌗支托凹，从而有利于𬌗力延牙体长轴传导，而且与对颌牙形成咬合干扰的可能性最小。

支托最重要的作用应该是分散可摘局部义齿传递的应力，从而在发挥基牙最大的功能的同时，

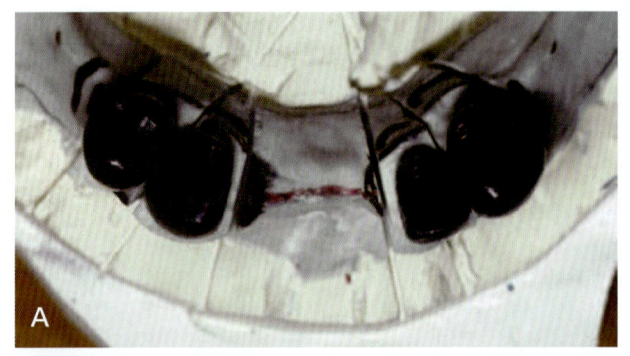

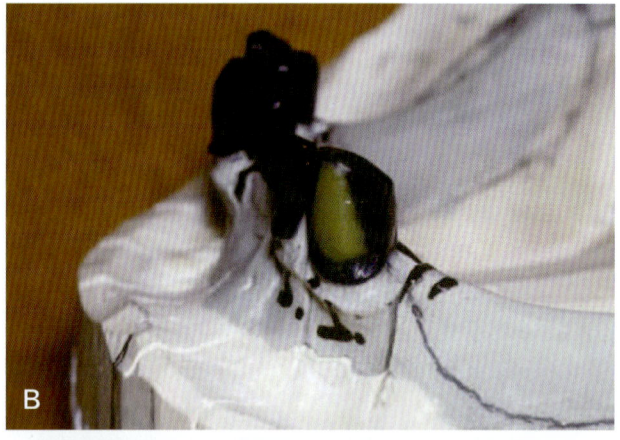

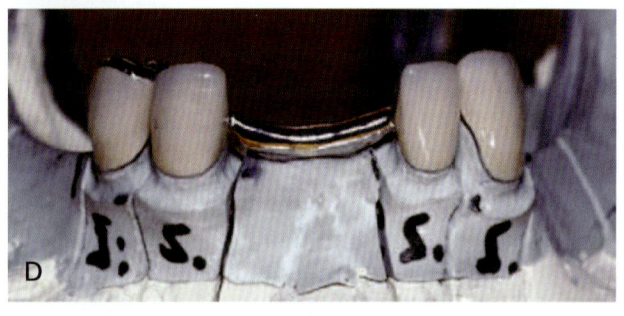

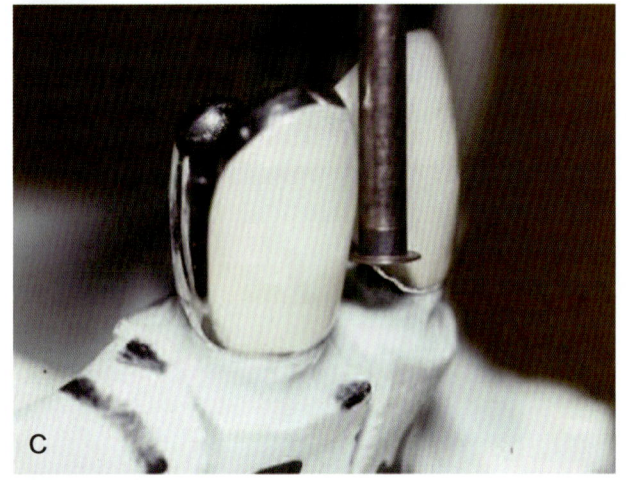

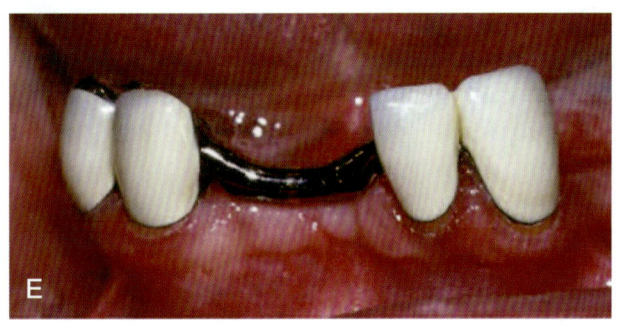

图14-16 A. 全冠蜡型的𬌗面观。采用连冠设计，中间用13号连接杆连接。基牙蜡型舌侧可见明显的𬌗支托；B. 蜡型唇侧回切留出瓷层间隙。双侧导平面将用金属恢复，且平行于就位道；C. 基牙全冠具有合适的外形高点，具有0.5mm深度倒凹，适用于预想的锻丝卡环固位臂；D. 各个固位基牙全冠跨越中线联合在一起的修复体完成后，联合杆既可以增加垂直向支持，又可以提供间接固位；E. 修复体戴入口内情况

使其对基牙产生的损害降到最小。远中游离端可摘局部义齿的𬌗支托必须使𬌗力沿着基牙的长轴方向传导，尽量减少基牙受到的侧向力。

因此，支托凹底应该向牙体中心倾斜，以便于𬌗力尽可能通过牙体中心传向根尖部。匙形以外的其他任何形状皆会引起𬌗支托的锁结，使𬌗力斜向传至基牙。𬌗支托与基牙之间形成球－凹关系最为理想。同时，必须降低边缘嵴使𬌗支托与小连接体形成的转角尽量不在基牙𬌗面上，从而避免与对颌牙形成咬合干扰。而且，𬌗支托在边缘嵴处要有足够的厚度以防止支托折断。必须降低边缘嵴，但不能使之成为𬌗支托凹预备形态

的最低处。要使𬌗力沿着基牙的长轴传导，𬌗支托的底部与最小连接体之间形成的角度应该小于90°。换句话说，𬌗支托的底部应该从边缘嵴处向牙长轴方向稍微倾斜。

如果在进行全冠以及嵌体预备的时候已经预备出了𬌗支托凹的位置，那么在蜡型上就容易做出𬌗支托凹的形态。如果直接充填修复牙体缺损，则在修复部位必须有足够的容积以容纳𬌗支托凹而不致使修复体折裂。目前还没有足够的证据显示𬌗支托放置在充填修复体上能达到放置在釉质上的效果。在健康牙釉质上依次使用球状钨钢钻（4号、6号、8号）可预备出光滑的𬌗

支托凹。

在健康的牙釉质上（或在已有而不准备替换的修复体上）预备𬌗支托凹应该首先修整牙齿邻面。首先要预备牙齿的邻面，因为，如果先预备𬌗支托凹，再预备牙齿的邻面，𬌗支托凹的位置有时会发生不可恢复性改变。

邻面（导平面）预备完成以后，先用大球钻将边缘嵴降低 1.5～2.0mm，形成𬌗支托凹的大致的轮廓。这样之后形成降低了边缘嵴的有了大体轮廓的𬌗支托凹，而没有向牙体中心做足够的加深，然后用小的球钻（4号或者6号）加深𬌗支托凹的底部，并逐渐向牙体中心倾斜，接着用球钻在较小的压力下对釉质进行磨光，最后用橡皮尖充分磨光支托凹。

可摘局部义齿修复的成功与否与口腔准备情况密切相关。只有通过细致的计划和严格执行口腔准备工作，才能制作出既能恢复功能又有益于余留口腔组织健康的义齿。

第15章

基牙预备

经过外科手术、牙周治疗、牙髓治疗、口腔组织修整后，需要进行基牙预备，从而为可摘局部义齿提供支持、稳定、对抗、固位的作用。由于牙齿不会天然形成导平面、支托以及适合放置卡环的外形轮廓，所以极少有不需要进行牙体预备的情况。

在制作可摘局部义齿之前，必须确保任何较深的充填治疗、牙髓治疗以及牙周治疗都彻底且稳定。如果发现治疗中某颗牙的预后不佳，可以通过改变可摘局部义齿的设计来弥补牙齿缺失造成的影响。如果已经完成可摘局部义齿的制作后又有牙齿缺失，则必须在旧义齿的基础上进行添加或者重新制作义齿。尽管在最初设计义齿时都会考虑到今后义齿的添加和修改问题，但大部分的可摘局部义齿都不能很好的做到这一点。应当充分利用辅助性诊断来确定哪些牙齿可以作为基牙或在将来可以作为基牙。当义齿原有基牙缺失后，很难通过调改义齿使邻牙作为固位的基牙。

在可摘局部义齿设计时有时会保留末端基牙，通过该牙支持基托末端使其变成牙支持式义齿。如果该末端基牙缺失，则由游离端基托取代（图13-25）。这种设计必须考虑到将来间接固位体放置的位置、余留末端基牙上固位卡环的设置以及通过二次印模来提供黏膜组织的支持的稳定性。前部条件不好的牙齿作为基牙有较大的风险，由于最初的基牙缺失后，增加一个新的基牙来提供固位较为困难，故这种方法较少使用。像这种有问题的牙齿应在治疗计划中决定拔除，这有利于在最初的设计中选择条件更好的牙齿作为基牙。

一、基牙的分类

所有的基牙都必须按照计划的修复体设计方案修整其外形轮廓。按照牙体预备情况将基牙分为如下几类：①仅冠部需进行少量预备的基牙；②需要进行修复但不需要进行全冠修复的基牙；③需冠修复的基牙（完全覆盖）。

仅需要少量牙体预备的基牙包括拥有健康釉质的牙齿、有修复体但不涉及可摘局部义齿设计的牙齿、有修复体涉及义齿设计但可被采用的牙齿，以及那些现有全冠需进行微小调整但不会影响全冠完整性的牙齿。冠修复体可以是单冠，也可以是固定桥的基牙牙冠。

对于未受保护基牙的使用在前面已经讨论过。尽管将所有基牙完全覆盖是最理想的，但该做法既不可能，亦不可行。必须让患者知道使用未受保护的基牙存在一定风险，因此他们有责任做好口腔清洁的维护和龋病控制。制作与现有义齿卡环相匹配的冠修复体很困难，这将影响选择未经全冠修复的健康牙做基牙的决定。

全覆盖修复体能为𬌗支托提供最好的支持。

如果患者的经济状况或其他因素不允许使用全覆盖修复体，那么合理的使用汞合金充填体也能为𬌗支托提供足够的支持。对任何有问题的银汞合金充填体都应当重新充填，并且待其达到最大强度和抛光后，再进行导平面和𬌗支托凹的预备。

随着复合树脂的尺寸稳定性、强度和耐磨性的不断增加，为可摘局部义齿基牙提供了另一种预备和修改方式，与全冠修复体相比不但减少对基牙的损伤，而且更经济。

二、健康釉质或有充填物的基牙预备步骤

有健康釉质或有充填物但仍可使用的基牙的牙体预备应按以下顺序进行：

（1）邻面的预备与就位道平行，从而提供导平面（图15-1A）。

（2）调整基牙外形（图15-1 B、C），降低外形高点，以达到：①圈形卡环的卡环臂位于𬌗平面以下，最好位于牙冠中1/3与龈1/3的交界处；②卡环固位臂位于牙冠的龈1/3，以取得更好的美学效果和力学性能；③卡环对抗臂位于外形高点线或以上，但不高于基牙牙冠中1/3靠牙颈部的部分。

（3）基牙轴面形态调整之后，支托凹预备之前，用不可逆性水胶体印模材料取一个牙弓印模，并用快速固化石膏灌注模型。将模型放到模型观测仪上以确定在预备支托凹之前，是否还需要调整基牙轴面形态，如还需调整基牙轴面形态，则在同一次就诊中完成。

（4）𬌗支托凹的预备应使𬌗力沿基牙牙体长轴传导（图15-1D）。将诊断模型置于观测仪上进行可摘局部义齿的设计，确定治疗方案，然后据此进行口腔预备。在诊断模型上用红色铅笔标记出基牙需要修整的区域，修整的量和角度，再按此标记进行牙体预备（见第13章）。尽管也可在诊断模型上预备支托凹，但因支托凹的形态有明确的要求（见第6章），对有经验的口腔医生来说，用红笔标记出支托凹预备的位置即可。

三、保护性修复体的基牙预备

若可摘局部义齿的小连接体不与基牙邻面接触，则可对基牙邻面进行常规嵌体的预备。相反，若邻面和𬌗面分别需要支持小连接体和𬌗支托，则需要做不同的处理。𬌗面覆盖的范围（如是否覆盖牙尖）需要根据基牙龋坏程度、是否存在无基釉及𬌗面磨损和磨耗情况等因素来确定。

当采用嵌体修复基牙时，需进行必要的外形修整。为了避免嵌体的颊舌侧邻面边缘位于或靠近小连接体和𬌗支托，边缘预备时应适当扩展至基牙的线角之外。可以通过加宽传统箱状洞形实现边缘的延伸，但这会造成铸造修复体的边缘过薄，在可摘局部义齿的反复摘戴过程中被卡环损坏。将箱状洞形扩展到牙体线角之外可以避免修复体边缘过于薄弱，并且能使修复体与牙齿更强的结合更强。

在牙体预备中，必须按基牙轴壁的外形曲度来预备，否则极易损伤牙髓。在有浅龋的基牙上，龈壁的轴向深度应预备到约第559号裂钻宽度。在预备龈壁时，其边缘必须位于易于保持口腔卫生的自洁区，这一点至关重要。基牙邻面与义齿小连接体接触的位置是龋病的易发区，因此基牙邻面必须预备成适宜的导平面以保证与小连接体的紧密接触。每个步骤都应最大限度地保证修复体的固位和稳定，以及边缘的密合性。为达到这一要求，应将轴壁预备成5°甚至是更小的聚合度，并使洞底形成平面，各线角锐利清晰。

有时需要在下颌第一前磨牙上安放嵌体来支持间接固位体。该牙咬合面颊舌径较窄，且舌向倾斜，常较难制备出双面嵌体。即使是最精确的𬌗面洞形的预备也常常会导致余留舌尖薄弱。

四、冠修复基牙的牙体预备

当有多个冠修复牙作为可摘局部义齿的基牙时，最好同时制作它们的蜡型。可以使用稳定且能精确复位的可卸代型的牙弓模型。也可以在不分割的牙弓模型上（图15-2）制作蜡型并使之相

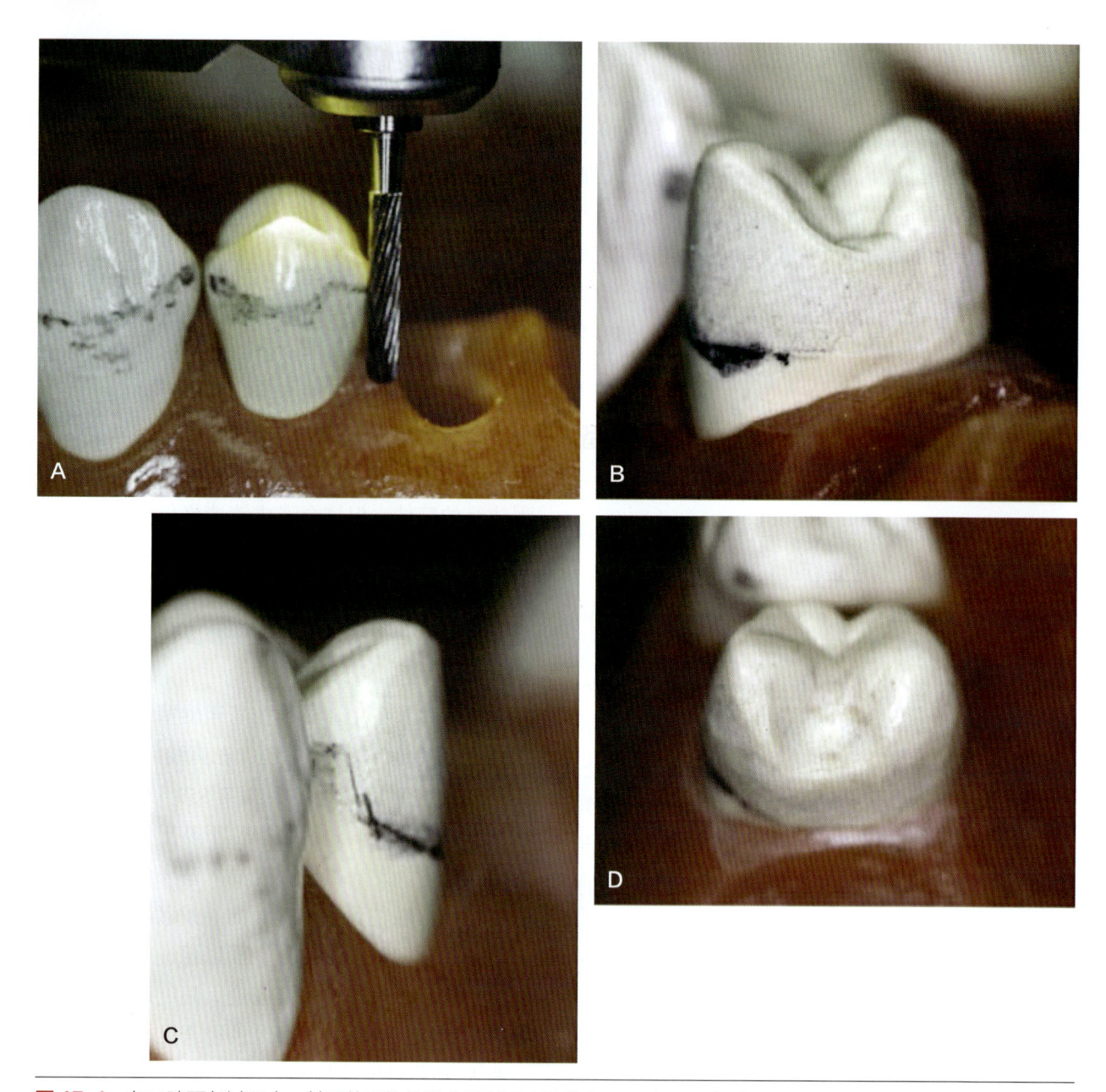

图 15-1 在口腔预备过程中，基牙外形的修整应按以下步骤进行。A. 邻面预备成平行于就位道的导平面；B. 颊面及舌面的外形高点应降低，以保证卡环固位臂末端位于牙冠的龈 1/3 内，固位臂的其余部分位于牙冠中 1/3 和龈 1/3 交界处，对抗臂位于牙冠另一面的中 1/3 的靠牙龈部分；C. 为使卡环固位臂位置更靠近龈 1/3，牙冠上相应的位置应做适当的调改：①调改不利于放固位臂的位置；②调改某些部分使之更利于安放卡环固位臂；③调改出更理想的位置来安放卡环固位臂；D. 由于𬌗支托将义齿所受的𬌗力沿牙长轴传导，所以在口腔预备中应最后预备𬌗支托凹

互平行，通过使用个别代型使边缘更精确。目前的印模材料和间接制作工艺技术使上述两种方法均可得到满意的修复效果。

制作蜡型和口内牙体预备顺序一样。在模型观测仪上确定了义齿就位道并修整出蜡型的𬌗面和接触点后，用观测仪的蜡刀修整邻面作为导平面，并使之与义齿的就位道平行。导平面的范围在边缘嵴与牙齿中 1/3 和龈 1/3 交界处之间。值得注意的是，由于小连接体在经过龈缘处需要进行缓冲，所以导平面不能延伸至龈缘。导平面应位于𬌗 2/3 甚至𬌗 1/3，以避免影响牙龈组织的健康。

在导平面相互平行并且完成可摘局部义齿所需的其他外形修整之后，可在蜡型上进行𬌗支托的预备。𬌗支托的预备方法在第 6 章中已经进行了详细的讲解。

必须强调的是，在安插铸道和抛光时，不能破坏蜡型制备的关键区域。在蜡型上安插铸道时应保护蜡型上的平行面和支托凹。注意抛光比磨光更精细。支托凹区域只需要用磨光圆钻修整即可。如果安插铸道过程中，某些干扰因素不可避免时，应将模型重新放在观测仪上进行邻面修整。这个步骤可以由连接在观测仪垂直杆上的机头和其他类似的切削装置来完成。

铸造修复体作为基牙的优点之一是，原本必须在口腔内进行的牙体预备可以在模型观测仪上更精确地完成。在口内预备基牙时，要使多个邻面相互平行通常是不可能的。因此，在使用铸造修复体做基牙时，应充分利用其可在模型观测仪上修整蜡型并使之与就位道平行的优点。

全冠修复体是可摘局部义齿理想的基牙，在不影响美观的前提下（图 15-3），它可以通过雕刻、铸造来满足支持、稳定和固位的要求，同时不影响美观（图 15-3）。烤瓷冠也能达到满意的效果，但要在上釉之前放在模型观测仪上对瓷面外形进行修整。若不进行修整，则可能出现固位形过度或不足的情况。

3/4 冠不能像全冠一样制作出固位区域。但是，如果基牙的颊面或舌面是完整的并能提供足够的固位区域，或牙齿外形经过少量的修整能获得良好的固位形，那么 3/4 冠是一种很好的保护性修复方法。去除基牙的无保护区和去除可摘局部义齿中未受保护的基牙的标准是相同的。

无论选择何种冠修复方式，都必须预备出足够的𬌗支托凹深度。这可以通过先修整基牙轴面形态再进行基牙预备和𬌗支托凹的预备来完成（图 15-4）。由于𬌗支托凹的位置在制订治疗计划时就已经确定，因此进行任何牙体预备都应该牢记这一点。例如，如果要使用双𬌗支托，在预备前应明确这一点才能保证牙体预备能满足两个支托凹的深度。由于没有预先进行计划，而在蜡型制作时才发现支托凹未制备出需要的深度，是一个不能原谅的错误，我们应尽量避免。有时由于不能明确现有全冠或嵌体的厚度，而不得不预备较浅的支托凹，这可能引起严重的问题。制备出理想的𬌗支托凹（在正确设计的前提下）的时机仅仅决定于预备间隙所花费的几秒钟时间。

（一）基牙冠上的切削基台

全冠修复体除了可以为可摘局部义齿的基牙提供保护、理想的固位形、精确的导平面、良好

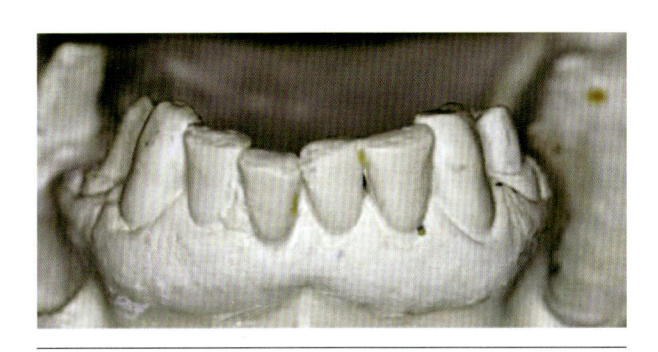

图 15-2 多基牙的可摘局部义齿的超硬石膏模型。左下第一前磨牙、右下第一前磨牙和右下第一、第二磨牙的全冠蜡型可以在模型上按相同方向同时制作，这样就可以控制活动义齿各个接触面的共同就位道

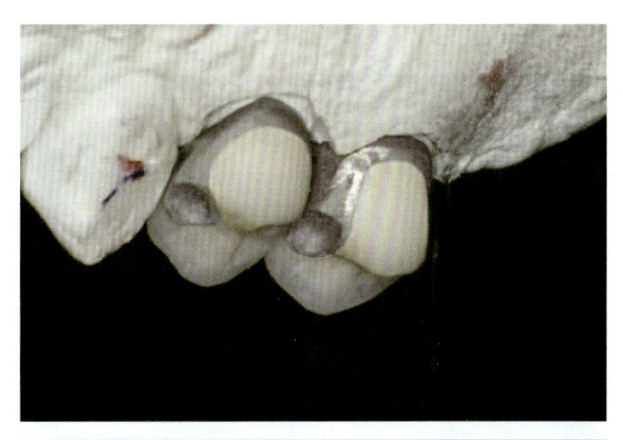

图 15-3 右上第一、第二前磨牙上𬌗支托凹和腭侧基托边缘终止线均位于金瓷修复体的金属面上。右上第一、第二前磨牙的远中面为导平面，该导平面作为舌侧面的延续，以便最大限度地提供稳定

的𬌗支托的支持外，仍具有天然牙所不具备的优点，这就是全冠的切削基台和肩台，能提供有效的稳定和对抗作用。

在第 6 章中我们已经讨论过对抗卡环臂的作用，即对抗、稳定和辅助间接固位体的作用。如果将任何刚性的对抗卡环臂放在与就位道平行的轴面上，它可以提供水平向的稳定作用。由于刚性对抗臂在外形高点上，它在很大程度上可以作为辅助性的间接固位体。然而，对抗臂对固位臂运动的对抗作用仅限于当义齿支架完全就位，对可能出现的正畸移动起到稳定作用时。当义齿发生意外变形或者设计不合理时，固位臂会对基牙产生活跃的正畸力，此时就需要这种对抗作用。当义齿就位或脱位时，对抗作用能避免基牙受到对其稳定性有害的水平向的力。由于"正畸力"指的是一种轻微而持续的力，它在正畸运动中保持一种动态平衡，因而"正畸力"这一术语在此处的应用也许并不正确。相反，义齿就位和脱位时的瞬时力是短暂而强大的，它可能导致牙周损伤和牙齿松动，而这并不是正畸移动。

如果卡环臂位于𬌗向倾斜的牙面上时，真正的对抗作用并不能表现出来，因为只有当义齿完全就位后才能产生对抗作用。当义齿脱位时，卡环对抗臂和𬌗支托都离开起支持作用的基牙的表面，对抗作用即消失。因此，在固位臂经过外形高点时会对基牙产生水平力，此时最需要对抗力来平衡，而对抗臂此时并未起作用（图 15-5）。

只有当对抗臂就位方向与其他导平面就位方向一致时，才能产生真正的对抗作用。这样，当卡环固位臂在经过外形高点发生弹性形变之前，卡环对抗臂下缘就与导平面产生了接触（图 15-6）。只有这样，才能保证在义齿就位和脱位过程中始终发挥对抗作用。基牙冠上的切削基台既可以作为卡环对抗臂的终止点，也可以增强𬌗支托的作用，以及为远中游离缺失的可摘局部义齿提供一个间接固位力。

基牙牙冠上的切削肩台还有另外一个优点。常规的卡环对抗臂是半圆形的，并且外凸的，它能进一步增加基牙凸面的体积。而放置在基牙切削牙冠上的卡环对抗臂，实际上是嵌入基牙冠的内部，从而恢复基牙的正常外形（图 15-6）。患者的舌头感觉到的是一个连续的凸面，而不是一个凸出于牙面的卡环臂。不幸的是，在未进行冠修复的基牙上，由于没有足够厚度的釉质以及基牙外形的限制，很难预备出一个有效的切削基台。在前牙，有时采用较窄的釉质肩台作为支托凹，

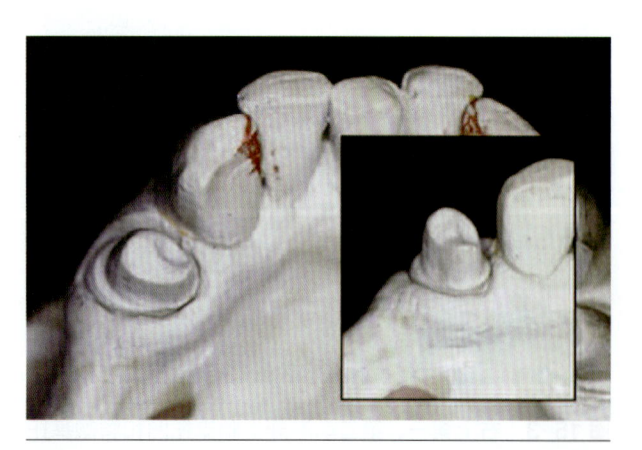

图 15-4 左下第一前磨牙在烤瓷冠修复的牙体预备时，在近中边缘上放置𬌗支托的相应位置应预备足够的空间。图中显示的是为在蜡型上制作𬌗支托所预留的垂直高度

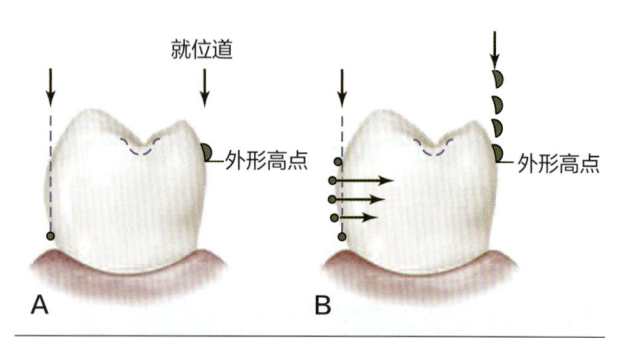

图 15-5 A. 可摘局部义齿支架完全就位后卡环固位臂与对抗臂之间错误的位置关系。在义齿就位和脱位时，卡环固位臂经过基牙的外形高点时发生形变，而由于对抗臂要在义齿完全就位后才能与基牙接触而产生对抗作用，因此对抗臂并未起到对抗作用；B. 义齿就位和脱位时，卡环固位臂经过外形高点发生形变时对基牙产生的水平分力。图中基牙左侧上下方的空心圆表示，卡环固位臂只在义齿就位初期与基牙产生接触时和义齿完全就位的最终位置上是被动的。在义齿的就位和脱位过程中，在基牙对侧的刚性卡环臂并不能发挥对抗这种水平力的作用。参见图 15-6，将阐述如何提供真正的对抗力

第 15 章 基牙预备

然而在义齿的就位和脱位过程中，这种支托凹因不能达到平行状态而很难发挥必须的对抗作用。

任何全冠或 3/4 冠上，与基牙固位体相对的牙面上都可以预备切削基台。切削基台不仅经常用在前磨牙和磨牙，也用在尖牙修复体上。由于过多的金属暴露会影响美观，所以通常不会为了对抗舌侧固位臂而将卡环对抗臂置于基牙的颊侧，但在后牙，无需考虑美观时也可以用于颊面。

在基牙预备之前就应该确定是否使用切削基台，这样才能保证相应的区域有足够的牙体预备量。虽然牙体预备本身不包括肩台和切削基台的预备，但其必须提供足够的空间以保证切削基台有足够的宽度，且基台以上的部分与义齿的就位道平行。切削基台应位于牙冠中 1/3 与龈 1/3 的交界处，其沿牙龈曲线略成弧形。在卡环起始部的牙面上，切削基台必须足够低，使卡环起始部分有足够的宽度来保证其适宜的强度和刚性。

牙冠切削基台通常设计在基牙的舌侧，通常先完成除边缘精修外的冠部蜡型制作后，再开始雕刻切削基台。在完成了邻面导平面、𬌗支托凹以及基牙固位形的预备之后，用模型观测仪的蜡刀修整切削基台，使其上方的平面与就位道平行。这样就形成了一个从邻面到舌面的连续的导平面。

只有将铸造完成的牙冠重新放在观测仪上进行精修，切削基台才能完全发挥作用。为了发挥真正的对抗作用，铸造冠的切削基台上方的平面必须与就位道平行。该工作只有通过使用观测仪上的手机或类似的切削装置才能完成（图 15-7）。

同样，在铸造和抛光后应精修邻近的导平面以保证其与就位道平行度的精确性。虽然可以用观测仪上的蜡刀在蜡型上将基台雕刻成形并修整使邻面平行，但随后的铸造和抛光过程仍会影响其精确度。可以用装有适宜钻针如 557 号、558 号和 559 号裂钻或柱状金刚砂车针的手机精修铸造

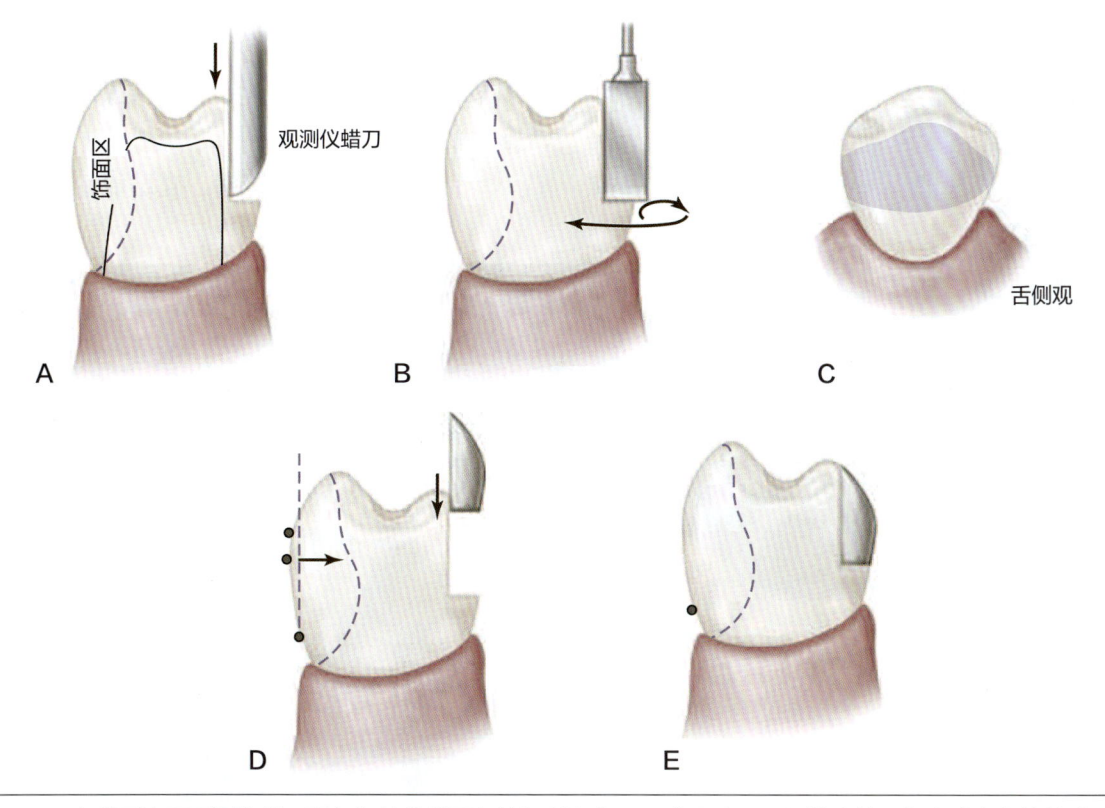

图 15-6 A. 在蜡型上用观测仪蜡刀预备与就位道平行的切削肩台；B. 在固定于观测仪上的手机上或类似的特殊研磨装置上使用合适的砂石磨头或研磨钻头精修铸造冠上的切削肩台；C. 在基牙冠上预备出适宜宽度和深度的肩台，这将允许卡环对抗臂嵌入基牙的正常轮廓内；D. 当卡环对抗臂就位于基牙冠的切削基台上时，整个就位和脱位过程都能发挥真正的对抗作用。E. 直接固位体完全就位后，卡环对抗臂能恢复基牙舌侧的外形

冠的各个导平面使之平行，以达到充分发挥其效能的精度。

最终在包埋模型上完成对抗卡环臂的蜡型，使其向下与切削基台连接，向上恢复包括牙尖在内的牙冠应有的形态。需要注意的是必须控制抛光过程，以免破坏蜡型上制备的肩台形态以及导平面之间的平行度。可摘局部义齿铸件的抛光同样重要，以免破坏义齿相应部分的精确度。目前的包埋材料、铸造合金以及抛光工艺使这种程度的精度成为可能。

（二）火花蚀刻

火花蚀刻是一种非常先进的技术，它能使铸件上的卡环对抗臂和切削基台精确地吻合。该技术主要依赖于一种能使铸造体高度复位的系统以及程序化控制的周期性放电蚀刻微小金属粒子的放电装置。

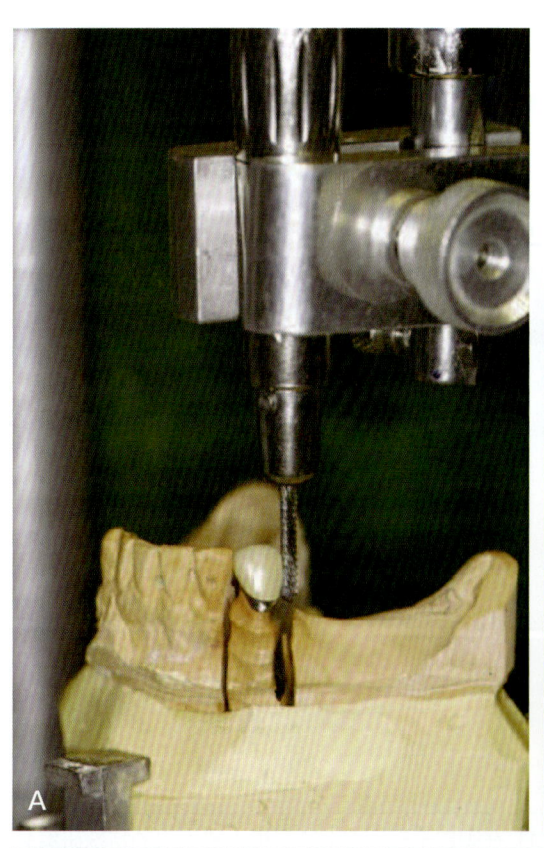

无论采用何种方法或技术，都必须保持预先设定的模型方向，只有这样才能确保切削基台和导平面相平行。

（三）支持卡环臂的饰面冠

考虑到美观因素，基牙使用树脂和瓷饰面冠修复可以避免暴露金属。饰面冠修复方式有以下几种：通过固位钉和粘结剂固定在牙冠上的瓷贴面；熔附于铸造金属基底结构上的瓷修复体；熔附于机械加工的基底冠的瓷修复体；铸瓷冠；热压铸造陶瓷冠；计算机辅助设计与辅助制造的陶瓷冠（CAD/CAM）；丙烯酸树脂直接粘附的铸造冠。耐磨复合材料的出现提供了一种能够耐受卡环摩擦、避免金属暴露的饰面材料。

饰面冠必须具备足够的固位形。这就意味着在预备饰面冠时，我们应预留形态修整的余地，为放置卡环固位臂提供理想的倒凹（图15-8）。若是瓷饰贴面，必须在上釉之前完成外形的修整；若是树脂饰贴面，则必须在抛光之前修整其外形。如果忽视或遗漏了这一重要的步骤，将导致固位形过度或固位形不足。

有限的临床试验证明，瓷层能耐受5年左右

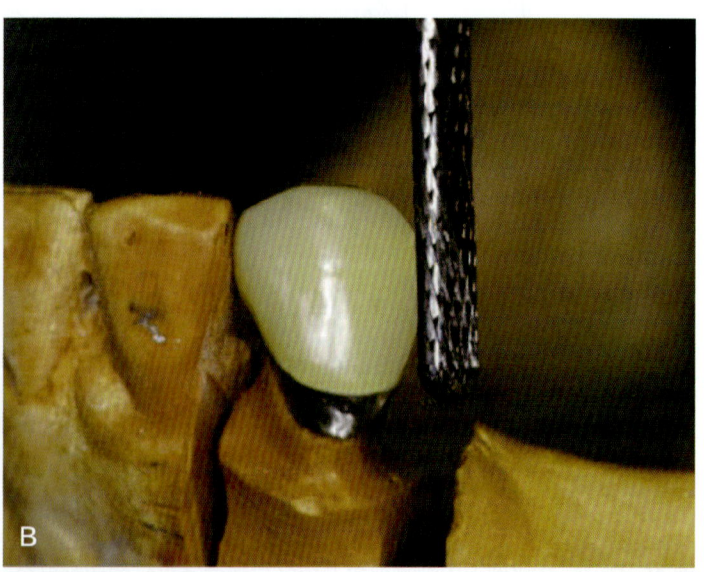

图 15-7 使用研磨装置在铸造修复体上预备平行面、冠内支托凹、舌侧沟和切削基台。这种装置研磨的精确度高于固定于观测仪上的牙科手机。为了能够有效研磨，铸件必须按照已经确定好的就位道方向固定于研磨装置上。调整活动平台或基台，直至铸件和研磨钻针的位置关系与铸件在观测仪上时一致

的磨损。然而，瓷层会导致卡环轻微的磨损。

由于铸造卡环的组织面为平面且与树脂饰面充分地接触，因而会对树脂饰面造成磨损。虽然卡环组织面进行抛光（抛光的同时会降低其精确度），但是卡环在功能运动时，仍会对牙面产生一定的磨耗。因此，除非卡环固位臂的末端位于金属表面，否则应当使用上釉的瓷层来避免饰面的固位形在使用过程中发生变化。目前的丙烯酸树脂属于交联共聚物，它能耐受相当长一段时间的磨耗，但是其性能仍比不上陶瓷。因此，丙烯酸树脂饰面最好与金属联合使用来支持半圆形卡环的末端。

五、联合使用基牙

由于牙根过短、单根锥度过大或者因为牙槽骨吸收导致冠根比例失调，这样的单个牙由于太薄弱而不能单独作为可摘局部义齿的基牙。在这种情况下，需要将邻近的单颗或多颗牙连接起来作为增强基牙支持力的方法。由此将两个单根牙变成一个多根基牙。

对于牙周状况较差的牙，不能采用连接固定的方法。由于修复体的使用年限与基牙的健康状况密切相关，所以任何有牙周疾患的牙都不能与邻牙相连接作为基牙，即使其能够增加一个牙的修复跨度，也不能采用这种方法。

最常见的多基牙联合使用的方式为两个前磨牙或一个前磨牙与一个尖牙联合使用作为基牙（图15-9）。下颌前磨牙牙根常为圆形或锥形，旋转力和斜向力易使其松动，同时其为后牙中最薄弱的基牙。上颌前磨牙的牙根多为锥形，因此以它们单独作为作基牙时有较大的风险，尤其是在抵抗远中游离端义齿的杠杆作用时。这些牙齿最好通过铸造或焊接将相邻两个牙冠联合使用。当第一前磨牙作为基牙时，其牙根形态较差且支持力不足，因此最好将其与强壮的尖牙联合使用。

放置有舌支托的前牙应该联合使用，以防止单个基牙发生正畸性移动。下颌前牙很少用来作为支持，但是如果一定要使用，建议将其联合使用。当其不能连接固定时，铸造修复体上的单个舌支托应稍向根方倾斜，以防止可能的牙脱位，或者将舌支托和切支托联合使用，使其略微包绕过牙齿的唇面。

一般舌支托在舌隆突上的位置应尽可能地低，除尖牙外的任何单颗前牙都不宜用于提供咬合支持。当舌支托放在中切牙和侧切牙上时，应采用尽可能多的基牙来分散𬌗力，使每个牙承受的咬合力最小。即使是这样，仍有某些牙会发生移动，尤其是在它们承受间接固位力时或牙槽骨吸收时。为了避免这种情况，可以用铸造修复体将多个基牙联合使用。根据牙齿的条件和美观要求选择合适的修复方式，如全冠、3/4冠、钉（针道）嵌体、树脂粘接固位体或复合树脂修复体。

因为后牙为多根牙，故很少将多个磨牙联合使用作为基牙。但条件差的双根或三根牙单独作为基牙也有很大的风险。这也有例外，即磨牙半切术后的牙根联合使用作为基牙（图15-10）。

六、孤立牙作为基牙

通常情况下，基牙会受到远中翘动、旋转、扭转和水平运动的作用，必须通过改善黏膜支持

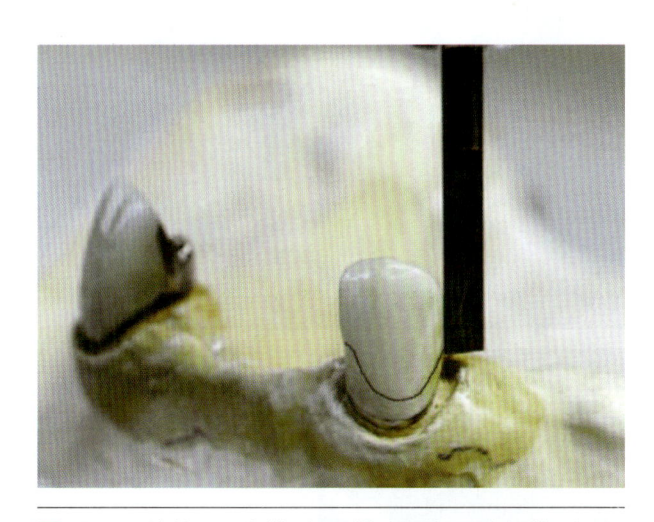

图15-8 瓷饰面冠在模型观测仪上再次观测、调整、上釉、和抛光。牙冠从制作室返回后，在将其粘固之前对其进行再次观测是非常重要的。确保可摘局部义齿所有基牙的外形良好的关键在于使用经过观测的冠，并且在最终粘固前进行再次观测

和合理的可摘局部义齿设计来使上述不稳定现象最小化。孤立基牙由于缺乏邻牙的支持，容易受到近中端翘动的影响。尽管使用间接固位体，也不能完全避免由于远中游离端基托翘动而对基牙产生的扭力现象。

在牙支持式可摘局部义齿中，若以第五基牙提供额外的支持作用，则可以将孤立牙作为基牙。同时，也可利用第五基牙额外的稳定作用来对抗基牙所受的旋转力和水平向力。若存在两个孤立基牙，那么还可以增加第六基牙。因此，两个尖牙、两个孤立的前磨牙和两个磨牙均成为基牙。

相反，当与可摘局部义齿远中游离端相邻的孤立前牙存在时，往往需要通过固定义齿将该牙与其相邻近的牙联合使用共同作为基牙。这样可以产生倍增的效应：①消除了牙弓前方的缺牙区，因而保持了前方缺牙区牙弓的完整性；②孤立牙与固定义齿其余基牙联合使用，提供了多基牙的支持作用。此时将基牙联合使用仅仅是为了提供多基牙的支持作用，而不是为了保护弱基牙。

尽管当天然牙条件差而不能单独作为基牙时

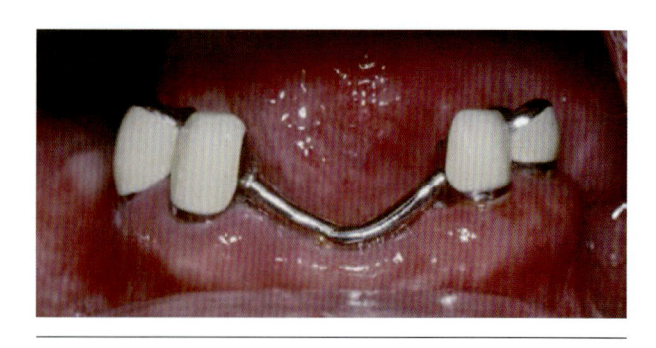

图15-9 图示为Kennedy第Ⅰ类1亚类的牙列缺损中，将第一前磨牙与尖牙联合使用作为基牙。连接杆不但可以为联合使用的基牙提供跨牙弓的稳定性，还可以为可摘局部义齿的前牙区提供良好的支持和固位。这种方法能够延长基牙的使用年限

提倡将其与余留牙联合使用，但若远中游离缺失的缺牙区前存在孤立基牙时，也应当用固定义齿作为夹板来将其与余留牙联合（图15-11，图15-12）。即使该牙的牙根形态、长度以及牙槽骨的支持作用均适合作为基牙，但若是作远中游离缺失的可摘局部义齿的基牙，缺乏邻牙的支持作用仍会对该基牙产生不良的影响。

美观因素是能否将孤立牙作为基牙的另一个

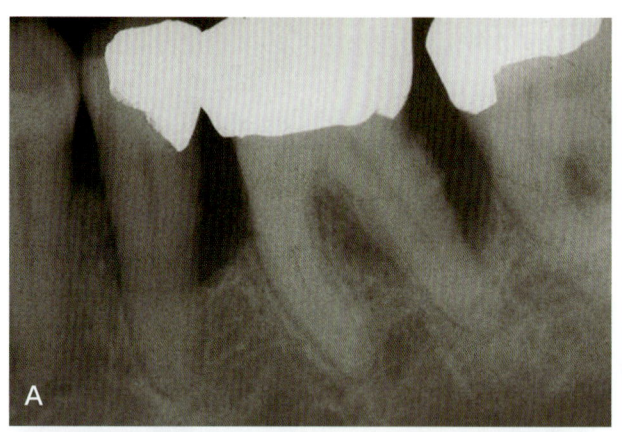

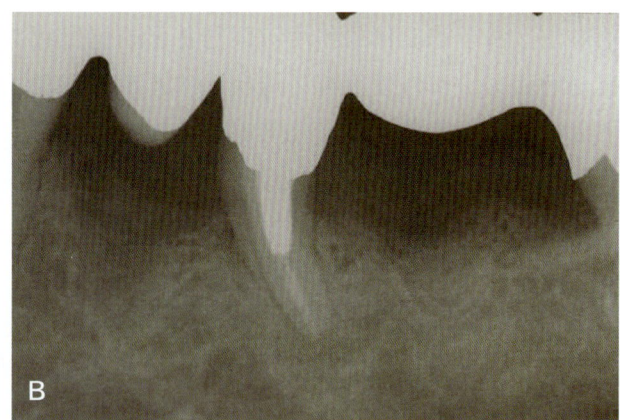

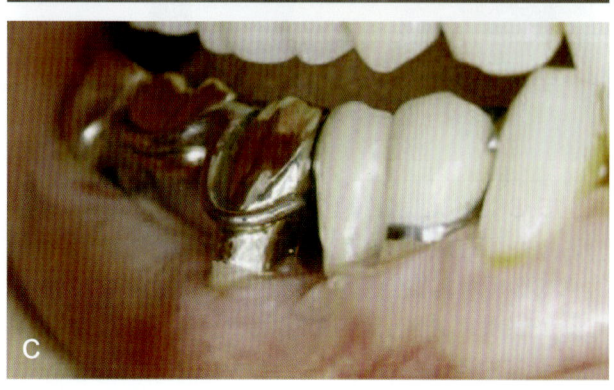

图15-10 A. 由于牙周病，需要拔除右下第一磨牙的远中根和第二磨牙的近中根；B. 用5个单位的局部固定义齿将第一前磨牙和半切术后的牙根联合使用；C. 固定修复体为Kennedy第Ⅱ类可摘局部义齿提供跨牙弓的支持、稳定和固位作用

影响因素。然而，无论是出于美观还是经济考虑，口腔医生都有责任告诉患者，用固定义齿将孤立基牙和其余牙联合使用作为末端基牙的优点。如果患者拒绝上述方法而坚持使用孤立牙作为基牙，那么由此产生的任何不良后果均由患者自行承担。

在经济方面，使用固定修复体作为可摘局部义齿口腔准备的一部分，与使用其他的夹板方式是基本相同的；良好的固定局部义齿的设计能够确保义齿的使用年限，这使得额外的操作和增加的费用都是值得的。经济因素以及使用孤立基牙的预后都对是否采用固定局部义齿作为基牙有影响，即使最后患者出于经济考虑会放弃此种修复方案，但在治疗计划在必须提及此种修复方案。

七、前牙缺失

当选择可摘局部义齿修复缺失的后牙时，尤其是缺少远中基牙的情况，若伴有前牙的缺失，那么最好采用固定修复体来修复缺失的前牙，而不是用可摘局部义齿修复缺失后牙的同时一并修复缺失的前牙。在远中游离缺失时，义齿发生前后向的旋转往往是由于义齿包含了前牙。理想的修复方案通常分别考虑缺失的前牙与后牙，但这可能会在经济方面和美观方面引起冲突。此时则需要权衡各方面的利弊关系。通常最美观的设计是通过可摘局部义齿来修复缺失的前牙和组织，而并不是固定修复体。而从生物力学的角度出发，

通常建议使用固定义齿恢复前牙列的完整性，再采用可摘局部义齿来修复缺失的后牙。

尽管需要综合考虑各方面因素，但是否采用可摘局部义齿一同修复缺失的前牙，在很大程度上取决于义齿能否获得足够的支持力。余留的前牙数量越多，缺牙区可获得的支持作用就越大。如果能在多个基牙上预备出清晰的支托凹，那么牙弓前端的缺牙区就可以当作是一个亚类缺隙。支托的支持应用原则与牙弓其他位置一样。支托不能放置在倾斜的基牙表面，以及未进行牙体预备的基牙舌面。修复缺失的前牙最好能获得充足的支持，如果可能的话，应在缺牙区后端的尖牙舌面和第一前磨牙的近中边缘嵴上放置支托。这种支持作用允许可摘局部义齿一并修复缺失的前牙，同时还会获得比固定义齿更好的美观效果。

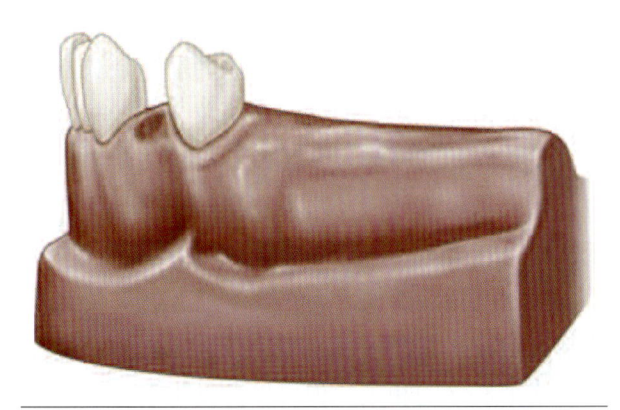

图 15-11 用固定局部义齿将孤立的前磨牙与尖牙连接起来，这不仅简化了可摘局部义齿的设计，还可以显著延长第一前磨牙作为基牙的使用年限

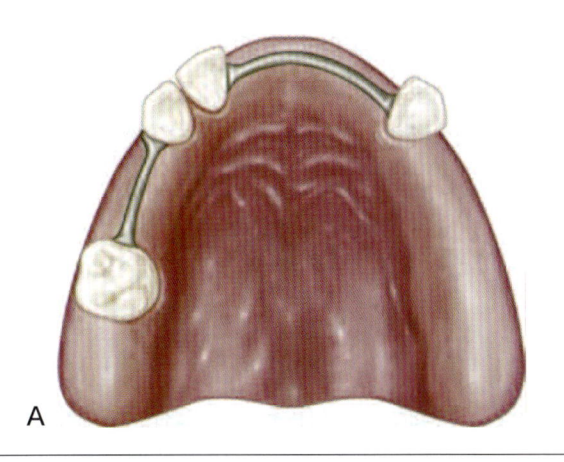

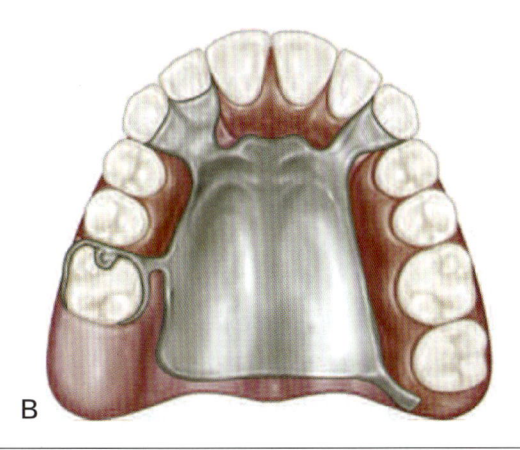

图 15-12 A. 孤立基牙用连接杆连接起来；B. 相比孤立牙作为基牙，如图 A 将基牙联合使用的方式能为可摘局部义齿提供足够的支持作用

在某些情况下，使用可摘局部义齿来修复缺失的前牙是不可避免的。然而，如果缺乏足够的支持作用，即使采用可摘局部义齿修复缺失的后牙以及采用固定义齿修复缺失的前牙，义齿仍不稳定。当由于外伤而引起前牙缺失或前牙缺失了一段时间后，剩余牙槽嵴会不断地吸收，导致固定桥的桥体和活动义齿均不能与剩余牙槽嵴很好的吻合。在这种情况下，考虑到美观和颌面部组织的支持作用，缺失的前牙用基托支持的人工牙来修复，并且使人工牙偏向剩余牙槽嵴的唇侧，能更好地恢复缺失牙的原始位置。虽然这类义齿在位置上能更好地恢复前牙区的美观，但是基托的外形和颜色应通过口腔医生和技师在艺术方面的努力，以获得最佳的美观效果。从美观以及生物力学方面上来讲，这种可摘局部义齿的修复方法是最难的修复方法之一。然而，用连接杆将缺牙间隙两侧的基牙连接起来可以为前牙缺失的可摘局部义齿提供足够的支持与固位。连接杆能够提供垂直向的支持作用，因此不需要在缺隙两侧的基牙上预备支托凹，这将在某种程度上简化前牙修复体的设计。

双重就位道的概念用在修复前牙缺失的可摘局部义齿上，能够使义齿达到更好的美观效果。关于这个概念的相关知识可以参见本书选读文献中的"局部义齿设计"。

八、旧可摘局部义齿磨损时暂时冠的制作

有时在制作新义齿过程中，进行口腔准备时必须继续使用原有的可摘局部义齿。这种情况下就必须制作暂时冠来支持旧义齿，并且不影响其摘戴。必须使用丙烯酸树脂暂时冠来恢复基牙的初始形态。

制作与直接固位体相匹配的暂时冠的方法与制作其他丙烯酸树脂暂时冠是相同的。不同的是，必须使用弹性印模材料，将旧义齿在口内就位然后取全牙列的印模。可摘局部义齿需要从口内脱位进入印模中，如果仍然留在口中，那么应该将其取出，然后按照相应的位置放入印模中。在为新牙冠进行牙体预备时，应将带有旧义齿的印模消毒后用湿纸巾包裹（使用不可逆性水胶体印模材料时）或者放入密封的塑料袋中待用。

牙体预备完成、制取印模并确定颌位关系后，预备的基牙应干燥并涂液体石蜡油进行润滑。修剪初始印模的菲边、倒凹和牙间隙凸出的部分，以免妨碍印模在口内的再就位。

甲基丙烯酸甲酯、复合树脂、共聚物和纤维增强树脂均适用于制作与可摘局部义齿相连的暂时冠。制作暂时冠需要小调拌杯或浅盘、树脂调拌刀、一次性塑料小注射器。将适当牙色的自凝丙烯酸树脂粉放入杯中或浅盘中，加入适量单体直至其成为一种稍黏稠的混合物。混合物的量要略多于制作暂时冠所需的量。调拌树脂至均匀黏稠状后放入一次性注射器的圆管中，将少量树脂注射到预备的基牙上及预备体边缘周围，然后将剩余的树脂注射到印模上的预备牙的阴模内。将印模迅速在口内就位，用手固定以防其移动，直至树脂橡胶期或厂家推荐的时期。具体时间一般根据口腔医生使用该种丙烯酸树脂的经验而定。然后取下印模，暂时冠此时位于印模内，将其剥出并用剪刀修剪菲边，再将暂时冠就位于口内相应的预备后的基牙上进行试戴。从印模中取出旧义齿戴入带入口内暂时冠上，此时暂时冠处于硬橡胶期，患者可以试咬合，调𬌗，即可重建旧义齿的位置和咬合关系。

待暂时冠完全聚合后，摘下可摘局部义齿，而暂时冠留在口内基牙上，然后小心的取下暂时冠，修整外形以利于口腔自洁作用，接着将其磨平、抛光，并暂时粘固。暂时冠最后恢复了基牙的外形，不妨碍可摘局部义齿的摘戴，而且为义齿提供了与牙体预备前相同的支持作用。

暂时冠的粘固

暂时冠粘固前应少量磨除其内表面材料以容纳粘接剂，同时便于去除暂时冠。临时粘接剂应仅在暂时冠龈缘以上的冠内涂抹一薄层，以确保暂时冠能完全就位。临时粘接剂凝固后，应再次

检查、调整咬合。无论使用何种临时粘接材料皆应该将多余的材料去除干净，以免刺激牙龈。

九、制作与现有义齿固位体相适应的修复体

常常会出现这种情况，即需要用全冠（或其他类型的修复体）修复基牙，使其能够与现有的可摘局部义齿的卡环相匹配。该制作方法较简单，但需要通过间接－直接法来制作，故所需费用较常规修复体有所增加。

制作一个与卡环内部相适应的全冠修复体的步骤如下：将可摘局部义齿在口内就位后，用不可逆性水胶体印模材料制取印模。这一印模是用来制作暂时冠的，在牙体预备过程中，需要将其用湿纸巾覆盖或将其放在塑料口袋内。即使需要同时修复多个基牙，也应该完成了一个暂时冠后，再开始另外一个牙的牙体预备。只有这样，才能在制作每一个新的暂时冠时仍维持可摘局部义齿原有的支持和咬合关系。在基牙的预备过程中，应将可摘局部义齿在口内反复就位，以确定基牙的预备量，从而为修复体提供足够的铸造空间。在基牙预备完成后，制取个别印模并制作石膏代型。用最初的不可逆性水胶体印模制作暂时冠，方法如前所述。然后将暂时冠修整、抛光、暂时粘固，并将可摘局部义齿戴回口内。待暂时冠边缘多余的粘接剂去除后，患者方可离开。

在个别印模制作的石膏代型上，用笔刷法制作一层薄薄的自凝树脂基底冠。修整代型至预备体边缘，然后用铅笔标记边缘线，并在代型上涂锡箔替代物。像锡箔替代物之类的分离涂层可在干冷的代型表面形成一层薄膜。并不是所有的锡箔替代物都适合这样的用途。将自凝树脂的粉和液分别放在两个浅盘内，用精细毛刷在代型上均匀涂一层自凝树脂，但不要超过铅笔所标记的基牙预备边缘。待树脂凝固后，将其取下检查，并做必要的修整。将锡箔替代物薄膜去除后，再将树脂基底冠在代型上就位。

在患者下次复诊时，才在树脂基底冠上制作蜡型。其制作顺序如下，先在口内进行功能性咀嚼形成𬌗面，再建立稳定的邻面关系，然后再制作与卡环相匹配的外形。

首先，嘱咐患者闭口呈牙尖交错位咬合，然后向各方面运动以形成稳定的蜡型𬌗面（图15-13A）。将蜡型在模型上就位，在𬌗面不清楚的区域添加蜡，再放入患者口内如前反复进行咬合修整。重复以上操作直到形成清晰光滑的𬌗面为止。另外若有必要，可进行𬌗面的减径，雕刻发育沟和食物溢出道，从而形成最终修复体的解剖𬌗面。

然后，在蜡型的邻面添加足够的蜡与邻牙形成稳定的接触关系，同时形成边缘嵴处的咬合关系。接下来在蜡型颊舌面加蜡与已有卡环形成良好的接触关系，再将蜡型复位于口内。用针状火焰将可摘局部义齿的卡环、小连接体和𬌗支托烤热，注意避免烤到树脂基托，然后将义齿就位于戴有蜡型的口内基牙上（图15-13B）。将以上步骤重复多次，直至义齿能够完全就位，并在蜡型上留下卡环的印记。每次蜡型都会随着义齿的摘戴而脱位，必须将其小心地从卡环上取下。

当确定好可摘局部义齿的𬌗关系以及卡环与蜡型的接触关系后，患者重新粘上暂时冠后便可离开。全冠蜡型在代型上经过减小𬌗面和颊舌径，雕刻发育沟和食物溢出道，最后精修边缘而完成。蜡型上对抗臂下方的基台都应保留，以保证切削基台的作用，详见本章前面所述。然而，我们应切除卡环固位臂下方多余的蜡，以便于在后期制作中有足够的空间加蜡从而增加固位倒凹（图15-13C）。

如果需要增加饰面材料，那么在蜡型上必须预备出足够大的空间。我们通过石膏模型记录饰面的颊侧外形，同时，这一模型还可以在铸件上就位来确保复合树脂饰面的外形合适。

安插铸道应十分小心，以免破坏蜡型上的重要区域。铸造完成后，只能进行极少量的抛光，因为只有这样才能维持牙冠轴面和𬌗面的精确形态。

由于不可能将卡环从蜡型的固位倒凹中取出，

所以铸件表面不应该有任何卡环固位倒凹。铸造冠在口内试戴并戴入原有义齿后,用尖锐的器械在牙冠表面标记出卡环末端的位置。然后对该标记部位进行少量的打磨、抛光,最后形成固位倒凹。小心的调节卡环固位臂的尖端使其适当的进入倒凹,这样就在新的牙冠表面形成了卡环固位形。

另一种制作与已有固位体相适应的牙冠的方法是将带有原可摘局部义齿的模型上𬌗架,最后形成新牙冠的𬌗面。

最理想的情况是,在可摘局部义齿制作前,将所有基牙都用全冠保护起来。除了出现由于牙冠边缘不密合或牙龈退缩而引起继发龋的情况外,全冠保护的基牙都可延长可摘局部义齿的使用年限,为其提供良好的支持、稳定和固位。从经济角度来讲,因为全冠保护所有基牙的远期效果佳,所以这种方法是合理的。然而我们必须认识到,在临床中,不可能在所有的治疗计划中都使用全冠来保护所有的基牙。影响基牙健康状况的因素有很多,其中有些因素是不可预测的。口腔医生必须能够对后期出现问题的基牙进行治疗,使基牙能继续发挥其作用,从而维持可摘局部义齿的功能。虽然基牙出现问题后采取的治疗措施并不属于原来的牙体预备范畴,但其目的都是为义齿提供良好的支持、稳定和固位,因此在必要时,口腔医生必须掌握能使可摘局部义齿继续使用的技术。

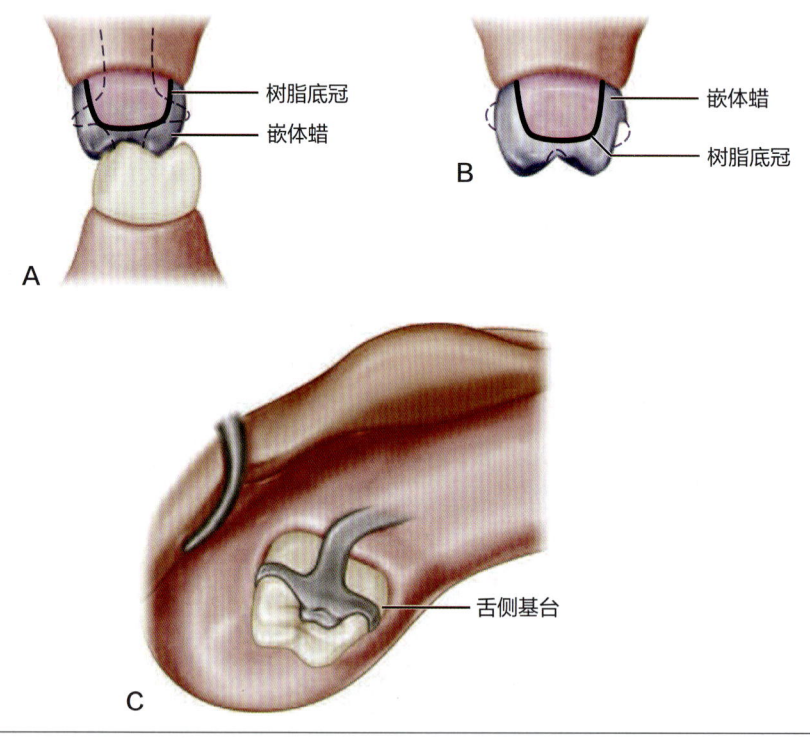

图 15-13 制作与现有可摘局部义齿的卡环相匹配的铸造牙冠。A. 首先在独立的牙体预备后的代型上制作薄薄的丙烯酸树脂基底冠。在基底冠上添加嵌体蜡覆盖预备后的牙面,接着将其戴入口内直接形成稳定的𬌗面形态和邻面接触关系。用针状火焰将卡环臂烤热,使其能够软化蜡,然后将义齿戴入口中,轻轻咬合使义齿完全就位。此步骤应重复多次,不断添加和去除多余的蜡,直到义齿能在口内完全就位,并在牙冠与卡环内面形成良好的接触关系为止。蜡型经常会被义齿带出,所以每次都应小心的将其从卡环中取下;B. 将蜡型重新就位在代型上,完成𬌗面形态和边缘的精修。应去除卡环固位臂下方多余的蜡,保留对抗臂下方的蜡;C. 将已完成的牙冠戴入口内。重新调节卡环尖端使其适当进入倒凹区。用咬合纸标记并去除牙冠与卡环之间的干扰部分,使卡环完全就位

第16章

可摘局部义齿印模材料和取模过程方法

印模材料在口腔局部义齿制作的各阶段中广泛应用，其可以分为非弹性材料、热塑性和弹性材料。非弹性印模材料完全固化后硬度高。热塑性印模材料在高温下具有弹性，冷却后又可恢复到原来的形状。弹性印模材料可以在患者口中及从口中取出后仍然保持弹性及柔韧性。

尽管非弹性印模材料可以准确地记录口腔软硬组织的解剖结构细节，但是其从口腔中移除时需要破开并重新组装。热塑性材料的缺点在于不能精确记录口腔微小细节，因为其在从倒凹处取下来时会发生永久的形变。而弹性材料是唯一从口腔牙齿及组织取下来时不会发生永久形变的材料，因此广泛应用于可摘局部义齿、即刻义齿、冠修复和固定义齿的印模制作中，这些义齿的印模都需要准确记录牙齿及软组织倒凹及表面细节。

一、弹性印模材料*

（一）可逆性水胶体

可逆性水胶体（琼脂）在高温环境下可以流动，随着温度降低发生胶化，主要用作固定修复的印模材料。正确的使用可以达到满意的精确度。然而，在作为可摘局部义齿修复的印模材料时，可逆性水胶体不如不可逆性水胶体材料（藻酸盐印模材料）。现今，在可摘局部义齿的制作中，不可逆性水胶体材料制取的工作模型具有足够的精确度，但是，这种印模材料的缺点是对印模边缘宽度和长度的控制十分困难。

（二）不可逆性水胶体

不可逆性水胶体用于制作诊断模型、正畸治疗模型和可摘局部义齿工作模型。由于其由胶体材料制成，所以无论是可逆的还是不可逆的水胶体印模都不能长时间保存，必须立刻灌注石膏模型。

这类材料的撕裂强度低，表面细节的记录不如其他材料（如硫醇橡胶基底印模材料），同时尺寸稳定性也比其他材料略差。但是，这类材料为亲水性材料，可以在潮湿的环境中使用（唾液），容易灌注；口味好，气味佳；无毒性，不染色，且廉价。可逆性与不可逆性水胶体材料联用会容易分离，使用时应注意。这种水胶体材料可用2%的酸性戊二醛喷洒在表面进行消毒。取模后应置于100%的湿度环境中，在1小时内灌注模型。

---

* 部分结论引用来自 McCracken WL：Impression materials in prosthetic dentistry, Dent Clin North Am 2:671-684, 1958.

（三）硫醇橡胶印模材料

硫醇橡胶（聚硫橡胶）印模材料也可用于制作可摘局部义齿的印模，特别是二次印模或铸造印模。为了保证印模的精确性，印模厚度必须均匀，不超过3mm（1/8英寸）。这就需要制作精确的个别托盘，个别托盘多用丙烯酸或其他一些具有相同硬度和稳定性的材料制成。同时，该材料具有高度交联性（中、高稠度），形变后不能恢复，所以在口腔内有较大或较多倒凹时不宜使用。例如，当具有自然凸度的天然牙存在时，由于倒凹较多，印模从口内取出时会有明显可见的形变。其硬固后会失水，因此材料的长期尺寸稳定性也较差。由于该材料硬固较慢，所以置入口内的过程中要防止托盘移动；从口内取出后应放置7～15分钟，以使材料充分恢复，然后立即灌模。这种材料大多气味不佳、会使衣服染色，但它们价格适宜，抗撕裂强度高，有较长的操作和硬固时间（8～10分钟），同时可用不产热的化学消毒制剂进行消毒。其准确性符合可摘局部义齿印模的要求。但是，因其具有与水胶体印模材料不同的特性，取模时应注意避免印模变形。硫醇橡胶优于水胶体材料之处在于用其灌注出的石膏模型表面质地更光滑，有着更光滑、更坚硬的表面。这可能是因为橡胶材料在石膏凝固过程中不会抑制其固化或腐蚀石膏表面。尽管水胶体材料具有较高的精确性，但表面细节不佳是所有水胶体印模材料的缺点。然而表面光滑并不能解决由于其他原因导致的印模和石膏模型整体不准确的问题。橡胶材料与不可逆性水胶体材料相比，具有更长的固化时间，可以在合适托盘的充分支持下更好地进行边缘修整、成形。

（四）聚醚橡胶印模材料

聚醚橡胶印模材料属于弹性材料，与聚硫橡胶和硅橡胶类似。这种材料具有较好的临床精确度和触变性，可提供清晰的表面细节，可作为良好的边缘修整材料。但必须注意的是，这种材料与加成反应型硅橡胶不兼容，故当用硅橡胶印模材料制作终印模时，不能用聚醚橡胶作为成品托盘的边缘塑性材料。聚醚橡胶印模材料同样具有亲水性，其湿润性好，易于石膏模型的灌制。

聚醚橡胶的抗撕裂强度不高，操作和固化时间较短，从而限制了材料的使用。在所有弹性材料中，聚醚橡胶的流动性和柔韧性是最低的，这限制了其在可摘局部义齿印模制作中的应用。同时由于其硬度过大，使用个别托盘时，石膏在脱模时容易破碎。相比加成型硅橡胶材料，其永久形变更大。其中一些材料口感不佳，且由于材料具有吸湿性，故不能长时间浸泡在消毒液中或存放在高湿环境中。一般应在2小时内灌模；而根据生产厂家建议，若使印模保持干燥，灌注时间可以延长至7天。

（五）硅橡胶印模材料

相比其他弹性印模材料，硅橡胶是一类更加准确又易使用的材料。当缩合型硅橡胶加入适量的催化剂后，可以具有适宜的操作时间（5～7分钟）。该材料的味道易于被患者接受，抗撕裂强度较高，形变恢复能力极佳。这类材料可以与相容的面团型材料一起使用，用于制作个别托盘。硅橡胶印模材料为疏水性材料，这可能会影响石膏固化。该材料可用任何消毒液消毒而不会改变其准确性。推荐灌模时间是1小时内。

加成型硅橡胶是最精确的弹性印模材料。其聚合收缩小、具有低形变率、快速形变恢复能力和较高的抗撕裂强度。其操作时间可以通过阻聚剂和温度进行控制，一般为3～5分钟。加成型硅橡胶分为亲水型和疏水性两种，无气味和味道，同样为面团性状，便于在椅旁操作形成合适的形状以适应印模托盘。大多数加成型硅橡胶可用自动调拌设备混合，可在1周内灌模而不失准确性。大多数消毒液不影响其尺寸稳定性。乳胶手套和硫酸铁、硫酸铝排龈液中的硫可能会抑制其聚合。很多疏水性材料不宜用石膏灌模，并且与丙烯酸树脂托盘黏附性不佳。该材料的保存期相对较短，相比其他弹性印模材料价格较高。

二、非弹性印模材料*

（一）石膏印模材料

石膏是非弹性材料中的一种，在口腔医学中的应用已有200多年的历史。尽管所有的石膏印模材料的应用方法基本相同，但不同厂商制造出的产品的固化特点和流动性都不相同。有的成品成分纯净，粉体精细，仅加入了一种促凝剂以便在有效的操作时限内加快塑形。其他的改良石膏印模则是加入了粘结剂和塑化剂，目的是在材料凝固的过程中进行有限的边缘修整。由于这些石膏材料硬度不如无杂质的纯净石膏，或者断裂线不那么清晰，一旦折裂则不能得到精确的恢复。

石膏曾经是做局部义齿印模的唯一材料，但是在如今口腔修复学中已完全被弹性印模材料所替代。然而，在固定修复和冠内附着体制作过程中仍广泛应用石膏进行基牙铸件或基底冠的精确转移，以及修复制作中所需的各种稳定印模及阴模等。改良的石膏印模材料亦可用来记录上下颌的位置关系。

（二）金属氧化物糊剂

第二种非弹性印模材料为金属氧化物糊剂，通常是氧化锌丁香油的某种化合物。糊剂的种类较多，但这些糊剂不能用于制取初印模，同时更不能用于制取口内有余留天然牙的印模。与此同时，这种糊剂材料也不能用成品托盘取模。

生产出的金属氧化物糊剂具有不同的黏稠度和凝固特性。为了便捷，多将材料不同组分分装在两管内，医生可以在调拌板上按每管的正确比例调配、混合出所需的材料。为无牙颌牙槽嵴预先准备好托盘，将调拌好的材料装在托盘中，并就位于口内，边缘整塑这一步可以选择性进行。

不建议用金属氧化物糊剂材料进行边缘整塑，因为当材料达到快硬固阶段进行修整、移动会造成印模起皱。

和所有的印模技术一样，初印模及托盘的准确性对终印模的准确性有很大的影响。相比于其他材料，一些金属氧化物糊剂材料能够在较长时间内保持液体流动状态，也有一些制造厂家宣称其可以进行边缘整塑。总之，所有的金属氧化物糊剂和石膏印模材料的共性为：它们都有一个特定的固化期，在这个时间段禁止任何干扰，同时在固化期结束以后任何后期边缘整塑工作都是无效的。

金属氧化物糊剂材料没有弹性，可以用来制作全口义齿的二次印模和可摘局部义齿远中游离基托部位的延伸，需要准确设计所需的个别托盘并与可摘局部义齿的支架连接（见第17章）。

金属氧化物糊剂材料还可以作为一种印模材料用于义齿基托远中游离部分的重衬。如果旧义齿基托有足够的缓冲空间允许材料流入，同时不引起义齿及软组织的移位，在这样的前提下可以成功达到重衬的目的。

三、热塑性印模材料*

（一）印模膏

同石膏印模材料一样，印模膏也是一种很早就在口腔修复医学中得到应用的印模材料。印模膏最常用于Kennedy第Ⅰ、Ⅱ类牙列缺损的可摘局部义齿个别托盘的边缘整塑。印模膏有多种不同的颜色，每一种颜色代表一个工作温度范围，在此范围内材料具有弹性和可塑性。印模膏使用上的常见的错误是使用温度高于厂家要求的温度。在这种情况下，材料会过于软化，同时也失去了一些原本良好的操作特性。若没有温控水浴设备，应使用温度计来控制水浴的温度。如果印模膏在

---

* 部分结论引用来自 McCracken WL：Impression materials in prosthetic dentistry, Dent Clin North Am 2:671-684, 1958.

高于厂家要求的温度下进行软化，则材料会变脆且特性也会发生改变，同时过高的温度常会烫伤患者。

最常用于修整游离端基托的是红色（红棕色）块状印模膏，软化温度约为 132 °F（55.6℃）。切勿在高于此温度的条件下软化该材料。水浴浸泡应遵守规定时限。将红膏先在水浴中浸泡至柔软状态，温度不要超过软化阈值，再置于托盘上放入口内取印模。也可以用酒精灯对材料进行边缘整塑，须注意的是，在放入患者口中之前需将印模膏浸泡在水浴中，使其变得温度适宜，以免烫伤患者。在从口内取出之前可用水枪冷却印模膏，当然也可不冷却，需要小心取出。在局部加热和边缘整塑时，每次从患者口中取出印模膏后都应用冰水冷却，然后再用锐雕刀修整边缘以避免破损和形变。

红色、灰色和绿色的柱状印模膏也可以用于印模或托盘的边缘成形。其中绿色的软化温度最低。相比同色的块状材料，红色的和灰色的柱状材料的工作温度较高且工作温度的范围也更广，所以可用酒精火焰加热而又不容易被损坏。有些口腔医生喜欢用灰色柱状材料进行边缘整塑，因为其颜色较浅对比鲜明。选择用绿色还是灰色的柱状材料完全取决于个人的喜好。

有些口腔医生仍喜欢用印模膏为无牙颌区牙槽嵴制取局部义齿二次印模。常用来制取义齿组织面的轮廓，然后再用其他二次印模材料取精细印模（参见第 17 章）。

（二）印模蜡及天然树脂

第二类热塑性口腔印模材料包括印模蜡和天然树脂，通常称为口温蜡。其中最常用的是 Iowa 蜡（Kerr Co., Romulus, MI）和 Korecta 蜡（D-R Miner Dental, Concord, CA），两者皆通过特殊加工而成。

为了正确使用这种材料，必须掌握口腔温度蜡的特性。

Iowa 蜡用来记录功能状态下无牙颌区牙槽嵴的支持形态。既可以用于取二次印模，也可用于已做好的可摘局部义齿的重衬，以获得下方软组织的支持。口温蜡适宜用于所有的重衬技术，因为这种材料可以在口腔中充分地流动而不引起组织的移位。而不论使用哪一种重衬技术，都必须提供足够的缓冲和排溢道，使材料能充分地流动。

印模蜡和印模膏之间的区别在于，印模蜡可以在口内一直保持流动性，因此能够保证压力平衡和防止移位。印模膏的流动性与口外加热的程度和温度相关，当材料温度降低到口腔温度时，材料失去流动性。口温蜡最主要的优点是，如果有足够的时间，受压变形的组织可以恢复到正常形态。

印模蜡还可用于修整其他低弹性印模材料制取的印模边缘，从而形成最佳的义齿边缘密合度。所有的口温蜡制成的印模均能记录边缘的精细结构及义齿边缘准确的厚度，同时具有易修改的优点。

口温蜡依其不同的工作特性而用途各异。其主要设计用于记录咬合负荷下组织形态的印模技术，但是需要先完成𬌗堤的制作或人工牙的排列。然后将口温蜡置于义齿基托的组织面，放入口内做各种功能运动以模仿口腔功能状态，并制得功能状态下的终印模。口温蜡亦可以应用于开口式印模技术。Iowa 蜡从口中取出置于室温后不会发生形变，但含树脂多的蜡在从口腔中取出后需要在较低的温度下保存以避免其发生流动。树脂蜡除了制作二次印模，通常不用于可摘局部义齿的印模技术。

四、牙列缺损的印模方法

牙列缺损牙弓的印模必须准确记录牙齿和周围组织的解剖形态。如此才可能为修复体设计出准确的就位道和脱位道，使基牙精确和准确地发挥支持、稳定和固位作用。

从牙齿和组织倒凹上取下后会产生永久形变的印模材料不能用于此类取模，因此热塑性印模材料和金属氧化物糊剂材料不能用于记录牙弓的

第 16 章　可摘局部义齿印模材料和取模过程方法

解剖形态。当有较大或较多倒凹时不能使用高交联性的橡胶印模材料取模，原因是其从口内取出时会发生相当大的变形。水胶体印模材料的应用是口腔医学一个重大的进步，第一次能够使印模材料记录倒凹区域，而又具有足够的弹性从倒凹中取出后不会发生永久形变，并且不需要分离剂，不用破开再形成完整的印模。在正确操作下，其准确性即便在今天仍然符合要求。不可逆的水胶体通过某些化学反应（如海藻酸钠粉末与水混合）变成凝胶，这种物理变化是不可逆转的。

所有的水胶体从口腔中取出后的尺寸稳定性维持时间很短。如果暴露于空气中，则会很快失水导致收缩变形或引起其他尺寸上的变化。如果置于水中会吸收水分、膨胀变形。所有水胶体印模都应立即灌模，但是如果必须要放置一较短时间，应放在饱和湿度环境中，而不是简单地浸泡于水中。保存方法可以用湿纸巾包裹或密封于塑料袋内。

水胶体还会表现出一种脱水收缩现象，与黏液性物质渗出有关。这种物质会抑制石膏材料凝固，导致石膏表面变软或呈白垩色。有时候只有在取出石膏后仔细检查印模时才会发现。这种模型的表面已经不再准确，最终会导致可摘局部义齿支架不准确。故取模后立即灌模，同时使用化学催化剂，如硫酸钾，来对抗水胶体的收缩抑制作用，也并能够预防形变的发生。现在的不可逆性水胶体印模材料的粉体中都加有催化剂，不再需要用固定液处理中。

但不可逆性水胶体亦有缺点，其凝固化学反应会因口腔温度较高而加速。不可逆性水胶体的凝固是从接近组织面开始的，在凝固过程中托盘的任何移位都会导致内应力的产生，并在印模从口内取出后释放。同时这种移位会导致不可逆性水胶体印模的变形、不精确。

不可逆性水胶体材料还有另一缺点，材料必须在约 70 °F（21.1 ℃）时放入口内，这会导致材料黏性和表面张力的迅速增加，不利于气泡排出。

（一）水胶体印模操作中的重要注意事项

水胶体使用中的一些重要注意事项如下：

（1）不能将印模长时间暴露于空气中，避免印模脱水，收缩变形。

（2）不能将印模浸泡入水中或消毒液中，避免地印模吸水、膨胀变形。

（3）灌注模型前，应将印模放在潮湿的环境中或用湿纸巾包裹，以避免脱水。印模必须在从口内取出 15 分钟内灌模，以防止体积变化。

（4）水胶体的渗出物会抑制石膏凝固的化学反应从而导致模型表面呈白垩色，可通过立即灌模来可以避免这种情况的发生。如果配方中没有催化剂，将其立即浸入含有催化剂的溶液中也可以避免上述情况的发生。

（二）制取水胶体印模的步骤

制取水胶体印模的步骤和要点如下：

（1）选择合适的、已消毒的有孔或边缘卡锁型印模托盘，托盘在牙齿、组织和托盘之间有足够的空间以容纳 4～5mm 厚度的印模材料。

（2）将蜡或印模膏放置在上颌印模托盘中间形成额穹窿，以保证印模材料均匀分布，并防止印模材料从腭表面流失（图 16-1A）。取模前可用喷洒表面麻醉剂的纱布覆盖腭部。这有助于麻醉腭部小涎腺和黏液腺，减少由印模材料气味、口味或者机械刺激引起的分泌。如果与组织接触的材料已凝固，而其内部仍具有流动性，可能会导致腭部印模的变形。这种变形不易被察觉，并会导致铸件上的大连接体与其下方的口腔组织不贴合。上颌托盘常需向后延伸至上颌结节和颤动线区域，这种延伸有利于托盘在患者口内的正确就位。

（3）下颌托盘舌侧翼缘区应加蜡延伸至磨牙后垫区或尽量向后延伸，但托盘的其他部分一般不作延伸。在远中舌侧边缘加蜡可防止口底组织进入托盘（图 16-1B）。

（4）患者取上身直立位，待取模牙弓应与地面基本平行。

（5）当使用不可逆性水胶体材料时，应称取定量的水（水温约 70 ℉，21.1℃）置于洁净干燥的混合用橡皮碗中（容量 600ml）。再将粉剂按正确比例加入碗内，用短的刚性调拌刀沿碗边迅速调拌，操作过程必须在 1 分钟内完成。在调拌印模材料并装入托盘的同时，嘱患者用凉水漱口以去除过多的唾液。

（6）将印模材料装入托盘时要避免混入气泡。使第一层材料挤出、卡在托盘孔间隙或边缘卡锁位置，以防止凝固后脱模。

（7）印模材料装入托盘后，取出表面麻醉纱布，并用手指快速将少量印模材料置于（涂于）关键区域（如支托凹和基牙）。在取上颌印模时在腭部的最高处和腭皱襞处涂抹少量材料。

（8）用口镜或示指牵拉远侧口角，将托盘从近侧旋转放入口腔。

（9）首先使托盘远端就位，接着牵开嘴唇使前部就位，然后继续用口镜或手指牵拉口角使近端就位。最后确认嘴唇自然盖过托盘。

（10）注意不要将托盘就位太深，在托盘与切缘及咬合面要保留能容纳一定材料厚度的空间。

（11）在两侧的前磨牙区用手指的轻压力保持托盘静止 3 分钟。在材料凝固过程中避免托盘移动以防止在印模形成过程中产生内应力。在凝固过程中托盘任何的移动都会造成印模的不准确。例如，如果在取模过程中交换给患者或助手来按压托盘，会不可避免的引起托盘的移动，很有可能会失去印模的准确性。最后，印模材料必须完全凝固后方可取出。

（12）表面张力释放后，托盘沿牙体长轴迅速脱位，防止印模撕裂或变形。

（13）用轻柔的水流将印模上的唾液冲洗干净或撒上石膏，然后用水轻轻冲掉；仔细检查印模。喷洒适宜的消毒液后立刻用湿纸巾覆盖。

已消毒过的水胶体印模应立即灌模以避免尺寸的变化及脱水。若不能立即灌模，也应尽量缩短等待时间。15 分钟的消毒时间可满足消毒要求，在湿润的环境中也不会影响印模准确性。

（三）水胶体印模石膏灌注步骤

用水胶体印模灌注石膏模型的步骤如下：

（1）可摘局部义齿模型应采用较耐磨的Ⅳ型石膏灌注。准备好量好的牙科石膏粉和厂家推荐的适量室温水，干净的 600ml 调拌碗、刚性调拌刀、振荡器以及 7 号调拌刀。

（2）首先放适量水于橡皮碗内再加适量石膏，充分调拌约 1 分钟，若调拌不充分，则会导致石膏模型多孔且强度变差。真空条件下调拌效果佳。除真空调拌外，其他调拌方法都需将调拌碗置于振荡器上排出气体。

（3）从湿纸巾中取出印模后，轻轻甩掉多余的水分，然后将印模放在振荡器上，印模材料面朝上，只有托盘手柄接触振荡器。避免印模材料接触振荡器，以防印模变形。

（4）用小调拌刀将石膏先放在印模远离操作者侧。以便让这些先放入的材料随着振荡沿着牙弓逐渐向前直到充满印模的前牙区（图 16-2）。继续在相同位置添加石膏，使之不断流向对侧，以避免产生气泡，并驱使材料中多余的水分会从印模另一末端排出并丢弃。当印模中所有牙齿都

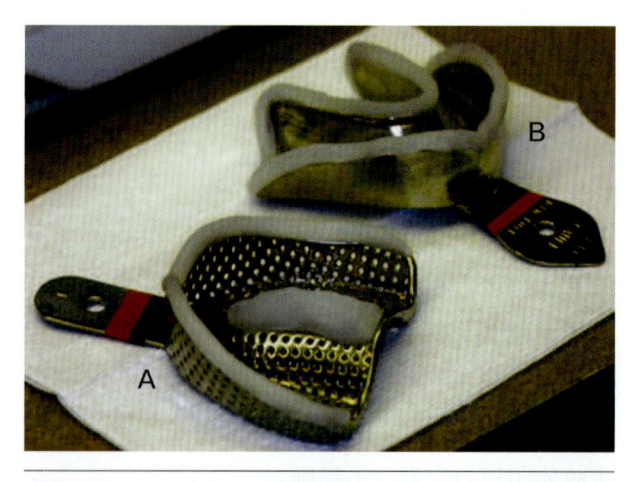

图 16-1 A. 上颌印模托盘腭部添加基托蜡以防止印模材料从腭部流失；B. 下颌印模托盘舌侧翼缘区添加印模边缘用蜡可以避免口底的组织进入托盘。托盘远中部添加边缘用蜡至覆盖磨牙后垫区

第 16 章　可摘局部义齿印模材料和取模过程方法

被石膏充满后，继续大量添加人造石至灌满整个印模。

(5) 将灌注好的印模静置，以防止其重量导致水胶体印模材料变形。用同样调拌好的石膏完成模型底座的制作。模型的底部应至少有 16～18mm (2/3～3/4 英寸)，石膏要覆盖过印模边缘以将唇、颊、舌侧边缘准确记录于模型上。印模倒置可能会造成模型变形。

(6) 石膏到修整期后要除去多余的边角。用湿纸巾包裹整个印模和模型，或将其置于潮湿的环境中，直至石膏初凝开始。印模蒸发脱水会争夺石膏结晶时所需的水分。石膏牙齿表面呈白垩色，就是由于水胶体像海绵一般吸收石膏材料结晶时必要的水分所致。

(7) 灌注的印模置于潮湿环境 30 分钟，便可脱模。印模可在 30 分钟内初步固化。脱模前用石膏雕刀去除妨碍脱模的部分。

(8) 要趁印模材料有弹性时，立即从托盘上去除。

(9) 待模型完全凝固后进行修整。模型侧面应修整得相互平行，去除印模上由气泡导致的空泡或缺陷。若要做永久记录模型，应按正畸模型标准修整成型。主模型和其他工作模型一般只需将多余处修除即可。

(四) 导致模型不准确和 (或) 易损坏的可能因素

导致牙弓模型不准确和 (或) 脆弱的可能因素如下：

(1) 水胶体印模变形：①印模托盘刚性不够；②印模部分脱模；③印模脱水收缩；④印模吸水膨胀 (朝向牙齿发生导致模型牙体变小而不是变大)；⑤石膏开始凝固时才灌注模型；

(2) 水粉比过高，虽然不会导致模型体积的变化但是会导致模型强度降低；

(3) 调拌不当，会导致模型强度下降或表面

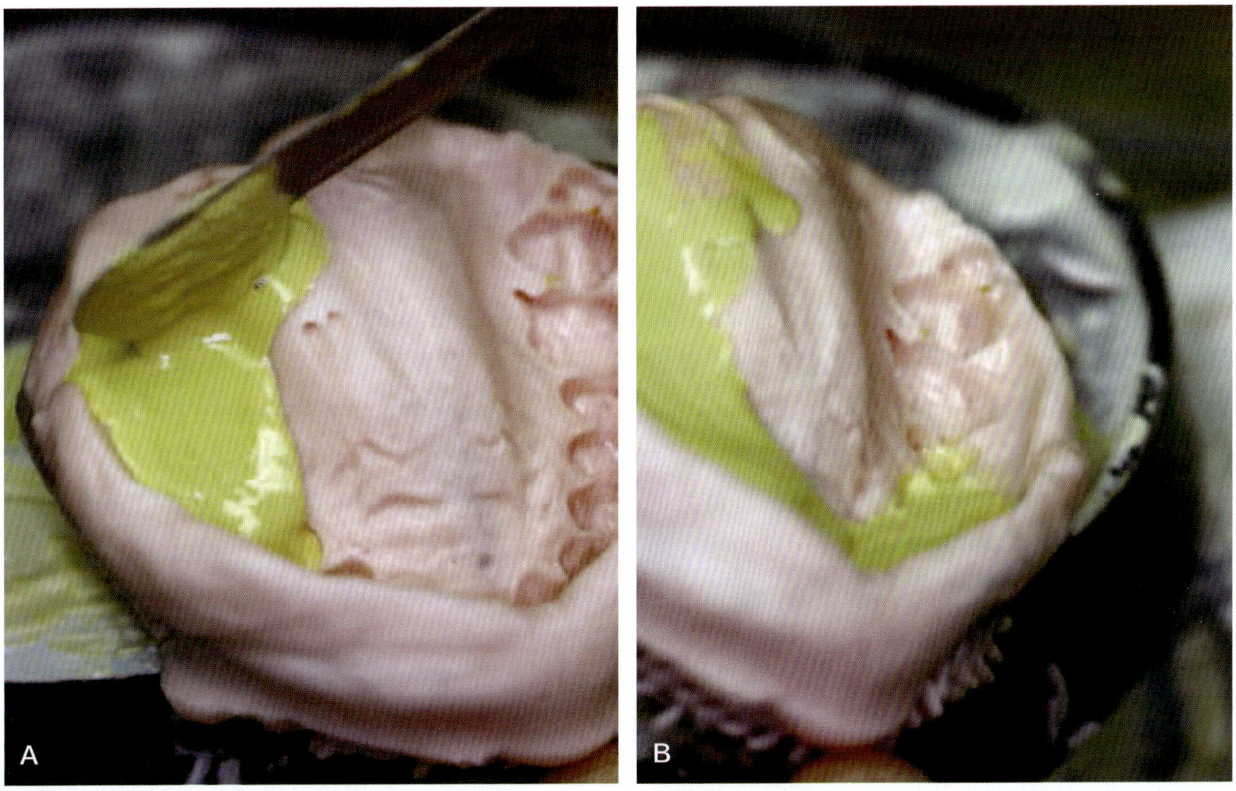

图 16-2　A. 将调拌好的少量石膏置于印模一侧后部，使石膏沿着牙弓向前流动填满每一颗牙齿的位置并排出气泡；B. 直到石膏充满对侧牙弓后再继续添加石膏

呈白垩色；

（4）在调拌、灌注石膏时振荡不充分易产生气泡；

（5）由于水胶体的阻聚作用，或脱水的水胶体为达到结晶而必须吸收水分，导致模型表面松软或呈白垩色；

（6）过早脱模；

（7）模型在印模内放置时间过长而无法取出。

五、个别托盘

本章前面已述用成品刚性托盘制取牙弓解剖形态的诊断模型，用于修复的工作模型及主模型的方法。然而，有时成品托盘不适合用来制取最终牙弓解剖形态的印模。大多数牙支持式可摘局部义齿可在成品托盘取模灌制的工作模型上完成。一些上颌远中游离端缺失的可摘局部义齿，在上腭需大面积覆盖，尤其是修复 Kennedy 第Ⅰ类牙列缺损的牙弓，虽然也可以在解剖形态的模型上制作，但常需要制作个别托盘。

成品托盘一定要有足够的刚性以防止取模和灌模时的变形，托盘须与牙弓适合，并与牙及其他组织保留 4～5mm 的印模材料空间。如果不能满足上述要求，则需要用丙烯酸树脂制作个别托盘取得最终解剖印模。

大部分成品托盘或一次性托盘都有边缘卡锁或有多个孔隙，但这两种托盘可选尺寸和形状有限。牙列缺损患者可选用的托盘种类很多，其中包括单侧和双侧缺牙区托盘。

所有这些托盘的边缘都经过加强处理。虽然全口义齿托盘的材料理论上能修整以适合口腔情况，但目前成品可摘局部义齿托盘加厚的边缘和高强硬度使其难以修改。这样形成的印模常由于托盘边缘的不合适，而使边缘组织变形，制作时托盘边缘应稍短以使组织自然盖过以防止变形。

另一方面，丙烯酸树脂个别托盘可为印模材料提供足够的空间，并将前庭黏膜转折处的边缘部分修短些以使组织自然的包绕而不形变。可摘局部义齿边缘可以制作得与全口义齿边缘一样精确。

尽管从技术上可用水套冷却的个别托盘制取可逆性水胶体印模，但最终解剖印模通常还是用不可逆性水胶体、硫醇橡胶或硅橡胶制取。

制作丙烯酸树脂个别托盘技术

通常诊断模型可以用来制作个别托盘。但如果制取诊断模型后又进行了外科修整或拔牙术，则需用刚性成品托盘重新取模并制作新的模型。新模型的制作方法同前所述。

复制诊断模型，并在其上完成个别托盘的制作，这是因为制作个别托盘常会导致模型的破坏或脱模导致模型碎裂。原始的诊断模型应作为永久记录保存在患者病案中。制作个别托盘有几种方法。图 16-3 和图 16-4 显示了一种制作上颌个别托盘的方法。该方法可使用于自凝丙烯酸树脂和光固化（visible light-cured，VLC）丙烯酸树脂制作。光固化丙烯酸树脂个别托盘材料为预成的片状材料，几分钟就可以聚合制成高稳定性、不易变形的个别托盘。厂商可提供各种尺寸、厚度和颜色的 VLC 材料。

用光固化树脂制作上颌个别托盘的方法如下：

（1）用铅笔在模型上勾勒出托盘的范围，必须包括可摘局部义齿设计中涉及的所有的牙齿和组织。

（2）在模型的组织表面铺一层基托蜡，在牙表面铺两层，为印模材料留出一定空间。修整蜡片使其边缘位于诊断模型轮廓线内 2～3mm。去除后堤封闭区处的蜡，使托盘和组织在此区域内接触紧密而有利于取模时印模托盘的正确就位。中切牙暴露的切缘区域作为托盘就位的前方止点。将蜡的边缘形成斜面，以使整个托盘就位时有引导斜面，从而利于托盘就位于前方止点。模型上的其他倒凹用蜡或印模膏填平。注意：若用不可逆性水胶体材料取印模时，应在牙齿表面再另添加一层基托蜡。若用橡胶或硅橡胶材料取模则不需要此步。

（3）在可能与光固化树脂托盘材料接触的

第16章 可摘局部义齿印模材料和取模过程方法

模型表面涂布一层分离剂（model release agent, MRA）以便固化后的托盘顺利脱模。

（4）从避光袋内取出 VLC 托盘材料，用刀片或手术刀切成所需的长度。使 VLC 材料覆盖模型，并用刀修整。确保覆盖于牙齿及后堤区的材料有一定的厚度，不宜太薄。

（5）用剩余的 VLC 材料制成所需的手柄形状并固定于模型的托盘材料中。可用回形针或类似的金属丝弯成一定的形状以增强手柄。有些厂家有预成的金属个别托盘手柄可供选择，简化了此步操作。

（6）将模型及相应的托盘放入光固化仪器内，根据厂家说明进行固化操作，一般不超过 1 分钟。

（7）将模型从固化仪器中取出并小心将托盘从模型上取下，并趁蜡尚软时将其剔除。

（8）将厂家提供的空气隔绝材料涂布于整个托盘表面，然后放回至光固化仪器内，将组织面朝上继续光照固化。

（9）当完成固化后，取出托盘并用刷子和水对其进行清洁。

（10）用打磨器械（如硬橡皮刷、丙烯酸树脂修整器等）精修托盘边缘，并轻微抛光托盘外表面。

（11）如果拟采用不可逆性水胶体材料制取印模（如图 16-3 和图 16-4），应在 VLC 树脂托盘上每隔 5mm（3/16 英寸）钻一个 8 号钻直径大小的孔，牙槽嵴顶区域除外。

（12）制作好的个别托盘需要消毒和试戴，并在取模前完成必要的修整。

制作下颌 VLC 树脂个别托盘方法与此相同。铺蜡时不要覆盖下颌模型的颊棚区，因为该区是下颌可摘局部义齿的主承托区，并作为托盘在患者口内定位的后端止点。取模时，下颌应力承担区可允许组织发生选择性的移位。

若用聚硫橡胶取模，通常不必进行打孔以固定托盘中的印模材料，因厂商提供的粘结剂可提供良好的固位。然而，在腭中缝和切牙乳头区，上颌托盘应打孔，以便多余的材料可以由其排

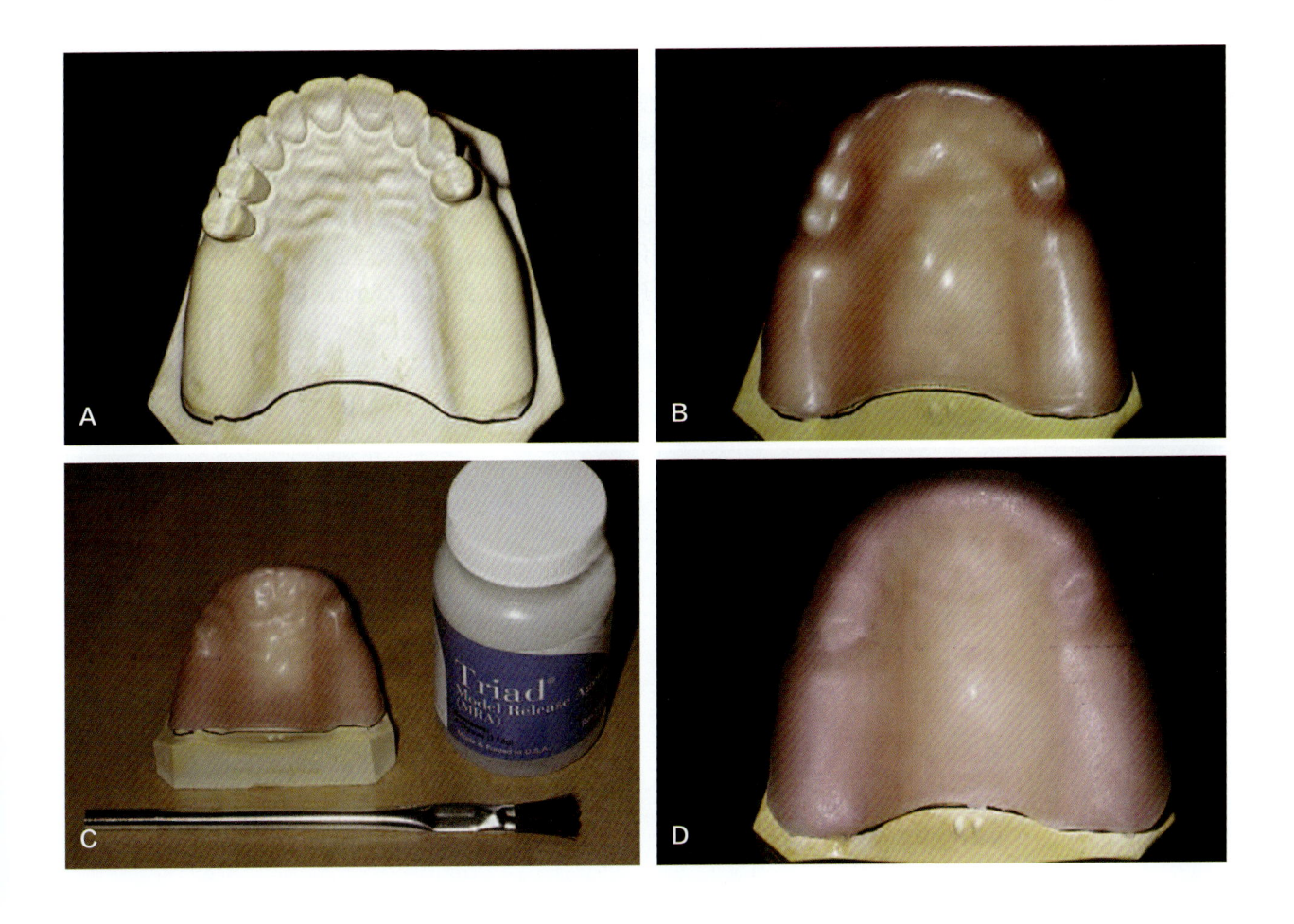

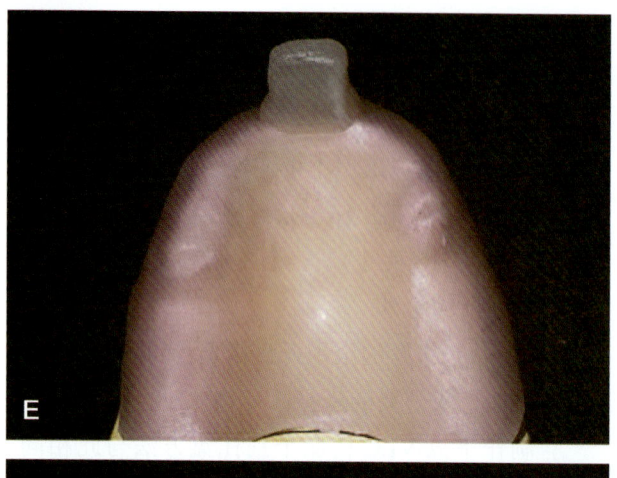

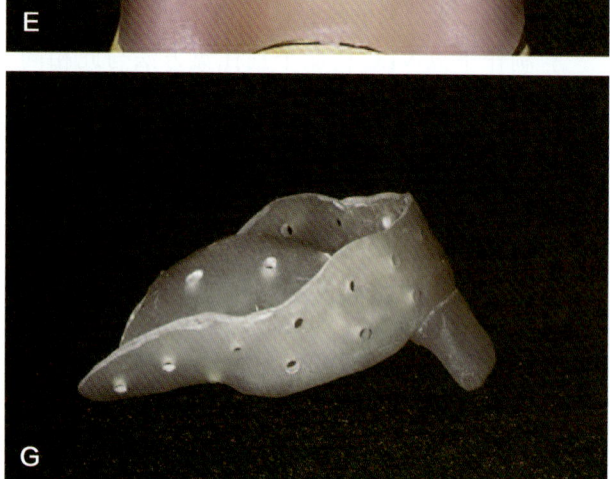

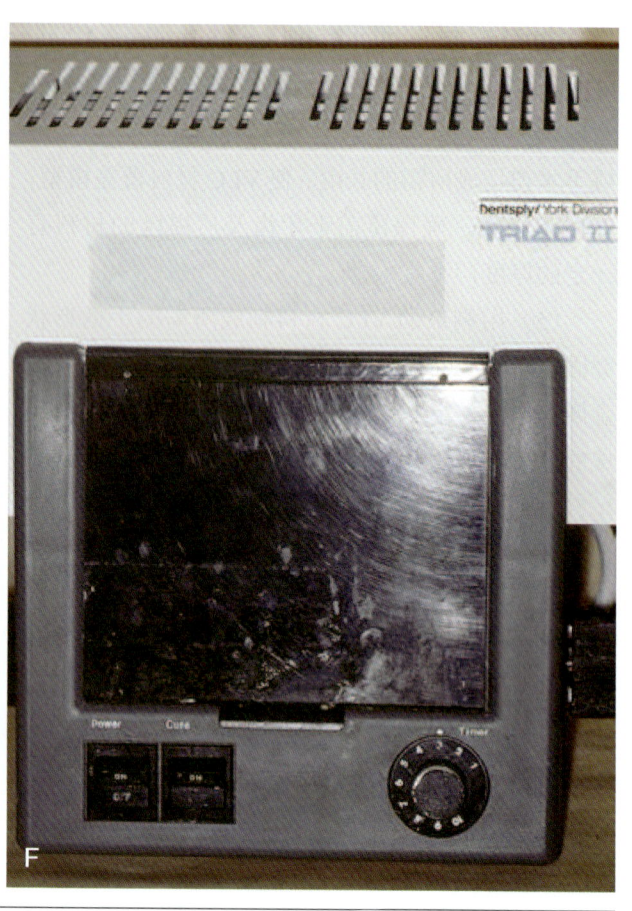

图 16-3 A. 在诊断模型上勾勒出托盘的外形轮廓线。范围必须包括与可摘局部义齿设计相关的所有牙齿和组织；B. 在模型上覆盖一层基托蜡，并根据所画轮廓线修整蜡片外形，使之比理想的基托边缘短 2～3mm。蜡片不覆盖腭后封闭区但在制作终托盘时应覆盖。用两层基托蜡覆盖有牙区，并在切缘处开窗；C. 在与树脂接触的石膏模型表面涂布分离剂；D. 将 VLC 树脂材料从避光袋中取出，在石膏模型上按设计好的范围内形成厚度均匀的托盘；E. 制作手柄方便托盘在口腔的放入和取出，同时也方便托盘从助手传递给医生。制作时需视唇的长度和牵拉口周组织的情况而定；F. 在托盘固化之前，表面应涂布空气屏障材料。随后托盘按厂商的推荐的方式固化；G. 托盘固化后立即从模型上取下，先去除粗制托盘上的蜡层，再在打磨机上大致完成托盘边缘的修整。在托盘上钻孔，孔与孔之间大致间隔 4.5mm。这些孔隙不仅可用来固定托盘中的材料，还有利于取模时多余的材料从中挤压出去，从而尽量减少口腔软组织的移位变形。这两个特点有利于个别托盘在口腔内的准确就位

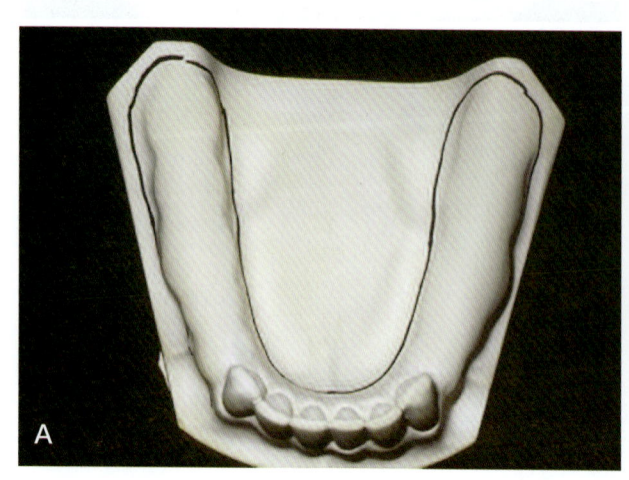

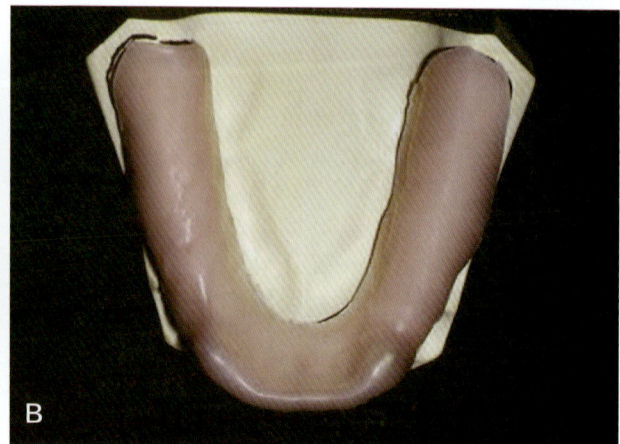

第 16 章　可摘局部义齿印模材料和取模过程方法　229

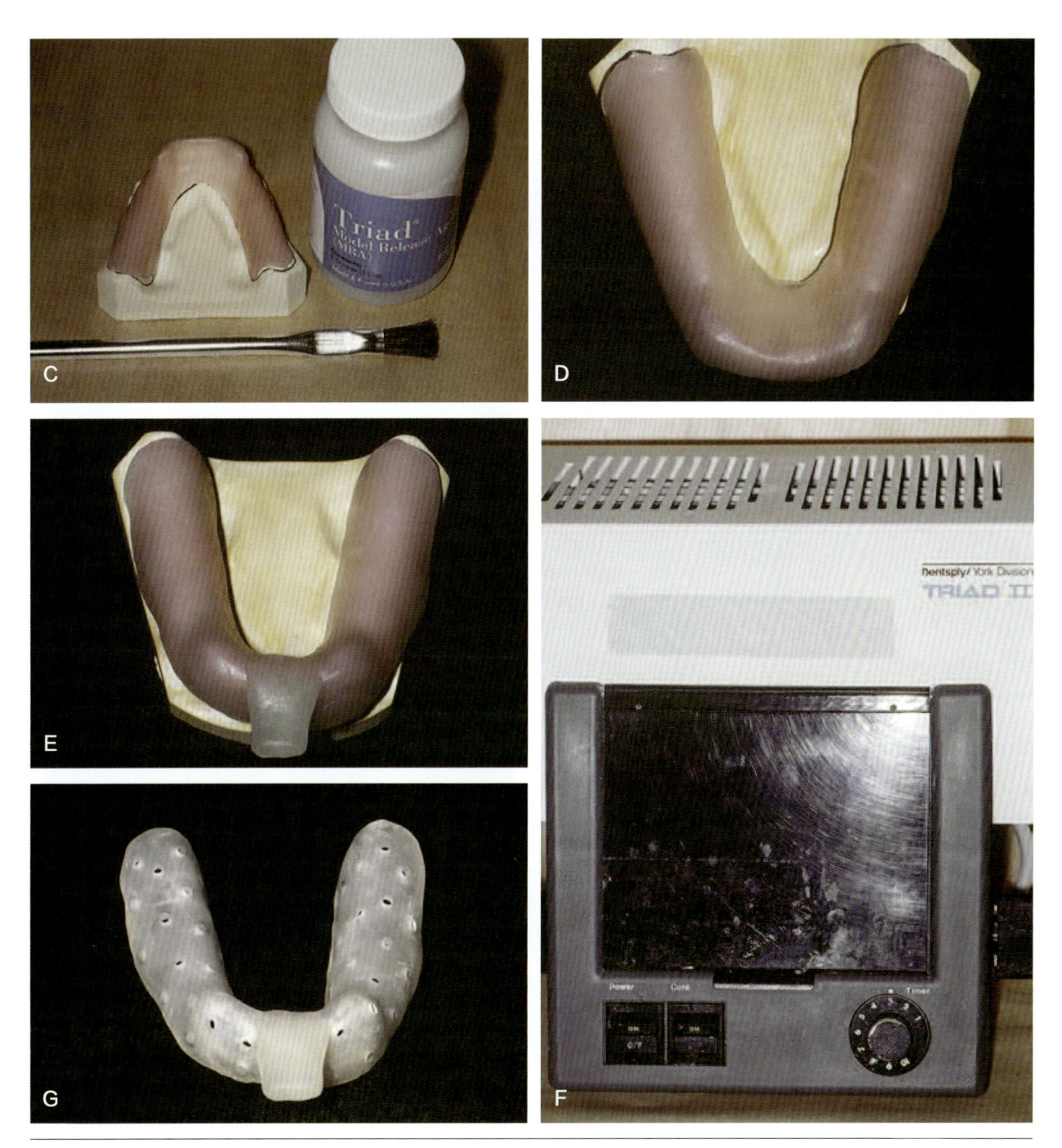

图 16-4　如图 16-3 用制作上颌托盘的方法来制作下颌托盘。A. 在复制的下颌诊断模型上用铅笔勾勒出托盘的轮廓线；B. 在轮廓线内铺一层基托蜡，牙列区需另加一层，并在下颌中切牙切缘处开窗形成暴露区作为托盘就位的止点；C. 在模型与树脂接触的部分涂布一层分离剂；D. 将 VLC 材料膜片在模型和蜡上按设计成形；E. 如前所述，用多余的托盘材料制成手柄；F. 如图 16-3 中所述在托盘材料上涂一层空气隔绝剂后进行光照固化；G. 随后在完成固化的托盘上钻孔

出以减轻对该区组织的压力。同理，下颌应在托盘的牙槽嵴顶区打孔。当取模失败而需要重新制取时，往往因使用了黏结剂而难以从托盘上清除印模材料，所有新型弹性印模材料都普遍存在这样的不便，但这并不会妨碍托盘的再利用。不透明的弹性印模材料和黏结剂的使用可能会妨碍对不良受压区的检查。

通常用丙烯酸树脂个别托盘制取的印模灌制

的工作模型要比那些用刚性成品托盘制取的更精确。如果不使用二次印模法，则大部分可摘局部义齿的印模都需要用个别托盘制取。采用二次印模法的原因和方法请参见第 17 章。

制作上颌牙支持式可摘局部义齿的终印模通常要精心选择刚性成品托盘并进行必要的修整后再取模。但当口底很接近余留下颌前牙的舌侧牙龈时，宜使用丙烯酸树脂个别托盘。要在患者用舌尖舔唇的状态下记录口底抬升位置，这对于选择大连接体的种类很重要（请参见第 5 章）。而且调改个别托盘的边缘使之符合要求比调改金属成品托盘容易得多。

第 17 章

远中游离缺失义齿基托的支持

在牙支持式可摘局部义齿中，金属基托或者支架增强的丙烯酸树脂基托通常连接于坚固的支架上或者属于支架的一部分，此时𬌗力通过𬌗支托直接传递于基牙上。尽管 Kennedy 第 Ⅲ 类可摘局部义齿的亚类缺隙处的基托给其上的人工牙提供支持作用，但是基托下方的剩余牙槽嵴并不能为可摘局部义齿提供支持。因此关于这类义齿的修复，其支持因素可以不考虑牙槽嵴软组织的弹性、牙槽嵴的外形和支持骨的类型。不管缺牙区的长度，如果义齿支架是坚固的、基牙足够稳固且能承受额外的负载、𬌗支托形态正确，就可以完全利用缺隙两侧的基牙来提供支持。可通过将基牙连接在一起和增加基牙数目来增强支持作用，但不管哪种方式增强支持作用，基牙都是牙支持式义齿的唯一支持力的来源。当种植体用于增强剩余牙槽嵴的支持时，种植体充当了牙支持式可摘局部义齿远中基牙的角色。

当制作牙支持式可摘局部义齿时，需要制取印模（以及用印模灌制的人造石模型）来记录牙齿（和/或种植体）及其周围组织的解剖形态。印模还应该记录非压力状态下义齿周围的可移动组织，以便能尽可能获取准确的义齿基托与周围组织的位置关系。尽管牙支持式可摘局部义齿基托伸展不足较伸展过度危害小，但基托伸展不足可能会导致食物嵌塞和颜面部外形塌陷，尤其是唇颊侧。为了准确记录口底可移动软组织的特征，不要用不合适的或者过度伸展的成品托盘，应该使用个别托盘。这部分内容已经在第 5 章和第 16 章做过详细介绍。

一、远中游离缺失的可摘局部义齿修复

远中游离缺失可摘局部义齿没有牙支持式可摘局部义齿的优点，因为其一侧或两侧基托从末端基牙向远中伸展覆盖剩余牙槽嵴。因此，远中游离缺失可摘局部义齿需要剩余牙槽嵴来承担部分支持作用。

远中游离缺失可摘局部义齿必须依靠剩余牙槽嵴来提供部分支持、稳定和固位。为了防止义齿从剩余牙槽嵴上翘起，应该设计间接固位体。牙支持式义齿基托由缺隙两端的直接固位体固位，并由两端的𬌗支托提供支持作用，这种程度的固位力和支持力是远中游离缺失义齿所缺乏的。所以应该尽可能保留远中的基牙。在远中基牙缺失的病例中，设计远中游离缺失可摘局部义齿时，如果需要用剩余牙槽嵴提供支持、稳定和固位，那么医生必须告知患者由于条件限制，其远中游离缺失可摘局部义齿在使用时会有一定动度。

二、影响远中游离端基托支持的因素

由于修复治疗的目标之一就是恢复功能、美

观和舒适，所以要维持远中游离缺失可摘局部义齿的咬合接触，就需要了解影响剩余牙槽嵴支持作用的相关因素。随着距最末端基牙的距离即游离缺失区长度的增加，剩余牙槽嵴的支持作用也就越重要。影响牙槽嵴支持作用的因素主要有：

（1）剩余牙槽嵴的形态和质量；

（2）义齿基托在剩余牙槽嵴上的伸展范围；

（3）印模记录的类型和准确性；

（4）义齿基托的适合程度；

（5）可摘局部义齿支架的设计；

（6）总的咬合负载。

即使存在提供支持的理想剩余牙槽嵴，其对功能负荷的抵抗力远不如基牙或种植牙。鉴于此，基于患者和种植位点考虑，为提高远中游离端可摘局部义齿的功能舒适度和咀嚼效率，建议选择性使用种植体提供支持作用。

（一）剩余牙槽嵴的形态和质量

理想的基托下剩余牙槽嵴应由覆盖较密集松质骨的皮质骨组成，其上覆盖稳定致密的纤维结缔组织，且牙槽嵴顶应宽阔圆滑并有高而近乎垂直的斜坡。这种形态的牙槽嵴才能很好地支持义齿基托传递来的水平和垂直向力。遗憾的是这种理想状况很少出现。

易于移动的软组织不能为义齿基托提供足够的支持，位于尖锐的骨性牙槽嵴和义齿基托之间的软组织也很难保持健康。为了给义齿基托提供最佳支持，不仅需要考虑剩余牙槽嵴骨质的特性，更要考虑骨的位置与受力方向间的关系。

下颌骨性剩余牙槽嵴顶常为松质骨。而且下颌的被覆黏膜主要局限于牙齿的颊舌侧，所以下颌后牙拔除后常引起覆盖在牙槽嵴上的致密黏膜的丧失。负载在下颌剩余牙槽嵴顶组织上的压力常会导致该组织受到刺激，继而引起慢性炎症反应。所以下颌剩余牙槽嵴顶不适合作为主承托区。而颊棚区（外斜线和牙槽嵴顶之间）表面覆盖着由骨皮质支持的致密、坚实而稳定的纤维结缔组织，因此颊棚区更适于作为义齿的主承托区。大多数情况下，颊棚区较之下颌其他区域，更能承受垂直殆力的水平向分力（图17-1）。剩余牙槽嵴的斜坡可以作为抵抗水平力和非垂直力的主承托区。

接近上颌牙槽嵴顶的部位主要由松质骨构成。与下颌不同，其上覆盖的软组织通常致密稳定（类似硬腭黏膜）或可通过外科修整来支持义齿基托。上颌缺牙区的形态特征在一定程度上限制了主承托区的选择。如果不考虑印模程序，剩余牙槽嵴顶区将作为主承托区来承担垂直向力。部分垂直力也可由剩余牙槽嵴颊、舌侧的斜坡承担。腭中缝至上颌后部缺牙区牙槽嵴舌侧斜坡之间的腭部软组织是可移动的，不适合作主承托区（图17-2）。覆盖上颌剩余牙槽嵴顶的组织一般比覆盖腭部的组织的可移动度小，否则必须在义齿基托或大连接体的腭部进行缓冲。

（二）义齿基托在剩余牙槽嵴上的伸展范围

基托覆盖剩余牙槽嵴的范围越大，越有利于分散应力，单位面积承担的应力就越少（图17-3）。义齿基托应该尽可能多的覆盖剩余牙槽嵴，并

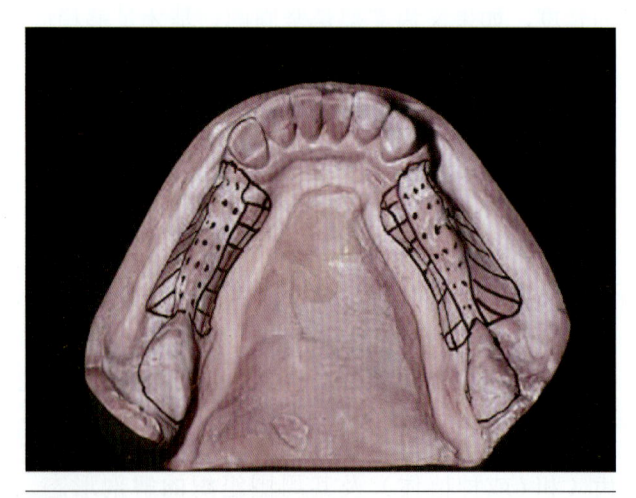

图17-1 点状区域表示剩余牙槽嵴顶，取模时应记录其解剖形态。同样，取模时也应保证磨牙后垫不移位。斜线区表示颊棚区，该区为义齿提供垂直向支持，在取模时可以适当施加压力。剩余牙槽嵴舌侧斜面（网格线区）可以为义齿提供一定的垂直向支持，但这些区域原则上应该抵抗义齿基托水平向旋转趋势，取模时应避免组织移位

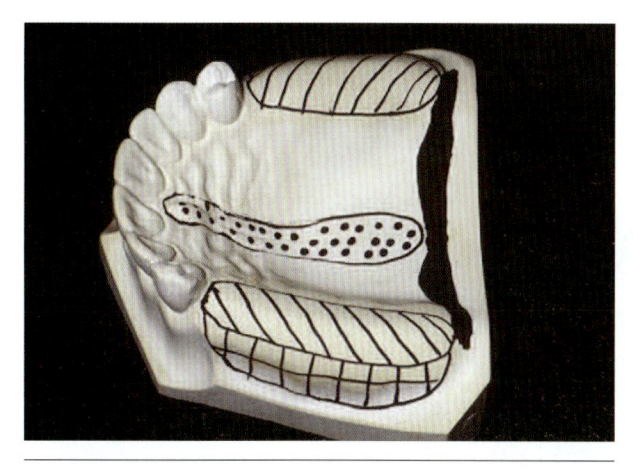

图 17-2 上颌剩余牙槽嵴顶（斜线区）是上颌远中游离缺失可摘局部义齿的主承托区。颊、腭侧斜面可为义齿基托提供一定的垂直向支持。这些区域的主要作用是对抗基托水平向的旋转趋势。点状区域表示切牙乳突和腭中缝，这些区域必须做必要的缓冲，尤其是在腭中缝区黏膜组织移动度小于牙槽嵴顶黏膜时

在组织边缘生理允许限度内尽量伸展。只有充分了解这些影响义齿运动的边缘组织结构的特点，才能制作出伸展范围合适的义齿基托。Kaires 通过系列实验研究指出"用宽大的义齿基托最大限度的覆盖承托区是牙槽嵴能承受水平和垂直向力的关键因素。"（摘自 Kaires AK：Effect of partial denture design on bilateral force distribution, J Prosthet Dent 6:373-389，1956.）

本文对与义齿基托有关的解剖知识不再赘述，请阅读"可选读物"中的相关文献。

（三）印模记录的类型和准确性

剩余牙槽嵴的形态有两种：解剖式和功能式（图 17-4）。解剖形态是牙槽嵴未承受咬合负载时的表面形态；功能形态为牙槽嵴承受功能负载时的表面形态。

如果印模托盘有均匀的缓冲空间，则可以用较软的印模材料，如金属氧化物印模糊剂等，来制取牙槽嵴的解剖形态。根据所用印模材料的黏度和托盘的刚度，也可使用硫醇橡胶、硅橡胶和水胶体印模材料。压力引起组织的变形和移位，原因包括：印模材料受托盘限制、托盘和组织间印模材料厚度不足以及印模材料本身的黏度；但是这些因素都是可避免的，并且都是与组织的生理性状无关的。这些组织的意外变形现象皆是由于操作不当引起。全口义齿通常是在解剖式牙槽嵴上制作的，因为有观点认为这种牙槽嵴形态是支持可摘局部义齿的最佳生理形态。

然而，还有很多医生认为牙列缺损的患者，其剩余牙槽嵴上某些特定的区域要较其他区域能更好地支持义齿。他们的印模制取方法是用特制的个别托盘在主承托区施加更多的压力，同时记录下其他不承受压力区组织的解剖形态。不管压力是来自咬合负载、手指加压、特制的个别托盘、还是通过改变印模材料的一致性，在一定压力下记录的牙槽嵴形态均为功能形态（functional

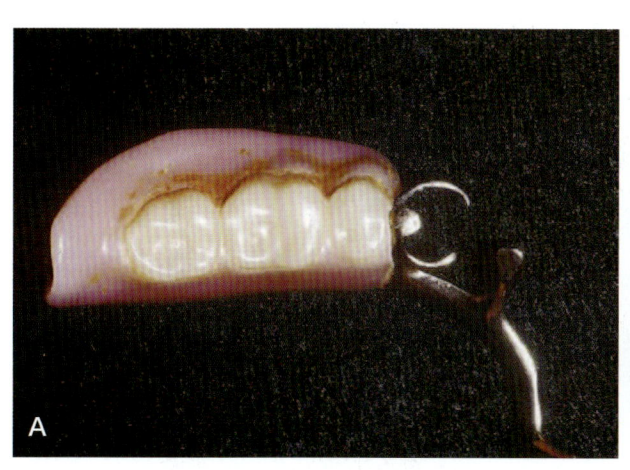

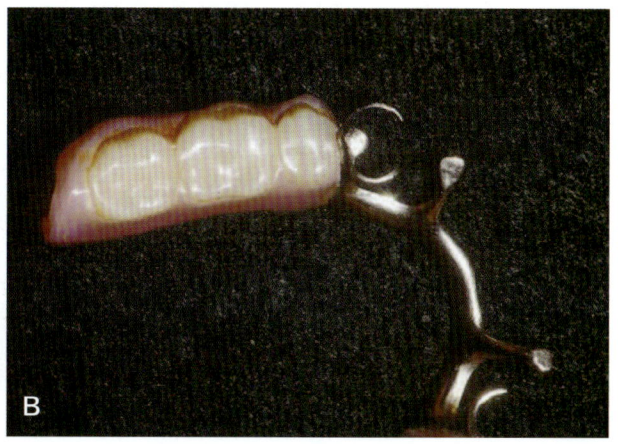

图 17-3 同一患者的两副可摘局部义齿的比较。右图（B）中义齿基托严重伸展不足，左图为重新制作的充分伸展的新义齿。𬌗力在新义齿中更易均匀分布到义齿承托区

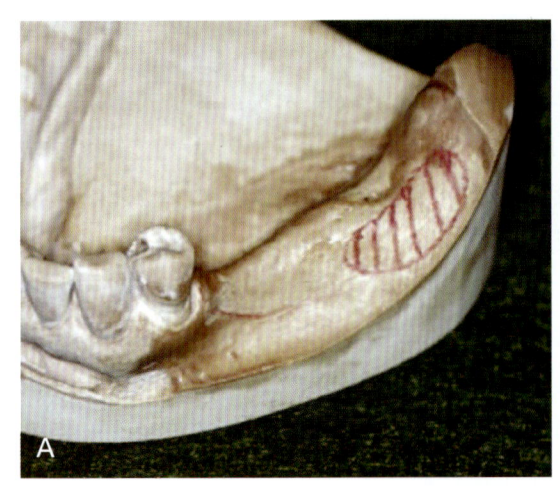

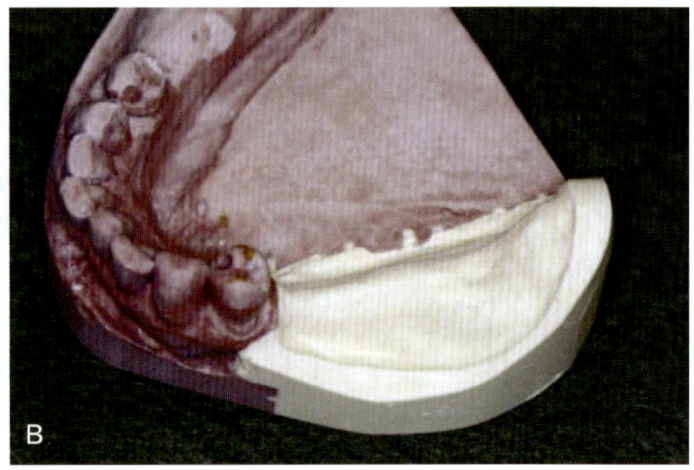

图 17-4 牙槽嵴解剖式和功能式形态的比较。A.用弹性印模材料制取的缺牙区的原始模型，代表了剩余牙槽嵴的解剖形态；B.用二次印模法重新制作的同一模型主模型，代表的是缺牙区牙槽嵴的功能形态

form）。功能形态记录了功能负载时牙槽嵴的表面形态。剩余牙槽嵴功能形态与解剖形态之间差别的大小主要取决于覆盖于剩余牙槽骨表面的软组织的厚度和结构特征。两种牙槽嵴形态下义齿基托承受的咬合负载大小也不同。以上两种观点中，后者似乎更符合逻辑。

McLean 和其他学者认为在制作远中游离缺失可摘局部义齿时应首先记录义齿支持组织的功能形态，然后再通过二次印模法记录支持组织与剩余牙弓之间的结构关系。因为记录的是在模拟功能状态下牙槽嵴形态，故称为功能性印模（functional impression）。

不论用什么方法，不管它记录的是牙槽嵴与剩余牙弓的功能关系，还是牙槽嵴本身的功能形态，都可为可摘局部义齿提供足够的支持。另一方面，在解剖形态牙槽嵴上制作可摘局部义齿时应该设计应力中断装置，以避免远中游离端基托的悬臂作用对基牙的影响。

Steffel 对远中游离缺失可摘局部义齿的设计理念进行了如下分类：

（1）第一类认为牙槽嵴和牙支持间可以通过应力中断装置或弹性平衡器达到最好的平衡。

（2）第二类认为牙槽嵴和牙支持间可以通过生理性基托达到平衡，这种生理性基托是由压力印模或功能性压力下义齿重衬而获得的。

（3）第三类认为应使应力分布更为广泛，从而减少每一点上的压力。

Steffel 分类中的第 2 种和第 3 种理念似乎没有什么区别，因为功能性印模的目的是牙齿和支持组织间达到平衡以及应力的最大面积分布。应力分散式义齿的许多要求和优点也同样适用于功能性或生理性基托义齿。这些要求包括：①有效的𬌗支托；②坚固而无弹性的支架；③利用间接固位体增加稳定性；④完全贴合的、广泛伸展的基托。

有些学者出于各种理由并不接受生理性基托理论，他们认为应该在基牙和远中游离缺失基托间使用某种形式的应力中断装置。这种做法的优缺点已在第 9 章做过阐述。

（四）义齿基托的适合度

远中游离端基托的支持作用可以通过提高基托组织面与剩余牙槽嵴表面软组织的贴合程度得到加强。义齿基托组织面必须与工作模型的承托区高度吻合。义齿基托的相关内容已经在第 9 章内进行过讨论。

此外，义齿基托与可摘局部义齿支架的关系非常重要，取模时承托区组织与基牙间的关系同样重要，在进行工作模型修整时一定要注意保持这种关系。

（五）可摘局部义齿支架的设计

远中游离端基托在承受功能负载时必然会以末端基牙为支点发生旋转移位。要牢记咀嚼时基牙受到的旋转力和扭力的大小与食物团块的位置和硬度直接相关。义齿基托位移最大处通常发生在基托最末端，如下颌剩余牙槽嵴的磨牙后垫和上颌剩余牙槽嵴的上颌结节区（图17-5）。Steffel和Kratochvil研究发现当旋转轴从远中𬌗支托向前方移动时，支点线也移动，就可以利用更多的剩余牙槽嵴来承受垂直向𬌗力，并为义齿基托提供支持作用（图17-6）。他们指出将𬌗支托的位置前移，可以更好地利用剩余牙槽嵴作为支持，同时又不影响𬌗支托和导平面对义齿垂直向和水平向力的支持（图17-7）。

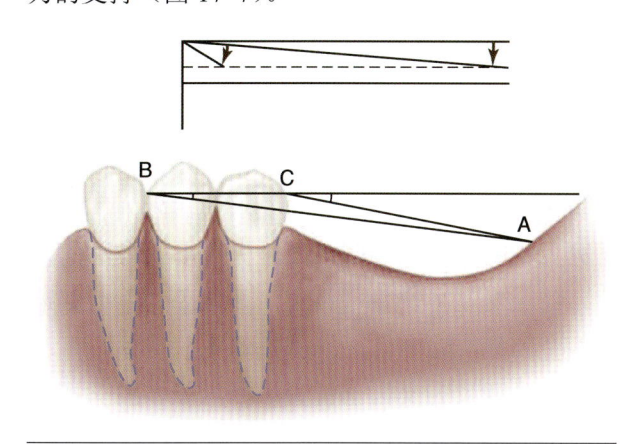

图17-5 上图比较了长、短基托的旋转角度（锐角）。下图可以看出随着更多的牙齿缺失，旋转支点会从 C 点转移至 B 点，相较于 C 点，支点线通过 B 点可以利用更多面积的剩余牙槽嵴来支持义齿。义齿移动度与周围组织支持能力直接相关。AC 连线代表义齿基托的长度（另参见图10-3）

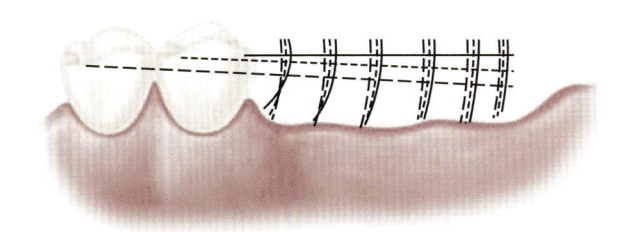

图17-6 如果义齿远中游离端基托的转动是以距其最近的支托作为支点，当𬌗支托前移时可以利用更多的剩余牙槽嵴来抵抗旋转。比较长虚线与实线的垂直向弧度（另参见图10-4）

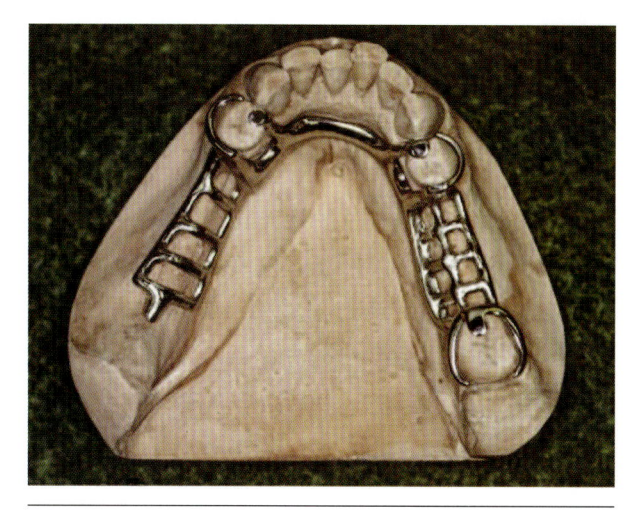

图17-7 𬌗支托位于下颌第一前磨牙的近中𬌗面；如果邻面小连接体设计成在功能状态下与远中邻面板脱离接触，与传统的远中𬌗支托相比，𬌗支托设置在下颌第一前磨牙的近中𬌗面可使转动支点前移。𬌗支托通过小连接体与舌杆相连，该小连接体与基牙近中舌邻面预备好的小导平面接触。注意义齿基托垂直伸展范围，确保小连接体与远中邻面板相接触。舌侧导平面预备为从𬌗面向下伸展至舌侧约1/3的高度处，宽度与相接触的小连接体等宽。远中导平面从远中边缘嵴向龈方伸展至远中面2/3高度的范围。这些牙体预备的设计必须确保义齿基托向剩余牙槽嵴移位时不对基牙造成夹持型的制锁性损害

但是，邻近缺牙区的邻面板小连接体可能不会与导平面脱离接触。考虑到印模和模型制作过程中的多变性，以及蜡型制作、包埋、铸造中的偏差以及打磨抛光等过程，理论上邻面板小连接体与导平面是存在接触的，即使存在，与导平面脱离接触也很难实现，特别是在支持游离端基托的组织健康且形态良好时。而基牙的生理性移位更有可能使其与小连接体接触，并且其与小连接体的脱离接触取决于组织的位移量。几何学上，在咬合负载下游离端基托区的组织位移量可能不足以破坏小连接体与导平面之间的接触。

（六）总咬合负载

戴用远中游离缺失可摘局部义齿的患者咀嚼时通常将食物团块置于天然牙上而非义齿上。这可能是因为天然牙更加稳定、咀嚼时存在本体感受的反馈，支持黏膜对可能的痛觉负载也存在反

馈。这种习惯会对可摘局部义齿所受殆力的大小和方向以及传递到基牙上的负载产生影响。鉴于此，应合理分配剩余牙槽嵴的支持力，使其与余留牙齿的支持力相协调。当对颌天然牙过萌时，不易控制非正中咬合时的功能接触和相应的水平向殆力，这常导致临床上的不舒适。最好的处理方法是降低过萌牙齿以改善殆平面的不协调性，或者通过种植体的使用增强游离端基托的稳定性。

人工牙数目、殆面宽度及咬合效率都会影响加载于可摘局部义齿上的总咬合负载。Kaires 通过实验研究得出以下结论："缩小人工牙殆面可降低作用于可摘局部义齿上的水平向和垂直向力，同时减小了加载于基牙和支持组织上的应力。"（摘自 Kaires AK: Effect of partial denture design on bilateral force distribution, J Prosthet Dent 6:373-389, 1956.）

三、解剖式印模

解剖式印模是用弹性印模材料使用一步法制取的印模，由其灌制的模型不能反映在功能状态下牙列缺损患者口腔中各种支持组织之间的相互关系。其仅能反映休息状态下口腔软硬组织的情况。当可摘局部义齿在口内就位后，殆支托与基牙殆支托凹适合，与此同时义齿基托也与休息状态下的黏膜表面贴合。当咀嚼负载通过食物团块作用于义齿的游离端基托时，此时的支托会作为终止点限制基牙附近的基托将负载传递到下方的解剖结构上。然而，移动度更大的远中游离端基托将传递更多的咀嚼负载到其下方的组织上，并通过刚性义齿支架对基牙产生更大的扭力。

很显然，覆盖在牙槽嵴上的软组织本身并不能承受任何负载，它只是骨的一个保护层。骨组织才是真正承受并抵抗咀嚼负载的结构。防止游离端基托下组织及基牙损伤的基本原则是最大限度地在骨组织上广泛分散咀嚼应力。

用一次印模法仅记录基托下组织解剖形态来制作可摘局部义齿，会导致基牙和游离端基托下方远中的骨组织承受更多的咀嚼应力。在承受应力时骨性牙槽嵴难以发挥其平衡作用，这将导致游离端基托下方远中的骨组织和基牙受到创伤性负荷，最终出现骨组织的丧失和基牙的松动。使用正确制作的个别托盘，可以记录功能状态下主承托区的功能形态和非承托区的解剖形态，这和取全口义齿印模一样。

有些口腔医生认为每一副可摘局部义齿在最终戴入口内之前都应进行重衬。还有一些医生认为软组织会均匀移位，要使用高稠度的印模材料取模，但这种方法会对基托下组织施加创伤性应力。有些医生用流动性好的糊剂制取静态软组织印模，根据这种方法制作的可摘局部义齿则类似于采用一次印模法制得的义齿，其殆支托会成为终止点而妨碍咀嚼负载在牙槽嵴上的均匀分布。

四、获得远中游离端基托功能性支持的方法

各种功能性印模的目的都是为了给可摘局部义齿基托提供最大支持。这要求天然牙列和人工牙列保持稳定的殆接触，同时保持基托最小的移位，避免对基牙产生杠杆力。虽然因为之前叙述的 6 个因素，远中游离端基托的下沉现象不可避免，但是通过为义齿基托提供尽可能多的支持可以减少下沉。

通过对每种印模材料的特性和印模方法的研究发现，没有一种印模材料能够同时记录牙齿及牙弓组织的解剖形态和剩余牙槽嵴的功能形态。因此出现了二次印模法或称改良印模法。

选择哪种方法在很大程度上取决于剩余牙槽嵴黏膜的支持潜力。致密不易移动的黏膜较易移动的黏膜能提供更大的支持作用。获得远中游离缺失可摘局部义齿基托功能性支持的方法需满足以下两个条件：①记录功能负载状态下支持软组织的形态和位置关系；②能使应力尽可能广泛的分布。

（一）选择性压力印模法

基托承托区的软组织可以呈不同状态：受压不移位、受压移位及其在休息状态下的解剖形态。

第 17 章 远中游离缺失义齿基托的支持

受压不移位和受压移位时，组织从休息状态发生变化的程度是不同的，且它们对不同变形程度的生理反应也不尽相同。例如上腭颤动线附近的软组织可受轻微压力形成上颌全口义齿的后堤封闭区，并可长期保持健康状态。另一方面，当形成后堤封闭区时发生过度位移时则会引起急性炎症反应。

过度移位或变形的口腔组织有重新恢复其解剖形态的趋势。所以当义齿基托限制其复位时，口腔组织会呈现炎症状态，导致生理功能受损并伴有骨吸收。如果对基托施加的压力是间歇性的，而非持续性的，取义齿边缘终印模时微小移位（或不移位）的组织会对由此制作的义齿基托所施加的额外压力反应良好。

选择性压力印模法是以临床观察、剩余牙槽骨表面组织的组织学特性、剩余牙槽骨的特性、其上承受应力的方向和承受负载的位置关系为基础的一种印模技术。有理由相信，如果使用特殊设计的个别托盘制取印模，那么制作的义齿基托则可充分伸展，利用能够承受额外负载的剩余牙槽嵴部分，同时减轻不能承担功能负载的剩余牙槽嵴部分的组织压力，从而保证了剩余牙槽嵴的健康。

不管是远中游离缺失可摘局部义齿还是全口义齿，也不管是上颌义齿还是下颌义齿，对义齿基托支持和伸展范围的要求在理论上是没有差别的，因为它们都是以获得最大的支持作用为目标。毋庸置疑，托盘是制取印模最重要的部分。但是，托盘必须根据印模的原则进行制作，且必须经过调整以符合印模要求。丙烯酸树脂个别托盘的制作请参见第 16 章，图 17-8 展示了将个别托盘连接到可摘局部义齿支架上的方法。

（二）支架适合性

因为不但要使软组织提供尽可能多的支持，而且要充分发挥牙齿的支持能力，采用与牙齿适合并记录软组织支持形态的义齿支架是协调这两个要求的方法。这就要求义齿支架在与托盘连接

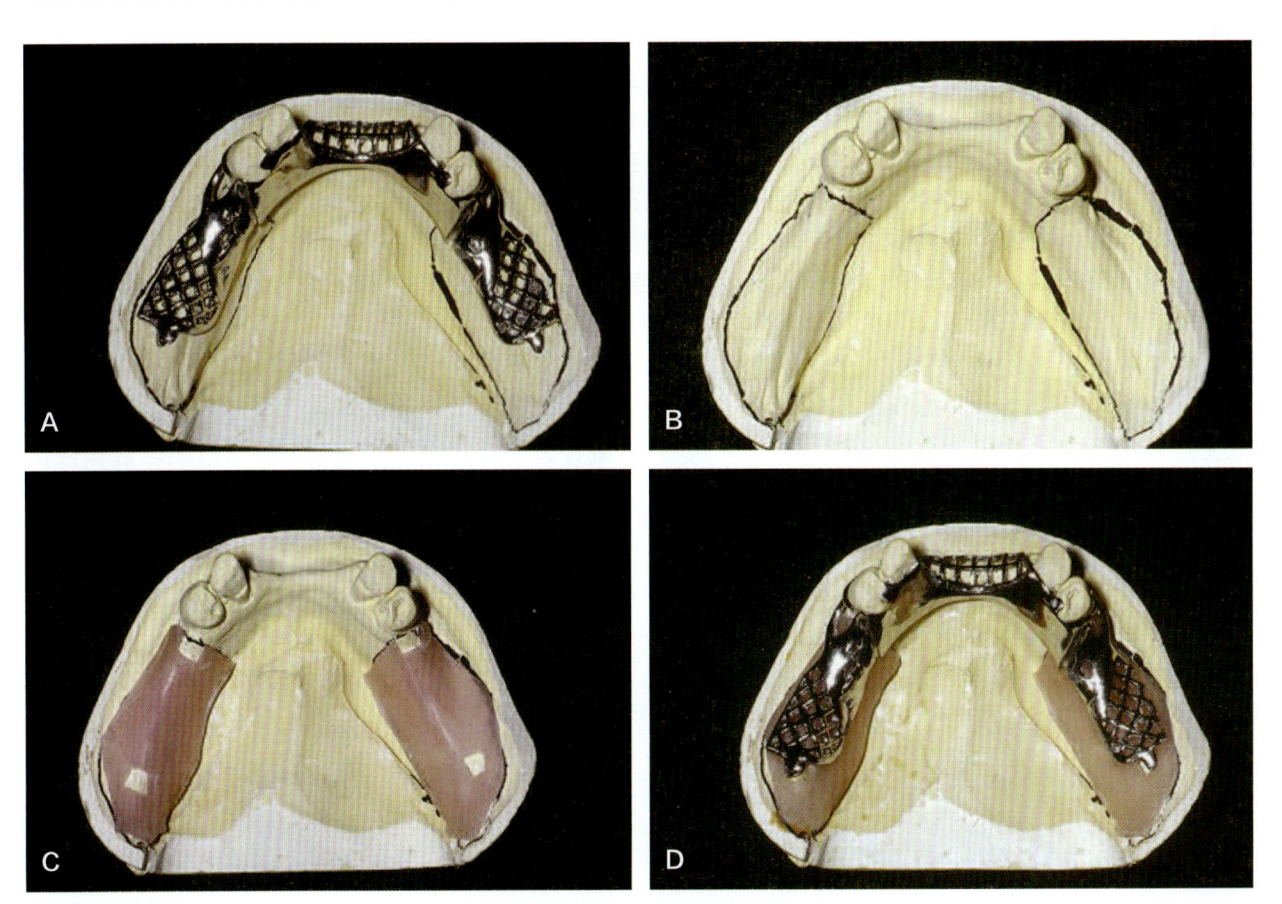

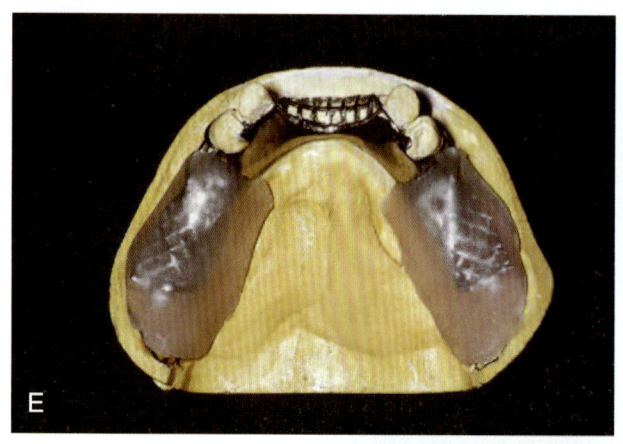

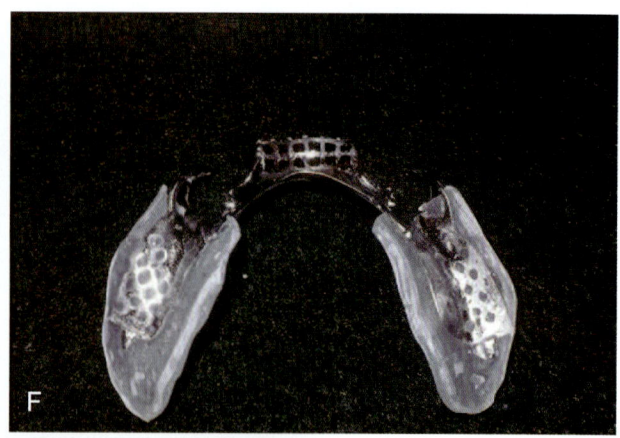

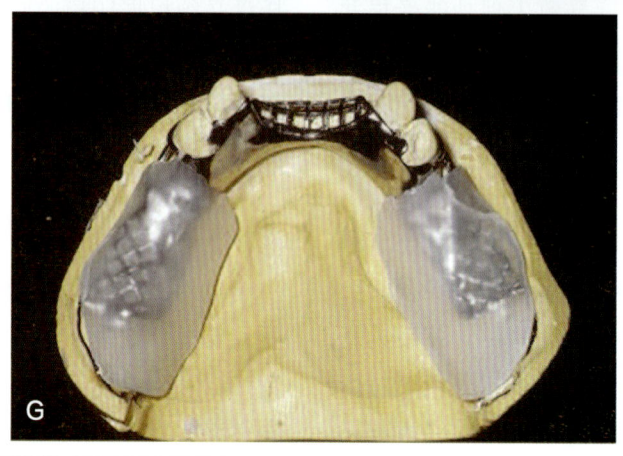

图 17-8 图为利用可摘局部义齿支架制作个别托盘，制取下颌远中游离缺失义齿的二次印模的方法。A. 与设计一致的支架在口内试戴合适，并与口内黏膜和主模型吻合；B. 在模型上标记出丙烯酸树脂托盘的范围；C. 在模型上的标记范围内铺一层有一定厚度的基托蜡以预留印模材料所需空间，并在与模型上小连接体相对应的蜡片区域开窗作为组织止点；D. 模型上所有可能会与自凝丙烯酸树脂或 VLC 树脂接触的区域均须涂一层锡箔替代物（Alcote）或模型分离剂（MRA）。加热支架并使其就位于铺好基托蜡的模型上；E. 用第 16 章介绍的方法，用指压的力量在模型上铺一层丙烯酸树脂，使其与模型和支架贴合。在材料未硬固之前，用锋利的刀将模型边缘多余的材料去除；F. 固化丙烯酸树脂，然后将支架从模型上取下，修整托盘边缘使其与画线边缘一致；G. 继续修整托盘边缘直至其短于组织转折处 2mm。在剩余牙槽嵴顶和磨牙后垫相对应的托盘位置打孔，以便取模时多余的印模材料能有效排溢出

前必须如图 17-9 所示在口腔内试戴合适才行。试戴支架的步骤如下：

（1）用指示剂确定影响可摘局部义齿支架完全就位的干扰点；

（2）支架就位过程中和完全就位后，用指示剂确定支架各部分的接触是否到位；

（3）调改已就位的支架与对颌的咬合。

如果对颌也是支架，应先将上颌支架从口内取出，根据上颌余留天然牙调改下颌支架。然后戴入上颌支架，根据下颌牙及支架形态进行调改上颌支架。务必牢记在戴入支架以后，余留天然牙列的咬合必须和没戴入支架时相同。当支架试戴合适并连接个别托盘后，就可以制取选择性压力印模和灌制模型，如图 17-10 所示。

改良的模型印模技术常用于下颌远中游离缺失牙列缺损的患者（Kennedy 第 Ⅰ 类和第 Ⅱ 类）。临床发现在这类缺损中，组织动度、组织变形或移位的能力都会发生较大变化，必须使用选择性压力印模法来获得理想的组织支持。组织动度的差异可能与下颌剩余牙槽嵴吸收类型有关。在上颌牙弓很少使用改良模型印模法，这是因为上颌牙弓咀嚼黏膜的特性和坚实腭部组织能够提供软

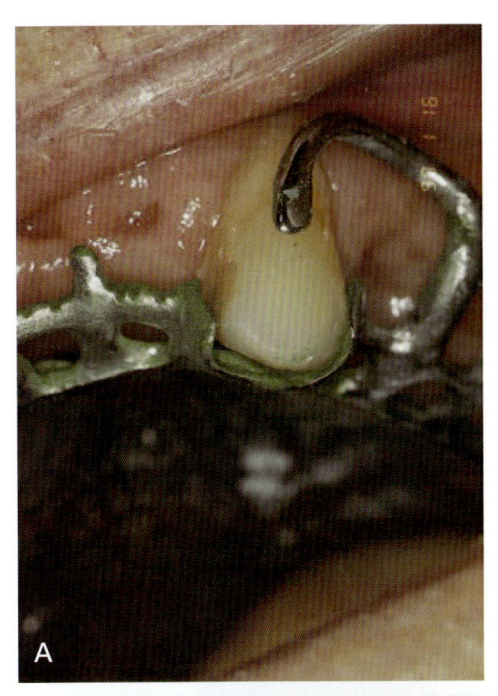

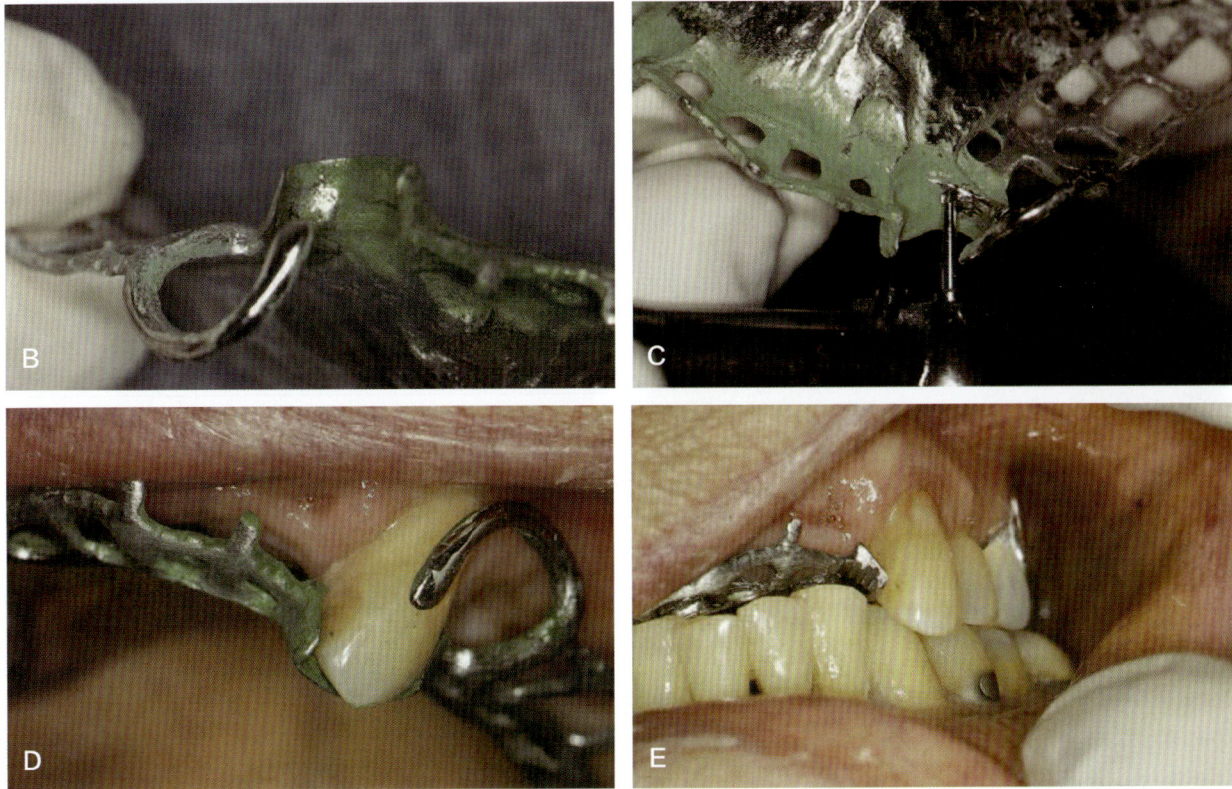

第 17 章 远中游离缺失义齿基托的支持 239

图 17-9 支架试戴时必须保证完全就位，为达到预期设计的稳定、支持和固位效果，必须保证支架与剩余牙列的完全接触，而且要保证天然牙列的完全接触。A. 可使用多种指示剂，如含纠正液的蜡纸、红铁粉、氯仿、指示液、糊剂和蜡等。图中显示支架组织面已喷涂指示剂，用中等力量戴入支架。可见支架未完全就位。初步试戴时须避免用力使支架就位；B. 邻面板部分阻碍了支架的就位；C. 调磨支架要小心，因为过度调磨会导致支架适合性降低；D. 支架经调改后完全就位。常需多次衬印和小心调磨，然而如多次调磨后情况还未改善，就应该考虑支架的精确性是否有问题；E. 在支架完全就位后，并证实支架组成部分（如𬌗支托、邻面板、稳定部件）与牙齿接触关系正确后，就需要检查咬合关系。调磨支架直到天然牙的咬合接触关系与未戴入支架时相同。支架上所有调磨过的部位都需要用橡皮尖仔细抛光

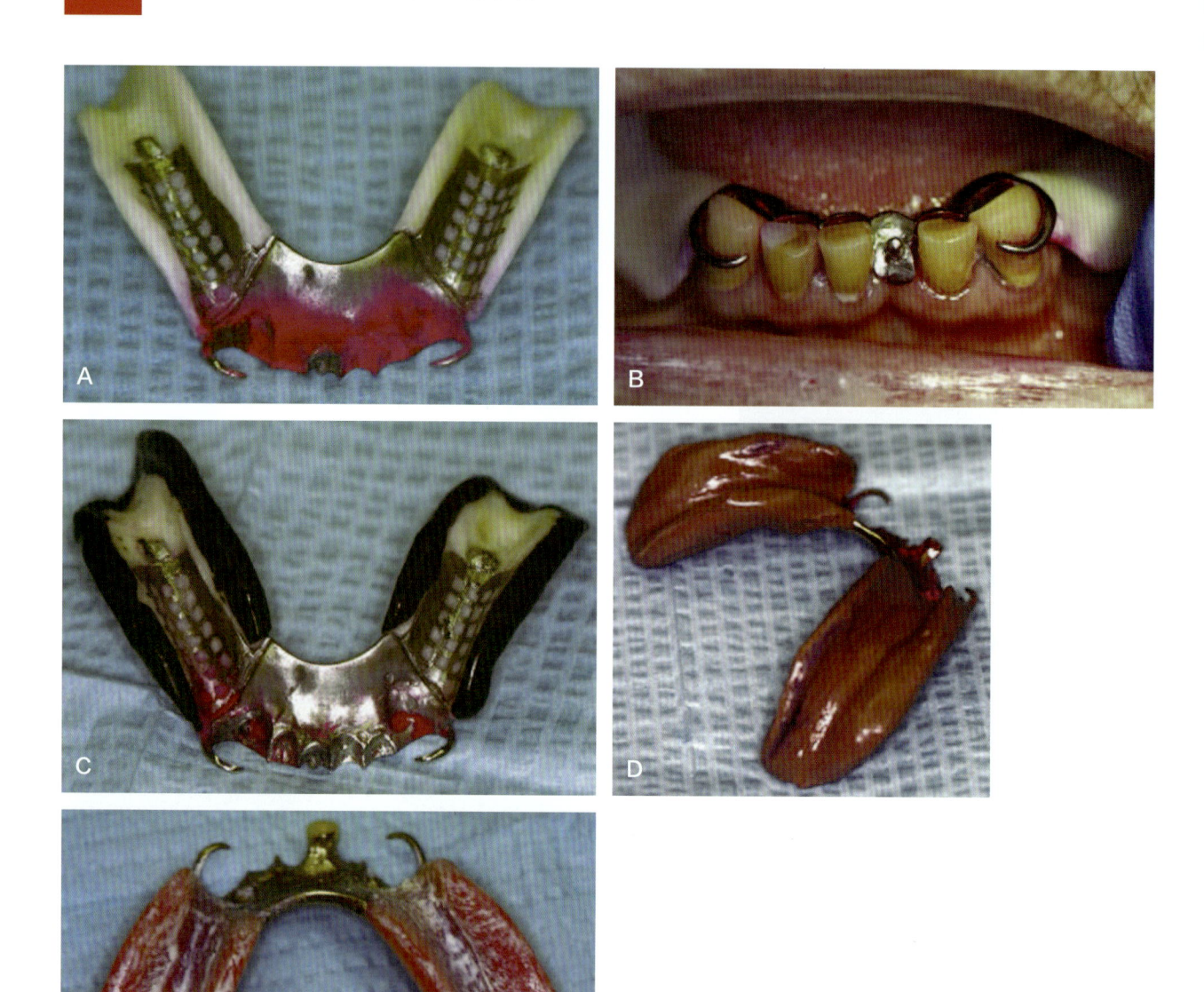

图 17-10 选择性压力印模技术。A. 连接在支架上的个别托盘在口内试戴；B. 显示支架未完全就位；C. 完成的边缘修整，显示了两侧作为主承托区的颊棚区；D. 终印模显示了此承托区以及舌侧的伸展；E. 涂布了压力指示剂的终印模

组织支持，这些组织几乎不需要移位就可以提供支持作用。上颌主承托区如有动度过大的组织应予外科切除。

在制取印模的过程中，可以通过控制印模材料的流动性来获取主承托区的支持。限制主承托区印模材料的流动性（在制作个别托盘时减少这一区域的缓冲空间）可以增加该区域组织所受压力（与其他通过增大托盘缓冲空间或开排溢道形成的不限制流动性的区域相比）。这种方法通常称为"选择性加压"或"动态"印模法。通过在模型上加蜡缓冲和增加排溢道来控制印模材料的流动性，从而在主承托区形成不同的组织移位量，使其为可摘局部义齿承受功能性负载时提供有效的支持。

下颌远中游离缺失的牙弓也常需制作全牙列个别托盘。托盘必须提供印模材料所需空间，还要能记录主承托区的功能形态。当修复体的设计中需要采用金属基托时，则很适合使用这种印模技术。牙列缺损基托下区域和无牙颌全口义齿的取模方法基本无差别。同全牙弓个别托盘比较，用连接在支架上的个别托盘制取二次印模只是为了更容易控制基托边缘和组织位移量而已。

（三）功能性印模法

如果剩余牙槽嵴表面黏膜均匀致密，建议在患者闭口状态下制取印模。该方法是在模拟功能性咀嚼力的静态闭口咬合状态下来记录黏膜位置和形态。咬合力作用下黏膜位移越大，其回弹的可能性就越大。由于修复体只是在每天很少一部分时间里承受𬌗力，所以应该尽量减少回弹力以保持卡环组件与基牙的正确位置关系。此法用于致密、位移小的黏膜时，其回弹导致修复体移位的效应就很小。由于根据黏膜情况，选择性压力印模法（前面所述）适用于各种剩余牙槽嵴情况，而功能性印模法仅限于牙槽嵴黏膜均匀致密的情况。

第18章

可摘局部义齿的殆关系

可摘局部义齿修复治疗的第四个阶段是建立功能性的、协调的咬合关系。可摘局部义齿与余留天然牙之间协调的咬合关系是保持口腔周围组织结构健康的重要因素。在全口义齿患者的修复治疗中，髁导斜度是唯一不受修复医师控制的因素。其他所有因素都可以通过人为调整，使义齿在非正中颌位时获得咬合的平衡与协调，从而符合殆学的概念与理论。

平衡殆是全口义齿的理想殆型，因为不平衡的殆力会降低义齿的稳定性并导致牙周支持组织创伤，进一步则造成义齿基托移位。但是由于可摘局部义齿与邻近基牙相连接，殆力可以直接传递到基牙和其他支持结构上，这样会产生比全口义齿中的瞬态应力更具伤害性的持续应力。可摘局部义齿无法建立和维持正确的咬合关系的主要原因包括：①义齿基托支持不足；②仅参考静止颌位关系记录而建立错误的咬合关系；③殆平面有误。

可摘局部义齿建立咬合关系时，受到余留天然牙的影响，人工牙的殆面形态必须适应原有的殆型。调殆或者殆面充填修复可能可以改变殆型，但可摘局部义齿的咬合关系必须根据制作义齿时的余留牙殆型来确定。只有两种情况例外，一是对颌为半口义齿，与可摘局部义齿能达到功能上的协调；二是上、下牙弓仅前牙存在，并且调整切牙关系可以使余留牙接触不影响义齿的稳定或固位。在这两种情况时，其颌位关系记录及排牙可遵循全口义齿的相关原则。

所有其他类型的可摘局部义齿必须依照余留牙的情况建立咬合关系。医生应尽可能使义齿在正中殆时达到咬合接触，无侧方殆干扰。尽管有时可摘局部义齿与天然牙列的功能关系可以在口内直接调改使患者满意，但在口外的调整对医生和患者来说通常更为容易，更加精确，并且更易被接受。

建立可摘局部义齿患者满意的咬合关系应包括如下几点：①评估现存咬合关系；②纠正现存咬合不协调因素；③记录正中关系或调整后的正中殆；④协调非正中颌运动下的功能性非正中殆；⑤纠正在支架试戴和可摘局部义齿制作过程中产生的咬合偏差。

一、可摘局部义齿理想的咬合接触关系

推荐采用下述排牙方式建立可摘局部义齿理想的咬合接触关系并提高义齿的稳定性：

（1）正中殆时双侧后牙必须同时接触。

（2）牙支持式可摘局部义齿，其咬合关系应该与协调的天然牙列相似，因为这种可摘局部义齿的稳定是由义齿基托两端的直接固位体提供的。

（3）当下颌为可摘局部义齿，对颌为上颌半

口义齿时（图 18-1），为了增强上颌半口义齿的稳定性，非正中位时应该达到双侧平衡𬌗。但是，在确定前伸平衡𬌗时，应该先考虑患者的外貌、发音和/或适当的𬌗平面。

（4）下颌远中游离缺失义齿应该保持工作侧𬌗接触（图 18-2）。工作侧的人工牙和天然牙要与对颌同时接触，以使𬌗力分布于尽可能大的区域。这样可以提高义齿的咀嚼功能。

（5）上颌双侧远中游离缺失的可摘局部义齿，应该尽可能地保证工作侧和平衡侧同时接触（图 18-3）。这样可以在一定程度上补偿上颌人工牙排列在牙槽嵴顶部侧面的不良位置的影响。但是当患者前牙覆𬌗过深、覆盖过小的时候，这种理想的咬合关系就很难实现。即使是在这种情况下，无需采用过大的牙尖斜度也可达到工作侧接触。

（6）上颌或者下颌单侧远中游离缺失的可摘局部义齿只需要恢复工作侧的接触（图 18-4）。因为平衡侧的支架完全是牙支持式的，所以平衡侧接触不能提高义齿的稳定性。

（7）Kennedy 第Ⅳ类可摘局部义齿中，牙尖交错位时对颌前牙的接触，可以防止对颌天然切牙持续伸长，也可通过安置舌板、辅助杆或凭借𬌗板的作用防止其伸长。在非正中颌位时对颌前牙的接触，可以提高前牙切割功能，但是应该排成平衡𬌗且不能存在侧方咬合干扰。

（8）人工后牙排列不应该超过下颌牙槽嵴后部较陡的上升曲线的起始处或者覆盖磨牙后垫（图 18-5），这样可以防止义齿前移。

单靠与对颌牙之间协调的咬合关系并不能保证远中游离端缺失的可摘局部义齿的稳定，此外还需要考虑人工牙与剩余牙槽嵴之间的关系。下

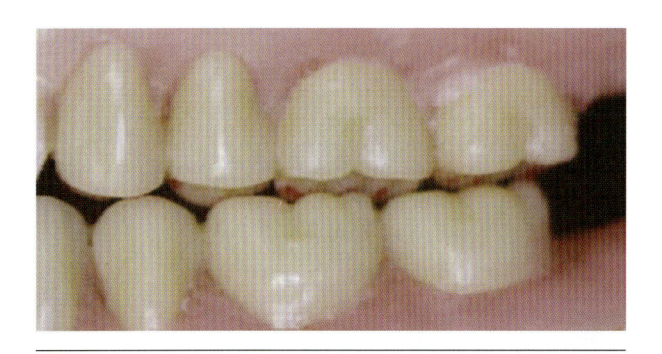

图 18-1 下颌为 Kennedy 第Ⅰ类可摘局部义齿，上颌为半口义齿时的后牙咬合关系。双侧𬌗平衡可以增强上颌半口义齿的稳定性

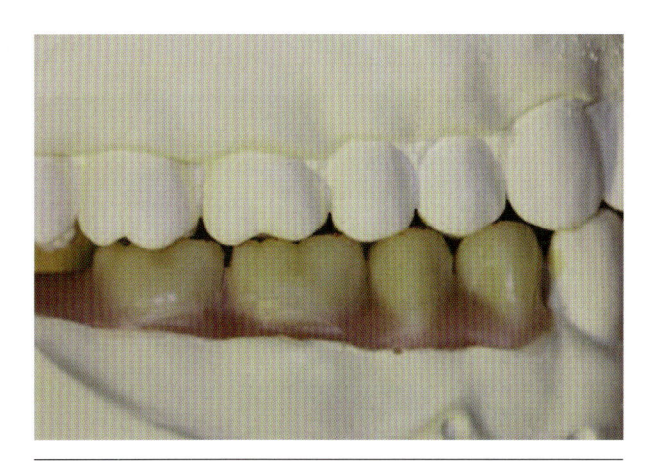

图 18-2 上颌为天然牙列，下颌为双侧远中游离缺失的可摘局部义齿，实现了工作侧接触，避免了平衡侧接触，因为平衡侧接触不能增加修复体的稳定性，同时也应该避免形成前伸平衡，以获得协调的外貌和良好的𬌗平面

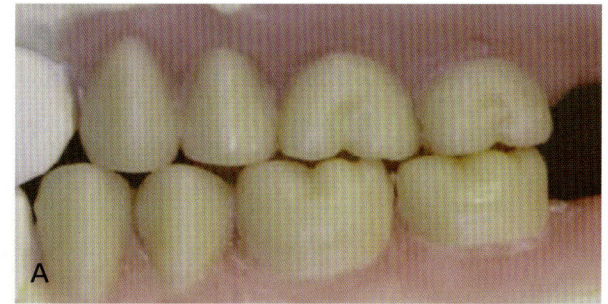

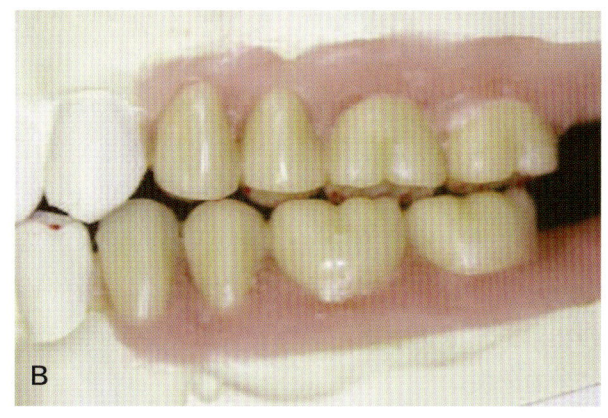

图 18-3 上下颌均为 Kennedy 第Ⅰ类牙列缺损，排列上下颌工作侧后牙（A），实现平衡接触（B）以减少上颌可摘局部义齿的倾斜，使𬌗力广泛分布于支持组织（基牙和剩余牙槽嵴）上

颌游离端缺失的可摘局部义齿中不需要形成非正中𬌗的双侧接触来稳定义齿。但是，下颌牙的颊尖必须准确排列以将𬌗力传递到下颌牙弓的主要承力区——颊棚区，在这个位置上义齿不会受到过大的侧向力（图18-6）。另一方面，上颌双侧远中游离缺失的可摘局部义齿，其人工牙常被迫排列在剩余牙槽嵴顶部的颊侧（图18-7）。这样一种排牙方式可能使得义齿发生翘动，只能通过在平衡侧设计直接固位体来对抗。为了提高义齿的稳定性，应该尽可能地使工作侧和平衡侧同时接触。

二、建立咬𬌗关系的方法

下面将介绍5种可摘局部义齿确定咬合关系的方法。介绍之前，应该首先明确上颌模型面弓的应用以及与可摘局部义齿咬合关系相关的因素，面弓的使用技术已经在第13章做过相关阐述。

尽管铰链轴𬌗架可以用于全口咬合重建，但是对于可摘局部义齿，使用面弓有助于将上颌模型精准地转移固定于𬌗架髁轴上。正如第13章所述，参考眶耳平面确定的𬌗平面更佳。因为可摘局部义齿中，余留天然牙以及其本体感受器对于咬合关系的影响决定了咬合关系，适当的𬌗架根据相似的𬌗定位平面能相对有效地复制下颌的运动。

半可调式𬌗架能模拟但是不能复制下颌运动。要想获得理想的咬合关系，就需要认识每种设备的局限性并加以克服。

记录牙列缺损牙弓的咬合关系的方法有很多种，既可以将双侧模型简单地对位来确定（将有充分𬌗接触的余留天然牙上下对合），也可以采用和全口义齿一样的方法进行颌位关系的记录。然而，只要余留的天然牙有咬合接触，人工牙的排列和𬌗型就取决于那些影响功能性下颌运动的天然牙的牙尖。

在诊断和制订治疗计划的时候就应该明确制作修复体所依据的水平颌位关系（已经设计好的牙尖交错位或者正中关系位），同时需完成天然牙列调𬌗等口腔准备。应该至少具备以下条件之一：

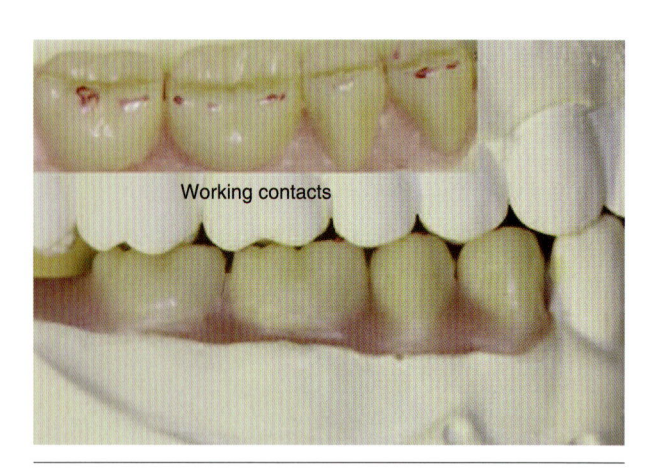

图18-4 在Kennedy第Ⅱ类可摘局部义齿（上颌或下颌）的咬合关系中，由于牙弓对侧支架的稳定性是由天然牙提供的，可以抵抗位移，因此只需要工作侧接触，平衡侧接触不能提高其由对侧天然牙提供的稳定性

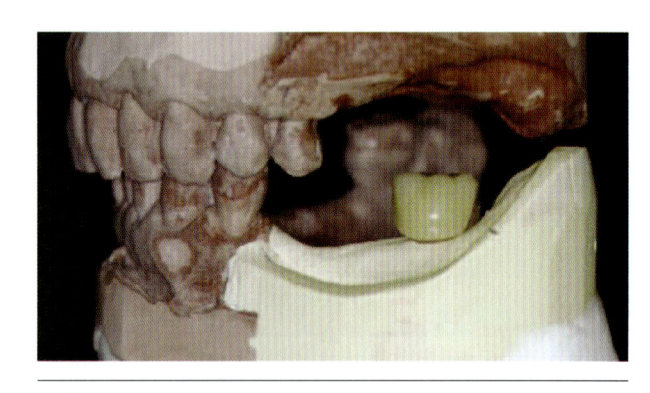

图18-5 下颌后牙的排列不应该超过剩余牙槽嵴上升曲线（升支区）的起始部位。如图所示，磨牙排在了模型上标记的上升曲线的起始部位之前

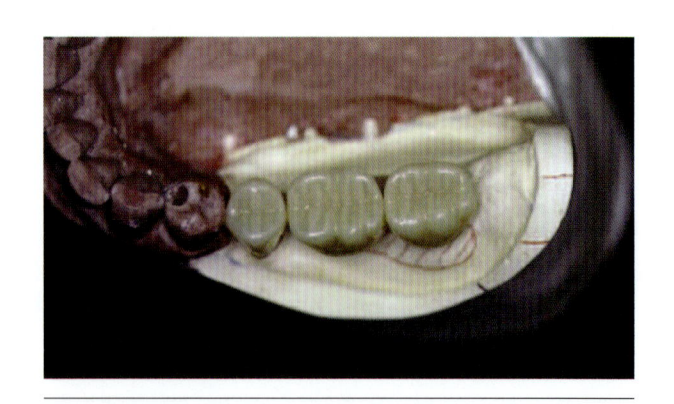

图18-6 如图所示，远中游离缺失所选用的人工后牙的颊舌径比原有天然牙的颊舌径窄，并且排列于靠近主承托区（颊棚区）的位置上，从而将功能性的载荷分布到解剖结构上最适合承力的部位，并且减少了杠杆作用

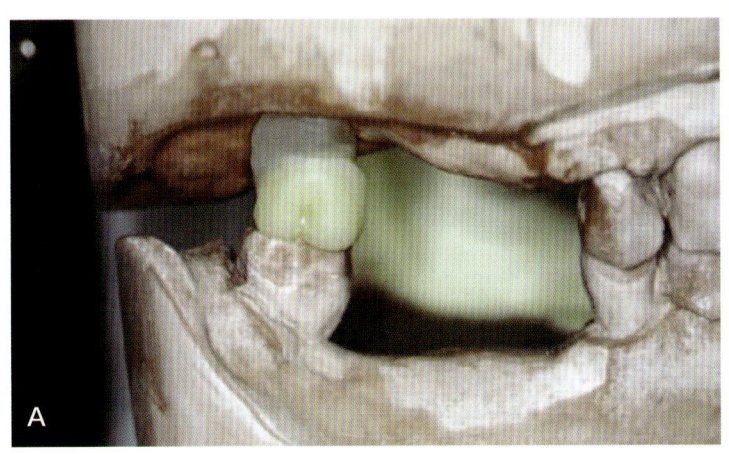

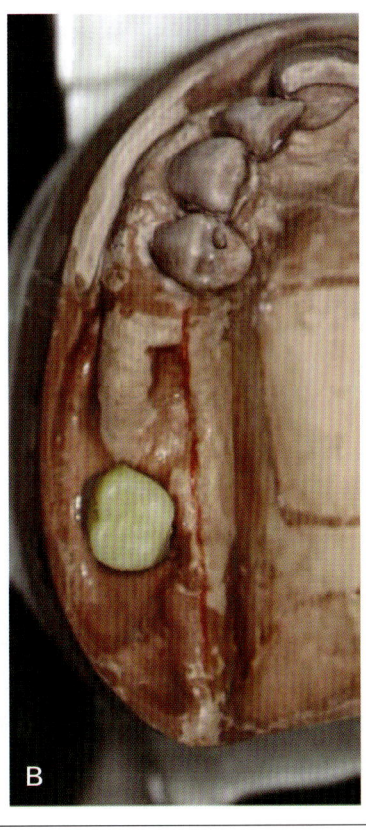

图18-7 A. 上颌磨牙与对颌磨牙是正常的水平咬合关系。B. 该牙位于偏离牙槽嵴顶的一侧。这种位置关系会因为潜在的杠杆作用而对义齿功能不利，但是可以通过调整𬌗型使工作侧和平衡侧同时接触从而提高义齿的稳定性

①正中关系位和已经设计的牙尖交错位一致，且无任何病理症状，因此应该在正中关系位制作修复体；②当正中关系位与设计的牙尖交错位不一致时，但这时的牙尖交错位可以准确定位，那么就可以在设计的牙尖交错位制作修复体；③正中关系位与牙尖交错位不一致，且牙尖交错位不易确定，应在正中关系位制作修复体；④单颌或双颌后牙缺失时，应该在正中关系位制作修复体。

咬合关系应该依据患者自身的缺牙情况选择以下方法中最为恰当的来确定。

（一）模型直接对合

第一种方法主要用于余留的上下颌牙齿有足够的接触关系、现有的𬌗位关系明确，或者是只在较短的义齿基托上修复几颗牙齿，并且无咬合异常。此时，可手持模型直接对合，对合好的模型必须在模型基底部用粘蜡固定直到上好𬌗架，以保持咬合关系。

这种方法只能保存现有的垂直距离，以及还原天然牙列间存在的咬合失调。在使用这种颌位关系记录之前应该进行咬合分析、纠正现有咬合失调现象。纵然这种方法有明显的局限性，但是仍然比余留天然牙间的不准确的𬌗间记录要好。如果颌间记录材料的厚度和硬度不影响下颌闭合道，那么模型的直接对位至少可以消除患者不正确地咬合导致的错误的𬌗位记录。

（二）利用余留后牙进行咬合记录

第二种方法是改良第一种方法得到的，常用于虽然有足够的余留天然牙支持，但是不能用手直接对合上下模型天然牙得到咬合关系的可摘局部义齿（Kennedy第Ⅲ类或者第Ⅳ类）。这种情况时，必须像制作固定修复体一样，采用某种𬌗间记录来确定颌位关系。

准确性最差的记录方法是咬合蜡记录。咬合蜡的体积、硬度和精确度都会影响蜡冷却后记录

的正中关系位的准确性。过多的蜡会因为接触黏膜而造成软组织的变形，妨碍咬合蜡在石膏模型上的准确就位。除此之外，咬合蜡从口内取出的过程中以及取出来以后也可能变形，从而妨碍其准确就位，所以进行咬合蜡记录应该依照以下步骤进行：

（1）将金属加强的基托蜡片或蜡块均匀地软化，放置在患者口内上下牙列之间，引导患者在正中关系位咬合（图18-8）。蜡放入口内以前，应该反复进行正确的张闭口练习，以避免患者在咬合时犹豫或者偏斜。蜡记录取出以后应该立即用室温水完全冷却，然后再次放回患者口内以纠正冷却过程中发生的变形，再取出冷却。

（2）用锋利的刀子去除所有多余的蜡，此时最重要的是去除所有与黏膜面接触的蜡。冷却以后的蜡记录应该再次放回患者口内确认与软组织没有接触。

咬合蜡可以用具有流动性的咬合记录材料，如金属氧化物糊剂（可作为终记录材料）进一步校正。在校正咬合蜡时，应该首先在患者的对颌牙（通常还包括患者的嘴唇和医生的手套）上薄薄地涂上一层凡士林或者硅胶。调匀记录糊剂放在金属加强咬合蜡的两面，迅速放入患者口内，嘱患者按练习过的闭合道咬合，这时候原来的咬合蜡可引导正确咬合。等到咬合记录糊剂固化以后，将校正以后的咬合蜡取出并检查其准确性。用锋利的刀子去除咬合蜡以外多余的糊剂，仅留下牙尖记录即可。这样取得的记录应该能够无偏差、无干扰的就位于精确地模型上。如果对颌牙列完整，则不必使用对颌模型，直接以硬石膏灌注于印模糊剂记录内作为对颌模型即可。尽管在单颌固定义齿的制作中可以用这种方法，但是如果有对颌模型可正确地固定于适合的𬌗架上时，最好不用这种方法。实际上这种方法目前只用于在上颌模型用面弓转移以后已经上𬌗架，制作上颌可摘局部义齿时使用。此时，可以用人造石直接灌注于咬合间记录来复制完整的下颌牙弓。

在咬合蜡上添加金属氧化物糊剂作为咬合记

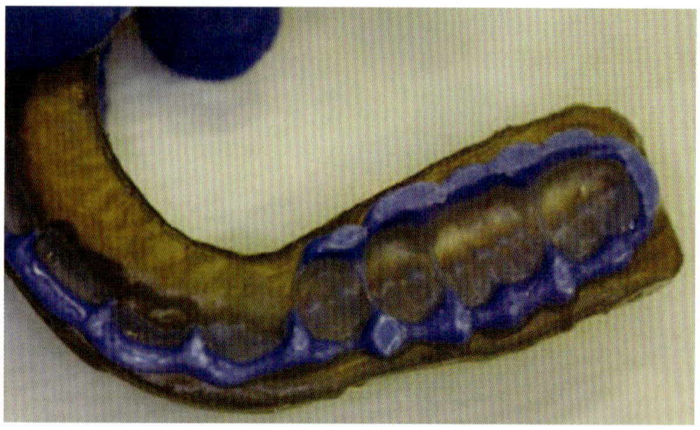

图18-8 将基托蜡片用水浴均匀软化，用于咬合记录。在取出咬合蜡并冷却后，可以用更加坚固和精确的记录材料校正。在咬合蜡用于上𬌗架以前，咬合蜡需要被修剪至能够完全就位于模型上且没有材料的变形

录材料介质有几个优点：①密度均匀；②上下牙列闭合时材料易于排出；③咬合面能被准确复制；④体积稳定，不易变形；⑤在患者闭口以后，若材料还未固化，则可以进行某些𬌗关系的修整；⑥上𬌗架时不易变形。

使用这类材料时需要注意以下3个重要细节：

（1）进行咬合记录前要确保𬌗关系的正确。

（2）要确保模型准确地复制了所记录的牙齿。

（3）用锋利的刀子修整进入倒凹、软组织或深沟内的多余的记录材料。

（三）在记录基托上用蜡堤确定𬌗关系

第三种方法用于单侧或者双侧远中游离缺失，或者虽然为牙支持式但是缺隙过大，或者对颌牙无咬合等情况。在这些情况下，就不能用缺牙区的简单的咬合蜡记录，而要在准确的颌位关系记录基托上使用蜡𬌗堤的方法确定咬合关系。再软的蜡也会使软组织移位，因而不可能使咬合蜡在石膏模型上精确就位。

这种方法除了用蜡𬌗堤代替缺失牙以外，其余操作步骤和第二种方法相同（图18-9）。最关键的是要用准确的蜡堤以支持建立𬌗关系。这里可以用第16章所讲的制作个性化托盘的方法将光固化（VLC）基托与模型贴合。使用工作模型，填平不良倒凹，但不可铺蜡增加基托和基托下的组

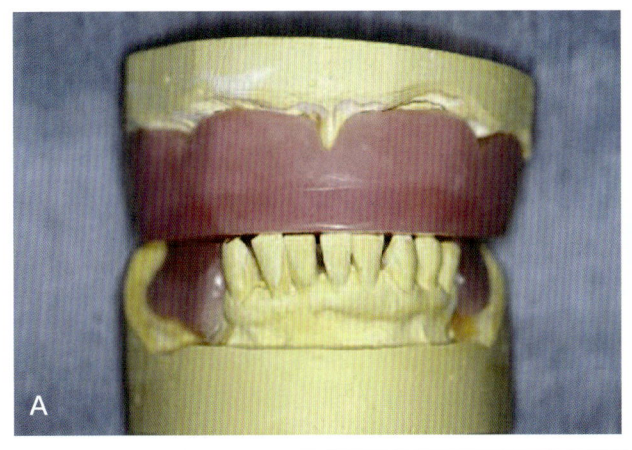

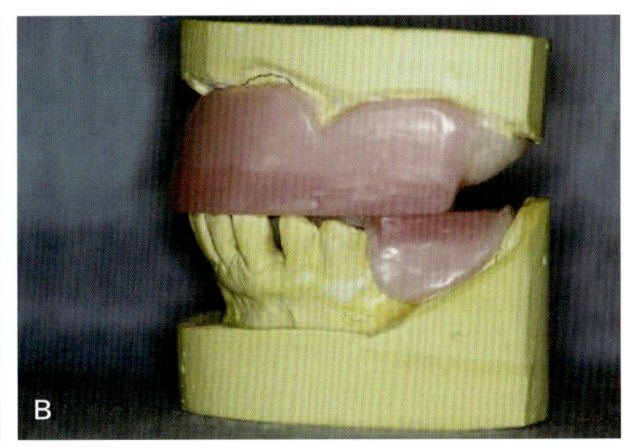

图 18-9 这位患者余留牙的关系和分布情况决定了需要使用记录基托与𬌗堤将模型准确地转移到𬌗架上。A. 使用丙烯酸树脂记录基托和硬基底蜡堤记录上颌无牙颌与 Kennedy 第 I 类缺损下颌牙弓的关系。记录基托通过自凝丙烯酸树脂撒布法制作，以获得稳定性；B. 𬌗堤填补了缺失后牙的位置，为咬合记录提供了后方支持，这对于右侧下颌跨度较大的缺牙区牙槽嵴特别重要

织之间的空隙。在模型和缓冲蜡表面涂一层薄薄的分离剂，使得固化后易于取下基托。小心地将 VLC 基托材料贴合于模型上，VLC 不应过薄，也不能覆盖余留天然牙。把基托放在光固化机内处理使得材料固化，然后从模型上分离记录基托，并去除余留的填倒凹蜡。清洁基托并将空气隔绝剂涂布于基托表面，然后组织面朝上再次光照固化。

记录基托也可以全部用自凝丙烯酸树脂制作。用这种材料在面团期时制作的记录基托缺乏足够的准确性，除非用重衬来校正。模型填倒凹以后将单体和聚合体粉末撒布到用蜡或者黏土围成的浅型盒内，形成丙烯酸树脂基托。如果在制作基托主体时很仔细，并且预先填过倒凹，则基托几乎不用修整。如果使用撒布法制作基托并且有足够的固化时间，则制成的基托稳定且准确。其他类型的颌位关系记录基托还包括铸造金属基托、压制成型或者热凝丙烯酸树脂基托。

使用这种方法时必须考虑承载记录基托的牙槽嵴的形态。如果修复体为牙支持式或者其远中游离基托由解剖形态的牙槽嵴支持，那么基托必须与牙槽嵴的解剖形态相适合。但是如果远中游离端基托由功能形态的牙槽嵴支持，那么颌位关系记录必须延迟至工作模型修改至功能形态后才能记录。

记录基托应该尽量与最终的义齿基托一致。只有在制作义齿的工作模型或者其复制模型上制作的记录基托，或者记录基托本身就是最终的义齿基托才是有效的。最终的义齿基托可以是铸造合金，也可以是热凝丙烯酸树脂基托。

这种方法记录颌位关系的目的和前面介绍的两种方法是相同的。使用记录基托来支持缺牙区不会影响修复效果。不管用哪种方法，口腔医生在最终修复体上调𬌗的技巧和谨慎程度将决定最终𬌗关系的准确性。

在记录基托上记录正中关系位的方法

当使用记录基托时，有许多方法可以用来记录正中关系位。其中，准确性最差的方法是用软蜡𬌗堤。相反，压制成型的塑料𬌗堤可用火焰升温使其均匀地软化，得到一个可接受的咬合记录。如果能够正确使用该方法，经时间验证，其准确性与其他方法相当。

当使用蜡堤时，应该将其高度降至预期垂直距离刚刚脱离𬌗接触的位置。用某些可以硬化的均匀软质材料记录颌位关系时，可以用单一的止点来保持其最终位置，可用的材料如速凝印模石膏、记录糊剂或自凝树脂。当使用这些材料时，对颌牙必须涂分离剂以利分离。无论使用哪一

种记录材料，都必须在正常闭合至正中关系位的过程中无阻碍，并在上𬌗架时保证模型转移的准确性。

（四）完全用蜡堤确定颌位关系

第四种方法适用于余留天然牙间无𬌗接触的情况，例如下颌为可摘局部义齿而上颌为半口义齿时。极少数情况下，如仅剩的几颗牙无咬合且不影响侧方运动时，亦可使用此法。或上、下颌牙弓仅余留前牙的情况下也可完全依靠蜡堤记录颌位关系（图18-10）。

在这些情况下，颌位关系记录完全建立在蜡堤上。蜡堤必须由准确的颌位关系记录基托支持。此处，记录颌位关系方法的选择与全口义齿相同，直接颌间记录法，或者运动轨迹描记法均可。与制作全口义齿一样，面弓的使用、𬌗架的选择、记录颌位关系的方法以及非正中位记录的应用是根据各个牙医的训练水平、能力及其个人愿望的不同而不同的。

（五）根据咬合运动轨迹确定咬合关系

可摘局部义齿确定咬合关系的第五种方法是记录𬌗轨迹和使用咬合板，从而代替对颌牙弓模型来确定咬合关系。当记录静止颌位关系时，不管是否存在非正中位的关节运动，人工牙的排列都是根据特定的𬌗概念进行的。相反，当记录功能性咬合关系时，人工牙的排列就要符合所有非正中位的下颌运动的要求。

这些运动由于余留天然牙的存在，变得更加复杂。全口义齿的咬合协调和咬合重建可以通过使用多种仪器和技术实现。Schuyler强调在任何全口重建之前确定前牙关系和切导斜度是非常重要的。其他学者认为，对颌牙弓有修复体时，在任何功能性记录前，建立尖牙导是形成功能𬌗的关键步骤。这样做的理论根据是当对颌牙有功能接触时，在非正中位运动中尖牙起引导下颌作用。也有人提出，尖牙牙周膜可将本体感受器脉冲传递给咀嚼肌，即使没有实际的接触引导，也会影响下颌运动。然而，只要口内非修复的天然牙保持𬌗接触，正如许多牙列缺损患者一样，这些牙就是影响下颌运动的主要因素。所以，固定义齿或可摘局部义齿的咬合协调程度依赖于余留天然牙的咬合协调情况。

关于𬌗，Thompson曾做过这样的描述："仅仅观察牙齿静态的咬合关系，然后将下颌移到各种非正中位是不够的。需要建立动态𬌗的概念，即𬌗应该与面部骨骼、咀嚼肌及颞下颌关节功能相协调。"（摘自：Thompson JR: Temporomandibular disorders: diagnosis and dental treatment in the temporomandibular joint. In Sarnat B, editor: The temporomandibular joint, ed 2, Springfield, IL, 1964, Bernard G. Sarnat and Charles C. Thomas, pp 146-184.）再加上"和余留天然牙的功能相协调"才能形成对可摘局部义齿咬合关系的一个全面的定义。

前面已叙述了几种上、下牙弓同时建𬌗制作可摘局部义齿的方法，但𬌗轨迹记录法要求对颌牙弓必须完整或已按计划完成修复。上、下颌牙弓的诊断性蜡型有助于在理想的垂直距离下直观地显示建𬌗相关信息，包括设计𬌗型所需的口腔准备和修复治疗、𬌗平面的正确定位、正确的牙弓形态及适合可摘局部义齿设计的牙齿修整。如果上、下牙弓都计划行可摘局部义齿修复，那么必须决定先做哪一件义齿，以及哪一件需要与对

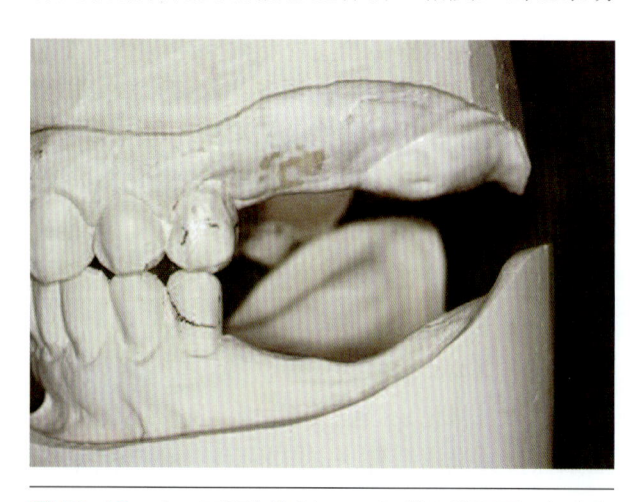

图18-10 上、下颌均为Kennedy第Ⅰ类牙弓，仅余留前牙。应使用稳定的基托和蜡堤来记录上、下颌关系

颌牙弓建立功能性咬合关系。通常情况下先修复下颌牙弓，然后上颌可摘局部义齿根据已修复的下颌牙弓建立咬合关系。若上颌采用半口义齿或固定义齿或冠修复，则下颌可摘局部义齿必须在建𬌗前制作诊断蜡型。如果对颌要制作固定义齿或冠时，则最好建𬌗的同时制作修复体，以确保修复体达到最佳的位置、牙尖关系和功能完整性。

不管采用哪种记录颌位关系的方法，当任一牙弓首先完成修复后，即使该牙弓完全或部分为修复体，该牙弓也可以被视作完整牙弓。口腔医生必须在制定治疗方案的同时视其为完整牙弓考虑建立最终的咬合关系。

记录咬合轨迹的具体步骤

在口内试戴支架合适以后，进行咬合轨迹记录的技术如下：

（1）支持蜡𬌗堤的基托与最终义齿的基托具有同样的准确性和稳定性。最理想的是该基托本身就是最终的义齿基托，这也是用金属基托制作义齿的优点之一。另外，也可以用 VLC 树脂或自凝丙烯酸树脂撒布法制作临时基托（图 19-34～图 19-38），但是无论哪一种都应该与最终义齿基托完全一致。在任何远中游离缺失可摘局部义齿中，蜡堤基托必须在经过校正的具有功能型或支持型形态的缺牙区牙槽嵴的模型上制作。在固定蜡堤前应在基托上铺一层硬的黏蜡片。制作蜡堤的蜡应有足够强度以承受咬合力，并且足够坚固以防折断。硬嵌体蜡被证实适合大部分患者。但有些患者的肌肉功能或口腔功能较弱，咬合该蜡可能存在困难，此时则须采用硬度略低的蜡。蜡堤要有足够宽度以保证能够完整记录下颌各种运动的边缘位。

（2）告知患者𬌗堤必须戴用至少 24 小时，除进食时取下外，其他时间包括睡觉时均须连续佩戴。通过口内戴用和咬合形成一个坚硬的蜡堤，下颌运动的所有边缘位均被记录下来。蜡𬌗堤在各种咬合运动中，都必须与对颌牙保持紧密接触，并有足够高度以确保在蜡堤上记录下每个牙尖的功能轨迹。该记录不仅包括有意识的侧方运动，还包括无意识运动及姿势变化引起的下颌运动。同时，还需要记录睡眠中的边缘颌位及习惯性运动。

用这种方法记录的咬合运动轨迹可以在三维空间内反映出每颗牙。尽管依此灌注的模型与对颌牙相似，但因为它记录的是该牙所有的边缘运动，所以要比最终雕刻完成的牙齿宽一些。用这种方法记录的咬合轨迹完全不需要再在𬌗架上复制下颌运动。

指导患者摘戴这种支持有蜡堤的可摘局部义齿，并向患者解释通过进行各个方向的咀嚼运动可以使𬌗堤被对颌牙咬合成形。如果对颌牙上粘有蜡屑，应予以清除。应该让患者理解该步骤的目的，并明白各种有意识和无意识运动都需要记录下来。

在患者离开之前，添加或去除部分蜡以使蜡堤在整个咀嚼范围内都有连续接触。为了达到这个目的，应不断地用热蜡刀加热蜡堤，嘱患者闭口并咀嚼以使对颌牙列能咬在热蜡堤上，每次都应在缺陷处添蜡。在𬌗力作用下，由于蜡的流动性导致的任何脱离接触区均须加蜡恢复咬合。加蜡时很重要的一点是必须保持蜡堤绝对干燥无唾液。每次添加的蜡要与蜡堤主体部分同质，以防戴用过程中蜡堤发生分离或断裂。根据是否需要增加垂直距离，而酌情升高蜡𬌗堤高度 1～3mm 不等。

（3）戴用 24 小时后，蜡堤表面应形成一连续的光滑的平面，显示在所有边缘运动中蜡堤与对颌牙均有功能性接触。此时接触缺陷处应加蜡填补。戴用蜡堤须保持紧密𬌗接触的原因如下：①所有对颌牙均能发挥功能；②如果对颌为义齿，可使其完全就位；③磨牙区垂直距离将增加，髁突将重新定位，颞下颌组织恢复到正常位置。

在此期间，如果蜡堤没有降低到与天然牙接触的位置，须用火焰喷灯将蜡表面软化。加热时须用手指握着蜡堤以确保其逐渐软化，而不只是表面的融化。反复加热蜡堤并放入口内直至其高度降低，并将侧方运动记录下来。与此同时，在蜡堤颊舌侧添加可流动蜡，以支持那些未接触区域，去除明显无关的部分，尽可能缩窄蜡堤。同时去除咬合面有可能限制下颌运动的突起。

义齿就位后，并且通过预试戴完成下颌位置调整以后，在一次就诊中即可完成𬌗记录。如果还需要进一步对无意识运动和姿势变化引起的运动进行记录，则须嘱患者再戴用蜡堤一段时间。

(4) 再继续戴用蜡堤 24～48 小时后，将能得到理想的咬合记录。作为垂直向终止点的余留天然牙应保持接触，蜡堤表面应该完整且光滑，反映出所有边缘运动时的牙尖。

完成咬合记录时，原来接触的天然牙可能不会继续接触。那些长期被压低的牙齿和那些通过移动适应深覆𬌗的牙齿，或下颌转动引起易位接触的牙齿，都有可能因重建下颌平衡后而脱离接触。这些牙齿将来可能会恢复咬合接触，或者必须由义齿来修复咬合接触。因为在咬合记录过程中，下颌位置可能发生变化，所以某些天然牙的牙尖关系会和以前不同。在决定恢复正确的垂直距离时，必须考虑到这一点。

这样在可摘局部义齿上建立的与对颌天然牙或人工牙之间的咬合比在口内调𬌗更为协调，因为调𬌗只针对有意识运动，并不能防止在各种姿势位或紧张状态下产生的不协调的咬合。更进一步说，如果不经咬合分析便在口内调𬌗，无论是使用咬合纸还是其他方法在口内形成的咬合印迹，调𬌗的效果都将不能保证。

咬合轨迹记录法还有很多优点。它能获取实际功能状态下的颌位关系，义齿支架可以完全就位，对颌牙能行使功能，对颌存在的义齿也能完全就位。在某些情况下，如深覆𬌗或发生下颌转动引起双侧或单侧垂直距离丧失，此记录方法也能恢复丧失的垂直距离。

已完成的咬合记录将转变为咬合导板。通常，咬合记录在工作模型或加工模型上正确就位并固定后，用塑型泥围模，只暴露蜡记录区和垂直止点区。然后灌注超硬石膏形成咬合导板 (参见第 19 章)。

必须用石膏作止点来保持垂直关系，而不是用𬌗架上的某些可调部分，因为其位置有可能会发生意外改变。通常，如果使用石膏止点并且将模型、咬合导板联合一起上𬌗架的话，那么也可以用简单铰链𬌗架。

三、人工后牙的材料

改良丙烯酸树脂牙通常要优于瓷牙，因为它们易于调改，与对颌牙的磨损更接近于牙釉质。如果对颌牙为金合金𬌗面修复体，则使用金合金𬌗面的改良丙烯酸树脂牙更为合适，而对颌为瓷牙时则义齿也应选用瓷牙。

然而丙烯酸树脂牙面使用一段时间后可能会被磨损性能较高的颗粒浸透，继而使其自身也成为研磨物质。这也可以解释为什么有时候丙烯酸树脂牙能磨损对颌牙的金属咬合面。不管人工后牙选用哪种材料，在患者每 6 个月复诊时，都应仔细检查咬合面接触或接触丧失的情况。

对于瓷牙与丙烯酸树脂牙的使用，目前仍有争议。但有一点得到广泛认同，那就是无论使用何种材料的人工牙，均应缩窄咬合面宽度（减小颊舌径）。所以应选择能满足上述要求的人工后牙，避免使用颊舌径过大的人工牙。

丙烯酸树脂牙易于修改，且其咬合面容易制作为铸造金属牙面。在第 19 章的人工后牙形态中描述了在丙烯酸树脂牙上制作并附着金属牙面的简略步骤。

根据咬合导板排牙

不管是瓷牙还是树脂牙，其𬌗面都必须调改使之与咬合导板相匹配。用这种方法，人工牙实际上只是形成与现有𬌗型协调的𬌗面的原材料。所以人工牙最初肯定高于𬌗平面，经调改后使之达到预定垂直高度，与𬌗模板相匹配。

根据咬合导板排牙，通常应该将人工牙排在功能区的中间位置。有可能的话应该尽可能地将牙排在模板颊舌向的中心。如果对颌天然牙已经形成了功能𬌗，那么不管人工牙与剩余牙槽嵴的关系如何，人工牙都应该排在其正常生理位置。

反之，如果对颌有人工牙列形成了人工𬌗型，如对颌为义齿，那么人工牙应该排列在与其基础相适宜的位置，即使此时排成的人工牙列略向模板中心的颊侧或舌侧。

人工牙排列时通常应与对颌牙形成正常的牙尖交错关系。如若可能，应该使上颌第一磨牙近中颊尖位于下颌第一磨牙的颊沟内，继而将所有其他牙齿依此关系相应排列。但对于功能性𬌗并不完全需要建立这种正常的尖窝交错关系。首先对颌牙可能因邻牙缺失而不在牙弓的正常位置，此时要排成牙尖交错关系则很难实现。其次，无论牙齿的前后位置如何，都需要调改咬合面以便更好地行使功能。由于牙尖为了与咬合导板吻合而进行调改后可与对颌牙列取得协调，因此没有必要按常规排列牙齿前后关系的概念来排牙。

四、下颌可摘局部义齿与上颌半口义齿间颌位关系的建立

临床上常见下颌为可摘局部义齿而上颌为半口义齿的病例。上颌半口义齿可能已经存在，或与下颌可摘局部义齿同时制作。无论哪种情况，这种条件下都可以使用前面讲过的几种方法确定其颌位关系。

如果现存上颌半口义齿令人满意，𬌗平面位置按解剖、功能和美学来评价都是可接受的（这种情况极少），那么该半口义齿无须重新制作，对颌牙弓可视为完整天然牙弓。应做面弓转移后将模型上𬌗架，面弓记录必须在半口义齿就位以后进行。去除面弓后，取下上颌半口义齿，然后用不可逆的水胶体材料制取义齿印模。印模材料凝固后取下义齿清洁并返还患者。灌注模型后，根据面弓记录上𬌗架。将精确的记录基托附于下颌可摘局部义齿支架上，用合适的记录材料记录上、下颌关系。记录正中关系位并转移到𬌗架上，根据非正中位记录调整𬌗架。

极少数病例中，当下颌可摘局部义齿修复了所有后牙，前牙也不存在𬌗干扰时，可将正中支撑点状轨迹描记仪固定在上颌义齿的腭部，在稳定的下颌基托上用口内针描记正中关系。使用指针式颌位关系记录法时，必须小心地从义齿上拆除指针，将其粘附于通过面弓转移到𬌗架上的石膏模型腭部的相同部位。根据水平颌位记录便可确定下颌模型位置，并固定于𬌗架上。

当制作可摘局部义齿的牙弓其对颌已有半口义齿时，应翻制半口义齿石膏模型以备义齿制作中使用。但是，当热处理完成，咬合关系得到调改，且可摘局部义齿初戴调改完成后，应取回原半口义齿，用适宜的咬合垂直距离的正中关系记录上𬌗架。如此可确保牙尖关系的准确性，并避免了使用义齿石膏模型时造成石膏牙尖接触区的磨损。这一过程应该在患者就诊当时就完成，以免影响患者佩戴原半口义齿。

如果上颌半口义齿后牙与相对的下颌牙槽嵴的位置关系良好，半口义齿稳定，可以采用对颌为完整牙弓时使用的下颌牙弓的咬合运动轨迹记录方法确定颌位关系。该方法的成功依赖于义齿基托的稳定性、支持组织质量、对颌牙与下颌牙槽嵴的关系以及现存的人工牙与天然牙间的相互关系等。

现存上颌半口义齿由于牙齿位置不良不能继续使用的现象也很多见。这种情况的产生多是由于义齿根据下颌错位天然牙排牙，但是后来错位牙丧失，抑或是排牙时未考虑与将来下颌可摘局部义齿的咬合关系。此外还常见上颌义齿后牙排列过于靠近剩余牙槽嵴，不考虑颌间关系，导致𬌗平面过低。通常一副上颌新义齿应与下颌可摘局部义齿同时制作，颌位关系可由上述两种方法之一来确定。

如果下颌可摘局部义齿为牙支持式（Kennedy第Ⅲ类缺损双侧可摘义齿），应该首先修复下颌牙弓。这个原则同样适用于固定义齿修复下颌牙弓的情况。在这两种情况下，下颌牙弓首先完成修复。修复完成后，颌位关系亦确定下来，上颌半口义齿可依据完整下颌牙弓制作。

另一方面，下颌牙弓为单侧或双侧远中游离缺失可摘局部义齿修复的情况更为常见。这种情

况要求上、下颌义齿必须同时确定殆关系。

所有口腔准备和修复治疗操作都需要正确定位殆平面、纠正牙弓形态、制定理想殆型，以及根据余留天然牙完成合适的可摘局部义齿设计。另外，取终印模前要确保支持组织健康。取终印模（包括改良模型印模法或修正模型印模法）后，上颌殆堤成形，建立和余留下颌牙的垂直咬合关系，用面弓转移上颌牙弓。上、下颌间关系可由上述几种颌位关系记录方法中的一种来确定，之后上殆架。像全口义齿一样，要在上、下颌牙弓上建立良好的牙—牙槽嵴位置关系，理想的殆平面以及所有对颌牙间的协调的牙尖关系。

蜡基托试戴之后，有几种方法来完成修复体。上、下颌义齿可同时制作并重新上殆架进行咬合调整，或先制作下颌可摘局部义齿，在其完成后再上殆架，然后调整半口义齿蜡基托上的人工牙，来消除可能发生的咬合偏差。

在义齿制作过程中产生的咬合偏差必须在患者初次就诊戴牙离开前纠正。纠正这些偏差的方法参见第 19 章。

第 19 章

技工室操作

这一章节仅讲述与可摘局部义齿制作直接相关的技工室操作。固定义齿和全口义齿的技工室操作都已为大家所熟知，此类资料可以在众多的相关教材中获得，这里不再赘述。例如，单颗嵌体、冠以及固定义齿的蜡型制作、铸造和精修完成的原理和技术，在口腔医学生、口腔技师和口腔实习医生的讲义资料、教材以及手册中都作过充分地阐述。同样地，全口义齿上殆架、排牙、蜡型制作、热处理和抛光的原理、技术也是可摘局部义齿制作中必备的背景知识。因此，本章仅就可摘局部义齿技工制作中的特殊步骤进行阐述。

一、复制硬石膏模型

复制石膏模型有多个目的，一是保留原始或修整过的工作模型。复制的模型可用来试戴可摘局部义齿支架，从而避免造成原始工作模型折断或表面磨损。此外还可以制作临时修复体，在原始模型上用蜡缓冲和填倒凹以便复制模型，便于修复体的戴入。另一个目的是翻制出用于制作支架的耐火模型。为达此目的，在修整工作模型时，就要根据口内预备情况考虑到义齿就位道、外形高点线、固位和稳定区设计。就像在工作模型的代型上评估固定义齿一样，制作完成的支架应在模型上仔细检查是否贴合（图 19-1）。

复制耐火模型前应先在工作模型上填倒凹。而后在耐火模型上制作蜡型或塑料铸型。使用预成塑料铸型可以消除铸型制作过程中耐火模型表面损伤的风险。手工滴蜡时，必须非常小心以免刻坏或磨损耐火模型。金属支架最终在模型的表面铸造完成，完成的铸件在复制的模型上检查适合后，与原始模型一起送回临床。

（一）复制材料和型盒

复制材料包括水胶体和硅橡胶材料。水胶体加热后呈液态，冷却后恢复成胶状。待复制的模型一定要放在合适的型盒底部，这种型盒称为复制型盒。复制型盒应能承装液态材料，加速材料冷却，在灌注模型材料时应支持其中的阴模，同时应能在不造成阴模永久变形与损坏的情况下便于从中取出模型。市场上可见多种型盒。

无论模型是否存在倒凹，复制任何模型的技术都是一样的。但是如果用蜡或黏土填充了倒凹，复制材料的温度一定不能超过制造商推荐的温度，以防倒凹填充材料熔化或变形。

普通的基托蜡可以用作填倒凹，但必须注意复制材料的温度不能太高。否则填塞的蜡会熔化。可以推荐使用预成的填充材料，如 Ney 倒凹蜡或 Wills 倒凹材料。

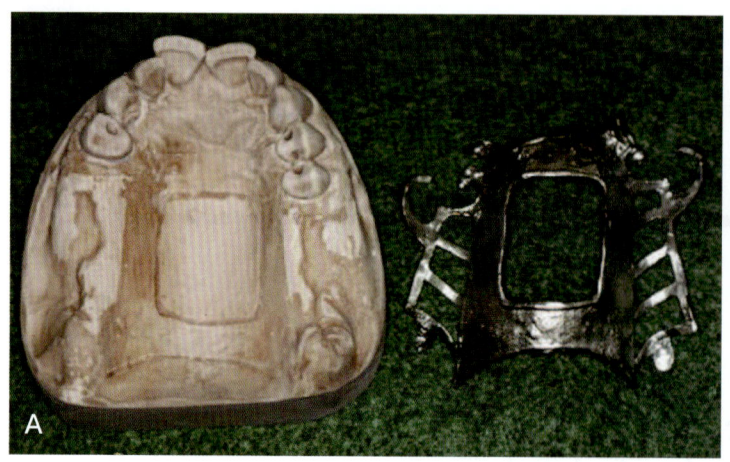

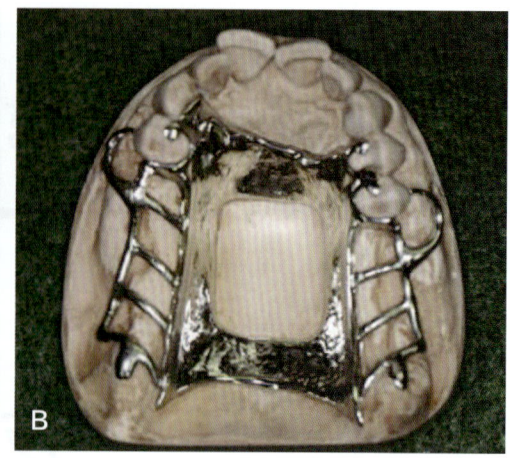

图 19-1　A. 从技工室返回的支架和工作模型；B. 支架在模型上复位后可见能造成模型磨损的接触区。仔细在模型上试合，以便在口内试戴前明确支架可能需要调整的位置。如果支架在技工室或口内试戴前没有很好完成，支架与牙齿之间重要的接触区域丧失，将影响修复体的固位和稳定。这种过度调改的支架往往不是固位差，而是稳定性差

（二）复制步骤

使用硅橡胶材料进行翻制所需的设备和步骤见图 19-2～图 19-6。

二、制作可摘局部义齿支架蜡型

使用预成塑料铸件时（图 19-7），义齿支架的一些部分仍需手工制作蜡型，以免蜡型过大，从而制作出满意的个性化可摘局部义齿支架的外形（图 19-8）。

尽管大部分口腔医生不需要亲手制作可摘局部义齿支架，他们仍有必要理解牙科技工室相关的制作过程。这有助于口腔医生设计可摘局部义

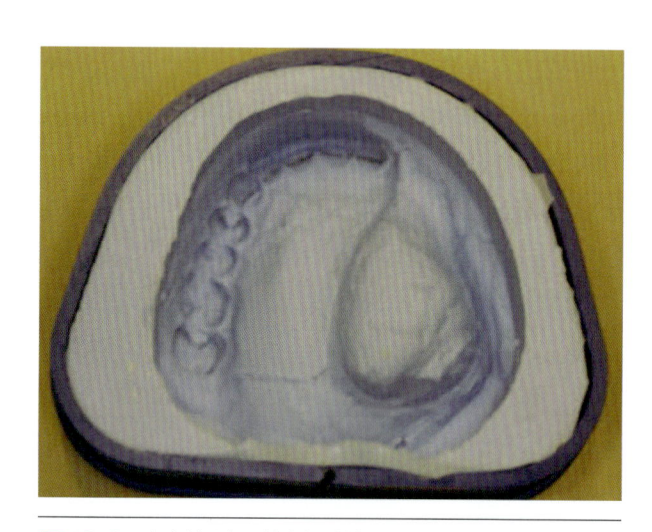

图 19-3　经过缓冲、填倒凹的模型的复制阴模

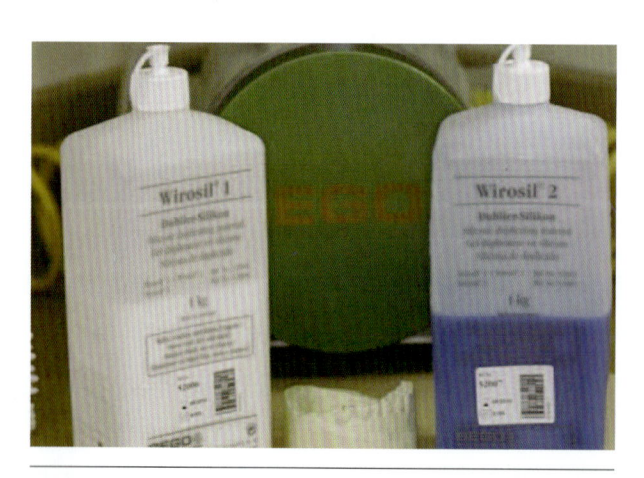

图 19-2　复制材料及真空固化装置，可以使得到的模型更致密

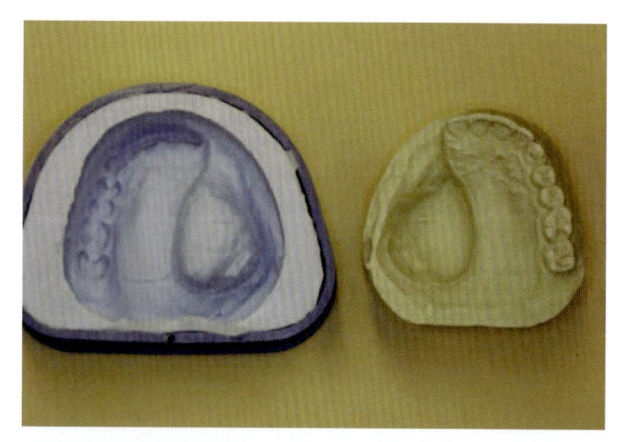

图 19-4　从复制阴模（左）中取出的耐火模型（右）。临床上佩戴支架取出的印模灌模后经过缓冲、填倒凹形成的工作模的所有特征，都体现在了这个耐火模型中

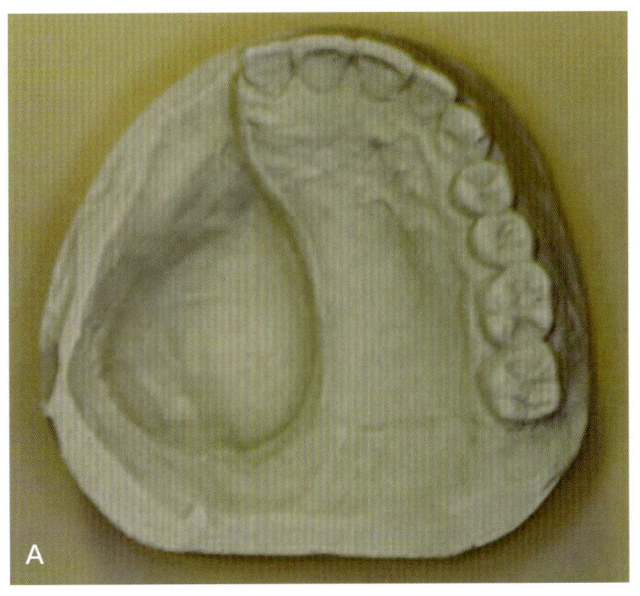

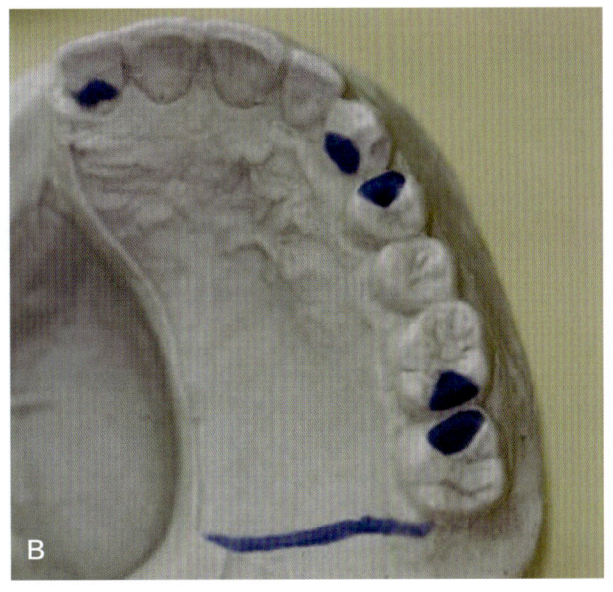

图 19-5 A.耐火模型放大图；B.开始在支托位置以及后方边缘线加蜡

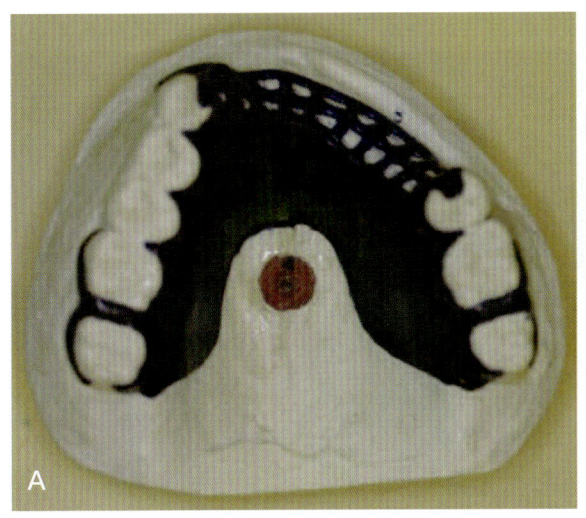

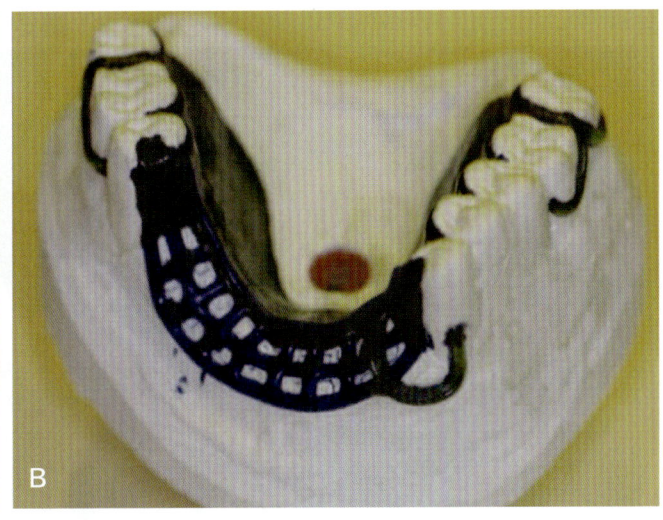

图 19-6 一个支架蜡型已完成，铸口已就位的上颌耐火模型。A.殆面观；B.前面观

齿支架，以及就理想的设计、制作的授权以及支架质量的评价反馈进行医技沟通指导（图 19-9）。只有掌握制作完善的支架需有哪些关键特征并学会评估一副支架的这些特征，才有可能为患者提供使用舒适的义齿（图 19-10）。反之亦然。

（一）制作下颌 Kennedy 第Ⅱ类可摘局部义齿支架的蜡型

图 19-11～图 19-20 举例说明了制作可摘局部义齿支架蜡型的众多要点。这些操作包括：3种类型的直接固位体（圆环形卡环、联合卡环和杆形卡环）、下颌舌杆大连接体、上颌前后腭带大连接体、末端游离和牙支持式缺牙间隙的支架蜡型，以及弯制联合固位卡环的固位臂时 18 号丝的使用。

（二）焊接锻丝固位臂

在可摘局部义齿支架铸造完成后可以将弯制卡环连接到支架上（图 19-21、图 19-22）。可采用电焊或氧气火焰直接加热法完成焊接过程。无

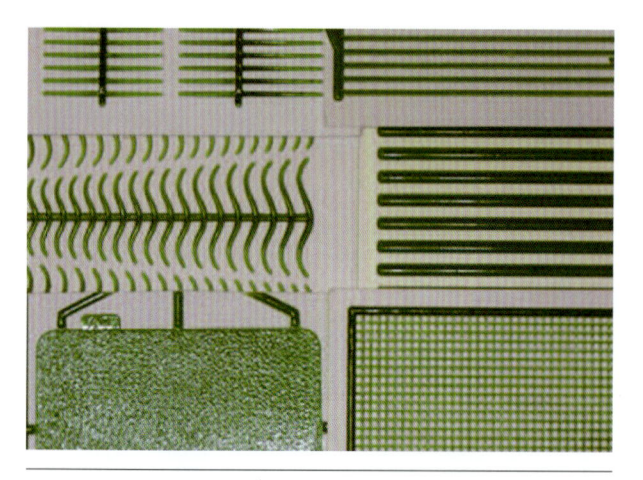

图 19-7 各种形状、大小的成品塑性蜡型，可以用来做卡环、连接基牙的小连接体、远中游离鞍基的基托、舌杆腭杆、固位网以及腭板。由于这是软质塑性材料，从包装上取用的时候可能会被拉扯伸长，所以取用时一定要小心。使用这种材料时通常需要先在耐火模型上蜡型放置的位置涂一层黏性液体

论哪种方法都必须注意使用合适的金属、焊料和焊媒，并在焊接过程中控制适宜的温度。

建议回顾第 13 章中有关金属合金选择的讨论内容，以便加深对焊料焊媒的特性、温度对金属合金的影响，以及焊接过程中质控必要性的理解。

（三）制作金属基托蜡型

上面介绍了与丙烯酸树脂基托相连接的支架的制作技术。有两种基本的金属基托可以用来取代树脂基托。铸造金属基托相对于树脂基托的优势已经在第 9 章中讨论过了。须在填倒凹和翻制模型之前确定选用何种基托，以便根据要求对缺失区牙槽嵴进行缓冲。

对于丙烯酸树脂基托来说，支架固位形的下方一定要有缓冲。全金属基托的剩余牙槽嵴区不

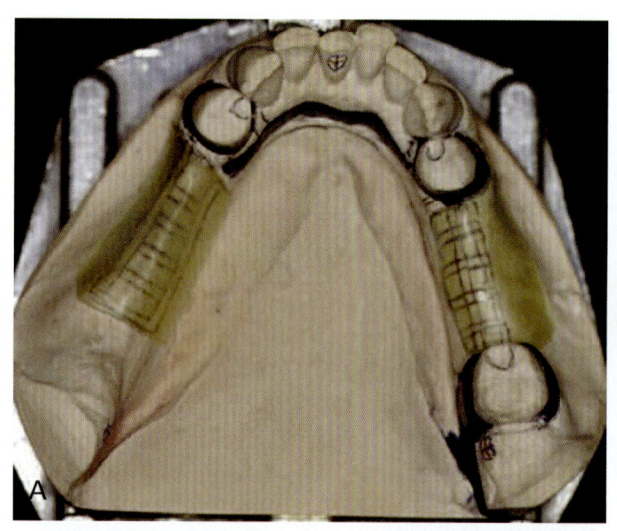

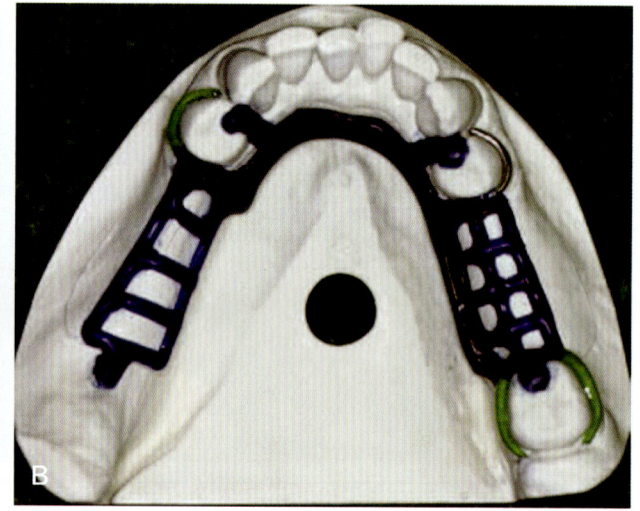

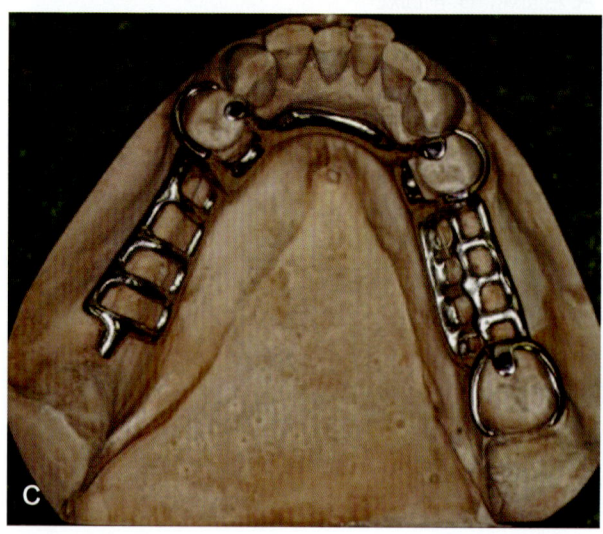

图 19-8 利用缓冲、填倒凹和预成蜡型三步法制作义齿支架。A. 工作模型，做缓冲、后牙右侧和前牙舌侧区填倒凹，修整固位和非固位卡环臂放置的倒凹台阶；B. 完成蜡型，使用了舌杆大连接体、放置在台阶上的塑料卡环、锻丝卡环和有孔固位网；C. 完成的铸件放回工作模型上

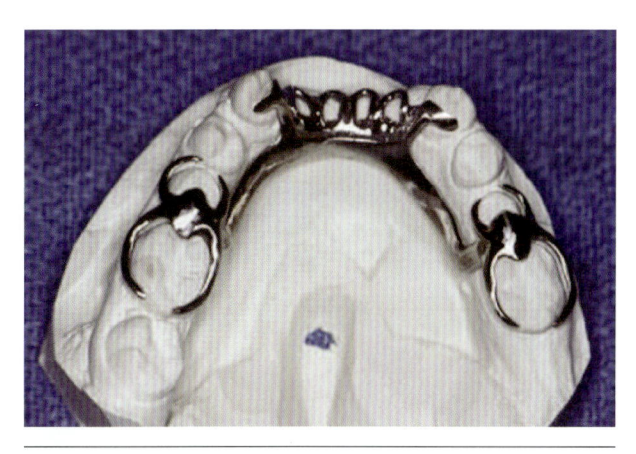

图 19-9 临床医生对可摘局部义齿支架的评估与对种植体和(或)固定义齿铸件的评估一样重要。注重评估支架是否贴合模型的同时,需要审视支架是否在细节上也注意到了遵从设计单的具体要求。在此模型上,支架最初的就位表明影响双侧完全就位的干扰来自间隙卡环。只需少量调节,即可使支架完全就位。如果需要大量调整,或支架完全就位后附着其上的卡环组件不能按要求与牙齿接触,该支架应该重做

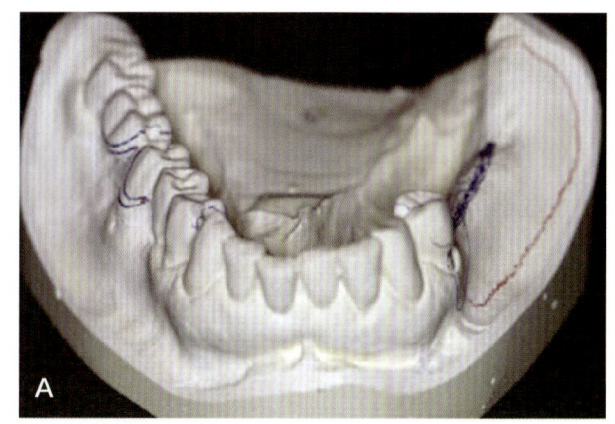

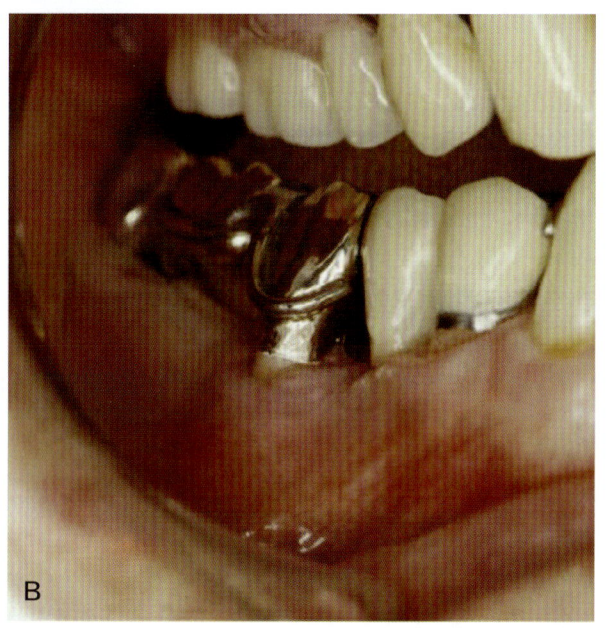

图 19-10 A. 在工作模型上为技师勾画出了下颌可摘局部义齿支架的设计,便于其制作蜡型及铸造支架;B. 铸造支架从技工室返回后放入口内进行评估。该支架显示了精确的适合性,并与 A 图设计模型上预设的间隙卡环和右下第一前磨牙近中𬌗支托的位置一致

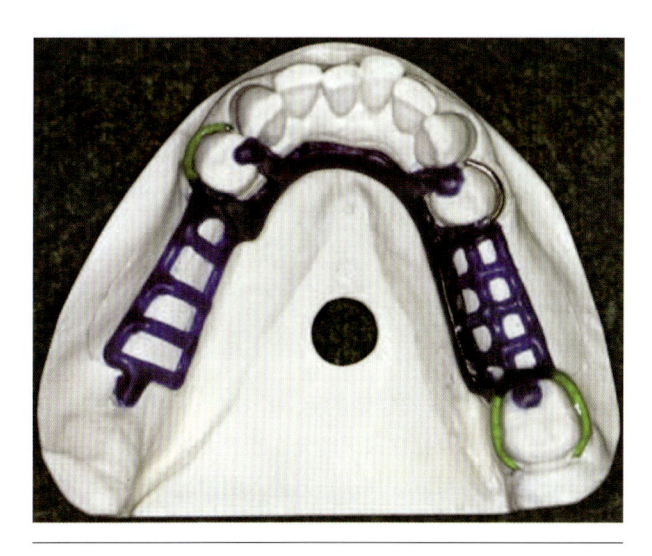

图 19-11 下颌 Kennedy 第Ⅱ类 1 亚类𬌗面观,耐火模型上的蜡型。舌杆大连接体连接 3 个卡环组 [支托、邻面板、圆环形卡环(RPA 型卡环),弯制卡环,铸造圆环形卡环了]

用缓冲。部分金属基托中,金属和丙烯酸树脂间的衔接部位必须明确,这可以通过修整缓冲区形成清晰明显的边缘来获得。

一类金属基托是带金属边缘的全基托,管状牙、铸造基底冠或丙烯酸树脂的上部结构可以连接其上。如果使用瓷、塑料管状或沟状人工牙,它们必须首先在基托上就位,在其周围制作蜡型形成一个基底。然后将人工牙粘固到金属基托上,或者如果使用的是树脂人工牙,也可用加压法即加压添加丙烯酸树脂将树脂牙固定于金属基托上。另一种连接人工牙的方法是用蜡在基托上形成每个牙的基底,基底可以通过去蜡雕刻法也可以通过加蜡法制作。和粘接成品牙不同,整颗牙齿可以根据咬合用蜡堆塑成形、和基托一起包埋,再用热凝丙烯酸树脂热处理后代替蜡型来完成。这

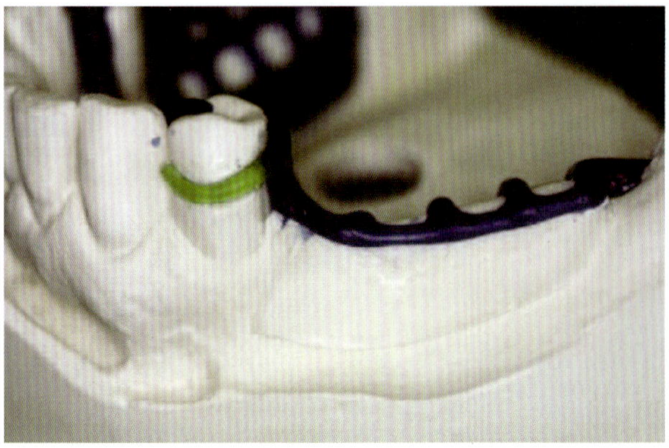

图 19-12 图 19-11 中蜡型的左侧颊面观。通过复制原先制作好的有倒凹台阶的模型，将锥形的固位卡环臂铸型放置在耐火模型的台阶上。模型显示小连接体下方的缓冲区为义齿基托树脂预留了空间。在邻面板牙龈区的组织标记使边缘线清晰可辨，方便树脂的充填完成及将来对已发生改变的模型进行修整

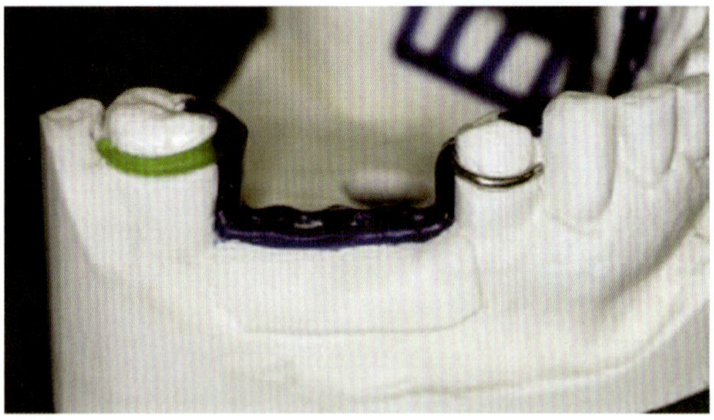

图 19-13 图 19-11 中模型上亚类缺牙间隙上铸型的颊面观。弯制卡环在缺牙间隙的前方沿观测线放置。当对侧义齿基托运动引起义齿沿支点（图 19-11 可见，左侧第一前磨牙和右侧第二磨牙𬌗支托）旋转，这种固位体不会对基牙产生过大的力量。锥形的铸造圆环形卡环沿着预备的台阶到达远中颊侧倒凹下 0.25mm（0.01 英寸）。两侧邻面板用足量的蜡制作，以便铸造完全。如果这个厚度影响义齿就位，随后可以进行打磨精修

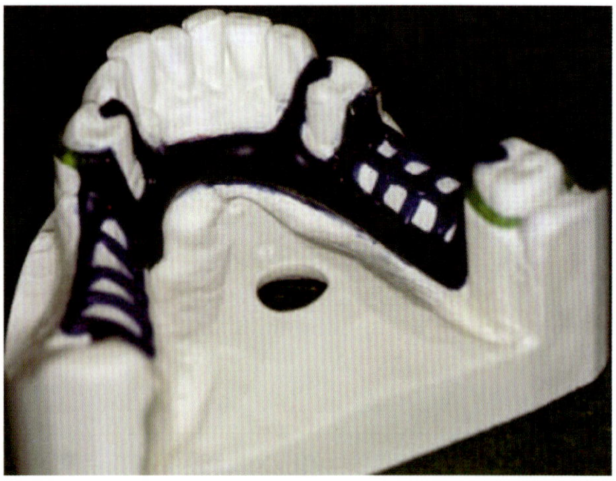

图 19-14 图 19-11 中蜡型的舌面观。舌杆大连接体刚性连接牙弓两侧部件。左侧用于固定树脂的小连接体包括不妨碍牙齿排列的颊、舌侧连接杆。右侧锥形的邻面板（右侧第一前磨牙）应在舌侧略厚，颊侧略薄，便于人工牙的颊面与右侧第一前磨牙紧密排列。缺牙区支架蜡型的终止线位于邻牙龈缘下方，以保证树脂基托正常的舌侧形态

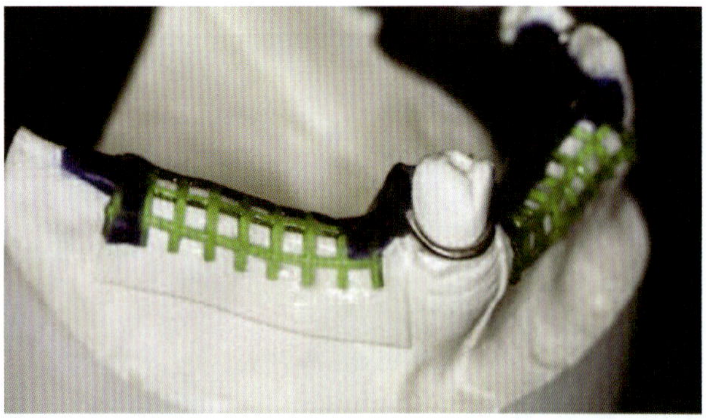

图 19-15 下颌支架蜡型的另一个病例。右侧尖牙上有一弯制卡环。该卡环在该牙能允许的最大长度下弯制成环形。环形形状也可以使其从龈方进入倒凹区，从而增加了固位——推型固位比拉型固位更有效。在树脂小连接体龈方要对牙槽嵴进行缓冲，连接着弯制卡环的邻面板应放置足量的蜡以便铸造。邻面板之后可能需要调整

种方法能制作出大小和形态不同的牙齿，这是成品牙不可能做到的。这种方法尤其适用于缺牙间隙过大或过小，成品牙达不到理想宽度的情况。随着交联丙烯酸树脂的使用，这类方法制作的牙齿相当耐磨。此外，也可以选择使用金合金𬌗面。

当根据对颌模型或咬合导板来排牙时，必须要有金属基托连接牙龈色的义齿树脂来支持人工牙。这是连接牙齿和金属基托最常用的方法。基托蜡型用厚度 24 号铸造蜡制作，加固边缘，并形成连接丙烯酸树脂上部结构的固位形。由于金属的边缘比丙烯酸树脂更难修改，因此它们通常比丙烯酸树脂覆盖的区域要小一些。同时由于加厚边缘会增加义齿的重量，因此只需要做成微卷的边缘即可。这是全金属基托的缺点之一，因为不

第 19 章 技工室操作

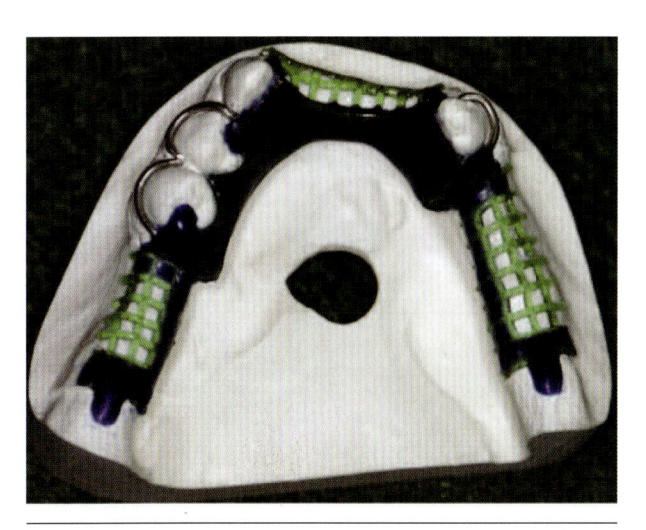

图 19-16 与图 19-15 中一样的蜡型，包括一个舌板大连接体的设计。前缺牙间隙的外终止线位于预留的人工牙及树脂基托位置的舌侧，以便最终修复体能呈现自然的外形。通过额外加蜡来增强义齿基托后部小连接体的强度，从而增加与邻面板和大连接体衔接处的刚性。由于在功能状态下上述区域可能反复弯曲，这种加固对此类修复的长期成功很关键。弯制卡环不需铸造，因此应如图所示尽可能沿牙体外形与牙齿保持准确接触

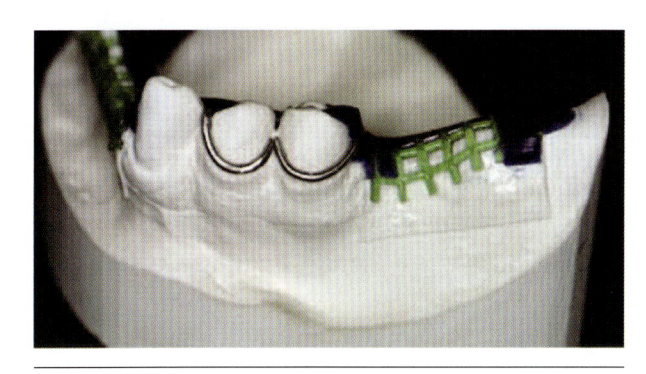

图 19-18 带蜡型的上颌耐火模型𬌗面观。前后腭带大连接体的前部、后部以及内侧边缘有明显的珠状突起，可以模拟上腭的解剖学特点。双侧用蜡制作锥形的I杆固位体，作为辅助树脂固位小连接体的延伸。每一侧均设计有两个𬌗支托联合

图 19-17 图 19-16 所示蜡型的颊面观。两根弯制卡环沿着台阶外形制作，牙槽嵴缓冲区的后方可见组织止点，左侧第二前磨牙上远中𬌗支托在铸造完成后需要打磨抛光

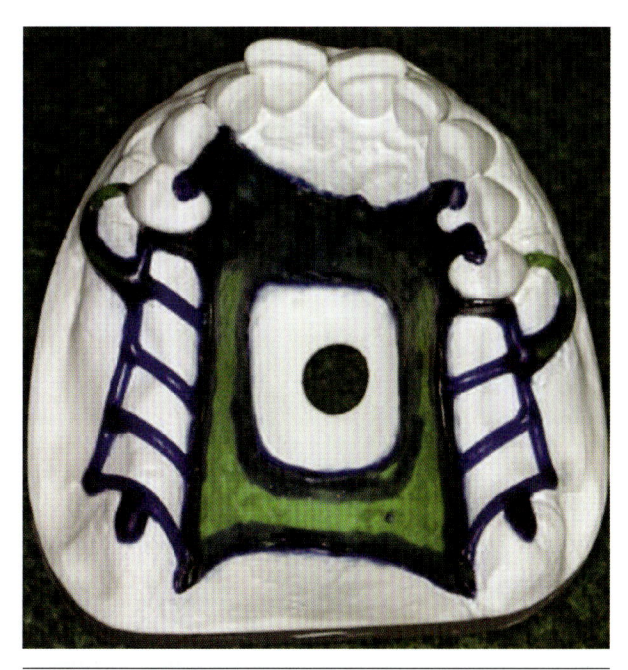

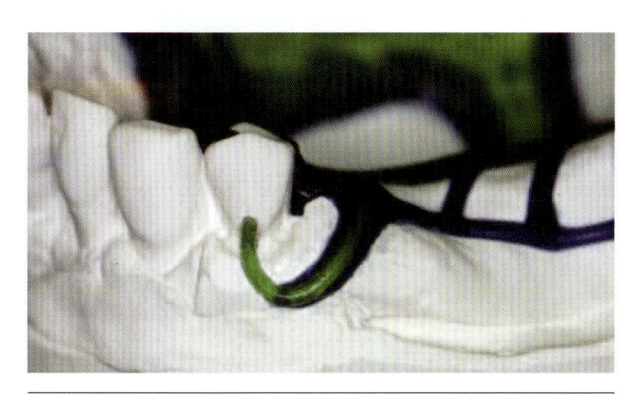

图 19-19 图 19-18 所示模型右侧I杆的颊面观。邻面板的龈方有组织标记，在义齿基托小连接体下方有组织缓冲区。I杆呈锥形，进入基牙颊面中份倒凹下 0.25mm（0.01 英寸）

能充分利用印模记录的边缘准确性，唇颊面和舌面的外形不能达到丙烯酸树脂基托那样良好，后者可以通过增加体积获得良好外形。

首先用铅笔在耐火模型上轻轻标出基托的边缘，然后用 24 号铸造蜡片平整的铺在上面。在铺蜡片的过程中，必须非常小心不要拉伸和压薄蜡片。为防止蜡型起皱纹，应该至少用两片长蜡片在牙槽嵴顶处连接熔封在一起。然后用热而钝的工具沿铅笔线修整蜡型，防止划伤耐火模型。

沿着蜡型边缘铺上一段 14 号圆蜡条，沿蜡条外缘用热蜡刀把它和模型封闭好，让足够的蜡流到圆蜡条上，使蜡条能平滑地向蜡片移行，形成边缘结构。圆蜡条的内侧部分依然保持原样。为了不破坏最初的 24 号蜡片的厚度，在需要雕刻的

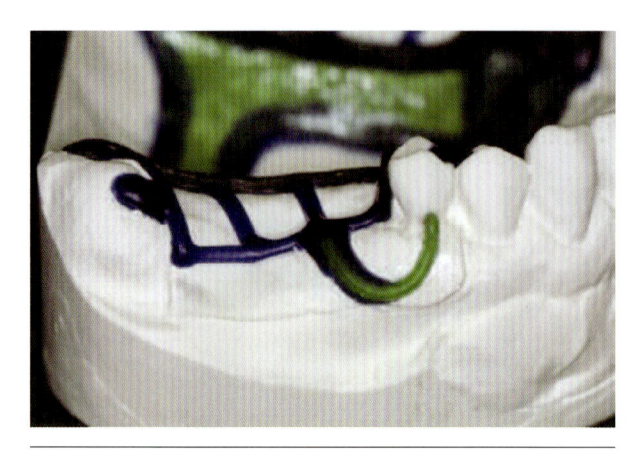

图 19-20 图 19-19 所示蜡型对侧 I 杆的颊面观。此处与图 19-19 有很多相同的特征。组织止点位于牙槽嵴缓冲区的远中，腭部外侧终止线向远中延伸至硬软腭交界处（这里是后腭带的末端）

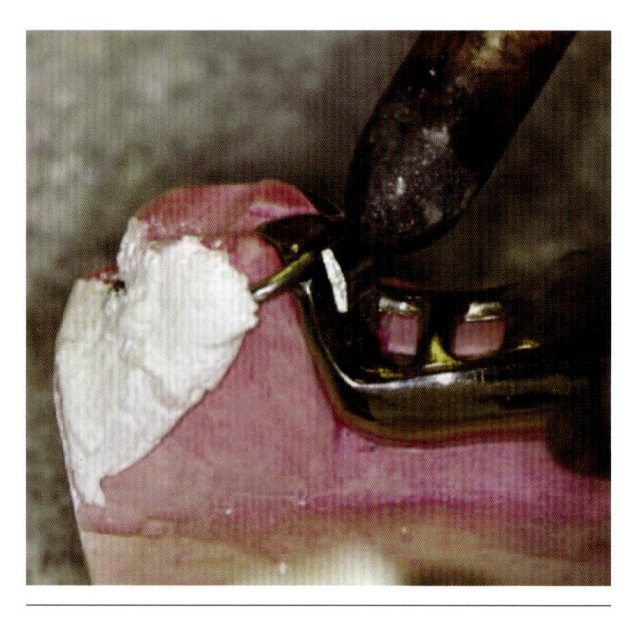

图 19-21 弯制卡环除了可在制作蜡型时与铸造支架连接，还可以焊接到铸造支架上。电焊是常用的一种方法，且不需要加热整个支架。将准备焊接弯制卡环的小连接体预备好后，仔细弯制 18 号圆形钢丝形成弯制卡环。然后将其牢固固定到支架上，再用耐火包埋料翻制石膏模型。图中所示为利用双侧磨牙远中舌侧倒凹来固位。将焊媒置于邻面板处，放入足量的焊料。当支架另一处接地后，电加热仪的尖端可与焊料接触

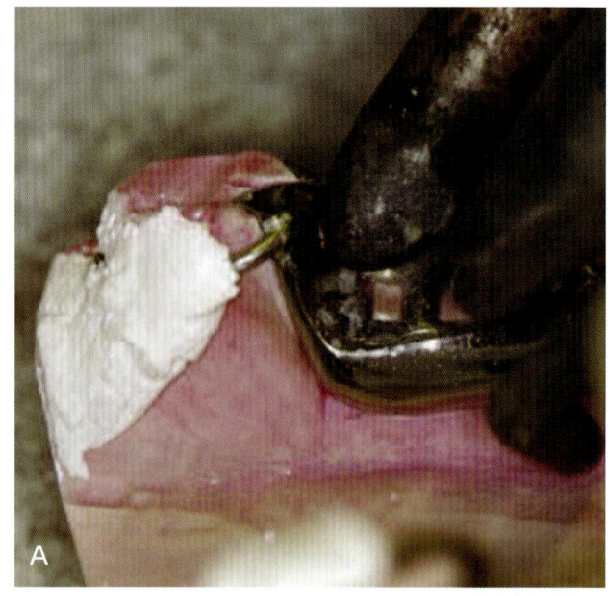

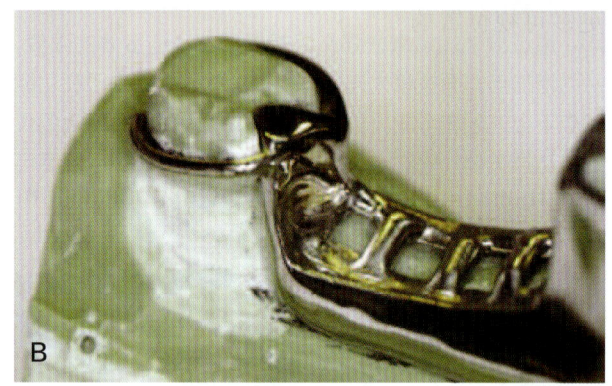

图 19-22 A. 利用电焊接技术焊接弯制卡环。焊料不仅应流进支架和弯制卡环之间的间隙，并且要包绕锻丝确保其牢固地固定在支架上；B. 修整和抛光弯制卡环

时候可以加蜡进行操作。最终应该形成一个向蜡片平滑融合、移行的圆钝边缘。

还是用 14 号圆蜡条制作树脂的蜡框，蜡框以后将用来支持人工牙。可以在薄蜡片上轻轻刻出蜡框的边缘线。把 14 号圆蜡条铺在该条线上，即形成了蜡框的边缘线。

加蜡将薄蜡片和圆蜡条外侧边缘之间的间隙填满，使之与薄蜡片光滑移行。边缘用同样的方式小范围地加足够蜡，便于平整蜡型和雕刻。如前述，模型不能用火烤或用布抛光，而应用雕刻来抛光。

现在获得的蜡型应该在边缘和蜡框处得到加强且两者之间轻微凹陷，露出部分薄蜡片。蜡框的内侧与薄蜡片间不必封死，这样可以为固定丙烯酸树脂留下些许倒凹。然后用锐刀片修整蜡框的边沿形成刃状边缘线。用 7 号蜡刀大头背面将终止线稍稍推起，进一步加深终止线下方的倒凹。

除了倒凹终止线外，接下来还要添加固位刺、环和钉来加强丙烯酸树脂的固位。固位刺通常将18号或更小号的圆蜡条的一端以任意的锐角固定到薄蜡片上。固位环是小型的圆环（蜡、树脂或金属），垂直或水平连接于基托上，其下有间隙以便于丙烯酸树脂的附着。固位钉是用小段18号圆蜡条垂直固定到薄蜡片上，蜡条末端用稍稍加热的蜡刀烫平。只要能加强丙烯酸树脂的固位而不妨碍人工牙的排列，上述任何一种固位方法都是可行的。

如上所述形成的金属基托蜡型能在保证最小体积和重量的同时提供适宜的外形，并保证人工牙在金属基托上有足够的固位。如果设计合理，更多可视位置的金属基托能够被支持牙齿的丙烯酸树脂覆盖。

三、插铸道、包埋、焙烧、铸造和精修完成可摘局部义齿支架

Brumfield 列出了影响牙科铸件质量的因素（框 19-1）。

（一）插铸道

Brumfield 描述铸道的作用如下：铸道是从坩埚通向铸造支架的铸模腔的开口。铸道起到引导熔金从坩埚流入铸模腔的作用。因此，它们应该有足够大的空间容纳流进的熔金，并应具备合适的形态使金属尽可能快速流进铸模腔，同时尽量不要产生涡流。铸道还起到储存熔金、防止合金凝固过程中由于铸件的收缩而产生气孔的作用。铸道的要求大致归纳为以下3点：

（1）铸道应该足够粗，这样铸造过程中铸件凝固后铸道里的熔金才会固化（可摘局部义齿铸件多铸道通常用8～12号圆蜡制作）；

（2）铸道尽可能直接导向铸模腔，而且具有熔金流动时产生最小涡流的结构；

（3）铸道离开坩埚有一定距离，且固定在蜡型上较厚的部位，体积较大没有铸道的部位之间不能有薄弱的铸件。

框 19-1　影响牙科铸件质量的因素

（1）翻制模型的仔细程度和准确性
（2）支架设计的协调和精巧
（3）在模型上制作蜡型时的用心和整洁程度
（4）对温度引起的蜡膨胀的考虑
（5）铸道的直径、长度、形态、附着位置和方式
（6）包埋材料的选择
（7）蜡型在铸圈中的位置
（8）调和用水的量、温度和纯度
（9）混合包埋料时的调拌
（10）包埋圈对包埋材料膨胀的限制作用
（11）凝固时间
（12）焙烧温度和时间
（13）铸造方法
（14）气泡：粘连、陷入和吸收的气体
（15）熔金甩入铸模腔的力量
（16）冷却时的收缩
（17）铸造完成后，与包埋材的分离
（18）喷砂、酸洗等等
（19）抛光和精修完成
（20）热处理

从坩埚的位置到铸模腔，铸道的形态对减少涡流的产生有很大作用。在铸造过程中突出的困难是在气体排空之前有可能滞留在铸模腔中。如果铸道有锐利的转角，会产生大的涡流，就会使气体卷入滞留，最终生产出有缺陷的铸件。铸道应成长辐射状，有圆钝的转角，从一个能避免金属飞溅的方向进入铸模腔。

如前所述，铸道应该固定在蜡型较厚的部位。如果在两个厚的部位之间存在薄弱区域，则每一个厚的部位都应该插上铸道。铸道附着点应该向外展开，避免局部收缩。如果做到这点，铸道会在支架凝固之后才凝固，能够在支架完全凝固前为其源源不断地提供熔金。这样使得所有的收缩孔都集中在铸道里。保证了铸造中铸件的质量，铸造完成后铸道将被去除。

下颌和上颌铸件除腭板外，多铸道的技工室操作基本相同。典型的实例见图 19-23 和图 19-24。

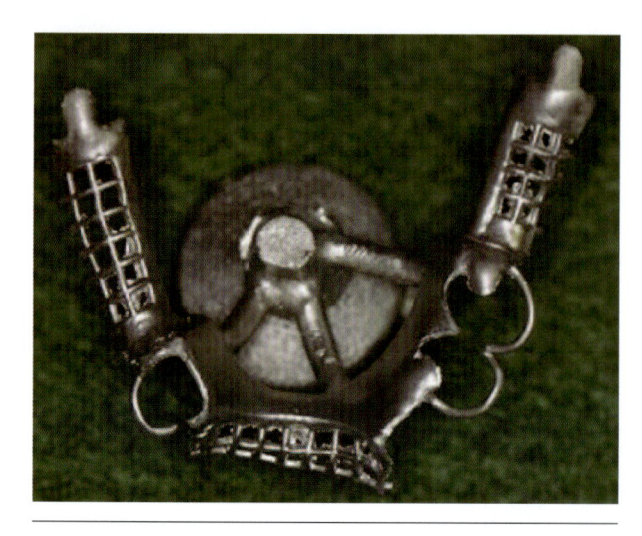

图 19-23 完整的下颌铸造支架，舌板上还连接着 3 根 8 号铸道。如果担心熔金能否充满远中游离基托的小连接体，可以在小连接体上加 12 号的铸道

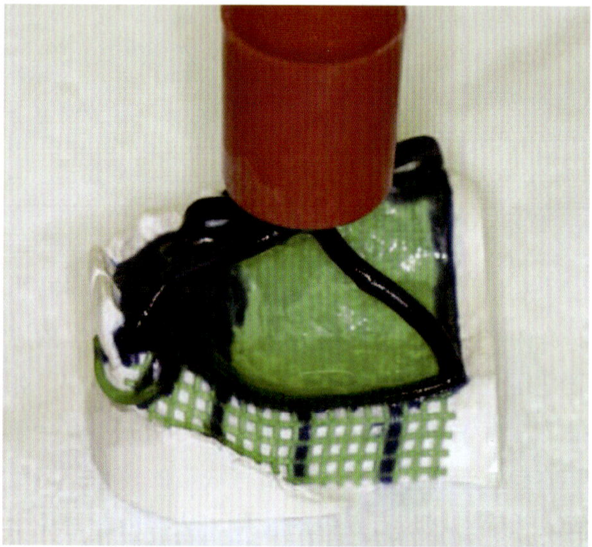

图 19-24 上颌支架，既可以用多根 8 号铸道也可以用单根置于后方的主铸道。当使用单根主铸道时，为了保证铸造成功应在关键部位添加辅助铸道

有两种基本类型的铸道：多铸道和单铸道。大多数可摘局部义齿铸件需要插多铸道，用 8～12 号圆蜡条做主铸道，12～18 号圆蜡条做辅助铸道。但是全口义齿基托的铸造腭板和下颌铸造金属基托偶尔也可用单铸道。可摘局部义齿中，单铸道的使用仅限于因上颌支架（如腭板）不可能在中间放置多铸道的情况。在这种情况下使用单铸道比较有利。单铸道须固定到蜡型上，使熔金的流动方向能与铸道的长轴平行。在某些情形下，耐火模型前部需要修整磨除，为放置铸道提供空间；有时铸道也可以放置在模型的后部。大铸件使用单铸道的缺点之一是必须使用加长的铸圈。

使用多铸道的要点是：
（1）铸道宜粗不宜细；
（2）尽可能保持所有的铸道短而直；
（3）避免铸道方向的急剧改变；尽可能避免 T 形连接；
（4）用蜡加固所有连接处，防止铸道收缩，避免包埋材出现 V 形部位（此处材料可能会断裂并进入铸件中）。

（二）带铸道蜡型的包埋

铸造可摘局部义齿的包埋材料由两部分组成：制作好蜡型的耐火模型，和围绕模型和蜡型的外层的包埋材（图 19-41）。后者在金属铸圈内，铸圈在包埋材固化后可以去除或不去除。如果金属铸圈不去除，考虑到铸模在各个方向产生的固化和热膨胀，应在铸圈内壁衬上一层纤维素、石棉替代品或陶瓷纤维纸。

包埋材必须准确地与蜡型密合，且必须在蜡型汽化和氧化去除后仍保留其所在空腔的形态。Brumfield 列出了包埋的目的：
（1）提供足够的强度抵抗熔金流入时产生的力量，直到金属凝固成蜡型的形态；
（2）为铸模腔提供光滑的表面，尽量减少最终铸件的打磨修整；在某些情况下，可以使用脱氧剂来保持表面光洁；
（3）为熔金流入时卷入铸膜腔内的气体提供排溢的通道；
（4）与其他因素共同作用，提供合金从熔化到凝固冷却过程中的体积补偿。

注意无论是贵金属合金还是钴铬合金都使用单词"合金"。某些钴铬合金中部分钴被镍取代有时又称作钨铬钴（Stellite）合金。

铸造金合金的包埋材是一种添加了石膏的二氧化硅材料，这样混合后整个铸模腔的膨胀可以补偿合金的铸造收缩,这种收缩有 1% ～ 1.74%（纯金的收缩率最高）。一般来讲,合金中黄金的含量越高,铸件固化时的收缩也越大。

只有钴铬合金有足够低的熔点才会使用石膏二氧化硅包埋铸造。根据 Peyton 的理论,对其他高熔合金来讲,多使用混合硅酸乙酯或硅酸钠黏合剂的石英包埋材。钴铬合金铸造收缩主要依靠模型的热膨胀补偿,膨胀必须抵消相对更大的铸件收缩,补偿率大约为 2.3%。基于这个原因,在铸模变硬后通常要去除铸圈,从而使模型获得合金所需的更大膨胀。由于钴铬合金包埋材的孔隙少,因此熔金将气体卷入铸膜腔的危险更大。插铸道必须更加小心,有时为了防止铸件缺陷,对模型进行排气处理就显得尤为重要。

具体操作步骤

进行外层包埋的技术又称为"蜡型包埋"。实际上完成蜡型的耐火模型也是包埋的一部分。这种包埋技术见图 19-25 ～图 19-27。

（三）焙烧

焙烧有 3 个目的:去除铸模中的湿气;汽化去蜡,留下铸模中的空腔;铸模膨胀补偿金属冷却时的收缩。

为了能受热均匀,在开始焙烧时包埋材应该是潮湿的。在焙烧的早期,蒸汽会携带热量进入包埋材。因此如果铸圈不在灌注的同一天焙烧,那么进入焙烧炉之前应该将它浸在水里几分钟。

在放入炉之前,铸圈应该放在铸造机中用砝码来调整平衡。同时要按铸造机和坩埚的方向确定铸圈的位置。为了便于焙烧后高温的铸圈就位,可在铸圈上刻一条标记线。

放入炉中时,应将铸圈的铸道孔朝下,定位标记朝前。焙烧应从冷炉或接近于室温的温度开始加热。炉温应缓慢升高到厂家建议的温度,并

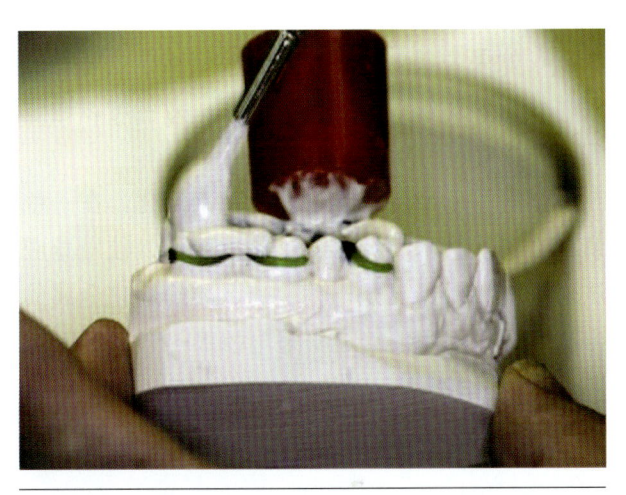

图 19-26 用软的湿毛刷来包埋,确保包埋完全。这有助于减少气泡,并使铸件表面更加光滑

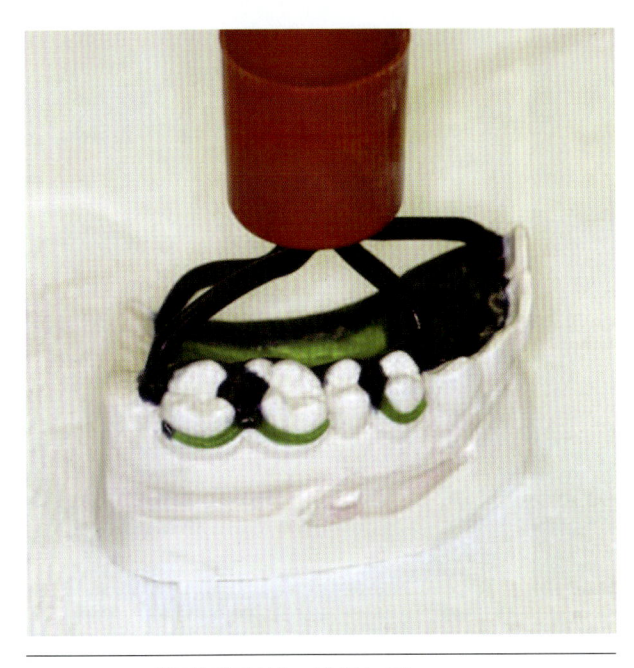

图 19-25 蜡型插好铸道,准备包埋

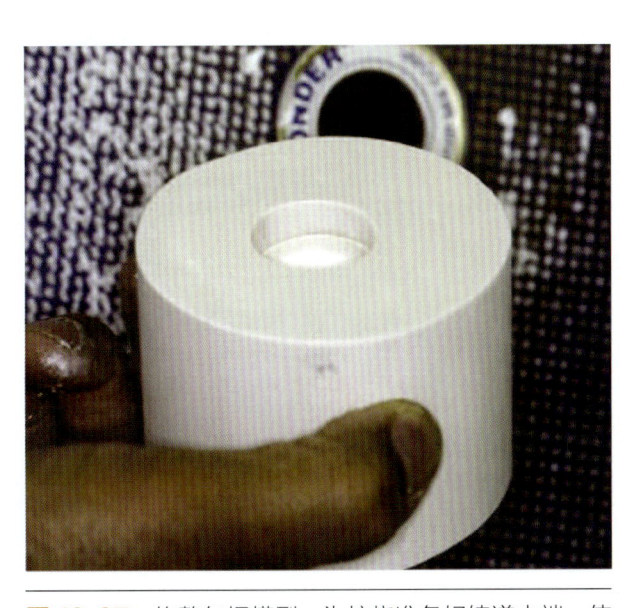

图 19-27 修整包埋模型,为焙烧准备好铸道末端,使模型之后能完全符合铸造机的要求

按厂家建议维持一段时间,以确保受热均匀。对于塑料铸型尤其是解剖式腭板要求保持更长的时间。需要特别强调的是在焙烧过程中不要超过厂家推荐的最高温度(当使用高温包埋材时,应按照厂家有关焙烧温度的说明来进行操作)。

(四)铸造

使用的合金和设备不同,铸造的方法差别很大。所有的方法都是使用外力将熔金快速地甩进铸模腔中,外力可以是离心力,也可以是气压力,前者更常用。任何情况下,力量都不宜过大或过小。如果力量太小,铸模在金属开始冷却前不能完全填满。如果力量太大,过分涡流可以导致铸造时气体残留。对于离心铸造机来讲,力量可以通过调节弹簧旋转圈数来控制。

金属可以用氧气吹管或电炉来熔化。在一些商业性铸造技术和牙科技工室里,可以使用感应法(图19-28)。这是一种快速、准确熔化金属的方法。现在常用的铸造机是电控加热金属到一特定温度,然后在准确的铸造温度下释放熔金。这些机器造价昂贵,多用于铸造量大的技工室。

(五)分离铸件与包埋材

钴铬合金通常在铸圈中冷却,然后剥离(图19-29),不用酸蚀清洁。由于要利用高速器械来完成精修(图19-30)和抛光(图19-31),需要掌握台式车床的使用技巧。在机械抛光之前(高光),钴铬合金铸件可以电解抛光,这是一个可控的去除镀层的过程(图19-32)。

(六)打磨和抛光

一些专家认为应该在大部分抛光工作完成后才能去除铸道。这种方法的确可以防止意外的变形,但是这很难做,因此不大实用。取代的方法是,在操作中尽量避免因操作不慎而产生的变形。特别注意的是铸造卡环不应该盲目地抛光,以至于需要用钳夹弯曲复位。制作蜡型时,应该考虑到以后只需要最少量的打磨抛光,从而保持卡环和

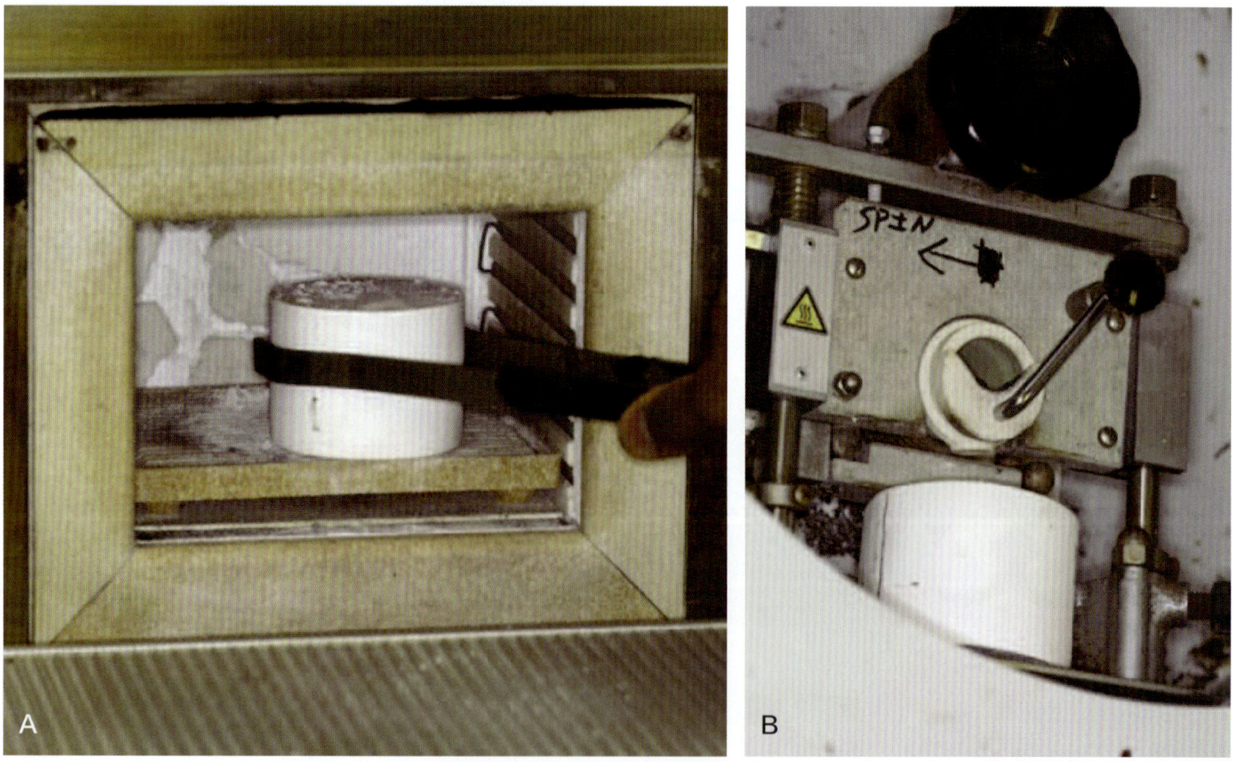

图19-28 A. 完全去蜡后,从焙烧炉里取出耐火模型;B. 包埋铸圈放进铸造机里。感应铸造工艺为铸造过程提供了一致性

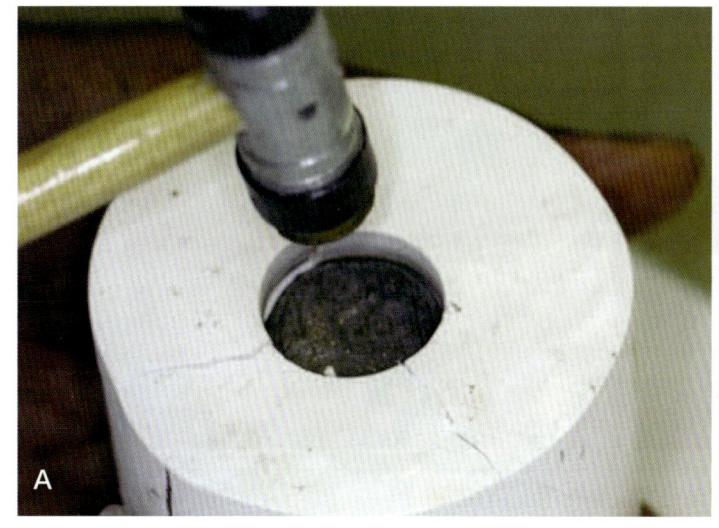

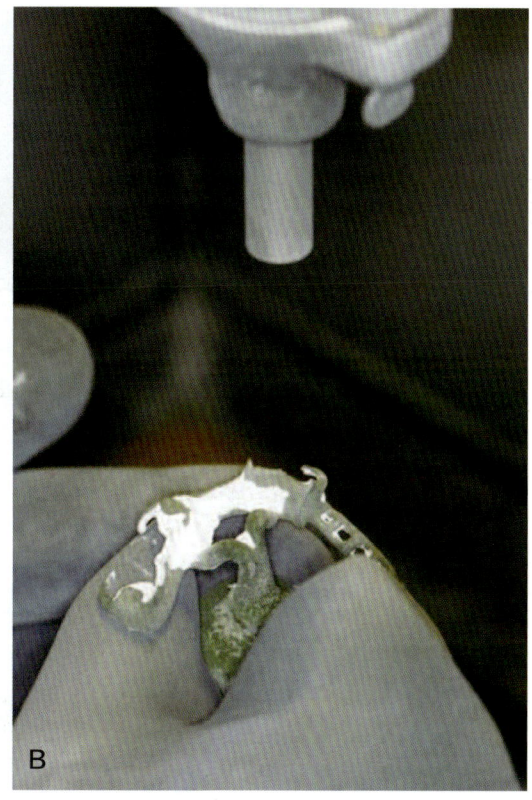

图 19-29 A. 分离支架，去除大块的包埋材；B. 氧化铝喷砂剥离支架

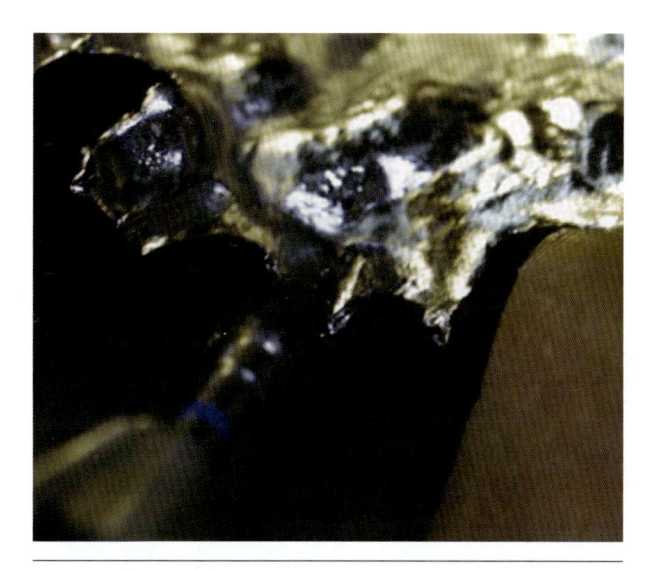

图 19-30 用金属磨头、磨石和金刚砂完成铸件粗磨（基牙接触区除外）

基牙间的位置贴合（图19-33）。

实际上根据个人对研磨料形态和大小的喜好不同，抛光过程差异很大。但是，以下几条打磨原则是很重要的：

（1）打磨速度宜高不宜低：不仅是由于它们效率高，而且在熟练者手中可以减少铸件被钩住和被旋转的设备弹飞的危险性；

（2）磨轮或磨头旋转的速度应该达到切割的目的。过大的压力会产热，并粉碎研磨料颗粒，会使磨轮堵塞并打滑，并减慢切割速度；

（3）每一个支架打磨都应该遵循一定的顺序；

（4）使用干净的抛光轮。如果使用污染的抛光轮，会有异物嵌入支架表面，将导致变色；

（5）保证每一步抛光操作都能完全去除前一步留下的所有划痕。记住每完成一步精修过程接下来应使用更细的研磨料，因此需要切割地更慢，需要更长的时间来完成。

四、制作记录基托

制作颌位关系记录的基托应该是准确性好的材料，或可以通过重衬达到这种准确性的材料。将预先调整好的基托放置于铺有锡纸或润滑过的模型上，中间放入调和好的氧化锌丁香油糊剂或自凝树脂，即可重衬。有人使用硫醇或硅橡胶印模材，但使用弹性衬垫材料制作颌位关系记录基托存在问题。当使用坚硬的材料时，须用蜡或黏

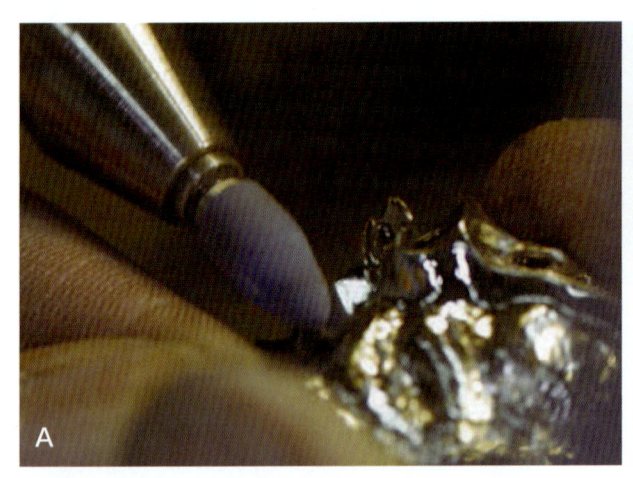

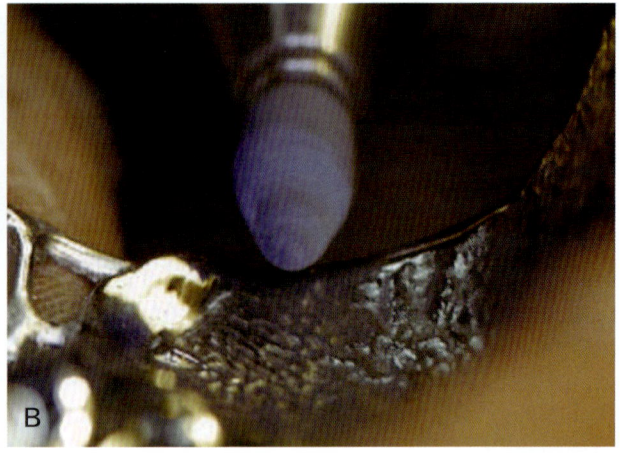

图 19-31 在最后"高光"抛光完成之前，用橡皮轮抛光支架上与牙齿接触的部位（A）和大连接体的外缘（B）

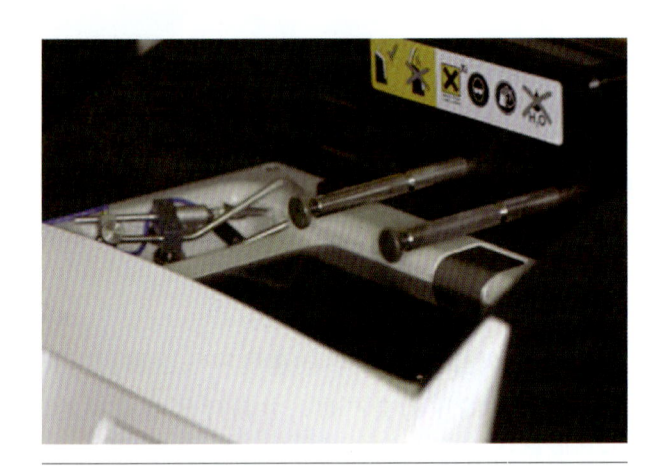

图 19-32 用于支架最终表面抛光的电解抛光仪，电解在热的抛光液中进行

土填平倒凹以便基托取下时不会损伤模型。

理想的颌位关系记录基托是在工作模型上制作的热凝基托（或铸造基托），可作为义齿完成后的永久性基托。无论全口义齿还是可摘局部义齿，铸造金属基托都有这种优点，与工作模型上直接制作的丙烯酸树脂基托一样都可成为永久性基托。当模型上有倒凹时，取下基托会损坏模型。因此，在基托内灌注硬石膏上𬌗架前，应将基托组织面有倒凹的地方填平。灌注第二个模型时，应包括倒凹在内全部灌注石膏，以便在覆盖上部树脂时为基托提供支持。制作基托和上部结构时，在原

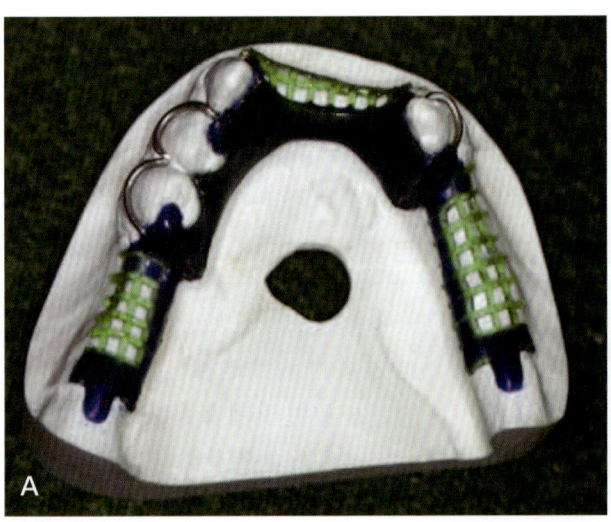

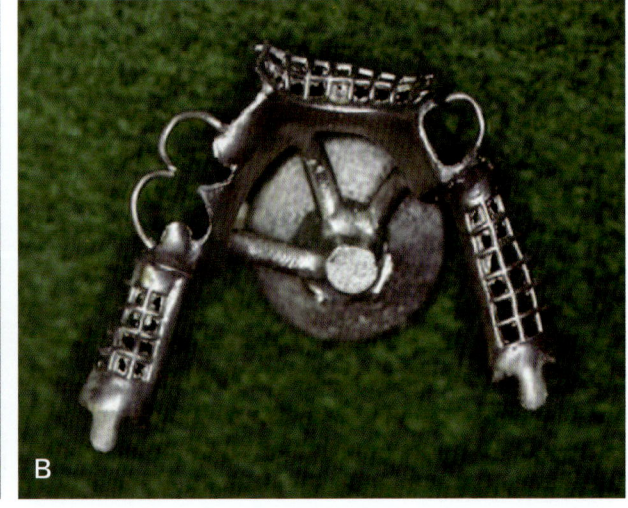

图 19-33 注意蜡型制作中的细节，不仅能保证支架的质量，而且节约铸件打磨和抛光的时间。A. 连接 3 个锻丝固位体的下颌支架蜡型；B. 完成铸造后的支架，呈现出光滑的铸件表面，注意铸件整体和卡环形态的细微之处

有的树脂基托和包绕人工牙、重建表面外形的树脂之间应避免留下可见的连接线。

一些自凝丙烯酸树脂用作颌位关系记录基托时有足够的准确性。只要撒布技术得当，制作出的基托可以和热凝树脂或光固化树脂基托媲美。选择的材料须在合理时间内聚合（通常是12分钟），并能在撒布过程中保持形状。由于向模型侧的收缩伴随树脂聚合即刻发生，交替小量添加单体和粉体可减少整体的收缩，提高准确性。另一种选择是使用可见光固化（Visible light-cured，VLC）义齿基托材料，制作方法与第16章介绍的制作个别托盘类似。

撒涂法制作丙烯酸树脂记录基托的方法

因为光固化制作托盘和记录基托的方法在第16章和本章前面部分已作介绍，这里仅列出撒涂法制作记录基托的方法。需要先对模型填倒凹和润滑（图19-34），最好用可溶于水的模型黏土或基托蜡缓冲模型上的倒凹区域。黏土在模型上易塑形，用天然棕毛牙刷在温水下就能将模型或基托上的黏土冲掉。模型上的蜡必须用热水冲掉，基托使用前组织面的蜡也要清除。

颌位关系记录基托必须与支持组织有最大面积的接触。基托的准确性与组织接触面积成正比。需要修整的倒凹区大部分位于下颌模型的远中舌侧区和磨牙后垫，上颌模型的远中颊侧区和唇侧区，还有腭皱区存在许多小的倒凹。这些区域用尽量少的黏土和蜡填塞，尽量少覆盖模型表面。这样能制作出准确、稳定和密合的基托，同时在取戴基托时也不会损伤模型。

在模型的修整区或缓冲区涂上分离剂，随后用滴管取单体浸湿模型，再将粉体或撒或掸在润湿的模型表面直到所有单体被吸收。最好用盖子边缘留有孔的大口径瓶来完成此操作，这样可以方便地将单体喷洒在指定位置而不会过量。也可以用带有合适喷嘴的软瓶。这样做的目的是使喷洒于整个牙槽嵴上的粉体均匀，不产生太厚的边缘以至于需要后期的修整。必须使用自凝丙烯酸树脂材料，这种材料可以在喷洒中保持形状，而不会随意流进低平的区域（图19-35、图19-36）。

一旦粉体过量，就要再次添加单体。要避免混合物流动，因此单体必须逐渐地覆盖整个表面，直到单体刚好被粉体吸收完。在加入单体前等待几秒钟，使混合物达到一定的黏稠度，再加入更多的单体就不至于流动。然后加入过量的单体，单体又被加入过量的粉体吸收。这个过程有选择地重复下去，直到形成厚薄均匀的一层。该层要有足够的厚度，直至看不到下方的模型或缓冲区。

撒涂法最后一步是加入足量的单体，保持湿润的表面。模型立即放入有盖的玻璃盘或用碗扣

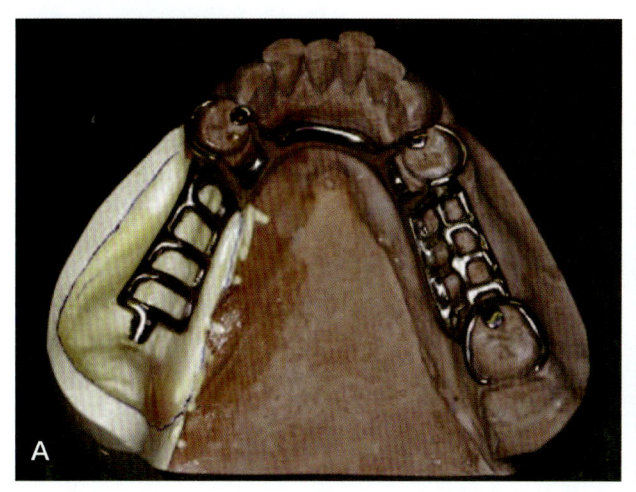

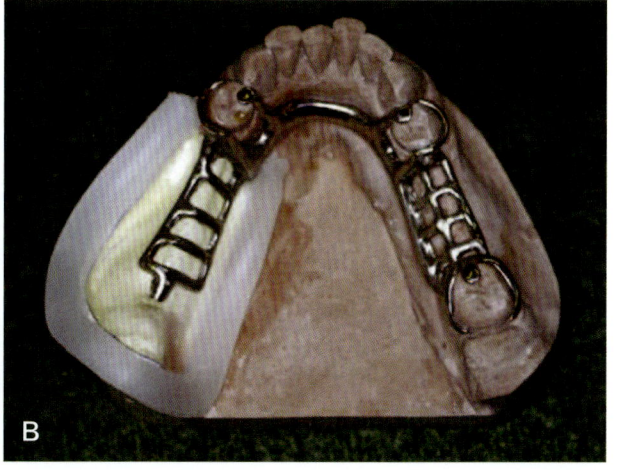

图19-34 A. Kennedy第Ⅱ类1亚类，为撒布技术制作记录基托预备远中游离端。用蜡填倒凹并在模型上涂布分离剂；B. 基托的伸展范围（与在边缘整塑和取印模时确定的修复体边缘相同）用蜡棒围布以容纳树脂

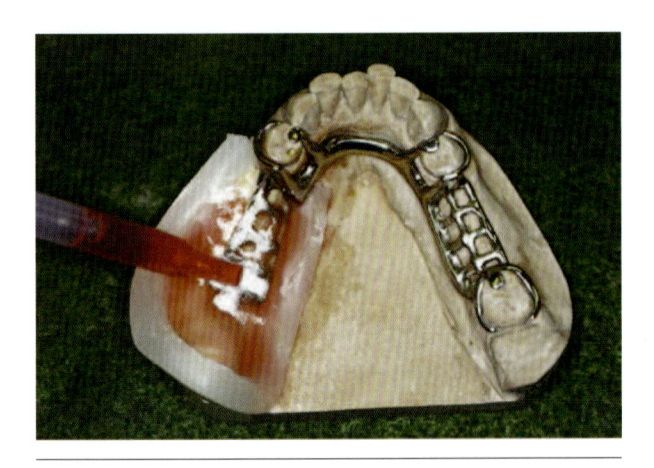

图19-35 模型用单体润湿，逐层增加粉体，控制厚度均匀。如果不能控制单体的添加，使用特制的滴管也会很困难。使用棒蜡围布树脂可帮助解决这个问题

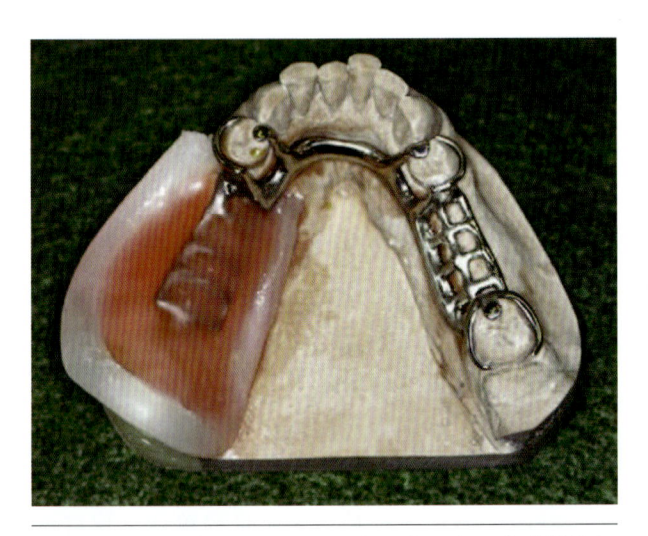

图19-36 完成厚度均匀、具有一定强度和准确性的记录基托。未完全聚合的树脂被覆盖，确保聚合过程不会损失表面单体

住。这样可以防止表面单体挥发，保证基托在单体饱和的环境中聚合。模型不能放入水中，也不能试图加快聚合过程。基托必须缓慢聚合以便基托朝向模型侧收缩。只有这样整体收缩才可以忽略不计，并且确保适合的精度。这在制作个别托盘时可以不加注意，但是用撒涂法制作基托时却非常重要。

虽然聚合作用在1小时内可以完成90%的聚合，并且个别托盘在半小时内就可以取下，但用撒布法制作的义齿基托必须放置一晚才能从模型上取下。可以在模型干燥的情况下或在流动的温水中取下基托。切记不要将模型和基托浸泡在热水中，否则基托会翘起。

与热凝树脂基托（图19-37）或可见光固化树脂基托相似，严格按照以上方法制作的丙烯酸树脂基托其准确性可以保持数天，甚至更长。

五、制作殆堤

可摘局部义齿的颌位关系记录应该在准确的记录基托上完成，记录基托本身是义齿支架的一部分，或连接于支架上，其位置关系与最终的义齿基托完全一致。虽然用最终义齿基托记录颌位关系最合适，但也可用使用撒涂法制作的或经过调改的丙烯酸树脂基托。无论如何，在考虑殆堤的功能前应确保支持上下颌关系的基托准确。

殆堤可以用几种材料制作。建立静止咬合关系最常用的材料是硬质基托蜡殆堤。但是，当殆堤处理不当时，会造成蜡堤不准确。如果在记录理想的垂直距离的情况下，蜡堤间或蜡堤与对颌牙间存在间隙，则可用印模膏和记录膏这一类固化后坚硬的软质材料和蜡堤结合，来记录静态咬合关系，以减少蜡堤常见的错误。用蜡堤记录咬

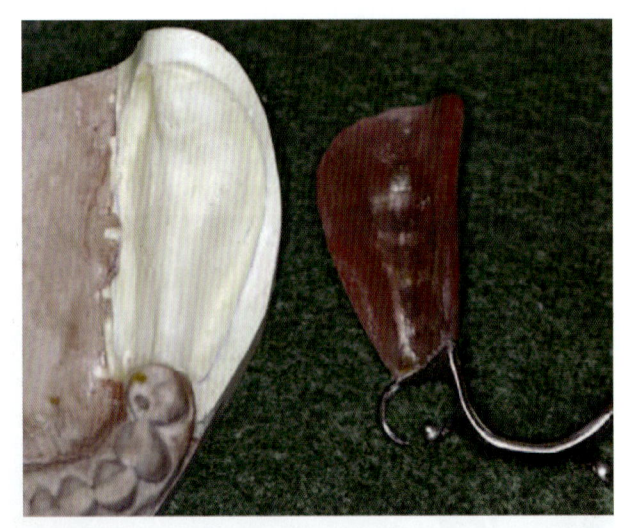

图19-37 一旦完全聚合，记录基托和支架从模型上取下，修整完成，准备添加记录基托。记录基托的组织面（凹槽）拥有与全口义齿同样的准确性和稳定性。这种记录基托记录颌位关系有明显的优势，特别是当余留牙很少、牙槽嵴形态差、基托范围大，要求基托有足够的准确性和稳定性时

合关系时必须仔细操作，完成后立即上𬌗架。

静态颌位关系记录的蜡堤应修整成合适的外形，以便能替代缺牙和它的上部结构（图19-38）。𬌗堤不能太宽，不能超出修复体人工牙的范围。否则𬌗堤会改变腭穹窿的形状和下颌弓的形态，让患者感到舌体拥挤和不适，会对颌位关系记录产生较大的抵抗。

印模膏用于𬌗堤比蜡更具优越性。通过火焰均匀加热使之变软，而冷却后变硬并具有足够的准确性。它可以用锐刀片修整暴露出对颌牙尖，重复检查和将对颌模型复位到𬌗堤上。对颌的印模膏𬌗堤比蜡堤准确性更高。而且，即使印模膏𬌗堤修整过多导致在垂直高度上无法与对颌牙接触，也可用记录膏来恢复。而使用蜡堤，需要有支持最终记录的可调节式𬌗架。

无论是超硬基托蜡还是印模膏制作的𬌗堤都可以用作维持口内正中位置的装置，口内轨迹描记装置，或两者同时使用。由于具有更强的稳定性，当无牙颌患者使用平面轨迹描记装置时，最好使用印模膏𬌗堤。当患者一侧牙弓做全口义齿修复，而对颌同时做可摘局部义齿修复时，印模膏𬌗堤较蜡堤具有更强的稳定性，相应也提高了颌位关系记录的准确性。虽然可以使用粘固的上下颌𬌗堤或用夹子固定的全口义齿颌位关系，进行初次上𬌗架，但存在可摘局部义齿支架时这种操作具有一定的危险性。在对颌模型放回𬌗位之前，应把支架及相连的基托准确放回模型上，这样口腔医生在模型上𬌗架前才能确认义齿支架位于设计的排列人工牙的最终位置。

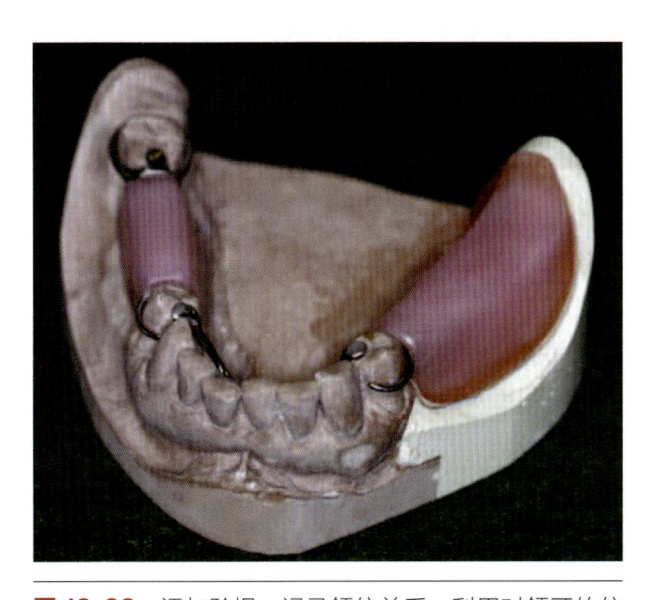

记录功能性和动态咬合关系的𬌗堤必须用硬蜡制作，这样可以借助对颌牙列对其进行雕刻。这种方法要求对颌牙弓完整或已经完成修复治疗，详见第18章。当双侧牙弓同时修复时，不能采用这种方法进行功能性咬合记录。对颌牙弓必须具有治疗方案所要求的完整性，或必须通过修复的方法恢复其完整性。对颌可摘局部义齿或全口义齿应在最终咬合记录之前完成。单颌义齿完成后，再做对颌的功能性记录。通常需要先把上下颌牙用蜡排好恢复建立合适的牙槽嵴间的位置关系和正确的𬌗平面。在单颌义齿加工完成后，去除对颌固定在蜡上的人工牙，然后制作功能性咬合记录。

第18章中简述了用功能性咬合记录建立咬合关系的技工室操作，下面进行更详细的描述。由于嵌体蜡可以被对颌牙列咬合成型，且嵌体蜡大多数有足够的硬度，可以维持咬合关系数小时或数天，故多用于此类操作。因为冠桥的功能性𬌗位记录完全可以在牙科诊室里完成，故选择的蜡记录材料要求在相对较短的时间内的通过对颌牙实现较好的可雕塑性。因此，通常冠桥𬌗位记录选择较软的蜡，而不选择能保持24小时或更长时间的记录咬合轨迹的蜡。为了达到后一个目的，硬质嵌体蜡是最好的选择，因其能记录功能性咬合且持久。这种蜡是棒状包装。首先用一层硬的黏蜡铺到基托表面，再将两根嵌体蜡沿义齿基托的纵轴平行放置，用热蜡刀烫平固定。在患者就诊前仅需做到这一步就可以了。因为不可能提前知道𬌗堤的高度和宽度，并且对冷蜡堤进行深加热有一定的难度，所以在就诊前不需完成蜡堤。

当患者在牙椅上坐好后，将热蜡刀插入两条嵌体蜡之间的缝隙，使两支持壁之间的中间部分

图19-38 添加𬌗堤，记录颌位关系。利用对颌牙的位置和支持牙槽嵴的特性来放置蜡记录。如果可能的话，应该在牙槽嵴主承托区用𬌗堤记录颌位关系

流动。一些热量传导到两侧支持壁，使殆堤均匀软化。要求患者闭口咬蜡直到天然牙接触，建立起殆堤的高度和宽度。然后按要求添加或去除余蜡，嘱患者做侧方运动。任何多余的蜡都被去除，无支持的蜡通过加蜡获得支持。最后加蜡增加垂直距离以达到：①义齿就位；②通过重建后牙支持引起颌位关系改变；③在下颌前伸运动中雕刻殆堤。当用殆堤建立起足够高度和宽度允许所有方向运动时，指导患者做功能性记录，完成咬合记录。

尽管这部分内容包括在技工室操作这一章里，但是制作殆堤是为了记录功能性咬合关系，全部步骤应该在椅旁完成，而不是送技工室操作。有必要清楚理解功能性咬合记录的制取目的，这样在随后的技工室操作中才能把记录复制到完成的义齿中去。

六、依照功能性咬合记录制作石膏导板

完成患者关系记录后，在可摘局部义齿上建立功能性咬合关系，该方法的效果取决于下列步骤的准确性。因此将各步骤逐一列出。如果工作模型（或用于热处理的模型）的基底以前没有做标记，那么现在就应该先做好。如果基底太大影响装盒，就应该减少基底的厚度和宽度。基底从殆架上取下之后就不能再磨小，否则会丢失上殆架的位置记录。

标记的方法有几种，但是在殆架底座上能见到标记区的方法可以消除一些重上殆架的误差。较好的方法是在模型的基底部用手工或模型修整器作一个45°的斜面，然后，在模型底座斜面的前牙区和后牙区共雕刻出3条V形沟。斜面有利于模型重新上殆架，由于存在三角形沟，所以上殆架的面非常清楚。因为位于斜面边缘，所以三角形沟随时可见，任何差错都清晰可见。

检查铸造支架和义齿基托的组织面，去除残蜡和其他碎屑。同样，检查并清洁工作模型上的石膏、蜡、填倒凹材料或其他妨碍铸件准确就位的碎屑。

现在把义齿支架放回模型上的原始位置。这个位置在制作临时义齿基托时，是在所有的殆支托就位后，通过黏蜡将支架固定住得以维持。这也是做咬合记录时铸件在口腔里的假定位置，义齿支架放回到工作模型上时必须要把这个位置复制下来。把支架放到最终的位置，再次用黏蜡固定住（如果用热处理模型代替工作模型，义齿基托在该模型上完成，把支架放回到原始位置同样要小心）。

义齿支架和咬合记录就位后，用黏土材料围绕记录周围以限制硬石膏，最终形成石膏导板。同咬合记录一样，黏土材料同样可以用于金属或电镀的表面。黏土以45°角起始于咬合记录的颊舌侧缘，然后将黏土或蜡片从一侧横过另一侧呈弓形，形成一个当咬合牙齿时允许舌部通过的穹窿。

使被处理模型的咬合面暴露，以便作为垂直中止点。这也将用于维持殆架的垂直关系。除非使用硬石膏对硬石膏的中止点，否则由于意外或其他因素，技师可能改变殆架的垂直关系。因为殆型与开口度直接相关，所以垂直关系的任何改变都将和动态咬合关系的不一致。尽管当模型固定到以下颌为开口轴的殆架时垂直距离确实会改变，但是只要存在天然牙尖，那么在殆架上按功能性咬合记录建立起来的垂直关系就不会改变。

邻近基牙表面用硅酸钠、微膜或其他分离剂处理，确保石膏在垂直中止点上可以分离。如果咬合记录没有被电镀，可用硬石膏形成对颌导板。可以用改良人造石，但是用代型石膏材料更好。只有殆面需要灌注更硬的石膏，其上可以使用价格低廉的技工室用石膏。如果采用这种方法，要在第一层初步凝固以前灌注第二层材料，以防止两层材料意外分离。

振荡石膏使其只进入咬合记录和石膏中止点。把剩余的石膏不规则地堆积到模型上，使之便于同上殆架用的石膏结合。将咬合导板安置到殆架上，不需要做取下或重上殆架的标记，因为只有工作模型要再上殆架。

在石膏咬合导板凝固后，在分离上下颌模型

前，把呈咬合状态的上下颌模型分别固定到𬌗架的上下颌体上。使用的𬌗架类型并不重要，因为所有的非正中关系位是都记录在咬合导板上，不管使用何种𬌗架都只是起到简单铰链或三脚架作用。因此技工室里所有的𬌗架都可用。

模型固定到𬌗架上最好使用人造石而不是普通石膏。人造石经过特殊设计，能最大程度地降低大部分硫酸钙产品固有的凝固膨胀。固定材料的最小凝固膨胀对维持模型间的咬合关系是非常必要的。

必须记住𬌗架中哪一侧是可活动的工作模型，𬌗架的固定应照此进行。例如，对下颌义齿来说导板固定到𬌗架的上颌体上。对上颌义齿来说，咬合导板固定到下颌体上。固定到对侧颌体上的工作模型带标记的基底必须涂上一薄层微膜、矿物油或凡士林，以便与固定𬌗架的人造石分离。

完成上𬌗架后，分开模型，去除黏土。如果固位环或固位栓钉可拆卸的话，可以把咬合导板和它的底座从𬌗架上取下，否则，就要在𬌗架上进行修整。用铅笔标记出咬合记录的边界以及周围多余的石膏。用刀把与工作模型接触的颊侧面的垂直中止点修整成锐利边缘。

去除任何突出的石膏，让咬合导板和垂直中止点清晰可见，易于操作。去除咬合记录，准备依咬合导板排列人工牙。

七、依照对颌模型或咬合导板排列后牙

无论是依据对颌模型还是咬合导板排列后牙，除非金属基托是义齿支架的一部分或使用热凝丙烯酸树脂基托，否则都要把先前制作颌间关系记录的义齿基托去除。在此之前必须已经使用可调式𬌗架恢复咬合关系，试戴义齿进行评估，上𬌗架的过程已进行验证，并且𬌗架已设定到非正中关系位。由于完全组织支持的基托没有记录可摘局部义齿的咬合关系的位置，因此基托必须固定到义齿支架上。作为修复体一部分的金属基托就不存在这个问题。牙齿排列到蜡上还是金属基托上取决于所用后牙的类型，它们必须直接与对颌模型或导板咬合。

除非在最终的丙烯酸树脂基托上记录咬合关系，否则撒涂法自凝丙烯酸树脂基托或光固化法制作的基托是用于此目的最准确、最稳定的基托（另一种方法是重衬原始印模基托，也能达到目的）。虽然在修整的基托上可以成功记录静态咬合关系，但是最好使用专门制作的新的丙烯酸树脂基托完成功能性咬合记录。不管采用哪一种方式，义齿都不能在这些基托上完成，在装盒烫蜡时这些基托也不容易从固位支架上去除。因此，必须从模型上取下金属支架，通过加热组织面去除原始记录基托。小心不要让丙烯酸树脂烧着，否则铸造支架将会染上炭色。支架重新抛光后放回工作模型上的原始位置，在排列人工牙之前用黏蜡将它固定在该位置上。

（一）后牙形态

可摘局部义齿的后牙形态不能随意选择。应牢记可摘局部义齿的咬合关系应该反映出天然牙列和人工牙列间的和谐一致。无论是按照对颌模型还是按照咬合导板排牙，都应该调整人工牙使之与现存的牙列协调。在这方面可摘局部义齿与全口义齿的咬合关系不同。对于后者，后牙总是根据口腔医生的按照全口义齿最佳咬合关系的理念来选择和排列。但是可摘局部义齿的咬合关系必须与现有的咬合关系形态一致。这样制作好的可摘局部义齿的𬌗面就与原来的成品牙𬌗面不同。

人工牙的外形应该恢复缺失牙间隙并满足美观需要。成品牙的形态经常需要调改以满足与对颌牙的咬合要求。因此人工牙最初的𬌗面形态对可摘局部义齿以后形成的后牙咬合关系不太重要。

后牙最常用树脂制作（包括所有类型的树脂——复合树脂、互聚网联树脂、交联树脂和双交联树脂等）。树脂牙的优点是容易调改，而且可以通过添加窝沟和排溢道来提高咀嚼效率。树脂牙也容易调小颊舌径，减少咬合面面积而不会牺牲强度或影响美观。它们更容易调改以适合小连接体和不规则的空间，避开可摘局部义齿支架的

固位装置。不管怎样，用树脂牙作𬌗面时必须定期检查确保𬌗面不会因为磨损而失去接触。为了维持已建立的咬合关系和防止有害的磨损，对颌牙面的组合最好是瓷𬌗面对瓷𬌗面、金合金𬌗面对天然牙或修复好的天然牙、金合金面对金合金𬌗面。

（二）按照咬合面排牙

依据与对颌模型的静态关系排牙和依据咬合导板排牙的步骤大致相同。另一方面，在可调节式𬌗架上排牙可一定程度重现下颌运动，更接近全口义齿咬合关系的通常𬌗型。用𬌗导板排后牙的步骤见第18章。

八、前牙类型

可摘局部义齿的前牙主要涉及美观和咬切功能。排列前牙时，患者最好在场，否则应预约患者再试戴。前牙可以先在模型上大致排列，然后试戴，但是在确定最终排列方式后，要在工作模型上做出唇面的石膏印记，以保留这种患者见过并认可的排牙方式。

从纯粹的机械学角度来说，所有缺失的前牙最好用固定修复体而不是可摘局部义齿修复。但是由于美观或经济的原因，或涉及多个缺失的前牙——像Kennedy第Ⅳ类牙列缺损——就不可避免地需要可摘局部义齿修复。

用在可摘局部义齿的一些前牙类型如下：

（1）瓷牙或树脂牙，用丙烯酸树脂固定到支架上；

（2）预成树脂牙用匹配的树脂直接固定到金属支架的固位装置上。这种方法称为压接法，有预先选择和评价前牙的优点，还有用预成牙制成唇面的优点。将牙的舌侧面掏空，以方便用同种颜色的树脂把它永久的固定到义齿支架上；

（3）在技工室通过热处理把树脂牙和金属支架连接起来。在可摘局部义齿支架上雕刻蜡牙的形态，放在口里试戴，调整美观和咬合，然后选择合适颜色的丙烯酸树脂进行热处理。这类牙齿的颜色和耐用性与成品树脂牙相比存在一些问题。但是随着材料的改进会逐步改善技工室制作牙齿的质量和外形。而且这类牙齿的形态和特征，常常可以调改，使之与邻近自然牙更加协调；

（4）粘结到义齿支架上的牙面既可是瓷贴面也可是丙烯酸树脂贴面。可以将贴面固定到蜡基托上于口内试戴，并调整外观。可以采用预成的塑料背板，它将成为可摘局部义齿支架蜡型的一部分。最后将牙齿粘结到支架上。从美观的角度考虑，它们没有其他类型的前牙令人满意，但是因为塑料背板被铸造成可摘局部义齿支架的一部分，因此它们有强度更大和容易就位的优点。应该保留每颗牙齿的模型记录和颜色信息，只需调改牙齿的盖嵴部使之就位。当可替换性是使用它的主要原因时，成品牙面不需要磨出斜面，否则替换它将十分困难。牙齿的替换也可以通过制作直接连接金属背板的蜡型并热处理形成树脂牙来完成。成品管状或副沟牙不常用作可摘局部义齿的前牙，因为存在能使它们移位的水平力；

（5）与固定义齿的饰面冠和饰面桥用法一样，树脂前牙修改后可用作树脂贴面。当可摘局部义齿支架用合金铸造时，这是最常用的方法。然后用蜡恢复其唇面，最终在口内完成外形的雕刻。这种方法的改进是在预先已经完成的铸造金属基托上用蜡制作贴面的基底，然后分别铸造，再通过焊接固定到支架上。其美观效果可以与树脂贴面媲美。在希望替换的牙齿与邻近贴面修复的基牙相匹配时，这种方法尤其可行。

九、制作可摘局部义齿丙烯酸树脂基托蜡型和包埋

（一）制作可摘局部义齿基托蜡型

在包埋前可摘局部义齿基托蜡型的制作与全口义齿蜡型的制作基本相同。唯一不同的是金属支架暴露部分及其周围的蜡型制作。在义齿支架和基托的连接处，应尽可能做出倒凹终止线。蜡型超出终止线稍许以便打磨修整，否则蜡型上的

小间隙会被包埋石膏充填，包埋石膏的锐边在除蜡和充胶过程中会折断。无论哪种情况，小量包埋材会进入终止线处的树脂中。可以通过制作稍微过量的蜡型来避免上述情况，然后再用打磨车针修整丙烯酸树脂到金属终止线。此时不能用磨轮和磨盘，因为它们能切到金属和烧焦丙烯酸树脂。可以保守地使用滑石粉和布轮抛光，因为它们切割丙烯酸树脂比切割金属快，可以让终止线抬高到邻近丙烯酸树脂的上方。

当在抛光的没有终止线的金属部分上制作蜡型时，必须牢记该部位没有粘接作用，一段时间后这些部位的丙烯酸树脂会不可避免的发生渗漏、脱离和染色。可以通过金属的粗化处理，尽可能对固位部分涂硅层和使用树脂黏结剂来提高机械黏着力，在某种程度上可避免以上情况的发生。蜡型应该有 1.5～2.0mm 厚，这样保证与抛光金属的连接处有足够厚的丙烯酸树脂。应该避免金属上出现薄层丙烯酸树脂。在修整时，应该用打磨钻磨除薄弱树脂。否则，由于边缘渗漏可使薄的丙烯酸树脂层最后与金属支架脱离、染色和不洁。

牙龈蜡型的形态应按照现代审美学的观点制作，并能预防食物嵌塞。口腔医学生应该熟悉诊断模型上自然牙列的正常牙龈结构，用同学间的口腔模型开始基本的技术练习。通过这种方式，他们在义齿修复过程中才能具备更好的牙龈形态理念。

人工牙不能完全被覆盖，应暴露其整个解剖牙冠，当需要模仿牙龈退缩时甚至暴露更多。邻牙或对侧牙的牙齿与牙龈的关系可以用作牙龈形态美观、协调的指导。很少有需要修复治疗的患者处于没有牙龈退缩和牙骨质暴露的年龄段，要根据患者的年龄在修复体上模拟这些情况。对可摘局部义齿而言，剩余牙的牙龈形态应该作为修复体牙龈形态再造的指导。不管怎样，邻间隙应该填满，特别是在人工后牙之间。

Frush 总结了在牙颈部牙龈组织高度变化时所需遵循的原则：

（1）在中切牙处龈缘高度稍低于唇高线；

（2）在侧切牙处龈缘高度低于中切牙龈缘；

（3）在尖牙处高于中切牙或侧切牙龈缘；

（4）在前磨牙处稍低于尖牙，前磨牙和磨牙龈缘高度有多种变化形式（摘自 Frush JP：《牙本质修复和动感美学》，洛杉矶，1957，瑞士基金会）。

牙间乳头应恢复正确形态以便自洁。牙间乳头的雕刻要与年龄相协调，而且是牙齿可见外形线的决定因素。正如 Frush 所指出的那样，只要正确放置一滴蜡也能将方形牙的外形改变成锥形或卵圆形。通过增加该区域的颜色，制作合适的牙间乳头能进一步加强自然的外观。

Frush 总结出制作牙间乳头的原则：

（1）牙间乳头要延伸到牙齿接触点处以便清洁；

（2）牙间乳头必须有不同的长度；

（3）牙间乳头必须在各个方向都突出；

（4）牙间乳头必须根据患者的年龄来成形；

（5）牙间乳头必须终止在牙齿唇面附近，绝对不能向内倾斜斜向内侧，终止于邻面靠近舌侧的部分。

不管采用哪种材料或何种热处理方法，义齿蜡型的制作和雕刻都要依据铸造修复的要求进行。使用模型分离技术进行热处理不会改变义齿基托的形状将通过铸造过程进行复制这一事实。因此，应该仔细制作义齿蜡型，使之与精修完成的修复体理想外形尽量一致，而不是在抛光过程中再试图去修整修复体的唇面外形（图 19-39）。抛光的过程应该包括去除菲边、需要时作出点彩磨光面、用轮状刷和浮石轻轻抛光、最后是用软轮状刷和非摩擦性上光剂，如碳酸钙，进行最终的抛光。如果在包埋前义齿蜡型制作合适，就不需要用浮石进行大范围的修整和抛光。

因为所有义齿的磨光面在固位和控制食团方面都起到重要作用，因此义齿的颊舌面外形一般都是突起的。在大多数情况下，义齿边缘的厚度应该与印模上的记录一致。例外的是为了避免干扰舌体的下颌义齿基托远中舌侧区，和为了避免干扰下颌喙突的上颌义齿基托远中颊侧区，这些部位的最终形态不取决于包埋前雕刻成形的蜡型，需要口腔医生在最后抛光时将基托磨薄而成。

（二）包埋可摘局部义齿

在包埋可摘局部义齿以对其丙烯酸树脂基托进行热处理时，必须记住义齿模型一定要能从型盒里完整地取出，以便再上𬌗架。只有当义齿基托需要重衬而无须上𬌗架时，才能去掉模型上的牙齿以暴露连接体和固位体，并将其包埋在上半型盒里（在这种情形下，这种做法同将重衬的义齿反过来放入下半型盒中相比，似乎没有多少优势）。过去由于使用分离型盒的热处理技术，垂直距离的增高不可避免，这导致可摘局部义齿支架从支持牙齿上被抬高相应的量。口内的调𬌗可以暂时获得与对颌牙和谐的咬合关系，但是可摘局部义齿支架会同基牙发生接触，从而损伤下方的牙槽嵴。

可以在流动期而不是面团期将丙烯酸树脂充填到型腔里，或将液态的树脂注射到封闭的型腔里，通过这些方法可以尽可能减小垂直距离的改变。在重衬中使用自凝丙烯酸树脂也可以达到尺寸改变最小的目的，同时可以防止升温过程中的热膨胀。

当同时制作上、下颌可摘局部义齿时，有时一侧单颌义齿先进行热处理后放回模型上，再在对颌另一副义齿上建立最终咬合关系来恢复完整的牙弓。这种情况下，如果没有天然牙相互咬合，第一副义齿在热处理后没有必要重新上𬌗架。在其他情况下，重上𬌗架纠正咬合关系的误差是绝对必要的。完成装盒应该确保模型从型盒里能够完整无损地取出。

模型基底的微小间隙在堆放人造石时会被复制出来，尽管能够通过修整去掉一些大的气泡，但是小气泡会留下来。如果模型的间隙被包埋材填满，会导致两种材料颗粒占据同一空间。在包埋前用锡箔替代物铺在模型基底能防止这种情况发生。在模型基底和侧面涂石蜡油不仅能使模型基底从包埋材中分离，并且可以使模型更容易地从周围包埋材中剥离出来。

除了蜡型和人工牙外，整个模型都要包埋在下半型盒里（图 19-40）。全口义齿只需将人工牙和蜡型暴露在包埋的上半型盒里。而且，在全口义齿中，下半型盒的包埋材必须是光滑无倒凹的，必须涂上分离剂便于上下型盒的分离。

一个可选的方法是先沿着模型基底部的锡箔进行包埋，使包埋材表面光滑，并在表面涂布分离剂。然后在模型解剖部位周围覆盖第二层包埋材，盖住天然牙和义齿支架暴露的部分。在灌注上半型盒前应使包埋材表面光滑，去除倒凹和涂分离剂。在模型的解剖部位有一层包埋材可以单独去除，模型的分离会更容易。

当需要充填着色丙烯酸树脂到型腔里制作个性化义齿基托时，注意不要将蜡型边缘包埋到下半型盒里。Bennett 指出只需要包埋到蜡型的边缘，将需要着色的完整表面留在上半型盒里。这样着色可以到达基托的边缘，以后去除型盒时不会破

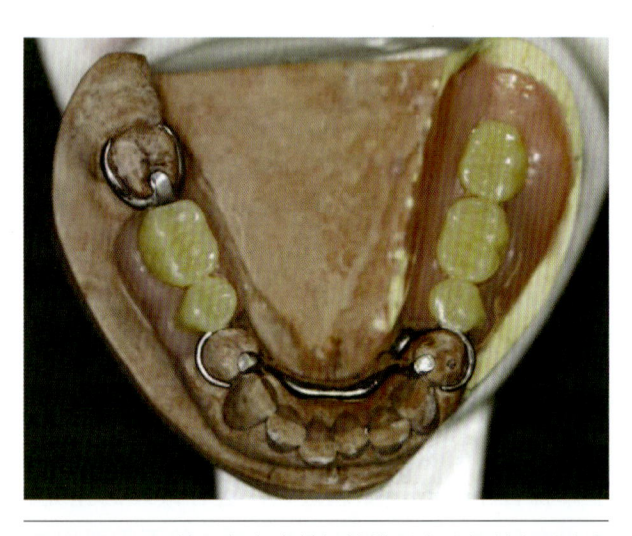

图 19-39 可摘局部义齿基托的蜡型应该复制出反映患者个性的正常解剖外形。这对于义齿人工牙和树脂结合处的可见区域尤其重要。健康的牙间乳头是突出的，伸展到牙齿的邻接点处。在蜡型上应雕出牙根的突起，形成自然的外形。在热处理后用偏心球钻完成点彩的制作。针对义齿戴入的特定口腔环境，以上所有的特点都应考虑到。如果修复体的美学特征与患者口腔不协调，这样的义齿将令人无法接受

坏着色面。如果不需要着色，或只需要在牙颈缘和牙间乳头区着色，蜡型的边缘应该包埋在下半型盒里，在抛光过程中此处可以被如实的复制并保留下来。

由于可摘局部义齿固位支架的存在，丙烯酸树脂的试充胶较为复杂。试充胶时必须在两层面团期树脂之间放上两张玻璃纸。否则，打开型盒时，经常会发生树脂从一侧型盒的牙齿上或从另一侧型盒的金属支架上拉起的情况。把面团期的丙烯酸树脂填充到上、下型盒里，在它们之间铺上玻璃纸，合上型盒做试充胶。然后打开型盒，去除玻璃纸，修整多余的菲边。应重复进行试充胶直到看不见多余的树脂。最后取出玻璃纸关闭型盒。

目前已有不需要试充胶的丙烯酸树脂材料。按常规制作树脂混合物，在软性阶段将混合物或灌注或放置到模腔里。树脂不会或很少对关闭型盒产生外力抵抗，而完成后的义齿则可以与丙烯酸树脂在面团期充胶的效果相媲美。使用时可多充填一些材料，多余的树脂则从上、下型盒之间溢出。尽管它们足够软可以让过量的树脂溢出，但是建议使用缓冲空间，防止在型盒间形成薄层树脂。任何开盒后在表面的薄层树脂都被认为是分开型盒的树脂量，因此需要提供一个内部空间来容纳过量的树脂，并且方便树脂在型盒关闭后溢出。

为了提供这样一个缓冲空间，下半型盒的表面在灌注上部石膏前可以涂上融化的基托蜡。除蜡并关闭型盒以后，这空间就可以容纳溢出的多余树脂。在灌注上半型盒前不允许在下半型盒边缘残留石膏或蜡，上下型盒边缘必须达到金属与金属相接。在把型盒放到处理仪器里之前，只有这种方式才能确保型盒是完全关闭的。

灌注上半型盒石膏的方法与制作全口义齿时相同。尽管不是绝对需要将整个上半部灌注人造石，但是也有必要使用某种人造石覆盖层以防止牙齿殆向移动。这是因为普通石膏不能承受型盒闭合的压力。在灌注人造石覆盖层之前，余留在牙齿殆面的所有石膏都要去除并涂上分离剂，以

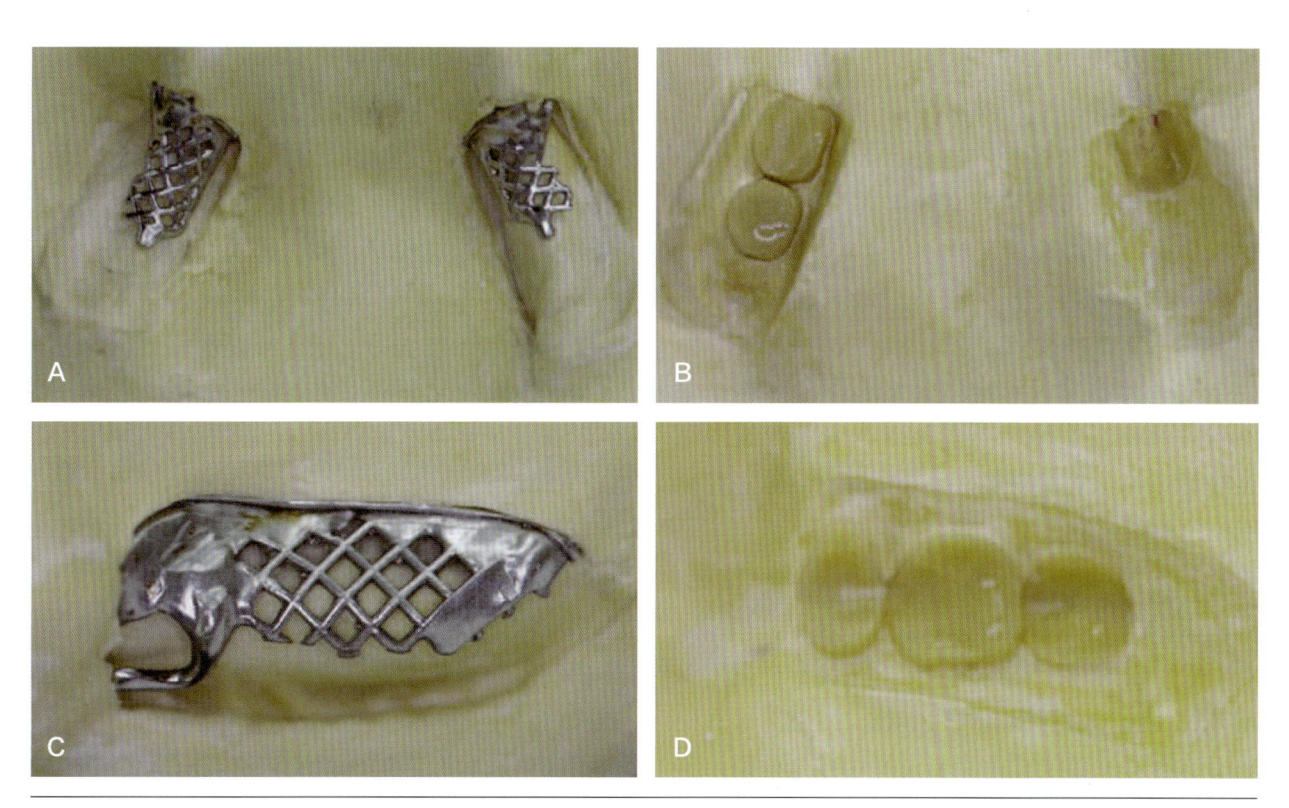

图 19-40 包埋在型盒中的修复体。A. 下颌 Kennedy I 类模型，远中游离端基托的小连接体暴露在外；B. 显示图 A 中支架的人工牙；C. 上颌远中游离端的小连接体包埋在石膏中；D. 显示图 C 的对半型盒，内有人工牙

方便在开盒时去除覆盖层。如果采用人造石包埋，用手指将一层增强的人造石或代型石膏涂涂抹到蜡和牙上，待材料硬固后在型盒剩余部分灌上石膏。如果全部使用人造石进行包埋，应该考虑到容易分离型盒的预防措施。不仅要用能分离的人造石覆盖层，而且在部分凝固的人造石上使用金属分离器，或用刀刻出到达型盒壁的放射状刻痕。通过去除人造石覆盖层和在两部分人造石之间插入刀刃，可以很容易完成开盒。

除蜡应待包埋材固化几个小时后进行，最好隔夜进行。除蜡应该有效去除所有的蜡质残渣，必须有足够的清洁热水。将包埋好义齿的型盒浸泡到沸水中5分钟就可以使支持人工牙的蜡型变得足够软，便于分离型盒，将余蜡冲走。用沸水将蜡清除干净后，包埋的义齿要用去脂清洁剂清洗，然后再次用清洁的沸水冲洗。

除蜡后，立即在温热的型腔里涂上薄层的锡箔替代物，注意不要让它覆盖在牙颈部周围。在人工牙的任何部位都不应该涂锡箔替代物。在第一层完全干燥后涂第二层，待此层干到能触摸时立即充胶。

当远中游离端可摘局部义齿的工作模型是用二次印模法取得时，固位支架的支持脚可能未完全与模型接触。型盒的关闭压力会使金属支架无支持的游离端变形，在开盒时又弹回来。这样完成的义齿基托与支持组织缺乏接触，导致义齿沿支点线旋转，像组织吸收引起的一样。为了在关闭型盒时给金属支架远中游离端提供支持，应该在支架远中游离端组织止点周围通过喷洒或涂涂自凝树脂，并待其固化后再进行树脂充胶（图5-38）。

十、义齿的热处理

接下来的热处理步骤与全口义齿一样。可以在充胶前做义齿基托个性化着色。如果义齿基托位于口内可见部位时更需要进行这方面处理。单独的后牙树脂基托通常不要求个性化，但是口腔医生应该选择基本和周围组织颜色接近的义齿基托材料。因此理想的可摘局部义齿基托树脂材料是：①不需要试充胶；②拥有与周围组织颜色协调的色泽；③拥有尺寸稳定性和准确性；④致密，易于抛光；⑤聚合完全。

包埋之前在义齿上放置锡箔的优点毋庸置疑，这将产生一层锡箔基质，避免使用分离剂。事实上锡箔替代物的使用已很普遍。

任何锡箔替代物都会在牙龈缘处产生不需要的薄膜，导致在牙齿和周围树脂之间产生细微的分离。在口内使用几个月后剖开义齿可以观察到牙颈部边缘着色。在某种程度上，注射法充胶可以避免使用锡箔替代物所产生的不良后果，这也是注射法优于加压法的地方。

因为加压法充胶使用广泛，还可能继续使用下去，这就需要采用不使用锡箔替代物的方法。分层硅橡胶法使丙烯酸树脂在瓷牙颈部周围有更完全的适合性，与丙烯酸树脂牙的黏结更完全。此外，义齿基托着色可以直接在型盒内进行，不需要首先使用分离剂膜。

室温固化的硅橡胶有足够的体积和硬度强度和韧性满足需要，它可用于义齿蜡型表面和覆盖牙齿。为防止热处理过程中牙齿移动，在灌注上半型盒前义齿殆面应该暴露。硅橡胶的混合以及添加外层人造石包埋材的时间都必须按照厂家说明书要求，以确保聚合和与覆盖包埋材的结合。然后常规冲蜡。

分层硅橡胶法的另一优点是容易打开型盒。如果在装盒前义齿蜡型的雕刻已完成，义齿的着色不会由于完成热处理的义齿的不必要的修整和抛光而改变。

目前所有使用的树脂基托材料在热处理过程和在口内时都存在尺寸改变。因此义齿的适合性主要取决于基托材料的准确性，因为现在使用的印模材和模型材本身已相当准确。为了减少义齿基托的尺寸变化，材料和技术需要不断改进。

在软性状态通过向型腔灌注或充填的义齿基托材料的使用也很普遍。这种技术不需要试装盒和过大力量，不会出现像加压法对丙烯酸树脂进行充胶时遇到的型盒关闭不全和改变垂直距离等问题。为了防止型腔高温膨胀，常用活化或自凝丙烯酸树脂。除了丙烯酸树脂外，不同的材料配合着不同技术加以使用，包括苯乙烯、乙烯和实验性环氧树脂。开发新技术新材料的主要目的是为了提高尺寸准确性和稳定性，及提高强度和改善外观。

结合了准确性和高效率的注射法或灌注法的使用可以生产出适合性良好的可摘局部义齿基托。Dentsply Trubyte 的注射系统（The Success Injection System）将注射法的准确性和 Lucitone 199（Dentsply Trubyte）起来。其硬件包括注射仪、铝合金型盒和型盒的附件。型盒有标号，为特定匹配的，连接后更准确。包埋和热处理的技术如下：

（1）将带有整个蜡型的模型以常规方法放进标有"1"的型盒，模型尽可能置于型盒的后部。去除模型上的倒凹后，使用扁平蜡条（直径大约7mm）形成注射用注入道。对于上颌可摘局部义齿来讲，注入道固定到模型后部边缘，确保注入道足够粗。对于下颌可摘局部义齿来讲，在双侧基托伸展区均插注入道。在包埋材上涂分离剂，将上半型盒放到下半型盒上，确保完全紧密的金属接触和型盒的关闭，保证型盒托架固定到型盒上并拧紧。把型盒放到水平仪上使标有"2"的面朝上，按常规完成包埋。

（2）当包埋材凝固后，拧松螺钉去掉金属型盒托架。将型盒放入沸水中（8～10分钟），完成除蜡过程。将金属注射器插到型盒后面，尽可能地把塑料注射管插入金属注射器中。塑料插管的边缘应该与金属注射器的边缘正对齐。关闭型盒，上好型盒托架，拧紧螺钉。

（3）用装粉/液的小瓶量出足够制作可摘局部义齿所需树脂的配料用量。注意注射器最多装38g（56ml）粉和（或）17.5ml液体，搅拌粉和液体大约15秒。不要过分搅拌。盖上盖子直到材料到达"软充胶期"（大约6分钟）。勿使材料到达"快速硬化期"。

（4）把树脂材料放入塑料注射管内，插入蓝色的塑料活塞，并将活塞拉至末端。推动蓝色活塞尽量挤压材料，把管口插入塑料注射管内，直到抵达注射槽的边缘。将金属防护圈套在注射管上，把型盒放进注射仪，确保型盒的螺钉和托架正对操作者的右边。将注射套管上的开口槽朝外放置，朝着设备十字头方向推金属保护圈向上，将保护圈固定在蓝色橡皮圈周围。拧紧设备上的手轮以固定型盒。

（5）完成注射过程，看到蓝色活塞穿过保护圈槽停止移动时可确认型腔完全被充满。完成后，从设备上取下型盒，移除注射管圈，轻轻扭转将塑料注射管从型盒中拉出。保持注针槽在金属注射器内。把蓝色的小塑料活塞帽放到挤压装置活塞的尾端。将热处理装置的活塞放到型盒后部的塑料注射槽里，在金属注射器上拧紧加压装置直到加压装置顶端的钉子上露出刻槽。

（6）在热处理之前型盒静置30分钟，确保义齿基托和人工牙之间良好的结合。将闭合的型盒浸没在 163±2°F 的水里 1.5 小时，随后煮沸 30 分钟。另一种聚合方法是在 163±2°F 温度下水浴 9 小时，不需要煮沸。从聚合池里取出型盒，室温冷却约 30 分钟。再把型盒放到温水浴中完全冷却。

（7）拧开加压装置并松开型盒的螺钉。去除型盒托架，分离型盒。去除包埋材，剥离可摘局部义齿和模型。切除注射道，用传统方法完成义齿的打磨和抛光。

光固化（VLC）义齿基托材料的使用被认为是相当节约时间的基托处理方法。厂方建议使用浅色模型来增强 VLC 材料的聚合反应。必须制作人造石模型，以便在聚合过程中人工牙能精确放回原来的位置。人造石模型制作完成后，蜡和人工牙便可从支架上移开，清洁后，硅化或涂一层树脂黏结剂。

VLC 材料的理想厚度是要求在牙槽嵴和支架固位部件之间有 1.5mm 的空间。人工牙的盖嵴部也要高于支架固位部件 1.5mm，支架组织面的终止线应该与腭侧终止线平齐或稍高点。如果要用

VLC 义齿基托材料，那么就应该在制定诊断和治疗计划阶段考虑这些要求。

支架就位前，可以在模型的义齿基托区涂上一薄层模型分离剂（model release agent, MRA），把 VLC 材料放到无牙的义齿基托区，用锐刀修整出大致的轮廓外形。然后用力将支架就位，使其包埋在没有固化的 VLC 材料中。确定义齿支架的𬌗支托、组织终止点和其他部件能准确放回模型上设计的最终位置。去除多余的材料，否则会干扰模型上𬌗架或排牙，检查 VLC 材料与模型上支架的组织面终止线是否合适。有必要将带支架的模型重上𬌗架，完成核对后从𬌗架上取下模型，用光固化设备处理 2 分钟。

将人工牙固定到人造石模型上，与带有支架和可摘局部义齿基托的模型相对应。人工牙需要调磨，以便与可摘局部义齿基托相适合。磨改人工牙的盖嵴部使人工牙和义齿基托材料间留有 1.5mm 的间隙。切记支架和模型间以及支架和人工牙间避免形成小于 1.5mm 的薄弱区。

固定到 VLC 义齿基托上的人工牙表面应微微打磨粗糙并清洁干净。当在与 VLC 义齿基托黏结的所有人工牙表面涂黏结剂时，可以将人工牙放到塑型的复合物中，便于拿稳。涂有黏结剂的表面应放置 2 分钟，然后用光固化设备处理 1 分钟。

为了确保人工牙进入 VLC 义齿基托上设计好的位置，通过厂家提供的塑型工具在每颗牙上贴一小片 VLC 材料。借助人造石基质和高强度光固化灯，将每颗牙放入 VLC 义齿基托的相应位置。

人工牙放入 VLC 义齿基托后，在人工牙和义齿基托间的接缝处涂上一窄条黏结剂。黏结剂起到密封剂的作用，可以防止渗漏，并有助于人工牙和义齿基托材料之间的黏结。保持黏结 2 分钟之后光照处理 1 分钟。随后添加 VLC 材料完成义齿基托的颊舌侧外形。在所有暴露的 VLC 义齿基托材料的表面涂上空气隔离剂，光固化处理 2 分钟。处理完成后，小心地把可摘局部义齿从模型上取下。不要试图撬下来。在无牙区的组织面涂空气隔离剂，将组织面朝上光固化 6 分钟。用水和刷子清洗可摘局部义齿，去除所有的空气隔离剂。常规修整和打磨完成可摘局部义齿。

在口腔文献所涉及的内容中，研究义齿基托材料的发展历史是最有趣的一部分。义齿基托材料将会是一项非常吸引人的研究，但是本书并不讨论这部分内容。尽管自 1937 年以来甲基丙烯酸甲酯一直是最佳的选择，但随着新材料的出现，其作为义齿基托材料的前景无法确定。虽然它操作简单，可以模仿天然组织颜色和外形，但其准确性和尺寸稳定性方面还有待提高。是否会有其他和更新的材料最终取代甲基丙烯酸甲酯作为义齿基托材料仍有待观察。实际上，未来的义齿基托应满足：①通过个性化着色和特定的处理一定能如实地、准确地复制出天然组织的色调；②操作步骤不烦琐，且不需要价格昂贵的设备进行操作。

十一、根据咬合导板重新上𬌗架和校正咬合

即使使用改进的义齿基托材料和热处理工艺，由于排列牙齿的蜡材的尺寸不稳定性，还是会使人工牙发生移位。只要产生错误的根源没有被消除，仍有必要重上𬌗架。重新上𬌗架调𬌗的效果取决于颌位关系转移到𬌗架的方式，以及𬌗架复制功能性颌位的程度。即使𬌗架仅能复制静态的正中关系，这种关系至少应该在戴义齿前能够重建。

尽管必须承认要想在口内达到完美的非正中咬合关系受到一定限制，仍有一些学者认为口内调𬌗比在不能重建非正中关系位的𬌗架上调𬌗更准确。不管怎样，正中关系的调改不应该包含在这种观念中，即通过口内调𬌗可以建立满意的正中关系，随后调𬌗实现是完美的非正中关系。由于义齿的不稳定性和无法对咬合关系进行分析，准确的口内调𬌗是不可能的。实际上，在每颗牙都有自己支持组织的天然条件下，对天然牙列的调𬌗最好在对𬌗架上的诊断模型分析后进行。

必须接受一个重要前提，即口腔修复学不只是一个随意的操作过程。它能准确地把正中颌位

关系转移到𬌗架上，并能在整个修复体制作过程中保持这种关系。如果确实如此，那么在修复体初戴前，必须建立起与正中颌位关系、余留牙的正中关系或两者同时一致的正中关系。这意味着，在热处理完成修复体后，通过再上𬌗架而进行调𬌗并重建正中关系，对修复治疗的成功绝对是必要的。热处理完成后，模型通过标记好的关系重新放回到𬌗架上。

重新上𬌗架的注意事项

在义齿抛光和初戴前需重新上𬌗架做最后的调𬌗，为确保准确性，要遵循以下注意事项。它们适用于所有的咬合关系记录，尤其适用于使用石膏垂直止点固定咬合导板的情况：

（1）在做标记和上𬌗架前减小模型的基底，确保与型盒的大小合适，这样以后就不需再调整；

（2）模型基底边缘做成斜面，便于以箱状方式就位于𬌗架；

（3）基底的前后方刻出凹槽，确保能放回初始位置。基底边缘的凹槽比凹点好，因为前者可以目测检查准确性；

（4）在上𬌗架前对模型的基底和边缘稍微润滑，方便从固定的人造石中取出；

（5）装盒前对模型的基底和边缘铺锡箔或稍微润滑，这样包埋材的碎屑不会干扰上𬌗架；

（6）首先用黏蜡、热胶枪或可塑性塑料将模型固定到𬌗架上，然后用人造石固定𬌗架和模型的边缘；

（7）调𬌗前确保垂直中止点处没有残留包埋材碎屑；

（8）在调𬌗过程中，小心不要磨损对颌牙咬合面。使用色带或浸墨的纸带比咬合纸好。前者通常不会被人工牙磨穿并磨损对颌牙面，同时墨迹或染料不会像咬合纸上的蜡那样在对颌牙面造成干扰点；

（9）当人造石垂直止点再次接触时，按咬合导板进行调𬌗的过程已完成。在其他类型的𬌗架，当垂直针再次接触且任何有效的水平移动都无干扰时，即完成了调整过程。

调𬌗与初排牙时一样，会破坏牙齿原始的解剖外形。𬌗面通过添加窝沟或排溢道、或减少𬌗面面积来重建外形，这样可以提高人工牙的咀嚼效率。虽然调改外形可以在重新调𬌗后和义齿初戴前立即进行，但是最好推迟到最终调𬌗完成后进行。无论如何，这是完成任何可摘修复体必不可少的一步。

瓷牙可以用磨石或金刚砂针磨改外形。树脂牙最好用小裂钻恢复其功能性解剖外形。任何一种类型的牙都应该仔细地抛光，避免减少牙尖接触面积。虽然牙尖变窄、增加排溢道和减少总接触面积可以提高咀嚼效率，但是接触区的关键部位，包括垂直向和水平向，都必须保留。

"重新上𬌗架"的概念也适用于完成的修复体按照颌位记录𬌗架。牙支持式义齿由于热处理造成的咬合关系异常，可以通过把已做标记的热处理模型和义齿重新上到建𬌗时的𬌗架上加以调改。但是，由于远中游离缺失的可摘局部义齿本身具有的不稳定性，这类义齿应该从热处理包埋材中取出，打磨、抛光，并依据新的口内记录调𬌗。口腔医生必须在调𬌗完成之前制作再上𬌗架的模型。简单的做法是首先把义齿戴入口内，用不可逆性水胶体（藻酸盐）取义齿和余留牙的印模（图19-41）。当取下印模后，义齿通常保留在印模内或能准确放回印模。义齿基托的倒凹要填平，支架固位部件用薄层熔蜡覆盖，在印模内灌注再上𬌗架的模型。然后根据建𬌗时所用的同样口内记录将模型固定在𬌗架上。这些步骤将在第21章作为义齿初戴的主要部分进行详细讲述。

在患者佩戴义齿离开前必须建立协调的咬合。等到义齿戴入一段时间后再调𬌗是不合理的。

十二、抛光义齿

在可摘局部义齿抛光中需要考虑的部位：①义齿基托边缘；②磨光面；③人工牙和邻近区域。

全金属基托的边缘在此之前应该已经形成。如何准确打磨部分金属基托和全部丙烯酸树脂基托的边缘，取决于印模记录的准确性及该记录在人造石模型上的保留程度。用成品托盘取得印模上的无牙区记录，一般没有通过个别托盘和二次印模法获得的相应区域的模型边缘准确。边缘的准确性还取决于印模是否记录了边缘组织附着的功能性或静态关系。

（一）义齿的边缘

获取牙列缺损无牙区印模需考虑的主要目标包括：①可摘局部义齿基托有最大承托区；②获得与移动软组织相适应的最大覆盖的边缘伸展。虽然第二个目标可以用个别印模托盘来实现，但是最好用二次印模法来完成。基托边缘伸展的范围和它的宽度都能准确地记录。记录下的范围和宽度都应进一步保留在人造石模型上。除了在抛光时有意磨薄的区域外（本章节前面提到），义齿边缘的打磨和抛光应该只限于去除菲边和人为的气泡。否则，基托的边缘就应该与印模记录保持一致。

当用成品托盘取印模时，托盘本身会影响边缘的伸展范围和宽度。获得的一些区域会比可用于义齿承托的总面积要小，而其他区域由于托盘过长又超出功能性伸展范围。不幸的是，技师也试图诠释口腔的解剖结构，并任意修整义齿边缘。技师最好对正在进行修复的患者的口腔解剖特征有深入了解，而事实并非如此。随意修整模型标记的边缘后引起的任何过度伸展，口腔医生都必须在口内调改。最好是口腔医生完成义齿的边缘，在取印模时下功夫确定义齿的边缘。

（二）磨光面

义齿基托的磨光面是在颊侧边缘和人工牙之间的经过抛光的表面。建议使用部分印模记录颊侧外形的方法，这样可以使制作的义齿基托与面部肌肉组织一致。这种方法未被广泛接受，可能在可摘局部修复体制作中不实用。

磨光面可以用蜡制作，也可以热处理后在义齿基托上磨改出。一般来讲，在制作蜡型时用蜡塑造磨光面比较合适，因为操作方便，容易建立外形且需要时能够修改。通过边缘整塑颊面应该

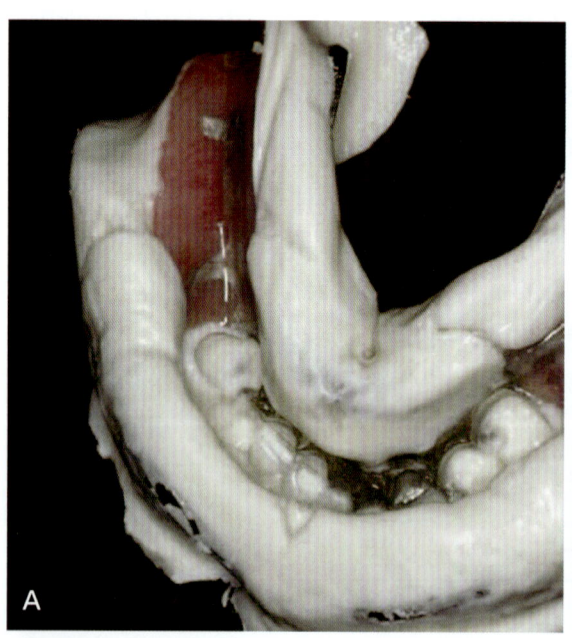

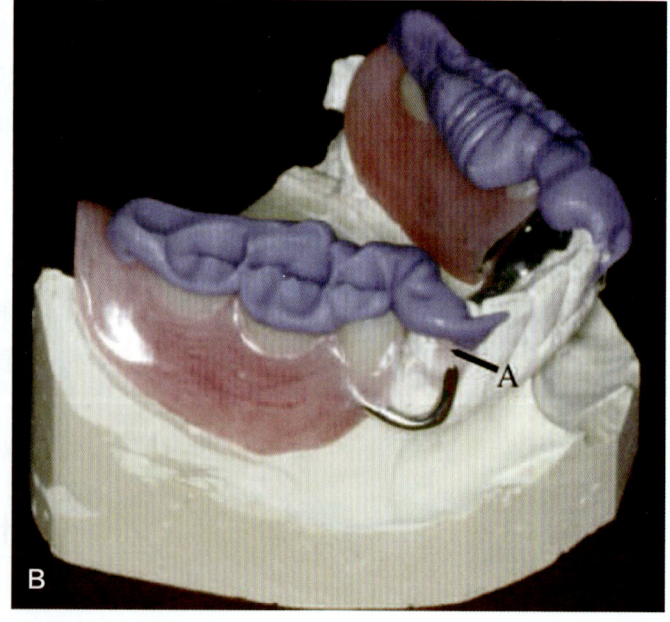

图 19-41 A. 用常规有孔托盘及不可逆性水胶体（藻酸盐）取义齿和牙弓印模。义齿基托的倒凹和直接固位体尖端有必要填塞，这样义齿在随后灌注的模型上容易取戴，如图 B 所示；B. 修复体就位于用于重新上𬌗架的人造石模型上，并将定位对颌的咬合记录就位于修复体上。用𬌗架调𬌗时，固位体尖端的蜡（图中 A 所指示）便于修复体在模型上取戴

形成有助于义齿固位的外形，保留圆钝边缘可以防止食物嵌塞，同时方便食团返回到咀嚼区域。舌面应制作成凹形，为舌头提供空间，有助于义齿固位。抛光凹面比抛光平面和凸面困难。如果预先在蜡型上制作好需要的外形，不仅更容易打磨完成，而且减少了因疏忽而改变边缘和牙龈区形态的可能性。

打磨牙龈和邻间区

热处理完成以后牙龈和邻间区的形态很难修改，而且大多不能令人满意（图19-42）。

现代美学观点要求在每颗牙的周围单独雕刻牙龈的形态，而且牙龈曲线高度和牙乳头长度各不相同。牙间乳头应该是突出的而不是凹进去的。牙龈附着处不要有会堆积食物残渣和沉积色素的沟和缝隙，尽可能不需要清洁。在热处理后所有的操作都不要对牙龈区做大的改形和修整。牙龈形态的雕刻应在蜡型上完成，应该小心包埋避免形成气泡和人工痕迹。打磨时，用小球钻对牙齿和牙间乳头周围区进行修整打磨，模拟出更加逼真的组织外形，同样用偏心球钻添加上明亮的点彩。抛光时，仅使用轮状刷和浮石轻轻打磨，最后用软胶状和非摩擦性的专用抛光剂抛光。

龈缘区的浮石抛光只能用于抛光高点，尽管可以操作轻柔，它的使用应该限定在蜡型完成时就已很光滑区域的轻抛光。对义齿树脂进行重浮石抛光不仅会制作出典型的义齿形态，而且会改变曾经精心制作的蜡型表面和塑料牙的外观。如果一定要浮石抛光，塑料牙应先用黏结带保护起来。

可摘局部义齿在打磨抛光机上的任何抛光操作都有一定的危险性，因为固位体很容易被抛光轮钩住。可能造成的最小损害是卡环臂的变形，但更有可能的是义齿被甩到技工台上，对义齿支架或其他部件造成严重损害。技师必须对这种可能性有清晰认知，当接近抛光轮时必须用手指保护任何所有突出的卡环。此外，将浮石盘浸满湿浮石以缓冲发生事故时的冲击力是明智的方法。同样，其他用作抛光的器械应该用毛巾或弹性材料衬垫起来。固位体钩住拿义齿的手套或手也是一个潜在的危险。这些将导致严重的伤害，必须特别注意防止此类事故发生。如果可摘局部义齿已经在口内戴过，则会增加感染的危险性。

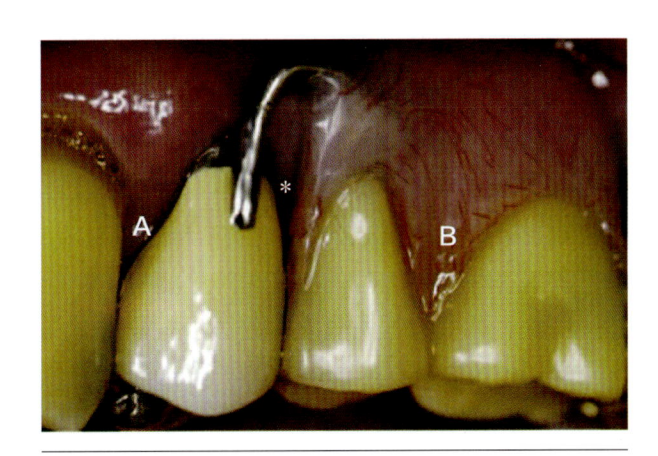

图19-42 注意相邻牙齿和组织的外形，便于制作自然形态的修复体。A. 显示牙间乳头的垂直向和水平向结构。一般来说，水平向结构随年龄增加而增加；B. 修复体的牙间乳头只显示出垂直向结构，看起来死板。前边缘（*）形态生硬，产生明显而突兀的外形变化。制作边缘斜向邻间区的外形将减少这种不佳的形态

第20章

可摘局部义齿的制作设计单

一、制作设计单

制作设计单是对制作室加工义齿操作过程的书面指导。利用制作设计单的内容，可以在一定程度上控制修复治疗的质量，这是口腔医生对患者和对其职业所负的责任。正确填写的制作设计单可以提高可摘局部义齿治疗的质量和满意度。

口腔医生牙科医师的制作设计单相当于律师的委托书，它授权他人代表口腔医生，按照制作设计单所描述的内容行事。

如果执行顺利，制作设计单是有效的交流途径。它通过个性化和科学的指导来提高修复体的质量。

（一）内容

制作设计单的内容应该包括：①牙科制作室的名称和地址；②填写制作设计单的口腔医生姓名和地址；③患者的身份证明；④制作设计单开出的日期；⑤要求完成的日期；⑥特殊说明；⑦口腔医生签名；⑧口腔医生开业执照号。所有的这些包含在一张简单的表格里（图20-1）。

（二）功能

制作设计单要完成以下4个重要功能：
（1）为制作室义齿的加工制作提供明确的指导，以致每一步操作都达到期望的水平；

（2）保护公众利益，防止非法行医；
（3）是对口腔医生和口腔技师的保护性法律文书；
（4）完全划分口腔医生和口腔技师的责任。

（三）特点

制作设计单必须清晰、简洁、易懂。不要以为技师都是解码专家。制作设计单应该包括足够的信息，使技师能够理解并执行医师医生的要求。很多牙科医师口腔医生误以为即使没有正确的指导，他们的要求也能令人满意的完成。

正确的方法是为制作室技师加工修复体的每一步操作都提供详细的书面说明。因此，制作义齿的新的步骤开始时，新的制作设计单应该随材料返回制作室。在现代牙科治疗中，高质量的修复体是不可能一次性制作完成的。

为完成可摘局部义齿、冠和固定义齿、全口义齿的制作，或为了完成正畸的制作室加工，只用一张制作设计单不足以提供详细的说明。由于各种修复方式的不同，以及制作室操作的差别，每一步要求有单独的制作设计单。

二、制作设计单的指导作用

制作设计单被设计为只需要最少的文字书写

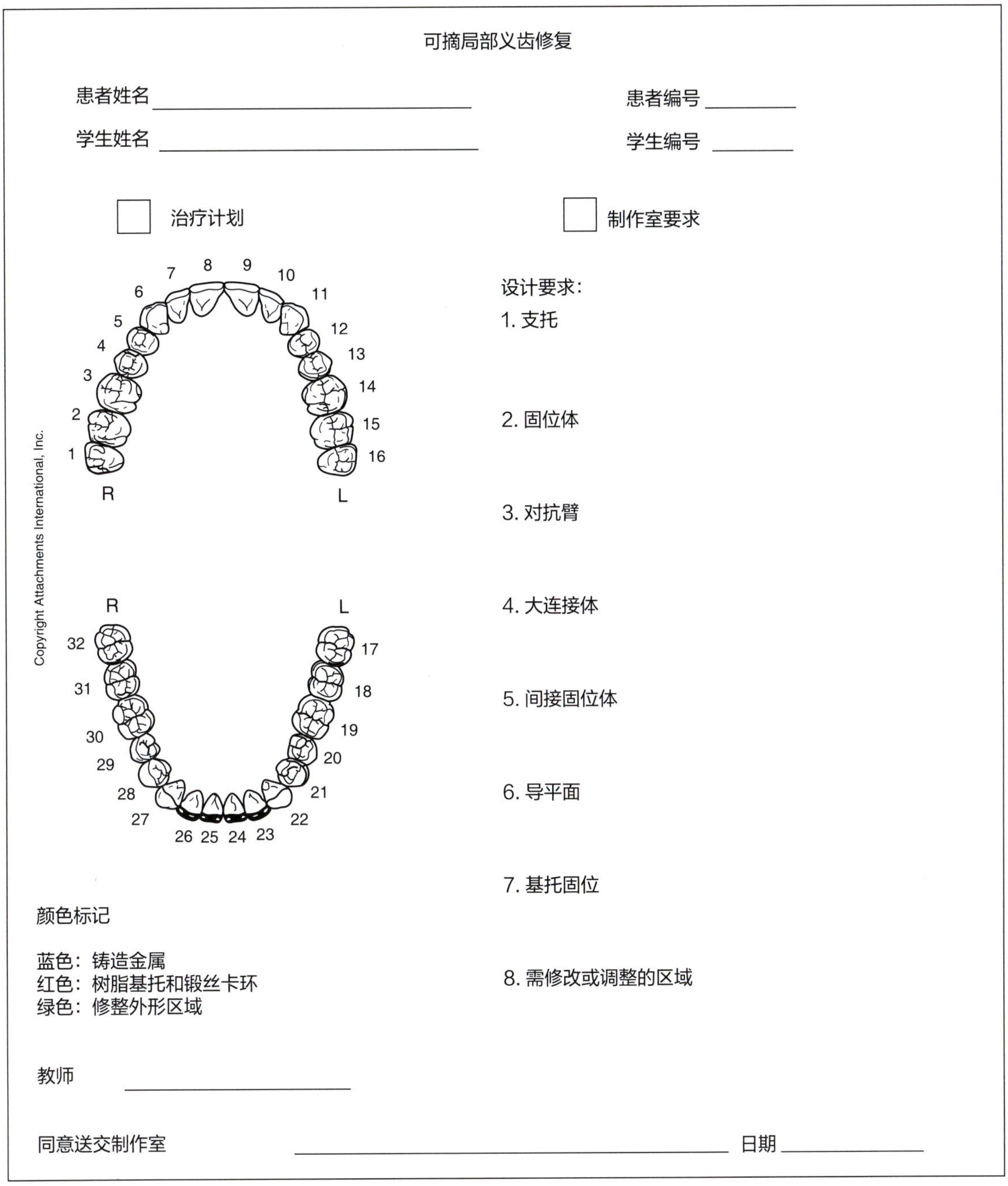

第 20 章　可摘局部义齿的制作设计单　283

```
                        可摘局部义齿修复

    患者姓名 _____     患者编号 _____
    学生姓名 _____     学生编号 _____

          □ 治疗计划              □ 制作室要求

                                 设计要求：
                                 1. 支托

                                 2. 固位体

                                 3. 对抗臂

                                 4. 大连接体

                                 5. 间接固位体

                                 6. 导平面

                                 7. 基托固位

    颜色标记
    蓝色：铸造金属
    红色：树脂基托和锻丝卡环         8. 需修改或调整的区域
    绿色：修整外形区域

    教师 _____

    同意送交制作室 _____  日期 _____
```

图 20-1 制作设计单，专门用于可摘局部义齿修复，可以为技师提供详细的说明。可利用此表做义齿支架设计和指导口腔修整和预备

即可提供详尽的指导（图 20-2）。它包含材料种类和规格的列表，通过打钩或涂抹的方法来填写制作设计单。

另一种有效的沟通手段是在工作模型上绘制设计方案，它能够提供在设计单上无法描述的解剖细节。制作设计的𬌗支托、邻面板、大/小连接体和卡环的精确位置均可被表现（图 20-3）。

制作设计单需要留出空间来说明选择支架所用的金属。可摘局部义齿支架通常用 IV 型金合金、钴铬合金或钛合金铸造。义齿基托材料的特性也可勾选说明。要从工作模型上标记出这些信息是很困难的。

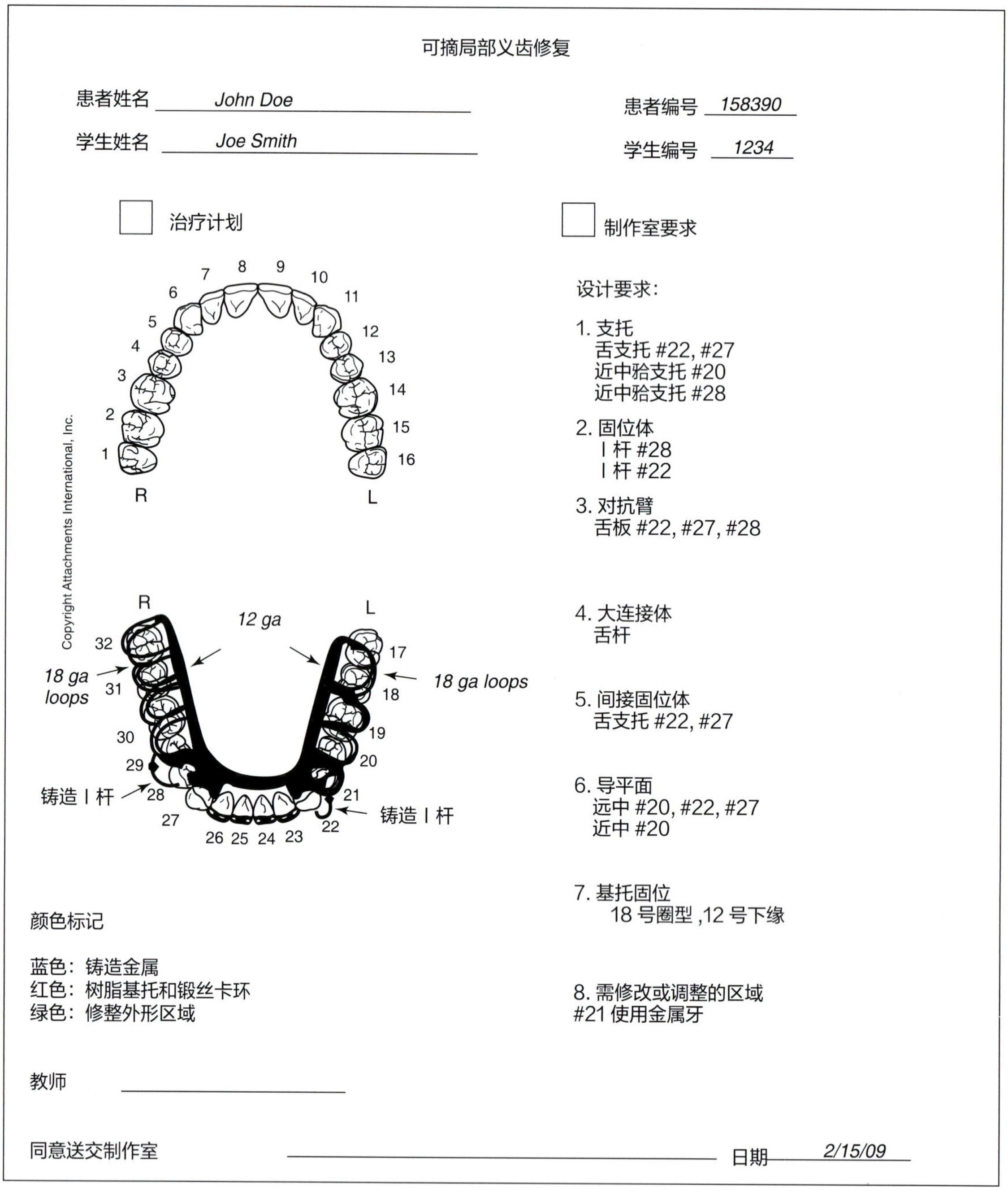

图 20-2 制作设计单和医师已设计并画好可摘局部义齿支架外形线的工作模型一起提供给技师。它简洁、省时，并能提供详细的资料，因此它的要求能够很好地被执行

制作设计单要有空间为技师提供口腔医生选择的人工牙的信息。口腔医生必须承担选择人工牙的职责。可摘局部义齿的成功在一定程度上取决于对人工牙的大小、数目、位置以及制作材料的考虑。

制作设计单应表达出对制作室技师的礼貌和尊敬。一般要求要用"请"字开头,特殊说明要用"谢谢"结尾。不要小看这两个词语在促进良好关系中的作用。

一个好的制作设计单不仅要清楚,而且要简单,便于执行。设计单应提供图表,必要时可以在其上画图,用文字加以说明。这些图表可显示

第 20 章 可摘局部义齿的制作设计单 285

患者姓名 _John Doe_ 义齿识别信息 _J. Doe_
送件日期 _6/1/15_ 取件日期 _6/15/15_
诊治医生姓名 _____
诊所地址 _____
金属种类 _Cr-Co_ 比色 _____ 比色板型号 _____

Rx Please fabricate max. RPD framework as drawn on design cast
1. Rests: Mo occlusal rests #2, 12
   Do occlusal rest #5
2. Retention: I-bar clasp #12
   0.010" mid buccal undercut
   Cast circum clasp #2
   0.010" DB undercut
3. Reciprocation: Lingual clasp #2
4. Major connector: Palatal strap
5. Base retention: Mesh #3-4, #13-15
6. Guide planes: Mesial #2
   Distal #5, 12

Thank You!

Signature _John Smith_
License number _1234_

个性化特征

桥体设计（圈出）
改良盖嵴式 船底式 卫生桥

金属设计（圈出）
金属基底 全瓷覆盖
金属咬合面 排除颊尖
金属咬合面 包含颊尖

白色－科室   黄色－加工中心   粉色－患者回执

图 20-3 A. 制作设计单会有与其相对应的设计工作模型。口腔医生会提交一个画有可摘局部义齿支架轮廓线的工作模型。制作工作模型不仅简单，而且耗时短，但它却可以提供更为详尽的信息，保证技师能够更好的按照口腔医生的要求来完成义齿的制作

后牙的殆面和舌面，以及前牙的舌面，也包括上颌弓的腭部和下颌牙槽嵴的舌斜面。这样就对大连接体的位置可以有一个清楚而又图形化的说明，作为对工作模型上支架外形线的补充。

当制作支架时，可用彩色标记来说明工作模型上的标志。比如，用绿色铅笔画支架外形轮廓，红色画支架终止线的位置，黑线标明模型观测时牙齿和软组织的外形高点线。不同颜色的标记可以消除技师理解模型上标记时造成的混乱。

制作设计单还必须为技师提供制作金合金、钴铬合金和钛合金铸造的支架部件蜡型的规格，这是制作设计单中的一个部分。适合于多数可摘

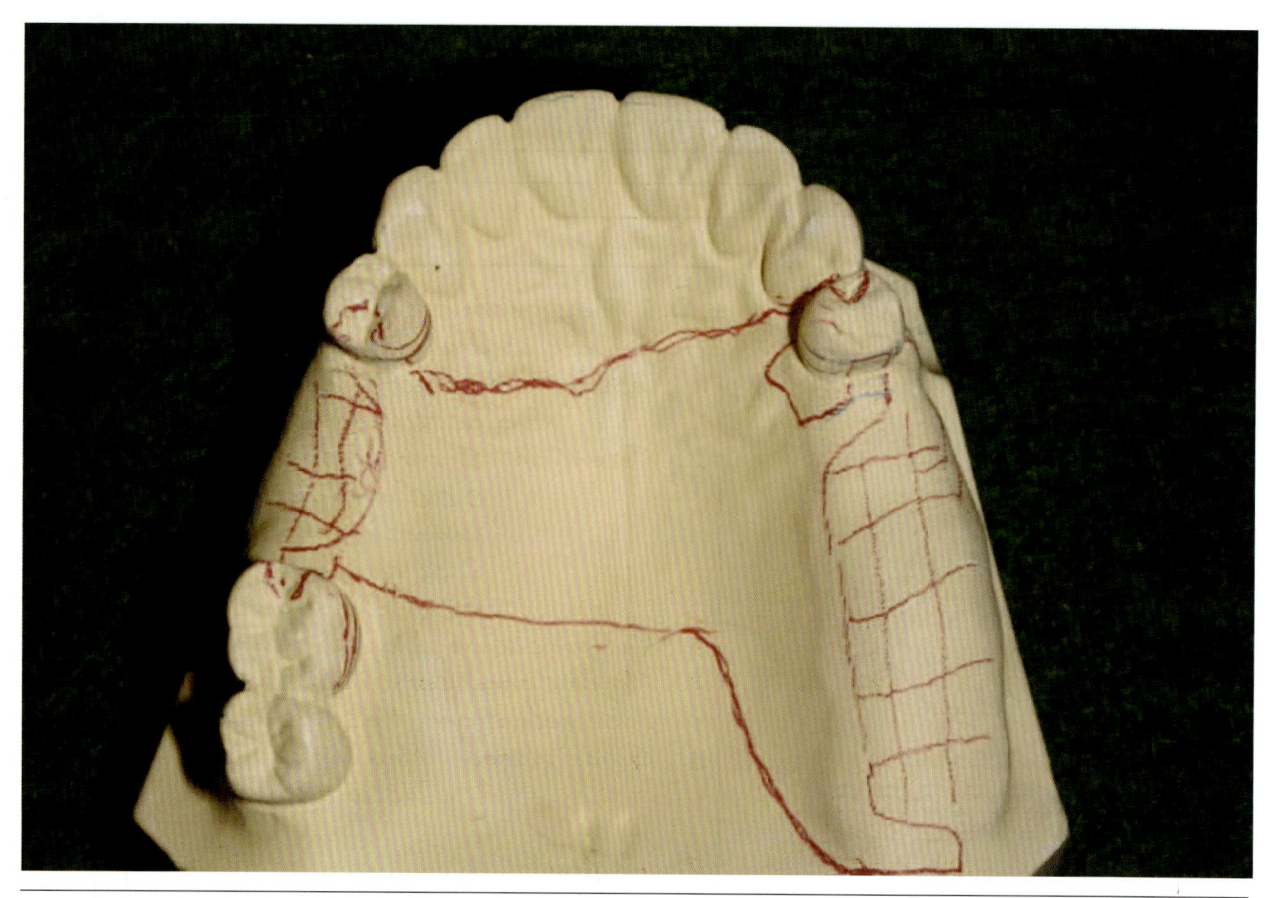

图 20-3 B. 工作模型的殆面观，画出可摘局部义齿框架的外形线。在模型上标示就位道，外形高点以及固位倒凹，导平面板，殆支托，卡环的位置

局部义齿支架的蜡型规格可以做成列表，这样可以减少填写设计单的时间和投入的精力，还可以为技工室技师提供参考。普通规格的列表并不妨碍在某个特定部件采用特殊的规格。

制作设计单的特殊说明必须作为可摘局部义齿制作室加工过程中指导和监督的常规依据。这些说明应清楚无疑地表达医师对制作室的要求。观测工作模型时用 0.25mm 或 0.5mm 的倒凹测量尺是无用的，除非在设计单上注明支架必须符合这些尺寸。

制作设计单应该是复写纸形式，便于复制并为口腔医生和制作室技师提供副本。原件的颜色可以与复印件不同，以便区别。

三、制作设计单的法律意义

尽管美国国家牙科制作室协会（National Association of Dental Laboratories, NADL）提供了法规指导，但每个州都有权执行其自己的法规。幸运的是，所有的州都执行了协会的法规。构成牙科执业的法律解释基本上是一样的，但各州对制作室操作的法律限制不一样。合适的制作设计单可以作为口腔医生和制作室之间的书面交流工具并保护他们之间的职业关系。

许多州要求制作设计单用复写纸写，口腔医生和技师都应在开出设计单后的一段时间内保留一件副本。因此它可以作为涉及牙科违法的举证、抗诉和反诉的文件，也可以用于消除口腔医生和技师之间的误解。

四、制作设计单的责任确定

虽然技师被要求参与义齿加工阶段的工作，但从严格意义上讲，口腔医生对可摘局部义齿修复治疗的所有阶段均应负责。制作室技师只对牙科医师口腔医生负责，而不对患者负责。医生将可摘局部义齿的设计交给水平差的技师就会得到一个较差的可摘局部义齿修复。

口腔医生将在法律和道义上本属于他的责任强加于辅助人员，这对患者、技师和牙科职业来讲是不公正的。毫无疑问，非法行医，口腔医生与某些技师之间的矛盾，部分是由于很多口腔医生将不切实际的责任强加于技师所造成的结果。进一步讲，这种不好的关系是由于医生提供不合格的印模、模型、记录和指导，而又对返回的修复体提出过高要求，并以断绝经济合作为要挟而产生的。

大多数制作室技师是有职业道德的，真心愿为牙科职业奉献他们的才能。牙科职业也迫切需要增加工作认真的辅助人员数目，来共同承担口腔健康服务。但是，在技师受到职业重视和制作室的地位提高之前，要求大量的有责任感的辅助人员是一种不切实际的幻想。

技师是属于口腔医疗队伍的成员，这个队伍以预防口腔疾病、维护口腔健康为工作目标并兼顾维护公众的身心健康。在口腔医生眼里，一个优秀的技师是一个宝贵的团队成员，能在为患者提供口腔健康服务中奉献更多的协同作用。团队合作的程度和质量口腔医生的责任，取决于医师的知识、经验、技能、管理能力、诚实和有效交流的能力。

口腔医生可以将可摘局部义齿加工制作的大部分阶段委托给技师。制作设计单能帮助医生实现对技师制作过程的监督和指导的道德责任。大量事实表明，很多口腔医生既没有认识到写好制作设计单能够带来的好处，而且也不善于填写设计单。一些口腔医生本身不提供任何指导而依赖于商业牙科制作室，这已是一个公开的现状。

如果口腔医生仍想保留对修复过程的控制，每一个医生都必须避免将这些责任转交给那些不能胜任的人。就活动修复体而言，口腔医生与制作室交流不足可能是目前义齿加工业变得越来越泛滥的原因。

第21章

可摘局部义齿的初戴、调整和维护

制作完成的可摘局部义齿的初戴，作为第2章提到的可摘局部义齿修复6个基本阶段中的第5个，应该是常规的预约就诊。经常发生的情况是，医生将修复体很快戴好，告知患者发生了疼痛或不适之后再复诊。实际上医生应该对义齿基托按要求进行初步调改、消除𬌗干扰和患者获得应有的指导之后，再把活动义齿交给患者。

虽然对义齿进行适当的调改是其适应过程的必要部分，但是还有很多别的因素牵涉其中。这些因素包括患者对修复体的制作和戴用过程中涉及的机械和生物问题了解多少，以及患者对最终修复体所带来的显著效果抱有多大信心。只有事先了解每一个步骤都是精心计划和熟练操作，并且对口腔医生和修复体的卓越性能有充分的信心，患者才能更好地接受义齿调改的过程，意识到这是学习使用义齿过程中一个必要而又短暂的步骤。义齿戴入时的调整和戴入后的维护对治疗的成功来说同等重要，如果口腔医生没有这样处理的话，那么患者的信心就会丧失。

"调整"一词有两层含义，每一层必须分开来理解。首先是医生进行初戴时和随后对义齿组织面和咬合的调改。其次是患者在心理和生理上对新修复体进行调整和适应。

在树脂基托热处理之后，义齿从模型上取下之前，须对咬合进行调改，使得人工牙列之间或人工牙列与对𬌗模型或导板之间有完美的咬合关系。必须对义齿基托进行精修，去除多余的部分，具有完美的磨光面形态，达到最好的功能和美观效果。因为修复体的金属和树脂部分都是通过铸造方法来完成的，而铸造过程本身的缺陷使得调磨成为必要。不幸的是，制作室的操作很少能保证戴入口腔内的修复体完美地适合口腔组织且不需调整。

为制作出生物学上可接受的修复体，繁琐的制作过程中的最后一步是：①义齿基托组织面的调整，以便与支持的软组织相协调；②调𬌗以适应𬌗支托和义齿的其他金属部件；③人工牙列的最终调𬌗，当下颌处于不同颌位时都有协调的𬌗关系。

一、义齿基托组织面的调改

调改组织面以达到义齿与组织最佳适合，应该通过使用某些指示剂来完成（图21-1）。指示剂必须在有效的组织接触下具有良好的流动性，而又不黏附到口腔组织上。市场上有几种压力指示糊剂。将植物起酥油和USP氧化锌粉末等量混合之后可以得到一种有效的糊剂。这些成分必须彻底调拌成为一种均匀的混合物。一次可调拌能装满几小瓶的量。

不应采用告知患者若产生疼痛再复诊，然后

第 21 章 可摘局部义齿的初戴、调整和维护

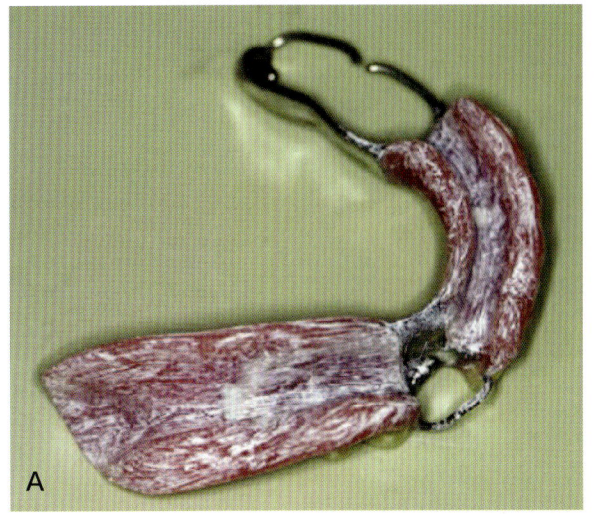

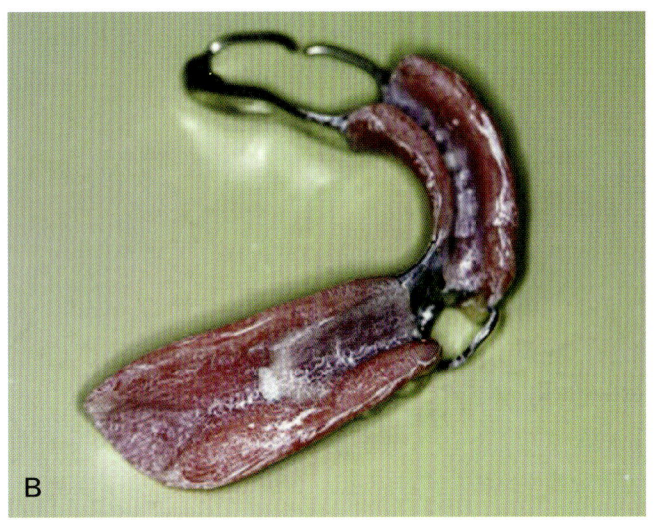

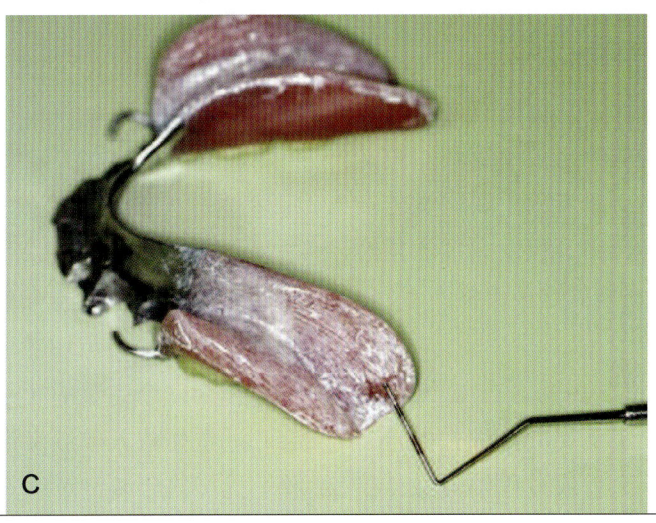

图 21-1 A. 修整完成的 Kennedy 第 II 类 1 亚类可摘局部义齿基托的组织面，指示糊剂显示已经施加有压力。使用指示糊剂前应当仔细检查组织面不规则或尖锐的突起，必须在口内适合前加以消除。使基托的整个组织面干燥，并用硬毛刷涂一薄层压力指示糊剂。刷痕应当清晰，其变化可以指导调磨。重要的是应避免使用过厚的指示糊剂，这将掩盖明显存在的压力；B. 在戴入患者口腔以前，修复体应该在冷水里浸湿或喷涂分离剂，以防止指示糊剂黏附于口腔组织上。在义齿仔细就位后，要么患者闭合咬棉卷几秒钟，要么口腔医生在基托上使用组织向压力以模仿功能运动。组织接触会在指示糊剂上显示出来，它与刷痕的方向不同。本图中没有在组织接触图案中显示出有过度压力。但是，比较保守的是基牙邻近区域经常要做缓冲。在义齿的几个部位涂指示糊剂对评价基托的准确性是必要的；C. 在人工模拟功能运动后，从口中取出的另一副义齿。组织接触显示在磨牙后垫舌侧区有过大压力

通过过度缓冲引起损伤的义齿部位来恢复舒适度的方式来打发患者，而应该对所有组织支持的修复体使用压力指示剂。口腔医生应涂一薄层指示剂于组织面上，用水冲洗指示膏以避免其黏附在软组织上，然后用手指在义齿上向组织加压。不要指望依靠患者对新义齿施加足够的力来记录下所有的压力区。口腔医生应该用手指施加超过患者预期的垂直向和水平向力。随后取下义齿进行

检查。应该缓冲那些压力大得足以移开薄层指示剂的区域，然后用一层新的指示剂重复该过程，直到压力过大的区域均被消除。当患者患有口干症时，很难确定压痛区。看起来像薄层指示剂被穿透的义齿基托区很容易被误判为压力区，实际上这个区域的糊剂只是黏附在了组织上。因此，只有穿过指示剂的完整区域才被认作是压力区，并做相应的缓冲。缓冲时必须考虑压力区是否是

义齿的主承托区、次承托区和非承托区。义齿主承托区应比其他区域有更大面积的接触。

最常见的压力区如下：下颌弓包括：①前磨牙区下颌牙槽嵴的舌斜面；②下颌舌骨嵴；③伸展到下颌舌骨嵴后间隙的义齿边缘；④下颌升支附近的远中颊侧边缘和外斜嵴。上颌弓包括：①覆盖上颌结节的义齿颊侧翼的内侧；②颧牙槽嵴处的义齿边缘；③在翼上颌切迹处义齿可能影响翼下颌韧带或翼突钩。此外，上下颌弓可能有骨尖或不规则骨突，相应的义齿基托组织面要做特殊的缓冲。

需要缓冲的程度取决于印模记录、工作模型和义齿基托的准确性。尽管现代印模和模型材料有良好的准确性，许多义齿基托材料仍有待改善，而且技术错误的因素总是存在。因此有必要在口腔组织承受来自修复体的压力之前检查和纠正义齿基托的偏差。医师医生对患者的主要职责之一是将创伤降到最低。因此，必须保证充足的预约就诊时间，以便义齿初戴时能做这种调整。

二、义齿支架的𬌗干扰

任何来自𬌗支托和义齿支架其他部件的𬌗干扰，都应该在建立𬌗关系之前或过程中消除。在建立最终的颌位关系之前，义齿支架应该在口内试戴，任何此类干扰均应检查并消除。如果是在非常明确的治疗计划指导下进行可摘局部义齿支架的口腔设计和准备，往往不存在这种需要。任何来自支架本身的𬌗干扰都不应该在义齿初戴时才做进一步调整。口腔医生将患者的口腔印模和模型送到制作室，然后在没有口内试戴铸造支架的情况下，接受最终的可摘局部义齿修复体，是对患者的不负责任。

三、调𬌗使天然牙和人工牙列达到𬌗平衡

初戴时可摘局部义齿调整的最后一步是调𬌗，以使义齿在下颌各个方向运动过程中与天然咬合关系协调。当同时戴入对颌可摘局部义齿时，其调𬌗在某种程度上与全口义齿调𬌗相类似。当仅有几颗余留牙且没有咬合时，情况更是如此。但是在下颌运动任一位置有一颗或多颗天然牙有咬合时，这些牙在某种程度上会影响下颌的运动。因此，有必要使可摘局部义齿的人工牙列和任何现存的天然咬合关系协调。

可以采用任何一种口内方法准确完成牙支持式可摘局部义齿的调𬌗。但是，远中游离端可摘局部义齿使用𬌗架调𬌗比采用口内方法调更准确。由于在𬌗力的作用下远中游离端义齿基托会产生翘动，因此无论是用咬合纸还是用咬合蜡，产生的差异均难以判断。重新就位于𬌗架上时，远中游离端义齿能方便地用新的无压力颌位记录固定到𬌗架上，在义齿初戴就诊时能准确调𬌗（图21-2）。

咬合关系建立和记录的方法在第18章中已经阐述过。本章主要讨论与完整的对颌牙列建立功能性咬合关系的优点，同时讨论单纯采用口内调整建立完美和谐的咬合关系的局限性。即使当上下颌可摘局部义齿均需调𬌗时，最好是先将一侧牙弓作为一个完整的牙弓，调整另一个牙弓来适合它。首先戴入单颌义齿消除所有下颌运动时的𬌗干扰，然后调整对颌天然牙列来适应已修复的人工牙。再戴入对颌可摘局部义齿，调𬌗使人工牙与天然牙列及对颌牙列协调，此时对颌义齿被认为是完整牙弓的一部分。可以选择任意一侧的义齿先调𬌗而使对颌的义齿与之发生咬合，但是以下情况例外：如果其中一副可摘局部义齿是完全牙支持，而另一副是有软组织支持基托的，那么首先将牙支持式义齿调整到和任何对颌天然牙齿有良好咬合关系。然后该牙弓被视作完整牙弓，再调整与对颌义齿的咬合关系；如果两副可摘局部义齿都是牙支持式的，可以先调整余留牙多的义齿，然后再调整第二副义齿与对侧完整牙弓的咬合关系。牙和组织混合支持式可摘局部义齿的牙支持部分同样可以先做调整，以便与对颌天然牙列协调。对颌黏膜支持式义齿基托的最后调𬌗常出现在下颌可摘局部义齿，这是因为下颌是可移动的部位，其咬合关系应与上颌可摘局部义齿

协调，而上颌义齿被看作是完整牙弓的一部分。

可以用指示材料和合适的磨石及磨头来完成口内调𬌗。必须用金刚石或其他磨石来磨切釉质、瓷和金属的接触部分。它们也可以用来磨改塑料牙面，但是用磨石磨改塑料效率更高。咬合纸可以用作指示材料，力量过大的𬌗接触会使其穿孔，留下轻微的印迹。相反更轻且频繁滑动的第二次接触反而会产生较重的印迹。虽然咬合带不会咬穿，但它不易用于口内，且第一次和第二次接触的区别很难鉴别。

总之，对于牙支持式可摘局部义齿在天然牙和人工牙列之间多点接触的调𬌗，应遵循与天然牙列调𬌗同样的原则。这是因为可摘局部义齿是靠与基牙连接的装置固位的，而全口义齿没有机械固位体存在。与天然牙调𬌗一样，可摘局部义齿的调𬌗可用多种颜色的咬合纸或咬合带来记录和区别正中和非正中𬌗接触，在义齿初戴时可以采用这种方法调𬌗。

在最终调𬌗时，由于要调整一副义齿使其与一个已确定的牙弓产生咬合关系，因此最终调𬌗时用要使用咬合蜡来鉴别早接触点和𬌗干扰。仅用咬合纸不可能做到这点。一面有黏性的咬合指示蜡（图 21-3）、28 号铸造蜡条或其他类似的软蜡都可使用。这种咬合蜡应该双侧使用，在中线处两条折叠在一起。这样患者不会像仅在一侧咬蜡时那样偏向一侧。

在正中接触时，应指导患者轻咬蜡条。之后取出蜡条，在光照下检查穿孔。穿孔部位表明有早接触或过度接触，必须进行调𬌗。可以用两种方法来确定需缓冲的特定部位。第一种是用咬合带标记咬合，然后在有过度接触的标记处用蜡做记录，再做相应的缓冲。第二种方法是第二次在口内放入蜡条，这次应使蜡条贴合牙齿的颊舌面以固位。在患者轻咬蜡条后，穿孔处用防水铅笔标记穿透区。然后取下蜡条，缓冲铅笔标记区。

无论使用哪种方法，都必须不断重复直到在设计的牙尖交错位建立平衡𬌗，最终的咬合记录蜡上均匀接触，没有穿孔区。调𬌗完成以后，存在的干扰区明显减少，应确保在咀嚼冲击过程中没有干扰。在咀嚼过程中，调𬌗减轻干扰应限于下颌人工牙的颊斜面和上颌人工牙的舌斜面，这可以缩窄牙尖，以便在牙尖滑向设计的牙尖交错接触时，它们能沿着对颌牙的窝沟滑行而不是楔入。Skinner 建议应给患者一小块软香蕉咀嚼，这样比空嚼要好。小块香蕉促进咀嚼机制的正常功能性运动，而且它的柔软度使其不会在软蜡表面

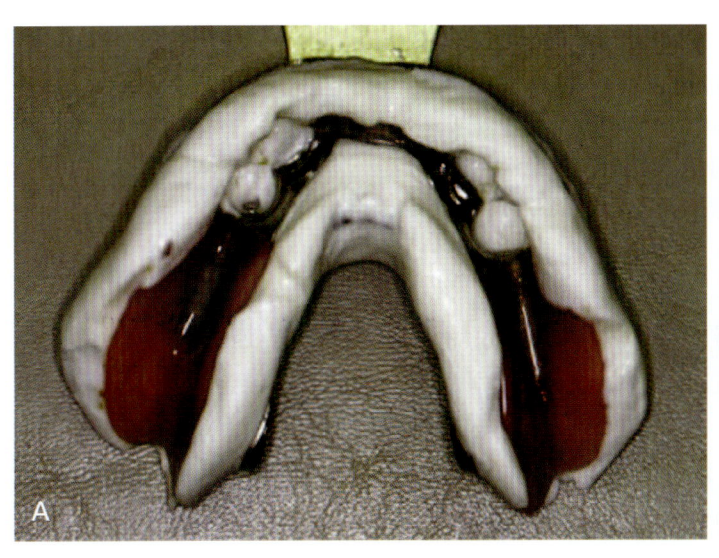

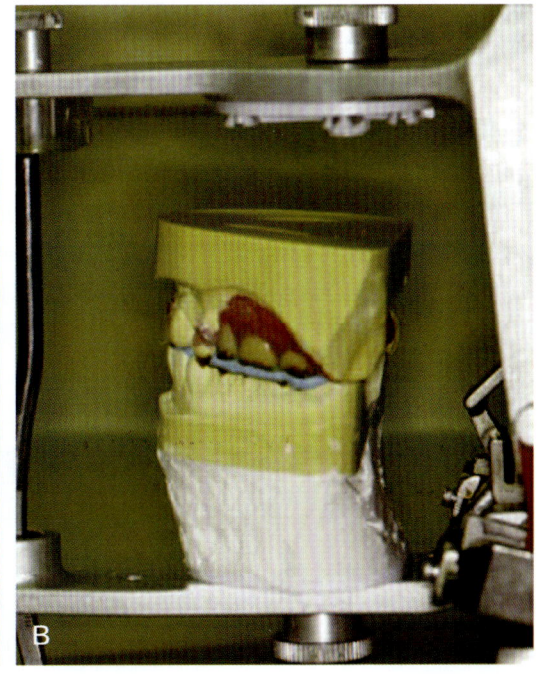

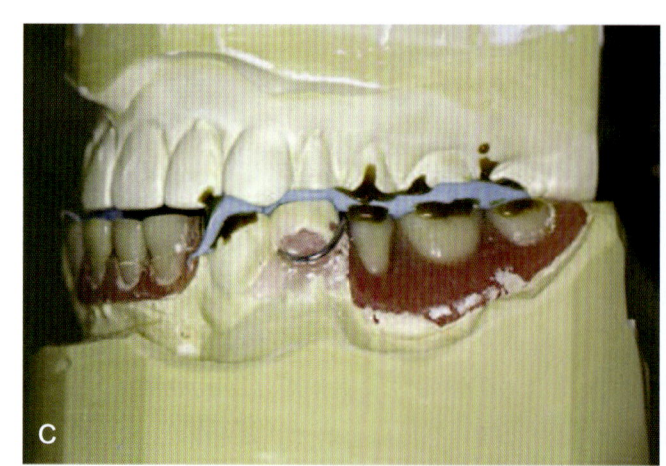

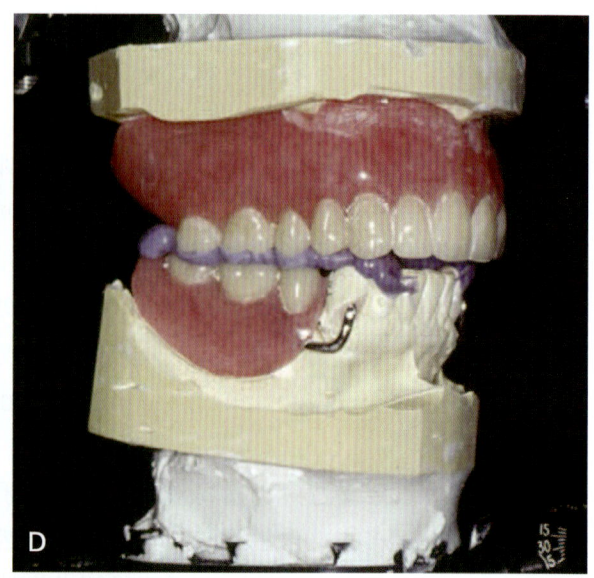

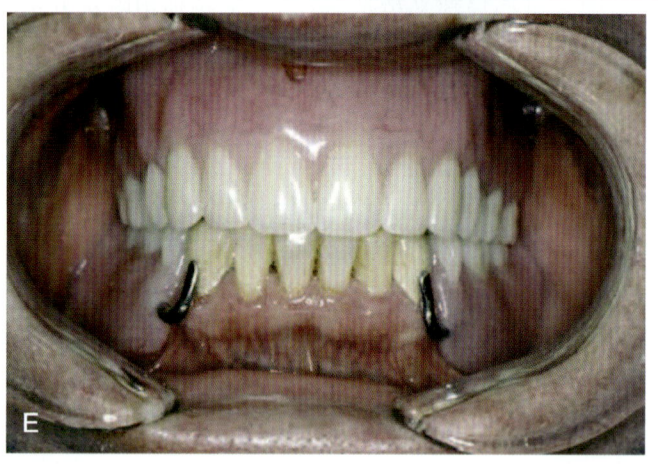

图 21-2 可摘局部义齿热处理后，制作室和临床的调𬌗步骤。带有修复体的颌弓需要新模型和咬合关系记录以便调𬌗。如果是上颌修复体，或者采用已有的面弓记录替代上颌可摘局部义齿和𬌗架上的模型，用再定位夹来指示𬌗平面，或者在试戴时用另一副面弓重新做记录。如果是下颌修复体，在戴入前先准备好对颌弓。A. 在这个病例中，对颌是不需调改的全口义齿。口内戴入下颌修复体后取印模，制作在𬌗架上调𬌗用的模型。修复体位于制取的不可逆性水胶体印模中，在制作再次上𬌗架的模型前，卡环、邻面板和任何倒凹或平行面用蜡仔细填平；B. 再上𬌗架的模型倒置过来，根据颌间记录定位；C. 固定的下颌模型和颌间记录显示此记录没有咬合接触。这使得记录的位置不受牙齿影响，否则会改变闭合路径，产生误差；D. 显示上颌全口义齿，在患者就诊前根据再上𬌗架的标记（在热处理模型之前标记在面弓上）固定在𬌗架上，以及下颌模型和颌位记录（如图 C 一样）。去除记录，完成调𬌗，控制热处理后的咬合关系。全口义齿的使用为获得准确和稳定的颌位记录提供了最好的机会，前提是基托而非常准确和稳定；E. 再上𬌗架的目的是提供排列人工牙的咬合位置。如果咬合关系不是最佳的话，让患者试图去适应新修复体是不正确的

留下印迹。在咀嚼过程中任何的接触干扰都可以在蜡条上穿孔的方式表现出来，用铅笔标记后做相应的缓冲。

调𬌗后，可以通过恢复窝沟和排溢道，减少颊舌径以增加牙尖锐利程度和减少咀嚼面的宽度来恢复人工牙的解剖形态，使其具有最大的咀嚼效率。特别是下颌颊面和上颌舌面应该减径，以确保咬合到对颌窝沟时这些区域不受干扰。因为对颌是天然牙列或已修复的牙列，应该尽可能考虑用能够形成和谐咬合面的材料制作可摘局部义

第 21 章　可摘局部义齿的初戴、调整和维护　293

应该指导患者恰当地取戴可摘局部义齿。他们应该相信自己能取戴可摘局部义齿。指导患者借助基托而不是用手指重复提升卡环臂离开基牙的方式取下可摘局部义齿，以避免卡环的折断。

应该告诉患者初戴时可能会有一些不适或小麻烦。某种程度上是由于舌头不适应修复体的体积而引起的。

尽管口腔医生努力防止疼痛的发生，但是还是必须告诉患者发生疼痛的可能性。因为患者对不适感的忍受能力差别很大，因此最好告诉每一位患者有可能做必需的调整。另一方面，口腔医生应该知道一些患者无法容忍可摘局部义齿的存在。幸运的是实际上这种人很少。但是口腔医生必须避免任何可能被患者理解或解释为正面保证的陈述，如保证患者能够舒适地接受并使用修复体。更多的是依靠患者接受异物或容忍合理压力的能力来实现这些保证。

和患者讨论新义齿的发音问题时，应说明修复体可能影响说话。这是唯一需要克服的问题。除去可预防的义齿设计过大、义齿基托外形以及人工牙位置不正确等少数情形外，一般患者在使用可摘局部义齿时不会有很大困难。对正常发音的妨碍会在几天以后消失。

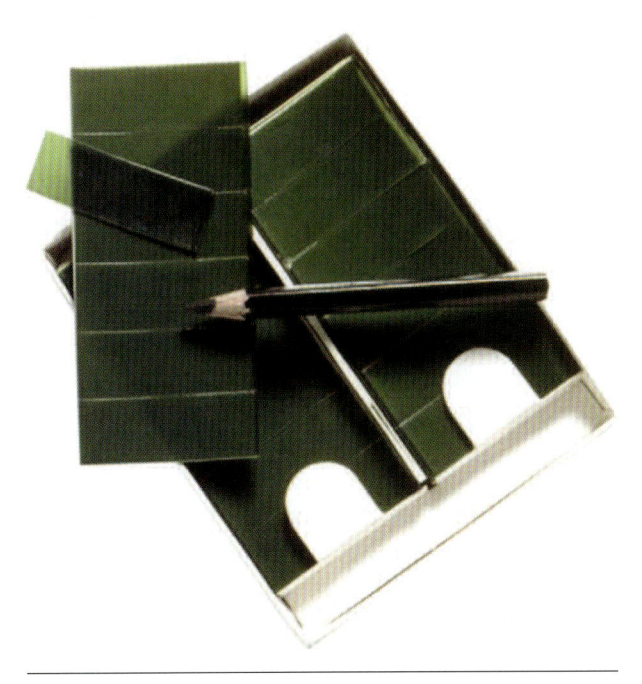

图 21-3　咬合指示蜡（由科尔公司提供，Orange, CA.）

齿人工牙。最终调𬌗应尽可能恢复咬合面解剖形态达到最大的咀嚼功能。虽然可以在随后的复诊中继续调𬌗，但是患者不能按时复查的可能性总是存在，同时宽大而无效的咬合面可以引起支持组织负荷过重，造成创伤。因此，恢复有效的牙面解剖形态是此时义齿调整的必要部分。此外，可摘局部义齿初戴时必须安排足够的时间，以便完成所有必要的𬌗调整。

在义齿达到一个平衡点和肌肉已经适应咬合接触恢复而带来的变化后，经过适当的间隔应该重复进行调𬌗。通常认为第二次调𬌗已经充分，直到黏膜支持式义齿基托不再支持咬合关系而必须采用重建牙齿咬合关系或重衬义齿基托的方法时才需再次调𬌗。但是，仍然建议每隔 6 个月定期复查咬合关系，以防止由于义齿支持结构改变和牙齿移动引起创伤性𬌗干扰。

四、对患者的指导

在患者离开之前，必须向患者解释伴随着牙缺失可能出现的慢性变化，而如可摘局部义齿等相应的治疗方法需要观察随访，以确保它们持续提供最佳功能而不伤害口腔。

同样的，关于恶心或舌体的异物感不需要对患者作太多的说明。对此大多数患者极少或没有困难，舌体会正常无拒绝地接受平滑而小巧的外形。在制作义齿时应该避免过大、过厚或位置不当的外形，如果已经存在的话，应该检查出来并在戴义齿时消除。在患者有机会拒绝该义齿之前，口腔医生应该在口内触摸修复体，相应减小过大体积。最常需要减薄的部位是下颌义齿的远中舌侧边缘。此处义齿边缘在义齿基托修整打磨期间应该修薄。义齿舌下边缘应该根据印模记录来复制，但是第二磨牙远中边缘应该修整得更薄。这样，当义齿戴入时，口腔医生应触摸该区域以确定舌边缘和舌根部接触到的体积最小。如果需要进一步减薄，应该在患者离开之前完成并且再次抛光义齿。

应该告诉患者必须小心保持义齿和基牙的清洁。如果要预防龋齿的发生，就应该尽量避免食物残渣的堆积，特别是在基牙周围和小连接体的下方。而且要通过去除堆积的食物残渣、用牙刷按摩义齿支架覆盖的部分以取代舌体和食物接触的正常刺激，以防止牙龈组织的炎症。

在饭后和睡觉前应该清洁口腔和局部义齿。在早餐前刷牙可以减少细菌数量，对于龋易感者而言有助于减少饭后酸的产生。用小而软的鬃毛牙刷可以有效地清洁可摘局部义齿。通过使用不含摩擦剂的牙膏可以有效地清除食物残渣，因为它们含有清洁的基本成分。不能使用家用清洁剂和常规牙膏，因为它们很容易磨损丙烯酸树脂表面。应该告诉患者，特别是年老的或残疾的患者在盛有部分水的盆里清洁义齿，以防止义齿清洁时意外跌落而摔碎。

除了用牙膏刷洗义齿外，还可以用义齿清洁剂溶液完成义齿的清洁。应该建议患者每天一次将义齿浸泡在清洁液中 15 分钟，随后用牙膏彻底刷洗。虽然次氯酸盐溶液是有效的义齿清洁剂，但是它们有可能会使钴铬合金支架变色，应该避免使用。

口腔内可摘局部义齿上沉积的结石需要采用特别的措施来清除。对于大部分患者来说，每日将义齿彻底刷洗可以防止结石的沉积。在预约复诊时，患者义齿上形成的结石应该在牙科诊所里去除。这可通过超声波洁治器快速、容易地完成。

由于很多患者可能在外进餐，应该为他们提供日间的口腔保健措施。如果不能刷牙的话，用水简单冲洗可摘局部义齿和口腔也是有益的。

关于睡觉时是否戴可摘局部义齿的问题尚存在分歧。虽然通常应该晚上取下义齿让组织休息，但是应该根据具体情况来决定给患者什么建议。义齿应该放入容器里，用水浸没以防止其脱水以及随之而来的体积改变。选择夜间戴可摘局部义齿的唯一情况是存在夜磨牙，夜磨牙症使压力集中于少数牙上而具有更大的破坏力。考虑到可摘局部义齿能使压力负荷分散更广，加上义齿的夹板作用，可建议夜间戴用义齿。但是患者应该夜间戴口腔保护器直到夜磨牙症的病因去除。

常见的问题是当可摘局部义齿从口内取出时，对颌的全口义齿是否应该戴用。答案是，如果可摘局部义齿在夜间取出，对颌的全口义齿就不应留在口内。没有比让上颌全口义齿与少数几颗剩余的下颌前牙咬合更能破坏牙槽嵴的事了。

戴用可摘局部义齿的患者应该在完成治疗前至少安排一次复诊，用于进行口腔组织对修复体反应的评价，并且做少量必要的调整。这次复诊应该在义齿初戴 24 小时后进行。这不需要一次长时间的预约，但应该是明确的，并非走过场式的复诊。这不仅使患者确信可以得到任何所需的调整，也为口腔医生提供了评价患者对修复体接受程度的机会，而且避免患者产生牙医的日程安排可以被随意打乱的想法，也可提醒患者今后的调整需要提前预约。

五、随访

必须让患者理解可摘局部义齿修复的第六步和最后阶段（定期复查）的内容和基本原理。患者需要理解修复体（Kennedy 第 I 类和第 II 类）的支持可能会随时间发生变化。若患者不能定期复诊作口腔评估，就算医师再认真仔细地完成修复治疗，患者的修复体也只能获得有限的成功。

在完成可摘局部义齿所有必要的调整，并指导患者正确维护义齿以后，还必须建议患者今后对口腔进行维护，确保余留组织的健康和持久。牙医检查口腔和义齿的频率应取决于患者的口腔健康和身体状况。龋易感者、牙周病易患者或牙槽嵴萎缩患者需要复查得更频繁一些。如果上述条件基本正常的话，应该每 6 个月复查 1 次。

是否需要增加卡环臂固位力以使义齿更稳定，取决于所用的卡环类型。应该通过使卡环臂进入倒凹更深的部位来增加固位力，而不是用力使卡环更贴近基牙。后者仅产生摩擦固位，这违反了卡环固位的原则。这样的摩擦固位力会在水平向上造成牙齿和修复体的移动，只在牙齿已经产生移动或卡环臂回到基牙的静止位时才会消失。不幸的是，对于半圆形铸造卡环臂这几乎是唯一能作的调整。而圆形锻丝卡环臂可以在牙颈部进行调整，进入倒凹内更深的部位。因此，卡环臂在最终位置的被动关系得到保持，由于从更深的倒凹脱位需要更大的弹性力，固位力得到增强。我们应该告诉患者如果固位力保持在只为抵抗脱位力的最低水平，基牙和卡环的寿命会更长。

日后发生的义齿摆动和松动可能是支持牙槽嵴形态变化的结果，而非缺乏固位力。应该尽早检查出这种情况，用重衬或垫底的方法来改正。支持组织的丧失通常是渐进性的，患者也许不能发觉重衬的必要性。这通常必须由口腔医生在后续检查中发现有远中游离端义齿沿支点线旋转的事实后才能确定。如果可摘局部义齿对颌是天然牙列，基托支持组织的丧失可以引起咬合接触的丧失，这可以通过双侧放置蜡或 Myler 条让患者咬合来检查。但是，如果全口义齿或远中游离端可摘局部义齿对颌是可摘局部义齿，颌间蜡试验就不可靠，因为后牙闭合、颞下颌关节的改变以及对颌义齿的移动都会维持咬合接触。在此类病例中，牙槽嵴支持组织丧失的证据只能依靠远中游离端义齿沿支点线旋转时间接固位体离开其位置来确定。

不能向患者保证冠修复或没有做冠修复的基牙今后不会发生龋坏。但是，可以向患者保证的是，仔细的口腔保健辅以口腔医生的常规维护，能有助于余留牙的健康，并延长使用寿命。

应该建议患者遵守以下规则，以使可摘局部义齿发挥最大效应：

（1）避免粗暴对待义齿，否则会导致义齿的变形和断裂。当可摘局部义齿从口内取出后，在清洁义齿时跌落，或未戴义齿时发生意外，都会导致它的破坏。折断的人工牙、义齿基托和卡环都能修理，但是变形的支架极少能获得满意的修理和试戴效果。

（2）通过正确的口腔保健、合理的饮食习惯以及经常的牙科护理，避免牙齿发生龋坏。可摘局部义齿使用后的食物残渣滞留使牙齿对龋病更易感。同时，口腔重建咬合后，余留牙变得更加重要。因此，严格的口腔卫生制度、饮食控制和定期的临床检查及治疗是整个口腔健康的重要保障。患者也必须认真对待口腔医生关于定期复诊检查和进行必要治疗的建议。

（3）通过保持远中游离端义齿基托的组织支持来防止基牙牙周损害。定期检查可以发现这一问题，可采用重衬或其他的方法进行纠正。

（4）认识到可摘局部义齿不是永久性的修复方式，它必须受到患者和口腔医生规律且持续的维护。患者必须清楚地理解坚持龋病控制和定期复诊治疗的意义，也要理解口腔医生对所提供的任何治疗进行收费的合理性。

第 22 章

可摘局部义齿的重衬和更换基托

在本书第 1 章中已讨论过可摘局部义齿重衬和更换基托之间的差别。简而言之，重衬就是指用新的材料重新形成基托的组织面，使其与基托下的组织更为贴合。更换基托即使用新的材料替换原来的所有基托。在更换基托的过程中，人工牙可能也需要被更换。在口腔治疗过程中，义齿基托重衬是常见的，然而更换基托则少有见到。

无论在重衬还是更换基托的过程中，将原有的义齿基托调整后作为托盘制取新的闭口式印模或者开口式印模都很有必要（图 22-1）。可以使用以下几种印模材料中的任意一种，如金属氧化物印模膏、橡胶或者硅橡胶印模材料、组织修整材料或口腔温度敏感蜡（mouth-temperature wax）。对牙支持式义齿而言，印模的制取方法（开口或闭口）并不是最关键的。对可摘局部义齿的远中游离端基托进行重衬时，选择闭口式印模还是开口式印模，主要取决于基托下方覆盖牙槽嵴的黏膜弹性。就二次印模技术来说，稳固的黏膜基础既适用于闭口式的功能性印模也适用于开口式的选择性压力印模方法。然而，若黏膜松软易移位，开口式的选择性压力印模更佳。两种印模制取方法都需要在取模过程中有效的防止支架移位。

在进行重衬或者更换基托之前，都必须确保口腔组织恢复到可以接受的健康状态（图 22-2）。有关组织修整的信息请参考第 14 章的内容。

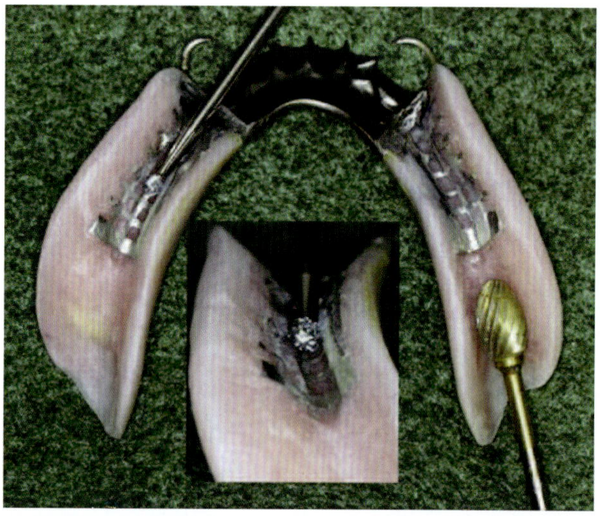

图 22-1 使用原有的 Kennedy 第 I 类可摘局部义齿基托作为托盘制取重衬印模。制取选择性压力印模原则上要求位于牙槽嵴顶（副承托区）的材料空间要比在颊棚区（主承托区）的空间大。用梨状磨头在义齿基托上打磨出缓冲区（0.5～1mm），用 8 号圆形直柄磨头在牙槽嵴顶区做更多的缓冲（1mm）。必须小心确保组织面的倒凹都被缓冲，否则将模型从印模中取出时会导致模型折断

一、牙支持式和牙－种植体支持式可摘局部义齿的重衬

当修复体可以从缺牙区两端的基牙获得支持时，与游离端缺失的情况相比，牙支持式义齿不需要通过常规的重衬或更换基托来维持义齿的咬合接触。这些支持可以通过𬌗支托、箱型的冠内

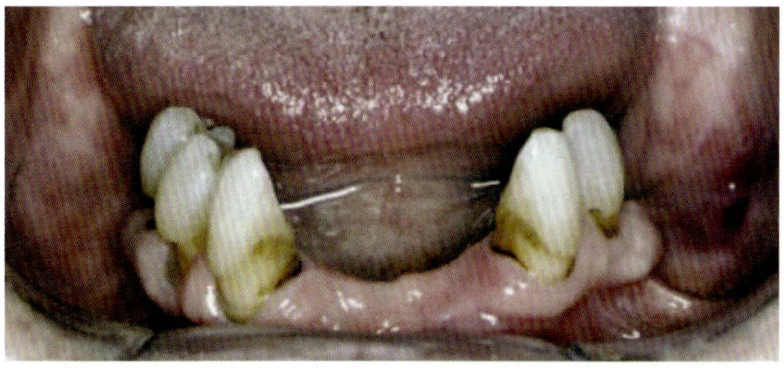

图 22-2 需要进行可摘局部义齿重衬的 Kennedy 第 I 类 1 亚类牙弓。在制取印模之前必须修整左侧颊棚区的异常黏膜组织。可以暂时不戴修复体以提供组织恢复期，也可以在受损部位采用软衬材料对义齿进行缓冲减轻压力创伤

殆支托、冠内附着体、基牙修复体上的支持肩台或位于覆盖义齿基托内的可与种植体基台连接的阴性部件（devices within the acrylic resin base that engage an implant abutment）来实现。除了基牙在受压力时下沉，起支持作用的基牙避免了修复体在功能状态下向剩余牙槽嵴移位。牙支持式义齿下方的组织发生改变并不会影响义齿的支持，因此要对此种类型的义齿进行重衬或者更换基托主要见于以下几种情况：①义齿基托和剩余牙槽嵴之间卫生情况较差和有食物残渣滞留；②产生的间隙影响美观；③由于基托与组织之间产生间隙而不密合导致病人感觉不舒适。尽管后牙区有殆支托和直接固位体，前牙区的基托缺乏支持仍会导致义齿移位。如果前牙需要更换或重新排列，或者义齿基托由于美观原因或出现了缺陷需要更换，此时的治疗选择则是更换基托。

要进行义齿基托的重衬和更换，旧义齿的基托必须是由可重衬或替换的树脂材料制作的。如果牙支持式可摘局部义齿的部分基托支架是由金属制成，通常不能获得满意的重衬效果。

因为当牙齿咬合、殆支托完全就位时，牙支持式义齿不会超过其最终位置而继续下沉，也不会沿着支点线转动，所以可以采用闭口式印模。实际上，只要义齿基托有足够的空间使多余的印模材料流向边缘——材料会被周围组织挤出，或者在腭部经排溢孔排出时，使用任何一种印模材料均不会导致印模下方的组织移位。在选择使用印模材料时，必须掌握每种材料的特性。通常采用能记录口腔组织解剖形态的印模材料。

当在口内用自凝树脂进行牙支持式义齿基托的重衬时，应当特别的小心。当对一个或者多个短间隙缺损进行重衬时，应取印模后将义齿装盒和充胶热处理。在制作室进行间接重衬往往会使义齿垂直距离增高和义齿变形，因此需要与直接重衬的缺点进行衡量。幸运的是，重衬材料的使用寿命和颜色稳定性得到不断地提升。采用新型交联树脂制作的义齿基托，可将旧义齿基托由于活性单体的作用而产生裂纹和变形的可能性降到最低。然而，在使用直接方法进行重衬时，应特别注意确保原基托材料与新材料能兼容。

利用树脂重衬材料在口内进行重衬，结合正确的操作技术，可以与旧义齿基托良好的结合，颜色稳定性好，耐用并且精确，往往能获得较为满意的结果。在口内对旧义齿进行重衬的步骤大致如下：

（1）对原基托组织面进行广泛的缓冲，边缘少量缓冲。这不仅仅为重衬材料的厚度提供足够的空间，而且还能避免因为重衬材料引起的组织变形。

（2）在磨光面上从缓冲的边缘到牙齿咬合面涂抹润滑剂或者贴上胶带，避免新的树脂材料粘到基托磨光面和牙齿咬合面。

（3）使用恰当的容器按照生产厂家推荐的比例进行粉液混合。

（4）在材料达到所需要的粘接度前，嘱患者用冷水漱口。同时，用蘸有重衬树脂材料单体的棉球或者小毛刷，涂擦在干燥洁净的基托组织面上。这样有利于粘接并且能确保重衬面不受任何污染。

（5）当材料开始变得黏稠但是仍有流动性的时候，将其涂在义齿基托组织面和边缘。立即将可摘局部义齿就位于患者口内并且嘱患者轻咬合。确保没有材料流到义齿殆面或改变已经建立的垂直距离。然后让患者张口，牵拉颊部使多余的材料在边缘处反折并与边缘附着协调。如果对下颌

可摘局部义齿进行重衬，还应嘱患者左右活动舌头到两侧颊部，前伸至前牙，建立功能性的舌侧边缘。在进行边缘整塑时，直接固位体能有效地避免义齿的脱位是十分必要的。否则，在进行边缘整塑时，必须用手指压住义齿咬合面保持义齿的稳定。

（6）立即从口内取出义齿，用弯的眼科剪修整去除流到人工牙邻面以及义齿支架其他部位的多余的材料。同时让患者再次用冷水漱口。之后将义齿完全就位于口内，使牙齿形成咬合。在病人张口状态下反复进行边缘整塑。此时或者稍后，材料会硬化并且能在口外保持形态。

（7）取下义齿，迅速用水冲洗，并且用气枪吹干重衬面。用刷子或者棉球涂一层甘油，以免义齿由于单体的挥发而失去光泽。将义齿放在装有冷水的容器里使其完全聚合。这将减少由于聚合产热和长时间接触未聚合的单体对病人产生的不适感和对组织的损伤。尽管最好在进行修整和抛光前将义齿放置20～30分钟，但也可以在材料完全固化后立即进行。将义齿放置在装有温水的压强为20psi的压力锅里15分钟，可以加速材料的聚合和提高其致密度。在修整前必须去除胶带，但是在抛光前应将胶带重新贴到牙面和基托新旧材料交界处以下的基托磨光面上，避免在最终抛光时损伤这些部位。

按照上述步骤对大多数牙支持式可摘局部义齿的树脂基托进行口内重衬的效果是完全可接受的，除了基牙间缺牙区较长需要获得一部分黏膜支持的情况。对于后一种情况，可以用组织调整材料或其他合适的弹性印模材料制取重衬印模来完成重衬。然后将义齿装盒，添加热处理重衬材料，以获得最佳的组织贴合和支持。

二、远中游离端义齿基托的重衬

远中游离端可摘局部义齿主要由黏膜和剩余牙槽嵴的黏膜提供支持，比牙支持式义齿更需要重衬。正因如此，远中游离端基托往往是树脂基托，这样以便于通过重衬来补偿因组织发生改变导致的支持丧失。虽然牙支持式义齿重衬的理由很多，但远中游离端义齿基托重衬的主要原因是为那部分基托重新建立组织支持。

在远中游离端义齿初戴后，应在适当的时间间隔定期检查义齿的稳定性和咬合关系，以确定义齿是否需要重衬。在义齿初戴前，必须告诉患者：①定期复查和在需要时进行重衬是十分必要的；②为保证可摘局部义齿成功和确保剩余组织和基牙的健康，需要进行定期的复查，和对义齿和基牙进行必要的维护；③复查时根据治疗需要收取一定的费用。

对远中游离端义齿基托进行重衬的适应证有两个。第一，义齿与对颌义齿或对颌天然牙之间失去𬌗接触（图9-13，图9-14）。可以通过让患者嚼两层28号软质绿或蓝（铸造）蜡或Mylar成形片来确定。如果人工牙列咬合较差或者丧失，而余留天然牙咬合接触良好，那么远中游离端基托需要在原有义齿基托上重建咬合关系，恢复义齿支架和（或）基托至原来的位置。大多数临床病例中，都需要重新恢复义齿原有的位置关系，这样咬合关系也将自动得到恢复。

第二，由于组织失去支持作用，当用手指交替按压支点线两侧的义齿时，可以看到明显的远中游离端义齿基托旋转和下沉。虽然仅仅通过咬合接触的检查可能导致误诊，但义齿基托出现这种旋转则是需要重衬的有力证据。如果只存在不充分的𬌗接触而缺乏义齿向剩余牙槽嵴转动的证据，那么只需要通过重新排牙建立咬合接触或者使用树脂或者黄金高嵌体恢复𬌗关系即可。另一方面，如果咬合接触正常而义齿存在转动，这常常是由于对颌牙的移位或者伸长，或者对颌义齿的位置改变而引起，因此这种咬合接触的维持是以牺牲义齿的稳定和组织支持为代价。这常见于上颌全口义齿所对应的下颌可摘局部义齿。通常患者会抱怨上颌义齿过于松动而要求重衬，实际上是下颌义齿需要重衬。可摘局部义齿重衬复位后，会导致上颌全口义齿也复位，从而重新恢复稳定和固位。因此，可摘局部义齿远中游离端基托沿着支点线旋转的证据是决定义齿是否需要重衬的重要因素。

义齿沿支点线向组织方向旋转常会导致间接固位体的翘动。在重衬过程中以及在重衬完成后，可摘局部义齿远中游离端支架都应就位在原来的最终位置，间接固位体也应完全就位。任何由𬌗干扰导致的义齿沿支点线转动的可能性都应当被排除，因此在制取印模时就应保持义齿支架在原来的最终位置上稳定不动。在进行单侧或双侧游离端义齿基托重衬时，尽量避免采用闭口式印模技术。

在进行远中游离端义齿基托的重衬时，要保持整个取印模过程中义齿支架位置不变，最好的办法则是采取开口式印模技术，这种方法与最初的二次印模技术完全一样（图17-10D）。在对义齿进行重衬时首先应对义齿基托组织面进行大量的缓冲（图22-1），然后按照处理功能印模的初印模基托同样的方法进行处理。操作步骤是相同的，口腔医生用3个手指压在两个主要𬌗支托的位置和它们之间的第3点上，最好是在离转动轴最远的间接固位体的位置。这样将支架放回到原来的最终位置上，所有牙支持式的部件都完全就位。记录远中游离端基托下组织和义齿原有的位置关系，可以确保：①义齿支架和基牙恢复到原有预期的位置关系；②为远中游离端基托重建最佳的组织支持；③恢复与对颌牙原有的咬合关系。

虽然在开口式印模的制取的过程中没有咬合接触，义齿原有的位置可通过与基牙的位置关系来决定。因为这是建立原有咬合接触的位置关系，如果满足两个条件，那么将义齿复位到这个位置就能恢复咬合关系。第一个条件是在制作室进行重衬的过程中，必须精确无误，确保不增加义齿的垂直距离。这对任何重衬都是必要的，对可摘局部义齿尤为重要，因为垂直距离的任何改变都会导致𬌗支托的就位困难，从而导致基托下组织负荷过重受到创伤。第二个条件是对颌牙不能伸长或者移位，或者对颌义齿不能发生不可逆的位置改变。在后一种情况中，调𬌗变得很有必要，但是调𬌗要等到对颌牙或义齿和颞下颌关节的相关结构在义齿下沉前有机会恢复到原有的位置后再进行。在前面段落中讲述的开口式印模重衬技术可以得到最满意的结果。这种方式不仅能恢复义齿最初的位置关系和组织支持，还能恢复义齿原有的咬合关系（图22-3）。

三、重衬后可摘局部义齿重建咬合的方法

重衬后可摘局部义齿的咬合关系的重建有几种方法，取决于重衬是否导致义齿垂直距离增加或者缺乏咬合接触。在任何情况下，通常都应制取重衬的可摘局部义齿重新上𬌗架的模型，并使义齿在𬌗架上与对颌模型或者修复体形成正常的咬合关系（图22-4）。

在少数病例中，用前述的方法对远中游离端可摘局部义齿进行重衬后，咬合常常是降低而不是升高，或者和重衬前一样。这是咬合面长期磨耗的结

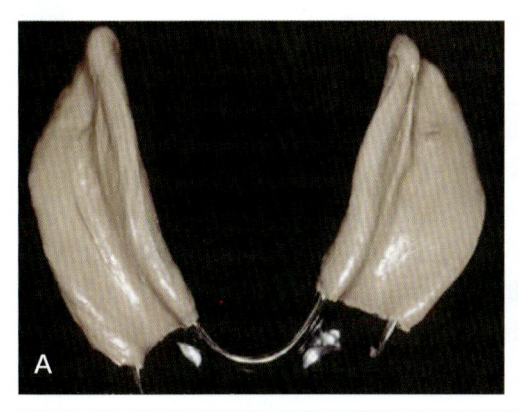

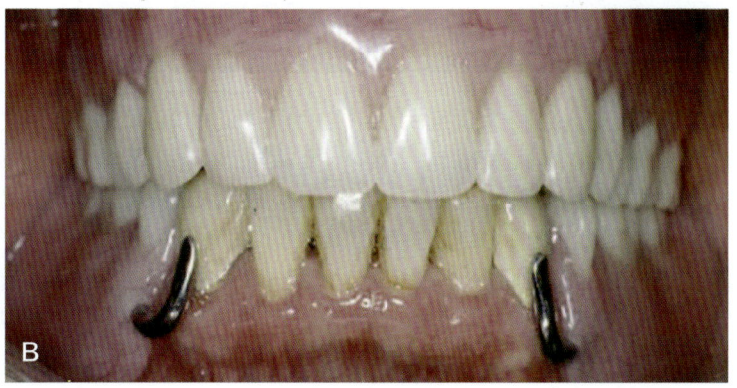

图22-3 A.用开口式印模法制取的下颌重衬印模。B.通过重衬和重新上𬌗架调整咬合关系（见第21章），恢复原有的义齿咬合关系

果，或者最初咬合关系过高而导致对颌牙压低，或者其他原因。这时，必须重新恢复咬合关系，在天然牙和人工牙列上重新分配𬌗力。否则天然牙列必然会承受过重的咀嚼力，而义齿仅仅作为缺牙间隙的充填物或者作为美观装置。

如果需要修改的人工牙是树脂牙，则可以通过在咬合面添加自凝树脂材料或者光固化树脂或者制作黄金金属𬌗面固定到原有人工牙上来重建咬合关系。还可以将基托上的义齿去除，重新排列与对颌协调的人工牙来恢复咬合关系。排牙时可以用基托蜡固定人工牙。用蜡雕刻出牙齿的舌面解剖形态并恢复义齿基托在原有人工牙去除时磨除的部分。用人造石覆盖义齿的𬌗面和舌面以及义齿基托边缘，然后将义齿基托和人工牙上的蜡去除，在组织面涂布粘接剂。如果要使用可见光固化树脂材料，人造石阴模中将与新加树脂材料接触的部分需要涂上锡箔涂料（tinfoil substitute）或气密层涂料。将新的人工牙固定在人造石阴模上，然后将阴模用粘蜡或者热胶枪固定到义齿基托上。用光固化材料或者自凝树脂固定人工牙。如果使用的是自凝树脂材料，那么可以很方便的从颊侧将材料涂布上。邻近义齿的基托颊侧面可以适当多恢复一些，以便于在完成和抛光过程中能恢复这部分基托的正确形态。如果义齿为远中游离缺失，那么应通过确定的新的颌位关系上𬌗架，调改在此操作过程中引起的咬合异常。

第二种方法是去除原有人工牙，用硬质嵌体蜡堤代替，然后在其上建立功能性咬合轨迹并记录（见第18章）。原有的人工牙或者新的人工牙用已获得的模板建立起咬合关系，用光固化材料或自凝树脂将其固定在义齿基托上。如果选用的是自凝树脂材料，那么不需要装盒，用笔刷法将自凝树脂添加在义齿基托上来固定人工牙。无论采用何种方法固定人工牙，咬合关系都只需要在口内进行少量调节而达到稳定并尽可能达到咬合协调。

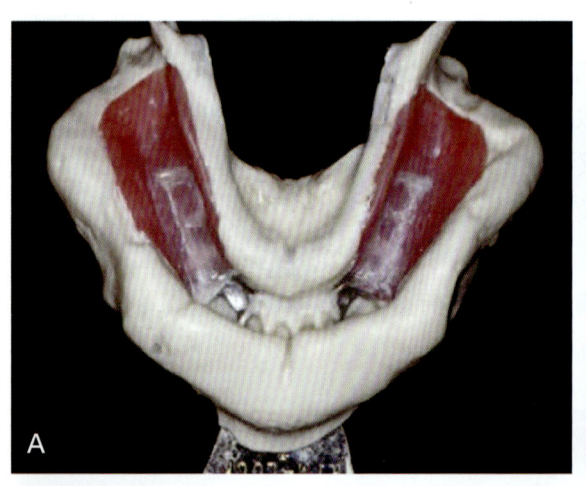

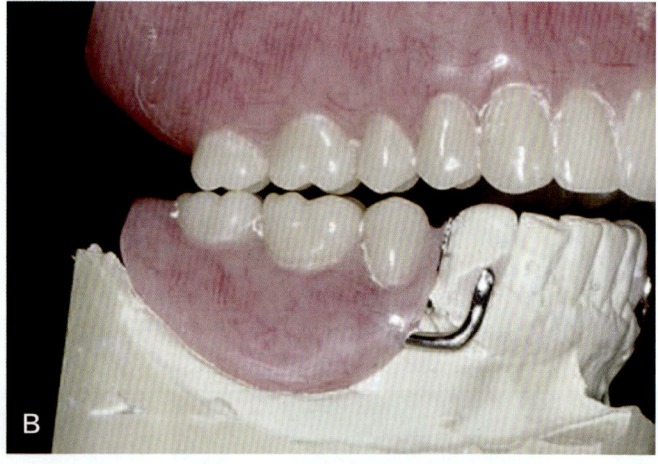

图22-4 A. 下颌可摘局部义齿的重衬中用不可逆水胶体印模材料制取佩戴有活动义齿的下颌印模。支架外形高点以下的所有部分都用一薄层基托蜡覆盖，以便于从再上𬌗架的模型上取下义齿时不损伤模型。将修复体重新就位于口内，确定并记录颌位关系；B. 固定好将与上颌全口义齿相对应的下颌可摘局部义齿一起上𬌗架。在上颌修复体进行修整完成和抛光后，将其固定在重新上𬌗架的模型上。当很长时间没有对剩余牙槽嵴的吸收情况进行检查时，下颌远中游离端义齿基托的重衬中常常会出现明显的咬合问题。上颌修复体常常呈现出一种过低的位置关系，将下颌义齿重新复位到天然牙列的位置时，必将抬高下颌的𬌗平面，导致如图所示的咬合关系。最好的解决办法是将上颌牙弓就位的同时重新定位上颌的𬌗平面

第23章

可摘局部义齿的修理和添加

可摘局部义齿偶尔需要修理或添加。然而，口腔医生应该通过仔细地诊断、合理的治疗计划、充分的口腔准备、有效的可摘局部义齿的设计以及所有部件的正确制作等手段，尽可能减少这些情况的发生。因此，可摘局部义齿任何需要修理或增加的原因都是基牙或牙弓上其他牙齿出现无法预见的并发症，或因意外及患者使用不当造成的义齿折断或变形，而不是错误的设计或制作。

指导患者正确取戴修复体非常重要，可避免卡环臂、义齿其他部件及其所接触的基牙受到不当的作用力。同时应该告诉患者修复体在口外时也需注意维护，任何的形变都可能是无法修理的。应该明确的是，除了明显的结构缺陷以外，修复体的破损或变形是无法完全避免的。

一、卡环臂折断

卡环臂折断有以下几个原因：

（1）反复进出过大的倒凹可能引起卡环臂的折断。如果牙周组织的支持力大于卡环臂的疲劳限度，金属将首先发生破坏。反之基牙会松动，最终因为受持续的压力而脱落。通过对工作模型的精确观测，将卡环臂放置在具有可接受的最小固位力的基牙上，可以防止这类损坏的发生。

（2）卡环臂的折断可能由卡环臂本身的结构缺陷引起。铸造卡环臂外形不合适，或打磨和抛光不仔细最终都会引起卡环臂在其薄弱处折断。这种情况可以通过为弹性固位臂设计适当的锥度，同时使所有坚硬的非固位臂粗细均匀的方式来避免。卡环臂的失败可能是由于卡环臂从树脂基托伸出的部位弯曲次数过多（图23-1），或者由于修整钳使用不当，在卡环臂上形成刻痕或压痕点所致。在义齿初戴或后续调改时过多的调整也可使卡环从铸件连接处断裂。提醒患者避免用指甲推卡环臂离开牙面的方式摘戴可摘局部义齿是防止卡环折断的最好方法。锻丝弯制的卡环通常可以在几年内调改数次而不折断。只有当调改次数过多时才可能损坏。锻制卡环臂也可由于金属的再结晶而在起始部位断裂。这种情况可以通过选择合适的锻丝、采用铸接法时控制焙烧温度不超过1300 ℉（704.4℃）和避免使用过高的铸造温度来避免。使用焊接技术将锻丝卡环固定到支架上时，一定要避免锻丝的再结晶。因此，最好采用电焊技术来避免锻丝过热。使用低熔点（1420～1500 ℉）（771.1～815.6℃）、3倍厚和颜色匹配的金焊料要好过高熔焊料。

（3）患者使用不当也可能引起卡环臂的折断。如果患者使用暴力，任何卡环臂都可能发生变形或折断。铸造卡环臂失败最常见的原因是义齿意外掉落造成的变形。任何类型的固位卡环臂折断后，都可以用包埋进树脂基托的锻丝弯制固位臂代替（图 23-1C、D），或用电焊法固定在金属基托上。通常情况下，这种方法可以避免重新制作一个新的卡环臂。

二、𬌗支托折断

几乎所有的𬌗支托折断都发生在越过边缘嵴的部位。𬌗支托凹预备不佳是造成折断的常见原因。在口腔预备过程中，越过边缘嵴的𬌗支托凹处的牙体组织高度降低不够时，为了防止咬合干扰，𬌗支托就会被制作的太薄或在口内调改的太薄。𬌗支托的失败很少是金属结构缺陷或意外变形造成的。因此，𬌗支托折断通常是口腔医生在口腔预备时没有为支托提供足够的空间造成的。

可以用焊接法修理折断的𬌗支托。在做修理准备时，有必要修改折断𬌗支托的支托凹，或减轻咬合干扰。可摘局部义齿完全就位后，用不可逆性水胶体印模材料取印模，印模取出时将可摘局部义齿一起带出。灌注人造石，硬化后将可摘局部义齿从模型上取下，在支托凹和边缘嵴处铺白金箔，盖过导平面。将可摘局部义齿戴回模型上，用氟化物焊媒将金焊料电熔到白金箔和小连接体上，达到足够厚的体积形成𬌗支托。另一种方式是使用工业用的铜焊合金作为焊料，虽然熔点高，但具有对电焊反应良好且不失光泽的优点。

三、其他部件的变形或破损——大、小连接体

如果大、小连接体最初制作时体积合适，变

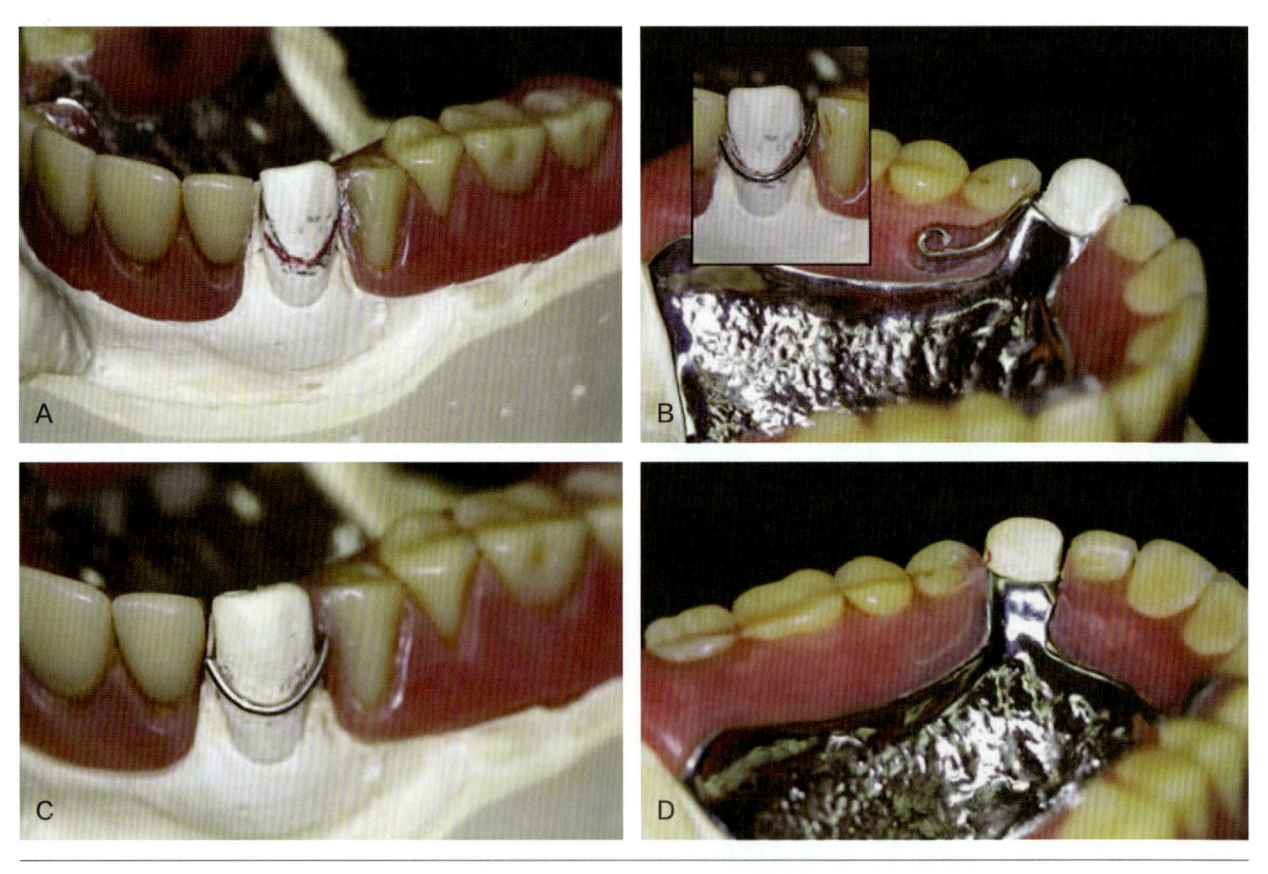

图 23-1 作为基牙的尖牙上的直接固位体折断。折断的原因可能是由于使用了 8 年的远中游离缺失义齿中该处长期反复弯曲所致。如果要修理固位臂，必须对义齿的预期寿命进行评价。患者最好用新的修复体替换该义齿。A. 用不可逆性水胶体印模材料制取患者佩戴有义齿的印模，将义齿复位于灌注的石膏模型。用铅笔标出外形高点线，划出红线提示技工室修理卡环（18 号锻丝）的位置；B. 根据尖牙标记线调试卡环，在尖牙的远中和第一、第二前磨牙腭侧的位置埋入树脂中。注意锻丝卡环的尾部应弯曲，以防止在聚合树脂中移动；C. 完成了精修和抛光后的修理的锻丝卡环的颊面观；D. 腭面观

形通常是由于患者使用不当造成的（图 23-2）。设计和制作可摘局部义齿时应保证连接部件具有足够的体积，以确保其在正常环境中具有刚性和形态稳定性。

有时为了避免或消除组织受压，需要调改大、小连接体，这可能使其强度降低。初戴时的这种调改可能是对工作模型观测不准确的结果，或是设计和铸造制作中的失误造成的。出现这种情况是口腔医生的责任，这是不可原谅的。这种修复体应该重新制作，而不能通过缓冲金属使之变得更薄弱来弥补缺陷。同样，由于设计错误造成缓冲不足使得组织受压时，铸件也应该重新制作，使之具有足够的缓冲来防止组织受压。任何由于初戴时的调改导致义齿部件薄弱而引起的失败，都是口腔医生的责任。然而，由于基牙在功能负荷时下沉而需要对修复体做必要的调改，这是无法避免的。这种调改导致的修复体结构薄弱引起的继发性失败，可能仍然需要制作新的修复体以适应组织变化。通常大、小连接体的反复调改会导致此处刚性的丧失，连接体不能再有效地发挥功能。此时，可以制作新的修复体，也可以铸造新的部件替代此部分，再通过焊接技术结合到原有义齿中。这个过程有时需要拆分义齿基托和人工牙。修理的费用和成功的可能性必须与制作新修复体的费用进行权衡比较。通常建议制作新修复体。

四、不涉及修复体支持或固位作用的一个或多个牙缺失

树脂基托可摘局部义齿的添加通常较简单（图 23-3）。在金属基托上添加人工牙更复杂，需要铸造新部件焊接到基托上，或者制作固位元件

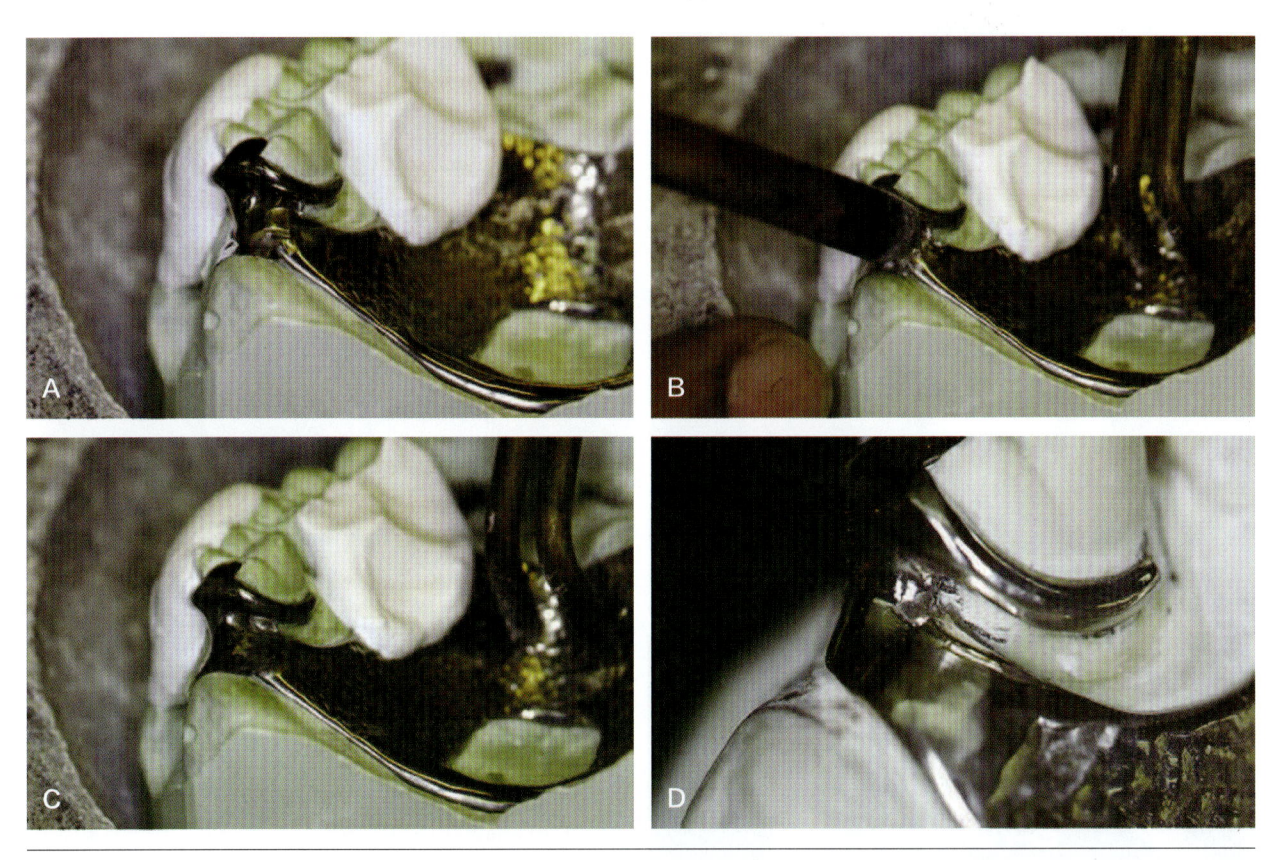

图 23-2 A. 上颌最远中磨牙处的大、小连接体之间折裂。将薄白金箔铺在折裂处下方的模型上，用速凝石膏将卡环组固定在模型上，修复体的其他部分在模型上就位，与牙齿和组织完全接触，放置好焊料，准备电焊极；B. 放置好电焊极和底座；C. 焊料流动后立即连接两片段，折裂被消除；D. 准备抛光焊接修理处，清洁后将修复体交还给患者。告诉患者这次修理后义齿不再如最初一样坚固，虽然不知道其使用寿命有多久，也必须细心维护修复体

以连接延长的树脂基托。大多数情况下，当远中游离端义齿基托延长后，需要考虑对整个基托进行重衬。在义齿基托延长后，对新、旧基托部分都应该重衬，以便为修复体提供最佳的组织支持。

包括邻面成形、足够的𬌗支托凹预备，以及根据固位和稳定部件的设计修整牙体外形。为新基牙铸造新的卡环组，继而将义齿与增加的人工牙重新组合。

五、基牙缺失后需要替换和制作新的直接固位体

基牙缺失后，邻近的牙齿常被选作基牙，其通常需要调改和修复。任何新的修复体都应符合原有的就位道、邻面导板、支托凹和适当的固位区。此外，余留牙的调改应该与其他口腔预备相同，

六、其他类型的修理

其他类型的修理包括折断或脱落的人工牙的替换、破损树脂基托的修理或将松动的树脂基托与金属支架重新连接。损坏有时是设计不佳、制作失误或材料选用不当导致的，也可由于偶尔发生的意外造成。如果是后者，通常可以通过修理

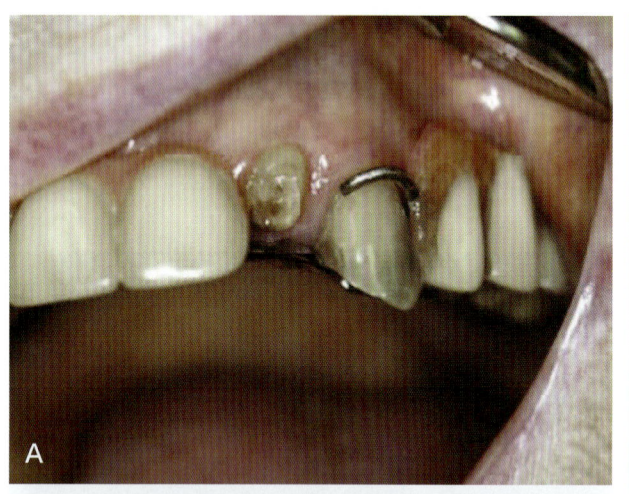

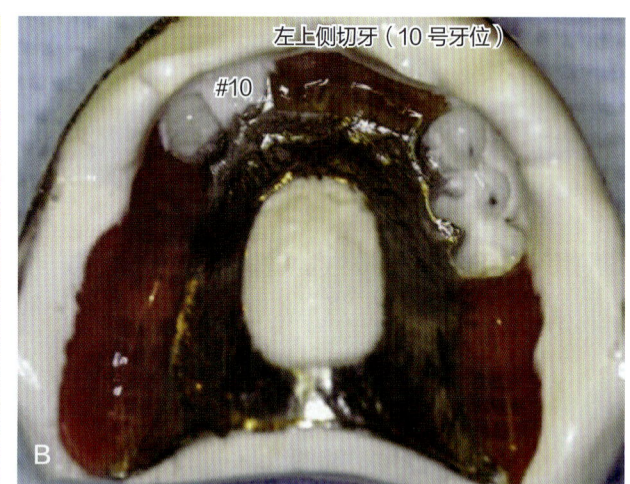

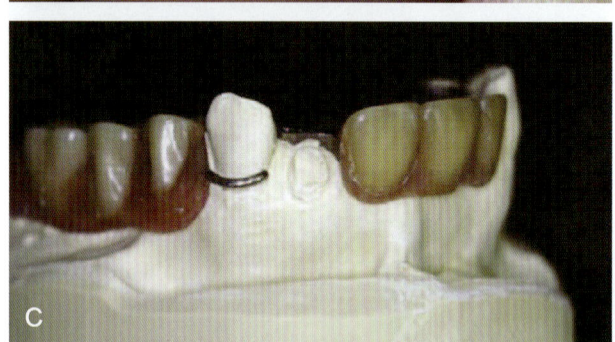

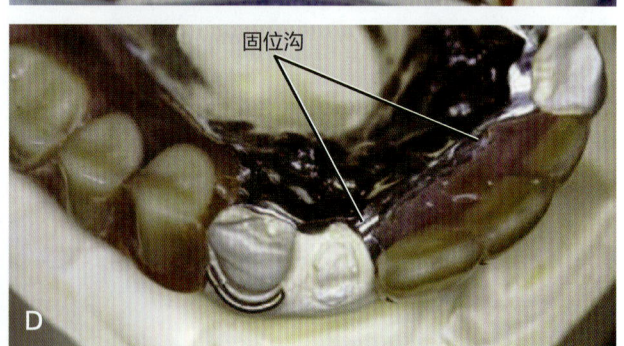

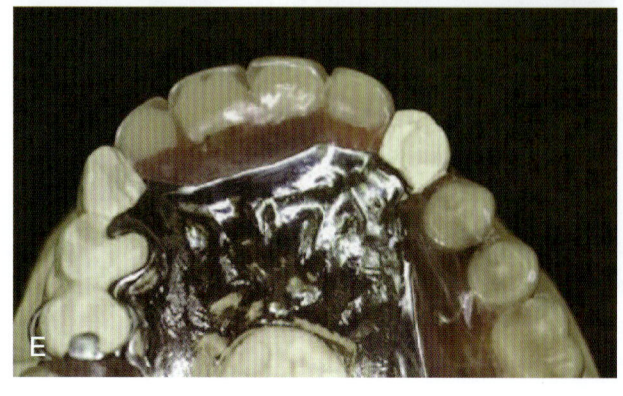

图 23-3 患者侧切牙折断无症状。A. 折断的牙齿和修复体。临床评价表明修复体有良好的适合性、稳定性和固位力；B. 取修复体的印模；C. 灌注模型，显示修复体就位完全；D. 修复体的预备包括机械固位的预备（邻近失牙处的树脂上做凹槽）和在外终止线处做沟槽以修复边缘破损；E. 完成修理，戴入口内，从舌侧检查上颌前牙区咬合间隙

或替换获得令人满意的效果。另一方面，如果折断是由于结构缺陷，或义齿修理后再次发生的，那么就需要改变设计，必要时需修改原有义齿或制作新义齿。

七、焊接修理

约80%的牙科焊接可以采用电焊技术。电焊机可以用于此目的，大多数牙科技工室都配有此种设备。由于电极发热快且局限，电焊可以在接近树脂基托的部位工作而不必去除基托。焊接时，只需用湿的铸圈材料保护树脂基托即可。

由于颜色匹配，金焊料可以用于金合金和钴铬合金的焊接。熔点在1420～1500 ℉（771.1～815.6℃）的金合金焊料完全适用于将金合金焊接到钴铬合金上，可以减少因过度和过长时间的加热使金合金丝再结晶的机会。电焊接时应该用3倍厚的焊料，这样在碳极导热到焊接区域时，焊料的多余部分可以暂时延缓熔化。焊接钴铬合金时，使用颜色匹配的19K金焊料，其熔点大约为1676 ℉（913.3℃）。使用焊媒可以防止连接部位和焊料本身氧化，这是所有焊接技术成功的必要条件。焊金合金可以用硼砂类焊媒。焊钴铬合金必须用氟化物类焊媒。将金合金焊接到钴铬合金上时，应该选择氟化物类焊媒。

电焊接技术的操作步骤如下：

（1）粗化需要焊接的两断面。

（2）在支架下面的工作模型上铺白金箔，以便焊料在其上流动。折起白金箔的边缘形成槽以限制焊料的流动。

（3）将要焊接的部件在工作模型上就位，用黏蜡暂时固定。每个焊件上添加足够的焊接包埋料，确保黏蜡去除后能够稳固，但同时也要暴露尽可能多的金属。

（4）用热水冲走黏蜡后，将模型固定于焊台上，剪下足够的焊料放在旁边备用。

（5）两断面处放置焊媒。在连接处的上面或内部放置3倍厚的焊料，一次性完成焊接。开始操作时应该确保焊料的量足够。

（6）用水浸湿碳极帮助导电，然后用碳极接触焊料（确定焊料牢固地放在焊接部位）。将另一电极放在支架的任何部位上构成电回路并加热碳极。勿用碳极按压焊料，仅利用热量使焊料流动。当焊接正在进行时，不要让碳极离开焊料，否则弧光会在表面形成孔蚀。当焊料已经流动后，先拿开电极，最后拿开碳极，从模型上取下焊件，完成操作。

火焰焊接技术的操作步骤则完全不同。当焊接处缝隙太长或过厚，或需要用大量的焊料时可采用该技术。火焰焊接技术不能用于有树脂基托或树脂支持人工牙的可摘局部义齿支架的修理。火焰焊接技术的步骤如下：

（1）粗化需要焊接的两断面。

（2）在工作模型上铺上白金箔，延伸到要焊接的两个断面下方。

（3）将焊件在工作模型上准确就位，用黏蜡暂时固定。同时使得黏蜡流入要焊接的接缝部位。

（4）用牙科钻针或是钉子横跨两断面，用大量黏蜡固定。可用第二根甚至第三根钉或钻到其他部位以加强支持。不要用木棒进行连接，因为木棒潮湿后会膨胀，造成两断面的连接关系改变。

（5）从工作模型上仔细取下组合好的铸件，在白金箔两侧每个断面下方铺上多用蜡。除蜡以后，包埋材料依然留在中间支持白金箔。

（6）用足量的焊接包埋料包埋铸件并固定，并且尽可能多地暴露要焊接的部位。等包埋料凝固后，沸水去除黏蜡和多用蜡。将包埋物放入烤炉里干燥，温度不超过200 ℉（93.3℃），直至完全去除其中的湿气。不要用火焰干燥或预热包埋料，因为会形成氧化物而妨碍焊料的流动。

（7）使用火焰的还原部分，即内层蓝色圆锥形火焰外侧的羽状火焰。焊媒流入连接处，用外焰干燥焊媒直至其呈现粉末状。加热铸件直到全部变红，在用火焰保持铸件这种彤红色的同时，用焊接镊夹住一条焊料，蘸取焊媒放到焊接处。一旦开始焊接操作，不要移开火焰，因为任何的冷却都会形成氧化物。来自铸件的热量应该足以熔化焊料，因此不要将火焰直接对着焊料，以免过热导致出现蚀孔。

（8）焊接完成后，在淬火之前让包埋料慢慢冷却，然后修整完成。切记任何加热整个铸件的焊接操作实际上都是软化热处理操作，所以最好对修理的金合金铸件进行热硬化以恢复其最佳的物理性能。

第 24 章

暂时性可摘局部义齿

进行缺失牙临时性修复的原因有很多。有时，在组织愈合期间或正在进行某些治疗，用临时性修复体在短时期内替代永久性修复体是很有必要的。当需要使用可摘局部义齿作为临时修复体时，它们的制作和使用必须包含在整个修复治疗计划中。

这些用于牙列缺损的暂时性修复体，应该以最短的时间和最少的花费来达到暂时修复的目的。这种修复体通常是由锻丝固位的树脂材料制作，有时还包括提供支持力的各个部件。由于这种修复体很难获得并维持关键基牙的支持和稳定，因此必须让患者意识到这只是暂时性的修复体，如果长期使用又缺乏维护的话，这种修复体会损伤邻牙和支持组织的健康。

暂时性修复体作为整体治疗的一部分，其适应证如下：

（1）保持美观；
（2）维持间隙；
（3）重建咬合关系；
（4）调整牙齿和剩余牙槽嵴；
（5）治疗期间的暂时性修复；
（6）调节患者以适应戴用修复体。

一、美观

为保持美观，临时的可摘局部义齿可以用来恢复一个或多个缺失的前牙或后牙。这种修复体通常用树脂材料，采用撒布法或者光固化法完成，或者用蜡型、装盒、用自凝树脂或者热凝树脂经热处理的方法完成（图 24-1）。可以选用圆环形锻丝卡环，Crozat 卡环、邻间钩或钢丝套圈固位。

二、间隙保持

在组织伤口愈合的过程中，应谨慎地保持近期由于拔牙或者外伤导致的缺牙间隙。对于年轻患者来说，间隙保持应直到邻牙发育成熟且能作为固定修复的基牙，或者可以进行种植修复为止。对于成年人来讲，间隙保持能避免在正式的修复治疗完成前邻牙和对颌牙产生不良的移位和伸长（图 24-2）。

三、重建咬合关系

暂时性可摘局部义齿用于以下目的：①建立新的咬合关系或垂直距离；②调整牙齿和牙槽嵴，为最终的可摘局部义齿提供最佳的支持。

暂时性可摘局部义齿可作为夹板，这与在天然牙上使用的铸造或者树脂夹板一样。当可以获得完全的牙支持时，除患者在戴用不适应时可自行取下外，可摘式和固定式夹板并没有什么区别。常常使用这种夹板会减轻颞下颌关节的症状。在另一些情况下，建议将可摘式夹板粘接固定在牙

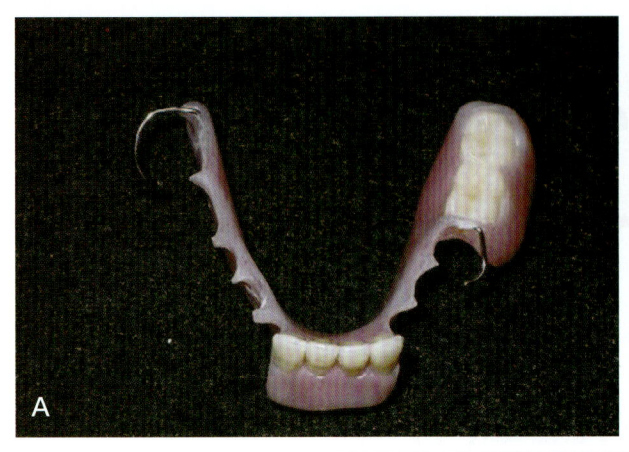

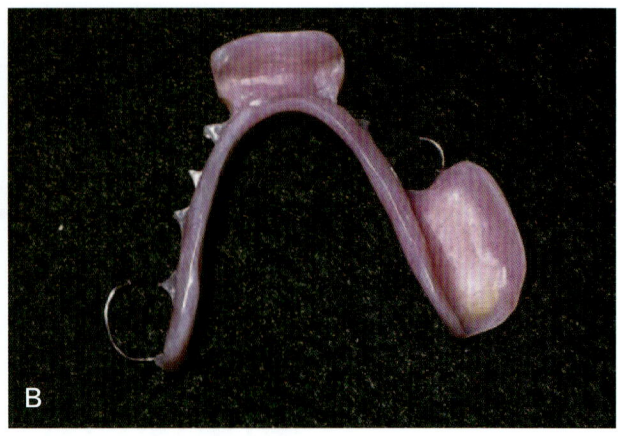

图 24-1 A. 尽管下颌牙的缺失常常不会引起严重的美观问题，但是暂时性可摘局部义齿对于有可见的下前牙的缺失是十分必要的。采用暂时性修复体修复缺失的左下颌磨牙能使相应的牙槽嵴有一个适应过程；B. 暂时性修复体有较为圆钝的舌侧边缘和较为锐的颊侧边缘。后者可以改善唇部的运动并减轻唇部的异物感，两者都可以促进唇部的正常运动

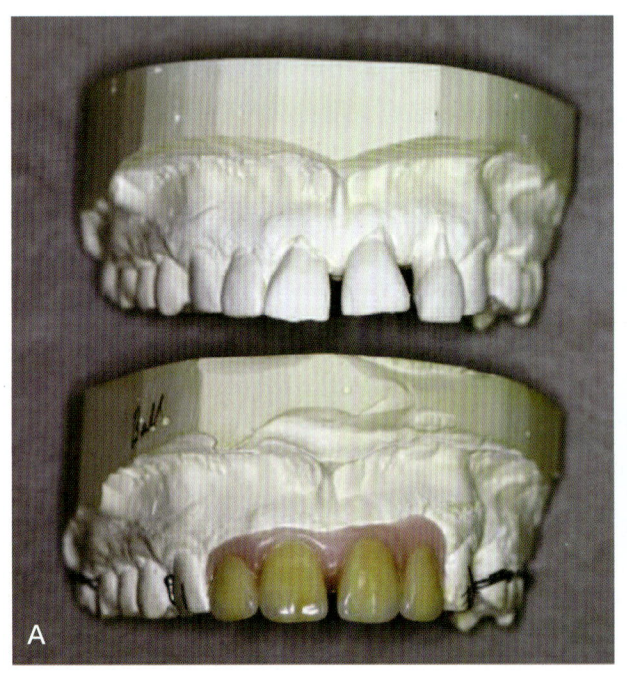

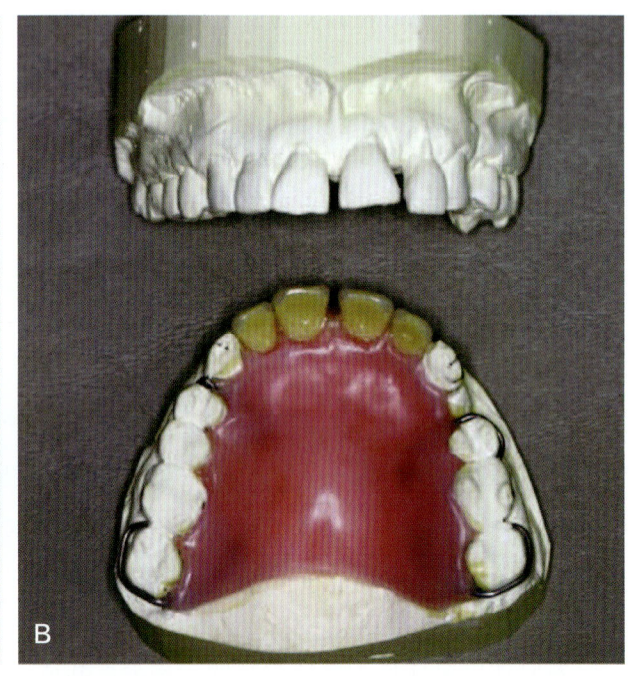

图 24-2 A. 错位的上前牙需要拔除。在拔牙创愈合期间，患者需要选择最终的治疗方案，如可摘局部义齿或种植支持式修复体。由于尚不明确最终治疗方案究竟需要多长时间，暂时性修复体不仅可以恢复重要前牙的美观，而且还可以维持邻牙和对颌牙的稳定；B. 暂时性修复体的𬌗面观，显示卡环置于后方磨牙，没有跨过𬌗面以及双侧的前牙。全腭板的应用可以使上颌剩余牙齿受力更小，同时还能避免修复体引起的牙龈创伤和牙齿的移动

齿上，直到患者习惯并且依赖𬌗板来维持颌间关系为止。

固定式和可摘式的牙支持式夹板有很多共同点。都可以在修复治疗时分段去除，因此在所有修复治疗完成前都能维持已经建立的良好的咬合关系。口腔医生决定是采用固定式还是可摘式夹板，以及是采用铸造合金、复合材料还是树脂材料来制作。

当夹板存在一个或多个远中游离端基托时，情况又有所不同。新的𬌗关系的建立取决于夹板从义齿基托所获得的支持的质量和稳定性。覆盖面积大和功能性组织支持式基托都是理想的选择，

同时可以在最近的基牙上放置𬌗支托。所有组织支持式夹板都至少应该用自凝树脂在口内进行重衬，以保证远中游离端基托获得最佳的覆盖和支持。

四、调整牙齿和剩余牙槽嵴

O.C.Applegate 在一篇关于选择局部还是全口义齿治疗的文章中强调，对无牙区调整的好处是能为远中游离的可摘局部义齿提供稳定的支持。这种调整是通过让患者在最终修复体制作完成前佩戴暂时性可摘局部义齿来实现的。在没有对颌牙时，建议用手指间断性地按压义齿基托来刺激支持组织。毫无疑问，无论这种刺激是来自咬合力还是指压力，通过佩戴这种暂时性可摘局部义齿都能增加剩余牙槽嵴对远中游离义齿基托的支持作用。

暂时性修复体通过对𬌗面的覆盖或者𬌗支托将𬌗力传导到基牙，这对基牙也是十分有益的。通常一些作为可摘局部义齿基牙的牙都有一段时间没有咬合接触。在任何可摘局部义齿修复时若突然对这些缺乏足够支持的牙施加𬌗力，都会导致这些牙下沉。如果这种下沉在初戴最终修复体时发生，修复体的咬合关系以及其与邻近牙龈的关系都会发生改变。这可能是牙龈受到压迫的原因之一，即使最初我们可能做了足够的缓冲，在义齿佩戴一段时间后这种情况仍会发生。如果佩戴暂时性可摘局部义齿，基牙在受到暂时性修复体的负荷下会变得稳定，这种下沉则会在工作模型的印模制作之前就发生。毋庸置疑，基牙和支持性牙槽嵴组织在应用了暂时性修复体进行调整后，能为可摘局部义齿提供更稳定的支持。

五、治疗期间的临时修复

在某些情况下，可以将患者原有的可摘局部义齿进行修改作为暂时性可摘局部义齿使用。这些修改包括对义齿的重衬以及在现有义齿上加牙和卡环。另一些情况，如在组织愈合期间和对颌牙弓进行可摘局部义齿修复的准备阶段，可将现有的可摘局部义齿修改为过渡性的全口义齿。有时在对牙列缺损进行固定修复前，需要对缺失的前牙进行临时性的可摘局部义齿修复。有时前牙如已进行固定修复，则需将暂时性修复体上的前牙部分磨除，在预备后部基牙进行修复时继续佩戴义齿剩余部分。还有些暂时性可摘局部义齿是用树脂𬌗堤而不是有咬合的人工牙来修复缺失的后牙。

六、训练患者以适应戴用修复体

当全口牙列的缺失不可避免时，暂时性修复体可以帮助病人向全口义齿过渡。这种可摘局部义齿也可以看作是一种有效的治疗，因为它可以帮助患者适应佩戴活动性修复体。我们必须明白，若余留牙不能做进一步修复治疗或经济上、技术上不允许时，这类修复体只是作为余留牙暂时存留阶段所采用的暂时性修复措施。

这种暂时修复体的佩戴时间可能延长，在此期间可以对该修复体进行修改，必要时可以对缺失牙添加和对义齿重衬。口腔医生同意使用这种可摘局部义齿必须满足以下的条件：①患者能负担必要的治疗费用，且费用取决于治疗的需要；②当继续佩戴过渡性义齿是不明智的且会损害口腔剩余组织的健康时，应开始过渡到全口义齿。

口腔医生必须明确暂时性修复体和真正的可摘局部义齿的区别，并告知病人过渡性修复体的目的和局限性。

七、戴入时的临床操作

保证义齿的适合性，以确保在暂时性治疗期间义齿的舒适度是非常重要的。在使用天然牙做支持、稳定和固位时必须仔细合理地设计，避免对牙龈组织的压迫和对基牙产生不恰当的𬌗力，以保证使用的舒适度。

为了保证余留牙使用恰当，应将修复体在牙弓内完全就位。一般需要调整以下区域，以保证义齿完全就位，包括邻间隙的伸展区，卡环从丙烯酸树脂基托伸出的部位，组织倒凹区（近期拔牙的唇侧倒凹或舌侧或下颌舌骨后区），修复体在外形高点以下的部分，尤其是双侧相对时（图24-3）。

一旦就位，必须检查牙龈边缘是否有不适当的压力。为方便此操作，并帮助义齿完全就位，可以请技师缓冲牙龈边缘和填倒凹，以减少义齿就位的问题（图24-4）。倒凹区包括牙的舌面和腭面以及亚类缺隙区。因为暂时性修复体通常是在未进行基牙预备的情况下制作，所以这些区域经常需要调改。然而，如果未仔细填倒凹，虽然修复体可能很容易就位但是因为与基牙没有足够的接触而不稳定。因为基牙能引导义齿的运动，所以修复体与基牙外形高点以上部分接触，可以提高修复体的稳定和固位。

修复体的舌侧或者腭侧体积过大可能导致义齿咬合不平衡。因此应该提供对颌模型，以保证义齿就位，避免卡环和自凝树脂的外形引起𬌗干扰（图24-5）。一旦义齿完全就位并且有适当的缓冲，咬合关系应有助于剩余的天然牙（和最终修复体相同），并与天然牙的功能相协调。通常，咬合接触不应只由修复体提供，这种情况会造成功能性𬌗力集中在丙烯酸树脂和人工牙的连接处，使义齿朝组织向移动，并随着软组织接触的增加而改变咬合关系。

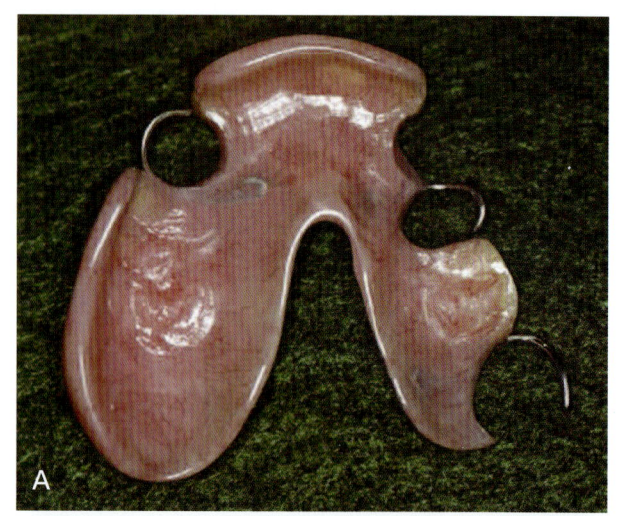

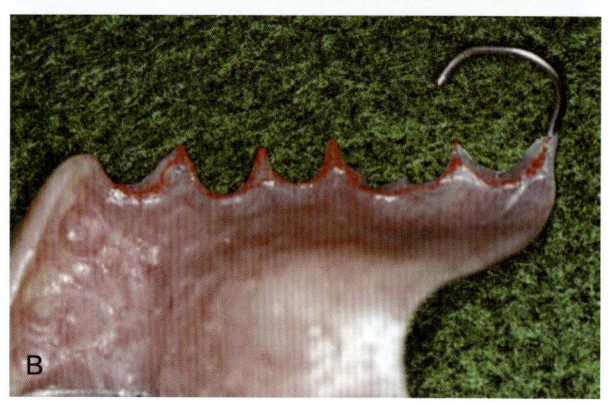

图 24-3 A. 上颌暂时性可摘局部义齿。一般需要调改的区域包括邻间隙的扩展部分（A），卡环从树脂基托伸展出的部分（B），修复体延伸区域的组织倒凹部分（C）；B. 牙齿邻间隙的伸展部分和修复体覆盖牙龈缘的部分应该仔细调整（用红色标记的部分）

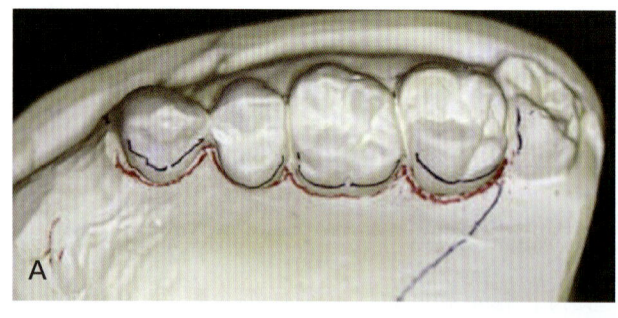

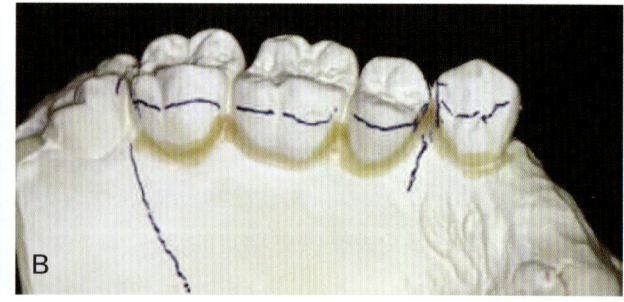

图 24-4 A. 画有修复体设计图和标记出义齿基托覆盖的龈缘区的上颌模型。如果在模型上未对龈缘部分进行缓冲，那么在修复体就位时应对此进行调改；B. 模型显示龈缘部分用基托蜡缓冲。复制此模型将为热处理模型提供足够的缓冲。如果邻间隙部分有倒凹，则必须填平倒凹，方便暂时性修复体戴入就位

第 24 章 暂时性可摘局部义齿 311

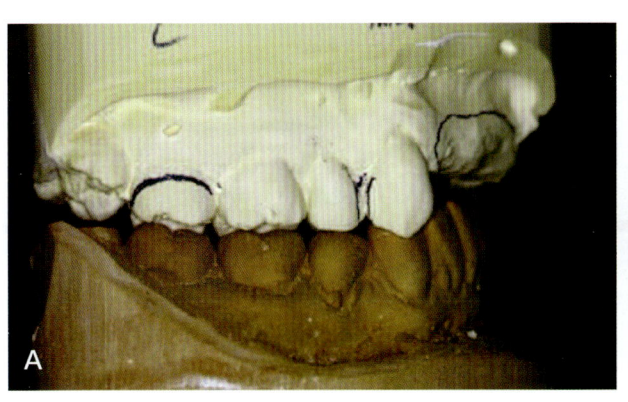

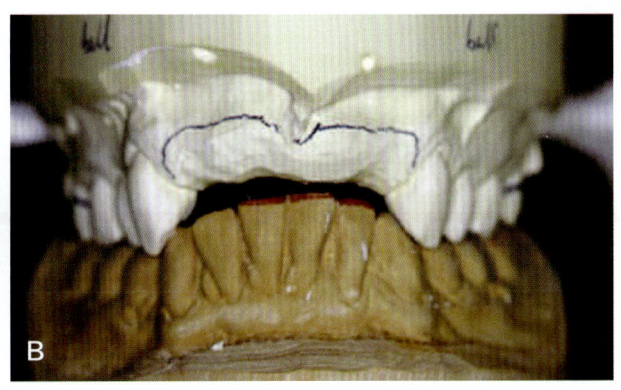

图 24-5 A. 评估𬌗架上的模型，决定咬合对上颌临时性修复体的卡环选择和放置位置的影响。颌间距离允许在尖牙远中放置球形卡环，并在第二磨牙的远中放置圆环形卡环，如果卡环的形态设计合理则上述两种卡环均不会造成𬌗干扰。B. 修整模型的前牙区，预测拔牙后的牙槽嵴形态，便于制作即刻暂时性修复体。前牙区间隙过小时，在外科手术前应分析讨论是否有必要对下颌切牙进行调改，从而为暂时性修复体和最终修复体提供建立咬合的空间

第25章

颌面修复中可摘局部义齿的设计

一、颌面修复学

前面章节讨论了牙列缺损患者的修复设计。此类患者主要表现为牙列缺损和不同程度的牙槽嵴缺损,但是颌骨和临近部位的解剖结构在功能和结构上均是完整无损的。对这些患者而言,影响可摘局部义齿设计的主要区别在于修复体是牙支持式还是牙-黏膜混合支持式。

颌面缺损患者的口腔和颅面环境会经历独特的变化,这些变化主要由外科手术切除(图25-1)、颌面部创伤、先天缺损、发育异常或者神经肌肉疾病引起。与上述可摘局部义齿不同的是,颌面缺损中可摘局部义齿的设计,不但要考虑牙齿和黏膜组织的支持,而且要考虑口周环境的改变对可摘局部义齿的支持、稳定和固位的影响。总体而言,口周环境的改变限制了余留牙和组织为可摘局部义齿提供最佳的跨牙弓支持、稳定和固位的能力。

颌面修复学,作为口腔修复学的一个分支,涉及的内容是利用活动的或者固定修复体对口颌系统和相关的颜面结构进行修复或者替代。本章主要讨论与颌面修复体相关的重要背景信息以及颌面缺损患者可摘局部义齿设计的原则。

颌面修复的分类

患者可以根据颌面部缺损的原因分为获得性、先天性或者发育性。获得性缺损包括由于创

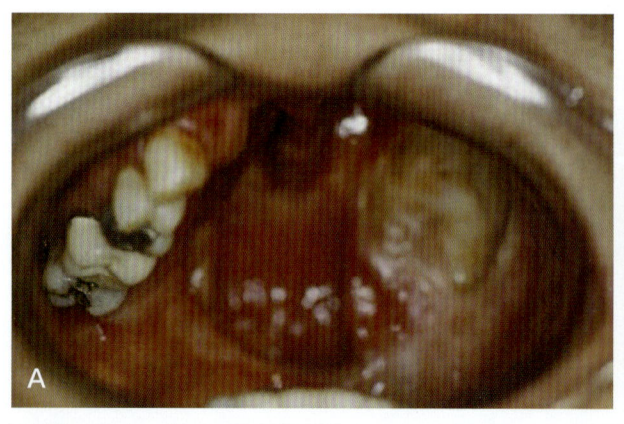

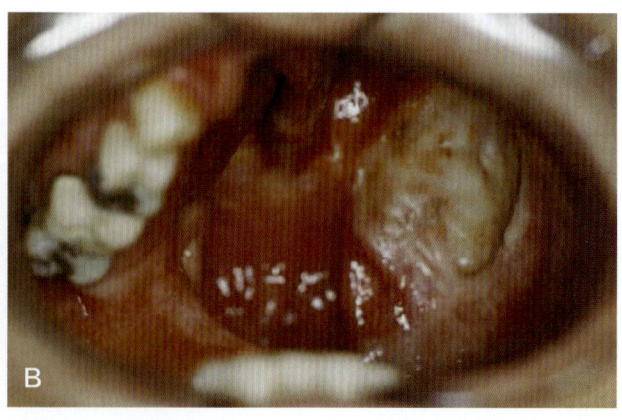

图25-1 余留单侧上颌牙(A),硬腭水平部缺如,手术缺损区包括鼻腔和上颌窦(B)。针对这种由外科手术切除导致的特殊颌面环境,需要将活动性修复的原则进行改变,并谨慎地运用于颌面部缺损修复中

第 25 章 颌面修复中可摘局部义齿的设计

伤、疾病或者其治疗的结果所造成的缺损；如切除鳞状细胞癌造成的软腭和（或）硬腭的缺损（图25-2）。先天性缺损一般是指出生时就存在的颌面部缺损；最常见的是腭裂，其组织缺损可涉及上颌前部的牙槽突。发育性缺损是指在生长发育过程中由于基因缺陷造成的缺损（图25-3）。这种分类方法有助于将具有同样特点（不是与修复设计相关的特点）的患者划分为同种类型，这些特点将成为总体治疗计划的一部分。例如，一个经历过上颌切除手术的成年患者与未做手术的腭裂患者的修复治疗完全不同。

颌面修复的另一个有效分类方法是根据设计的修复体的类型来分，这样，修复体可以是口外（颅或颌面替代体）或者口内（涉及口腔缺损）修复体；过渡性（短期或围手术期使用）或永久性（更长久）修复体；以及治疗性（作为治疗手段的一个组成部分，例如夹板或者保持器）修复体。

二、获得性牙列和颌面缺损修复的治疗时机

获得性缺损是最常见的颌面部缺损，主要通过活动性修复体治疗。医生应对获得性缺损患者的牙和口腔修复的时序有一个概念性的计划，有助于协调各种不同的治疗手段。这个治疗计划强调在最初阶段着重考虑手术治疗，之后考虑修复治疗的需要；整体而言，需要对术前和术中的所有暂时治疗和最终治疗进行考虑。虽然有的治疗手段看似和可摘局部义齿无关，但是事实上各个阶段的治疗对修复体的功能和患者的预后均会产生重要的影响，因此在讨论可摘局部义齿在颌面部缺损患者中的应用时，前序的治疗也应被包括在内。

（一）术前和术中处理

获得性口腔缺损的修复治疗计划应该在手术之前开始。对于需进行头颈部手术的患者，医生应综合考虑牙科方面的需求，以期改善术后即刻的治疗效果。因此，参与术后治疗计划的修复科医生应该在术前就对患者进行检查（图25-4）。在术前和术中治疗阶段应考虑的牙科方面的目标包

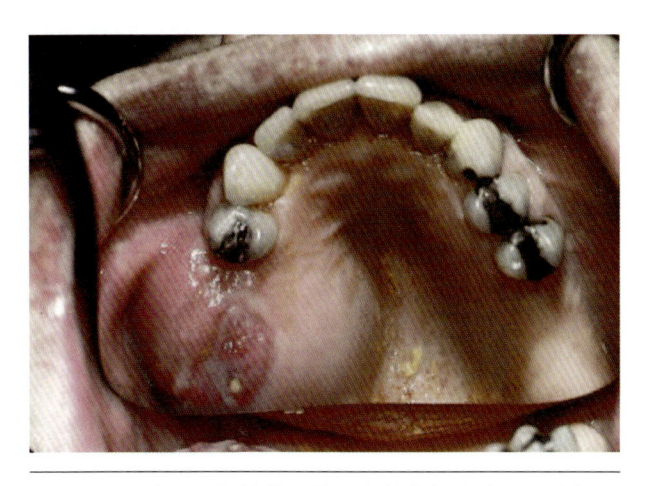

图 25-2 涉及上颌结节区的巨大鳞状细胞癌，手术切除将导致获得性的缺损

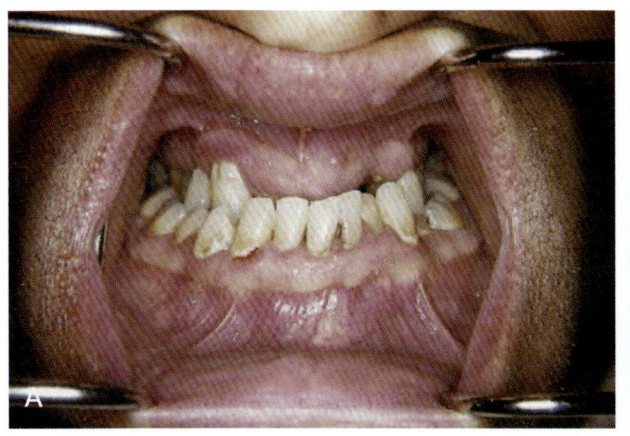

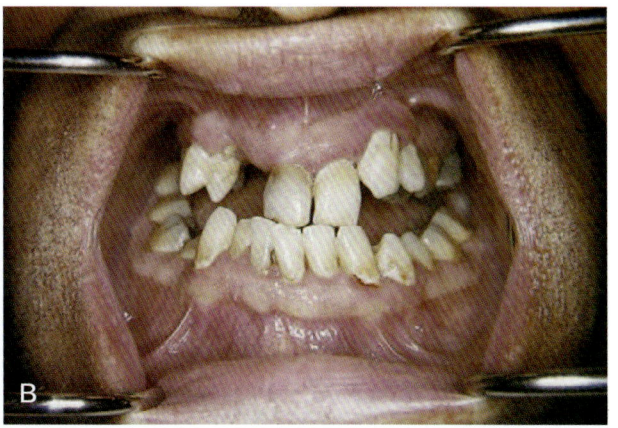

图 25-3 由于牙齿缺失和发育异常共同作用形成的功能性颌位关系。这种发育性缺陷表现为下颌前突和反𬌗（A），且形成了明显不规则的上颌𬌗平面（B）

括：去除潜在的术后牙科并发症、制订下一步的修复治疗计划，以及对术区的预备提出建议以改善术后的组织结构完整性。从患者的角度看，这种术前会诊的主要好处包括：提供了改善医患关系的机会，了解手术可能造成的功能缺陷，以及修复治疗能够如何修复这些缺损、能够修复到何种程度。从修复医生的角度看，其好处是能与手术团队探讨永久性修复体和（或）暂时性修复体所需要的关键牙的保留问题以及保留这些牙所需要的治疗计划。

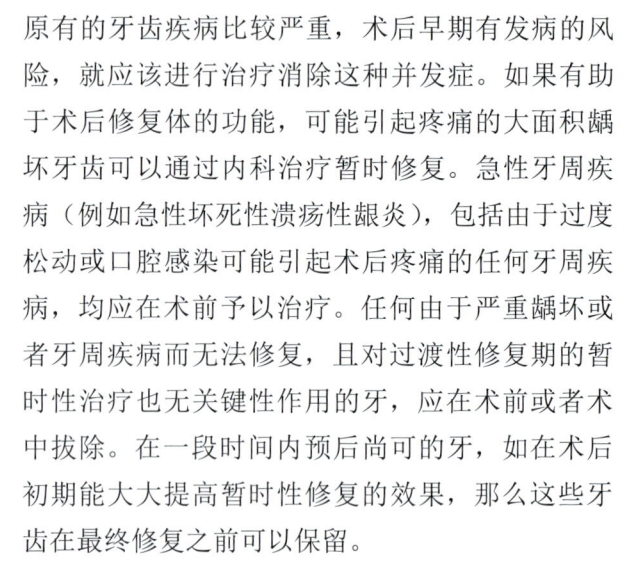

术后早期阶段对患者来讲非常的重要。如果原有的牙齿疾病比较严重，术后早期有发病的风险，就应该进行治疗消除这种并发症。如果有助于术后修复体的功能，可能引起疼痛的大面积龋坏牙齿可以通过内科治疗暂时修复。急性牙周疾病（例如急性坏死性溃疡性龈炎），包括由于过度松动或口腔感染可能引起术后疼痛的任何牙周疾病，均应在术前予以治疗。任何由于严重龋坏或者牙周疾病而无法修复，且对过渡性修复期的暂时性治疗也无关键性作用的牙，应在术前或者术中拔除。在一段时间内预后尚可的牙，如在术后初期能大大提高暂时性修复的效果，那么这些牙齿在最终修复之前可以保留。

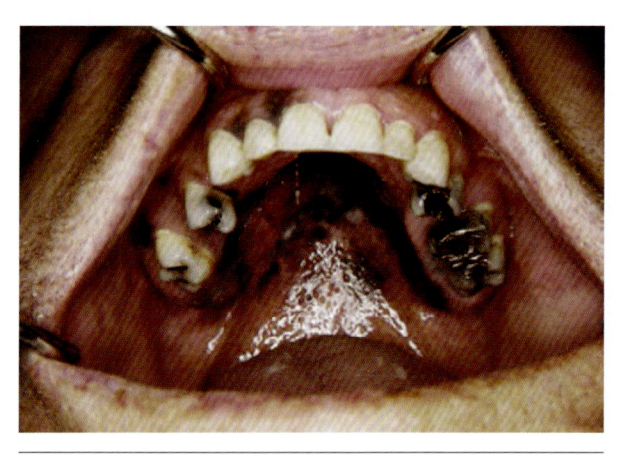

取上下颌印模，记录当前口腔状态和咬合关系，以便制作即刻或者过渡修复体（图25-5），同时评估即刻或者延期修整牙齿或者邻近结构以获得最佳修复效果的必要性。在这个时期开始计划最终修复体是非常重要的，因为余留牙齿以及周围组织的完整性对颌面修复的成功有很大的影响。

（二）过渡性治疗

在这一治疗阶段，最主要强调的是患者的手术（和辅助的）治疗需求。由于目前下颌骨手术重建技术的进步，手术造成的下颌骨中断缺损已经很少见。由于下颌骨中断缺损需要手术治疗，过渡性修复治疗不是其适应证，故只讨论上颌骨缺损的过渡性修复治疗。

尽管手术造成的获得性上颌骨缺损形式多种

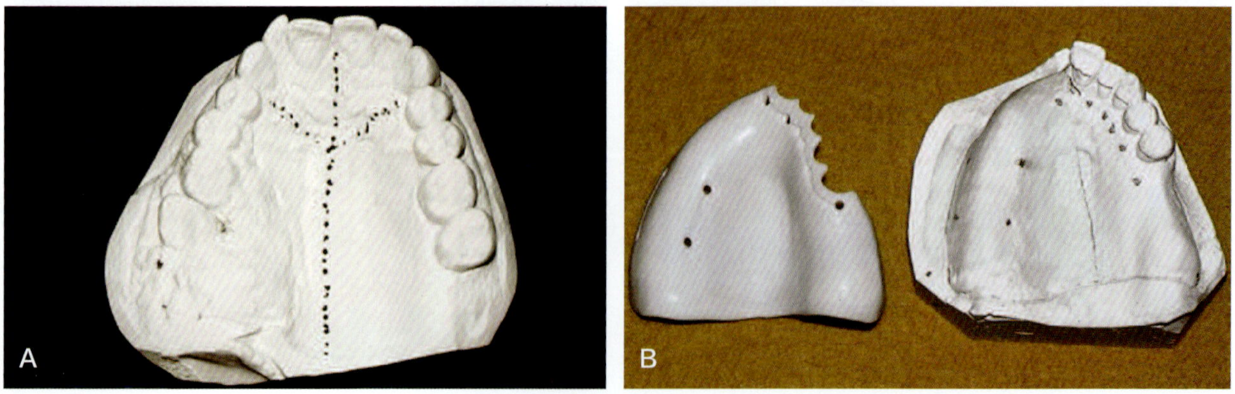

图25-4 上颌恶性黑色素瘤患者的术前口内照。这种修复医生的术前检查有心理上和功能上的双重作用。心理上的好处包括有机会与患者讨论术后可能造成的功能缺陷，并描述修复治疗能够如何修复这些缺损、能够修复到何种程度。功能上的好处是能与外科医师探讨永久性修复体和（或）暂时性修复体所需要的关键牙齿的保留问题以及保留这些牙齿所需要的治疗计划

图25-5 A. 术前口腔状况的上颌模型，可用于与外科医生讨论切除范围和牙齿保留的好处；B. 与头颈外科医生讨论后进行过修整的上颌模型，可用于制作手术夹板。在夹板上开孔以便于用钢丝将其固定在余留牙和上部解剖部位上

多样，但最典型的缺损形式是造成口腔与鼻腔和（或）上颌窦的相通（图25-6），并引起咀嚼、吞咽和发音方面的生理和功能性障碍的缺损。这种缺损不利于患者的心理健康，在涉及颜面美观时尤为明显。在过渡性治疗期间，修复治疗主要解决的是吞咽和发音障碍。术后早期患者心理面临着极大的挑战，因此在术前做好心理准备非常重要。然而，即使预先进行过讨论，手术造成的影响对患者来说仍是极其痛苦的。因此，在术后注意使用过渡性修复体改善吞咽和发音功能，能够显著加快康复的过程。

由于用缺损侧咀嚼食物会引起修复体的移位，医生应嘱患者勿用患侧咀嚼。过渡性阻塞器的目的是通过封闭口鼻腔间的交通将口腔和鼻腔隔离开。这种阻塞器最常用于封闭硬腭缺损，但软腭缺损的修复也是为了人为阻断语音、食物或液体在口腔和鼻腔之间的自由流通，因此两者皆适用这种理论。早期修复治疗的显著优势在于患者可以采用经口营养而不发生鼻腔的食物反流（允许去除鼻饲管），同时也能够与其家属交流。然而，何时开始这种早期治疗与许多因素有关。

医生可以为手术准备修复体（图25-5B）。这种外科阻塞器主要用于闭合手术创口的过程，以及在术后短期内固定手术敷料和半厚皮片。这种修复体最好是用适宜的钢丝固定到余留牙或者是牙槽骨上，或者是悬吊在上部骨组织上。对于有余留牙的患者，这种即刻修复体可设计为可摘式，利用牙齿的倒凹用钢丝固位；然而此法固定手术敷料的效果较难估计。尽管没有确切的数据显示这种缺损对患者心理的影响，但医生仍建议患者术后立即戴上修复体以帮助习惯手术缺损；另外，这种方法可以为经口营养提供更好的保证，从而避免使用鼻饲管。

医生通过缝合海绵垫，可更好地固定手术敷料，稳定移植的半厚皮瓣。待初步愈合后，外科医师去除海绵和敷料（或术中使用的即刻修复体），然后戴用过渡性阻塞器（图25-7）。对于使用敷料垫阻塞的患者，尤其是涉及要制定过渡性修复

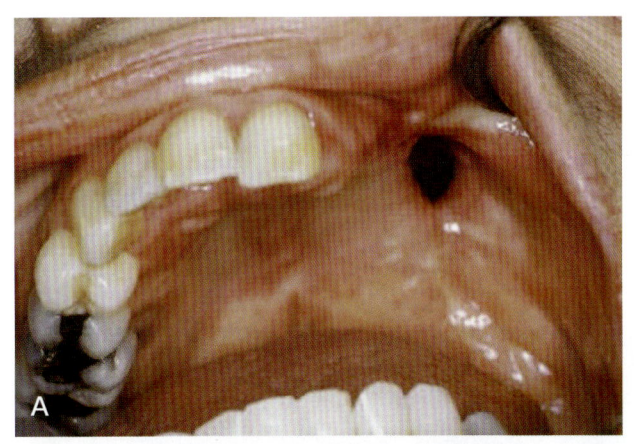

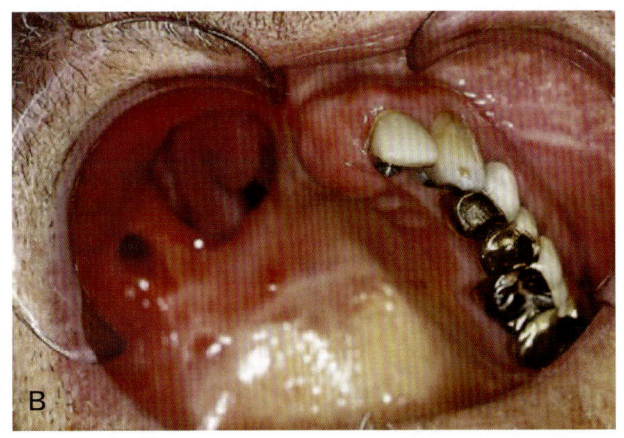

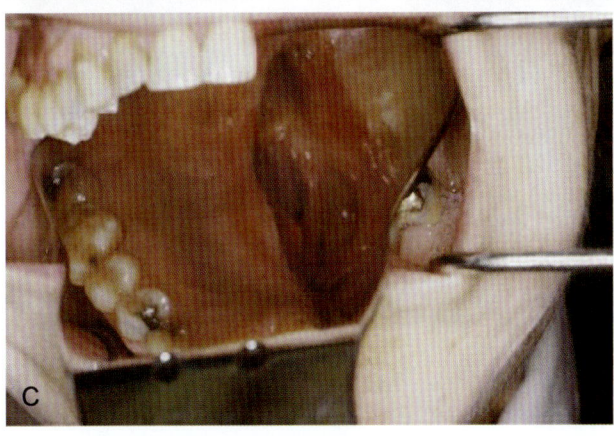

图25-6 上颌骨缺损。A. 上颌骨切除造成口腔与上颌窦间的小交通，有部分硬腭残留，邻近黏膜为典型的口腔黏膜；B. 非经典的上颌骨切除术式，中线切口穿过左侧上颌中切牙，保留了其牙槽骨骨板；C. 沿腭中线进行的切除术，没有保留切除边缘的口腔黏膜，若以此处承托修复体会形成慢性溃疡。注意上部侧方的移植的半厚皮瓣，该区域用于承托阻塞器，可为其边缘伸展提供支持，减小功能状态下的修复体位移

体时，因术前修复学的评价能够确保修复计划的制订，让患者做好从敷料垫到修复体过渡的准备，因此其非常重要。过渡性修复体是钢丝固位的树脂修复体，通常最初没有人工牙，但是在适应以后可以添加人工牙（图25-8）。

当手术缺损较大时，如接近全部的上颌骨切除，除非修复体边缘可以伸展到缺损内，否则的话一般不容易获得满意的支持、稳定和固位效果。当有余留牙时，缺损大小的影响会稍微小些。但当余留牙很少，或位于一侧成直线时（图25-1），亦难以改善修复体的稳定性。缺损内的组织能对过渡性修复体提供多少支持，是无法预测的。总而言之，设计良好的手术会为改善修复效果而保留特定的口腔和缺损部位的解剖形态，这种手术对患者来说是最为有利的。

（三）潜在的并发症

过渡性修复治疗的时间会持续3个月或更久。此阶段的主要目的是尽量减少患者从手术（和辅助治疗）期向监护期过渡过程中并发症的发生。在过渡期，患者逐渐从手术的创伤中恢复过来，用他/她自己的方式来克服缺损引起的心理阴影，同时进一步了解手术缺损引起的功能障碍。减少过渡时期潜在的并发症，以及告知患者可预见的并发症，均有助于患者以及家人适应手术带来的影响。通常过渡性修复并发症包括组织创伤和伴随的不适感；上颌修复体固位较差（松动）；修复体阻塞器部分阻塞不全引起空气、食物和液体渗漏；以及化疗和放疗对组织的影响。

使用过渡性修复体引起的不适感可能与手术伤口愈合过程、缺损的状况、辅助治疗对黏膜的影响和（或）修复体的适合性有关。手术伤口疼痛常见的区域包括口腔和唇或者颊黏膜交界处，特别是上颌骨切除后患者的前牙牙槽嵴区。移植皮片与口腔黏膜愈合后形成的瘢痕区域也是部分患者产生不适感的部位。当没有做皮片移植时，缺损区内不适合的修复体产生的不适感会成为一个长期存在的问题。硬腭手术边缘如果没有用口

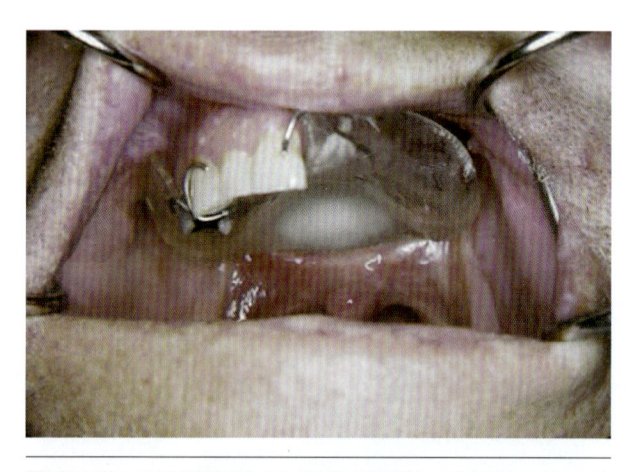

图25-7 用树脂制作的过渡性阻塞器，由钢丝固位，去除手术敷料后戴入

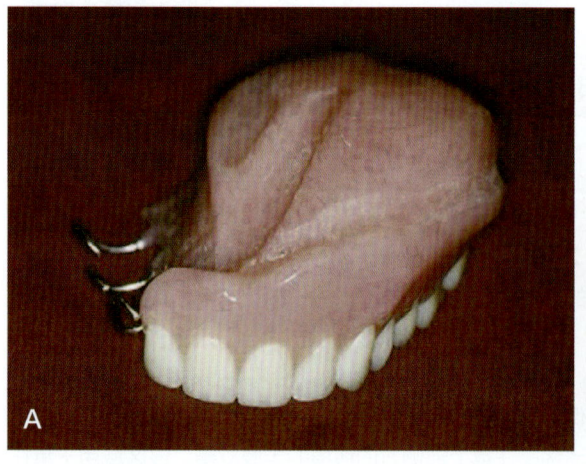

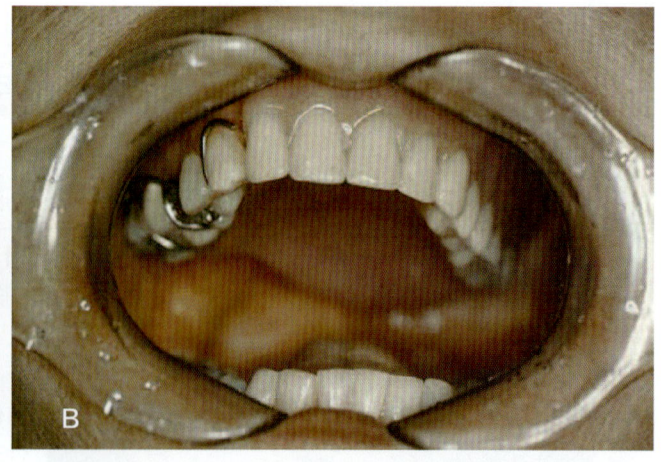

图25-8 A和B为用树脂制作的过渡性阻塞器，由钢丝固位，阻塞器上有人工牙以便在愈合期间恢复美观。当手术部位愈合到可以承托修复体时，可能需要调改阻塞器上部和侧面以增加其固位和稳定

腔黏膜瓣覆盖，常常会被鼻腔上皮组织覆盖，这也非常容易造成不适感。牙槽骨切除的边缘如果没有修整圆钝会刺穿口腔黏膜，无论是否佩戴修复体都会引起疼痛。这种情况最常见于下颌骨切除术后的牙槽骨上缘；此时，下颌骨重建一般修复了下颌骨下缘和唇侧的外形，但上缘和临近的下颌骨上缘之间存在高度差，造成了覆盖上缘的口腔黏膜的紧张状态。

修复体可能因为组织面压力过大或者是前庭区过度伸展带来不适感。吞咽或者语音引起的修复体功能性移位也可能产生不适感。如前所述，修复体稳定性取决于支持组织的性质。牙齿能够提供最好的支持，其次是致密的缺牙区牙槽嵴，最后是缺损部位的组织。舌体、对颌牙列和颊或唇组织施加于修复体的力必须通过大面积的支持组织抵抗以防止修复体移位。由于缺损区抵抗修复体移位的能力最差，因此相比余留牙以及缺牙区牙槽嵴，缺损区的相对大小和结构完整性决定着修复体移位程度，也在最大程度上影响着这种位移造成的不适感。

当余留牙可用时（特别是在缺损的近端以及远端都有余留牙时），放置对应的卡环可以增强固位。卡环固位是抵抗修复体移位最有效的方法。由于修复体移位会使卡环弯曲至超出其弹性恢复能力，因此，应该定期调节卡环来维持其固位力。对于无牙颌患者，由于手术的缺损造成口腔和鼻腔相通，修复体的组织面不能再形成密闭的环境来产生能够抵抗修复体移位的边缘封闭作用。因此，在过渡性修复期间，由于组织的敏感性，修复体不能与缺损区完全贴合时，需要谨慎地使用义齿粘附剂来加强固位。医生应该告知患者粘附剂会改变修复体的适合性，并且干扰修复体与剩余组织的贴合。在使用新的粘附剂之前必须去除旧的粘附剂，以维持修复体的适合性和清洁。另外，上颌骨切除后的患者由于瘢痕挛缩，修复体不能完全就位，也会影响其固位。当上颌骨切除后造成颊部组织缺少骨组织支持时，修复体可在伤口愈合期间提供必要的支持。如果患者摘除了过渡性阻塞修复体，时间过久会引起组织收缩，那么修复体将更难戴入。然而，一旦戴入修复体，瘢痕会逐渐松弛，随后修复体的取戴就容易了。和这种现象相关的不适感主要是由于患者的焦虑引起的，安慰患者这是很容易处理的问题，可以有效地解决这个问题。

在术后愈合阶段初期，手术的缺损会发生尺寸上的变化，这将影响到修复体的适合性和边缘封闭性。如果因为尺寸的变化而形成了间隙，会影响发音（鼻音加重）并且造成吞咽时鼻腔反流。过渡性修复体应该使用易于调改的材料制作，以适应这种尺寸的变化。最常见的调改方式是使用暂时性义齿软衬材料，它可以直接根据组织塑形，其黏弹性的优点亦可减少修复体移位产生的力学作用。另外，除非患者接受过专门指导，否则佩戴修复体吞咽时很容易发生渗漏；这主要是因为修复体不能形成和术前一致的密闭效果。因此，医生需要嘱咐患者不能一次吞咽大量的食物，同时吞咽时应该保持头部水平。当患者头部前倾，如使用汤勺喝汤时，修复体阻塞部分的周围很容易发生渗漏。另一个会出现吞咽时难以控制渗漏的情况是中线区软腭的切除。余留软腭组织的功能性移动通常导致其很难和修复体保持接触。另外，在过渡性修复阶段也很难提供足够的边缘封闭作用。

患者联合治疗期间，通常安排患者术后使用过渡性修复体的时期。与放疗以及化疗相关的口腔黏膜炎是影响过渡性修复治疗的主要口内并发症。医生必须根据患者的意见，在舒适性和发音、吞咽所需的适合性之间寻求谨慎的平衡。如果调改修复体能缓解症状来确保患者完成治疗，同时患者也知晓调改对发音和吞咽可能造成的影响时，医生就应该进行调改。

放疗的长期影响，特别是放射性口干症和下颌骨毛细血管床的改变（闭塞性动脉内膜炎），会对余留牙列产生潜在的威胁，且可能导致放射性骨坏死。在过渡性修复期间，患者会逐渐注意到口干的影响，包括受浓厚黏稠的唾液影响而加重的吞咽困难，和渐增的与活动义齿相关的不适感。

（四）缺损和口腔卫生

去除手术敷料后，缺损部位将暴露在外部环境中，随时间慢慢愈合。上颌骨缺损患者口腔中会经常见到初期脱落的未完全结合的移植皮片、混合有血液的黏性分泌物以及龋洞中的食物残渣。这会引起没有准备的、不熟悉口腔中这些新情况的患者的担心。在习惯了手术缺损后，医生应该鼓励患者定期的清洁缺损区的食物残渣和黏性分泌物。缺损区的清洁可保证创口及时的愈合，并使修复体可以充分就位。常规的缺损区清洁方法包括：①灌洗，指在常规冲洗时清洗缺损区；②利用球形注射器或者改良的口腔冲洗装置（改进以提供多孔"淋浴"效果）冲洗缺损区；③手工清洁，如使用海绵清洁器。通常干燥的黏性分泌物难以清除，在机械清除前要求做充分的润湿。

去除手术敷料后，患者可能因为口腔不适感而不愿意维护口腔卫生。使用过渡性修复体的患者需要每日取下清洁，这样做可以改善修复体的适合性和增加患者对修复体的耐受性，患者也因此能够感受到口腔清洁的必要性和好处。当口内有余留牙时，维持较高水平的口腔卫生对于长期修复治疗的成功很重要。对患有口干症、患龋风险增加的患者而言口腔卫生的重要性更甚。对于这些患者，推荐每日根据个人情况使用不同剂型的氟化物，同时还要经常接受专业的口腔清洁。天然牙的支持可以促进颌面修复体的成功使用。因此，在过渡性修复期间就应该进行常规牙周治疗，来为永久性修复治疗做准备，从而使患者从过渡性向永久性修复阶段平稳过渡。

（五）永久性治疗

在头颈肿瘤的治疗中，上颌骨缺损的手术重建是一项正在不断发展的治疗手段。下颌骨切除患者的修复治疗常常使用微血管游离皮瓣支持的种植式修复体。同样的技术发展并应用于上颌骨缺损的手术重建，这也使种植体支持的修复体的应用逐渐增多。

对于未进行手术重建的患者，当积极的治疗阶段完成，缺损区组织愈合完全至可以耐受更强的处理和封闭时，就可以开始永久性的修复治疗。这一阶段中医患关系有所转变，医生的主要重心从积极的治疗转变为监护观察。从患者的角度而言，治疗的重心转向修复，修复体的目标和设计也与过渡性修复体不同（图25-9）。然而，部分患者的永久性修复治疗可能被推迟，这类患者的问题包括：存在全身健康问题、肿瘤预后和控制情况不确定，以及口腔和缺损区的卫生情况较差以致不能满足更复杂的治疗的要求。虽然永久性修复是选择性的治疗措施，但是没有永久性修复体，患者就无法获得完全康复的机会。过渡性修复体超出预期寿命的长时间使用，会给很多外科医师和患者留下修复体效果不好的印象。因此，医生应考虑设计更永久性的修复体，尽力为患者提供尽可能完全康复的机会。

根据前述关于活动修复体生理学的讨论，由于不能模仿相应的天然组织结构，静止的人工替代物不能产生理想的功能性修复效果。医生需要特别关注手术缺损区以及相关重建区域的结构完整性，因为它们对患者已经削弱了的功能有影响；这在患者余留牙很少时尤其重要。如前所述，控制活动性颌面修复体要求患者具有很高的熟练程

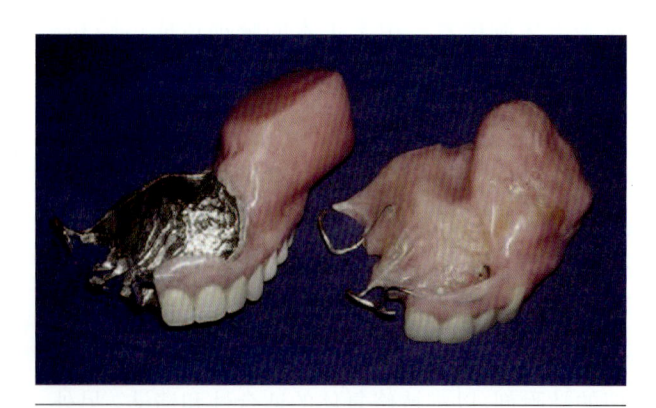

图25-9 永久性（左）和过渡性（右）阻塞器，对比使用的材料和阻塞器的外形。由于铸造半圆形卡环、间隙卡环和导平面的使用，使得永久性修复体卡环固位的稳定性更好。而且，由于手术部位已经愈合，必要时可以将修复体伸展到该部位以增加支持、稳定和固位作用

度，这表明修复体邻近的口腔以及缺损区的结构对修复体成功很重要。这有助于理解术后缺损区特性和软组织重建对颌面修复治疗的影响。其原因有二：①和常规肿瘤治疗手段不同的是，医生需要考虑术区的组织特点来寻求最佳的修复效果；②手术缝合或重建会明显的妨碍患者术后控制大的活动修复体的能力。外科手术应在避免影响肿瘤控制的基础上，尽量考虑改善修复体的功能，这种理念也应该被考虑并应用于其他更常见的手术缺损和相关修复治疗中。

三、口内修复体的设计

除了在个别情况下采用种植体固位的修复体外，颌面部的修复主要采用的是活动修复体。对于采用可摘局部义齿修复的颌面部重建，其治疗的主要目标是获得一个具有良好的支持、稳定和固位的修复体；同时，这个修复体应具有适宜的外观，并在功能运动中移位最小，从而保留最多的支持组织。为了达到这些目标，我们采用了如下方法：在肌肉附着的活动范围内最大限度地覆盖缺牙区牙槽嵴，充分利用余留牙来帮助固位和控制功能下的移位，以及排列人工牙以维持正常功能状态下牙齿和组织的接触关系。对于有修复缺失牙需求的患者，若解剖条件相对正常，但对食物控制和吞咽不佳，坚持上述基本原则有助于修复治疗的成功。但是在可摘颌面修复体制作中要做到这点，要面临完全不同的挑战。

天然牙通过非常复杂的牙周附着抵抗功能负荷，以此获得支持和稳定。当牙列缺损而用牙支持式义齿修复时，义齿的支持和稳定仍由天然牙的牙周附着提供。当后牙缺失时，修复体位于缺牙区剩余牙槽嵴上，同时获得牙和黏膜的支持和稳定作用。当牙列缺失时，支持和稳定作用完全由覆盖的剩余牙槽嵴的黏膜提供。最终，当手术切除肿瘤后导致牙齿和支持组织丧失时，余留牙和（或）剩余牙槽嵴以及缺损区组织共同提供支持和稳定作用。部分或全黏膜支持式修复体主要由黏膜承担功能负荷；然而从生物学角度看，黏膜不适于承担这种负荷。理解了这一点，当颌面修复体需要由缺损区组织提供支持和稳定时，手术缺损部位的组织条件更不适合承担负荷。

四、修复治疗前的外科处理

（一）上颌骨缺损

手术结果会对后期修复治疗的成功与否产生影响，具体来说，手术决定了上颌结构缺失的量（图 25-10），同时可能对缺损区的结构完整和组织质量产生影响。对于硬腭和（或）软腭的手术缺损，修复的主要目标是恢复鼻腔和口腔的物理分隔，从而将咀嚼、吞咽和发音以及面部外观恢复到尽可能接近正常的状态。这类缺损常见的修复体包括：封闭骨性缺损的阻塞器（图 25-11A、B），以及恢复软腭缺损所导致的腭咽闭合不全的发音辅助器（图 25-11C、D）。

目前的术前诊断方法已经增强了确定上颌骨肿瘤的部位和对相邻鼻窦的侵犯范围的能力。对于和修复相关的术式改进，如果肿瘤的控制不需要行经典但激进的上颌骨切除术，或是肿瘤没有累及上颌窦下壁、硬腭和牙槽突时，应考虑尽可能多的保留硬腭、牙槽突和牙齿。天然牙对修复体有良好的稳定作用，因此其保留对修复的成功影响最大。当肿瘤靠后而可以保留上颌前部牙齿，或者肿瘤靠前而可以保留磨牙区牙齿时，修复体的移位可以被良好的控制，从而极大地提高了修复体的成功率（图 25-10）。由于经典的上颌骨正中切除术比保留前颌骨的手术对患者伤害更大，因此颌骨切除范围是否要包括前颌骨，应该在综合考虑肿瘤的控制和经典切除方法的前提下单独决定。

对于有牙患者的颌骨切除，修复体移位会使邻近缺损的牙齿受到明显的应力。当计划做牙槽骨切除术时，切口应该通过相邻牙拔除后的牙槽窝，以此为留存的牙提供最佳的预后（图 25-6）。这些与缺损相邻的牙和修复的成功密切相关，这种方法可以确保它们拥有足够的牙槽骨支持，并

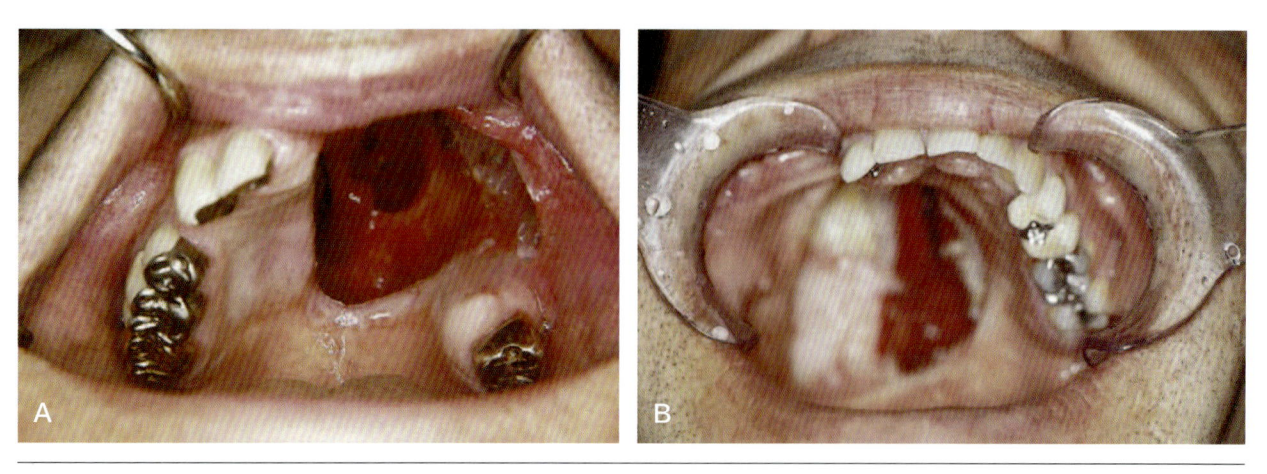

图 25-10　A. 远中保留天然牙的上颌骨缺损；保留的天然牙可阻止阻塞器进入缺损部位的远中边缘，从而对修复体起到极大的稳定作用；B. 保留了前段牙弓的上颌骨缺损，通过三点固位增加修复体稳定性。而且上外侧部位采用半厚皮瓣移植增加了支持作用

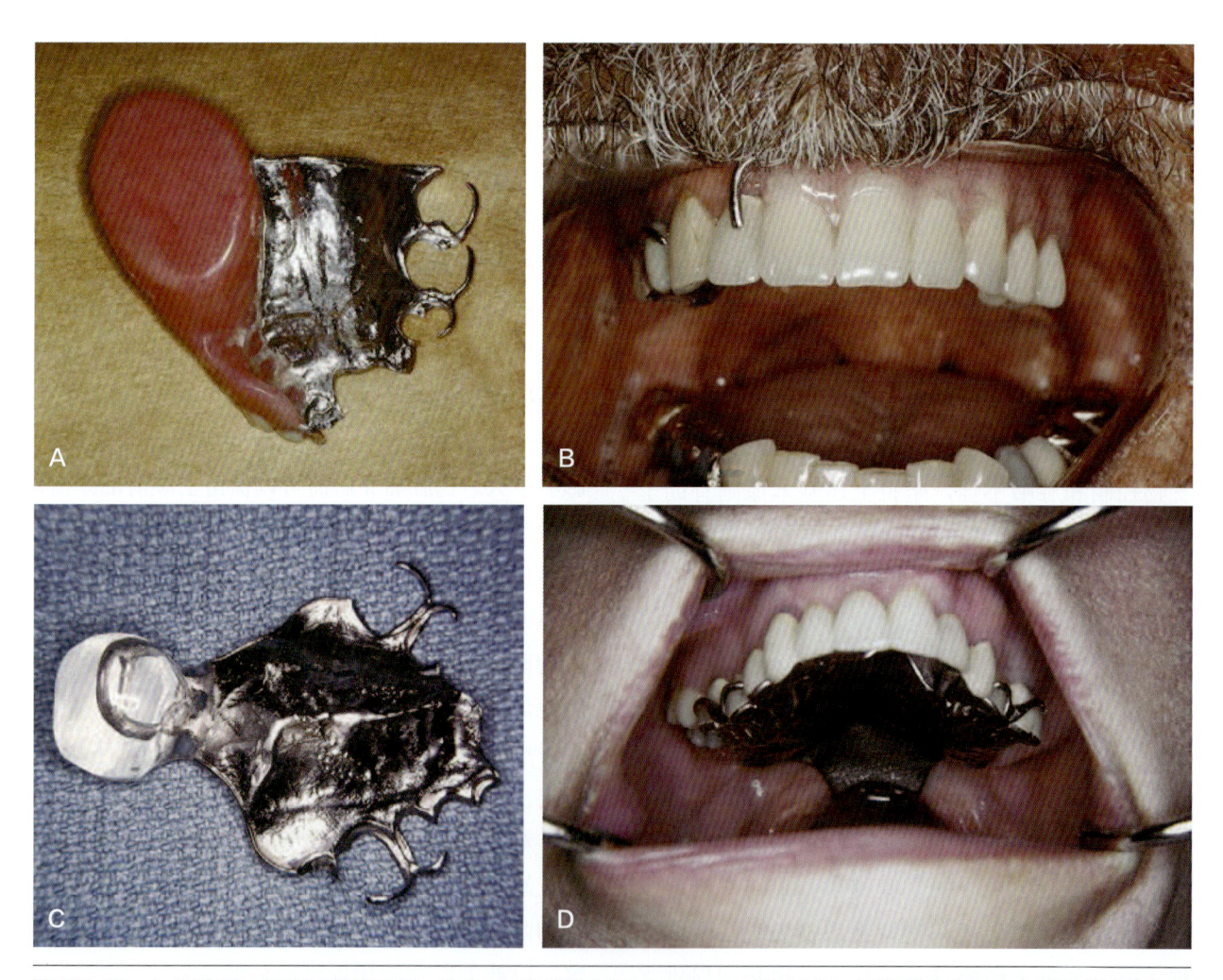

图 25-11　A. 阻塞器上面观示铸造支架、3 个后牙铸造半圆形卡环和一个前牙 I 杆，阻塞器上表面为有利于分泌物向后流动的轮廓；B. 该修复体在口内就位；C. 发音辅助器，有后牙固位体、前牙间接固位体和树脂语音球；D. 同一个修复体，显示双侧联合卡环和对腭咽缺损的封闭

能增加其远期预后。修复体在吞咽和咀嚼的作用力下会朝向缺损区移位，因此硬腭中线是可摘修复体常见的承压区。由于修复体在此处会产生明显的支点，所以当硬腭切除时，为了在该区达到最好的手术预备效果，骨切口的垂直面应该用腭黏膜滑行瓣覆盖，在该部位形成致密的和有一定抗力性的覆盖黏膜。

软腭的正常功能依赖于双侧肌肉系统的悬吊特性，该特性使软腭具有发音和吞咽所需的塑形和移动的能力。当软腭因手术而改变后，其后部保留的完整的软腭肌环的多少，决定着其腭咽闭合功能。通常，软腭组织环受损将不能提供腭咽闭合能力，且会妨碍进行修复治疗。不过，若上颌骨切除后软腭后份保留的组织少于1/3，建议在手术中将软腭全部切除。但这并不适用于做全上颌骨切除术的无牙颌患者；由于没有牙齿在修复体一侧提供必要的固位，只能将修复体放置于软腭后部的软组织上来改善固位（图25-12）。

在上颌骨手术部位使用半厚皮片移植可以改善患者对修复体的耐受性（图25-1）。修复体在功能运动时，若接触等待二期愈合的组织表面，可能产生疼痛；医生可以考虑采用皮片覆盖颊部翻转瓣和后部裸露组织，从而改善组织的疼痛反应。如果后部结构，如翼板或者颞骨前部，能够为修复体提供支持，那么皮片移植是非常有用的。从侧面来看，皮肤与口腔黏膜交界处产生的瘢痕挛缩，为修复体阻塞器部分提供了天然的固位区。在制作义齿时应充分利用这个区域，以便为修复体提供最大的支持、稳定和固位作用。

总体而言，与口内有余留牙的患者相比，无牙颌患者更需要将修复体边缘伸展到缺损区。当患者口内有余留牙存在时，无需利用缺损区，余留牙即可给予修复体阻塞器最大限度的稳定和支持作用。然而，所有上颌骨缺损患者的修复体都应该伸入缺损区的侧后方以提供最低限度的边缘封闭作用。在无牙颌患者中，为了最大限度地阻塞上颌缺损，必须利用缺损开口部位上方的结构。鼻甲和黏膜连接处可能限制修复体在缺损区中伸展到可以提供固位和支持的区域，也可能影响修复体的功能。由于鼻甲在术后新的暴露环境中不能起到湿润和温暖空气的作用，因此可以不予保留。

当上颌骨缺损可以通过外科手术重建的方法来更好地恢复发音、吞咽和咀嚼功能时，应进行手术重建。但通过手术重建硬腭缺损时，若手术只是隔离口腔和鼻腔，不考虑发音所需口腔容积，也不考虑对修复体的支持，这样的手术不仅不完善，还会妨碍以后的修复治疗。当手术缺损≤3cm，且能通过手术重建正常形态而又不会损伤邻近组织功能时，手术重建治疗是适宜的方法。大面积的缺损很难通过手术方法重建修复，而且如果没有仔细考虑后续的功能需求，可能会使口内环境无法支持修复体。对于软腭的部分重建，在不影响腭部功能的前提下用功能性组织替代是非常困难的。由于手术重建的效果难以预见，所以采用效果明确的修复体来恢复缺损是最常见的选择。

（二）下颌骨缺损

咀嚼、吞咽、发音和口语能力（唾液控制）可能是多个独立的解剖结构协同作用的结果。这些结构包括口腔括约肌、牙槽舌沟和颊沟、牙槽嵴、

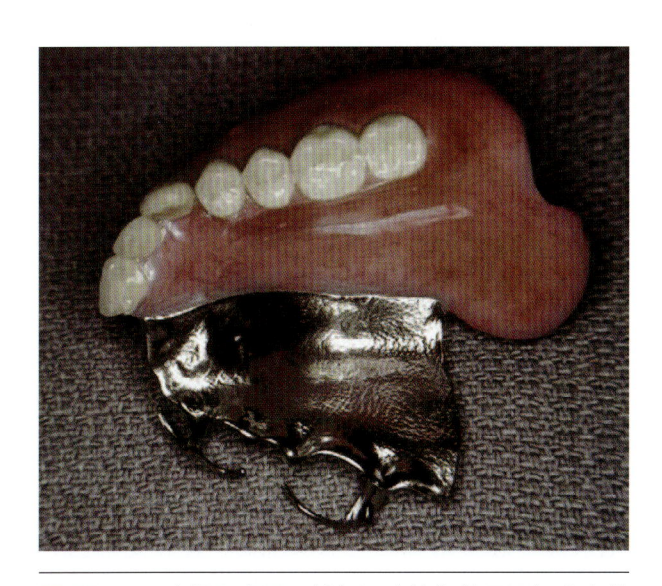

图25-12 上颌阻塞器，基托远中边缘伸展至与残余的软腭接触以增强固位

口底、舌体、舌根、扁桃体、软腭、硬腭和颊黏膜。手术过程中涉及的部位越多，对手术重建的要求就越高。当手术涉及下颌骨时，重建过程的复杂性取决于下颌骨切除的部位和大小，以及是否需要维持下颌骨的连续性、正常位置和形态（图25-13）。对于涉及下颌骨周围功能性结构的疾病的手术，下颌骨部分切除或节段切除，以及关于后期重建的决定，均有可能影响修复治疗结果。下颌骨缺损修复的主要目标是通过修复缺失牙恢复咀嚼功能和美观效果。需要明白的是，若要恢复咀嚼功能，无论修复体支持形式如何（天然牙、重建的软组织或种植体），修复体的成功都与软组织和骨组织的正确手术治疗有关。

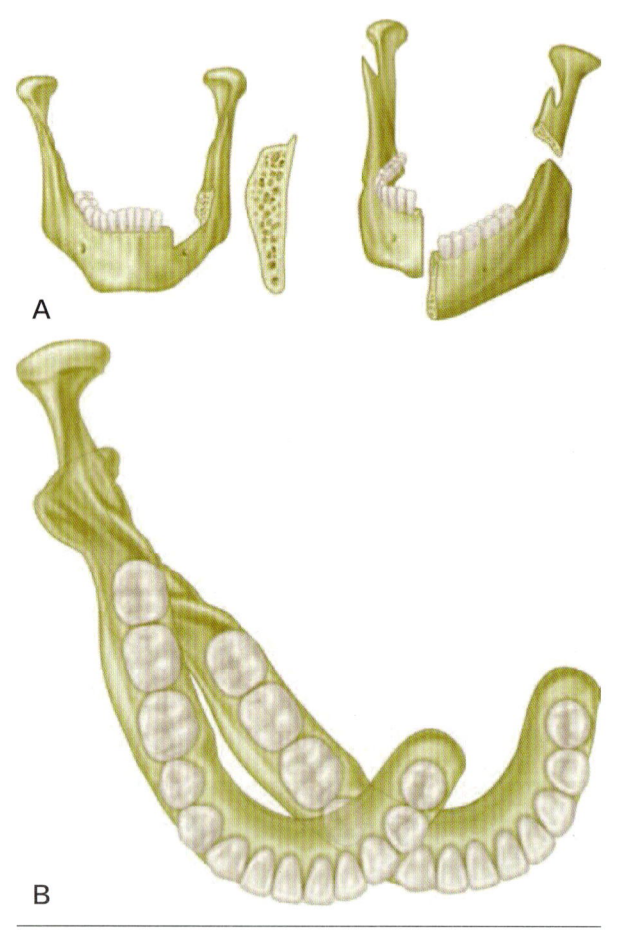

图25-13 A.下颌骨的边缘性（左）切除和节段（右）切除。节段切除未用固定板或移植骨块连接固定时，就会丧失下颌骨的连续性，即形成下颌骨的中断性缺损；B.当没有连接固定时，不连续的下颌骨向缺损区偏移，为恢复咀嚼功能带来巨大的困难

病变累及邻近的软组织结构和包绕下颌骨时，必须考虑切除下颌骨以控制病变。当软组织病变明显未累及下颌骨，且不需行骨切除时，涉及这些结构的手术缺损应该用手术方法重建，而不需要修复治疗。但这不包括舌体大部切除需要扩张腭部形态以方便发音的患者。若根据协同语音治疗的需求来指导设计修复体的最佳形态，这种腭扩张修复体对患者来说是最有利的。虽然其他术式也可能为了发音需求而行腭扩张，但是重建组织的张力产生的舌运动受限是一个很严重的问题。因正常结构的牙槽舌沟对舌体的运动影响巨大，所以软组织重建应保证其有足够大小和活动度，从而避免挛缩产生的张力，以形成正常的牙槽舌沟。其他一些软组织特性，如感觉和润滑，也可以实现，但医生应根据治疗的目的来权衡其必要性。

对于下颌骨原发性肿瘤（如成釉细胞瘤）或邻近部位的肿瘤累及下颌骨者，需要进行下颌骨的节段性切除以确保对肿瘤的控制。若外科医师依据术前和术中的情况来确定手术切除的范围，准确预测手术造成的功能缺陷和重建的确切计划将会很困难。而常见的与解剖结构相关的下颌骨切除术主要包括下颌支切除术、下颌骨前部切除术和下颌骨半切除术。从下颌骨切除患者的角度考虑，因是否保留下颌骨的连续性决定了邻近的口内外软组织是否能保留在原解剖位置，所以这对其治疗效果影响最大。

随着保持下颌骨连续性的术式不断改进，恢复咀嚼、吞咽和发音功能的机会得到了显著的提高。下颌骨中断缺损的不利影响如下：明显的面下1/3外形改变、单侧咬合导致的咀嚼功能降低、舌和牙齿协同作用变差、发音变化以及吞咽功能受损（图25-14）。考虑到传统黏膜支持式义齿修复体功能的下降情况，很显然，下颌骨中断缺损患者咀嚼功能的恢复效果是无法预测的，甚至对绝大部分患者来说是无法实现的。即使是口内有余留牙的患者，下颌骨的位置也随时间逐渐改变，这对功能和美观有显著影响。从修复的角度看，

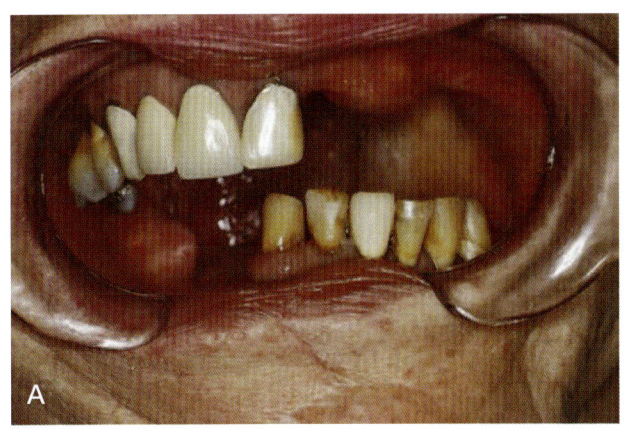

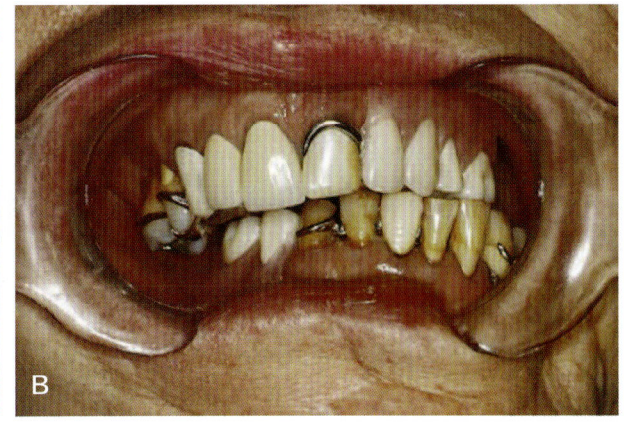

第 25 章 颌面修复中可摘局部义齿的设计 323

图 25-14 A. 下颌骨节段切除术后未重建造成的下颌骨偏移。下颌中线位于上颌中线左侧约两颗牙的宽度；B. 下颌和上颌修复体戴入口内后，患者闭口形成的下颌功能位是单侧咬合所特有的

头颈部手术术后最不利的是下颌骨不连续。因此，除非发生例外（主要由于重建板断裂造成），否则这不是医生预期的手术结果。

通过使用重建板来保持下颌骨术前的形态，对下颌骨切除后的美观问题有很大的改善。从功能角度看，对于下颌骨切除的患者来说，通过这种方式来保持下颌骨的形态和位置应该是治疗的最低标准。使用重建板可以保持下颌骨的形态美观和双侧运动方式。但是，单用重建板无法对切除部位的缺失牙进行修复。因为重建板上方区域的软组织在承受负荷时，可能存在黏膜穿孔和固定夹板暴露的情况，所以无法在这些区域进行缺失牙的修复。从咀嚼功能的角度看，这对那些在术后仍有足够数量牙齿殆接触的患者来说，并无明显不利影响。

（三）下颌骨重建——骨移植

过去 30 年间头颈整复外科经历了巨大的发展。从 20 世纪六七十年代起，前额和胸三角区血管化组织移植逐渐被更加流行的带蒂肌皮瓣移植取代。到 20 世纪 80 年代，许多游离骨肌皮瓣的供区已经确定，同时也开始利用颗粒状松质骨骨髓构建同种异体支架；这些技术均被应用于下颌骨整复重建。同时，对牙种植体骨整合的科研和临床应用对咀嚼功能的恢复也发挥了十分重要的作用。

理想的下颌骨的修复特征包括：骨段近远端的稳定结合、面下 1/3 轮廓的修复、附着 2～3mm 厚黏膜的边缘圆钝的牙槽嵴，和保证颊舌软组织自由活动以控制食物团块的邻近前庭沟。不管使用何种修复体，根据对颌牙弓恰当地放置移植骨，对恢复咀嚼功能来说极其重要。如果计划佩戴可摘修复体，且修复体需要覆盖骨重建部位，重建形成的骨嵴上应该覆盖一层薄而致密的软组织，其上表面圆钝，颊、舌斜面接近平行，并有足够的前庭深度以保证修复体的水平稳定性。这种通过手术形成的骨嵴形态模拟了轻微吸收的无牙颌牙槽嵴。如果未切除侧有足够多的余留牙，加之颊和舌有足够的活动度，修复体的预后会比较好。为了使修复体达到最佳的功能，医生应该考虑使用牙种植体；若骨量足够，也满足其他可摘修复体需要的组织条件，修复成功的可能性最大。需要重申的是，功能改善的主要决定因素就是软组织重建的质量。

下颌骨重建的主要并发症与软组织的量和舌体动度下降有关。当控制好这些因素后，并发症则主要是与移植骨块放置的部位和大小有关。由于不具备天然下颌骨的形态，通常使用的游离瓣，包括来自身体其他部位的骨组织，在操作上有明显的技术难度。经常选作下颌骨替代体的腓骨，也难以很好地满足前述要求。由于移植骨较直，其放置位置在水平和垂直方向上均容易出现差错，这在跨中线缺损的重建中尤其明显。若移植骨块偏舌侧放置，在这个位置长期行使功能可能会不稳定。这个位置的种植体也会产生悬臂梁作用，损害种植体支持式修复体的长期成功率。其次，移植骨块无法重塑下颌的补偿曲线会限制排牙，并妨碍恢复切除部位的咬合关系。另外，常常可见移植骨块前端与余留颌骨连接处二者高度不匹配。对于种植体支持式修复体，该区域会明显阻碍患者对种植体的清洁，长此以往会损害种植体的健康。对于可摘修复体，该区域会由于修复体移位形成的支点而刺激组织。

五、上颌修复体

（一）阻塞器

阻塞器的定义是：在手术切除鼻部和鼻旁区域肿瘤后，用于恢复口腔与邻近腔隙分隔的修复体（图 25-15）。Aramany 制定了上颌骨切除后牙列缺损牙弓的分类（图 25-16）。上颌骨切除术后形成的各种缺损，其解剖结构和上皮衬里［移植的皮片和（或）原有黏膜］完全不同于正常牙列缺损牙弓。这些不同的区域很难达到增强修复体支持、稳定或固位作用的要求。这样，修复体的

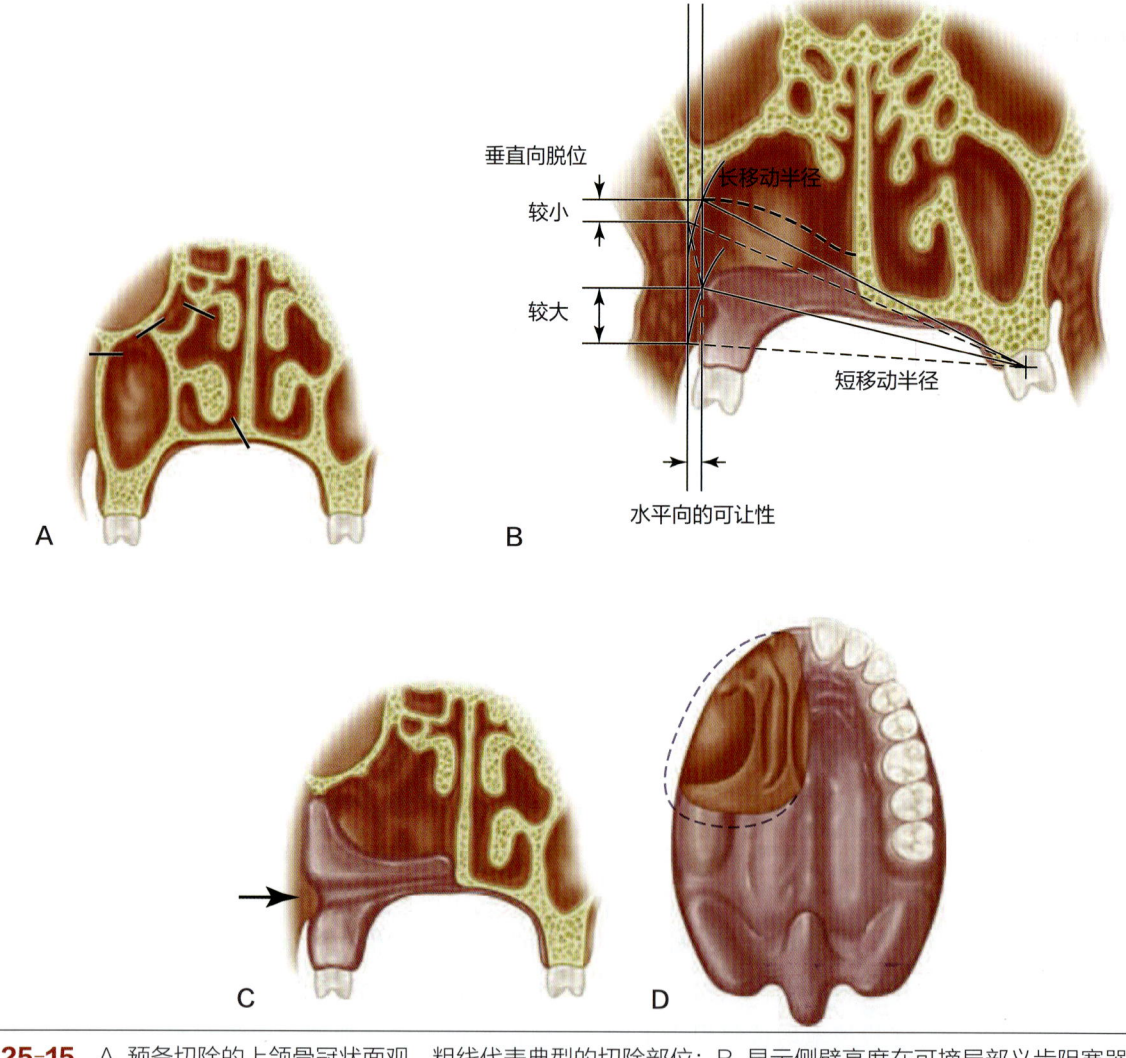

图 25-15 A. 预备切除的上颌骨冠状面观。粗线代表典型的切除部位；B. 显示侧壁高度在可摘局部义齿阻塞器设计中的价值。当缺损侧修复体有脱位趋势时，阻塞器的侧壁会与瘢痕带接触，有助于修复体的固位；C. 外科阻塞器就位时的冠状截面观。当修复体就位时，可见瘢痕带（箭头示）与阻塞器侧面结构的关系。颊侧瘢痕带位于颊黏膜和缺损区移植皮片交界的部位，平齐原前庭沟的高度；D. 切除部位的水平面观，显示缺损部位。虚线指示可用于口内固位的区域

支持和稳定主要在于充分利用余留牙和剩余牙槽嵴结构。

和牙列缺损相比，修复体向缺损区内伸展的部分移位的可能性更大。若修复体可承托于颧骨的远颊侧，则可以极大地减少阻塞器球状部分向上的活动。当余留牙较少且成直线排列时（图25-17），修复体移位可能性增加。这显示了尽可能保留牙齿的重要性，较多的余留牙可以提供直接基牙固位，其非直线的排列也可产生跨牙弓的稳定作用，这些均能增强修复体的稳定性（图25-18）。

为了控制修复体的位移，目前已提出了多种针对修复体设计的建议。一个修复体设计的基本原则是在紧邻缺损区或尽可能远离缺损区的部位设置利于支持、稳定和固位的结构，分散牙齿对修复体的有利作用，最大改善修复体的机械性能。由于邻近缺损区前缘的牙齿通常是切牙，因此有必要考虑用夹板将其固定以改善远期预后。前牙区对修复的效果至关重要，但是通常需要做冠修复才能满足设置舌隆突支托和唇侧固位的要求。另外，远中经常需要设置间隙卡环来提供最大固位和稳定作用。设置这种卡环必须有足够的咬合间隙，通常需要调改对𬌗以容纳该支托复合体结构。如果可能的话，医生应观察上颌牙腭侧牙面，确定能否通过预备导平面来增强修复体的稳定作用。完成这些要求后，修复体抵抗移位的能力得到增强，修复体的设计中利用的余留牙越多效果越明显；这样也更合理地分散了承托组织的负荷。另外，Brown描述了一种控制修复体垂直向移位的方法，即让阻塞器侧面垂直高度高于颊侧瘢痕带，以控制修复体的位移（图25-15）。

（二）发音辅助器

发音辅助器的特点是：模拟腭咽肌肉组织的功能外形，以恢复或弥补手术或先天畸形造成的软腭缺损（图25-11）。这种修复体由以下3个部分组成：①腭部，通过接触牙齿提供稳定和固位作用；②连接部，跨过剩余软腭组织；③咽部，在肌肉作用下封闭腭咽开口，可恢复腭咽区的发音瓣膜作用。

由于典型的发音辅助器不修复缺失牙，故修

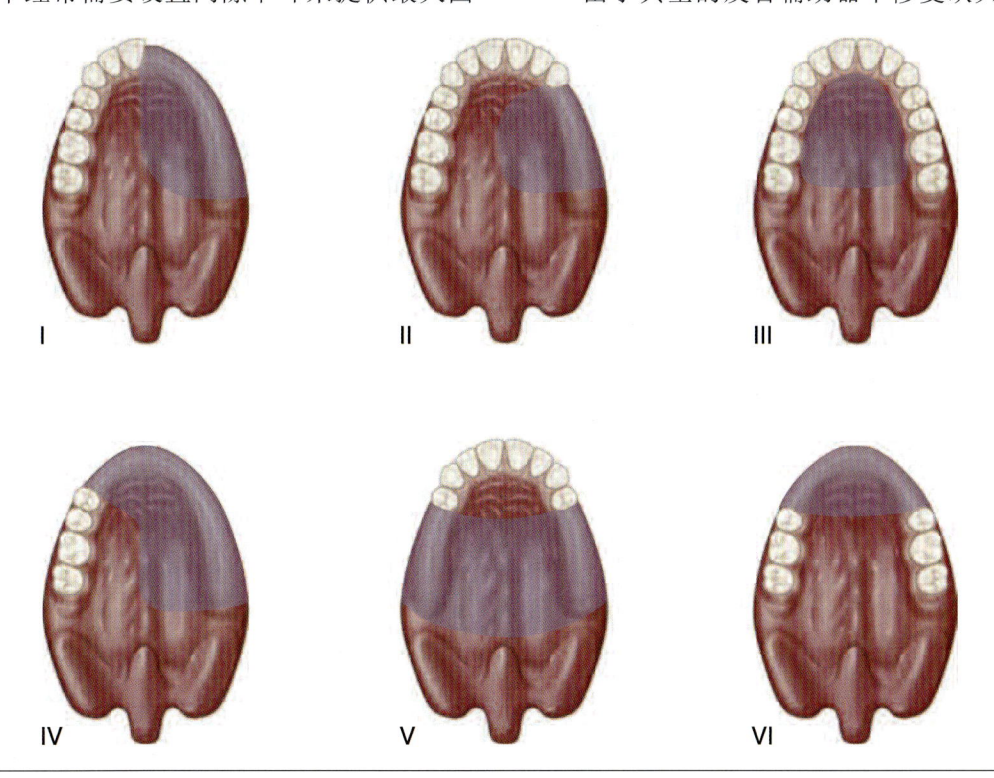

图25-16 上颌骨切除牙列缺损的Aramany分类。Ⅰ类：正中切除；Ⅱ类：单侧切除；Ⅲ类：中央切除；Ⅳ类：双侧前后部切除；Ⅴ类：后部切除；Ⅵ类：前部切除

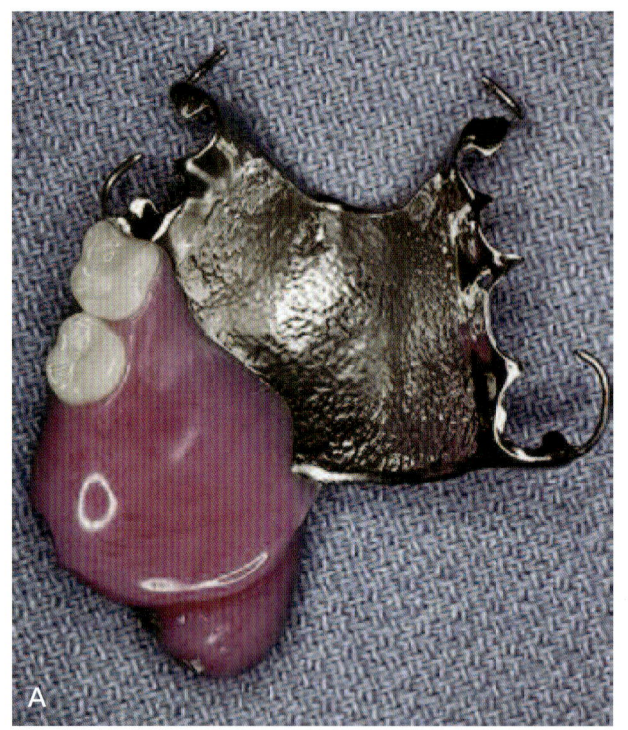

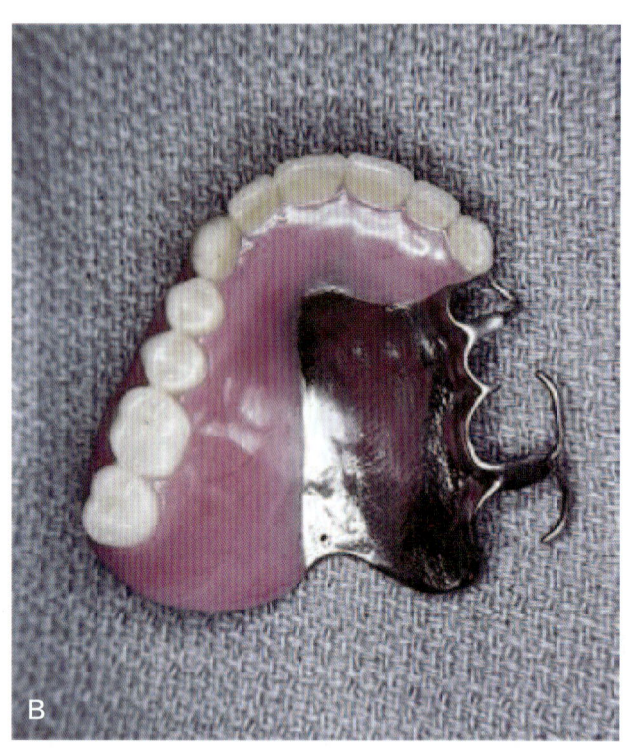

图 25-17 A. 上颌阻塞器，余留牙为阻塞器延伸部位提供了显著的稳定作用；这主要是因为余留牙的数目和位置分布允许医生设计跨牙弓的修复体；B. 另一上颌阻塞器，可利用的余留牙成直线排列，无法获得跨牙弓稳定。B 图中阻塞器的移位明显大于 A 图中者。因此相比 A 图的阻塞器，B 图中阻塞器更需要利用缺损区提供支持

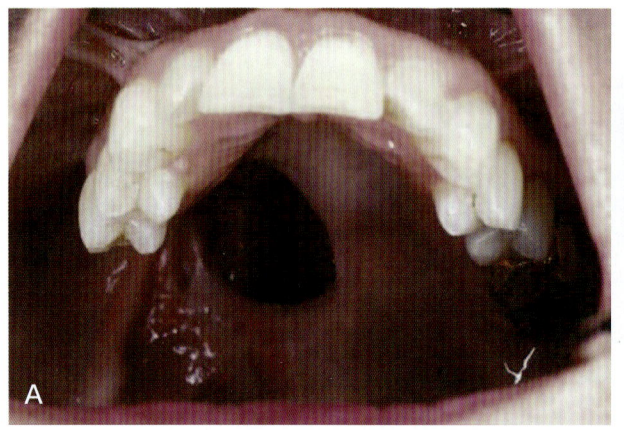

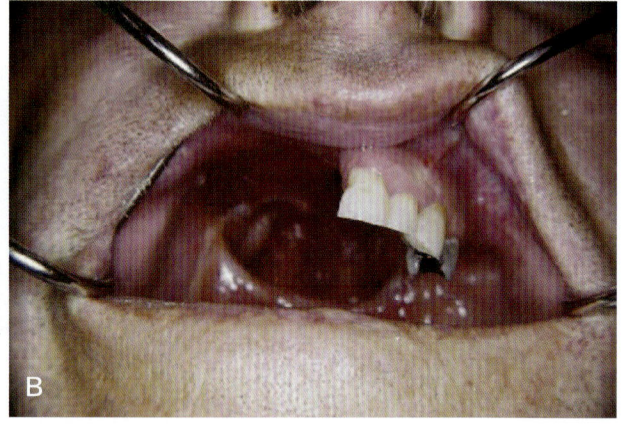

图 25-18 A. 能提供跨牙弓稳定性的牙齿排列方式（同图 25-17A），余留牙分布形成的弯曲弓形可提供 3 点支持；B. 成直线排列的牙齿不能提供跨牙弓的稳定，对缺损区结构支持修复体的能力提出了更高的要求

复体功能下的移位应该很小。腭咽剩余的肌肉会造成修复体咽部结构的移位，通常我们是不希望发生这种情况的，因为这意味着修复体需要修改。产生这种移位的常见原因有：修复体位置过低，侵占了舌的位置；上方的伸展部分未顺应头部的弯曲；或印模时未能精确记录下剩余软腭的位置或运动。

儿童发音辅助器是一种在生长发育期用于改善发音质量的暂时性修复体。一般使用易于调改的材料制作，以适应生长发育或正畸治疗的进程。由于发音辅助器明显向后伸展进入咽部，形成长的力臂，容易发生扭转，所以在设计这种上颌修

复体时，基本原则是除后部固位外必须增加前部间接固位体。后部固位可以通过在上颌最后的磨牙上设计锻丝卡环来获得，前部间接固位则可以通过修复体在硬腭区向前伸展来获得。如果基牙临床牙冠的长度和倒凹足以提供固位，可以联合使用锻丝卡环和带颊侧固定翼的正畸带环。这种设计有助于维持儿童发音辅助器的位置，使其咽部结构保持在腭咽开口的合适位置。

对于因腭裂或腭部手术性缺损引起的腭咽闭合不全的成年患者，由于不需要考虑生长发育的改变，可以用更永久的材料制作成人发音辅助器。如果牙齿有缺失，修复体的设计中可以增加可固位的可摘局部义齿支架。其基本设计应该包括后部固位和前部间接固位。

（三）腭提升器

腭提升器的特点是可以将松软的软腭向后上提升，缩窄腭咽部开口以改善口腔的空气压力，进而改善发音功能。部分患者虽然腭咽结构正常，但是也会由于周围肌肉组织麻痹产生鼻音过重的现象，这种症状被称为腭咽闭合不全，它主要是由功能障碍引起，而非解剖结构缺陷。肌肉麻痹可由多种神经肌肉疾病（闭合性头部外伤引起的软腭松弛性麻痹、脑瘫、肌肉营养不良或重症肌无力）引起，各疾病具有不同的临床病程。腭提升器必须将软腭提升到某一位置，以改变口腔内气压。在校正软腭位置时，组织产生的抗力都会成为修复体的脱位力，必须通过足够的直接和间接固位力来抵抗这种脱位力。

为了有效地保持修复体的位置，抵抗其脱位，最佳方法是在后部提升软腭的区域附近放置双侧直接固位体，同时在前方放置间接固位体。腭提升器的成功与否取决于为修复体提供固位的上颌后牙的数量，以及松弛的软腭是否容易复位。

（四）腭扩张器

当手术的切除范围包括舌和（或）口底时，这会限制舌体的运动，进而影响发音和吞咽功能。当舌体运动受限时，可以通过修复体扩张腭部的形态来调节Donder间隙，使食物更容易向后输送到口咽部。

这种修复体涉及的功能性作用力是吞咽和发音时舌体施加的力；与咀嚼时的作用力不同，这种作用力引起修复体移位的可能性比较低。通常用带锻丝卡环的诊断性树脂扩张器来形成所需的腭部外形。一旦确定合适的腭外形，可以用铸造合金制作永久性扩张器，设置合适的小连接体连接树脂扩张部分。因为设计时不太需要考虑功能作用力相关的修复体稳定性的需求，应以有利于树脂保留为目的设置双侧支托和直接固位体。

六、下颌修复体

（一）下颌骨切除术的进展

当下颌骨的连续性得到保留时，如下颌骨边缘切除（Ⅰ型下颌骨缺损，图25-19），其功能受到的影响最小，修复时主要的关注点是软组织的支持潜力。如果余留牙的支持作用良好，修复治疗通常能将下颌骨的功能恢复到接近正常的水平。

若行下颌骨节段切除术后，下颌骨的连续性受到破坏且未行整复重建时，双侧颞下颌关节会无法控制余留的下颌骨；这种情况目前已经比较少见。在这种情况下，双侧咀嚼肌通过双侧关节产生的协同作用丧失，剩余下颌骨的功能严重受损。患者口内的环境会随着愈合过程和患者复健的努力而不断变化，这个环境中仅残留单侧的肌肉功能，其控制的下颌运动也是不协调的。在这种情况下，若想要成功实现可摘修复治疗，在医生充分了解剩余下颌骨的功能运动的基础上，还需要患者的努力和不懈坚持。

过去，手术的目标一般不是通过骨移植或重建支架来稳定下颌骨。不过前部缺损（Ⅴ型）除外，因为这种情况如果不予处理会存在明显的气道阻塞的风险。近期，大多数下颌骨侧支的节段切除也会采用手术重建。当由于下颌骨切除和中断缺损导致下颌骨不稳定时，余留下颌骨段会形成独

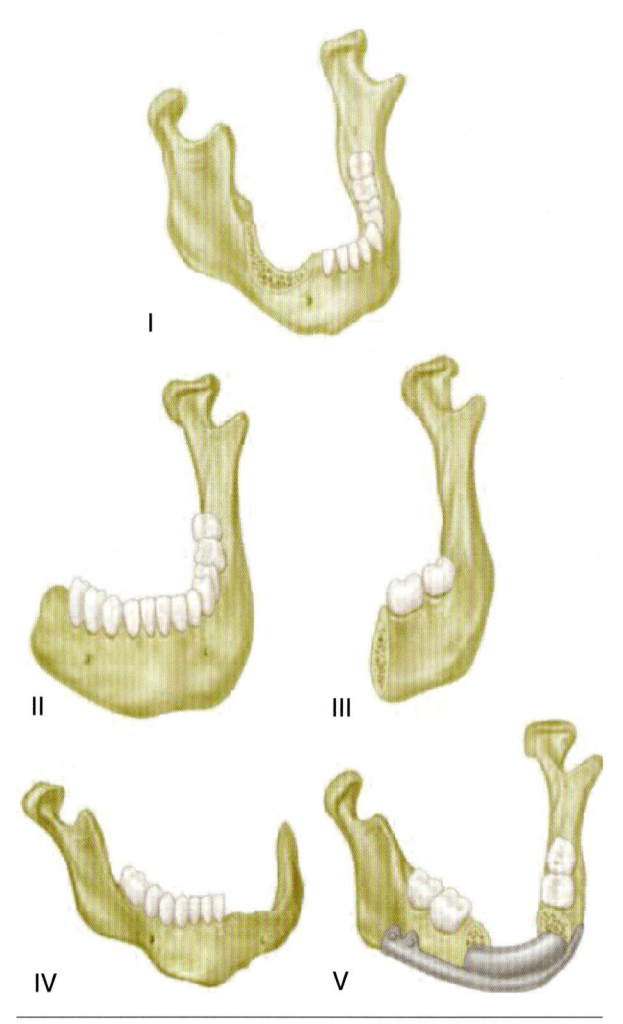

图 25-19 下颌骨部分切除的 Cantor 和 Curtis 分类（重绘自 Cantor R，Curtis TA：下颌骨切除后无颌患者的义齿的管理：解剖、生理、心理方面的考虑，J Prosthet Dent 25:446-457, 1971.）

特的活动特点，医生应制作下颌骨缺损修复体来恢复患者的咀嚼功能。

因获得性下颌骨缺损而导致牙齿缺失和下颌骨的重要结构损害的患者，适合使用的就是缺损修复体。下颌骨切除术可能会造成不连续的骨缺损，也可能保留下颌骨的连续性。这些不同的缺损被 Cantor 和 Curtis 进一步进行了分类，也为下颌可摘修复体的设计和考量奠定了基础。

下面将着重讨论各种缺损类型的设计。所有可摘缺损修复体的共同特点是所有支架的设计必须遵守基本的修复设计原则。这些原则包括大面积应力分散、使用刚性大连接体提供跨牙弓稳定性、在牙弓中设置稳定和固位部件以将功能运动的脱位力减到最小，以及选择有利于修复体的稳定和功能要求的人工牙的位置。由于不同的个体具有独特的余留组织特性和下颌骨运动的动力学特点，上述原则应依据个体情况做相应的修改。

（二）Ⅰ型切除

在下颌骨Ⅰ型切除中，下颌骨的下缘是完整的，可以保持正常的下颌活动。这种情况与普通无牙颌患者的主要区别是承托区软组织性质上的差异。对于下颌骨Ⅰ型切除来说，使用邻近覆盖黏膜关闭缺损（会减少颊舌向宽度）或半厚皮片的存在，均有可能影响义齿承托区的黏膜特性。

理想情况下，承托区组织致密且不易移动，同时具有正常的颊、舌侧的前庭伸展。如果是单侧后方缺损，考虑到任何可能存在的其他亚类缺隙，支架的典型设计为 Kennedy Ⅱ类设计。当在前部做边缘性切除时，修复体会是一个更典型的 Kennedy Ⅳ类设计（图 25-20）。

下颌骨前部边缘切除有时会切除部分前部舌体和口底。由于正常舌功能的丧失，余留牙不再位于中性区，会在唇的压力下舌倾。如果出现这种情况，大连接体应使用唇杆。

修正模型印模技术为下颌骨部分切除患者的可摘局部义齿的制作提供了极大的便利。最终修复体与唇、颊、舌独特的功能性外形密合，非常有利于修复体的稳定；这种优势在中断性缺损的修复中尤其明显。

（三）Ⅱ型切除

在Ⅱ型切除中，通常在第二前磨牙和第一磨牙的位置进行下颌骨切除。如果牙弓上没有其他缺失牙，通常不需要修复体。但是，有些情况下需要制作修复体用以支持颊部组织，帮助充填颊舌之间的间隙，防止食物和唾液在该部位滞留。

支架设计与 Kennedy 第Ⅱ类设计相似，边缘应伸展到切除部位的前庭区。这个区域应该是非功能区，不应用于支持咀嚼功能。需要记住的是，

第 25 章 颌面修复中可摘局部义齿的设计

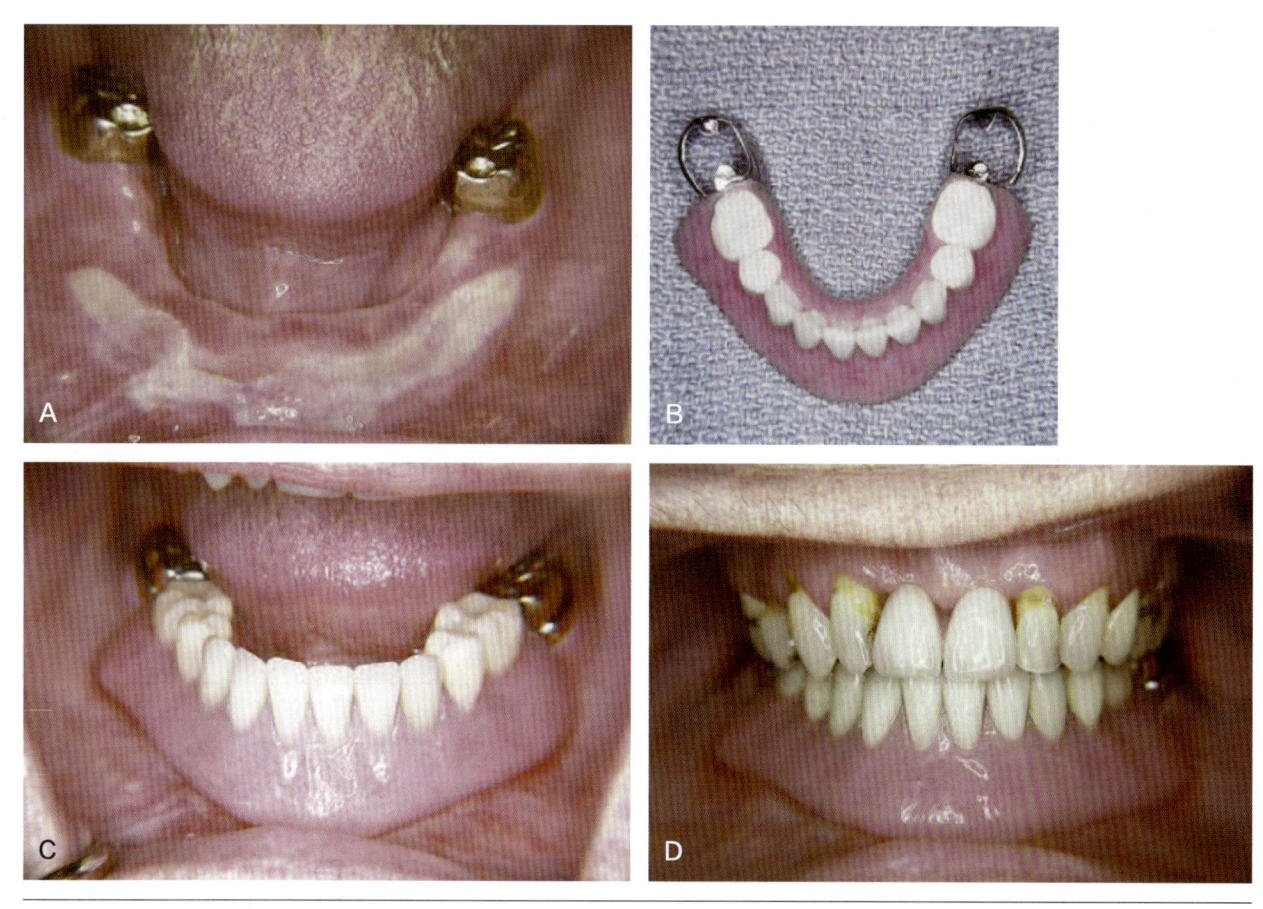

图 25-20 下颌前部 I 型切除。A. 保留双侧磨牙加强前部伸展的可摘局部义齿的稳定性。采用半厚皮片移植重建义齿承托区；B. 显示修复体的铸造卡环和前部伸展的基托；C. 修复体就位并覆盖于皮片移植区，该区的结构采用修正模型印模技术记录；D. 咬合状态下的缺损修复体。关键是余留天然牙与人工牙的殆关系要在同样的垂直距离下建立，以确保舒适的功能

修复体向缺损区伸展会对余留基牙产生显著的压力，因此应在邻近缺损区的基牙上放置殆支托，同时尽可能利用余留牙和组织获得三点支持。

图 25-21 为一例 II 型下颌骨缺损的支架设计举例，该患者伴非手术侧的磨牙缺失。大连接体的选择将取决于功能状态下相对于附着龈边缘位置的口底高度。如果手术侧有足够的间隙，可以在缺损区使用带有人工牙的游离端基托。基托伸展的范围由功能印模决定，同时要小心缺损上部边缘骨组织暴露的可能。

可以通过在末端基牙上使用各种类型的卡环来获得固位。可以通过在第一前磨牙近中窝和（或）尖牙舌面上放置支托来获得间接固位。与图 25-21 的结果不同，如果手术缝合导致前庭过浅，将很难在术区使用 II 型固位体。应从生理学角度来确定小连接体的位置，以减小基牙的受力并增强义齿抗脱位的能力。这种情况下可以选择锻丝圆环形卡环。

缺损侧前后牙均缺失的 II 型下颌骨缺损，非手术侧牙弓的余留牙常呈直线排列。这种情况下可以在后牙使用间隙卡环，在前牙上使用 II 型导线固位体。有时可以使用旋转就位的设计以利用前牙基牙近中邻面的天然倒凹，余留后牙使用舌侧固位和颊侧对抗的设计；这种设计的修复体旋转纵轴应该设计成通过余留牙的一条直线。如果固位体放在舌侧而不是颊侧，缺牙区修复体的下沉不易引起修复体的脱位。图 25-22 列出了 II 型下颌骨切除患者的多种支架设计。

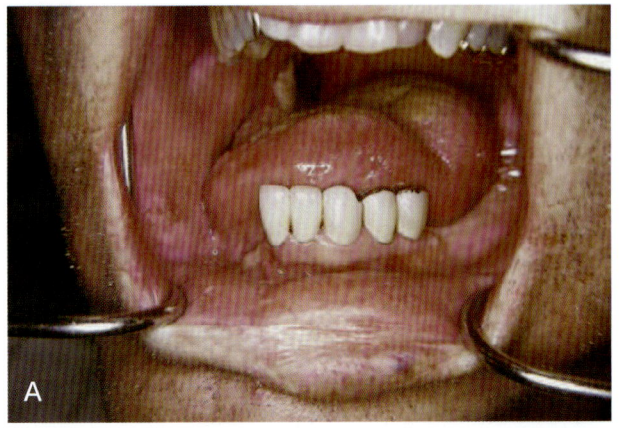

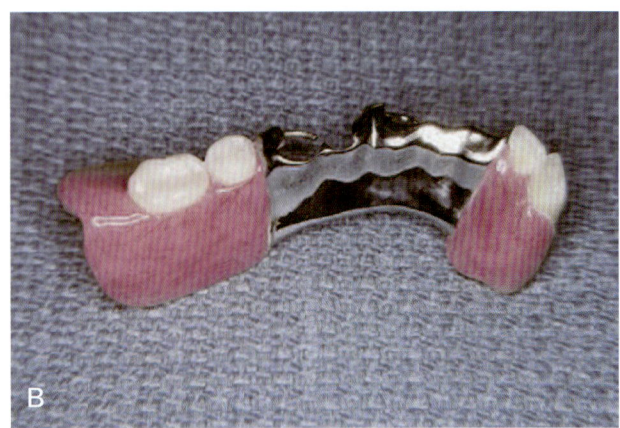

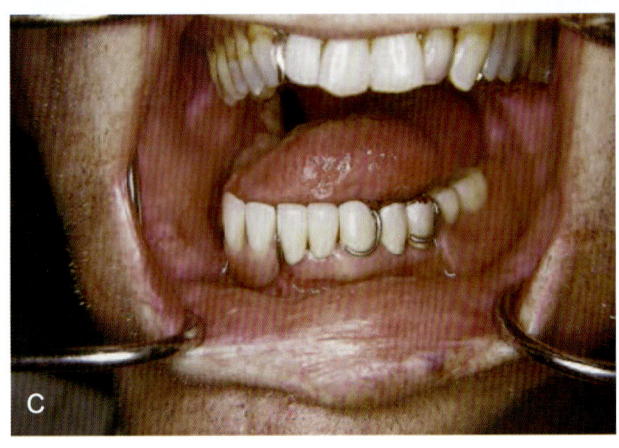

图 25-21 下颌骨 II 型切除和其修复体。A. 下颌骨右侧切除伴左侧磨牙缺失的临床表现；B. 缺损修复体，带有铸造舌板大连接体和锻丝卡环；C. 就位的缺损修复体，显示修复体向缺损侧（患者右侧）延伸修复了两颗牙齿（引自 Ron Desjardins, Rochester, MN）

小连接体通常要做生理性缓冲。当余留牙呈直线排列时，可以采用悬锁大连接体设计（Swing-Lock, Inc., Milford, TX），以利用尽可能多的基牙颊和（或）唇侧倒凹。老年患者经常抱怨很难操作悬锁装置，余留牙呈直线排列时也可有效使用颊舌侧交替固位的方式（图 25-23）。

对于缺损侧前后牙均缺失伴非缺损侧后牙缺失的 II 型下颌骨切除患者，修复体基托可分成三个区域。如前述，这种修复体同样有一个直线型的旋转轴，应在尽可能多的基牙上放置支托，同时放置小连接体以增强稳定，还可以用锻丝卡环固位体取代杆形卡环。

（四）III型切除

III 型下颌骨切除（图 25-19）会形成到中线甚至超过中线的下颌骨缺损，只余留半侧或更少的下颌骨。

这种情况下最重要的是要保留尽可能多的牙齿。支架的设计与 II 型切除相似。纵向旋转轴同样可以设计成通过余留牙的直线。这种缺损类型会导致修复体前部基托缺乏支持，容易导致修复体脱位。

此时应该考虑采用颊舌交替固位的刚性设计或悬锁设计。

（五）IV型切除

IV 型切除（图 25-19）可以使用与 II 或 III 型切除相同的设计理念，因为它们具有相同缺牙区。

如果移植体无法形成关节功能，且覆盖移植体的软组织不能牢固附着其上，软组织的可动性和功能运动时产生的力都会产生修复体移位的可能。

如果 IV 型切除延伸到中线，伴随移植物在缺损区延伸，但是手术侧未行颞下颌关节重建，修复体的设计 III 型切除相似，基托应伸展进入手术缺损区。

如果 IV 型切除超过中线，只保留小部分下颌

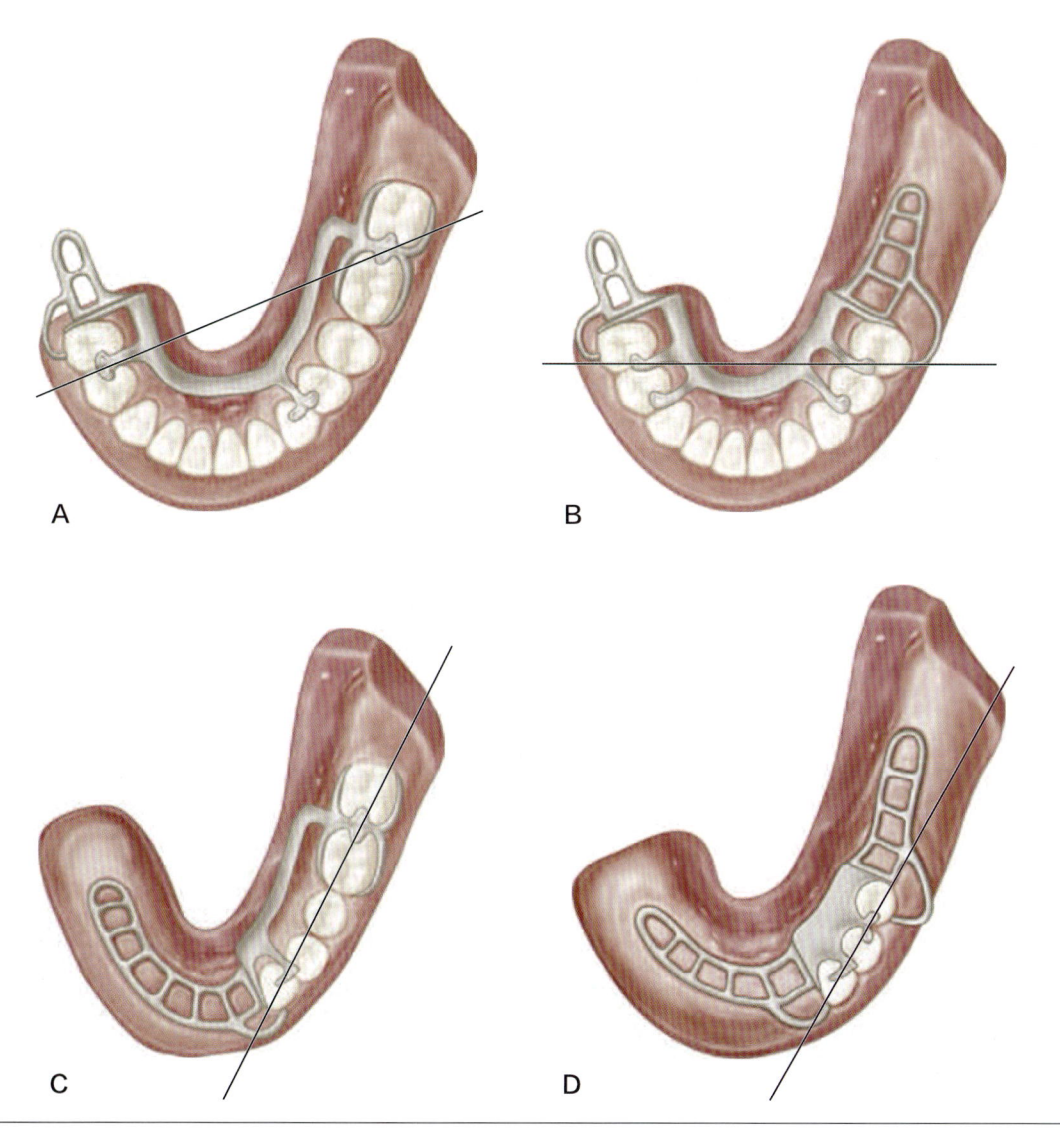

第 25 章 颌面修复中可摘局部义齿的设计　331

图 25-22　A. 健侧无缺失牙的Ⅱ型切除患者的支架设计。注意支架延伸到颊舌之间的缺损间隙；B. 健侧磨牙缺失的Ⅱ型切除患者的支架设计；C. 前牙缺失的Ⅱ型切除患者的支架设计；D. 前后牙缺失的Ⅱ型切除患者的支架设计

骨，修复体的设计与Ⅱ型切除相似，基托同样应伸展进入手术缺损区。

（六）V型切除

下颌骨V型切除，已行下颌前部或后部义齿承托区的手术重建，可摘局部义齿的设计与Ⅰ型切除的设计相似。

V型切除与有相同牙列缺损情况但下颌骨完整者相比，其主要区别在于对移植部位软组织的处理。但是就支架设计而言，可以将Ⅰ型和V型下颌骨切除患者的余留下颌骨当作具有类似缺牙情况的未行切除术的患者来考虑。

（七）下颌翼状导板

如前所述，对于下颌骨中断性缺损，余留下颌骨段的移动是不协调的。这种不协调的运动由特定的缺损以及患者两个特征所决定。首先，健侧肌肉对缺损区的作用，使下颌闭口偏斜，形成特征性的偏向缺损侧的下颌位置。其次，手术部位的状况会随愈合的进展而改变。患者在愈合期对下颌移动的训练将有助于维持下颌的位置和移动范围。为便于训练下颌骨段闭口时保持在接近中线的位置，医生可使用下颌翼状导板。

下颌翼状导板最初是一种过渡性训练装置。

当无缺失牙需要修复时，可将其视为单纯的训练装置而不是修复体。这种装置可以用于下颌骨侧方中断性缺损而未做手术重建的有牙列患者，其下颌严重偏向手术侧，非手术侧不能自主形成牙尖交错𬌗（图25-24）。这些患者常常有大量的软组织与下颌骨段一并切除，关闭创口时会将舌体的侧面和颊黏膜缝合在一起，导致下颌偏向缺损侧。伤口愈合时也会形成瘢痕组织，这对于愈合期间未做功能性训练的患者影响很大。翼状导板可将患者的开闭口运动限制在垂直方向上，引导闭口达到最大的𬌗接触。若长期戴用翼状导板，这种引导功能可以促进瘢痕松解，使患者能够自主达到𬌗接触。

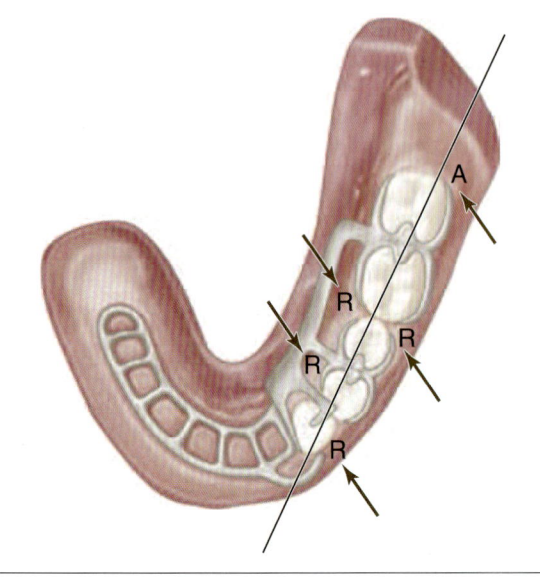

图25-23 使用颊舌侧交替固位（箭头）的传统卡环设计

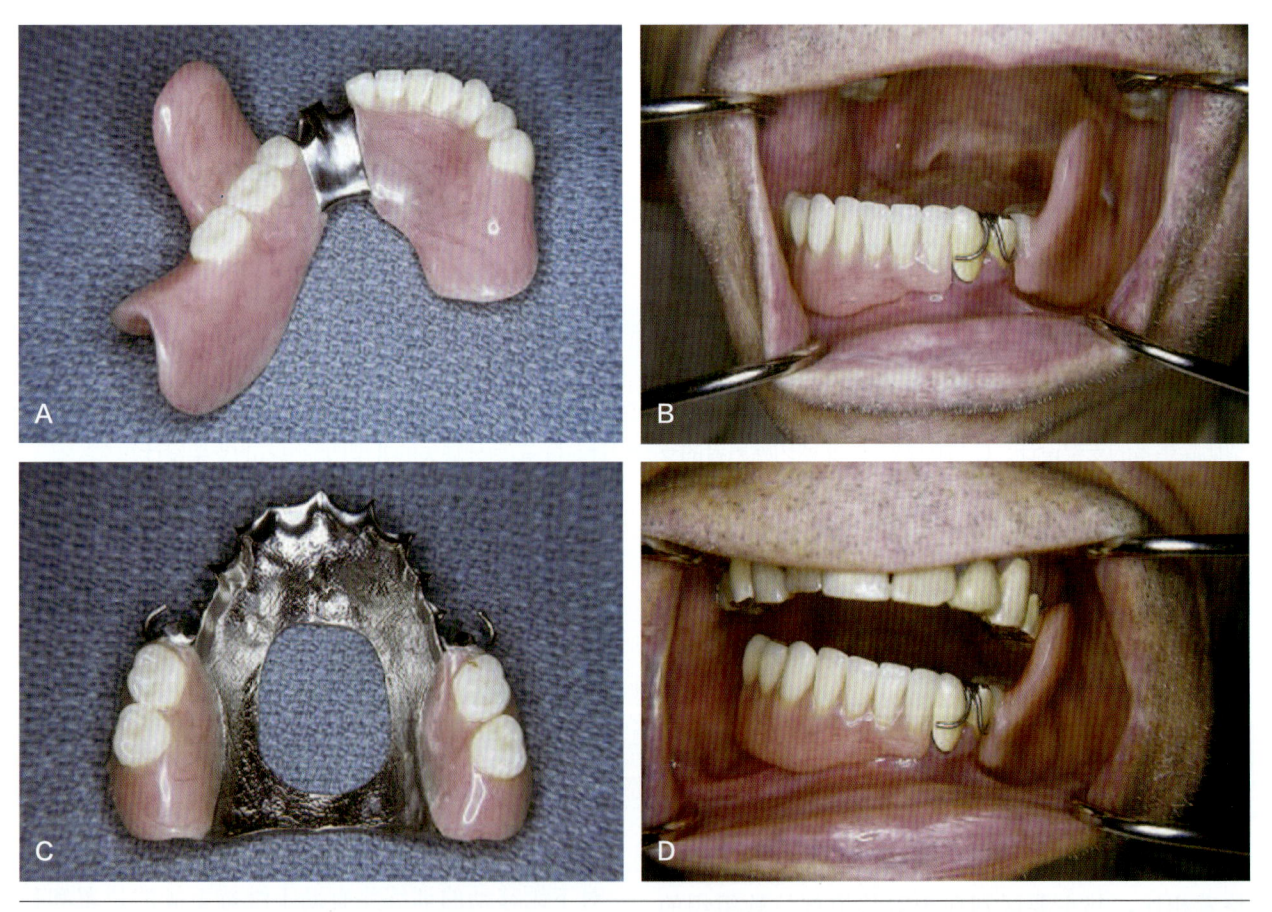

图25-24 下颌翼状导板修复体。A. 带翼板伸展的下颌Ⅱ型缺损修复体，采用树脂制作翼板伸展部分；B. 缺损修复体就位；C. 对侧上颌修复体接触到所有余留牙的腭面，以抵抗翼板产生的应力，获得最佳的修复体稳定性；D. 翼板伸展到对颌修复体和牙齿的颊侧区域。咬𬌗时翼板将引导下颌达到最大牙尖交错位，届时，翼板伸展部分进入到上颌左侧颊前庭沟内（引自Dr.Ron Desjardins, Rochester, MN.）

翼状导板的结构包括修复体支持、稳定和固位作用所需的大、小连接体以及引导装置。引导装置包括铸造的颊侧导杆和翼状导板，或者简单树脂翼状导板，与对颌牙的颊面相对。无论哪种情况，对颌牙弓都必须足够稳定，以对抗将偏斜的下颌引导回最大𬌗接触的力量。

颊侧导杆应尽可能接近余留牙的颊𬌗线角以保证最大的张口度。导杆的侧方位置必须恰当，避免与上颌牙槽骨的颊侧黏膜接触。杆的长度应尽可能做到可覆盖对颌的前磨牙和第一磨牙。上颌支架的固位一般不成问题，因为杆所施加的力是腭向的。翼状导板通过两条位于外展隙的宽厚的小连接体与下颌大连接体相连。和上颌支架一样，外展隙处必须磨除足够的牙体组织，以保证小连接体有足够粗。翼状导板的高度由颊侧前庭沟的深度决定。导板的上部中间有一小钩，可以防止大开口时脱离。由于下颌骨持续受到向中线的力，导板会成为一个传导杆，对基牙产生强大的侧向力。因此必须考虑利用多个基牙增强支持、稳定和固位，避免个别基牙受力过大。邻近缺损区的基牙的固位对抵抗支架的脱位非常关键。为了增强固位，可以考虑在前磨牙区采用舌侧固位。必要时，翼状导板也可以修复缺失牙。在不需要引导作用后，翼状修复体可以修改成最终的可摘局部义齿。在患者不需要导板引导即能达到𬌗接触后，医生去除颊侧翼和颊侧导杆即可完成义齿的修改。但是，一些研究显示，很多下颌骨缺损的患者很难做到可重复的𬌗接触。关于下颌骨切除患者的𬌗关系问题，Desjardins 曾进行过详细的讨论。

对于下颌偏斜程度较轻，不需使用翼状导板的患者，可以采用腭侧𬌗斜面来引导建立更稳定的牙尖交错接触关系。这类修复体与翼状导板修复体功能相似。其斜度由下颌骨偏斜程度决定。有些患者虽然能够通过侧向移动达到咬合，但是有偏向内侧和腭侧闭口的趋势，而不是闭合进入一个可接受的牙尖交错关系。腭侧𬌗斜面对这些患者很有帮助，可以在修复体试戴时用蜡进行功能性整塑成形，以在颊舌向运动范围内形成一个平台型的𬌗接触。也可以在腭侧增加一排人工牙，在失蜡时将其去除，使其替换为粉红色的丙烯酸树脂材料以利美观。若腭侧𬌗斜面宽度合适，与光滑的斜面相比，二者均体验过的患者，会更喜欢有牙齿形态的腭侧𬌗斜面。

七、下颌骨切除患者的颌位关系记录

对下颌骨中断性缺损的患者必须使用发音引导法取咬合记录。如果使用传统无牙颌颌位关系记录的话，常用的推下颌后退法将使下颌骨发生异常旋转，导致记录的颌位关系不准确。应该指导患者向非手术侧移动下颌，咬合在无阻力的记录材料上，直到达到预先确定的垂直距离，此时记录的即是𬌗接触位。如果手术侧缺损较大，𬌗堤必须伸展到缺损的部位，以支持记录材料。在做颌位关系记录时，患者头部的姿势非常重要。如果记录操作中患者在牙椅上采取半卧位，下颌骨可能后退并向手术侧偏移，使向健侧的运动受阻。为了避免这个问题，应该让患者在正常的竖直坐姿位取颌位记录。

大多数下颌骨侧方中断性缺损的患者，即使平衡侧（手术侧）没有翼外肌的作用，也可以向健侧作下颌侧方运动。这是由于健侧颞肌水平纤维和翼外肌的代偿作用使健侧髁突产生旋转的结果。

八、总结

口腔缺损患者的颌面修复治疗是口腔医学中最具有挑战性的治疗手段之一。由于不同的缺损具有高度个性化的特点，要求临床医生运用所有的知识和经验来制作一个功能性修复体。本教材中所讲述的基本原则和概念将有助于医生设计一个成功的颌面可摘修复体。有兴趣的读者可以阅读颌面修复的教材，以进一步学习更多颌面缺损患者的修复设计方面的知识。

附录 A

词汇表

基牙 用于支持和（或）固位义齿的牙齿、牙齿的一部分或种植体。

丙烯酸类 由丙烯酸形成的（如，丙烯酸树脂）。

丙烯酸树脂 1.丙烯酸、甲基丙烯酸或者氰乙烯的聚合物；比如丙烯酸纤维或丙烯酸树脂；2.任何一组由聚合形成的热塑性树脂。

解剖式牙槽嵴外形 缺牙区牙槽嵴在休息状态下或者是未承受功能性载荷时的表面形态，通常由均匀缓冲的托盘承载软性印模材料制得，如水胶体印模材料、金属氧化物印模糊剂。参见静态型。

牙颈部聚合度 接触于基牙的标志杆与基牙轴面牙颈部到外形高点的连线所成的角度。

矫治器 患者于治疗过程中佩戴的装置，如夹板、正畸矫治器和间隙维持器。

平衡𬌗 在正中颌位或者功能范围内的任何非正中颌位时，上下颌牙在前后咬合区及左右双侧均有接触。

杆卡 是一种冠外固位体，起始于义齿基托或者支架，越过软组织，从龈方进入牙齿倒凹区。

基座 支持义齿基托的剩余牙槽嵴的口腔组织和结构。参见义齿承托区。

模型 一个精确且真实的由印模材料灌制的上下颌牙弓的复制品，根据制作目的的不同可以进一步分类，如诊断模型、工作模型或包埋模型。也可以用作动词（铸造）或者形容词（如铸造支架或铸造金属基托）。

铸造 将金属熔融灌注于模具中变硬成形，通常用于可摘局部义齿的金属支架，也可用于描述铸造形成的金属义齿基托。

正中𬌗关系 参见正中关系。

正中𬌗 当下颌在正中位置时与对颌牙的咬合。这时可以是也可以不是最大牙尖交错位。

正中关系 ①此时的上下颌位置关系是两侧髁突分别与各自的最薄的无血管部分的关节盘相连形成复合体的前后位置上的最高处相连接。这个位置依赖于牙齿的接触。这个位置当下颌骨处于前后向上时在临床上是可以鉴别的。它被仅限于围绕横形水平轴做单纯旋转运动的（GPT-5）。②下颌相对于上颌处于最后位且可以向各个方向做侧方运动。这种情况存在于下颌离开上颌骨的各个高度上（GPT-3）。③下颌相对于上颌位于最后位时，双侧髁突位于关节窝的最后位，此时侧方运动可以发生于下颌离开上颌骨的各个高度上（GPT-1）。④侧方运动时上下颌骨的最后位的关系可以在垂直距离时确定（Boucher）。⑤上颌骨相对于下颌骨的位置关系即双侧髁突和关节盘的位置被认为是最中间及最上方的位置。这个位置在解剖学上很难定义，但是在临床上被限定为当下颌骨在固定的末端轴上做铰链运动时的位置（加至 25mm）。这是临床上常用的一种下颌相对于上颌的位置关系，此时关节盘组位于关节窝最上的位置，相对于关节最突出位置的斜面（Ash）。⑥双侧侧髁突位于关节窝最上后的位置时下颌骨相对于上颌骨的位置关系。这个位置关系在咀嚼系统非功能状态下是不能被记录的。⑦一种临床记录颌位，是双侧髁突在前上位时下颌骨的位置。这个位置在患者没有疼痛和颞下颌关节紊乱的情况下可以被确定（Ramsfjord）。

圆环形卡环 指的是卡环臂起始部位于基牙的外形高点线上方，从𬌗方进入基牙倒凹区。

卡环（或者直接固位体） 是卡环组的一部分，占用部分牙面，其中一臂进入基牙倒凹起固位作用，另一臂完全位于基牙外形高点线之上起对抗的作用，通常被用来为可摘局部义齿提供支持或固位。

卡环组 可摘局部义齿的一部分，充当直接固位体和/或通过部分围绕基牙或与基牙接触的方式起稳定作用。

全口义齿 替代上颌或下颌全部牙列及相邻组织结构的义齿。义齿完全依靠组织支持（黏膜、结缔组织和位于这些软组织之下的骨）。

模型观测仪 用于观测牙弓模型上牙齿的两个或更多轴面或者其他部分的平行关系的仪器，也用于定位和描绘基牙的外形以及基牙和相关组织之间的关系。

牙科人造石 用于灌注印模形成人造石复制品，也被用来包埋或者上𬌗架，所有的人造石都是石膏制品。

义齿基托 是义齿的一部分（无论是金属的还是树脂材料的），就位于被软组织覆盖的牙槽嵴上，人工牙连接于其上。

义齿承托区 参见基座。

直接固位体 可摘局部义齿的一部分，被用作固位或者防止义齿脱位，包括卡环组或者精密附着体。

缺牙区牙槽嵴 参见剩余牙槽嵴。

功能性印模 在缺牙区牙槽嵴在支持状态下的印模且最终形成模型。制作方法是使用一种特殊的印模托盘（个别托盘）或者是特别的印模材料亦或是两者皆用，使那些在功能性载荷下会移位或不能为基托提供支持力的组织发生移位。参见功能性牙槽嵴。

功能性𬌗记录 是指对颌牙列间的动态𬌗记录，而不是上下颌之间静态的咬合关系。

功能性牙槽嵴 参见功能性印模。

导平面 基牙上两个或多个垂直平行的面以引导义齿的就位和脱位，这些面之间以及与义齿就位道相互平行。导平面最好能与牙长轴平行。

外形高点线 环绕牙齿一周的线，由模型观测仪确定并显示了牙齿的最大周径。

切牙支托 前牙做基牙时，位于切缘的支托。

间接固位体 可摘局部义齿的一部分，协助直接固位体通过在支点线的对侧抵抗义齿的水平活动来防止远中游离基托的移位。

临时义齿（过渡性义齿） 为了美观、咀嚼、咬合支持在短时间内使用的义齿，或者是为了让患者适应修复缺失牙的人工替代物而使用，直到提供一个更精确的修复体为止。

冠内附着体 参见精密附着体。

包埋模型 能耐高温不会分解的模型，同时也有耐受焙烧和熔模膨胀的作用。

舌杆连接体 可摘局部义齿支架的一部分，位于牙弓舌侧且在口底可移动组织的上方，但位于牙龈组织下方越远越好。

舌支托 位于前牙舌面的支托。

舌板 是指薄的、外形呈波浪状的包绕于下颌前牙舌面的大连接体。

大连接体 属于可摘局部义齿的一部分，用来连接牙弓两侧的各个部件。

模子 指铸件成型的空腔，也指形成人造牙的模具，但是不能指代牙弓或牙弓一部分的复制品。

𬌗支托 位于后牙𬌗面的支托。

腭杆 覆盖于上颚黏膜薄而宽大的大连接体，宽度小于8mm。

腭部大连接体 任何覆盖于上颚黏膜薄而宽大的大连接体。

腭带 比腭杆相对更薄更宽，但这种区别比较主观。

塑料 指的是任何可以在型腔中硬化并保持形状的物质。

精密附着体 指的是一种扣锁装置，其中一个部件是基牙或者固定于基牙上，另一部件与可摘局部义齿连接于一体起稳定和（或）固位的作用。参见冠内附着体。

修复体 包括义齿、充填体、固定局部义齿或者单冠。

暂时性义齿 参见临时义齿。

垫底 比重衬更复杂的操作，在不改变咬合的情况下，使用新材料替换整个义齿基托使之能重新适合。

耐火材料模型 参见包埋模型。

耐火材料包埋 包埋料能够抵抗铸造或者焊接的高温，超硬石膏和人造石可以用于包埋。

重衬 在义齿基托的组织面添加新的材料使得其表面适合其下的组织。

可摘局部义齿 修复部分牙缺失的修复体，能够自由摘戴。

剩余牙槽嵴 义齿基托覆盖区域的软组织及其下的剩余骨质。这些软组织的特性多样，但都包括黏膜和位于其下的纤维结缔组织。参见缺牙区牙槽嵴。

树脂 是一种广泛应用的物质，根据其化学成分、物理结构和活性及在治疗中的用途命名，如丙烯酸树脂。

支托 就位于基牙上的局部义齿的部件，最好就位于预备好的支托凹内，可以限制义齿向龈方的运动并且将殆力传至基牙。

固位体 各种卡环、附着体、装置等。在义齿中起到固位、稳定或者支持的作用，可以是冠内的和冠外的，可以用于活动修复或者固定修复。

固位 一种义齿本身应具有的能对抗垂直向脱位力的性质（如重力、食物的粘着力，以及与颌骨开口运动有关的力）。

半精密支托 固定义齿或者可摘局部义齿金属部分的延伸，与铸造修复体中的冠内预备形相适合。

稳定 一种义齿具有的稳固的、稳定的或者恒定的性质，能对抗功能性的、水平向的或者旋转性应力导致的位移。

静止形态 参见解剖式牙槽嵴外形。

人造石 在牙科学领域，这个词只限用于具有坚硬、准确、抗磨损性能的石膏材料。

支持 承担义齿的基础，或是作为基础承托义齿。

倒凹 当与基牙相关时，是指基牙外形高点与龈缘之间的部分；当与其他口腔组织相关时，是指剩余牙槽嵴或者牙弓的外形或者横截面上会妨碍义齿就位的部分。

蜡型 可以转化为金属铸件，通过加热的方式去除蜡型形成熔模腔，再将熔化的金属通过离心力或其他方式注入熔模腔。

附录 B

选读材料

一本书难以全部囊括所有的牙科临床知识和相关分支学科知识，因此此部分罗列了一些其他参考书和期刊文献，以拓宽读者在可摘局部义齿概念和原则方面的知识面。其中一些文章是有着历史意义的经典文献，同时也有些近年的文献。口腔医学领域的学生可以在这一部分中获悉可摘局部义齿发展历程中的背景信息以及细节。下面罗列的书和文章并不意味着所有的参考资料都已涵盖在内。笔者尝试对参考文献进行正确分类以便于查找，然而，"杂项"这部分的长度证明分类的工作难度颇大。

教材

Alberktsson T, Zarb GA: The Brånemark osseointegrated implant, Chicago, 1989, Quintessence.

Anusavice KJ: Phillips' science of dental materials, ed 11, St Louis, 2003, Saunders.

Applegate OC: Essentials of removable partial denture prosthesis, ed 3, Philadelphia, 1965, WB Saunders.

Babbush CA, et al.: Dental implants: the art and science, ed 2, St Louis, 2011, Saunders.

Beumer J, Curtis TA, Firtell DN: Maxillofacial prosthetics, St Louis, 1979, Mosby.

Block MS: Color atlas of dental implant surgery, ed 3, St Louis, 2011, Saunders.

Brand RW, Isselhard DE: Anatomy of orofacial structures, ed 7, St Louis, 2003, Mosby.

Brewer AA, Morrow RM: Overdentures, ed 2, St Louis, 1980, Mosby.

Brunette DM: Critical thinking: understanding and evaluating dental research, ed 2, Chicago, 2007, Quintessence.

Dawson PE: Functional occlusion: from TMJ to smile design, St Louis, 2007, Mosby.

Dolder EJ, Durrer GT: The bar-joint denture, Chicago, 1978, Quintessence.

Dubrul EL: Sicher and Dubrul's oral anatomy, ed 8, St Louis/Tokyo, 1988, Ishiyaku EuroAmerica.

Dykema RW, Cunningham DM, Johnston JF: Modern practice in removable partial prosthodontics, Philadelphia, 1969, WB Saunders.

Fonseca RJ, Davis WH: Reconstructive preprosthetic oral and maxillofacial surgery, ed 2, Philadelphia, 1995, WB Saunders.

Graber G: Removable partial dentures, Stuttgart, Germany, 1988, Thieme Medical.

Graber DA, Goldstein RE, Feinman RA: Porcelain laminate veneers, Chicago, 1988, Quintessence.

Grasso JE, Miller EL: Partial prosthodontics, ed 3, St Louis, 1991, Mosby. Hoag PM, Pawlak EA:

Essentials of periodontics, ed 4, St Louis, 1990, Mosby.

Johnson DL, Stratton RJ: Fundamentals of removable prosthodontics, Chicago, 1980, Quintessence.

Johnston JF, et al.: Modern practice in crown and bridge prosthodontics, ed 4, Philadelphia, 1986, WB Saunders.

Jordon RE: Esthetic composite bonding, ed 2, St Louis, 1993, Mosby. Kratochvil FJ: Partial removable prosthodontics, Philadelphia, 1988, WB Saunders.

Krol AJ: Removable partial denture design outline syllabus, ed 5, San Francisco, 1999, University of the Pacific School of Dentistry.

Laney WR, et al.: Maxillofacial prosthetics, Littleton, MA, 1979, PSG. Laney WR, Gibilisco JA: Diagnosis and treatment in prosthodontics, Philadelphia, 1983, Lea & Febiger.

Little JW, et al.: Dental management of the medically compromised patient, ed 7, St Louis, 2008, Mosby.

Malamed SF: Medical emergencies in the dental office, ed 6, St Louis, 2007, Mosby.

Malone WPF, Koth DC: Tylman's theory and practice of fixed prosthodontics, ed 8, Tokyo, 1989, IEA.

Miller CH, Palenik CJ: Infection control and management of hazardous materials for the dental team, ed 4, St Louis, 2010, Mosby.

Morrow RM, Rudd KD, Rhoads JE: Dental laboratory procedures: complete dentures, vol. 1. St Louis, 1985, Mosby.

Mosby's dental dictionary, ed 3, St Louis, 2013, Mosby/Elsevier.

Nelson SJ: Wheeler's dental anatomy, physiology, and occlusion, ed 9, St Louis, 2010, Saunders.

Nevins M, Mellonig JT: Periodontal therapy: clinical approaches and evidence of success, vol. 1. Chicago, 1998, Quintessence.

O'Brien WJ: Dental materials and their selection, ed 4, Chicago, 2009, Quintessence.

Okeson JP: Management of temporomandibular disorders and occlusion, ed 6, St Louis, 2008, Mosby.

Okeson JP: Orofacial pain: guidelines for assessment, diagnosis, and management, Chicago, 1996, Quintessence.

Osborne J: Osborne and Lammie's partial dentures, ed 5, Oxford, 1986, Blackwell Scientific.

Phoenix RD, Cagna DR, DeFreest CF: Stewart's clinical removable partial prosthodontics, ed 4, Chicago, 2008, Quintessence.

Powers JM, Sakaguchi RL: Craig's restorative dental materials, ed 12, St Louis, 2006, Mosby.

Powers JM, Wataha JC: Dental materials: properties and manipulation, ed 9, St Louis, 2008, Mosby.

Preiskel HW: Precision attachments in prosthodontics, Chicago, 1996, Quintessence.

Rahn AO, Ivanhoe JR, Plummer KD: Textbook of complete dentures, ed 6, Shelton, CT, 2009, People's Medical Publishing House.

Ramfjord SP, Ash Jr MM: Occlusion, ed 4, Philadelphia, 1995, WB Saunders.

Renner RP, Boucher LJ: Removable partial prosthodontics, Chicago, 1987, Quintessence.

Rosenstiel SF, Land MF, Fujimoto J: Contemporary fixed prosthodontics, ed 4, St Louis, 2006, Mosby.

Rudd KD, Rhoads JE, Morrow RM: Dental laboratory procedures, ed 2, vol. 3. St Louis, 1986, Mosby.

Sarnat BG, Laskin DM: The temporomandibular joint: a biological basis for clinical practice, ed 4, Philadelphia, 1992, WB Saunders.

Shillingberg HT, et al.: Fundamentals of fixed prosthodontics, ed 3, Chicago, 1997, Quintessence.

Singh P, Cranin AN: Atlas of oral implantology, ed 3, St Louis, 2010, Mosby.

Stratton RP, Wiebelt FJ: An atlas of removable partial denture design, Chicago, 1988, Quintessence.

Watt DM, MacGregor AR: Designing partial dentures,

Littleton, MA, 1985, PSG.

Winkler S: Essentials of complete denture prosthodontics, ed 2, Littleton, MA, 1988, PSG.

Wood NK: Differential diagnosis of oral and maxillofacial lesions, ed 5, St Louis, 1997, Mosby.

Wood NK: Review of diagnosis, oral medicine, radiology, and treatment planning, ed 4, St Louis, 1999, Mosby.

Yalisove IL, Dietz Jr JB: Telescopic prosthetic therapy, Philadelphia, 1979, George F Stickley.

Zarb GA: Temporomandibular joint and masticatory muscle disorders, St Louis, 1995, Mosby.

Zarb GA, et al.: Prosthodontic treatment for edentulous patients: complete dentures and implant-supported prostheses, ed 12, St Louis, 2004, Mosby.

基牙固位体：冠内冠外附着体

Adisman IK: The internal clip attachment in fixed removable partial denture prosthesis, N Y J Dent 32:125–129, 1962.

Ainamo J: Precision removable partial dentures with pontic abutments, J Prosthet Dent 23:289–295, 1970.

Augsburger RH: The Gilmore attachment, J Prosthet Dent 16:1090–1102, 1966.

Becker CM, Campbell MC, Williams DL: The Thompson dowel-rest system modified for chrome-cobalt removable partial denture frameworks, J Prosthet Dent 39:384–391, 1978.

Ben-Ur Z, Aviv I, Cardash HS: A modified direct retainer design for distal extension removable partial dentures, J Prosthet Dent 70:342–344, 1988.

Benson D, Spolsky VW: A clinical evaluation of removable partial dentures with I-bar retainers, Part I J Prosthet Dent 41:246, 1979.

Berg Jr T: I-bar: myth and counter myth, Dent Clin North Am 23（1）:65–75, 1979.

Blatterfein L: Design and positional arrangement of clasps for partial dentures, N Y J Dent 22:305–306, 1952.

Blatterfein L: Study of partial denture clasping, J Am Dent Assoc 43:169–185, 1951.

Brodbelt RHW: A simple paralleling template for precision attachments, J Prosthet Dent 27:285–288, 1972.

Brudvik JS, Morris HF: Stress-relaxation testing. Part Ⅲ: influence of wire alloys, gauges, and lengths on clasp behavior, J Prosthet Dent 46:374, 1981.

Brudvik JS, Wormley JH: Construction techniques for wrought-wire retentive clasp arms as related to clasp flexibility, J Prosthet Dent 30:769–774, 1973.

Chandler JA, Brudvik JS: Clinical evaluation of patients eight to nine years after placement of removable partial dentures, J Prosthet Dent 51:736, 1984.

Chou TM, et al.: Photoelastic analysis and comparison of force-transmission characteristics of intracoronal attachments with clasp distal-extension removable partial dentures, J Prosthet Dent 62:313–319, 1989.

Chou TM, et al.: Stereophotogrammetric analysis of abutment tooth movement in distal-extension removable partial dentures with intracoronal attachments and clasps, J Prosthet Dent 66:343–349, 1991.

Clayton JA: A stable base precision attachment removable partial denture（PARPD）: theories and principles, Dent Clin North Am 24:3–29, 1980.

Cooper H: Practice management related to precision attachment prostheses, Dent Clin North Am 24:45–61, 1980.

DeVan MM: Preserving natural teeth through the use of clasps, J Prosthet Dent 5:208–214, 1955.

Dietz WH: Modified abutments for removable and fixed prosthodontics, J Prosthet Dent 11:1112–1116, 1961.

Dixon DL, et al.: Wear of I-bar clasps and porcelain

laminate restorations, Int J Prosthet 5:28–33, 1992.

Dolder EJ: The bar joint mandibular denture, J Prosthet Dent 11:689–707, 1961.

Eliason CM: RPA clasp design for distal-extension removable partial dentures, J Prosthet Dent 49:25–27, 1983.

Frank RP, Brudvik JS, Nicholls JI: A comparison of the flexibility of wrought-wire and cast circumferential clasps, J Prosthet Dent 49: 471–476, 1983.

Getz II: Making a full-coverage restoration on an abutment to fit an existing removable partial denture, J Prosthet Dent 54:335–336, 1985. Gilson TD: A fixable-removable prosthetic attachment, J Prosthet Dent 9:247–255, 1959.

Gindea AE: A retentive device for removable dentures, J Prosthet Dent 27:501–508, 1972.

Grasso JE: A new removable partial denture clasp assembly, J Prosthet Dent 43:618–621, 1980.

Green JH: The hinge-lock abutment attachment, J Am Dent Assoc 47:175–180, 1953.

Hebel KS, Graser GN, Featherstone JD: Abrasion of enamel and composite resin by removable partial denture clasps, J Prosthet Dent 52:389, 1984.

Highton R, Caputo AA, Matyas J: Retention and stress characteristics for a magnetically retained partial denture, J Dent Res (IADR abstract 279) 62 (entire issue), 1982.

Isaacson GO: Telescope crown retainers for removable partial dentures, J Prosthet Dent 22:436–448, 1969.

Ivanhoe JR: Alternative cingulum rest seat, J Prosthet Dent 54:395–396, 1985.

James AG: Self-locking posterior attachment for removable tooth-supported partial dentures, J Prosthet Dent 5:200–205, 1955.

Johnson DL, Stratton RJ, Duncanson Jr MG: The effect of single plane curvature on half-round cast clasps, J Dent Res 62:833–836, 1983.

Johnson JF: The application and construction of the pinledge retainer, J Prosthet Dent 3:559–567, 1953.

Kapur KK, et al.: A randomized clinical trial of two basic removable partial denture designs. Part I: comparisons of five-year success rates and periodontal health, J Prosthet Dent 72:268–282, 1994.

Knodle JM: Experimental overlay and pin partial denture, J Prosthet Dent 17:472–478, 1967.

Knowles LE: A dowel attachment removable partial denture, J Prosthet Dent 13:679–687, 1963.

Koper A: Retainer for removable partial dentures: the Thompson dowel, J Prosthet Dent 30:759–768, 1973.

Kotowicz WE: Clinical procedures in precision attachment removable partial denture construction, Dent Clin North Am 24:143–164, 1980.

Kotowicz WE, et al.: The combination clasp and the distal extension removable partial denture, Dent Clin North Am 17:651–660, 1973.

Kratochvil FJ, Davidson PN, Tandarts JG: Five-year study of treatment with removable partial dentures, Part I J Prosthet Dent 48:237, 1982. Krol AJ: Clasp design for extension base removable partial dentures, J Prosthet Dent 29:408–415, 1973.

Krol AJ: RPI clasp retainer and its modifications, Dent Clin North Am 17:631–649, 1973.

Langer A: Combinations of diverse retainers in removable partial dentures, J Prosthet Dent 40:378–384, 1978.

LaVere AM: Analysis of facial surface undercuts to determine use of RPI or RPA clasps, J Prosthet Dent 56:741–743, 1986.

Leupold RJ, Faraone KL: Etched castings as an adjunct to mouth preparation for removable partial dentures, J Prosthet Dent 53: 655–658, 1985.

Lubovich RP, Peterson T: The fabrication of a ceramic-metal crown to fit an existing removable partial denture clasp, J Prosthet Dent 37:610–614,

1977.

Marinello CP, et al.: Resin-bonded etched castings with extracoronal attachments for removable partial dentures, J Prosthet Dent 66:52–55, 1991.

Maroso DJ, Schmidt JR, Blustein R: A preliminary study of wear of porcelain when subjected to functional movements of retentive clasp arms, J Prosthet Dent 45:14, 1981.

McLeod NS: Improved design for the Thompson dowel rest semiprecision intracoronal retainer, J Prosthet Dent 40:513–516, 1978.

McLeod NS: A theoretical analysis of the mechanics of the Thompson dowel semiprecision intracoronal retainer, J Prosthet Dent 37:19–27, 1977.

Mensor Jr MC: Attachment fixation for overdentures, Part Ⅰ, J Prosthet Dent 37:366–373, 1977.

Mensor Jr MC: Attachment fixation of the overdentures, Part Ⅱ, J Prosthet Dent 39:16–20, 1978.

Morris HF, et al.: Stress distribution within circumferential clasp arms, J Oral Rehabil 3:387–391, 1976.

Morris HF, et al.: Stress-relaxation testing. Part Ⅱ. Comparison of bending profiles, microstructures, microhardness, and surface characteristics of several wrought-wires, J Prosthet Dent 46:256, 1981.

Morris HF, et al.: Stress-relaxation testing. Part IV. Clasppattern dimensions and their influence on clasp behavior, J Prosthet Dent 50:319, 1983.

Morrison ML: Internal precision attachment retainers for partial dentures, J Am Dent Assoc 64:209–215, 1962.

Morrow RM: Tooth-supported complete dentures: an approach to preventive prosthodontics, J Prosthet Dent 21:513–522, 1969.

Oddo Jr VJ: The movable-arm clasp for complete passivity in partial denture construction, J Am Dent Assoc 74:1009–1015, 1967.

Plotnik IJ: Internal attachment for fixed removable partial dentures, J Prosthet Dent 8:85–93, 1958.

Pound E: Cross-arch splinting vs. premature extractions, J Prosthet Dent 16:1058–1068, 1966.

Preiskel H: Precision attachments for free-end saddle prostheses, Br Dent J 127（462）:468, 1969.

Preiskel H: Screw retained telescopic prosthesis, Br Dent J 130:107–112, 1971.

Prince IB: Conservation of the supportive mechanism, J Prosthet Dent 15:327–338, 1965.

Sato Y, et al.: Effect of friction coefficient on Akers clasp retention, J Prosthet Dent 78:22–27, 1997.

Seto BG, Avera S, Kagawa T: Resin bonded etched cast cingulum rest retainers for removable partial dentures, Quintessence Int 16:757–760, 1985.

Singer F: Improvements in precision: attached removable partial dentures, J Prosthet Dent 17:69–72, 1967.

Smith RA, Rymarz FP: Cast clasp transitional removable partial dentures, J Prosthet Dent 22:381–385, 1969.

Snyder HA, Duncanson MG, Johnson D: Effect of clasp flexure on a 4-meta adhered light-polymerized composite resin, Int J Prosthodont 4:364–370, 1991.

Soderfeldt B, et al.: A multilevel analysis of factors affecting the longevity of fixed partial dentures, retainers and abutments, J Oral Rehabil 25:245–252, 1998.

Spielberger MC, et al.: Effect of retentive clasp design on gingival health: a feasibility study, J Prosthet Dent 52:397, 1984.

Stankewitz CG, Gardner FM, Butler GV: Adjustment of cast clasps for direct retention, J Prosthet Dent 45:344, 1981.

Stansbury BE: A retentive attachment for overdentures, J Prosthet Dent 35:228–230, 1976.

Stern MA, Brudvik JS, Frank RP: Clinical evaluation of removable partial denture rest seat adaptation, J Prosthet Dent 53:658–662, 1985.

Stewart BL, Edwards RO: Retention and wear of precision-type attachments, J Prosthet Dent 49:28–34, 1983.

Strohaver RA, Trovillion HM: Removable partial overdentures, J Prosthet Dent 35:624–629, 1976.

Symposium on semiprecision attachments in removable partial dentures, Dent Clin North Am 29:1–237, 1985.

Tautin FS: Abutment stabilization using a nonresilient gingival bar connector, J Am Dent Assoc 99:988–989, 1979.

Tietge JD, et al.: Wear of composite resins and cast direct retainers, Int J Prosthet 5:145–153, 1992.

Vig RG: Splinting bars and maxillary indirect retainers for removable partial dentures, J Prosthet Dent 13:125–129, 1963.

Walter JD: Anchor attachments used as locking devices in two-part removable prostheses, J Prosthet Dent 33:628–632, 1975.

Waltz ME: Ceka extracoronal attachments, J Prosthet Dent 29:167–171, 1973.

White JT: Visualization of stress and strain related to removable partial denture abutments, J Prosthet Dent 40:143–151, 1978.

Wiebelt FJ, Shillingburg Jr HT: Abutment preparation modifications for removable partial denture rest seats, Quintessence Dent Technol 9:449–451, 1985.

Williams AG: Technique for provisional splint with attachment, J Prosthet Dent 21:555–559, 1969.

Willis LM, Swoope CC: Precision attachment partial dentures. In Clark JW, editor: Clinical dentistry, vol. 5. New York, 1976, Harper & Row.

Wright SM: Use of spring-loaded attachments for retention of removable partial dentures, J Prosthet Dent 51:605–610, 1984.

Zakler JM: Intracoronal precision attachments, Dent Clin North Am 24:131–141, 1980.

Zinner ID, Miller RD, Panno FV: Clinical management of abutments with intracoronal attachments, J Prosthet Dent 67:761–767, 1992.

Zinner ID, Miller RD, Panno FV: Precision attachments, Dent Clin North Am 31:395–416, 1987.

Zinner ID, Miller RD, Panno FV: Semiprecision rest system for distal extension removable partial denture design, J Prosthet Dent 42:131–134, 1979.

解剖

Bennett NG: A contribution to the study of the movements of the mandible, J Prosthet Dent 8:41–54, 1958.

Boucher CO: Complete denture impressions based upon the anatomy of the mouth, J Am Dent Assoc 31:1174–1181, 1944.

Brodie AG: Anatomy and physiology of head and neck musculature, Am J Orthod 36:831–844, 1950.

Casey DM: Palatopharyngeal anatomy and physiology, J Prosthet Dent 49:371–378, 1983.

Craddock FW: Retromolar region of the mandible, J Am Dent Assoc 47:453–455, 1953.

Haines RW, Barnett SG: The structure of the mouth in the mandibular molar region, J Prosthet Dent 9:962–974, 1959.

Martone AL, et al.: Anatomy of the mouth and related structures: Ⅰ, J Prosthet Dent 11:1009–1018, 1961; Ⅱ, 12:4–27, 1962; Ⅲ, 12:206–219, 1962; Ⅳ, 12:409–419, 1962; Ⅴ, 12:629–636, 1962; Ⅵ, 12:817–834, 1962; Ⅶ, 13:4–33, 1963; Ⅷ, 13:204–228, 1963.

Merkeley HJ: The labial and buccal accessory muscles of mastication, J Prosthet Dent 4:327–334, 1954.

Merkeley HJ: Mandibular rearmament. Ⅰ. Anatomic considerations, J Prosthet Dent 9:559–566, 1959.

Monteith BD: Management of loading forces on the mandibular extension prosthesis. Part Ⅱ: Classification for matching modalities to clinical situations, J Prosthet Dent 52:832–835, 1984.

Pendleton EC: Anatomy of the face and mouth from

the standpoint of the denture prosthetist, J Am Dent Assoc 33:219–234, 1946.

Pendleton EC: Changes in the denture supporting tissues, J Am Dent Assoc 42:1–15, 1951.

Pietrokovski J: The bony residual ridge in man, J Prosthet Dent 34:456–462, 1975.

Pietrokovski J, Sorin S, Zvia H: The residual ridge in partially edentulous patients, J Prosthet Dent 36:150–158, 1976.

Preti G, Bruscagin C, Fava C: Anatomic and statistical study to determine the inclination of the condylar long axis, J Prosthet Dent 49:572–575, 1983.

Roche AF: Functional anatomy of the muscles of mastication, J Prosthet Dent 13:548–570, 1963.

Silverman SI: Denture prosthesis and the functional anatomy of the maxillofacial structures, J Prosthet Dent 6:305–331, 1956.

生物力学

Asher ML: Application of the rotational path design concept to a removable partial denture with a distal-extension base, J Prosthet Dent 68:641–643, 1992.

Augthun M, et al.: The influence of spruing technique on the development of tension in a cast partial denture framework, Int J Prosthodont 7:72–76, 1994.

Avant WE: Factors that influence retention of removable partial dentures, J Prosthet Dent 25:265–270, 1971.

Avant WE: Fulcrum and retention lines in planning removable partial dentures, J Prosthet Dent 25:162–166, 1971.

Aviv I, Ben-Ur Z, Cardash HS: An analysis of rotational movement of asymmetrical distal-extension removable partial dentures, J Prosthet Dent 61:211–214, 1989.

Aydinlik E, Akay HU: Effect of a resilient layer in a removable partial denture base on stress distribution to the mandible, J Prosthet Dent 44:17–20, 1980.

Ben-Ur Z, et al.: Designing clasps for the asymmetric distal extension removable partial denture, Int J Prosthodont 9:374–378, 1996.

Berg TE, Caputo AA: Comparison of load transfer by maxillary distal extension removable partial dentures with a spring-loaded plunger attachment and I-bar retainer, J Prosthet Dent 68:492–499, 1992.

Berg TE, Caputo AA: Load transfer by a maxillary distal-extension removable partial denture with extracoronal attachments, J Prosthet Dent 68:784–789, 1992.

Bezzon OL, et al.: Surveying removable partial dentures: the importance of guiding planes and path of insertion for stability, J Prosthet Dent 78:412–418, 1997.

Bridgeman JT, et al.: Comparison of titanium and cobalt-chromium removable partial denture clasps, J Prosthet Dent 78:187–193, 1997.

Browning JD, Eick JD, McGarrah HE: Abutment tooth movement measured in vivo by using stereophotogrammetry, J Prosthet Dent 57:323–328, 1987.

Brudvik JS, Morris HF: Stress-relaxation testing. Part Ⅲ: Influence of wire alloys, gauges, and lengths on clasp behavior, J Prosthet Dent 46:374–379, 1981.

Byron Jr R, Frazer RQ, Herren MC: Rotational path removable partial denture: an esthetic alternative, Gen Dent 55:245–250, 2007; quizzes 251, 264.

Cecconi BT: Effect of rest design on transmission of forces to abutment teeth, J Prosthet Dent 32:141–151, 1974.

Cecconi BT, Asgar K, Dootz E: Clasp assembly modifications and their effect on abutment tooth movement, J Prosthet Dent 27:160–167, 1972.

Cecconi BT, Asgar K, Dootz E: The effect of partial denture clasp design on abutment tooth movement, J Prosthet Dent 25:44–56, 1971.

Cecconi BT, Asgar K, Dootz E: Removable partial denture abutment tooth movement as affected by inclination of residual ridges and types of loading, J Prosthet Dent 25:375–381, 1971.

Chou TM, et al.: Photoelastic analysis and comparison of force- transmission characteristics of intracoronal attachments with clasp distal-extension removable partial dentures, J Prosthet Dent 62:313–319, 1989.

Chou TM, et al.: Stereophotogrammetric analysis of abutment tooth movement in distal-extension removable partial dentures with intracoronal attachments and clasps, J Prosthet Dent 66:343–349, 1991.

Clayton JA, Jaslow C: A measurement of clasp forces on teeth, J Prosthet Dent 25:21–43, 1971.

Craig RG, Farah JW: Stresses from loading distal extension removable partial dentures, J Prosthet Dent 39:274–277, 1978.

DeVan MM: The nature of the partial denture foundation: suggestions for its preservation, J Prosthet Dent 2:210–218, 1952.

El Charkawi HG, et al.: The effect of the resilient-layer distal-extension partial denture on movement of the abutment teeth: a new methodology, J Prosthet Dent 60:622–630, 1988.

Fisher RL: Factors that influence the base stability of mandibular distal-extension removable partial dentures: a longitudinal study, J Prosthet Dent 50:167–171, 1983.

Frank RP, Nicholls JI: A study of the flexibility of wrought-wire clasps, J Prosthet Dent 45:259–267, 1981.

Frechette AR: The influence of partial denture design on distribution of force to abutment teeth, J Prosthet Dent 6:195–212, 1956.

Goodkind RJ: The effects of removable partial dentures on abutment tooth mobility, J Prosthet Dent 30:139–146, 1973.

Goodman JJ, Goodman HW: Balance of force in precision free-end restorations, J Prosthet Dent 13:302–308, 1963.

Hall WA: Variations in registering interarch transfers in removable partial denture construction, J Prosthet Dent 30:548–553, 1973.

Harrop J, Javid N: Reciprocal arms of direct retainers in removable partial dentures, J Can Dent Assoc 4:208–211, 1976.

Henderson D, Seward TE: Design and force distribution with removable partial dentures: a progress report, J Prosthet Dent 17:350–364, 1967.

Henriques GE, et al.: Soldering and remelting influence on fatigue strength of cobalt-chromium alloy, J Prosthet Dent 78:146–152, 1997. Hindels GW: Stress analysis in distal extension partial dentures, J Prosthet Dent 7:197–205, 1957.

Iwama CY, et al.: Cobalt-chromium-titanium alloy for removable partial dentures, Int J Prosthodont 10:309–317, 1997.

Johnson DL, Stratton RJ, Duncanson MGJ: The effect of single plane curvature on half-round cast clasps, J Dent Res 62:833–836, 1983.

Kaires AK: Partial denture design and its relation to force distribution and masticatory performance, J Prosthet Dent 6:672–683, 1956.

Knowles LE: The biomechanics of removable partial dentures and its relationship to fixed prosthesis, J Prosthet Dent 8:426–430, 1958.

Kratochvil FJ: Influence of occlusal rest position and clasp design on movement of abutment teeth, J Prosthet Dent 13:114–124, 1963.

Kratochvil FJ, Caputo AA: Photoelastic analysis of pressure on teeth and bone supporting removable partial dentures, J Prosthet Dent 3:52, 1975.

Kratochvil FJ, Thompson WD, Caputo AA: Photoelastic analysis of stress patterns on teeth and bone with attachment retainers for removable partial dentures, J Prosthet Dent 46:21–28, 1981.

Lofbers PG, Ericson G, Eliasson S: A clinical and radiographic evaluation of removable partial dentures retained by attachments to alveolar bars, J Prosthet Dent 47:126–132, 1982.

Lowe RD, Kydd WL, Smith DE: Swallowing and resting forces related to lingual flange thickness in removable partial dentures, J Prosthet Dent 23:279–288, 1970.

MacGregor AR, Miller TPG, Farah JW: Stress analysis of partial dentures, J Dent 6:125–132, 1978.

Marei MK: Measurement (in vitro) of the amount of force required to dislodge specific clasps from different depths of undercut, J Prosthet Dent 74:258–263, 1995.

Maroso DJ, Schmidt JR, Blustein R: A preliminary study of wear of porcelain when subjected to functional movements of retentive clasp arms, J Prosthet Dent 45:14–17, 1981.

Matheson GR, Brudvik JS, Nicholls JI: Behavior of wrought-wire clasps after repeated permanent deformation, J Prosthet Dent 55:226–231, 1986. Maxfield JB, Nicholls JI, Smith DE: The measurement of forces transmitted to abutment teeth of removable partial dentures, J Prosthet Dent 41:134, 1979.

McCartney JW: Motion vector analysis of an abutment for a distal-extension removable partial denture, J Prosthet Dent 43:15–21, 1980.

McDowell GC: Force transmission by indirect retainers during unilateral loading, J Prosthet Dent 39:616–621, 1978.

McDowell GC, Fisher RL: Force transmission by indirect retainers when a unilateral dislodging force is applied, J Prosthet Dent 47:360–365, 1982.

McLeod NS: An analysis of the rotational axes of semiprecision and precision distal-extension removable partial dentures, J Prosthet Dent 48:130–134, 1982.

Morris HF, Asgar K, Tillitson E: Stress-relaxation testing. I. A new approach to the testing of removable partial denture alloys, wrought-wires, and clasp behavior, J Prosthet Dent 46:133–141, 1981.

Morris HF, Brudvik JS: Influence of polishing on cast clasp properties, J Prosthet Dent 55:75–77, 1986.

Morris HF, et al.: Stress-relaxation testing. IV. Clasp pattern dimensions and their influence on clasp behavior, J Prosthet Dent 50:319–326, 1983.

NaBadalung DP, et al.: Comparison of bond strengths of denture base resins to nickel-chromium-beryllium removable partial denture alloy, J Prosthet Dent 78:566–573, 1997.

NaBadalung DP, et al.: Frictional resistance of removable partial dentures with retrofitted resin composite guide planes, Int J Prosthodont 10:116–122, 1997.

NaBadalung DP, et al.: Laser welding of a cobalt-chromium removable partial denture alloy, J Prosthet Dent 79:285–290, 1998.

Ogata K, Shimigu K: Longitudinal study of forces transmitted from denture base to retainers of free-end saddle dentures with Akers clasps, J Oral Rehabil 18:471–480, 1991.

Plotnick IJ, Beresin VE, Simkins AB: The effects of variations in the opposing dentition on changes in the partially edentulous mandible, J Prosthet Dent I 33:278–286, 1975; II, 33:403–406, 1975; III, 33:529–534, 1975.

Sansom BP, et al.: Rest seat designs for inclined posterior abutments: a photoelastic comparison, J Prosthet Dent 58:57–62, 1987.

Shohet H: Relative magnitudes of stress on abutment teeth with different retainers, J Prosthet Dent 21:267–282, 1969.

Smith BH: Changes in occlusal face height with removable partial dentures, J Prosthet Dent 34:278–285, 1975.

Smith BJ, Turner CH: The use of crowns to modify abutment teeth of removable partial dentures, J Dent 7:52–56, 1979.

Smyd ES: Biomechanics of prosthetic dentistry, J Prosthet Dent 4:368–383, 1954.

Stern WJ: Guiding planes in clasp reciprocation and retention, J Prosthet Dent 34:408–414, 1975.

Swoope CC, Frank RP: Stress control and design. In Clark JW, editor:

Clinical dentistry, vol. 5. New York, 1976, Harper & Row.

Taylor DT, Pflushoeft FA, McGivney GP: Effect of two clasping assemblies on arch integrity as modified by base adaptation, J Prosthet Dent 47:120–125, 1982.

Tebrock OC, et al.: The effect of various clasping systems on the mobility of abutment teeth for distal-extension removable partial dentures, J Prosthet Dent 41:511, 1979.

Thompson WD, Kratochvil FJ, Caputo AA: Evaluation of photoelastic stress patterns produced by various designs of bilateral distal-extension removable partial dentures, J Prosthet Dent 38:261, 1977.

Toth RW, et al.: Shear strength of lingual rest seats prepared in bonded composite, J Prosthet Dent 56:99–104, 1986.

Vallittu PK: Comparison of the in vitro fatigue resistance of an acrylic resin removable partial denture reinforced with continuous glass fibers or metal wires, J Prosthodont 5:115–121, 1996.

Vallittu PK: Deflection fatigue of cobalt-chromium, titanium, and gold alloy cast denture clasp, J Prosthet Dent 74:412–419, 1995.

Waldmeier MD, et al.: Bend testing of wrought-wire removable partial denture alloys, J Prosthet Dent 76:559–565, 1996.

Wills DJ, Manderson RD: Biomechanical aspects of the support of partial dentures, J Dent 5:310–318, 1977.

Yurkstas A, Fridley HH, Manly RS: A functional evaluation of fixed and removable bridgework, J Prosthet Dent 1:570–577, 1951.

Zoeller GN, Kelly Jr WJ: Block form stability in removable partial prosthodontics, J Prosthet Dent 25:515–519, 1971.

CAD/CAM，局部义齿的快速制作

Eggbeer D, Bibb R, Williams R: The computer-aided design and rapid prototyping fabrication of removable partial denture frameworks, Proc Inst Mech Eng H219（3）:195–202, 2005.

Lang LA, Tulunoglu I: A critically appraised topic review of computer-aided design/computer-aided machining of removable partial denture frameworks, Dent Clin North Am 58（1）:247–255, 2014, http://dx.doi.org/10.1016/j.cden.2013.09.006.

Sun J, Zhang FQ: The application of rapid prototyping in prostho- dontics, J Prosthodont 21（8）:641–644, 2012, http://dx.doi.org/10.1111/ j.1532-849X.2012.00888.x.

局部义齿分类

Applegate OC: The rationale of partial denture choice, J Prosthet Dent 10:891–907, 1960.

Avant WE: A universal classification for removable partial denture situations, J Prosthet Dent 16:533–539, 1966.

Bailyn M: Tissue support in partial denture construction, Dent Cosmos 70:988–997, 1928.

Beckett LS: The influence of saddle classification on the design of partial removable restoration, J Prosthet Dent 3:506–516, 1953.

Costa E: A simplified system for identifying partially edentulous arches, J Prosthet Dent 32:639–645, 1974.

Cummer WE: Partial denture service. In Anthony LP, editor: American textbook of prosthetic dentistry, Philadelphia, 1942, Lea & Febiger.

Friedman J: The ABC classification of partial denture segments, J Prosthet Dent 3:517–524, 1953.

Godfrey RJ: Classification of removable partial dentures, J Am Coll Dent 18:5–13, 1951.

Kennedy E: Partial denture construction, Dental Items of Interest3–8, 1928.

Mensor Jr MC: Classification and selection of attachments, J Prosthet Dent 29:494–497, 1973.

Miller EL: Systems for classifying partially dentulous arches, J Prosthet Dent 24:25–40, 1970.

Skinner CN: A classification of removable partial dentures based upon the principles of anatomy and physiology, J Prosthet Dent 9:240–246, 1959.

腭裂

Aram A, Subtelny JD: Velopharyngeal function and cleft palate prostheses, J Prosthet Dent 9:149–158, 1959.

Baden E: Fundamental principles of orofacial prosthetic therapy in congenital cleft palate, J Prosthet Dent 4:420–433, 1954.

Bixler D: Heritability of clefts of the lips and palate, J ProsthetDent 33:100–108, 1975.

Buckner H: Construction of a denture with hollow obturator, lid and soft acrylic lining, J Prosthet Dent 31:95–99, 1974.

Calvan J: The error of Gustan Passavant, Plast Reconstr Surg 13:275–289, 1954.

Cooper HK: Integration of service in the treatment of cleft lip and cleft palate, J Am Dent Assoc 47:27–32, 1953.

Dalston RM: Prosthodontic management of the cleft palate patient: a speech pathologist's view, J Prosthet Dent 37:327–329, 1978.

Ettinger RL: Use of teeth with a poor prognosis in cleft palate prosthodontics, J Am Dent Assoc 94:910–914, 1977.

Fox A: Prosthetic correction of a severe acquired cleft palate, J Prosthet Dent 8:542–546, 1958.

Gibbons P, Bloomer H: A supportive-type prosthetic speech aid, J Prosthet Dent 8:362–369, 1958.

Graber TM: Oral and nasal structures in cleft palate speech, J Am Dent Assoc 53:693–706, 1956.

Harkins CS: Modern concepts in the prosthetic rehabilitation of cleft palate patients, J Oral Surg 10:298–312, 1952.

Harkins CS, Ivy RH: Surgery and prosthesis in the rehabilitation of cleft palate patients, J South Calif Dent Assoc 19:16–24, 1951.

Immekus JE, Aramany MA: A fixed-removable partial denture for cleft palate patients, J Prosthet Dent 34:286–291, 1975.

Landa JS: The prosthodontist views the rehabilitation of the cleft palate patient, J Prosthet Dent 6:421–427, 1956.

Lavelle WE, Zach GE: The tissue bar and Ceka anchor as aids in cleft palate rehabilitation, J Prosthet Dent 30:321–325, 1973.

Lloyd RS, Pruzansky S, Subtelny JD: Prosthetic rehabilitation of a cleft palate patient subsequent to multiple surgical and prosthetic failures, J Prosthet Dent 7:216–230, 1957.

Merkeley HJ: Cleft palate prosthesis, J Prosthet Dent 9:506–513, 1959.

Minsley GE, Warren DW, Hairfield WM: The effect of cleft palate speech aid prostheses on the nasopharyngeal airway and breathing, J Prosthet Dent 65:122–126, 1991.

Nidiffer TJ, Shipmon TH: The hollow-bulb obturator for acquired palatal openings, J Prosthet Dent

7:126–134, 1957.

Olinger NA: Cleft palate prosthesis rehabilitation, J Prosthet Dent 2:117–135, 1952.

Rosen MS: Prosthetics for the cleft palate patient, J Am DentAssoc 60:715–721, 1960.

Rothenberg LIA: Overlay dentures for the cleft-palate patient, J Prosthet Dent 37:190–195, 1977.

Schneiderman CR, Maun MB: Air flow and intelligibility of speech of normal speakers and speakers with a prosthodontically repaired cleft palate, J Prosthet Dent 39:193–199, 1978.

Sharry JJ: The meatus obturator in cleft palate prosthesis, Oral Surg 7:852–855, 1954.

Sharry JJ: Meatus obturator in particular and pharyngeal impressions in general, J Prosthet Dent 8:893–896, 1958.

Tautin FS, Schaaf NA: Superiorly based obturator, J Prosthet Dent 33:96–99, 1975.

Walter JD: Palatopharyngeal activity in cleft palate subjects, J Prosthet Dent 63:187–192, 1990.

全口咬合重建

Brewer AA, Fenton AH: The overdenture, Dent Clin North Am 17:723–746, 1973.

Bronstein BR: Rationale and technique of biomechanical occlusal rehabilitation, J Prosthet Dent 4:352–367, 1954.

Cohn LA: Occluso-rehabilitation, principles of diagnosis and treatment planning, Dent Clin North Am 6:281, 1962.

Curtis SR: Integrating fixed and removable provisional restorations, J Prosthet Dent 70:374–377, 1993.

Dubin NA: Advances in functional occlusal rehabilitation, J Prosthet Dent 6:252–258, 1956.

Ferencz JL: Splinting, Dent Clin North Am 31:383–393, 1987.

Kazis H: Functional aspects of complete mouth rehabilitation, J Prosthet Dent 4:833–841, 1954.

Kornfeld M: The problem of function in restorative dentistry, J Prosthet Dent 5:670–676, 1955.

Landa JS: An analysis of current practices in mouth rehabilitation, J Prosthet Dent 5:527–537, 1955.

Lang BR: Complete denture occlusion, Dent Clin North Am 40:85–101, 1996.

Mann AW, Pankey LD: Oral rehabilitation. I. Use of the P-M instrument in treatment planning and restoring the lower posterior teeth, J Prosthet Dent 10:135–150, 1960.

Mann AW, Pankey LD: Oral rehabilitation. II. Reconstruction of the upper teeth using a functionally generated path technique, J Prosthet Dent 10:151–162, 1960.

Mann AW, Pankey LD: Oral rehabilitation utilizing the Pankey-Mann instrument and a functional bite technique, Dent Clin North Am March215–230, 1959.

McCartney JW: Occlusal reconstruction and rebase procedure for distal extension removable partial dentures, J Prosthet Dent 43:695–698, 1980.

Schuyler CH: An evaluation of incisal guidance and its influence on restorative dentistry, J Prosthet Dent 9:374–378, 1959.

Schweitzer JM: Open bite from the prosthetic point of view, Dent Clin North Am 1:269–283, 1957.

单冠与固定桥

Alexander PC: Analysis of the cuspid protective occlusion, J Prosthet Dent 13:309–317, 1963.

Bader JD, et al.: Effect of crown margins on periodontal conditions in regularly attending patients, J Prosthet Dent 65:75–79, 1991.

Beeson PE: The use of acrylic resins as an aid in the development of patterns for two types of crowns, J Prosthet Dent 13:493–498, 1963.

Binkley TK, Binkley C: Porcelain-fused-to-metal

crowns as replacements for denture teeth in removable partial denture construction, J Prosthet Dent 58:124–125, 1987.

Blackman R, Baeg R, Barghi N: Marginal accuracy and geometry of cast titanium copings, J Prosthet Dent 67:435–440, 1992.

Budtz-Jorgenson E, Isidor F: A five-year longitudinal study of cantilever fixed partial dentures compared with removable partial dentures in a geriatric population, J Prosthet Dent 64:42–47, 1990.

Caplan J: Maintenance of full coverage fixed-abutment bridges, J Prosthet Dent 5:852–854, 1955.

Cheug SP, Dimmer A: Management of worn dentition with resin-bonded cast metal lingual veneering, J Prosthet Dent 63:122–123, 1990.

Coelho DH: Criteria for the use of fixed prosthesis, Dent Clin North Am 1:299–311, 1957.

Cooper TM, et al.: Effect of venting on cast gold full crowns, J Prosthet Dent 26:621–626, 1971.

Cowgen GT: Retention, resistance and esthetics of the anterior three-quarter crown, J Am Dent Assoc 62:167–171, 1961.

Culpepper WD, Moulton PS: Considerations in fixed prosthodontics, Dent Clin North Am 23:21–35, 1979.

Dental technology standards, J Dent Technol 14:26–31, 1997.

Ekfeldt A, et al.: Changes of masticatory movement characteristics after prosthodontic rehabilitation of individuals with extensive tooth wear, Int J Prosthodont 9（6）:539–546, 1996.

Elledge DA, Schorr BL: A provisional and new crown to fit with a clasp of an existing removable partial denture, J Prosthet Dent 63:541–544, 1990.

Felton DA, et al.: Effect of in vivo crown margin discrepancies on periodontal health, J Prosthet Dent 65:357–364, 1991.

Glantz PO, et al.: The devitalized tooth as an abutment in dentitions with reduced but healthy periodontium, Periodontol 2000 4:52–57, 1994.

Goldberg A, Jones RD: Constructing cast crowns to fit existing removable partial denture clasps, J Prosthet Dent 36:382–386, 1976.

Goodacre CJ, et al.: The prosthodontic management of endodontically treated teeth: a literature review. Part I. Success and failure data, treatment concepts, J Prosthodont 3:243–250, 1994.

Guyer SE: Nonrigid subocclusal connector for fixed partial dentures, J Prosthet Dent 26:433–436, 1971.

Hansen CA, Cook PA, Nelson DF: Pin-modified facial inlay to enhance retentive contours on a removable partial denture abutment, J Prosthet Dent 55:480–481, 1986.

Henderson D, et al.: The cantilever type of posterior fixed partial dentures: a laboratory study, J Prosthet Dent 24:47–67, 1970.

Johnson Jr EA: Combination of fixed and removable partial dentures, J Prosthet Dent 14:1099–1106, 1964.

Johnston JF, et al.: Construction and assembly of porcelain veneer gold crowns and pontics, J Prosthet Dent 12:1125–1137, 1962.

Kapur KK, et al.: Veterans Administration Cooperative Dental Implant Study: Comparisons between fixed partial dentures supported by blade-vent implants and removable partial dentures. Part II. Comparison of success rates and periodontal health between two treatment modalities, J Prosthet Dent 62:685–703, 1992.

Kapur KK, et al.: Veterans Administration Cooperation Dental Implant Study: Comparisons between fixed partial dentures supported by blade-vent implants and removable partial dentures. Part IV. Comparisons of patient satisfaction between two treatment modalities, J Prosthet Dent 66:517–530, 1991.

Kunisch WH, Dodd J: A conversion alternative to ceramics in a crown-and-sleeve coping prosthesis, J Prosthet Dent 49:581–582, 1983.

Leff A: New concepts in the preparation of teeth for full coverage, J Prosthet Dent 5:392–400, 1955.

Leff A: Reproduction of tooth anatomy and positional relationship in full cast or veneer crowns, J Prosthet Dent 6:550–557, 1956.

Libby G, et al.: Longevity of fixed partial dentures, J Prosthet Dent 78:127–131, 1997.

Malson TS: Anatomic cast crown reproduction, J Prosthet Dent 9: 106–112, 1959.

Marinello CP, Scharer P: Resin-bonded etched cast extracoronal attachments for removable partial dentures: clinical experiences, Int J Periodont Res Dent 7:36–49, 1987.

McArthur DR: Fabrication of full coverage restorations for existing removable partial dentures, J Prosthet Dent 51:574–576, 1984.

Mojon P, et al.: Relationship between prosthodontic status, caries and periodontal disease in a geriatric population, Int J Prosthodont 26:564–571, 1995.

Morris HF, et al.: Department of Veterans Affairs Cooperative Studies Project No. 242: Quantitative and qualitative evaluation of the marginal fit of cast ceramic, porcelain-shoulder, and cast metal full crown margins, J Prosthet Dent 67:198–204, 1992.

Moulding MB, Holland GA, Sulik WD: An alternative orientation of nonrigid connectors in fixed partial dentures, J Prosthet Dent 6:236–238, 1992.

Mueninghoff LA, Johnson MH: Fixed-removable partial dentures, J Prosthet Dent 48:547–550, 1982.

Palmquist S, et al.: Multivariate analyses of factors influencing the longevity of fixed partial dentures, retainers and abutments, J Prosthet Dent 71:245–250, 1994.

Patur B: The role of occlusion and the periodontium in restorative procedures, J Prosthet Dent 21:371–379, 1969.

Pezzoli M, et al.: Magnetizable abutment crowns for distal-extension removable partial dentures, J Prosthet Dent 55:475–480, 1986.

Phillips RW, Biggs DH: Distortion of wax patterns as influenced by storage time, storage temperature, and temperature of wax manipulation, J Am Dent Assoc 41:28–37, 1950.

Phillips RW, Price RR: Some factors which influence the surface of stone dies poured in alginate impressions, J Prosthet Dent 5:72–79, 1955.

Phillips RW, Swartz ML: A study of adaptation of veneers to cast gold crowns, J Prosthet Dent 7:817–822, 1957.

Pound E: The problem of the lower anterior bridge, J Prosthet Dent 5:543–545, 1955.

Preston JD: Preventing ceramic failures when integrating fixed and removable prostheses, Dent Clin North Am 23:37–52, 1979.

Pruden KC: A hydrocolloid technique for pinledge bridge abutments, J Prosthet Dent 6:65–71, 1956.

Pruden WH: Full coverage, partial coverage, and the role of pins, J Prosthet Dent 26:302–306, 1971.

Rhoads JE: The fixed-removable partial denture, J Prosthet Dent 48: 122–129, 1982.

Rubin MK: Full coverage: the provisional and final restorations made easier, J Prosthet Dent 8:664–672, 1958.

Schorr BL, Peregrina AM, Elledge DA: Alternatives to posterior complete crowns: integrating foundations with cuspal protection, J Prosthet Dent 69: 165–170, 1993.

Seals Jr RR, Stratton RJ: Surveyed crowns: a key for integrating fixed and removable prosthodontics, Quintessence Dent Technol 11:43–49, 1987. Sheets CE: Dowel and core foundations, J Prosthet Dent 23:58–65, 1970. Shooshan ED: The reverse pin-porcelain facing, J Prosthet Dent 9:284–301, 1959.

Smith GP: The marginal fit of the full cast shoulderless crown, J Prosthet Dent 7:231–243, 1957.

Smith GP: Objectives of a fixed partial denture, J Prosthet Dent 11:463–473, 1961.

Staffanou RS, Thayer KE: Reverse pin-porcelain veneer and pontic technique, J Prosthet Dent 12（1138）:1145, 1962.

Thurgood BW, Thayer KE, Lee RE: Complete crowns constructed for an existing partial denture, J Prosthet Dent 29:507–512, 1973.

Treppo KW, Smith FW: A technique for restoring abutments for removable partial dentures, J Prosthet Dent 40:398–401, 1978.

Troxell RR: The polishing of gold castings, J Prosthet Dent 9:668–675, 1959.

Turner KA, Messirlian DM: Restoration of the extremely worn dentition, J Prosthet Dent 52:464–474, 1984.

Wagman SS: Tissue management for full cast veneer crowns, J Prosthet Dent 15:106–117, 1965.

Wagner AW, Burkhart JW, Fayle Jr HE: Contouring abutment teeth with cast gold inlays for removable partial dentures, J Prosthet Dent 201:330–334, 1968.

Wallace FH: Resin transfer copings, J Prosthet Dent 8:289–292, 1958. Wang CJ, Millstein PL, Nathanson D: Effects of cement, cement space,

marginal design, seating aid materials, and seating force on crown cementation, J Prosthet Dent 67:786–790, 1992.

Welsh SL: Complete crown construction for a clasp-bearing abutment, J Prosthet Dent 34:320–323, 1975.

Wheeler RC: Complete crown form and the periodontium, J Prosthet Dent 11:722–734, 1961.

Yalisove IL: Crown and sleeve-coping retainers for removable partial prostheses, J Prosthet Dent 16:1069–1085, 1966.

技工室步骤

ADA Council on Scientific Affairs and ADA Council on Dental Practice: Infection control recommendations for the dental office and the dental laboratory, J Am Dent Assoc 11:395–399, 1996.

Asgar K, Peyton FA: Casting dental alloys to embedded wires, J Prosthet Dent 15:312–321, 1965.

Becker CM, Smith EE, Nicholls JI: The comparison of denture-base processing techniques. I. Material characteristics, J Prosthet Dent 37:330–338, 1977.

Berg E, et al.: Mechanical properties of laser-welded cast and wrought titanium, J Prosthet Dent 74:250–257, 1995.

Blanchard CH: Filling undercuts on refractory casts with investment, J Prosthet Dent 3:417–418, 1953.

Bolouri A, Hilger TC, Gowrylok MD: Modified flasking technique for removable partial dentures, J Prosthet Dent 34:221–223, 1975.

Brudvik JS, Nicholls JI: Soldering of removable partial dentures, J Prosthet Dent 49:762–765, 1983.

Burnett CA, et al.: Sprue design in removable partial denture casting, J Dent 24:99–103, 1996.

Calverley MJ, Moergeli Jr JR: Effect on the fit of removable partial denture frameworks when master casts are treated with cyanoacrylate resin, J Prosthet Dent 58:327–329, 1987.

Casey DM, Crowther DS, Lauciello FR: Strengthening abutment or isolated teeth on removable partial denture master casts, J Prosthet Dent 46:105–106, 1981.

Dirksen LC, Campagna SJ: Mat surface and rugae reproduction for upper partial denture castings, J Prosthet Dent 4:67–72, 1954.

Dootz ER, Craig RG, Peyton FA: Influence of investments and duplicating procedures on the accuracy of partial denture castings, J Prosthet Dent 15:679–690, 1965.

Dootz ER, Craig RG, Peyton FA: Simplification of the chrome-cobalt partial denture casting procedure, J Prosthet Dent 17:464–471, 1967.

Elbert CA, Ryge G: The effect of heat treatment on hardness of a chrome-cobalt alloy, J Prosthet Dent 15:873–879, 1965.

Elliott RW: The effects of heat on gold partial denture castings, J Prosthet Dent 13:688–698, 1963.

Enright CM: Dentist-dental laboratory harmony, J Prosthet Dent 11:393–394, 1961.

Fiebiger GE, Parr GR, Goldman BM: Remount casts for removable partial dentures, J Prosthet Dent 48:106–107, 1982.

Firtell DN, Muncheryan AM, Green AJ: Laboratory accuracy in casting removable partial denture frameworks, J Prosthet Dent 54:856–862, 1985.

Fowler Jr JA, Kuebker WA, Escobedo JJ: Laboratory procedures for the maintenance of a removable partial overdenture, J Prosthet Dent 50:121–126, 1983.

Garver DG: Updated laboratory procedure for the subpontic clasping system, J Prosthet Dent 48:734–735, 1982.

Gay WD: Laboratory procedures for fitting removable partial denture frameworks, J Prosthet Dent 40:227–229, 1978.

Gilson TD, Asgar K, Peyton FA: The quality of union formed in casting gold to embedded attachment metals, J Prosthet Dent 15:464–473, 1965.

Grunewald AH, Paffenbarger GC, Dickson G: Dentist, dental laboratory, and the patient, J Prosthet Dent 8:55–60, 1958.

Grunewald AH, Paffenbarger GC, Dickson G: The effect of molding processes on some properties of denture resins, J Am Dent Assoc 44:269–284, 1952.

Grunewald AH, Paffenbarger GC, Dickson G: The role of the dental technician in a prosthetic service, Dent Clin North Am 4:359–370, 1960. Hanson JG, et al.: Effect on dimensional accuracy when reattaching fractured lone standing teeth of a cast, J Prosthet Dent 47:488–492, 1982.

Johnson HB: Technique for packing and staining complete or partial denture bases, J Prosthet Dent 6:154–159, 1956.

Jones DW: Thermal analysis and stability of refractory investments, J Prosthet Dent 18:234–241, 1967.

Jordan RD, Turner KA, Taylor TD: Multiple crowns fabricated for an existing removable partial denture, J Prosthet Dent 48:102–105, 1982.

Kazanoglu A, Smith EH: Replacement technique for a broken occlusal rest, J Prosthet Dent 48:621–623, 1982.

Krand M, et al.: Study on the surface of resins that burn without residues in the lost-wax procedure, J Prosthodont 5:259–265, Dec 1996.

Lanier BR, Rudd KD, Strunk RR: Making chromium-cobalt removable partial dentures: a modified technique, J Prosthet Dent 25:197–205, 1971.

Lauciello FR: Technique for remounting removable partial dentures opposing maxillary complete dentures, J Prosthet Dent 45:336–340, 1981.

Mahler DB, Ady AB: The influence of various factors on the effective setting expansion of casting investments, J Prosthet Dent 13:365–373, 1963.

Maxson BB, et al.: Quality assurance for the laboratory aspects of prosthodontic treatment, J Prosthodont 6:204–209, 1997.

May KB, Razzoog ME: Silane to enhance the bond between polymethyl methacrylate and titanium, J Prosthet Dent 73:428–431, 1995.

McCartney JW: The acrylic resin base maxillary removable partial denture: technical considerations, J Prosthet Dent 43:467–468, 1980.

Mohammed H, et al.: Button versus buttonless castings for removable partial denture frameworks, J Prosthet Dent 72:433–444, 1994.

Moreno de Delgado M, Garcia LT, Rudd KD: Camouflaging partial denture clasps, J Prosthet Dent 55:656–660, 1986.

Mori T, et al.: Titanium for removable dentures. I. Laboratory procedures, J Oral Rehabil 24:238–341, 1997.

Morris HF, et al.: The influence of heat treatments on several types of base-metal removable partial denture alloys, J Prosthet Dent 41:388– 395, 1979.

NaBadalung DP, et al.: Comparison of bond strengths of denture base resins to nickel-chromium-beryllium removable partial denture alloy, J Prosthet Dent 78:566–573, 1997.

NaBadalung DP, et al.: Effectiveness of adhesive systems for Co-Cr removable partial denture alloy, J Prosthet Dent 7:17–25, Mar 1998.

Nelson DR, et al.: Expediting the fabrication of a nickel-chromium casting, J Prosthet Dent 55:400–403, 1986.

Nelson DR, von Gonten AS, Kelly Jr TW: The cast round RPA clasp, J Prosthet Dent 54:307–309, 1985.

Palmer BL, Coffey KW: Investing and packing removable partial denture bases to minimize vertical processing error, J Prosthet Dent 56:123–124, 1986.

Parr FR, Gardner LK: The removable partial denture design template, Compendium 8 594（596）:598–600, 1987.

Perry CK: Transfer base for removable partial dentures, J Prosthet Dent 31:582–584, 1974.

Peyton FA, Anthony DH: Evaluation of dentures processed by different techniques, J Prosthet Dent 13:269–281, 1963.

Quinlivan JT: Fabrication of a simple ball-socket attachment, J Prosthet Dent 32:222–225, 1974.

Radue JT, Unser JW: Constructing stable record bases for removable partial dentures, J Prosthet Dent 46:463, 1981.

Rantanen T, Eerikainen E: Accuracy of the palatal plate of removable partial dentures, and influence of laboratory handling of the investment on the accuracy, Dent Mater 2:28–31, 1986.

Raskin ER: An indirect technique for fabricating a crown under an existing clasp, J Prosthet Dent 50:580–581, 1983.

Ring M: Rest seats in existing crowns, Dent Lab Rev 60:24–25, 1985. Ryge G, Kozak SF, Fairhurst CW: Porosities in dental gold castings, J Am Dent Assoc 54:746–754, 1957.

Sarnat AE, Klugman RS: A method to record the path of insertion of a removable partial denture, J Prosthet Dent 46:222–223, 1981.

Scandrett FR, Hanson JG, Unsicker RL: Layered silicone rubber technique for flasking removable partial dentures, J Prosthet Dent 40:349–350, 1978.

Schmidt AH: Repairing chrome-cobalt castings, J Prosthet Dent 5:385–387, 1955.

Schmitt SM, Chance DA, Cronin RJ: Refining cast implant-retained restorations by electrical discharge machining, J Prosthet Dent 73:280–283, 1995.

Schneider R: Metals used to fabricate removable partial denture frameworks, J Dent Technol 13:35–42, 1996.

Schneider RL: Adapting ceramometal restorations to existing removable partial dentures, J Prosthet Dent 49:279–281, 1983.

Schneider RL: Custom metal occlusal surfaces for acrylic resin denture teeth, J Prosthet Dent 46:98–101, 1981.

Schwalm CA, LaSpina FY: Fabricating swinglock removable partial denture frameworks, J Prosthet Dent 45:216–220, 1981.

Schwedhelm ER, et al.: Fracture strength of type IV and type V die stone as a function of time, J Prosthet Dent 78:554–559, 1997.

Shay JS, Mattingly SL: Technique for the immediate

repair of removable partial denture facings, J Prosthet Dent 47:104–106, 1982.

Smith GP: The responsibility of the dentist toward laboratory procedures in fixed and removable partial denture prostheses, J Prosthet Dent 13:295–301, 1963.

Smith RA: Clasp repair for removable partial dentures, J Prosthet Dent 29:231–234, 1973.

Stade EH, et al.: Influence of fabrication technique on wrought-wire clasp flexibility, J Prosthet Dent 54:538–543, 1985.

Stankewitz CG: Acrylic resin blockout for interim removable partial dentures, J Prosthet Dent 40:470–471, 1978.

Swoope CC, Frank RP: Fabrication procedures. In Clark JW,editor:

Clinical dentistry, vol. 5. New York, 1976, Harper & Row.

Sykora O: A new tripoding technique, J Prosthet Dent 44:463–464, 1980.

Sykora O: Removable partial denture design by Canadian laboratories: a retrospective study, J Can Dent Assoc 61:615–621, 1995.

Tambasco J, et al.: Laser welding in the dental laboratory: an alternative to soldering, J Dent Technol 13:23–31, May 1996.

Teppo KW, Smith FW: A method of immediate clasp repair, J Prosthet Dent 30:77–80, 1975.

Tran CD, Sherraden DR, Curtis TA: A review of techniques of crown fabrication for existing removable partial dentures, J Prosthet Dent 55:671–673, 1986.

Tuccillo JJ, Nielsen JP: Compatibility of alginate impression materials and dental stones, J Prosthet Dent 25:556–566, 1971.

Ulmer FC, Ward JE: Simplified technique for production of a distal- extension removable partial denture remounting cast, J Prosthet Dent 41:473–474, 1979.

von Gonten AS, Nelson DR: Laboratory pitfalls that contribute to embrasure clasp failure, J Prosthet Dent 53:136–138, 1985.

Williams HN, Falkler Jr WA, Hasler JF: Acinetobacter contamination of laboratory dental pumice, J Dent Res 62:1073–1075, 1983.

Zalkind M, Avital R, Rehany A: Fabrication of a replacement for a broken attachment, J Prosthet Dent 51:714–716, 1984.

义齿美学：人工牙的选择和排列

Askinas SW: Facings in removable partial dentures, J Prosthet Dent 33:633–636, 1975.

Culpepper WD: A comparative study of shade-matching procedures, J Prosthet Dent 24:166–173, 1971.

DeVan MM: The appearance phase of denture construction, Dent Clin North Am 1:255–268, 1957.

Engelmeier RL: Complete-denture esthetics, Dent Clin North Am 40:71–84, 1996.

Fields Jr H, Birtles JT, Shay J: Combination prosthesis for optimum esthetic appearance, J Am Dent Assoc 101:276–279, 1980.

French FA: The selection and arrangement of the anterior teeth in prosthetic dentures, J Prosthet Dent 1:587–593, 1951.

Frush JP, Fisher RD: How dentogenic restorations interpret the sex factor, J Prosthet Dent 6:160–172, 1956.

Frush JP, Fisher RD: How dentogenics interprets the personality factor, J Prosthet Dent 6:441–449, 1956.

Frush JP, Fisher RD: Introduction to dentogenic restorations, J Prosthet Dent 5:586–595, 1955.

Hughes GA: Facial types and tooth arrangement, J Prosthet Dent 1:82–95, 1951.

Krajicek DD: Natural appearance for the individual denture patient, J Prosthet Dent 10:205–214, 1960.

Lang BR: Complete denture occlusion, Dent Clin North Am 40:85–101, 1996.

Levin EI: Dental esthetics and the golden proportion, J Prosthet Dent 40:244–252, 1978.

Lombardi RE: Factors mediating against excellence in dental esthetics, J Prosthet Dent 38:243–248, 1977.

Myerson RL: The use of porcelain and plastic teeth in opposing complete dentures, J Prosthet Dent 7:625–633, 1957.

Payne AGL: Factors influencing the position of artificial upper anterior teeth, J Prosthet Dent 26:26–32, 1971.

Pound E: Applying harmony in selecting and arranging teeth, Dent Clin North Am 6:241–258, 1962.

Pound E: Lost—fine arts in the fallacy of the ridges, J Prosthet Dent 4:6–16, 1954.

Pound E: Recapturing esthetic tooth position in the edentulous patient, J Am Dent Assoc 55:181–191, 1957.

Roraff AR: Instant photographs for developing esthetics, J Prosthet Dent 26:21–25, 1971.

Smith BJ: Esthetic factors in removable partial prosthodontics, Dent Clin North Am 23:53–63, 1979.

Sykora O: Fabrication of a posterior shade guide for removable partial dentures, J Prosthet Dent 50:287–288, 1983.

Tillman EJ: Molding and staining acrylic resin anterior teeth, J Prosthet Dent 5:497–507, 1955. Dent Abstr 1:111, 1956.

Van Victor A: The mold guide cast: its significance in denture esthetics, J Prosthet Dent 13:406–415, 1963.

Van Victor A: Positive duplication of anterior teeth for immediate dentures, J Prosthet Dent 3:165–177, 1953.

Vig RG: The denture look, J Prosthet Dent 11:9–15, 1961.

Wallace DH: The use of gold occlusal surfaces in complete and partial dentures, J Prosthet Dent 14:326–333, 1964.

Weiner S, Krause AS, Nicholas W: Esthetic modification of removable partial denture teeth with light-cured composites, J Prosthet Dent 57:381–384, 1987.

Wolfson E: Staining and characterization of acrylic teeth, Dent Abstr 1:41, 1956.

Young HA: Denture esthetics, J Prosthet Dent 6:748–755, 1956.

Zarb GA, MacKay HF: Cosmetics and removable partial dentures: the Class IV partially edentulous patient, J Prosthet Dent 46:360–368, 1981.

诊断和治疗计划

Academy of Prosthodontics: Principles, concepts and practices in prosthodontics, J Prosthet Dent 73:73–94, 1995.

Applegate OC: Evaluating oral structures for removable partial dentures, J Prosthet Dent 11:882–885, 1961.

Bartels JC: Diagnosis and treatment planning, J Prosthet Dent 7:657–662, 1957.

Beaumont AJ: An overview of esthetics with removable partial dentures, Quintessence Int 33:745–755, 2002.

Bezzon OL, et al.: Surveying removable partial dentures: the importance of guiding planes and path of insertion for stability, J Prosthet Dent 78:412–418, 1997.

Blatterfein L, Kaufman EG: Prevention of problems with removable partial dentures: Council on Dental Materials, Instruments, and Equipment, J Am Dent Assoc 100:919–921, 1980.

Bolender CL, Swenson RD, Yamane C: Evaluation of treatment of inflammatory papillary hyperplasia of the palate, J Prosthet Dent 15:1013–1022, 1965.

Budtz-Jorgensen E: Restoration of the partially edentulous mouth: a comparison of overdentures, removable partial dentures, fixed partial dentures and implant treatment, J Dent 24:237–244, July 1996.

Casey DM, Lauciello FR: A review of the submerged-root concept, J Prosthet Dent 43:128–132, 1980.

Contino RM, Stallard H: Instruments essential for obtaining data needed in making a functional diagnosis of the human mouth, J Prosthet Dent 7:66–77, 1957.

Dreizen S: Nutritional changes in the oral cavity, J Prosthet Dent 16: 1144–1150, 1966.

Dummer PMH, Cidden J: The upper anterior sectional denture, J Prosthet Dent 41:146–152, 1979.

Dunn BW: Treatment planning for removable partial dentures, J Prosthet Dent 11:247–255, 1961.

Faine MP: Dietary factors related to preservation of oral and skeletal bone mass in women, J Prosthet Dent 73:65–72, 1995.

Foster TD: The use of the face-bow in making permanent study casts, J Prosthet Dent 9:717–721, 1959.

Frechette AR: Partial denture planning with special reference to stress distribution, J Prosthet Dent 1:700–707,（disc, 208-209）, 1951.

Friedman S: Effective use of diagnostic data, J Prosthet Dent 9:729–737, 1959.

Garver DC, et al.: Vital root retention in humans: a preliminary report, J Prosthet Dent 40:23–28, 1978.

Garver DC, Fenster RK: Vital root retention in humans: a final report, J Prosthet Dent 43:368–373, 1980.

Guyer SE: Selectively retained vital roots for partial support of overdentures: a patient report, J Prosthet Dent 33:258–263, 1975.

Harvey WL: A transitional prosthetic appliance, J Prosthet Dent 14: 60–70, 1964.

Heintz WD: Treatment planning and design: prevention of errors of omission and commission, Dent Clin North Am 23:3–12, 1979.

Henderson D, Hickey JC, Wehner PJ: Prevention and preservation: the challenge of removable partial denture service, Dent Clin North Am 9:459–473, 1965.

House MM: The relationship of oral examination to dental diagnosis, J Prosthet Dent 8:208–219, 1958.

Kabcenell JL: Planning for individualized prosthetic treatment, J Prosthet Dent 34:405–407, 1975.

Kaldahl WB, Becher CM: Prosthetic contingencies for future tooth loss, J Prosthet Dent 54:1–6, 1985.

Kanno T, Carlsson GE: A review of the shortened dental arch concept focusing on the work by the Käyser/Nijmegen group, J Oral Rehabil 33:850–862, 2006.

Kayser AF: Limited treatment goals: shortened dental arches, Periodontol 2000, 4:7–14, 1994.

Killebrew RF: Crown construction and splinting of mobile partial denture abutments, J Am Dent Assoc 70:334–338, 1965.

Krikos AA: Preparing guide planes for removable partial dentures, J Prosthet Dent 34:152–155, 1975.

Lambson GO: Papillary hyperplasia of the palate, J Prosthet Dent 16:636–645, 1966.

Langer Y, et al.: Modalities of treatment for the combination syndrome, J Prosthodont 4:76–81, June 1995.

Lopes I, Norlau LA: Specific mechanics for abutment uprighting, Aust Dent J 25:273–278, 1980.

McCracken WL: Differential diagnosis: fixed or removable partial dentures, J Am Dent Assoc 63:767–775, 1961.

McGill WJ: Acquiring space for partial dentures, J Prosthet Dent 17:163–165, 1967.

Miller EL: Critical factors in selecting removable prosthesis, J Prosthet Dent 34:486–490, 1975.

Miller EL: Planning partial denture construction, Dent Clin North Am 17:571–584, 1973.

Mopsik ER, et al.: Surgical intervention to reestablish adequate intermaxillary space before fixed or removable prosthodontics, J Am Dent Assoc 95:957–960, 1977.

Moulton GH: The importance of centric occlusion in diagnosis and treatment planning, J Prosthet Dent 10:921–926, 1960.

Nassif J, Blumenfeld WL: Joint consultation services by the periodontist and prosthodontist, J Prosthet Dent 29:55–60, 1973.

Nassif J, Blumenfeld WL, Tarsitano JT: Dialogue—a treatment modality, J Prosthet Dent 33:696–700, 1975.

Payne SH: Diagnostic factors which influence the choice of posterior occlusion, Dent Clin North Am 1:203–213, 1957.

Rudd KD, Dunn BW: Accurate removable partial dentures, J Prosthet Dent 18:559–570, 1967.

Saunders TR, Gillis RE, Desjardins RP: The maxillary complete denture opposing the mandibular bilateral distal-extension partial denture: treatment considerations, J Prosthet Dent 41:124–128, 1979.

Sauser CW: Pretreatment evaluation of partially edentulous arches, J Prosthet Dent 11:886–893, 1961.

Seiden A: Occlusal rests and rest seats, J Prosthet Dent 8:431–440, 1958. Silverman SI: Differential diagnosis: fixed or removable prosthesis, Dent Clin North Am 31:347–362, 1987.

Swoope CC, Frank RP: Removable partial dentures indications and planning. In Clark JE, editor: Clinical dentistry, vol. 5. New York, 1976, Harper & Row.

Turner CE, Shaffer FW: Planning the treatment of the complex prosthodontic case, J Am Dent Assoc 97:992–993, 1978.

Uccellani EL: Evaluating the mucous membranes of the edentulous mouth, J Prosthet Dent 15:295–303, 1965.

Vahidi F: The provisional restoration, Dent Clin North Am 31:363–381, 1987.

Wagner AG: Instructions for the use and care of removable partial dentures, J Prosthet Dent 26:481–490, 1971.

Waldron CA: Oral leukoplakia, carcinoma, and the prosthodontist, J Prosthet Dent 15:367–376, 1965.

Welker WA, Kramer DC: Claspless chrome-cobalt transitional removable partial dentures, J Am Dent Assoc 96:814–818, 1978.

Wöstmann B, et al.: Indications for removable partial dentures: a literature review, Int J Prosthodont 18:139–145, 2005.

Wright P, Hellyer PH: Gingival recession related to removable partial dentures in older patients, J Prosthet Dent 74:602–607, 1995.

Young HA: Diagnostic survey of edentulous patients, J Prosthet Dent 5:5–14, 1955.

种植体和可摘局部义齿

Grossmann Y, Levin L, Sadan A: A retrospective case series of implants used to restore partially edentulous patients with implant-supported removable partial dentures: 31-month mean follow-up results, Quintessence Int 39:665–671, 2008.

Grossmann Y, Nissan J, Levin L: Clinical effectiveness of implant-supported removable partial dentures: a review of the literature and retrospective case evaluation, J Oral Maxillofac Surg 67:1941–1946, 2009.

Kaufmann R, et al.: Removable dentures with implant support in strategic positions followed for up to 8 years, Int J Prosthodont 22: 233–241, 2009.

Mijiritsky E: Implants in conjunction with removable partial dentures: a literature review, Implant Dent

16:146–154, 2007.

Mijiritsky E, et al.: Implant tooth-supported removable partial denture with at least 15-year long-term follow-up, Clin Implant Dent Relat Res, 2013. http://dx.doi.org/10.1111/cid.12190.

Strassburger C, Kerschbaum T, Heydecke G: Influence of implant and conventional prostheses on satisfaction and quality of life: a literature review. Part 2. Qualitative analysis and evaluation of the studies, Int J Prosthodont 19:339–348, 2006.

印模材料和方法：局部义齿基托

Akerly WB: A combination impression and occlusal registration technique for extension-base removable partial dentures, J Prosthet Dent 39:226–229, 1978.

Appleby DC, et al.: The combined reversible hydrocolloid/irreversible hydrocolloid impression system: clinical application, J Prosthet Dent 46:48–58, 1981.

Applegate OC: An evaluation of the support for the removable partial denture, J Prosthet Dent 10:112–123, 1960.

Applegate OC: The partial denture base, J Prosthet Dent 5:636–648, 1955.

Bailey LR: Rubber base impression techniques, Dent Clin North Am 1:156–166, 1957.

Bauman R, DeBoer J: A modification of the altered cast technique, J Prosthet Dent 47:212–213, 1982.

Beaumont AJ: Sectional impression for maxillary Class I removable partial dentures and maxillary immediate dentures, J Prosthet Dent 49:438–441, 1983.

Berkey D, Berg R: Geriatric oral health issues in the UnitedStates, Int Dent J 51:254–264, 2001.

Beyerle MP, et al.: Immersion disinfection of irreversible hydrocolloid impressions. Part I. Microbiology, Int J Prosthodont 7:234–238, May 1994.

Birnbach S: Impression technique for maxillary removable partial dentures, J Prosthet Dent 51:286, 1984.

Blatterfein L, Klein IE, Miglino JC: A loading impression technique for semiprecision and precision removable partial dentures, J Prosthet Dent 43:9–14, 1980.

Boretti G, Bickel M, Geering AH: A review of masticatory ability and efficiency, J Prosthet Dent 74:400–403, 1995.

Carlsson GE: Masticatory efficiency: the effect of age, the loss of teeth and prosthetic rehabilitation, Int Dent J 34:93–97, 1984.

Chaffee NR, et al.: Dimensional accuracy of improved dental stone and epoxy resin die materials. Part I. Single die, J Prosthet Dent 77:131–135, 1997.

Chaffee NR, et al.: Dimensional accuracy of improved dental stone and epoxy resin die materials. Part II. Complete arch form, J Prosthet Dent 77:235–238, 1997.

Chai J, et al.: Clinically relevant mechanical properties of elastomeric impression materials, Int J Prosthodont 11:219–223, 1998.

Chase WW: Adaptation of rubber-base impression materials to removable denture prosthetics, J Prosthet Dent 10:1043–1050, 1960. Chau VB, et al.: In-depth disinfection of acrylic resin, J Prosthet Dent 74:309–313, 1995.

Chen MS, et al.: An altered-cast impression technique that eliminates conventional cast dissecting and impression boxing, J Prosthet Dent 57:471–474, 1987.

Cho GC, et al.: Tensile bond strength of polyvinyl siloxane impressions bonded to a custom tray as a function of drying time, Part I, J Prosthet Dent 73:419–423, 1995.

Chong MP, et al.: The tear test as a means of evaluating the resistance to rupture of alginate impression materials, Aust Dent J 16:145–151, 1971.

Clark RJ, Phillips RW: Flow studies of certain dental impression materials, J Prosthet Dent 7:259–266, 1957.

Cohen BI, et al.: Dimensional accuracy of three different alginate impression materials, J Prosthodont 4:195–199, 1995.

Corso M, et al.: The effect of temperature changes on the dimensional stability of polyvinyl siloxane and polyether impression materials, J Prosthet Dent 79:626–631, 1998.

Cserna A, et al.: Irreversible hydrocolloids: a comparison of antimicrobial efficacy, J Prosthet Dent 71:387–389, 1994.

Davidson CL, Boere G: Liquid-supported dentures. Part I. Theoretical and technical considerations, J Prosthet Dent 68:303–306, 1990.

Davidson CL, Boere G: Liquid-supported dentures. Part II. Clinical study: a preliminary report, J Prosthet Dent 68:434–436, 1990.

Davis BA, et al.: Effect of immersion disinfection on properties of impression materials, J Prosthodont 3:31–34, 1994.

DeFreitas JF: Potential toxicants in alginate powders, Aust Dent J 25:224–228, 1980.

Dixon DL, Breeding LC, Ekstrand KG: Linear dimensional variability of three denture base resins after processing and in water storage, J Prosthet Dent 68:196–200, 1992.

Dixon DL, Ekstrand KG, Breeding LC: The transverse strengths of three denture base resins, J Prosthet Dent 66:510–513, 1991.

Dootz ER: Fabricating non-precious metal bases, Dent Clin North Am 24:113–122, 1980.

Dootz ER, Craig RG: Comparison of the physical properties of eleven soft denture liners, J Prosthet Dent 67:707–712, 1992.

Douglas CW, Shih A, Ostry L: Will there be a need for complete dentures in the United States in 2020? J Prosthet Dent 87:5–8, 2002.

Douglas CW, Watson AJ: Future needs for fixed and removable partial dentures in the United States, J Prosthet Dent 87:9–14, 2002.

Drennon DG, Johnson GH: The effect of immersion disinfection of elastomeric impressions on the surface detail reproduction of improved gypsum casts, J Prosthet Dent 63:233–241, 1990.

Fitzloff RA: Functional impressions with thermoplastic materials for reline procedures, J Prosthet Dent 52:25–27, 1984.

Frank RP: Analysis of pressures produced during maxillary edentulous impression procedures, J Prosthet Dent 22:400–403, 1969.

Fusayama T, Nakazato M: The design of stock trays and the retention of irreversible hydrocolloid impressions, J Prosthet Dent 21:136–142, 1969.

Gelbard S, et al.: Effect of impression materials and techniques on the marginal fit of metal castings, J Prosthet Dent 71:1–6, 1994.

Gilmore WH, Schnell RJ, Phillips RW: Factors influencing the accuracy of silicone impression materials, J Prosthet Dent 9:304–314, 1959.

Hans S, Gunne J: Masticatory efficiency and dental state: a comparison between two methods, Acta Odont Scand 43:139–146, 1985.

Harris Jr WT: Water temperature and accuracy of alginate impressions, J Prosthet Dent 21:613–617, 1969.

Harrison JD: Prevention of failures in making impressions and dies, Dent Clin North Am 23:13–20, 1979.

Heartwell Jr CM, et al.: Comparison of impressions made in perforated and nonperforated rimlock trays, J Prosthet Dent 27:494–500, 1972.

Helkimo E, Carlsson GE, Helkimo M: Chewing efficiency and state of the dentition, Acta Odont

Scand 36:33–41, 1978.

Herfort TW, et al.: Viscosity of elastomeric impression materials, J Prosthet Dent 38:396–404, 1977.

Hesby RM, et al.: Effects of radiofrequency glow discharge on impression material surface wettability, J Prosthet Dent 77:414–422, 1997.

Holmes JB: Influence of impression procedures and occlusal loading on partial denture movement, J Prosthet Dent 15:474–481, 1965.

Hondrum SO, et al.: Effects of long-term storage on properties of an alginate impression material, J Prosthet Dent 77:601–606, 1997.

Hudson WC: Clinical uses of rubber impression materials and electroforming of casts and dies in pure silver, J Prosthet Dent 8:107–114, 1958.

Huggett R, et al.: Dimensional accuracy and stability of acrylic resin denture bases, J Prosthet Dent 68:634–640, 1992.

Iglesias A, et al.: Accuracy of wax, autopolymerized, and light-polymerized resin pattern materials, J Prosthodont 5:193–200, 1996.

Ivanovski S, et al.: Disinfection of dental stone casts: antimicrobial effects and physical property alterations, Dent Mater 11:19–23, 1995. James JS: A simplified alternative to the altered-cast impression technique for removable partial dentures, J Prosthet Dent53:598, 1985.

Jasim FA, Brudvik JS, Nicholls JI: Impression distortion from abutment tooth inclination in removable partial dentures, J Prosthet Dent 54:532–538, 1985.

Johnson GH, et al.: Dimensional stability and detail reproduction of irreversible hydrocolloid and elastomeric impressions disinfected by immersion, J Prosthet Dent 79:446–453, 1998.

Johnston JF, Cunningham DM, Bogan RG: The dentist, the patient, and ridge preservation, J Prosthet Dent 10:288–295, 1960.

Jones RH, et al.: Effect of provisional luting agents on polyvinyl siloxane impression materials, J Prosthet Dent 75:360–363, 1996.

Kawamura Y: Recent concepts of the physiology of mastication, Adv Oral Biol 1:77–109, 1964.

Kawano F, et al.: Comparison of bond strength of six soft denture liners to denture base resin, J Prosthet Dent 68:368–371, 1992.

Koran III A: Impression materials for recording the denture bearing mucosa, Dent Clin North Am 24:97–111, 1980.

Kramer HM: Impression technique for removable partial dentures, J Prosthet Dent 11:84–92, 1961.

Landesman HM, Wright WE: A technique for making impressions on patients requiring complete and removable partial dentures, CDA J 14:20–24, 1986.

Langenwalter EM, Aquilino SA: The dimensional stability of elastomeric impression materials following disinfection, J Prosthet Dent 63:270–276, 1990.

Leach CD, Donovan TE: Impression technique for maxillary removable partial dentures, J Prosthet Dent 50:283–286, 1983.

Leake JL, Hawkins R, Locker D: Social and functional impact of reduced posterior dental units in older adults, J Oral Rehab 21:1–10, 1994.

Lee IK, et al.: Evaluation of factors affecting the accuracy of impressions using quantitative surface analysis, Oper Dent 20:246–252, 1995.

Lee RE: Mucostatics, Dent Clin North Am 24:81–96, 1980.

Lepe X, et al.: Accuracy of polyether and addition silicone after long-term immersion disinfection, J Prosthet Dent 78:245–249, 1997.

Leupold RJ: A comparative study of impression procedures for distal extension removable partial dentures, J Prosthet Dent 16:708–720, 1966.

Leupold RJ, Flinton RJ, Pfeifer DL: Comparison

of vertical movement occurring during loading of distal-extension removable partial denture bases made by three impression techniques, J Prosthet Dent 68:290–293, 1992.

Leupold RJ, Kratochvil FJ: An altered-cast procedure to improve support for removable partial dentures, J Prosthet Dent 15:672–678, 1965.

Liedberg B, Spiechowicz E, Owall B: Mastication with and without removable partial dentures: an intraindividual study, Dysphagia 10:107–112, 1995.

Loh PL, et al.: An evaluation of microwave-polymerized resin bases for removable partial dentures, J Prosthet Dent 79:389–392, 1998.

Lucas W, Luke H: The processes of selection and breakage in mastication, Arch Oral Biol 28:813–818, 1983.

Lund PS, Aquilino SA: Prefabricated custom impression trays for the altered cast technique, J Prosthet Dent 66:782–783, 1991.

Manly RS, Vinton P: A survey of the chewing ability of denture wearers, J Dent Res 30:314–321, 1951.

Matis BA, et al.: The effect of the use of dental gloves on mixing vinyl polysiloxane putties, J Prosthodont 6:189–192, 1997.

Millar BJ, et al.: The effect of surface wetting agent on void formation in impressions, J Prosthet Dent 77:54–56, 1997.

Millar BJ, et al.: In vitro study of the number of surface defects in monophase and two-phase addition silicone impressions, J Prosthet Dent 80:32–35, 1998.

Mitchell JV, Damele JJ: Influence of tray design upon elastic impression materials, J Prosthet Dent 23:51–57, 1970.

Mitchener RW, Omori MD: Putty materials for stable removable partial denture bases, J Prosthet Dent 53:435–436, 1985.

Morrow RM, et al.: Compatibility of alginate impression materials and dental stones, J Prosthet Dent 25:556–566, 1971.

Myers GE: Electroformed die technique for rubber base impressions, J Prosthet Dent 8:531–535, 1958.

Myers GE, Wepfer GG, Peyton FA: The Thiokol rubber base impression materials, J Prosthet Dent 8:330–339, 1958.

Nishigawa G, et al.: Efficacy of tray adhesives for the adhesion of elastomer rubber impression materials to impression modeling plastics for border molding, J Prosthet Dent 79:140–144, 1998.

O'Brien WJ: Base retention, Dent Clin North Am 24:123–130, 1980.

Olin PS, et al.: The effects of sterilization on addition silicone impressions in custom and stock metal trays, J Prosthet Dent 71:625–630, 1994.

Oosterhaven SP, et al.: Social and psychological implications of missing teeth for chewing ability, Comm Dent Oral Epid 16:79–82, 1988.

Parker MH, et al.: Comparison of occlusal contacts in maximum intercuspation for two impression techniques, J Prosthet Dent 78:255–259, 1997.

Pfeiffer KA: Clinical problems in the use of alginate hydrocolloid, Dent Abstr 2:82, 1957.

Phillips RW: Factors affecting the surface of stone dies poured in hydrocolloid impressions, J Prosthet Dent 2:390–400, 1952.

Phillips RW: Factors influencing the accuracy of reversible hydrocolloid impressions, J Am Dent Assoc 43:1–17, 1951.

Phillips RW: Physical properties and manipulation of rubber impression materials, J Am Dent Assoc 59:454–458, 1959.

Pratten DH, Covey DA, Sheats RD: Effect of disinfectant solutions on the wettability of elastomeric impression materials, J Prosthet Dent 63:223–227, 1990.

Prieskel HW: Impression techniques for attachment retained distal extension removable partial dentures,

J Prosthet Dent 25:620–628, 1971.

Prinz JF, Lucas PW: Swallow thresholds in human mastication, Arch Oral Biol 40:401–403, 1995.

Rapuano JA: Single tray dual-impression technique for distal extension partial dentures, J Prosthet Dent 24:41–46, 1970.

Redford M, et al.: Denture use and the technical quality of dental prostheses among persons 18-74 years of age: United States, 1988- 1991, J Dent Res 75:714–725, 1996.

Render PJ: An impression technique to make a new master cast for an existing removable partial denture, J Prosthet Dent 67:488–490, 1992.

Rudd KD, et al.: Comparison of effects of tap water and slurry water on gypsum casts, J Prosthet Dent 24:563–570, 1970.

Rudd KD, Morrow RM, Bange AA: Accurate casts, J Prosthet Dent 21:545–554, 1969.

Rudd KD, Morrow RM, Strunk RR: Accurate alginate impressions, J Prosthet Dent 22:294–300, 1969.

Samadzadeh A, et al.: Fracture strength of provisional restorations reinforced with plasma-treated woven polyethylene fiber, J Prosthet Dent 5:447–450, 1997.

Scott GK, et al.: Check bite impressions using irreversible alginate/ reversible hydrocolloid combination, J Prosthet Dent 77:83–85, 1997.

Sherfudhin H, et al.: Preparation of void-free casts from vinyl polysiloxane impressions, J Dent 24:95–98, 1996.

Silver M: Impressions and silver-plated dies from a rubber impression material, J Prosthet Dent 6:543–549, 1956.

Smith RA: Secondary palatal impressions for major connector adaptation, J Prosthet Dent 24:108–110, 1970.

Steffel VL: Relining removable partial dentures for fit and function, J Prosthet Dent 4:496–509, 1954; J Tenn Dent Assoc 36:35–43, 1956.

Taylor TD, Morton Jr TJ: Ulcerative lesions of the palate associated with removable partial denture castings, J Prosthet Dent 66:213– 221, 1991.

Thompson GA, et al.: Effects of disinfection of custom tray materials on adhesive properties of several impression material systems, J Prosthet Dent 72:651–656, 1994.

Tjan AH, et al.: Marginal fidelity of crowns fabricated from six proprietary provisional materials, J Prosthet Dent 77:482–485, 1997.

Vahidi F: Vertical displacement of distal-extension ridges by different impression techniques, J Prosthet Dent 40:374–377, 1978.

van Waas M, et al.: Relationship between wearing a removable partial denture and satisfaction in the elderly, Comm Dent Oral Epid 22:315– 318, 1994.

Vandewalle KS, et al.: Immersion disinfection of irreversible hydrocolloid impressions with sodium hypochlorite. Part II. Effect on gypsum, Int J Prosthodont 7:315–322, 1994.

Verran J, et al.: Microbiological study of selected risk areas in dental technology laboratories, J Dent 24:77–80, 1996.

Wang HY, et al.: Vertical distortion on distal extension ridges and palatal area of casts made by different techniques, J Prosthet Dent 75:302–308, 1996.

Wang RR, Nguyen T, Boyle AM: The effect of tray material and surface condition on the shear bond strength of impression materials, J Prosthet Dent 74:449–454, 1995.

Wilson JH: Partial dentures: relining the saddle supported by the mucosa and alveolar bone, J Prosthet Dent 3:807–813, 1953.

Young JM: Surface characteristics of dental stone: impression orientation, J Prosthet Dent 33:336–341, 1975.

Yurkstas AA: The masticatory act, J Prosthet Dent

15:248–260, 1965.

Zinner ID: Impression procedures for the removable component of a combination fixed and removable prosthesis, Dent Clin North Am 31:417–440, 1987.

颌面部赝复体

Ackerman AJ: Maxillofacial prosthesis, Oral Surg 6:176–200, 1953.

Ackerman AJ: The prosthetic management of oral and facial defects following cancer surgery, J Prosthet Dent 5:413–432, 1955.

Adams D: A cantilevered swinglock removable partial denture design for the treatment of the partial mandibulectomy patient, J Oral Rehabil 12:113–118, 1985.

Brown KE: Fabrication of a hollow-bulb obturator, J Prosthet Dent 21:97–103, 1969.

Brown KE: Reconstruction considerations for severe dental attrition, J Prosthet Dent 44:384–388, 1980.

Cantor R, et al.: Methods for evaluating prosthetic facial materials, J Prosthet Dent 21:324–332, 1969.

Curtis TA, Cantor R: The forgotten patient in maxillofacial prosthetics, J Prosthet Dent 31:662–680, 1974.

Desjardins RP: Prosthodontic management of the cleft palate patient, J Prosthet Dent 33:655–665, 1975.

Firtell DN, Curtis TA: Removable partial denture design for the mandibular resection patient, J Prosthet Dent 48:437–443, 1982.

Firtell DN, Grisius RJ: Retention of obturator: removable partial dentures: a comparison of buccal and lingual retention, J Prosthet Dent 43:211–217, 1980.

Gay WD, King GE: Applying basic prosthodontic principles in the dentulous maxillectomy patient, J Prosthet Dent 43:433–435, 1980.

Goll G: Design for maximal retention of obturator prosthesis for hemimaxillectomy patients（letter）, J Prosthet Dent 48:108–109, 1982.

Immekus JE, Aramy M: Adverse effects of resilient denture liners in overlay dentures, J Prosthet Dent 32:178–181, 1974.

Kelley EK: Partial denture design applicable to the maxillofacial patient, J Prosthet Dent 15:168–173, 1965.

King GE, Martin JW: Cast circumferential and wire clasps for obturator retention, J Prosthet Dent 49:799–802, 1983.

Metz HH: Mandibular staple implant for an atrophic mandibular ridge: solving retention difficulties of a denture, J Prosthet Dent 32:572–578, 1974.

Monteith GG: The partially edentulous patient with special problems, Dent Clin North Am 23:107–115, 1979.

Moore DJ: Cervical esophagus prosthesis, J Prosthet Dent 30:442–445, 1973.

Myers RE, Mitchell DL: A photoelastic study of stress induced by framework design in a maxillary resection, J Prosthet Dent 61:590–594, 1989.

Nethery WJ, Delclos L: Prosthetic stent for gold-grain implant to the floor of the mouth, J Prosthet Dent 23:81–87, 1970.

Shifman A, Lepley JB: Prosthodontic management of postsurgical soft tissue deformities associated with marginal mandibulectomy. Part I. Loss of the vestibule, J Prosthet Dent 48:178–183, 1982.

Smith Jr EH: Prosthetic treatment of maxillofacial injuries, J Prosthet Dent 5:112–128, 1955.

Strain JC: A mechanical device for duplicating a mirror image of a cast or moulage in three dimensions, J Prosthet Dent 5:129–132, 1955.

Toremalm NG: A disposable obturator for maxillary defects, J Prosthet Dent 29:94–96, 1973.

Weintraub GS, Yalisove IL: Prosthodontic therapy for cleidocranial dysostosis: report of case, J Am Dent Assoc 96:301–305, 1978.

Wright SM, Pullen-Warner EA, LeTissier DR: Design for maximal retention of obturator prosthesis for hemimaxillectomy patients, J Prosthet Dent 47:88–91, 1982.

Young JM: The prosthodontist's role in total treatment of patients, J Prosthet Dent 27:399–412, 1972.

杂项

Abere DJ: Post-placement care of complete and removable partial dentures, Dent Clin North Am 23:143–151, 1979.

Academy of Denture Prosthetics: Principles, concepts and practices in prosthodontics, J Prosthet Dent 61:88–109, 1989.

Adisman IK: What a prosthodontist should know, J Prosthet Dent 21:409–416, 1969.

American Association of Dental Schools: Curricular guidelines for removable prosthodontics, J Dent Educ 44:343–346, 1980.

Applegate OC: Conditions which may influence the choice of partial or complete denture service, J Prosthet Dent 7:182–196, 1957.

Applegate OC: Factors to be considered in choosing an alloy, Dent Clin North Am 4:583–590, 1960.

Asgar K, Techow BO, Jacobson JM: A new alloy for partial dentures, J Prosthet Dent 23:36–43, 1970.

Atwood DA: Practice of prosthodontics: past, present, and future, J Prosthet Dent 21:393–401, 1970.

Augsburger RH: Evaluating removable partial dentures by mathematical equations, J Prosthet Dent 22:528–543, 1969.

Backenstose WM, Wells JG: Side effects of immersion-type cleansers on the metal components of dentures, J Prosthet Dent 37:615–621, 1977.

Baker CR: Difficulties in evaluating removable partial dentures, J Prosthet Dent 17:60–62, 1967.

Baker CR: Occlusal reactive prosthodontics, J Prosthet Dent 17:566–569, 1967.

Barrett DA, Pilling LO: The restoration of carious clasp-bearing teeth, J Prosthet Dent 15:309–311, 1965.

Bates JF: Studies related to fracture of partial dentures, Br Dent J 120:79–83, 1966.

Beck HO: Alloys for removable partial dentures, Dent Clin North Am 4:591–596, 1960.

Beck HO: A clinical evaluation of the arcon concept of articulation, J Prosthet Dent 9:409–421, 1959.

Beck HO, Morrison WE: Investigation of an arcon articulator, J Prosthet Dent 6:359–372, 1956.

Becker CM, Bolender CL: Designing swinglock partial dentures, J Prosthet Dent 46:126–132, 1981.

Bergman B, Hugoson A, Olsson CO: Caries, periodontal and prosthetic findings in patients with removable partial dentures: a ten-year longitudinal study, J Prosthet Dent 48:506–514, 1982.

Blanco-Dalmau L: The nickel problem, J Prosthet Dent 48:99–101, 1982.

Blatterfein L, Pearce RL, Jackota JT: Minimum acceptable procedures for satisfactory removable partial denture service, J Prosthet Dent 27:84–87, 1972.

Bolender CL, Becker CM: Swinglock removable partial dentures: where and when, J Prosthet Dent 45:4–10, 1981.

Boucher CO: Writing as a means for learning, J Prosthet Dent 27: 229–234, 1972.

Budtz-Jorgensen E, Isidor F: Cantilever bridges or removable partial dentures in geriatric patients: a two-year study, J Oral Rehabil 14:239–249, 1987.

Cavalaris CJ: Pathologic considerations associated with partial dentures, Dent Clin North Am 17:585–600, 1973.

Chandler JA, Brudvik JS: Clinical evaluation of patients eight to nine years after placement of removable partial dentures, J Prosthet Dent 51:736–743, 1984.

Chen MS, et al.: Simplicity in interim tooth-supported removable partial denture construction, J Prosthet Dent 54:740–744, 1985.

Cotmore JM, et al.: Removable partial denture survey: clinical practice today, J Prosthet Dent 49:321–327, 1983.

Coy RE, Arnold PD: Survey and design of diagnostic casts for removable partial dentures, J Prosthet Dent 32:103–106, 1974.

Cunningham DM: Comparison of base metal alloys and type IV gold alloys for removable partial denture frameworks, Dent Clin North Am 17:719–722, 1973.

Diaz-Arnold AM, Langenwalter EM, Hatch LK: Cast restorations made to existing removable partial dentures, J Prosthet Dent 61: 414–417, 1989.

Dukes BS, Fields Jr H: Comparison of disclosing media used for adjustment of removable partial denture frameworks, J Prosthet Dent 45:380–382, 1981.

Elliott RW: The effects of heat on gold partial denture castings, J Prosthet Dent 13:688–698, 1963.

Ettinger RL: The acrylic removable partial denture, J Am Dent Assoc 95:945–949, 1977.

Ettinger RL, Beck JD, Jakobsen J: Removable prosthodontic treatment needs: a survey, J Prosthet Dent 51:419–427, 1984.

Ewing JE: The construction of accurate full crown restorations for an existing clasp by using a direct metal pattern technique, J Prosthet Dent 15:889–899, 1965.

Farah JW, MacGregor AR, Miller TPG: Stress analysis of disjunct removable partial dentures, J Prosthet Dent 42:271–275, 1979.

Federation of Prosthodontic Organizations: Guidelines for evaluation of completed prosthodontic treatment for removable partial dentures, J Prosthet Dent 27:326–328, 1972.

Fenton AH, Zarb GA, MacKay HF: Overdenture oversights, Dent Clin North Am 23:117–130, 1979.

Fields H, Campfield RW: Removable partial prosthesis partially supported by an endosseous blade implant, J Prosthet Dent 31:273–278, 1974.

Firtell DN, Kouyoumdjian JH, Holmes JB: Attitudes toward abutment preparation for removable partial dentures, J Prosthet Dent 55: 131–133, 1986.

Fish SF: Partial dentures, Br Dent J 128:243–246, 289–293, 339–344, 398–402, 446–453, 495–502, 547–551, 590–592, 1970.

Fisher R: Relation of removable partial denture base stability to sex, age, and other factors, J Dent Res (IADR abstract 613) 59:entire issue, 1980.

Frank RP: Evaluating refractory cast wax-ups for removable partial dentures, J Prosthet Dent 35:388–392, 1976.

Girardot RL: The physiologic aspects of partial denture restorations, J Prosthet Dent 3:689–698, 1953.

Gordon SR: Measurement of oral status and treatment need among subjects with dental prostheses: are the measures less reliable than the prostheses? Part I. Oral status in removable prosthodontics, J Prosthet Dent 65:664–668, 1991.

Harrison WM, Stansbury BE: The effect of joint surface contours on the transverse strength of repaired acrylic resin, J Prosthet Dent 23:464–472, 1970.

Heintz WD: Principles, planning, and practice for prevention, Dent Clin North Am 17:705–718, 1973.

Helel KS, Graser GN, Featherstone JD: Abrasion of enamel and composite resin by removable partial denture clasps, J Prosthet Dent 52:389–397, 1984.

Henderson CW, et al.: Evaluation of the barrier system: an infection control system for the dental laboratory, J Prosthet Dent 58:517–521, 1987.

Izikowitz L: A long-term prognosis for the free-end

saddle-bridge, J Oral Rehabil 12:247–262, 1985.

Jankelson BH: Adjustment of dentures at time of insertion and alterations to compensate for tissue changes, J Am Dent Assoc 64:521–531, 1962.

Jones RR: The lower partial denture, J Prosthet Dent 2:219–229, 1952.

Kaaber S: Twelve year changes in mandibular bone level in free end saddle denture wearers, J Dent Res (IADR abstract 1367) 60:entire issue, 1981.

Kaires AK: A study of partial denture design and masticatory pressures in a mandibular bilateral distal extension case, J Prosthet Dent 8:340–350, 1958.

Kelly E: Changes caused by a mandibular removable partial denture opposing a maxillary complete denture, J Prosthet Dent 27:140–150, 1972.

Kelly E: Fatigue failure in denture base polymers, J Prosthet Dent 21:257–266, 1969.

Kelly EK: The physiologic approach to partial denture design, J Prosthet Dent 3:699–710, 1953.

Kessler B: An analysis of the tongue factor and its functioning areas in dental prosthesis, J Prosthet Dent 5:629–635, 1955.

Klein IE, Blatterfein L, Kaufman EG: Minimum clinical procedures for satisfactory complete denture, removable partial denture, and fixed partial denture services, J Prosthet Dent 22:4–10, 1969.

Kratochvil FJ: Maintaining supporting structures with a removable partial prosthesis, J Prosthet Dent 25:167–174, 1971.

Kratochvil FJ, Caputo AA: Photoelastic analysis of pressure on teeth and bone supporting removable partial dentures, J Prosthet Dent 32:52–61, 1974.

Kratochvil FJ, Davidson PN, Guijt J: Five-year survey of treatment with removable partial dentures, Part I, J Prosthet Dent 48:237–244, 1982.

Landa JS: The troublesome transition from a partial lower to a complete lower denture, J Prosthet Dent 4:42–51, 1954.

Lanser A: Tooth-supported telescope restorations, J Prosthet Dent 45:515–520, 1981.

Lechner SK: A longitudinal survey of removable partial dentures. I. Patient assessment of dentures, Aust Dent J 30:104–111, 1985.

Lechner SK: A longitudinal survey of removable partial dentures. II. Clinical evaluation of dentures, Aust Dent J 30:194–197, 1985.

Lechner SK: A longitudinal survey of removable partial dentures. III. Tissue reactions to various denture components, Aust Dent J 30: 291–295, 1985.

Lee MW, et al.: O-ring coping attachments for removable partial dentures, J Prosthet Dent 74:235–241, 1995.

Lewis AJ: Failure of removable partial denture castings during service, J Prosthet Dent 39:147–149, 1978.

Lewis AJ: Radiographic evaluation of porosities in removable partial denture castings, J Prosthet Dent 39:278–281, 1978.

Lopuck SE, Reitz PV, Altadonna J: Hinge for a unilateral maxillary arch prosthesis, J Prosthet Dent 45:446–448, 1981.

Lorton L: A method of stabilizing removable partial denture castings during clinical laboratory procedures, J Prosthet Dent 39:344–345, 1978.

MacEntee MI, Hawbolt EB, Zahel JI: The tensile and shear strength of a base metal weld joint used in dentistry, J Dent Res 60:154–158, 1981.

Maetani T, et al.: Effect of TFE coating on plaque accumulation on dental castings, J Dent Res (IADR abstract 1359) 60:entire issue, 1981. Maison WG: Instructions to denture patients, J Prosthet Dent 9:825–831, 1959.

Makrauer FL, Davis JS: Gastroscopic removal of a partial denture, J Am Dent Assoc 94:904–906, 1977.

Marcus SE, et al.: The retention and tooth loss in the permanent dentition of adults: United States, 1988-1991, J Dent Res 75:684–695, 1996.

Martone AL: The challenge of the partially edentulous mouth, J Prosthet Dent 8:942–954, 1958.

Martone AL: The fallacy of saving time at the chair, J Prosthet Dent 7:416–419, 1957.

Massler M: Geriatric nutrition: the role of taste and smell in appetite, J Prosthet Dent 32:247–250, 1980.

McCracken WL: Auxiliary uses of cold-curing acrylic resins in prosthetic dentistry, J Am Dent Assoc 47:298–304, 1953.

McCracken WL: A comparison of tooth-borne and tooth-tissue-borne removable partial dentures, J Prosthet Dent 3:375–381, 1953.

McCracken WL: A philosophy of partial denture treatment, J Prosthet Dent 13:889–900, 1963.

Means CR, Flenniken IE: Gagging: a problem in prosthetic dentistry, J Prosthet Dent 23:614–620, 1970.

Mehringer EJ: The saliva as it is related to the wearing of dentures, J Prosthet Dent 4:312–318, 1954.

Michell DL, Wilke ND: Articulators through the years. I. Up to 1940, J Prosthet Dent 39:330–338, 1978; II, from 1940, 39:451–458, 1978.

Miller EL: Clinical management of denture-induced inflammations, J Prosthet Dent 38:362–365, 1977.

Mohamed SE, Schmidt JR, Harrison JD: Articulators in dental education and practice, J Prosthet Dent 36:319–325, 1976.

Morris HF, Asgar K: Physical properties and microstructure of four new commercial partial denture alloys, J Prosthet Dent 33:36–46, 1975.

Neufeld JO: Changes in the trabecular pattern of the mandible following the loss of teeth, J Prosthet Dent 8:685–697, 1958.

Oatlund SG: Saliva and denture retention, J Prosthet Dent 10:658–663, 1960.

Ogle RE, Sorensen SE, Lewis EA: A new visible light-cured resin system applied to removable prosthodontics, J Prosthet Dent 56:497–506, 1986.

Osborne J, Lammie GA: The bilateral free-end saddle lower denture, J Prosthet Dent 4:640–652, 1954.

Overton RG, Bramblett RM: Prosthodontic services: a study of need and availability in the United States, J Prosthet Dent 27:329–339, 1972.

Pascoe DF, Wimmer J: A radiographic technique for the detection of internal defects in dental castings, J Prosthet Dent 39:150–157, 1978.

Phillips RW, Leonard LJ: A study of enamel abrasion as related to partial denture clasps, J Prosthet Dent 6:657–671, 1956.

Plainfield S: Communication distortion: the language of patients and practitioners of dentistry, J Prosthet Dent 22:11–19, 1969.

Prieskel HW: The distal extension prosthesis reappraised, J Dent 5:217–230, 1977.

Ramsey WO: The relation of emotional factors to prosthodontic service, J Prosthet Dent 23:4–10, 1970.

Raybin NH: The polished surface of complete dentures, J Prosthet Dent 13:236–239, 1963.

Removable prosthodontics, Dent Clin North Am 28 (entire issue), 1984. Renggli HH, Allet B, Spanauf AJ: Splinting of teeth with fixed bridges: biological effect, J Oral Rehabil 11:535–537, 1984.

Reynolds JM: Crown construction for abutments of existing removable partial dentures, J Am Dent Assoc 69:423–426, 1964.

Rissen L, et al.: Effect of fixed and removable partial dentures on the alveolar bone of abutment teeth, J Dent Res (IADR abstract 1368) 60:entire issue, 1981.

Rissen L, et al.: Six-year report of the periodontal health of fixed and removable partial denture abutment teeth, J Prosthet Dent 54:461–467, 1985.

Rothman R: Phonetic considerations in denture prosthesis, J Prosthet Dent 11:214–223, 1961.

Rudd KD, Dunn BW: Accurate removable partial dentures, J Prosthet Dent 18:559–570, 1967.

Rushford CB: A technique for precision removable partial denture construction, J Prosthet Dent 31:377–383, 1974.

Ruyter IE, Svendsen SA: Flexural properties of denture base polymers, J Prosthet Dent 43:95–104, 1980.

Sadig W, Fahmi F: The modified swing-lock: a new approach, J Prosthet Dent 74:428–431, 1995.

Savage RD, MacGregor AR: Behavior therapy in prosthodontics, J Prosthet Dent 24:126–132, 1970.

Schabel RW: Dentist-patient communication: a major factor in treatment prognosis, J Prosthet Dent 21:3–5, 1969.

Schabel RW: The psychology of aging, J Prosthet Dent 27:569–573, 1972. Schmitt SM: Combination syndrome: a treatment approach, J Prosthet Dent 54:307–309, 1985.

Schole ML: Management of the gagging patient, J Prosthet Dent 9: 578–583, 1959.

Schopper AF: Loss of vertical dimension: causes and effects: diagnosis and various recommended treatments, J Prosthet Dent 9:428–431, 1959.

Schopper AF: Removable appliances for the preservation of the teeth, J Prosthet Dent 4:634–639, 1954.

Schulte JK, Smith DE: Clinical evaluation of swinglock removable partial dentures, J Prosthet Dent 44:595–603, 1980.

Schuyler CH: Stress distribution as the prime requisite to the success of a partial denture, J Am Dent Assoc 20:2148–2154, 1963.

Schwarz WD, Barsby MJ: Design of partial dentures in dental practice, J Dent 6:166–170, 1978.

Sears VH: Comprehensive denture service, J Am Dent Assoc 64:531–552, 1962.

Skinner EW, Gordon CC: Some experiments on the surface hardness of dental stones, J Prosthet Dent 6:94–100, 1956.

Skinner EW, Jones PM: Dimensional stability of self-curing denture base acrylic resin, J Am Dent Assoc 51:426–431, 1955.

Smith DE: Removable prosthodontics research—quo vadis? J Prosthet Dent 62:707–711, 1989.

Smith FW, Applegate OC: Roentgenographic study of bone changes during exercise stimulation of edentulous areas, J Prosthet Dent 11:1086–1097, 1961.

Stendahl CG, Grob DJ: Detection of binding areas on removable partial denture frameworks, Dent Clin North Am 23:101–106, 1979.

Swoope CC, Frank RP: Insertion and post-insertion care. In Clark J, editor: Clinical dentistry, vol. 5. New York, 1976, Harper & Row.

Sykora O: Definitive immediate cast removable partial dentures, Can Dent Assoc J 51:767–769, 1985.

Sykora O: Extracoronal removable partial denture service in Canada, J Prosthet Dent 39:37–41, 1978.

Tallgren A: Alveolar bone loss in denture wearers as related to facial morphology, Acta Odontol Scand 28:251–270, 1970.

Taylor TD, et al.: Prosthodontic survey. I. Removable prosthodontic laboratory survey, J Prosthet Dent 52:598–601, 1984.

Taylor TD, et al.: Prosthodontic survey. II. Removable prosthodontic curriculum survey, J Prosthet Dent 52:747–749, 1984.

Teppo KW, Smith FW: A method of immediate clasp repair, J Prosthet Dent 34:77–80, 1975.

Trainor JE, Elliott Jr RW: Removable partial dentures designed by dentists before and after graduate level instruction: a comparative study, J Prosthet Dent 27:509–514, 1972.

von Gonten AS, Nelson DR: Laboratory pitfalls that contribute to embrasure clasp failure, J Prosthet Dent 53:136–138, 1985.

von Gonten AS, Palik JF: Tooth preparation guide for embrasure clasp designs, J Prosthet Dent 53:281–282, 1985.

Wagner AG: Maintenance of the partially edentulous mouth and care of the denture, Dent Clin North Am 17:755–768, 1973.

Wagner AG, Forgue EG: A study of four methods of recording the path of insertion of removable partial dentures, J Prosthet Dent 35:267–272, 1976.

Wallace DH: The use of gold occlusal surfaces in complete and partial dentures, J Prosthet Dent 14:326–333, 1964.

Walter JD: Partial denture technique. I. Introduction, Br Dent J 147:241–243, 1979; II. The purpose of the denture: choice of material, 147:302–304, 1979; III. Supporting the denture, 148:13–16, 1980; IV. Guide planes, 148:70–72, 1980.

Weaver RE, Goebel WM: Reactions to acrylic resin dental prostheses, J Prosthet Dent 43:138–142, 1980.

Whitsitt JA, Battle LW, Jarosz CJ: Enhanced retention for the distal extension-base removable partial denture using a heat-cured resilient soft liner, J Prosthet Dent 52:447–448, 1984.

Williams EO, Hartman GE: Instructional aid for teaching removable partial denture design, J Prosthet Dent 48:222, 1982.

Wise HB, Kaiser DA: A radiographic technique for examination of internal defects in metal frameworks, J Prosthet Dent 42:594–595, 1979.

Young HA: Factors contributory to success in prosthodontic practice, J Prosthet Dent 5:354–360, 1955.

Young Jr L: Try-in of the removable partial denture framework, J Prosthet Dent 46:579–580, 1981.

Zach GA: Advantages of mesial rests for removable partial dentures, J Prosthet Dent 33:32–35, 1975.

Zerosi C: A new type of removable splint: its indications and function, Dent Abstr 1:451–452, 1956.

Zurasky JE, Duke ES: Improved adhesion of denture acrylic resins to base metal alloys, J Prosthet Dent 57:520–524, 1987.

口腔预备

Alexander JM, Van Sickels JE: Posterior maxillary osteotomies: an aid for a difficult prosthodontic problem, J Prosthet Dent 41:614–617, 1979.

Atwood DA: Reduction of residual ridges in the partially edentulous patient, Dent Clin North Am 17:745–754, 1973.

Axinn S: Preparation of retentive areas for clasps in enamel, J Prosthet Dent 34:405–407, 1975.

Belinfante LS, Abney Jr JM: A teamwork approach to correct a severe prosthodontic problem, J Am Dent Assoc 91:357–359, 1975.

Dixon DL, Breeding LC, Swift EJ: Use of a partial coverage porcelain laminate to enhance clasp retention, J Prosthet Dent 63:55–58, 1990.

Glann GW, Appleby RC: Mouth preparations for removable partial dentures, J Prosthet Dent 10:698–706, 1960.

Johnston JF: Preparation of mouths for fixed and removable partial dentures, J Prosthet Dent 11:456–462, 1961.

Jones RM: Dentin exposed and decay incidence in removable partial denture rest seats, Int J Prosthodont 5:227–236, 1992.

Kahn AE: Partial versus full coverage, J Prosthet Dent 10:167–178, 1960. Kapur KK, et al.: A randomized clinical trial of two basic removable partial denture designs. Part I. Comparisons of five-year success rates and periodontal health, J Prosthet Dent 72:268–282, 1994.

Laney WR, Desjardins RP: Comparison of base metal alloys and type IV gold alloys for removable partial denture framework, Dent Clin North Am 17:611–630, 1973.

Lorey RE: Abutment considerations, Dent Clin North Am 24:63–79, 1980.

Marquardt GL: Dolder bar joint mandibular overdenture: a technique for nonparallel abutment teeth, J Prosthet Dent 36:101–111, 1976.

McArthur DR, Turvey TA: Maxillary segmental osteotomies for mandibular removable partial denture patients, J Prosthet Dent 41:381–387, 1979.

McCarthy JA, Moser JB: Mechanical properties of tissue conditioners.

I. Theoretical considerations, behavioral characteristics and tensile properties, J Prosthet Dent 40:89–97, 1978.

McCarthy JA, Moser JB: Mechanical properties of tissue conditioners.

II. Creep characteristics, J Prosthet Dent 40:334–342, 1978. McCracken WL: Mouth preparations for partial dentures, J Prosthet Dent 6:39–52, 1956.

Mills M: Mouth preparation for removable partial denture, J Am Dent Assoc 60:154–159, 1960.

Mopsik ER, et al.: Surgical intervention to reestablish adequate intermaxillary space before fixed or removable prosthodontics, J Am Dent Assoc 95:957–960, 1977.

Nishimura RD: Etched metal cingulum rest retainer, J Am Dent Assoc 112:177–179, 1986.

Phillips Jr RJ: Design sequence and mouth preparation for the removable partial denture, J Calif Dent Assoc 25:363–370, 1997.

Phillips RW: Report of the Committee on Scientific Investigation of the Academy of Restorative Dentistry, J Prosthet Dent 13:515–535, 1963.

Schorr L, Clayman LH: Reshaping abutment teeth for reception of partial denture clasps, J Prosthet Dent 4:625–633, 1954.

Stamps JT, Tanquist RA: Restoration of removable partial denture rest seats using dental amalgam, J Prosthet Dent 41:224–227, 1979.

Stern WJ: Guiding planes in clasp reciprocation and retention, J Prosthet Dent 34:408–414, 1975.

Swoope CC, Frank RP: Mouth preparation. In Clark JW, editor: Clinical dentistry, vol. 5. New York, 1976, Harper & Row.

Tiege JD, et al.: In vitro investigation of the wear of resin composite materials and cast direct retainers during removable partial denture placement and removal, Int J Prosthodont 5:145–153, 1992.

Tucker KM, Heget HS: The incidence of inflammatory papillary hyperplasia, J Am Dent Assoc 93:610–613, 1976.

Wong R, Nicholls JI, Smith DE: Evaluation of prefabricated lingual rest seats for removable partial dentures, J Prosthet Dent 48:521–526, 1982.

咬合、颌位记录和转移方法

Applegate OC: Loss of posterior occlusion, J Prosthet Dent 4:197–199, 1954.

Baraban DJ: Establishing centric relation and vertical dimension in occlusal rehabilitation, J Prosthet Dent 12:1157–1165, 1962.

Bauman R: Minimizing postinsertion problems: a procedure for removable partial denture placement, J Prosthet Dent 42:381–385, 1979.

Beck HO: Choosing the articulator, J Am Dent Assoc 64:468–475, 1962. Beck HO: A clinical evaluation of the arcon concept of articulation, J Prosthet Dent 9:409–421, 1959.

Beck HO: Selection of an articulator and jaw registration, J Prosthet Dent 10:878–886, 1960.

Beckett LS: Accurate occlusal relations in partial

denture construction, J Prosthet Dent 4:487–495, 1954.

Berke JD, Moleres I: A removable appliance for the correction of maxillomandibular disproportion, J Prosthet Dent 17:172–177, 1967. Berman MH: Accurate interocclusal records, J Prosthet Dent 10:620–630, 1960.

Beyron HL: Characteristics of functionally optimal occlusion and principles of occlusal rehabilitation, J Am Dent Assoc 48:648–656, 1954.

Beyron HL: Occlusal changes in adult dentition, J Am Dent Assoc 48:674–686, 1954.

Beyron HL: Occlusal relationship, Int Dent J 2:467–496, 1952.

Block LS: Preparing and conditioning the patient for intermaxillary relations, J Prosthet Dent 2:599–603, 1952.

Block LS: Tensions and intermaxillary relations, J Prosthet Dent 4:204–207, 1954.

Boos RH: Basic anatomic factors of jaw position, J Prosthet Dent 4:200–203, 1954.

Boos RH: Maxillomandibular relations, occlusion, and the temporo-mandibular joint, Dent Clin North Am 6:19–35, 1962.

Boos RH: Occlusion from rest position, J Prosthet Dent 2:575–588, 1952.

Borgh O, Posselt U: Hinge axis registration: experiments on the articulator, J Prosthet Dent 8:35–40, 1958.

Boucher CO: Occlusion in prosthodontics, J Prosthet Dent 3:633–656, 1953.

Braly BV: Occlusal analysis and treatment planning for restorative dentistry, J Prosthet Dent 27:168–171, 1972.

Breeding LC, et al.: Accuracy of three interocclusal recording materials used to mount a working cast, J Prosthet Dent 71:265–270, 1994.

Cerveris AR: Vibracentric equilibration of centric occlusion, J Am Dent Assoc 63:476–483, 1961.

Christensen PB: Accurate casts and positional relation records, J Prosthet Dent 8:475–482, 1958.

Clayton JA, Kotowicz WE, Zahler JM: Pantographic tracings of mandibular movements and occlusion, J Prosthet Dent 25:389–396, 1971.

Cohn LA: Factors of dental occlusion pertinent to the restorative and prosthetic problem, J Prosthet Dent 9:256–257, 1959.

Collett HA: Balancing the occlusion of partial dentures, J Am Dent Assoc 42:162–168, 1951.

Colman AJ: Occlusal requirements for removable partial dentures, J Prosthet Dent 17:155–162, 1967.

D'Amico A: Functional occlusion of the natural teeth of man, J Prosthet Dent 11:899–915, 1961.

Draper DH: Forward trends in occlusion, J Prosthet Dent 13:724–731, 1963.

Emmert JH: A method for registering occlusion in semiedentulous mouths, J Prosthet Dent 8:94–99, 1958.

Farmer JB, Connelly ME: Treatment of open occlusions with onlay and overlay removable partial dentures, J Prosthet Dent 51:300–303, 1984.

Fedi PF: Cardinal differences in occlusion of natural teeth and that of artificial teeth, J Am Dent Assoc 62:482–485, 1926.

Fountain HW: Seating the condyles for centric relation records, J Prosthet Dent 11:1050–1058, 1961.

Freilich MA, Altieri JW, Wahle JJ: Principles of selecting interocclusal records for articulation of dentate and partially dentate casts, J Prosthet Dent 68:361–367, 1992.

Gilson TD: Theory of centric correction in natural teeth, J Prosthet Dent 8:468–474, 1958.

Granger ER: The articulator and the patient, Dent Clin North Am 4:527–539, 1960.

Hansen CA, et al.: Simplified procedure for making

gold occlusal surfaces on denture teeth, J Prosthet Dent 71:413–416, 1994.

Hausman M: Interceptive and pivotal occlusal contacts, J Am Dent Assoc 66:165–171, 1963.

Henderson D: Occlusion in removable partial prosthodontics, J Prosthet Dent 27:151–159, 1971.

Hindels GW: Occlusion in removable partial denture prosthesis, Dent Clin North Am 6:137–146, 1962.

Hughes GA, Regli CP: What is centric relation? J Prosthet Dent 11:16–22, 1961.

Ivanhoe JR, Vaught RD: Occlusion in the combination fixed removable prosthodontic patient, Dent Clin North Am 31:305–322, 1987.

Jankelson B: Considerations of occlusion on fixed partial dentures, Dent Clin North Am 3:187–203, 1959.

Jeffreys FE, Platner RL: Occlusion in removable partial dentures, J Prosthet Dent 10:912–920, 1960.

Kapur KK, et al.: A randomized clinical trial of two basic removable partial denture designs. Part I. Comparisons of five-year success rates and periodontal health, J Prosthet Dent 72:268–282, 1994.

Lang BR: Complete denture occlusion, Dent Clin North Am 40:85–101, 1996.

Lauritzen AG, Bodner GH: Variations in location of arbitrary and true hinge axis points, J Prosthet Dent 11:224–229, 1961.

Lay LS, et al.: Making the framework try-in, altered cast impression and occlusal registration in one appointment, J Prosthet Dent 75:446–448, Apr 1996.

Lindblom G: Balanced occlusion with partial reconstructions, Int Dent J 1:84–98, 1951.

Lindblom G: The value of bite analysis, J Am Dent Assoc 48:657–664, 1954.

Long Jr JH: Location of the terminal hinge axis by intraoral means, J Prosthet Dent 23:11–24, 1970.

Lucia VO: Centric relation theory and practice, J Prosthet Dent 10:849–956, 1960.

Lucia VO: The gnathological concept of articulation, Dent Clin North Am 6:183–197, 1962.

Lundquist DO, Fiebiger GE: Registration for relating the mandibular cast to the maxillary cast based on Kennedy's classification system, J Prosthet Dent 35:371–375, 1976.

Mann AW, Pankey LD: The PM philosophy of occlusal rehabilitation, Dent Clin North Am 7:621–636, 1963.

McCollum BB: The mandibular hinge axis and a method of locating it, J Prosthet Dent 10:428–435, 1960.

McCracken WL: Functional occlusion in removable partial denture construction, J Prosthet Dent 8:955–963, 1958.

McCracken WL: Occlusion in partial denture prosthesis, Dent Clin North Am 6:109–119, 1962.

Mehta JD, Joglekar AP: Vertical jaw relations as a factor in partial dentures, J Prosthet Dent 21:618–625, 1969.

Meyer FS: The generated path technique in reconstruction dentistry. I and II, J Prosthet Dent 9:354–366, 432–440, 1959.

Millstein PL, Kronman JH, Clark RE: Determination of the accuracy of wax interocclusal registrations, J Prosthet Dent 25:189–196, 1971. Moore AW: Ideal versus adequate dental occlusion, J Am Dent Assoc 55:51–56, 1957.

Moulton GH: The importance of centric occlusion in diagnosis and treatment planning, J Prosthet Dent 10:921–926, 1960.

Nayyar A, Bill Jr JA, Twiggs SW: Comparison of interocclusal recording materials for mounting a working cast, J Dent Res（IADR abstract 1216）60:entire issue, 1981.

Nuttall EB: Establishing posterior functional

occlusion for fixed partial dentures, J Am Dent Assoc 66:341–348, 1963.

O'Leary TJ, Shanley DB, Drake RB: Tooth mobility in cuspid-protected and group-function occlusions, J Prosthet Dent 27:21–25, 1972.

Olsson A, Posselt U: Relationship of various skull reference lines, J Prosthet Dent 11:1045–1049, 1961.

Reitz PV: Technique for mounting removable partial dentures on an articulator, J Prosthet Dent 22:490–494, 1969.

Reynolds JM: Occlusal wear facets, J Prosthet Dent 24:367–372, 1970. Ricketts RM: Occlusion: the medium of dentistry, J Prosthet Dent 21:39–60, 1969.

Robinson MJ: Centric position, J Prosthet Dent 1:384–386, 1951.

Scaife Jr RR, Holt JE: Natural occurrence of cuspid guidance, J Prosthet Dent 22:225–229, 1969.

Scandrett FR, Hanson JC: Technique for attaching the master cast to its split mounting index, J Prosthet Dent 40:467–469, 1978.

Schireson S: Grinding teeth for masticatory efficiency and gingival health, J Prosthet Dent 13:337–345, 1963.

Schuyler CH: An evaluation of incisal guidance and its influence in restorative dentistry, J Prosthet Dent 9:374–378, 1959.

Schuyler CH: Factors contributing to traumatic occlusion, J Prosthet Dent 11:708–715, 1961.

Schuyler CH: Factors of occlusion applicable to restorative dentistry, J Prosthet Dent 3:772–782, 1953.

Schuyler CH: Fundamental principles in the correction of occlusal disharmony: natural and artificial（grinding）, J Am Dent Assoc 22:1193–1202, 1935.

Sears VH: Centric and eccentric occlusions, J Prosthet Dent 10:1029–1036, 1960.

Sears VH: Occlusal pivots, J Prosthet Dent 6:332–338, 1956.

Sears VH: Mandibular equilibration, J Am Dent Assoc 65:45–55, 1962. Sears VH: Occlusion: the common meeting ground indentistry, J Prosthet Dent 2:15–21, 1952.

Shanahan TEJ, Leff A: Interocclusal records, J Prosthet Dent 10:842–848, 1960.

Silverman MM: Determination of vertical dimension by phonetics,

J Prosthet Dent 6:465–471, 1956. Dent Abstr 2:221, 1957.

Skurnik H: Accurate interocclusal records, J Prosthet Dent 21:154–165, 1969.

Stuart CE: Accuracy in measuring functional dimensions and relations in oral prosthesis, J Prosthet Dent 9:220–236, 1959.

Teteruck WR, Lundeen HC: The accuracy of an ear face-bow, J Prosthet Dent 16:1039–1046, 1966.

Trushkowsky RD, Guiv B: Restoration of occlusal vertical dimension by means of a silica-coated onlay removable partial denture in conjunction with dentin bonding: a clinical report, J Prosthet Dent 66:283–286, 1991.

Wagner AG: A technique to record jaw relations for distally edentulous dental arches, J Prosthet Dent 29:405–407, 1973.

Weinberg LA: Arcon principle in the condylar mechanism of adjustable articulators, J Prosthet Dent 13:263–268, 1963.

Weinberg LA: An evaluation of basic articulators and their concepts. I and II, J Prosthet Dent 13:622–863, 1963.

Weinberg LA: An evaluation of the face-bow mounting, J Prosthet Dent 11:32–42, 1961.

Weinberg LA: The transverse hinge axis: real or imaginary, J Prosthet Dent 9:775–787, 1959.

局部义齿设计

Akagawa Y, et al.: A new telescopic crown system using a soldered horizontal pin for removable partial dentures, J Prosthet Dent 69:228–231, 1993.

Antos Jr EW, Tenner RP, Foerth D: The swinglock partial denture: an alternative approach to conventional removable partial denture service, J Prosthet Dent 40:257–262, 1978.

Avant EW: Indirect retention in partial denture design, J Prosthet Dent 16:1103–1110, 1966.

Axinn S, O'Connor Jr RP, Kopp EN: Immediate removable partial denture frameworks, J Am Dent Assoc 95:583–585, 1977.

Beaumont Jr AJ, Bianco HJ: Microcomputer-aided removable partial denture design: the next evolution, J Prosthet Dent 62:551–556, 1989. Becker CW, Bolender CL: Designing swinglock partial dentures, J Prosthet Dent 46:126–132, 1981.

Becker CM, Kaiser DA, Goldfogel MH: Evolution of removable partial denture design, J Prosthodont 3:158–166, 1994.

Ben-Ur Z, et al.: Designing clasps for the asymmetric distal extension removable partial denture, Int J Prosthodont 9:374–378, July 1996.

Ben-Ur Z, et al.: Rigidity of major connectors when subjected to bending and torsion forces, J Prosthet Dent 62:557–562, 1989.

Berg E: Periodontal problems associated with use of distal extension removable partial dentures: a matter of construction? J Oral Rehabil 12:369–379, 1985.

Berg Jr T: I-bar: myth and counter-myth, Dent Clin North Am 23:65–75, 1979.

Berg Jr T, Caputo AA: Anterior rests for maxillary removable partial dentures, J Prosthet Dent 39:139–146, 1978.

Blatterfein L: A systematic method of designing upper partial denture bases, J Am Dent Assoc 46:510–525, 1953.

Blatterfein L: The use of the semiprecision rest in removable partial dentures, J Prosthet Dent 22:301–306, 1969.

Bolouri A: Removable partial denture design for a few remaining natural teeth, J Prosthet Dent 39:346–348, 1978.

Breeding L, Dixon DL: Prosthetic restoration of the anterior edentulous space, J Prosthet Dent 67:144–148, 1992.

Bridgeman JT, et al.: Comparison of titanium and cobalt-chromium removable partial denture clasps, J Prosthet Dent 78:187–193, 1997.

Brown DT, Desjardins RP, Chao EY: Fatigue failure in acrylic resin retaining minor connectors, J Prosthet Dent 58:329–335, 1987.

Browning JD, et al.: Effect of positional loading of three removable partial denture clasp assemblies on movement of abutment teeth, J Prosthet Dent 55:347–351, 1986.

Browning JD, Meadors LW, Eick JD: Movement of three removable partial denture clasp assemblies under occlusal loading, J Prosthet Dent 55:69–74, 1986.

Brudvik J, Reimers D: The tooth-removable partial denture interface, J Prosthet Dent 68:924–927, 1992.

Budtz-Jorgensen E, et al.: Alternate framework designs for removable partial dentures, J Prosthet Dent 80:58–66, July 1998.

Burns DR, Ward JE, Nance GL: Removable partial denture design and fabrication survey of the prosthodontic specialist, J Prosthet Dent 62:303–307, 1989.

Campbell LD: Subjective reactions to major connector designs for removable partial dentures, J Prosthet Dent 36:507–516, 1977.

Campbell SD, Weiner H: The hinged-clasp assembly

removable partial denture, J Prosthet Dent 63:59–61, 1990.

Casey DM, Lauciello FR: A method for marking the functional depth of the floor of the mouth, J Prosthet Dent 43:108–111, 1980.

Cecconi BT: Lingual bar design, J Prosthet Dent 28:635–639, 1973.

Cecconi BT, et al.: The component partial: a new RPD construction system, J Calif Dent Assoc 25:363–370, 1997.

Cowles KR: Partial denture design: a simple teaching aid, J Prosthet Dent 47:219, 1982.

Davenport JC, et al.: The acquisition and validation of removable partial denture design knowledge. I. Methodology and overview, J Oral Rehabil 23:152–157, 1996.

Davenport JC, et al.: The acquisition and validation of removable partial denture design knowledge. II. Design rules and expert reaction, J Oral Rehabil 23:811–824, 1996.

Demer WJ: An analysis of mesial rest-I-bar clasps designs, J Prosthet Dent 36:243–253, 1976.

Dunny JA, King GE: Minor connector designs for anterior acrylic resin bases: a preliminary study, J Prosthet Dent 34:496–497, 1975.

Eick JD, et al.: Abutment tooth movement related to fit of a removable partial denture, J Prosthet Dent 57:66–72, 1987.

Ettinger RL: The acrylic removable partial denture, J Am Dent Assoc 85:945–949, 1977.

Farmer JB, et al.: Interim removable partial dentures: a modified technique, Quintessence Dent Technol 8:511–516, 1985.

Feingold FM, Grant AA, Johnson W: The effect of partial denture design on abutment tooth and saddle movement, J Oral Rehabil 13:549–557, 1986.

Firtell DN: Effect of clasp design upon retention of removable partial dentures, J Prosthet Dent 20:43–52, 1968.

Firtell DN, Grisius RJ, Muncheryan AM: Reaction of the anterior abutment of a Kennedy Class II removable partial denture to various clasp arm designs: an in vitro study, J Prosthet Dent 53:77–82, 1985.

Fisher RL, Jaslow C: The efficiency of an indirect retainer, J Prosthet Dent 33:24–30, 1975.

Fisher RL, McDowell GC: Removable partial denture design and potential stress to the periodontium, Int J Periodont Restor Dent 4:34–47, 1984.

Frank RP: Direct retainers for distal-extension removable partial dentures, J Prosthet Dent 56:562–567, 1986.

Frank RP: An investigation of the effectiveness of indirect retainers, J Prosthet Dent 38:494–506, 1977.

Frantz WR: Variations in a removable maxillary partial denture design by dentists, J Prosthet Dent 34:625–633, 1975.

Ghamrawy E: Oral ecologic response caused by removable partial dentures, J Dent Res（IADR abstract 2898）61:entire issue, 1982.

Ghamrawy E: Plaque formation and crevicular temperature relation to minor connector position, J Dent Res（IADR abstract 387）61:entire issue, 1982.

Giradot RL: History and development of partial denture design, J Am Dent Assoc 28:1399–1408, 1941.

Hansen CA: Metal minibases in removable prosthodontics, J Prosthet Dent 54:442–446, 1985.

Hansen CA, Campbell DJ: Clinical comparison of two mandibular major connector designs: the sublingual bar and the lingual plate, J Prosthet Dent 54:805–809, 1985.

Henderson D: Major connectors for mandibular removable partial dentures, J Prosthet Dent 30:532–

548, 1973.

Henderson D: Major connectors: united it stands, Dent Clin North Am 17:661–668, 1973.

Hero H, et al.: Ductility and structure of some cobalt-base dental casting alloys, Biomaterials 5:201–208, 1984.

Highton R, Caputo AA, Rhodes S: Force transmission and retentive capabilities utilizing labial and palatal I-bar partial dentures, J Dent Res（IADR abstract 1214）60:entire issue, 1981.

Iwama CY, et al.: Cobalt-chromium-titanium alloy for removable partial dentures, Int J Prosthodont 10:309–317, 1997.

Jacobson TE: Rotational path partial denture design: a 10-year clinical follow-up. Parts I and II, J Prosthet Dent 71:271–282, 1994.

Jacobson TE, Krol AJ: Rotational path removable partial denture design, J Prosthet Dent 48:370–376, 1982.

Jordan LG: Designing removable partial dentures with external attachments（clasps）, J Prosthet Dent 2:716–722, 1952.

Kapur KK, et al.: A randomized clinical trial of two basic removable partial denture designs. Part I. Comparisons of five-year success rates and periodontal health, J Prosthet Dent 72:268–282, 1994.

Kelly EK: The physiologic approach to partial denture design, J Prosthet Dent 3:699–710, 1953.

King GE: Dual-path design for removable partial dentures, J Prosthet Dent 39:392–395, 1978.

King GE, Barco MT, Olson RJ: Inconspicuous retention for removable partial dentures, J Prosthet Dent 39:505–507, 1978.

Knodle JM: Experimental overlay and pin partial denture, J Prosthet Dent 17:472–478, 1967.

Ko SH, McDowell GC, Kotowicz WE: Photoelastic stress analysis of mandibular removable partial dentures with mesial and distal occlusal rests, J Prosthet Dent 56:454–460, 1986.

Krikos AA: Artificial undercuts for teeth which have unfavorable shapes for clasping, J Prosthet Dent 22:301–306, 1969.

Lanser A: Telescope retainers for removable partial dentures, J Prosthet Dent 45:37–43, 1981.

Latta GH, et al.: Wear of visible light-cured restorative materials and removable partial denture direct retainers, J Prosthodont 6:104–109, 1997.

LaVere AM, Freda AL: A simplified procedure for survey and design of diagnostic casts, J Prosthet Dent 37:680–683, 1977.

LaVere AM, Krol AJ: Selection of a major connector for the extension base removable partial denture, J Prosthet Dent 30:102–105, 1973. LaVere AM, Smith RC, Serka RJ: Cross-arch bar splint, J Prosthet Dent 67:82–84, 1992.

Lindquist TJ, et al.: Effectiveness of computer-aided partial denture design, J Prosthodont 6:122–127, 1997.

Lorencki SF: Planning precision attachment restorations, J Prosthet Dent 21:506–508, 1969.

Luk K, et al.: Unilateral rotational path removable partial dentures for tilted mandibular molars, J Prosthet Dent 78:102–105, 1997.

Marxkors R: Mastering the removable partial denture. Part I. Basic reflections about construction, J Dent Technol 14:34–39, 1997.

Marxkors R: Mastering the removable partial denture. Part II. Connection of partial dentures to the abutment teeth, J Dent Technol 14:24–30, 1997.

Maxfield JB, Nicholls JE, Smith DE: The measurement of forces transmitted to abutment teeth of removable partial dentures, J Prosthet Dent 41:134–142, 1979.

McCartney JW: Lingual plating for reciprocation, J Prosthet Dent 42:624–625, 1979.

McCracken WL: Contemporary partial denture designs, J Prosthet Dent 8:71–84, 1958.

McCracken WL: Survey of partial denture designs by commercial dental laboratories, J Prosthet Dent 12:1089–1110, 1962.

McHenry KR, Johansson DE, Christensson LA: The effect of removable partial denture framework design on gingival inflammation: a clinical model, J Prosthet Dent 68:799–803, 1992.

Meeuwissen R, Keltjens HM, Battistugzi PG: Cingulum bar as a major connector for mandibular removable partial dentures, J Prosthet Dent 66:221–223, 1991.

Monteith BD: Management of loading forces on mandibular distal- extension prostheses. I. Evaluation of concepts for design, J Prosthet Dent 52:673–681, 1984.

Monteith BD: Management of loading forces on mandibular distal- extension prostheses. II. Classification for matching modalities to clinical situations, J Prosthet Dent 52:832–836, 1984.

Myers RE, et al.: A photoelastic study of rests on solitary abutments for distal-extension removable partial dentures, J Prosthet Dent 56:702–707, 1986.

NaBadalung DP, et al.: Frictional resistance of removable partial dentures with retrofitted resin composite guide planes, Int J Prosthodont 10:116–122, 1997.

Naim RI: The problem of free-end denture bases, J Prosthet Dent 16:522–532, 1966.

Navas MTR, del Campo ML: A new free-end removable partial denture design, J Prosthet Dent 70:176–179, 1993.

Pardo-Mindan S, Ruiz-Villandiego JC: A flexible lingual clasp as an esthetic alternative: a clinical report, J Prosthet Dent 69:245–246, 1993. Perry C: Philosophy of partial denture design, J Prosthet Dent 6:775– 784, 1956.

Pienkos TE, et al.: The strength of multiple major connector designs under simulated functional loading, J Prosthet Dent 97:299–304, 2007.

Pipko DJ: Combinations in fixed-removable prostheses, J Prosthet Dent 26:481–490, 1971.

Potter RB, Appleby RC, Adams CD: Removable partial denture design: a review and a challenge, J Prosthet Dent 17:63–68, 1967.

Radford DR, Walter JD: A variation in minor connector design for partial denture, Int J Prosthet 6:50–53, 1993.

Russell MD, Tumer P: A three-part sectional design for an upper removable partial denture with an anterior modification, Br Dent J 162:24–26, 1987.

Rybeck Jr SA: Simplicity in a distal extension partial denture, J Prosthet Dent 4:87–92, 1954.

Schmidt AH: Planning and designing removable partial dentures, J Prosthet Dent 3:783–806, 1953.

Schuyler CH: The partial denture as a means of stabilizing abutment teeth, J Am Dent Assoc 28:1121–1125, 1941.

Schwartz RS, Murchison DG: Design variations of the rotational path removable partial denture, J Prosthet Dent 58:336–338, 1987.

Seals Jr RR, Schwartz IS: Successful integration of fixed and removable prosthodontics, J Prosthet Dent 53:763–766, 1985.

Shifman A: Use of an Adam's clasp for a cast unilateral removable partial denture, J Prosthet Dent 61:703–705, 1989.

Shohet H: Relative magnitudes of stress on abutment teeth with different retainers, J Prosthet Dent 21:267–282, 1969.

Steffel VL: Fundamental principles involved in partial denture design, J Am Dent Assoc 42:534–544, 1951.

Steffel VL: Simplified clasp partial dentures designed for maximum function, J Am Dent Assoc 32:1093–

1100, 1945.

Sykora O: Removable partial denture design by Canadian dental laboratories: a retrospective study, J Can Dent Assoc 61:615–621, 1995.

Sykora O, Calikkocaoglu S: Maxillary removable partial denture designs by commercial dental laboratories, J Prosthet Dent 22:633–640, 1970.

Tautin FS: Abutment stabilization using a nonresilient gingival bar connector, J Am Dent Assoc 99:988–998, 1979.

Thompson WD, Kratochvil FJ, Caputo AA: Evaluation of photoelastic stress patterns produced by various designs of bilateral distal-extension removable partial dentures, J Prosthet Dent 38:261–273, 1977.

Tsao DH: Designing occlusal rests using mathematical principles, J Prosthet Dent 23:154–163, 1970.

Unger JW, Badr SE: Esthetic placement of bar-clasp direct retainers, J Prosthet Dent 56:381–382, 1986.

Vallittu PK: Comparison of the in vitro fatigue resistance of an acrylic resin removable partial denture reinforced with continuous fibers or metal wires, J Prosthodont 5:115–121, 1996.

Vofa M, Kotowicz WE: Plaque retention with lingual bar and lingual plate major connectors, J Dent Res (AADR abstract 609) 59:entire issue, 1980.

Wagner AC, Traweek FC: Comparison of major connectors for removable partial dentures, J Prosthet Dent 47:242–245, 1982.

Waller NI: The root rest and the removable partial denture, J Prosthet Dent 33:16–23, 1975.

Walter JD: Alternative major connectors for mandibular partial dentures, Restorative Dent 2 80:82–84, 1986.

Warren AB, Caputo AA: Load transfer to alveolar bone as influenced by abutment design for tooth supported dentures, J Prosthet Dent 33:137–148, 1975.

Weinberg LA: Lateral force in relation to the denture base and clasp design, J Prosthet Dent 6:785–800, 1956.

Williams RJ, et al.: Use of a cast flexible plate as a hinge substitute in a hinge-lock design removable partial denture, J Prosthet Dent 80:220–223, 1998.

Zach GA: Advantages of mesial rests for removable partial dentures, J Prosthet Dent 33:32–35, 1975.

Zoller GN, et al.: Technique to improve surveying in confined areas, J Prosthet Dent 73:223–224, 1995.

牙周方面的考量

Amsterdam M, Fox L: Provisional splinting: principles and technics, Dent Clin North Am 3:73–99, 1959.

App GR: Periodontal treatment for the removable partial prosthesis patient: another half century, Dent Clin North Am 17:601–610, 1973.

Applegate OC: The interdependence of periodontics and removable partial denture prosthesis, J Prosthet Dent 8:269–281, 1958.

Aydinlik E, Dayangac B, Celik E: Effect of splintings on abutment tooth movement, J Prosthet Dent 49:477–480, 1983.

Bates JF, Addy M: Partial dentures and plaque accumulation, J Dent 6:285–293, 1978.

Bazirgan MK, Bates JF: Effect of clasp design on gingival health, J Oral Rehabil 14:271–281, 1987.

Becker CM, Kaldahl WB: Using removable partial dentures to stabilize teeth with secondary occlusal traumatism, J Prosthet Dent 47:587–594, 1982.

Berg TE, Caputo AA: Maxillary distal extension removable partial denture abutments with reduced periodontal support, J Prosthet Dent 70:245–250, 1993.

Bergman B: Periodontal reactions related to removable partial dentures: a literature review, J Prosthet Dent 58:454–458, 1987.

Bergman B, Ericson G: Cross-sectional study of the periodontal status of removable partial denture patients, J Prosthet Dent 61:208–211, 1989.

Brill N, et al.: Ecologic changes in the oral cavity caused by removable partial dentures, J Prosthet Dent 38:138–148, 1977.

Clarke NG: Treatment planning for fixed and removable partial dentures: a periodontal view, J Prosthet Dent 36:44–50, 1976.

Dello Russo NM: Gingival autografts as an adjunct to removable partial dentures, J Am Dent Assoc 104:179–181, 1982.

Erperstein H: The role of the prosthodontist in the treatment of periodontal disease, Int Dent J 36:18–29, 1986.

Fisher RL, McDowell GC: Removable partial denture design and potential stress to the periodontium, Int J Periodont Res Dent 4:34–47, 1984.

Garfield RE: A prosthetic solution to the periodontally compromised/ furcation involved abutment tooth, I, Quintessence Int 15:805–813, 1984.

Gilson CM: Periodontal considerations, Dent Clin North Am 24:31–44, 1980.

Gomes BC, et al.: A clinical study of the periodontal status of abutment teeth supporting swinglock removable partial dentures: a pilot study, J Prosthet Dent 46:7–13, 1981.

Gomes BC, Renner RP, Bauer PN: Periodontal considerations in removable partial dentures, J Am Dent Assoc 101:496–498, 1980.

Hall WB: Periodontal preparation of the mouth for restoration, Dent Clin North Am 24:195–213, 1980.

Hirschfeld Z, et al.: New sustained release dosage form of chlorhexidine for dental use: use for plaque control in partial denture wearers, J Oral Rehabil 11:477–482, 1984.

Isidor F, Budtz-Jorgensen E: Periodontal conditions following treatment with cantilever bridges or removable partial dentures in geriatric patients: a 2-year study, Gerodontics 3:117–121, 1987.

Ivancie GP: Interrelationship between restorative dentistry and periodontics, J Prosthet Dent 8:819–830, 1958.

Jacobson TE: Periodontal considerations in removable partial denture design, Compendium 8: 530–534,536–539, 1987.

Jordan LG: Treatment of advanced periodontal disease by prosthodontic procedures, J Prosthet Dent 10:908–911, 1960.

Kimball HD: The role of periodontia in prosthetic dentistry, J Prosthet Dent 1:286–294, 1951.

Krogh-Poulsen W: Partial denture design in relation to occlusal trauma in periodontal breakdown, Int Dent J 4:847–867, 1954; also Acad Rev 3:18–23, 1955.

McKenzie JS: Mutual problems of the periodontist and prosthodontist, J Prosthet Dent 5:37–42, 1955.

Morris ML: Artificial crown contours and gingival health, J Prosthet Dent 12:1146–1155, 1962.

Nevin RB: Periodontal aspects of partial denture prosthesis, J Prosthet Dent 5:215–219, 1955.

Orban BS: Biologic principles in correction of occlusal disharmonies, J Prosthet Dent 6:637–641, 1956.

Overby GE: Esthetic splinting of mobile periodontally involved teeth by vertical pinning, J Prosthet Dent 11:112–118, 1961.

Perel ML: Periodontal consideration of crown contours, J Prosthet Dent 26:627–630, 1971.

Picton DCA, Wills DJ: Viscoelastic properties of the periodontal ligament and mucous membrane, J Prosthet Dent 40:263–272, 1978.

Rissin L, et al.: Effect of age and removable partial dentures on gingivitis and periodontal disease, J Prosthet Dent 42:217–223, 1979.

Rudd KD, O'Leary TJ: Stabilizing periodontally weakened teeth by using guide plane removable partial dentures: a preliminary report, J Prosthet Dent 16:721–727, 1966.

Schuyler CH: The partial denture and a means of stabilizing abutment teeth, J Am Dent Assoc 28:1121–1125, 1941.

Schwalm CA, Smith DE, Erickson JD: A clinical study of patients 1 to 2 years after placement of removable partial dentures, J Prosthet Dent 38:380–391, 1977.

Seibert JS, Cohen DW: Periodontal considerations in preparation for fixed and removable prosthodontics, Dent Clin North Am 31:529– 555, 1987.

Spiekermann H: Prosthetic and periodontal considerations of free-end removable partial dentures, Int J Periodont Restor Dent 6:148–163, 1986.

Sternlicht HC: Prosthetic treatment planning for the periodontal patient, Dent Abstr 2:81–82, 1957.

Stipho HDK, Murphy WM, Adams D: Effect of oral prostheses on plaque accumulation, Br Dent J 145:47–50, 1978.

Talkov L: Survey for complete periodontal prosthesis, J Prosthet Dent 11:124–131, 1961.

Tebrock OC, et al.: The effect of various clasping systems on the mobility of abutment teeth for distal-extension removable partial dentures, J Prosthet Dent 41:511–516, 1979.

Thayer HH, Kratochvil FJ: Periodontal considerations with removable partial dentures, Dent Clin North Am 24:195–213, 1980.

Thomas BOA, Gallager JW: Practical management of occlusal dysfunctions in periodontal therapy, J Am Dent Assoc 46:18–31, 1953.

Trapozzano VR, Winter CR: Periodontal aspects of partial denture design, J Prosthet Dent 2:101–107, 1952.

Waerhaug J: Justification for splinting in periodontal therapy, J Prosthet Dent 22:201–208, 1969.

Ward HL, Weinberg LA: An evaluation of periodontal splinting, J Am Dent Assoc 63:48–54, 1961.

生理学：下颌运动

Brekke CA: Jaw function. I. Hinge rotation, J Prosthet Dent 9:600–606, 1959. II. Hinge axis, hinge axes, 9:936–940, 1959; III. Condylar placement and condylar retrusion, 10:78–85, 1960.

Brotman DN: Contemporary concepts of articulation, J Prosthet Dent 10:221–230, 1960.

Budtz-Jorgensen E: Restoration of the occlusal face height by removable partial dentures in elderly patients, Gerodontics 2:67–71, 1986.

Emig GE: The physiology of the muscles of mastication, J Prosthet Dent 1:700–707, 1951.

Fountain HW: The temporomandibular joints: a fulcrum, J Prosthet Dent 25:78–84, 1971.

Gibbs CH, et al.: Functional movements of the mandible, J Prosthet Dent 26:604–620, 1971.

Jankelson B: Physiology of human dental occlusion, J Am Dent Assoc 50:664–680, 1955.

Jemt T, Hedegard B, Wickberg K: Chewing patterns before and after treatment with complete maxillary and bilateral distal-extension mandibular removable partial dentures, J Prosthet Dent 50:566–569, 1983.

Kurth LE: Centric relation and mandibular movement, J Am Dent Assoc 50:309–315, 1955.

Kurth LE: Mandibular movement and articulator occlusion, J Am Dent Assoc 39:37–46, 1949.

McMillen LB: Border movements of the human mandible, J Prosthet Dent 27:524–532, 1972.

Messerman T: A concept of jaw function with a related clinical application, J Prosthet Dent 13:130–140, 1963.

Naylor JG: Role of the external pterygoid muscles in temporomandibular articulation, J Prosthet Dent 10:1037–1042, 1960.

Plotnick IJ, Beresin VE, Simkins AB: The effects of variations in the opposing dentition on changes in the partially edentulous mandible. I. Bone changes observed in serial radiographs, J Prosthet Dent 33:278–286, 1975.

Plotnick IJ, Beresin VE, Simkins AB: The effects of variations in the opposing dentition on changes in the partially edentulous mandible. III. Tooth mobility and chewing efficiency with various maxillary dentitions, J Prosthet Dent 33:529–534, 1975.

Posselt U: Movement areas of the mandible, J Prosthet Dent 7:375–385, 1957.

Posselt U: Studies in the mobility of the human mandible, Acta Odontol Scand 10:19–160, 1952.

Posselt U: Terminal hinge movement of the mandible, J Prosthet Dent 7:787–797, 1957.

Saizar P: Centric relation and condylar movement, J Prosthet Dent 26:581–591, 1971.

Schweitzer JM: Masticatory function in man, J Prosthet Dent 11:625–647, 1961.

Shanahan TEJ: Dental physiology for dentures: the direct application of the masticatory cycle to denture occlusion, J Prosthet Dent 2:3, 1952.

Shore NA: Educational program for patients with temporomandibular joint dysfunction（ligaments）, J Prosthet Dent 23:691–695, 1970.

Sicher H: Positions and movements of the mandible, J Am Dent Assoc 48:620–625, 1954.

Skinner CN: Physiology of the occlusal coordination of natural teeth, complete dentures, and partial dentures, J Prosthet Dent 17:559–565, 1967.

Sostenbo HR: CE Luce's recordings of mandibular movement, J Prosthet Dent 11:1068–1073, 1961.

Tallgren A, Mizutani H, Tryda G: A two-year kinesiograph, study of mandibular movement patterns in denture wearers, J Prosthet Dent 62:594–600, 1989.

Ulrich J: The human temporomandibular joint: kinematics and actions of the masticatory muscles, J Prosthet Dent 9:399–406, 1959.

Vaughan HC: The external pterygoid mechanism, J Prosthet Dent 5:80–92, 1955.

垫底和重衬

Blatterfein L: Rebasing procedures for removable partial dentures, J Prosthet Dent 8:441–467, 1958.

Bolouri A, et al.: A procedure for relining a complete or removable partial denture without the use of wax, J Prosthet Dent 79:604–606, May 1998. Breeding LC, Dixon DL, Lund TS: Dimensional changes of processed denture bases after relining with three resins, J Prosthet Dent 66:650–656, 1991.

Grady RD: Objective criteria for relining distal-extension removable partial dentures: a preliminary report, J Prosthet Dent 49:178–181, 1983.

McGivney GP: A reline technique for extension base removable partial dentures. In Lefkowitz W, editor: Proceedings of the Second International Prosthodontic Congress, St Louis, 1979, Mosby.

Steffel VL: Relining removable partial dentures for fit and function, J Prosthet Dent 4:496–509, 1954.

Turck MD, Richards MW: Microwave processing for denture relines, repairs, and rebases, J Prosthet Dent 69:340–343, 1993.

Wilson JH: Partial dentures: relining the saddle supported by the mucosa and alveolar bone, J Prosthet Dent 3:807–813, 1953.

Yasuda N, etal.: New adhesive resin to metal in removable prosthodontics field, J Dent Res（IADR abstract 213）59:entire issue, 1980.

应力中断设计

Bartlett AA: Duplication of precision attachment partial dentures, J Prosthet Dent 16:1111–1115, 1966.

Bickley RW: Combined splint-stress breaker removable partial denture, J Prosthet Dent 21:509–512, 1969.

Cecconi BT, Kaiser C, Rahe A: Stress-breakers and the removable partial denture, J Prosthet Dent 34:145–151, 1975.

Hansen CA, Singer MT: The segmented framework removable partial denture, J Prosthet Dent 47:765–768, 1987.

Hirschtritt E: Removable partial dentures with stress-broken extension bases, J Prosthet Dent 7:318–324, 1957.

James AC: Stress-breakers which automatically return the saddle to rest position following displacement: mandibular distal extension partial dentures, J Prosthet Dent 4:73–81, 1954.

Kabcenell JL: Stress-breaking for partial dentures, J Am Dent Assoc 63:593–602, 1961.

Kane BE: Buoyant stress equalizer, J Prosthet Dent 14:698–704, 1964. Kane BE: Improved buoyant stress equalizer, J Prosthet Dent 17:365–371, 1967.

Levin B: Stress-breakers: a practical approach, Dent Clin North Am 23:77–86, 1979.

Levitch HC: Physiologic stress-equalizer, J Prosthet Dent 3:232–238, 1953. MacGregor AR: Stress-breaking in partial dentures, Aust Prosthodont Soc Bull 16:65–70, 1986.

Marris FN: The precision dowel rest attachment, J Prosthet Dent 5:43–48, 1955.

Neill DJ: The problem of the lower free-end removable partial denture, J Prosthet Dent 8:623–634, 1958.

Plotnik IJ: Stress regulator for complete and partial dentures, J Prosthet Dent 17:166–171, 1967.

Reitz PV, Caputo AA: A photoelastic study of stress distribution by a mandibular split major connector, J Prosthet Dent 54:220–225, 1985.

Reitz PV, Sanders JL, Caputo AA: A photoelastic study of a split palatal major connector, J Prosthet Dent 51:19–23, 1984.

Simpson DH: Considerations for abutments, J Prosthet Dent 5:375–384, 1955.

Terrell WH: Split bar technique applicable to both precision attachment and clasp cases, J South Calif Dent Assoc 9:10–14, 1942.

Zinner ID: A modification of the Thompson Dowel rest for distal-extension removable partial dentures, J Prosthet Dent 61:374–378, 1989.

观测

Applegate OC: Use of paralleling surveyor in modern partial denture construction, J Am Dent Assoc 27:1317–1407, 1940.

Atkinson HF: Partial denture problems: surveyors and surveying, Aust J Dent 59:28–31, 1955.

Bezzon OL, et al.: Surveying removable partial dentures: the importance of guiding planes and path of insertion for stability, J Prosthet Dent 78:412–418, 1997.

Chestner SC: A methodical approach to the analysis of study cases, J Prosthet Dent 4:622–624, 1954.

Hanson JC: Surveying, J Am Dent Assoc 91:826–828, 1975.

Katulski EM, Appleyard WN: Biological concepts of the use of the mechanical cast surveyor, J Prosthet Dent 7:627–634, 1959.

Knapp JC, Shotwell JL, Kotowicz WE: Technique for recording dental cast-surveyor relations, J Prosthet Dent 41:352–354, 1979.

McCarthy MF: An intraoral surveyor, J Prosthet Dent 61:462–464, 1989.

Solle W: An improved dental surveyor, J Am Dent Assoc 60:727–731, 1960.

Wagner AC, Forque EC: A study of four methods of recording the path of insertion of removable partial dentures, J Prosthet Dent 35:267–272, 1976.

Yilmaz C: Optical surveying of casts for removable partial dentures, J Prosthet Dent 34:292–296, 1975.

Zoller GN, et al.: Technique to improve surveying in

confined areas, J Prosthet Dent 73:223–224, Feb 1995.

工作授权

Brown ET: The dentist, the laboratory technician, and the prescription law, J Prosthet Dent 15:1132–1138, 1965.

Dutton DA: Standard abbreviations（and definitions）for use in dental laboratory work authorizations, J Prosthet Dent 27:94–95, 1972.

Gehl DH: Investment in the future, J Prosthet Dent 18:190–201, 1968.

Henderson D: Writing work authorizations for removable partial dentures, J Prosthet Dent 16:696–707, 1966.

Henderson D, Frazier Q: Communicating with dental laboratory technicians, Dent Clin North Am 14:603–615, 1970.

Leeper SH: Dentist and laboratory: a love-hate relationship, Dent Clin North Am 23:87–99, 1979.

Quinn L: Status of the dental laboratory work authorization, J Am Dent Assoc 79:1189–1190, 1969.

Travaglini EA, Jannetto LB: A work authorization format for removable partial dentures, J Am Dent Assoc 6:429–431, 1978.